M. Hansmann B.-J. Hackelöer A. Staudach

# Ultraschalldiagnostik in Geburtshilfe und Gynäkologie

## Lehrbuch und Atlas

Unter Mitarbeit von
D.N. Cox V. Duda W. Feichtinger U. Gembruch
G. Kossoff A.G. Ross H.D. Rott H. Schuhmacher
R. Terinde U. Voigt B.K. Wittmann

Mit 588 Abbildungen in 865 Einzeldarstellungen

Springer-Verlag
Berlin Heidelberg NewYork Tokyo 1985

Prof. Dr. MANFRED HANSMANN

Abteilung für Pränatale Diagnostik und Therapie, Universitäts-Frauenklinik, Sigmund-Freud-Str. 25, 5300 Bonn 1

Prof. Dr. BERNHARD-JOACHIM HACKELÖER

Medizinisches Zentrum für Frauenheilkunde und Geburtshilfe, Philipps-Universität, Pilgrimstein 3, 3550 Marburg

Dr. med. ALFONS STAUDACH

Landesfrauenklinik, Landeskrankenhaus Salzburg, Müllner Hauptstraße 48, A-5020 Salzburg

ISBN 978-3-662-00581-1 ISBN 978-3-662-00580-4 (eBook)
DOI 10.1007/978-3-662-00580-4

CIP-Kurztitelaufnahme der Deutschen Bibliothek

Hansmann, Manfred:
Ultraschalldiagnostik in Geburtshilfe und Gynäkologie : Lehrbuch u. Atlas
M. Hansmann ; B.-J. Hackelöer; A. Staudach.
– Berlin ; Heidelberg ; New York ; Tokyo : Springer, 1985.

NE: Hackelöer, Bernhard-Joachim:; Staudach, Alfons:



Softcover reprint of the hardcover 1st edition 1985



2121/3130-543

IAN DONALD in Verehrung

# Vorwort

Die Ultraschalldiagnostik in der Geburtshilfe und Gynäkologie hat heute bereits eine 25jährige Geschichte. Als Ian Donald und Mitarbeiter 1958 in ihrer inzwischen berühmt gewordenen Publikation „Investigation of abdominal masses by pulsed ultrasound" in Lancet die Methode erstmals als bildgebendes Verfahren vorstellten, ahnten sicher nur wenige, welchen Stellenwert sie in der medizinischen Diagnostik erreichen würde. Die große Bedeutung der Ultraschalldiagnostik drückt sich nicht zuletzt darin aus, daß sie in der Bundesrepublik Deutschland seit nunmehr 5 Jahren als Screeningverfahren in die Mutterschaftsvorsorge eingeführt ist, dabei hat sich der Katalog spezieller Indikationen ständig erweitert.

Dem Anwender in Klinik und Praxis ist es heute kaum noch möglich, aus der Flut der zahlreichen Publikationen die Information zu gewinnen, die es ihm ermöglicht, die Ultraschalldiagnostik in ihrer ganzen Vielfalt zu nutzen. Um hier eine Hilfestellung zu geben ist das vorliegende Buch bewußt als Lehrbuch und Atlas konzipiert. Es soll dem Leser und Anwender mitteilen, welche Möglichkeiten die Ultraschalldiagnostik bietet und wie diese optimal eingesetzt werden können. Entsprechend der inzwischen weit fortgeschrittenen technischen Entwicklung der Geräte wurde fast ausschließlich Bildmaterial von Realtimegeräten ausgewählt. Diese Bilder bedürfen auch für den weniger Geübten kaum noch einer erklärenden Skizze. Dort wo wir auf Details verweisen wollen, findet der Leser entsprechende graphische Hinweise im Originalbild. Dies erleichtert ihm den Vergleich mit seinem in der täglichen Praxis anfallenden Befunden.

Beim Schreiben dieses Buches konnten wir auf eine mehr als 15jährige Erfahrung mit der Ultraschalldiagnostik zurückgreifen. Wir verstehen dieses Buch deshalb auch als eine aktuelle Bestandsaufnahme einer von uns mitgestalteten Entwicklung, deren Ende sicherlich noch nicht erreicht und wohl auch nicht abzusehen ist. Die Schwerpunkte des Buches werden praxisbezogen gewichtet. Dabei wird auch den Möglichkeiten und Grenzen einer weiterführenden Diagnostik gebührender Platz eingeräumt. Es ist uns bewußt, daß eine ganze Reihe der speziellen Möglichkeiten von weniger geübten Anwendern nur bedingt genutzt werden können und sollten. Es ist jedoch für jeden Diagnostiker unerläßlich zu wissen, wie weit das Potential der Methode reicht.

Wir hoffen, daß dieses Buch den Kollegen in Klinik und Praxis hilft, diese faszinierende Methode noch gezielter zu nutzen bzw. sich mit dieser Methode intensiv vertraut zu machen.

Wir möchten an dieser Stelle allen Kollegen danken, die uns durch Kritik und Anregung zu diesem Buch ermuntert und uns bereitwillig ihre Erfahrungen zur Verfügung gestellt haben. Für die langjährige Unterstützung unserer verehrten klinischen Lehrer, der Herren Prof. E.J. Plotz, Prof. R. Buchholz, Prof. G. Reiffenstuhl und Prof. N. Lang, möchten wir an dieser Stelle ganz besonders danken.

Ebenfalls danken möchten wir unseren „neuen Mentoren", den Herren Prof. D. Krebs und Prof. K.D. Schulz. Dank gebührt weiterhin unseren zahlreichen interdisziplinären Lehrern in Neonatologie, Kinderpathologie, Pädiatrie, Humangenetik, Chirurgie und Radiologie. Es ist nicht möglich, alle zu erwähnen — stellvertretend möchten wir Frau Prof. S. Kowalewski, Frau Dr. M. Niesen, Herrn Prof. H.J. Födisch, Frau Prof. H. Rehder, Herrn Prof. D. Redel, Herrn PD U. Claussen, Herrn Prof. E. Schwinger, Frau Prof. G. Schwanitz und Herrn Prof. J. Thurner nennen.

Für ihre Hilfe bei der Vorbereitung dieses Buches danken wir Frau M. Przybilka, Frau U. Vianden und Frau H. Wenz. Darüberhinaus sind wir einer Vielzahl von Mitarbeitern und Mitarbeiterinnen zu Dank verpflichtet, besonders Frau G. Gembruch, Frau G. Hendrich-Schmelz, Schwester G. Wolf, Schwester R. Bornemann, Schwester M.L. Kerp und Schwester A. Meincke.

Ein großes Anliegen ist es uns, dem Springer-Verlag, insbesondere Herrn B. Lewerich, für die Anregung zu diesem Buch, seine unermüdliche Unterstützung und seinen persönlichen Einsatz zu danken. Herrn R. Brech danken wir für die hervorragende herstellerische Ausstattung dieses Buches.

November 1984

M. Hansmann
B.-J. Hackelöer
A. Staudach

# Inhaltsverzeichnis

# 1 Physikalische Grundlagen und gerätetechnische Möglichkeiten des diagnostischen Ultraschalls

G. Kossoff

Das Prinzip der sonographischen Bildwiedergabe ist seit langem bekannt (McDicken 1981; Shirley et al. 1978). Ein Ultraschallwandler wird, angeregt durch einen kurzen elektrischen Impuls, in einen Ultraschallimpuls umgewandelt. Dieser Impuls breitet sich mit einer für das Medium charakteristischen Gewindigkeit entlang der optischen Achse des Schallkopfes aus. Trifft ein Impuls auf eine Trennfläche (Grenzfläche zweier Medien unterschiedlicher Dichte z.B. Fett/Muskulatur), so wird ein Teil seiner Energie reflektiert, vom Schallkopf wieder aufgenommen und in ein elektrisches Signal zurückgewandelt. Da es nur sehr klein ist, muß das Echo vom Gerät verstärkt werden, bevor es geometriegerecht auf der Zeile eines Sichtgerätes wiedergegeben werden kann. Schnittbilder werden gewonnen, indem entweder auf mechanischem oder elektronischem Wege die sonographisch-optische Achse verschoben wird und die Echozeilen synchron auf dem Bildschirm erscheinen.

## 1.1 Ausbreitungseigenschaften von Ultraschall

Wenn die Ultraschallenergie von einem halbunendlichen Medium der akustischen Impedanz $Z_1$ in ein zweites Medium der Impedanz $Z_2$ übertritt, wird ein Teil der Energie reflektiert, und der Rest wird im zweiten Medium weitergeleitet. Die akustische Impedanz ($Z$) eines Mediums ist definiert als Produkt aus der Dichte des Mediums ($\rho$), multipliziert mit der Ausbreitungsgeschwindigkeit des Ultraschalls ($c$) in diesem Medium:

$$Z = \rho \cdot c.$$

Solange die Trennfläche größer ist als der Ultraschallstrahl kann man sie als halbunendlich ansehen. Die nachstehend beschriebenen Ausbreitungseigenschaften des Ultraschalls lassen sich demgemäß auf die ausgedehnten Trennflächen, auf die man in gynäkologischen und geburtshilflichen Untersuchungen stößt, anwenden.

Die Brechungs- und Beugungsgesetze, die die Ausbreitung von Ultraschallwellen bestimmen, ähneln denen der Optik. Wie in Abb. 1.1 gezeigt, ist der Ausfallswinkel $\theta_r$ gleich dem Einfallswinkel $\theta_i$, während der Brechungswinkel $\theta_t$ durch das Snelliussche Gesetz gegeben ist:

$$\frac{\sin \theta_i}{c_1} = \frac{\sin \theta_t}{c_2}.$$

Beim Übertritt der Ultraschallenergie von einem langsam leitenden Medium in ein schneller leitendes verkleinert sich der Brechungswinkel, d.h. die Energie wird zur Senkrechten hin gebrochen. Tritt umgekehrt die Energie von einem langsamer leitenden in ein schneller leitendes Medium über, wird der Brechungswinkel größer. Ist der Brechungswinkel 90°, kommt es zur Totalreflexion, d.h. es wird keine Energie mehr in das zweite Medium übergeleitet. Den

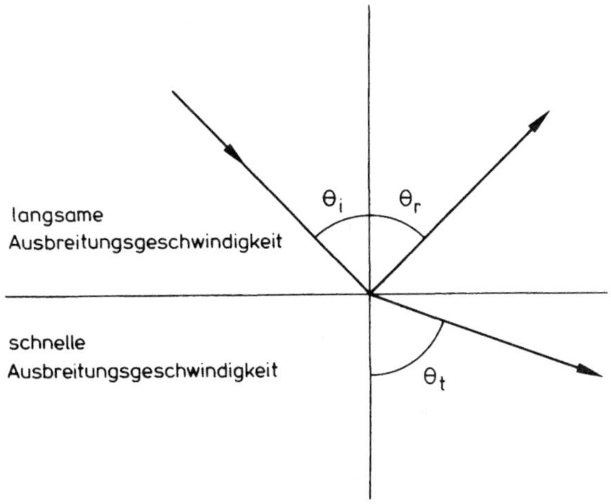


**Abb. 1.1.** Reflexion und Brechung des Ultraschallstrahls an der Trennfläche zwischen 2 Medien

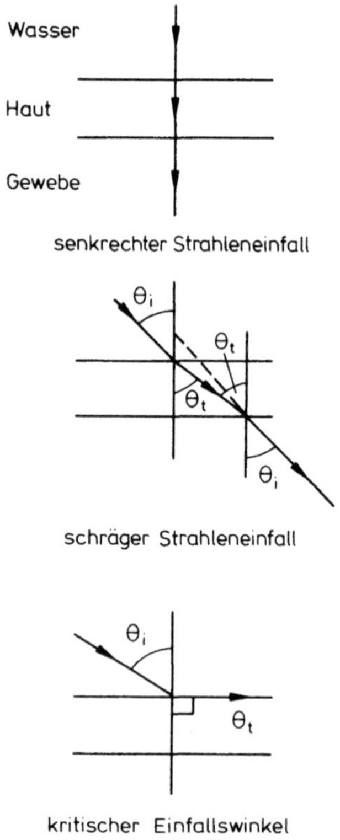


**Abb. 1.2.** Ausbreitung des Ultraschalls in einem dünnen, schnell leitenden Medium

kritischen Einfallswinkel, bei dem Totalreflexion eintritt, drückt nachstehende Formel aus:

$$\sin \theta_i = \frac{c_1}{c_2}.$$

Von besonderem Interesse bei der Ultraschalluntersuchung mit einer Wasservorlaufstrecke ist die Ausbreitungsweise durch ein relativ dünnes, paralleles, schnell leitendes Medium wie die Haut. Bei senkrechtem Strahleneinfall findet keine Impulsablenkung statt. Dies gilt insbesondere für den „contact scan", da durch den Druck des Schallkopfes sich die Haut an die Kontaktfläche des Schallkopfes plan anlegt (Abb. 1.2, oben). Wird der Einfallswinkel größer (z.B. bei Untersuchungen mit Wasservorlaufstrecke), so wird der Schallstrahl entsprechend dem Snelliusschen Gesetz gebrochen. Da die Haut nur dünn ist, wird der Strahl dabei nur gering abgelenkt, bevor er auf die Hauthinterfläche trifft. Da diese parallel zur Hautoberfläche liegt, wird der Strahl in den ursprünglichen Einfallswinkel zurückgebrochen und kann sich demgemäß entlang der gleichen Linie fortpflanzen, die der einfallende Strahl hatte (Abb. 1.2, Mitte). Bei einem kritischen Einfallswinkel tritt aber schließlich Totalreflexion ein, und die Energie kann nicht in die Haut und die tieferen Gewebsschichten eindringen (Abb. 1.2, unten).

In Tabelle 1.1 sind die akustischen Eigenschaften bei 37° der bei klinischen Untersuchungen vorkommenden Medien zusammengestellt. Haut ist ein Medium, in dem die Ausbreitungsgeschwindigkeit wesentlich größer ist als in anderen weichen Geweben; eine Tatsache, die von Ultraschalluntersuchern nur selten beachtet wird. Mit Brechungsphänomenen muß deshalb bei Untersuchungen mit Wasservorlaufstrecke gerechnet werden; das wichtigste unter diesen ist die Totalreflexion. Sie tritt bei Zugrundelegung der in Tabelle 1.1 aufgelisteten Werte bei folgendem Winkel ein:

$$\sin \theta_i = \frac{1525}{1950} = 0{,}78; \qquad \text{d.h. } \theta_i \simeq 50°.$$

Die Ausbreitungseigenschaften von Ultraschall sind in Abb. 1.2 dargestellt.

### Graustufenechographie

In der Graustufenechographie wird die Größe des Echos in einem Echogramm dargestellt (Kossoff et al. 1976). Die Größe wird von 4 Faktoren bestimmt:

1) Stärke des Impedanzunterschieds,
2) Gewebsabschwächung,
3) Ultraschallfeld,
4) Geometrie der reflektierenden Grenzflächen.

## 1.2 Akustischer Impedanzunterschied

Echos entstehen an Trennflächen zwischen Medien mit unterschiedlicher akustischer Impedanz. Der Anteil an Energie, der zurückgestrahlt wird, wird Reflexionsintensitätskoeffizient $R$ genannt. Für eine große Trennfläche ergibt sich folgende Formel:

$$R = \left[\frac{Z_2 \cos \theta_i - Z_1 \cos \theta_t}{Z_2 \cos \theta_i + Z_1 \cos \theta_t}\right]^2.$$

Bei senkrechtem Strahleneinfall reduziert sich der Ausdruck zu:

$$R = \left[\frac{Z_2 - Z_1}{Z_2 + Z_1}\right]^2.$$

**Tabelle 1.1.** Akustische Eigenschaften biologischer Medien bei 37 °C

| Medium | Dichte [$kg/m^3 \cdot 10^3$] | Geschwindigkeit [m/s] | Akustische Impedanz [$kg/m^2\, s \cdot 10^6$] | Abschwächung [db/cm] bei 1 MHz |
|---|---|---|---|---|
| Luft | 0,00129 | 345 | 0,00042 | 1,7 |
| Wasser | 1,0 | 1520 | 1,52 | 0,002 |
| Blut | 1,0 | 1560 | 1,56 | 0,1 |
| Urin | 1,02 | 1535 | 1,57 | 0,0025 |
| Fett | 0,97 | 1450 | 1,41 | 0,4 |
| Muskel | 1,07 | 1570 | 1,68 | 0,7 |
| Leber | 1,06 | 1560 | 1,65 | 0,6 |
| Niere | 1,04 | 1555 | 1,61 | 0,5 |
| Gehirn | 1,03 | 1520 | 1,56 | 0,5 |
| Haut | 1,1 | 1950 | 2,15 | 1 |
| Knochen | 3200 | 2200 | 7,3 | 5 |

Die einfachere Gleichung gilt auch bei schrägem Einfallswinkel, wenn die Ausbreitungsgeschwindigkeit in den beiden Medien annähernd gleich ist.

Wie in Tabelle 1.1 gezeigt, tritt der größte Impedanzunterschied an der Trennfläche von flüssigem oder weichem Gewebe zu Luft auf. Wegen des in diesem Falle sehr großen Impedanzunterschieds wird die gesamte einfallende Energie reflektiert und verursacht ein sehr starkes Echo; da keinerlei Energie die Trennlinie überquert, ist es auch nicht möglich, dahintergelegene Strukturen zu erfassen. Darm und dahintergelegene Strukturen lassen sich also mit Ultraschalltechniken nicht untersuchen. Knöcherne Trennflächen und aus verschiedenen pathologischen Prozessen resultierende Verkalkungserscheinungen verursachen ebenfalls starke Echos mit der Ausbildung von Schallschattenphänomenen.

Die Ausbreitungsgeschwindigkeit in Flüssigkeiten und weichen Geweben ist ungefähr gleich. Die einfache Form der Gleichung kann daher zur Berechnung des Reflexionskoeffizienten an Flüssigkeits- und Weichteiltrennflächen herangezogen werden. Da die akustischen Impedanzen ungefähr gleich sind, erhält man von Flüssigkeits- und Weichteilgrenzflächen nur relativ schwache Echos, und der Großteil der Energie breitet sich weiter in die Gewebe aus und gestattet so die Sichtbarmachung von in der Tiefe gelegenen Details.

Die Berechnung von Reflexionsintensitätskoeffizienten von Haut/Flüssigkeit- oder Weichteiltrennflächen muß anhand der komplexeren Gleichung erfolgen (s. oben); z.B. ist bei einer Hautdichte von 1,1 der Reflexionskoeffizient bei senkrechtem Strahleneinfall an der Trennfläche Wasser/Haut 3%. Bei einem Einfallswinkel von 30° ist der Brechungswinkel 39°, und bei Anwendung der komplexeren Gleichung zeigt sich, daß R sich auf 6% vergrößert hat. Der Reflexionsintensitätskoeffizient von kleinen Trennflächen ist proportional zur Stärke der Impedanzunterschiede. Er hängt außerdem von der Geometrie der Trennfläche ab. Die Verhältnisse sind im einzelnen sehr kompliziert. Ihre Darstellung würde den Rahmen dieses Kapitels sprengen.

## 1.3 Schallabschwächung durch Gewebe

Sobald die Ultraschallwelle ein Medium durchläuft, verringert sich zunehmend der Energiegehalt der Welle. Dafür sind verschiedene Mechanismen verantwortlich; die wichtigsten sind *Absorption, Strahlendivergenz* und *Streuung*. Alles was zur Verminderung der Intensität beiträgt, wird unter dem Begriff „Abschwächung" zusammengefaßt. Absorptionsmechanismen wandeln den Gehalt an mechanischer Vibrationsenergie der Ultraschallwelle letztlich in Wärme um und sind bei der Diskussion der biologischen Wirkungen des Ultraschalls von Bedeutung. Die *Strahlendivergenz* wird durch die Streuung bestimmt, was besagt, daß nach einer gewissen Wegstrecke das Wellenbündel sich zu öffnen beginnen muß. Das Bündel weitet sich durch Umverteilung der Energie unter Verringerung der Achsenintensität von der Mitte in Richtung der Randzonen aus. Bei Ausbreitung in nichthomogenen Medien wird die Energie teils reflektiert und teils durch Streuung in Richtungen abgelenkt, die von der Einfallswelle abweichen; auch hierdurch reduziert sich die Intensität des einfallenden Strahls. Der Grad der Abschwächung wird in Dezibel (dB) angegeben. Das Dezibel ist definiert als

$$dB = 20 \log \frac{V_{out}}{V_{in}}.$$

Wobei $V_{out}$ und $V_{in}$ der jeweiligen Spannung am Eingang und Ausgang eines Systems entsprechen.

Entsteht innerhalb eines Systems ein Zuwachs, ist der Output größer als der Input, und der Quotient von $V_{out}/V_{in}$ ist größer 1. Der Logarithmus einer Zahl größer als 1 ist positiv und man erhält eine positive dB-Zahl. Entsteht innerhalb des Systems ein Verlust, dann ist der Output kleiner als der Input, und man bekommt einen negativen dB-Wert. Da die dB-Angaben lediglich Verhältniszahlen darstellen, wird in den Fällen, wo innerhalb des Systems ein Verlust zu erwarten ist, üblicherweise die Definition wie folgt abgeändert:

$$dB = 20 \log \frac{V_{in}}{V_{out}}.$$

Man erhält so einen positiven dB-Wert, der durch den Ausdruck „Verlust" weiter beschrieben wird.

Man stelle sich eine Situation vor, wo die Auslaßspannung 10mal so groß ist wie die Einlaßspannung. Der Zuwachs des Systems in dB ist

$$20 \log \frac{V_{out}}{V_{in}} = 20 \log \frac{10\ V_{in}}{V_{in}} = 20 \log 10 = 20\ dB.$$

Die auf Logarithmen basierende Angabe in dB reduziert Multiplikationsschritte zu Additionsschritten, d.h. ein Zuwachs oder ein Verlust von $100 = 10 \cdot 10$ entsprechen einer Änderung von $40\ dB = 20\ dB + 20\ dB$.

Die gemeinhin verwendeten dB-Zahlen bedeuten:

1 dB entspricht einem Zuwachs oder einer Abschwächung von 1,1,
2 dB entsprechen einem Zuwachs oder einer Abschwächung von 1,3,
3 dB ensprechen einem Zuwachs oder einer Abschwächung von 1,4,
6 dB entsprechen einem Zuwachs oder einer Abschwächung von 2,0,
10 dB entsprechen einem Zuwachs oder einer Abschwächung von 3,2,
20 dB entsprechen einem Zuwachs oder einer Abschwächung von 10,0.

Die Abschwächungswerte bei 1 MHz in verschiedenen biologischen Flüssigkeiten und bei einer Temperatur von 37 °C sind in Tabelle 1.1 zusammengestellt. Wie sich ersehen läßt, schwächen biologische Flüssigkeiten die Ultraschallenergie nicht wesentlich ab. Diese Eigenschaft ist klinisch von Bedeutung, da die Verstärkung von Strukturen, die hinter flüssigkeitsgefüllten Veränderungen liegen, als ein diagnostisches Kriterium zur Verifizierung ihrer Flüssigkeitsnatur herangezogen werden kann.

Weichteilgewebe absorbiert Ultraschall mit durchschnittlich 0,5 dB/cm/MHz auf dem Wege hin und zurück. Für in der Tiefe gelegene Gewebe bleibt also weniger Energie und die gleiche Trennschicht, die tiefer im Körper eingebettet liegt, wirft ein schwächeres Echo zurück. Zum Ausgleich wird in fast allen Geräten die „time gain compensation" (TGC) ausgenutzt, d.h. Echos von in der Tiefe gelegenen Strukturen, die also „später" in bezug auf die Impulsabgabe zurückkehren, werden mehr verstärkt. Leider funktioniert dieser Ausgleich aber nur bei einer mittleren Abschwächung. Das ist bei der Untersuchung von homogenen Organen wie der Leber ausreichend, genügt aber nicht für eine Allgemeinuntersuchung, bei der es darauf ankommt, gleichzeitig mehrere Strukturen mit verschiedenen Abschwächungen nebeneinander zu erfassen. In der Geburtshilfe beispielsweise schwächen der Kopf und der Rumpf des Feten die Energie in unterschiedlichem Maße ab, und es ist schwer, die TGC-Regulation so zu justieren, daß beide Abschwächungen gleichzeitig ausgeglichen werden.

Die Gewebsabschwächung ist linear proportional zur Frequenz; diese Tatsache begrenzt die höchstmögliche Schallfrequenz und somit auch die Auflösung, mit der man tiefgelegene Strukturen darstellen kann. Frequenzen in der Größe von 2–3,5 MHz werden meist in geburtshilflichen Untersuchungen verwendet und ermöglichen eine Auflösung von 1–2 mm.

## 1.4 Ultraschallfeld der Sonden

Die aus dem Schallwandler abgegebene Energie ist nicht gleichmäßig über den Schallstrahl verteilt; auch bleibt die Breite des Strahls entlang der Untersuchungstiefe nicht die gleiche. Das Verteilungsmuster eines flachen Transducers setzt sich aus 2 Bereichen zusammen, die als Nah- und Fernfeld bezeichnet werden. Der Übergangsabstand $T$ zwischen diesen beiden Bereichen wird definiert:

$$T = 1{,}6\, d^2 f,$$

wobei $d$ der Durchmesser des Transducers in cm und $f$ die Frequenz in MHz ist. Im Nahfeldbereich breitet sich der Strahl zylindrisch mit dem gleichen Durchmesser wie der Transducer aus. Die Energieverteilung über den Querschnitt ist nicht gleichförmig, sondern es treten deutliche axiale Maxima und Minima in verschiedenen Entfernungen auf. Im Fernfeld divergiert der Strahl kegelförmig mit einem Winkel

$$\sin\theta = \frac{0{,}19}{df}.$$

Innerhalb dieses Konus ist das Strahlenfeld homogen, wobei das Intensitätsmaximum axial liegt und konzentrisch allmählich abnimmt. Ganz flache Transducer sind in modernen Untersuchungsgeräten nur selten anzutreffen, da sich der Ultraschallstrahl durch Fokussierung zur Verbesserung der Lateralauflösung einengen läßt. Gegenwärtig werden bei handgeführten Gelenkarmgeräten hauptsächlich 3 Arten von Transducern verwendet: ein 3,5-MHz-Transducer mit 1,9 cm Durchmesser und langem Fokus; der 3,5-MHz-Transducer mit einem Durchmesser von 1,3 cm und mittlerem Fokussierungsabstand; der 5-MHz-Transducer mit einem Durchmesser von 1,3 cm, der ebenfalls einen mittleren Fokussierungsabstand hat. Die Strahlbreite und Fokussierungszone dieser Schallwandler in Abhängigkeit von der Entfernung sind in Abb. 1.3 dargestellt. Wie sich ersehen läßt, weist der 5-MHz-Transducer mit mittlerer Fokussierung die beste Auflösung auf, ist aber wegen der Nähe der Fokussierungszone und der geringen Fokussierungsbreite lediglich für Untersuchungen von relativ kleinen Probanden (z.B. Kindern) geeignet. Der 3,5-MHz-Transducer mit weitem Fokus zeigt sich am leistungsstärksten bei der Untersuchung von Erwachsenen, wie auch in der Spätschwangerschaft. Demgegenüber steht der 3,5-MHz-Transducer mit mittlerem Fokussierungsabstand zwischen den beiden vorgenannten Typen.

Das Echo einer Trennfläche ist abhängig vom Schallfeldmuster und variiert daher mit der Distanz. Im allgemeinen tritt das stärkste Echo dann auf, wenn die Trennfläche in der Übergangszone eines flachen Transducers liegt oder im Fokussierungsbereich eines fokussier-

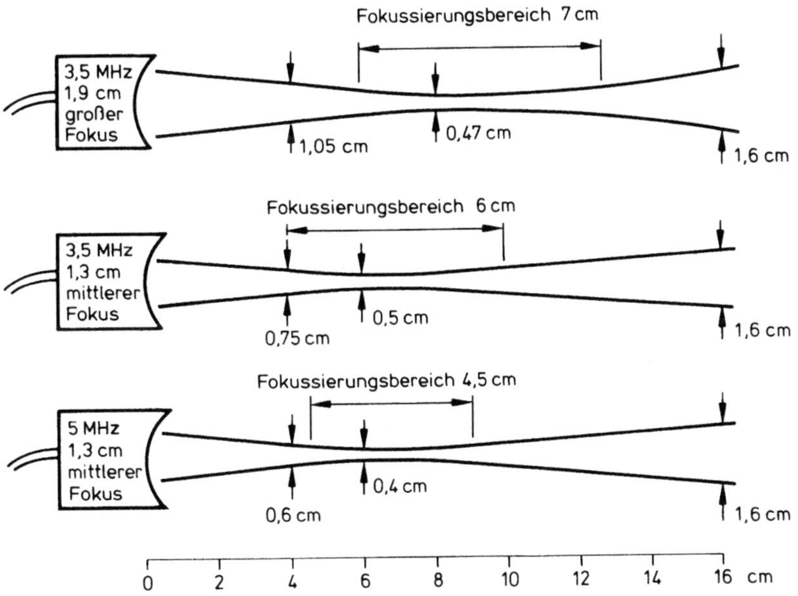


**Abb. 1.3.** Strahlengeometrie von Schallwandlern, die gemeinhin bei Kontaktuntersuchungen Verwendung finden

ten Schallwandlers. Einige Geräte verfügen über eingebaute Empfangsverstärkungsmodule zum Ausgleich dieser Unterschiede. Leider hat aber auch die Geometrie der Trennflächen Einfluß auf diese Unterschiede, wobei große Trennflächen eine andere Abhängigkeit zeigen als kleine. Somit ist auch mit dieser Technik wiederum nur eine partielle Kompensation möglich.

## 1.5 Geometrie der reflektierenden Grenzflächen

Die Geometrie der reflexgebenden Trennflächen übt einen starken Einfluß auf die Größe der von dieser Trennfläche empfangenen Echos aus. Für praktische Zwecke ist es nützlich, die Trennflächen in 2 Klassen einzuteilen: solche, die viel größer sind als das Schallwellenbündel und solche, die viel kleiner sind. Organgrenzen sind Beispiele von Trennflächen, die um einiges größer sind als der Ultraschallstrahl und deshalb unter die erste Kategorie fallen. Die Gewebsorganisation der Organe ist dagegen ein Beispiel von Trennflächen, die viel kleiner sind als der Schallstrahl und somit unter die zweite Klasse fallen.

Da eine große Trennfläche den Ultraschallstrahl als ganzes abfängt, wird das Echo wie von einem Spiegel reflektiert. Wenn also eine große, flache Trennfläche senkrecht zum Ultraschallstrahl liegt, wird nahezu die gesamte Energie zum Transducer zurückreflektiert und man bekommt ein starkes Echo. Wie jedoch in Abb. 1.4 gezeigt, wird durch eine auch nur geringe Neigung ein beträchtlicher Anteil der Energie vom Transducer wegreflektiert und nur ein schwaches Echo wird sichtbar. Für einen typischen Schallwandler ist diese Neigungsabhängigkeit ziemlich stark ausgeprägt, und eine Echoverminderung um das 10fache pro 5° Neigungswinkel ist nicht ungewöhnlich. In ähnlich signifikanter Weise beeinflußt eine kleine Änderung der Form von flach nach konkav oder konvex die Stärke des Echos. Diese Abhängigkeit von der Geometrie ist oft wesentlich ausgeprägter als die Unterschiede in der akustischen Impedanz. Aus diesem Grunde ist es nicht ratsam, der Größe eines Echos von ausgedehnten Trennflächen große klinische Bedeutung beizumessen; besser ist, man registriert nur, ob ein Grenzecho überhaupt vorhanden ist oder nicht.

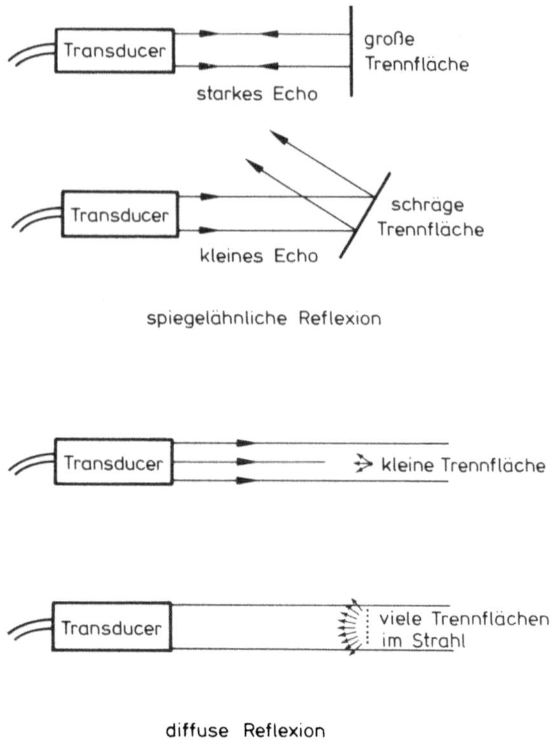


**Abb. 1.4.** Spiegelartige Reflexion an großen Trennflächen und diffuse Reflexion an kleinen Trennflächen

Das hat auch klinische Bedeutung, da das Vorhandensein von glatten Begrenzungsechos einer soliden Masse als Hinweis einer Kapsel und somit eher als gutartig zu werten ist, wogegen das Fehlen von Begrenzungsechos oder das Vorliegen von unregelmäßigen Begrenzungen auf ein Geschehen hinweisen, das u.U. einen invasiven Prozeß anzeigt.

Eine kleine Trennfläche fängt nur einen kleinen Teil des Ultraschallstrahls ab und verursacht ein schwaches Echo. Wie in Abb. 1.4 dargestellt, wird die Energie diffus reflektiert, d.h. in sämtliche Richtungen gestreut. Da der Neigungsabhängigkeitsfaktor fehlt, hängt die Größe des Echos vom Impedanzunterschied ab und von der Lage der Trennfläche innerhalb des Ultraschallbündels. Im allgemeinen liegen innerhalb des Schallbündels viele derartige Trennflächen, und sie tragen alle zum Gesamtechokomplex bei. Das Muster dieser inneren Echos ist spezifisch für den Gewebetyp, und viele normale Gewebe sowie umschriebene und diffuse pathologische Veränderungen können anhand ihres charakteristischen Echomusters unterschieden werden.

Mit seröser Flüssigkeit gefüllte Strukturen werfen, solange sie partikel- und grenzflächenfrei sind, keine inneren Echos zurück und können aufgrund ihres Erscheinungsbildes leicht identifiziert werden.

## 1.6 Prinzip der Graustufenechographie

Das Amplitudenspektrum der bei einer diagnostischen Untersuchung vorkommenden Echos ist ziemlich breit. Das größte Echo entsteht an ausgedehnten flachen Gewebs-Luft-Trennflächen (Abb. 1.5), wie z.B. bei lufthaltigem Darm. Bei den heutigen Geräten liegt die Amplitude des Echos bei ungefähr 10 V. Das nächstgrößere Echo erhält man von Gewebe-Knochen-Trennflächen; die Größe dieses Echos liegt typischerweise bei 1 V. Große flache Gewebetrennflächen verursachen Echos zwischen maximal 100 mV bis hinunter zum Rauschniveau, jeweils in Abhängigkeit vom Grad des Impedanzunterschieds und dem Auftreffwinkel. Die Strukturechos in Geweben schwanken zwischen einem Maximalwert von 1 mV bis ebenfalls zum Rauschpegel, wobei die kräftigen Binnenechos z.B. aus dem Parenchym der Plazenta stammen und besonders schwache aus der weißen Gehirnsubstanz. Die Ordinate der Abb. 1.5 gibt eine typische Graustufenskala einer Wiedergabeeinheit wieder. Wie zu erkennen ist, muß eine Spannung von mehr als 100 µV vorliegen, um ein Echo gerade sichtbar werden zu lassen, wogegen Spannungen von mehr als 1 V das Wiedergabegerät übersättigen. Die Graustufenleiter des Gerätes liegt zwischen diesen beiden Spannungen und umfaßt i.allg. 10–20 Graustufen. Mit diesem eingeschränkten Graustufenumfang ist es nicht möglich, das gesamte Amplitudenspektrum zu erfassen; dementsprechend sind eine stufenweise Auswahl und Stauchung erforderlich, um den Größenbereich wiederzugeben, der von klinischer Bedeutung ist. Da die Amplitude von Echos von großen Trennflächen in starkem Maße von ihrer Geometrie abhängt, ist es nicht sinnvoll, einen großen Teil des Graustufenumfangs für ihre Wiedergabe heranzuziehen, sondern es ist sicher vernünftiger, den Graustufenbereich im wesentlichen zur Wiedergabe der von strukturellen Binnenechos empfangenen Amplituden zu verwenden. Dieser Auswahlprozeß bildet das Grundprinzip der Graustufenechographie und wird durch die diagonalen Linien in Abb. 1.5 illustriert, die die Selektion und Kompression des Größenbereichs der Binnenechos zur Wiedergabe über den Hauptteil des Graustufenbereichs begrenzen. Nur ein kleiner Teil des Graustufenbereichs wird hingegen zur Darstellung von großen Trennflächen herangezogen. Die Methode, mit der diese Auswahl getroffen wird, variiert von Gerät zu Gerät und das bestimmt im wesentlichen auch die Charakteristik der Graustufenechogramme, die man von den verschiedenen Geräten erhält.

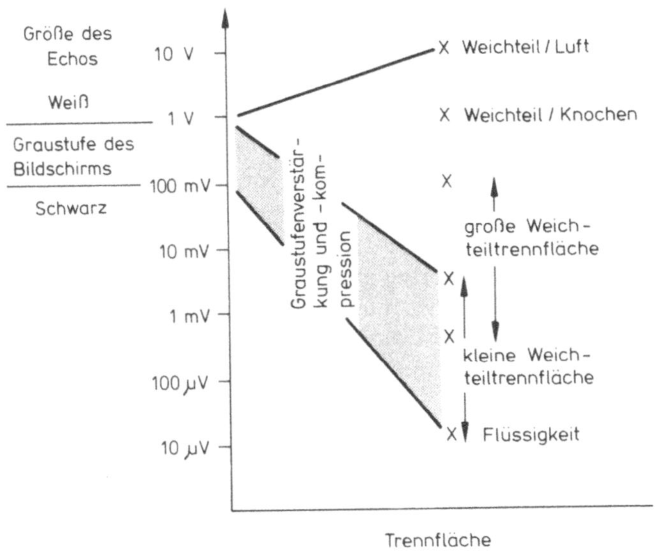


**Abb. 1.5.** Echogröße und Graustufenskala einer Wiedergabeeinheit. Die diagonalen Linien illustrieren die Kompression der Echos kleiner Trennflächen in größere Anteile der Graustufenleiter

## 1.7 Abbildungsverfahren

### 1.7.1 Bildqualität und Bildfolgefrequenz

Ein ideales Ultraschallgerät müßte ein hohes Auflösungsvermögen mit hoher Bildfrequenz in sich vereinen, so daß eingehende Untersuchungen der schnellsten im Körper vorkommenden Bewegungsabläufe möglich sind. Leider zwingt die relativ niedrige Ausbreitungsgeschwindigkeit des Ultraschalls im Gewebe aber zu einem Kompromiß zwischen der Qualität des Echogramms und der Bildfolgefrequenz.

Die Qualität eines Bildes wird von der Anzahl der unterscheidbaren Elemente, die es enthält, bestimmt. Unter normalen Sichtbedingungen ist das menschliche Auge nicht in der Lage, Substrukturen eines Bildes zu erfassen, das aus 500·500 (250000) Bildpunkten aufgebaut ist. Aus diesem Grunde werden Bilder, die sich aus dieser Anzahl von Bildpunkten oder „pixels" (lexikalisch unbekannt) zusammensetzen, als sehr gut bezeichnet. Bildechogramme werden durch Aufzeichnung von Sehlinien zusammengesetzt, von denen jede einzelne der von einem Ultraschallstrahl zurückgelegten Wegstrecke entspricht. Unter Bezug auf diese Voraussetzung muß ein Echogramm hoher Qualität mindestens 500 Sehlinien umfassen.

Die durchschnittliche Ausbreitungsgeschwindigkeit des Ultraschalls im Gewebe beträgt 1530 m/s. Der Ultraschallstrahl benötigt deshalb 13 µs, um auf der „Hin-und-zurück"-Basis durch 1 cm Gewebe zu wandern. Wird eine Eindringtiefe von $P$ cm gefordert, dann ist die Zeit zur Durchwanderung dieser Distanz 13 $P$ µs, während die Minimalzeit, die benötigt wird, um ein Echogramm mit $N$ Sehlinien zu bilden 13 $PN$ µs beträgt. Die Bildfolgefrequenz $F$ ist definiert als die Zahl der Echogramme, die in 1 s erstellt werden können. Sie ist somit gleich dem Reziproken der benötigten Zeit für die Bildung eines Echogrammes:

$$F=\frac{1}{13\,NP\,\mu s}.$$

Durch Umformung der Gleichung ergibt sich die folgende fundamentale Beziehung zwischen Eindringtiefe, Zahl der Sehlinien und Bildfolgefrequenz:

$$PNF=77\cdot 10^3.$$

Diese Beziehung ist in Abb. 1.6 veranschaulicht, die zeigt, daß beispielsweise bei Echogrammen mit einer notwendigen Eindringtiefe von 10 cm und 500 Sehlinien die Bildfrequenz nicht höher sein kann als 15 Echogramme/s.

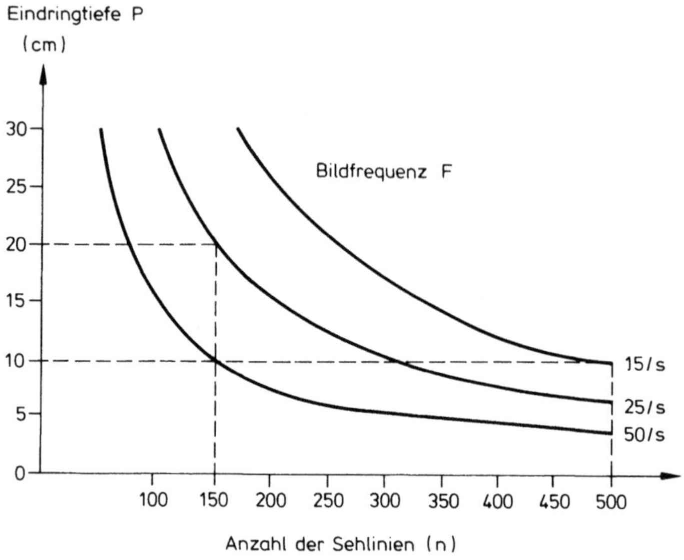


**Abb. 1.6.** Zusammenhang zwischen Penetration, Anzahl der Sehlinien und Bildfrequenz

### 1.7.2 Real-time-Scan

Mit Echtzeit bezeichnet man Ultraschallverfahren, die Echogramme in schnellerer Bildfolge herstellen können als das Flimmerauflösungsvermögen des mechanischen Auges, also schneller als 15 Bilder/s sind. Aus Gründen der Konstruktionsvereinfachung und TV-Kompatibilität liefern die meisten Real-Time-Geräte ihre Bilder mit der halben Frequenz der Leitungsspannung. In Europa beträgt die Leitungsspannungsfrequenz 50 MHz und die Echtzeitgeräte liefern in der Regel eine Bildfolgefrequenz von 25 Bildern/s. Ein Blick auf Abb. 1.6 macht deutlich, daß bei dieser Bildfrequenz ein Echogramm mit einer Eindringtiefe von 20 cm aus nicht mehr als 150 Zeilen bestehen kann. Die mit Echtzeitgeräten gewonnenen Abbildungen sind also von geringerer Qualität als die von einem statisch arbeitenden Gerät. Ein Echtzeitgerät kann in der Regel auch nur im Einfachscanverfahren arbeiten und die Anatomie nur begrenzt wiedergeben (häufig zu kleines Abbildungsareal). Trotz dieser Einschränkungen hat aufgrund der leichten Handhabbarkeit und des Wertes der gelieferten dynamischen Informationen das Echtzeitverfahren einen unverzichtbaren Platz bei geburtshilflichen und gynäkologischen Ultraschalluntersuchungen gefunden (Garrett 1980).

### 1.7.3 Einfach- und Compoundscan

Der Einfachscan ist definiert als eine Abtasttechnik, in der der Transducer so verschoben wird, daß die das Echogramm bildenden Sehlinien sich nie überschneiden, daß also unter keinen Umständen ein Gewebsabschnitt aus 2 verschiedenen Richtungen abgetastet wird. Der Single-sweep mit senkrecht zur Hautoberfläche des Patienten geführtem Transducer ist ein Beispiel eines Gelenkarmeinfachscans, wogegen Sektor- und Linearscanning die am weitesten verbreitete Art des Einfachscans in der Echtzeittechnik darstellen.

Das Compoundscanning ist eine weiter verbreitete Form der Abtastung, wobei der Transducer so verschoben wird, daß die Sehlinien aus vielen verschiedenen Richtungen einfallen. Mit einem manuellen Gerät erzielt man Compoundscanning durch Übereinanderlagerung von pendelnden Bewegungen in einem Single-sweep-Untersuchungsgang; mit mechanisierten Geräten wird dieses Ziel hingegen durch Kombination von 2 Einfachscanbewegungen wie Sektor- und Linearscan erreicht. Der Compoundscan wurde ursprünglich entwickelt, um sämtliche Organumrisse in einem Untersuchungsgang mit senkrecht einfallenden Strahlen und somit großer Echobildung untersuchen zu können.

Die Charakteristika von Einfach- und Compoundscans sind schematisch in Abb. 1.7 illustriert.

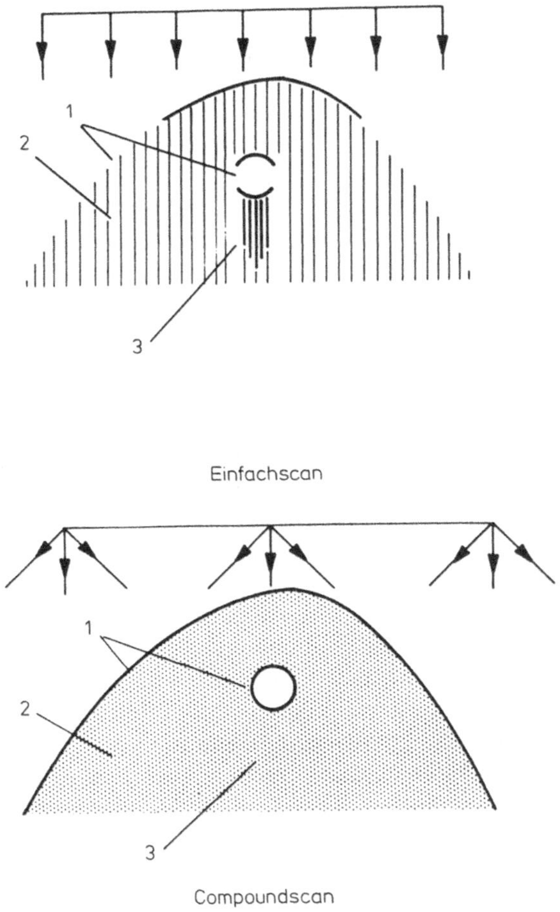


**Abb. 1.7.** Konstruktionsmerkmale von einfachen und zusammengesetzten Scans

1) Wegen dem allgemein ungünstigeren Einstrahlwinkel werden die Begrenzungsechos auf Einfachscans etwas schlechter dargestellt. Der Compoundscan vermittelt eine mehr vollständige Wiedergabe und ist die beste Abtastmethode für Ganzkörperechogramme; er bietet die topographische Übersicht.

2) Der Einfachscan vermittelt Strukturinformationen entlang einer einzigen Sehlinie, während der Compoundscan integrierte Sehliniendarstellungen von Geweben macht. Diese beiden Formen der Strukturwiedergabe sind zueinander komplementär.

3) Der Einfachscan ist bei der Wiedergabe von Veränderungen wie Schattenbildungen und Verstärkungen im hinteren Bereich von Gebieten überlegen, in denen die Abschwächung höher oder schwächer ist als im umgebenden Gewebe. Dieser Abschwächungsunterschied beeinflußt den einfallenden Energiebetrag in dahintergelegenen Geweben, und beim Einfachscan zeigt sich dies durch Echos verminderter oder verstärkter Intensität. Beim Compoundscan werden die dahintergelegenen Gewebe auch von Sehlinien erfaßt, die die Gebiete mit unterschiedlicher Abschwächung nicht durchquert haben; somit werden Schatten- und Verstärkungsphänomene nicht so offensichtlich.

Die beiden Scanmethoden ergänzen sich also gegenseitig, und beide sollten zur Anwendung kommen, um sämtliche Information, die von einer Ultraschalluntersuchung zu bekommen ist, auch wirklich zu erhalten.

Um die charakteristischen Eigenschaften des Compoundscans zu erreichen, müssen die Gewebe in vielen verschiedenen Richtungen durchschallt werden. Compoundscanechogramme enthalten somit eine größere Zahl von Sehlinien und können nicht so schnell aufgebaut werden wie Einfachscanechogramme (vgl. Abb. 1.6).

## 1.8 Kontakt- und Wasserstreckenankopplung

Die Ultraschallenergie muß unter Vermeidung von Luftkontakt an den Patienten angekoppelt werden. Dazu kann man den Transducer entweder direkt auf die Haut aufsetzen und durch Öl oder ein gasfreies Gel ankoppeln oder durch Eintauchen des Transducers in ein Wasserbad die Energie an den Patienten heranführen.

Die Kontaktkopplung hat den Vorteil, daß der Transducer leicht zu führen ist und seine Position relativ zu den anatomischen Bezugspunkten am Patienten eindeutig festliegt. Solche Geräte sind weniger sperrig und einfacher zu transportieren. Der Schallkopf kann tief in die Haut gedrückt werden, um z.B. hinter der Symphyse stark angeschrägte Schnittbilder zu gewinnen. Durch den Druck des Transducers paßt sich die Haut der Oberfläche des Schallkopfes an, womit sichergestellt ist, daß die Schnittbilduntersuchung immer bei senkrechtem Einfallswinkel geschieht. Schließlich ist dank des umrissenen Einfallsfensters diese Technik für Nadelbiopsieuntersuchungen ideal geeignet. Eingeschränkt wird die Anwendung der Kontaktankoppelung durch den größtmöglichen Transducerdurchmesser, der auf den Patienten paßt. Die Auflösung der Ultraschalltechnik ist proportional zur Apertur des Transducers, und diese Einschränkung bedeutet, daß die Kontaktankoppelung eine Obergrenze des Auflösungsvermögens hat, das für eine jede Frequenz zu erreichen ist. Infolge der Überladung des Empfängers durch Transmitterimpulse liefert der Kontaktscan auch schlechtere Bilder von der Subkutanregion. Aber auch die Wasserbadankopplung hat ihre Vor- und Nachteile. Die Geräte sind unhandlicher und zur Verhinderung der Wiedergabe von multiplen Reflexionen zwischen dem Transducer und der Ankopplungsmembran muß der Schallwandler in einer Entfernung gehalten werden, die der Gesamtpenetration entspricht. Daß diese Wasserdistanz durchquert werden muß, ist eine wesentliche Einschränkung, da hierdurch die Geschwindigkeit, mit der Echogramme zu gewinnen sind, um die Hälfte herabgesetzt wird. Die Ankopplungsmembran des Wasserbads schmiegt sich i.allg. der Oberfläche des Patienten an. Es ist somit nicht möglich, die Haut einzudrücken, um mit senkrechtem Strahleneinfall stark angeschrägte Bilder zu gewinnen. Die oben beschriebene Totalreflexion bei Einfallswinkeln jenseits eines kritischen Winkels schließt solche Einstellungen aus. Andererseits legt diese Technik jedoch der Größe der Transducer, die bei der Untersuchung verwendet werden können, keinerlei Beschränkungen auf; aus diesem Grunde ist eine wesentlich höhere Auflösung möglich. Die Scanbewegungen des Gerätes lassen sich leichter mechanisieren, und ein multipler, breit angelegter Transduceraufbau erlaubt schnelle Ganzkörpercompoundscanechogramme. Wasservorlaufstreckengeräte eignen sich dementsprechend besonders für automatisierte Untersuchungsverfahren mit serienweisen Echogrammen, die in wählbaren Intervallen (z.B. Millimeterschritten) Tomogramme herstellen. Auch ist der Vergleich von in orthogonalen Ebenen erzielten Untersuchungsergebnissen mit Wasserbadgeräten einfacher.

## 1.9 Gerätetypen

Mit keinem der derzeit verfügbaren Apparate ist eine beliebige Auswahl der soeben beschriebenen Untersuchungstechniken gegeben, und da hierbei miteinander unvereinbare Konstruktionsanforderungen verbunden wären, ist es eher unwahrscheinlich, daß ein solches Gerät jemals in Serie gehen wird. Statt dessen hat es sich bewährt, mehrere Geräte für eine vollständige Untersuchung zu verwenden. Eine Analyse der verschiedenen Charakteristiken zeigt, daß sie sich in 4 Kategorien einordnen lassen.

### 1.9.1 Gelenkarmkontaktscanner

In der ersten Kategorie finden sich die herkömmlichen handgeführten Gelenkarmkontaktscanner: vielseitig einsetzbare Instrumente, die bei den meisten Untersuchungen Gutes leisten. Sie liefern Bilder von höchster Qualität sowohl im Einfach- als auch im Compoundscanverfahren. Die hohe Bildqualität ist das Ergebnis intensiver Forschung, die der Konstruktion des in diesen Geräten verwendeten Einzelschallkopfes zugute kam. Technisch gesehen hat die Leistungsfähigkeit dieser Apparate ein optimales Niveau erreicht; sämtliche der heute auf dem Markt befindlichen Apparate leisten ungefähr das gleiche.

Der Hauptnachteil liegt in der manuellen Abtastung. Trotz beträchtlicher Verbesserungen hängt die Qualität der Untersuchungsergebnisse immer noch von den Fähigkeiten des Untersuchers ab.

### 1.9.2 Lineararrayscanner

Die Lineararrayscanner werden heute vorzugsweise verwendet. In diesen Apparaten ist ein Multielementtransducer eingebaut und der Ultraschallstrahl wird durch Anregung einer Gruppe dieser Elemente erzeugt. Das Abtasten des Strahls wird in Echtzeitfrequenz elektronisch gesteuert durch sequenzielle Anregung von nebeneinandergelegenen Elementgruppen und synchroner Verschiebung entlang der Sehlinie des Transducers. Das Scanning wird somit automatisch durchgeführt, so daß die Geschicklichkeit des Bedieners von der Bildwiedergabe getrennt wird. Da das Abtasten entlang des Transducers geschieht, braucht man keinen teueren Gelenkarm. Das reduziert deutlich die Kosten und macht das Gerät „wendiger". Der lineare Einfachscan vermittelt ein rechteckiges Bildformat, was eine relativ breite Wiedergabe der Anatomie erlaubt. Die Auflösung des Bildes ist wegen der schlechteren Echoaufnahme, der Strahlengeometrie der Multielementschallköpfe und wegen der kleineren Zahl der Sehlinien bei der Bildentstehung etwas schlechter als die eines herkömmlichen Einzeltransducerscanners. Der Hauptnachteil dieser Geräte liegt darin, daß eine relativ große, flache Kontaktoberfläche gebraucht wird und daß es wegen der Länge des Schallkopfes schwierig ist, tiefe Schrägschnitte zu erzielen. Lineararrayscanner sind schon seit mehreren Jahren in Gebrauch, und auch ihre Leistung pendelt sich inzwischen auf relativ hohem Niveau ein.

### 1.9.3 Mechanische Sektorscanner

Mechanische Sektorscanner gewinnen immer mehr an Interesse. In diesen Instrumenten werden entweder ein oder mehrere Schallköpfe mit großer Schnelligkeit hin und her bewegt, oder sie rotieren um einen Punkt und vermitteln so ein Einfachscan- oder „Schlüsselloch"bild. Sie stellen eine einfache Erweiterung des herkömmlichen Einfachtransducersscanners dar, und da die gleiche Transducertechnologie verwendet wird, werden auch Bilder hoher Qualität erreicht. Der Punktkontaktschallkopf dieser Apparate ist äußerst leicht zu manövrieren und gestattet Schnittbilder nach tiefer Hautimpression. Der Hauptnachteil ist das „Schlüsselloch"-bildformat, das nur begrenzte Darstellungen erlaubt und weitere Abtastvorgänge und gute Kenntnisse der anatomischen Verhältnisse für das geistige Zusammensetzen der Einzelbilder bei der Untersuchung von großräumigen Strukturen erfordert. Die Kosten dieser Geräte liegen in der gleichen Größenordnung wie die Linear-array-Scanner, und da solche Apparate schon seit mehreren Jahren auf dem Markt sind, wird auch hier eine Grenze des Leistungsniveaus erreicht. Zu erwähnen ist allerdings, daß diese Geräte störungsanfälliger als die robusten Linearscanner sind.

### 1.9.4 Wasserbadscanner

Die Wasserbadscanner repräsentieren eine Kategorie von Ultraschallgeräten, die mittels automatisierter mechanischer Abtastung zu Bildern höchster Qualität gelangen. Mit Einzelschallköpfen ausgestattet, sind sie in der Regel Realtime-Einfachlinearscanner. Mit Mehrfachtransducern, wie dem U.I.-Octoson (Carpenter et al. 1977), gelingen auch statische Compoundscans, wobei jede beliebige Kombination der Schallköpfe für Ganzkörperscans einsetzbar ist. Wasserbadscanner sind Vielzweckinstrumente und liegen im Preis in der Oberklasse. Da sie relativ neu sind, wird die Leistungsfähigkeit dieser Geräte wahrscheinlich noch weiter verbessert werden können, und sie dürften auch auf anderen Gebieten wie der kombinierten Bildwiedergabe und der Doppler-Impulstechnik für die quantitative Messung der Blutströmung in tiefliegenden Gefäßen (Gill et al. 1981) sowie der Gewebscharakterisierung zum Einsatz kommen.

Eine Zusammenfassung der Leistungscharakteristiken der geschilderten Gerätesysteme findet sich in Tabelle 1.2; eine schematische Darstellung der Konstruktion zeigt Abb. 1.8.

**Tabelle 1.2.** Funktionscharakteristiken von Ultraschallgeräten

| Funktion | Gerät | | | |
|---|---|---|---|---|
| | Gelenkarm-scanner | Lineararray-scanner | Mechanischer Sectorscanner | Mehrfach-Transducer Wasserbadscanner |
| Scanverfahren | Manuell | Automatisch Elektronisch | Automatisch Mechanisch | Automatisch Mechanisch |
| Ankopplung | Kontakt | Kontakt | Kontakt | Wasservorlauf |
| Bildqualität | Hoch | Gut | Hoch | Hoch |
| Bildaufbau | Langsam | Echtzeit | Echtzeit | Langsam oder Echtzeit |
| Bildformat | Einfach- oder Compoundscan | Einfach-Linearscan | Einfach-sektorscan | Einfach- oder Compoundscan |
| Anwendung | Vielzweck | Einfache Untersuchungen | Vielzweck | Vielzweck |
| Kosten | Mittel bis hoch | Niedrig bis mittel | Mittel | Hoch |

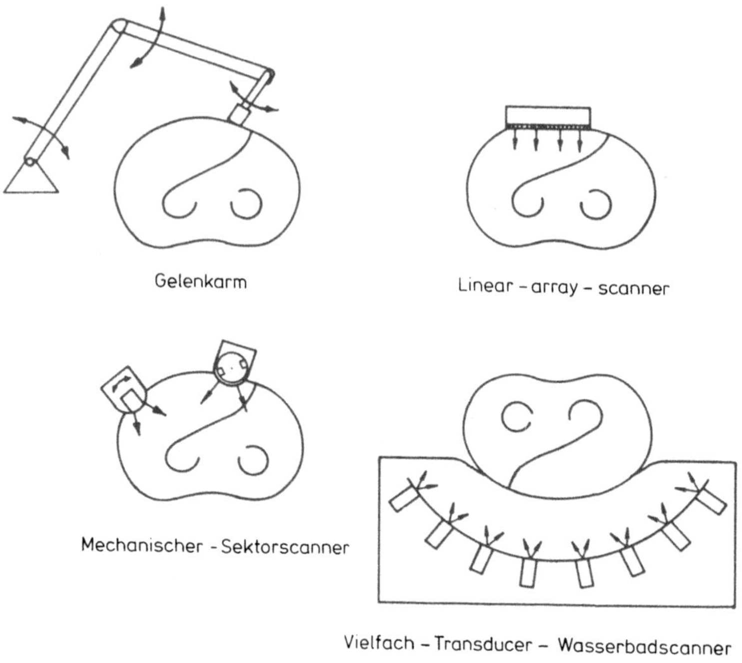


**Abb. 1.8.** Schematische Darstellung der auf dem Markt befindlichen Gerätetypen

### 1.9.5 Zukünftige Entwicklung

Eines der charakteristischen Merkmale der Entwicklung des Ultraschalls in den 70er Jahren war die große Verbesserung der technischen Leistungsfähigkeit der Apparate. Durchschnittlich alle 3 Jahre wurden neue Generationen von Instrumenten vorgestellt und die Geräte waren i.allg. binnen 5 Jahren bereits veraltet. Mittlerweile ist das schnelle Evolutionsstadium in ein Stadium der Konsolidierung übergegangen, und es ist unwahrscheinlich, daß größere Fortschritte der Bildwiedergabe in gleichem Maße gemacht werden.

Moderne Ultraschallabteilungen müssen ein weites Spektrum von Untersuchungen anbieten und sollten idealerweise folgende Leistungen erbringen können:

1) Echozeituntersuchungen für die Sichtbarmachung von dynamischen Vorgängen, für die Abgrenzung von normalen anatomischen Ver-

hältnissen und für die Diagnostik von einfacheren pathologischen Veränderungen.

2) Ganzkörperuntersuchungen zu qualitativ einwandfreien Darstellung von anatomischen Einzelheiten und Abgrenzung von komplexen pathologischen Prozessen.

3) Ultraschallgezielte Nadelbiopsie.

4) Untersuchung von deformierbaren Organen.

Eine Gegenüberstellung der Leistungscharakteristiken der derzeit auf dem Markt befindlichen Geräte zeigt, daß es möglich ist, all diese Untersuchungen mit Hilfe von nur 2 Apparaten vorzunehmen; nämlich dem mechanischen Sektorscanner und dem Mehrfachtransducer-Wasserbadscanner. Der erste vermittelt Echtzeitbildwiedergaben höchster Qualität, wobei die Punktkontaktfläche es erlaubt, stark angeschrägte Schnittbilder zu erzielen. Weiterhin gestattet die Kontaktankopplung die Verwendung eines solchen Gerätes für Biopsieuntersuchungen. Mit dem zweitgenannten Gerät lassen sich Ganzkörperscans von höchster Qualität erstellen, und es ist zur Untersuchung von deformierbaren Organen geeignet. Wegen der niedrigen Kosten und des großen Bildformats spielt der Linear-array-Scanner ebenfalls eine wichtige Rolle in Ultraschallabteilungen.

Mit ihm lassen sich auf schnellste Weise einfachere pathologische Veränderungen abklären, und ihr Einsatz bedeutet in vieler Hinsicht eine natürliche Erweiterung der herkömmlichen klinischen Untersuchungsmethoden wie Inspektion, Palpation, Perkussion und Auskultation. Der Gelenkarmscanner tritt dagegen immer mehr in den Hintergrund; wahrscheinlich wird dieses Gerät mit der Zeit in Vergessenheit geraten (Kossoff 1980).

Da der diagnostische Ultraschall immer noch eine relativ junge Wissenschaft ist, werden sicher noch größere Fortschritte zu erwarten sein. Wahrscheinlich wird sich der Schwerpunkt jedoch von der rein morphologischen Interpretation hin zur funktionellen Untersuchung verlagern. Der kombinierte Einsatz des B-Bildverfahrens zusammen mit dem Doppler-Impuls, mit dem sich quantitativ die Blutströmung in der fetalen Umbilikalvene und der Aorta messen läßt, ist ein Beispiel für derartige Fortschritte, die allmählich Eingang in die Klinik finden.

## Literatur


Carpenter D, Kossoff G, Daniel K, Boele P (1977) The UI Octoson. A new class of ultrasonic echoscope. Australas Radiol 21:85–89

Garrett WJ (1980) The place of real time and static B-mode scanning in obstetric practice. Ultrasound Med Biol 6:59–61

Gill RW, Trudinger BJ, Garrett WJ, Kossoff G, Warren PS (1981) Fetal umbilical venous flow measured in utero by pulsed doppler and B-mode ultrasound in normal pregnancies. Am J Obstet Gynecol 139:720–725

Kossoff G (1980) The king is dead-long live the king. Australas Radiol 24:220–222

Kossoff G, Garrett WJ, Carpenter DA, Jellins J, Dadd MJ (1976) Principles and classifications of soft tissues by grey scale echography. Ultrasound Med Biol 2:89–105

McDicken WN (1981) Diagnostic ultrasonics: Principles and use of instruments, 2nd edn. Wiley & Sons, New York

Shirley I, Blackwell R, Cusick G, Forman D, Vicary F (1978) A users guide to diagnostic ultrasound. Pittman, Kent

# 2 Sicherheitsaspekte der Ultraschalldiagnostik

H.D. Rott

Die Diskussion um die Möglichkeit schädigender Nebenwirkungen bei der Anwendung diagnostischen Ultraschalls ist so alt wie die US-Diagnostik selbst. Bereits im Jahre 1964 legte Sunden ausgedehnte Versuche zu diesem Thema vor. Seitdem ist eine kaum noch zu übersehende Zahl von Untersuchungen über Ultraschallbioeffekte und Schädigungsmöglichkeiten publiziert worden. Aufgrund dieser Experimente wird heute allgemein angenommen, daß diagnostischer Ultraschall im Gegensatz zu bildgebenden Verfahren mit ionisierenden Strahlen mit keinem gesundheitlichen Risiko für Patient oder Anwender verbunden ist.

Nun läßt sich Harmlosigkeit aber nicht positiv, sondern nur über das Fehlen von Schädigungen bei entsprechenden Untersuchungen feststellen. Geringfügigere negative Einflüsse oder selten auftretende Schäden sind jedoch methodisch bzw. statistisch schwer nachweisbar und man ist daher gezwungen, immer empfindlichere Methoden zu entwickeln und in immer breiterem Ausmaße Untersuchungen durchzuführen, um derartige Schäden nachzuweisen. Es ist daher berechtigt, die Annahme der Harmlosigkeit permanent anhand neuer experimenteller und epidemiologischer Befunde zu überprüfen (Rott 1981).

Für die Bewertung experimenteller Befunde sind die Angaben zur Ultraschallintensität von besonderer Bedeutung. Bei gepulstem Ultraschall, wie er bei bildgebenden Verfahren verwendet wird, sind entsprechend der räumlichen und zeitlichen Mittelung 4 Intensitätsformen unterscheidbar, die nach internationalem Brauch wie folgt bezeichnet werden:

- $I_{TASA}$ [1] zeitlicher und räumlicher Mittelwert der Intensität;
- $I_{TPSA}$ Intensität des Schallimpulses bei räumlicher Mittelung;
- $I_{TASP}$ räumliche Spitzenintensität bei zeitlicher Mittelung;
- $I_{TPSP}$ räumliche/zeitliche Spitzenintensität. Dabei ist zu berücksichtigen, daß bei dieser Angabe eine konstante Abstrahlung während der Impulsdauer angenommen wird, die jedoch in der Realität nicht vorliegt. Zur Meßproblematik dieser Kenngrößen s. auch Haerten (1980).

Intensitätsangaben sollten grundsätzlich in diesem Sinne spezifiziert werden. Das ist jedoch in den nachfolgend referierten Arbeiten – insbesondere in der älteren Literatur – nicht immer hinreichend geschehen.

## 2.1 Primärwirkungen

Da die verschiedensten Bioeffekte des Ultraschalls auf wenige physikalisch-chemische Primärwirkungen zurückgeführt werden können und deren Kenntnis für das Verständnis biologischer Wirkungen unerläßlich ist, sollen diese zuvor kurz besprochen werden.

### 2.1.1 Wärmewirkung

US ist eine mechanische Energieform, die bei Absorption in Wärme umgewandelt wird. Ob es dadurch in biologischen Objekten zu Temperaturerhöhungen kommt, hängt neben der Ultraschallintensität und Frequenz auch von der Art des beschallten Gewebes und der Kapazität des Wärmeabtransports über die Blutbahn ab. Ob thermische Schäden auftreten, ist schließlich auch eine Frage der diesbezüglichen Belastbarkeit des Gewebes. So kann US gleicher Frequenz und Intensität für die Leber noch harmlos sein, an der Knochenoberfläche jedoch wegen stärkerer Absorption und geringerer Durchblutung zu schmerzhaften thermischen Reizungen der Knochenhaut führen.

---
1 *T* „time“, *A* „averaged“, *S* „space“, *P* „peak“.

Die diagnostischen US-Verfahren arbeiten sämtlich in Intensitätsbereichen [$I_{TASA} <$ 0,01 W/cm$^2$ (Zweifel 1979)], bei denen selbst bei Vernachlässigung der Wärmekonvektion durch das Blut eine meßbare Temperaturerhöhung nicht zu erwarten wäre (Ter Haar u. Williams 1981).

### 2.1.2 Pseudokavitation – Microstreaming

Bei Beschallung entgaster Flüssigkeiten können bei höheren Intensitäten in der Unterdruckphase echte Vakua aufgerissen werden (Kavitationen), die dann in der Druckphase kollabieren, wobei eng begrenzt extrem hohe Druckwerte und Temperaturen entstehen. In biologischen Geweben kommt es dagegen zur Pseudokavitation. Darunter versteht man die Bildung kleiner gashaltiger Blasen. Diese können sofort wieder kollabieren, sie können stabil bleiben und in einem Dauerschallfeld synchron oszillieren oder schließlich wachsen und dadurch Gewebszerreißungen induzieren. Ob Pseudokavitationen entstehen, hängt ab von der Ultraschallintensität und -frequenz, der Beschallungsdauer, der Textur des Gewebes und dessen Gasgehalt und schließlich vom äußeren Druck.

Persistierende, in einem Schallfeld oszillierende Blasen schwingen in der Regel nicht sphärisch symmetrisch. Infolgedessen kommt es an der Oberfläche zu Druckunterschieden, die Flüssigkeitsbewegungen auslösen, die lokal eng begrenzt auftreten und als Microstreaming bezeichnet werden. Dieses Phänomen verursacht Scherkräfte, bei denen die Schädigung von Membranen oder Zellorganellen nicht ausgeschlossen werden kann. Bei diagnostischem Doppler-Schall sind Pseudokavitationen wegen der geringen angewendeten Intensität nicht zu erwarten. Bei bildgebenden Verfahren, die mit Impulsschall arbeiten, würde zwar die Impulsintensität zur Blasenbildung ausreichen, hier scheint aber die Impulsdauer, die im Bereich von Mikrosekunden liegt, zu kurz zu sein. Jedenfalls wurde dieses Phänomen bei diagnostischem Impulsschall bisher nicht nachgewiesen (Hill u. Ter Haar 1982).

### 2.1.3 Chemische Wirkung

US kann über Kavitationen und die dabei auftretenden Ionisationen und Radikalbildungen eine Reihe von chemischen Reaktionen auslösen. Beobachtet wurden u.a. Oxidationen durch die Bildung von $H_2O_2$ und Reduktionen wie die Bildung von Nitrit aus Nitrat. Die bei Pseudokavitationen möglichen lokal begrenzten hohen Temperaturen können wahrscheinlich ebenfalls chemische Reaktionen auslösen oder deren Ablaufgeschwindigkeit beeinflussen. Dagegen scheint die Depolymerisation von Makromolekülen unabhängig von Kavitation und Pseudokavitation zu sein. Sie wurde bei Polysacchariden, Polyglykolen, verschiedenen Proteinen und auch bei isolierter DNS beobachtet, nicht aber bei DNS innerhalb von Zellkernen. Neben dem Reparaturvermögen der intakten Zelle spielt hier vermutlich die unterschiedliche räumliche Anordnung eine Rolle. Da bei den diagnostischen Ultraschallfrequenzen die Wellenlänge bei 1 mm liegt, muß das Molekül auf mindestens diese Distanz ausgebreitet sein, damit die gesamte Energie einer Wellenphase wirksam werden kann. Das ist jedoch nur bei isolierter DNS in vitro möglich, nicht aber im intakten Zellkern.

## 2.2 Biologische Wirkungen

Alle bisher beschriebenen biologischen Ultraschalleffekte darzustellen, würde den Rahmen dieser Übersicht sprengen. Es sollen daher lediglich diejenigen Wirkungen ausführlicher behandelt werden, die unter dem Aspekt der Schädigungsmöglichkeit von Interesse sind. Die Gewebeläsion (Entzündung, Blutung, Nekrose), ein teratogener Effekt und die Auslösung von Mutationen sind allgemein als Schäden anerkannt.

### 2.2.1 Gewebeläsion – ultrastrukturelle Veränderungen der Zellen

Ultraschall wird unter diesem Gesichtspunkt bereits seit den 50er Jahren nach der Einführung der Ultraschalltherapie als einer besonderen Form der Wärmeapplikation untersucht. Dabei wurden im Tierversuch teilweise Intensitäten verwendet, die weit über die therapeutisch üblichen Bereiche hinausgingen. Insgesamt ergaben diese Versuche, daß je nach Versuchsanordnung, Beschallungsdauer und -intensität thermische Effekte von der Hyperämie bis zur Nekrose und auch Hemorrhagien infolge von Gewebszerreißungen durch Pseudokavitationen auslösbar waren (Taylor u. Pond 1972, Übersichten bei Holländer 1972; Sunden 1964). Voraussetzungen dazu waren Dauerschallintensitäten im oberen therapeutischen Bereich und darüber und ein stehendes Ultraschallfeld. Der Dauerschall der Doppler-Diagnostik und der Impulsschall bildgebender Verfahren reicht für derartige Läsionen nicht aus.

Neben den genannten geweblichen Schäden wurden ultrastrukturelle Veränderungen verschiedener Zellstrukturen beschrieben. Elektronenmikroskopische Untersuchungen nach Beschallung ergaben bereits dann Auffälligkeiten, wenn die Behandlung nicht zum Zelltod führte. Man fand Schwellungen und Rundungen der Mitochondrien, Schädigungen an deren Doppelmembranen und einen Abbau der Cristae (Harvey et al. 1975; Hrazdira 1980; Webster et al. 1978). Nach Hrazdira (1980) sind diese Veränderungen jedoch unspezifisch und treten auch nach anderen physikalischen oder chemischen Noxen auf. Am granulären endoplasmatischen Retikulum entstehen sackartige Ausstülpungen und im Zellkern kommt es zu Chromatinaggregationen und der Bildung DNS-fréier Zwischenräume. Ob diese Veränderungen reversibel oder für die Zelle letal sind, ist ungeklärt. Webster et al. (1978) konnten all diese Veränderungen dann verhindern, wenn sie die Beschallung bei 203 kPa Überdruck durchführten. Sie schlossen daraus auf Kavitationen als maßgeblichen pathogenetischen Mechanismus.

### 2.2.2 Teratogene Wirkung

Als teratogen werden diejenigen Wirkungen bezeichnet, die das in Entwicklung und Differenzierung befindliche embryonale Gewebe so schädigen, daß es zum Fruchttod oder zur Mißbildung kommt. Teratogene Wirksamkeit kann sich demnach nur bei Belastung schwangerer Frauen oder im Tierversuch an trächtigen Tieren manifestieren. Sie ist zu unterscheiden von mutagenen Effekten (s. S. 19), die über völlig andere Mechanismen ähnliche Schäden setzen können.

Auf eine mögliche teratogene Wirksamkeit des Ultraschalls wird ebenfalls schon seit über 30 Jahren untersucht (Übersicht: Holländer 1972; Sunden 1964). Dabei stand zunächst wiederum der therapeutisch verwendete Ultraschall im Vordergrund; dementsprechend kamen im Tierversuch Intensitäten von 0,5–5 W/cm$^2$ bei Frequenzen von 0,8–1 MHz zur Anwendung. Als Versuchstiere wurden die üblichen Laborsäuger, also Mäuse, Ratten, Hamster und Kaninchen verwendet. Die Versuche ergaben insgesamt keine Hinweise für teratogene Schäden. Wenn in Einzelfällen vermehrt Totgeburten oder Fruchtresorptionen beobachtet worden waren, so waren diese hinreichend als Folgen lokaler Hyperthermie erklärbar.

Mit der Einführung der Ultraschalldiagnostik wurde auch Impulsschall höherer Frequenz mit einbezogen, aber auch hier ohne jeglichen Schädigungshinweis (Übersichten: Holländer 1972; Sunden 1964). Wenn dagegen im gleichen Frequenzbereich mit Dauerschall behandelt wurde, waren dann vermehrt Mißbildungen, fetale Resorptionen und geringere Geburtsgewichte nachweisbar, wenn die Beschallungsintensität über 1 W/cm$^2$ lag. Die bei diesen Versuchen nachweisbare Abhängigkeit der Schädigung von der Beschallungsdauer (Mannor et al. 1972) macht auch hier einen thermischen Effekt wahrscheinlich. Dafür sprechen auch die Befunde von Hara (1980), der während der Beschallung die rektale Temperatur der trächtigen Mäuse maß. Wenn die Körpertemperatur des Tiers über 41 °C anstieg – das war bei einer Beschallung mit 3 W/cm$^2$ nach etwa 3 min der Fall –, traten vermehrt Kieferspalten, Skelettanomalien und neurale Verschlußstörungen auf. Die gleichen Mißbildungen werden auch bei Hyperthermieexperimenten ohne Ultraschall beobachtet (Hellmann 1980). Curto (1976) und O'Brien (1976) fanden geringere Überlebensraten und verringerte Geburtsgewichte bereits nach Beschallung mit 1,5 mW/cm$^2$, Mißbildungen wurden jedoch nicht erwähnt. Ähnliche Beobachtungen machten Shoji et al. (1975), allerdings nur bei einem von 2 Mäusestämmen nach Beschallung mit 40 mW/cm$^2$ und Pizarello et al. (1978), die nach Eröffnung der Bauchdecke in direktem Kontakt nur ein Uterushorn trächtiger Ratten mit 1,5 mW/cm$^2$ und die andere Seite als Kontrolle verwendeten. Diese Beobachtung, die nicht mehr als Folge einer thermischen Schädigung interpretierbar ist, wurde bisher leider nicht von anderen Arbeitsgruppen überprüft. Mißbildungen wurden von den beiden zuletzt zitierten Gruppen nicht vermehrt beobachtet.

Außer Tierexperimenten liegen mehrere Untersuchungen vor, bei denen intrauterin beschallte Kinder bis zu 3 Jahren nach der Geburt in ihrer körperlichen und geistigen Entwicklung verfolgt wurden (Bernstine 1969; Hellman et al. 1970; Koranyi et al. 1972).

Insgesamt wurden 1732 mit Impulsschall und 720 mit Dauerschall belastete Kinder nachuntersucht. Weder Mißbildungen noch Aborte traten bei diesen Studien vermehrt auf. Besonders bemerkenswert sind in diesem Zusammenhang die Versuche von Kamocsay u. Gy (1958), mittels Ultraschall Aborte zu provozieren: 150 Schwangere, bei denen ein medizinisch indizierter Schwangerschaftsabbruch geplant war, wurden mit Dauerschall einer Intensität von 0,5–1 W/cm$^2$ behandelt, ohne daß dadurch auch nur ein Abort ausgelöst werden konnte. Nach anschließendem konventionellem Abbruch waren die gewonnenen Früchte morphologisch unauffällig. Zwei Frauen, die nach der Beschallung die Interruptio abgelehnt hatten, gebaren anschließend gesunde Kinder. Nach diesen und den zitierten tierexperimentellen Befunden darf davon ausgegangen werden, daß diagnostischer Ultraschall in der derzeit verwendeten Form mit keinem teratogenen Risiko verbunden ist.

### 2.2.3 Mutagenität

Mutationen sind zufällige und ungezielte Veränderungen der Erbinformation, deren jeweilige Qualität sich anschließend im natürlichen Selektionsgeschehen erweist. Sie sind zelluläre Ereignisse, die teilweise für den Gesamtorganismus relevant werden können. Betreffen sie Somazellen, so kann die mutierte Zelle bei erhaltener Teilungsfähigkeit nicht mehr der Wachstums- und Teilungskontrolle des Organismus unterliegen und somit maligen entarten. Mutierte Keimzellen können zum Abort, zur Mißbildung und zu Erbleiden führen, im Falle rezessiver Genwirkung auch noch nach mehreren Generationen.

Der Nachweis von Mutationen ist vergleichsweise schwierig. Strukturelle und numerische Chromosomenaberrationen lassen sich nach Anwendung zytogenetischer Techniken direkt lichtmikroskopisch nachweisen. Schwieriger ist die Situation bei kleineren Läsionen bis hin zum Austausch oder Verlust einzelner Basen (Gen- oder Punktmutationen). Hier gelingt der Nachweis nur über ein verändertes genetisches Verhalten, d.h. bei Einzellern über veränderte Stoffwechselleistungen, bei Mehrzellern bis hin zum Menschen über genetisch geschädigte Nachkommen. Im Tierversuch werden dabei die Tiere erst nach der fraglich mutagenen Belastung zur Paarung gebracht. Nach den bisherigen Ergebnissen der Mutageneseforschung scheinen die bekannten mutagenen Agenzien jeweils beide, chromosomale wie Punktmutationen auszulösen. Es ist daher bei erwiesener Induktion von Chromosomenaberrationen die Auslösung von Punktmutationen wahrscheinlich.

Da Mutationen irreversibel sind, vom Organismus nicht direkt wahrgenommen werden können, der Schaden erst nach längerer Latenz manifest werden kann und schließlich weil die Risiken mutagener Belastung in der Regel überschätzt werden, ist die Frage einer derartigen Nebenwirkung des Ultraschalls von besonderem Interesse und seit über 30 Jahren Gegenstand wissenschaftlicher Forschung. Arbeiten zu diesem Thema liegen daher in großer Anzahl vor.

Die Untersuchungen auf Punktmutationen sind in Tabelle 2.1 zusammengestellt. Bei den Experimenten mit Einzellern stand teilweise die Frage im Vordergrund, ob bei der Reinigung und Sterilisation mittels Ultraschall überlebende Bakterien mutieren und dadurch zu einer latenten Gefahr werden könnten. Daher wurden bei einigen dieser Versuche höhere Intensitäten angewendet, bei denen Kavitationen erwünscht waren (Ausländer et al. 1966). Bei all diesen Versuchen waren Mutationen nicht auslösbar. Einschränkend muß allerdings gesagt werden, daß einige Arbeitsgruppen (Abel et al. 1981; Combes 1975a, b) mit Testobjekten arbeiteten, deren Mutabilität nicht bekannt war. So mußten Abel et al. (1981) nach ihren Ultraschallexperimenten feststellen, daß nicht nur Ultraschall, sondern auch eine Röntgenbelastung von über 100 Gy in ihrem Testsystem keine nachweisbar erhöhten Mutationsraten induzierte. Dagegen arbeiteten Barnett et al. (1982) und Wegner et al. (in Vorb.) mit dem Ames-Test, dessen Salmonellenstamm bezüglich der molekularen Struktur und der Sensibilität auf Mutagene genau bekannt ist. Deren negative Befunde sind daher um so höher zu bewerten.

Bei den Experimenten mit Laborsäugern wurden von einigen Autoren Intensitäten im oberen therapeutischen Bereich benutzt, die Abwehrbewegungen der Tiere auslösten (Loch 1971), zu thermisch bedingten Ulzerationen der

**Tabelle 2.1.** Untersuchungen[a] zur Auslösbarkeit von Punktmutationen durch Ultraschall. (Mod. und erweitert nach Rott 1981; Literaturangaben s. dort)

| Autoren | Testsystem | Intensität[b] (W/cm²) | Frequenz (MHz) | Beschallungsdauer[c] | Ergebnis (negativ −, positiv +) |
|---|---|---|---|---|---|
| | | *Einzeller* | | | |
| Ausländer (1966) | Bact. tuberculosis | ? | 1 | 5 min–3 h | − |
| Thacker (1974) | Hefe | 11,3 | 0,02 | 5–30 min | − |
| Combes (1975) | Bact. subtilis | 4 | 0,02 | 5–60 min | − |
| Combes (1975) | Bact. subtilis | 10–60 | 1; 1,5; 2 | 5–60 min | − |
| Abel et al. (1981) | Chlamydomonas | 15,5[d]; 193[e] | 3,5 | 30 min | − |
| Barnett et al. (1982) | Salmonella typhimur. | 100 | 3 | 5 min; 30 min | − |
| Wegner et al. (1983) | Salmonella typhimur. | 0,01[d]; 33,5[e] | 2,2; 1 | 30 min; 90 min | − |
| | | *Laborsäuger* | | | |
| Friedli (1951) | Ratten | 2; 4 | 0,8 | 1 min | − |
| Mohr u. Reiter (1952) | Meerschweinchen | 1,5–4,5 | 0,8 | 5–15 min | − |
| Kamocsay et al. (1955) | Ratten | 4 | 0,8; 2,8 | 0,5–4 min | − |
| Brüschke (1955) | Kaninchen | 3,5 | 1 | 5–15 min | − |
| Kirsten et al. (1963) | Maus | 0,14–4 | 1 | 5 min | − |
| Sunden (1964) | Ratte | 0,001–0,002[f] | 1,5; 2,5 | 3 min | − |
| Smyth (1966) | Maus | 0,01 | 2,25 | 20 min | − |
| Loch (1969) | Kaninchen | 0,5; 3 | 0,87 | 5; 10; 15 min | − |
| | | 0,01[f] | 0,87 | 5; 10; 15 min | − |
| Mannor et al. (1972) | Maus | 0,164–1,05 | 2,28 | 5 min; 60 min | − |
| Muranaka et al. (1972) | Maus | 0,02 | 2,3 | 6 h | − |
| Lyon et al. (1974) | Maus | 1,6 | 1,5 | 15 min | − |
| | | 6,4[g]; 45[g] | 1,5 | 15 min | − |
| | | *Insekten* | | | |
| Wallace et al. (1948) | Drosophila | ?[h] | 0,4 | ? | + |
| Fritz-Niggli et al. (1950) | Drosophila | 0,3–1,75 | 0,8 | 0,6–25 min | − |
| Kato (1966) | Drosophila | bis 30 | 0,56 | 5 min; 30 min | + |
| Grubbs et al. (1976) | Wespen | 0,26–1,46 | 0,02 | 3–10 min | + |

[a] Ein Teil der Arbeiten war primär zum Nachweis teratogener Wirkungen angelegt, es wurden dann aber nachfolgende Generationen untersucht.
[b] Soweit nicht anders angegeben, räumlich gemittelter Dauerschall.
[c] Bei mehrmaligen Beschallungen Dauer der Einzelbeschallung.
[d] Dauerschall, räumlicher Spitzenwert.
[e] Impulsschall, zeitlich-räumlicher Spitzenwert (SPTP).
[f] Impulsschall, zeitlich-räumlicher Mittelwert (TASA).
[g] Impulsschall, Pulsintensität (TPSA).
[h] Angegeben wurde lediglich eine Gesamtleistung von 150 W.

Skrotalhaut führten (Brüschke 1955) oder zeitweilige Sterilität zur Folge hatten (Brüschke 1955; Friedli 1951). Auch hier ergaben sich keine Hinweise für eine mutagene Ultraschallwirkung.

Dagegen häufen sich die Befunde, nach denen die Behandlung mit Dauerschall bei Insekten Mutationen auslösen kann. Es besteht der Verdacht, daß diese Tiere wegen ihres anatomischen Aufbaus anfälliger sind: deren Atmungssystem über Tracheen bewirkt, daß das gesamte Tier von lufthaltigen Hohlräumen durchsetzt ist, die wie Pseudokavitationen schwingen und so mechanisch oder thermisch Läsionen setzen können. Diese Befunde sind daher nicht auf den Menschen übertragbar.

Untersuchungen zur Möglichkeit chromosomaler Schädigung durch Ultraschall liegen ebenfalls in großer Zahl vor. Die In-vivo-Untersuchungen beim Menschen, die sowohl intrauterin beschallte und postpartal untersuchte Kinder (Abdulla et al. 1971; Boyd et al. 1971; Lucas et al. 1972) wie auch vor einem Schwangerschaftsabbruch beschallte Feten umfassen,

**Tabelle 2.2.** Untersuchungen zur Auslösbarkeit von Chromosomenaberrationen durch Ultraschall in vitro. (Nach Rott 1981, Literaturangaben chronologisch)

| Autoren | Testsystem[a] | Intensität[b] ($W/cm^2$) | Frequenz (MHz) | Beschallungs-dauer | Ergebnis (negativ –) |
|---|---|---|---|---|---|
| Fischer et al. (1967) | Blut | 3 | 0,81 | 10 min | – |
| Bernstine (1969) | Lymphozyten | 0,02–0,03 | 6 | 18 h | – |
| Macintosh et al. (1970–75) | Lymphozyten | 0,008–0,017 | 2 | 1 h; 2 h | Brüche/– |
| Bobrow et al. (1971) | Lymphozyten | 0,014–2,77 | 1,5 | 1 min–1 h | – |
| Boyd et al. (1971) | Lymphozyten | 0,03 | 2 | 13 h | – |
| | Lymphozyten | diagnostisch[c] | 1,5 | 13 h | – |
| Abdulla et al. (1972) | Lymphozyten | 0,023–3,5 | 2 | 2 h–8 h | – |
| Bucton et al. (1972) | Lymphozyten, Blut | 0,03–3 | 1 | 1 h | – |
| Bugnon et al. (1972) | Lymphozyten | 0,003 | 2,5 | 3 min; 5 min | Brüche |
| Coakley et al. (1972) | Lymphozyten, Blut | 1–350 | 1; 2,5; 3 | 20 s–30 min | – |
| Fischman et al. (1972) | Lymphozyten | 5–90 | 1,3 | 2 min | Brüche ab 22 $W/cm^2$ |
| Hill et al. (1972) | CHO-Zellen | 150[c,d] | 1 | 1 h; 2 h | – |
| Kunze-Mühl et al. (1972) | Blut | 0,02; 3 | 2; 1 | 1 h; 10 min | – |
| Mannor et al. (1972) | fetale Maus[e] | 0,164–1,05 | 2,28 | 5 min–1 h | – |
| Watts et al. (1972) | Lymphozyten, Blut | 0,009–7,7 | 1; 2 | 2 h; 20 h | – |
| | Lymphozyten, Blut | 6,5–64[c,d] | 1,5; 2; 2,5 | 2 h; 20 h | – |
| Brock et al. (1973) | Blut von Mensch und Beuteltier | 0,4–425[f] | 2,25 | wenige Sek.–1 h | – |
| Mermut et al. (1973) | Lymphozyten, Blut | 0,003[c] | 2,25 | 72 h; 90 h | – |
| Rott et al. (1973) | Lymphozyten, Blut | 0,002–35[f] | 2; 0,87 | 5 min–24 h | – |
| | Lymphozyten, Blut | 10[c,d] | 2 | 1 h–9 h | – |
| Sperling et al. (1973) | Lymphozyten | 0,025 | 2,3 | 15 min–90 min | – |
| Braeman et al. (1974) | Lymphozyten | 0,0064–0,08 | 1; 2,5 | 2 min–1 h | – |
| Lyon et al. (1974) | Spermatozyten der | 1,6 | 1,5 | 15 min | – |
| | Maus[g] | 1,6[c] | 1,5 | 15 min | – |
| Thacker et al. (1976) | Drosophila | 0,05–2 | 1 | 1–5 min | – |
| Roseboro et al. (1978) | Lymphozyten, HELA-Zellen | 0,12–2,24 | 0,065 | 1 min | – |
| Harkanyi et al. (1978) | Knochenmark der Maus[g] | 0,1–1 | 0,8 | 5 min | – |

[a] Menschliche Zellen, soweit nicht anders angegeben.
[b] Dauerschall, soweit nicht anders angegeben.
[c] Impulsschall.
[d] Impulsintensität ($I_{TPSA}$).
[e] Beschallung in utero.
[f] Dauerschall, räumliche Spitzenintensität ($I_{SP}$).
[g] Beschallung in vivo im Rahmen einer Studie zur Komutagenese mit Röntgenstrahlen.

ergaben ebenso wenig vermehrte Aberrationsraten wie die Untersuchungen von Levi et al. (1974), die Knochenmarkzellen der Maus nach Beschallung in vivo mit 1,5 $W/cm^2$ bei 0,81 MHz untersuchten. In-vitro-Untersuchungen haben eine größere Aussagekraft, da bei diesen Experimenten die Intensität beliebig erhöht und die Beschallungsdauer weit ausgedehnt werden kann. Ein Nachteil sind leichter auftretende, methodische Artefakte. Derartige Untersuchungen wurden mit verschiedenen Zelltypen und Schallarten durchgeführt. Eine Übersicht gibt Tabelle 2.2. Bemerkenswert sind hier die Befunde von MacIntosh u. Davey (1970, 1972), die zunächst bereits bei einer Intensität von über 8 $mW/cm^2$ Chromosomenbrüche gefunden hatten, aber später ihre Befunde nicht reproduzieren konnten und sie daher 1975 widerrufen mußten (MacIntosh et al. 1975). Es wird vermutet, daß bei dem Versuchsansatz durch Resonanzen stehende Wellen höherer Intensität eine Rolle gespielt haben könnten. Der Widerruf der Autoren ist im Gegensatz zu den beiden ersten Arbeiten anscheinend nicht allgemein bekannt geworden, da er bei Literaturübersichten auch neuerer Zeit öfter unterschlagen wurde. Die Ursachen für die vermehrten Aberrationen bei den Untersuchungen von Bugnon et al. (1972) wurden dagegen nicht aufgeklärt. Im Gegensatz dazu waren bei anderen Autoren selbst bei kurzfristiger Beschallung mit Intensitäten über 300 W/cm² (Coakley et al. 1972) bzw. 35 W/cm² räumlicher Spitzenintensität (Rott u. Soldner 1973) keinerlei Aberrationen auslösbar. Bei diesen Untersuchungen waren Zellsuspensionen mit Plastikfolien als Grenzflächen beschallt worden. Fishman et al. (1972), die menschliche Lymphozyten in Petrischalen beschallten, fanden dagegen bei Intensitäten ab 22 W/cm² vermehrt chromosomale Aberrationen, bei 40 W/cm² waren die Zellen weitgehend zerstört. Diese Befunde können vollständig als Folgen lokaler Überhitzung erklärt werden. Eine chromosomenschädigende Ultraschallwirkung im diagnostischen Intensitäts- und Frequenzbereich kann nach den vorliegenden Untersuchungen ausgeschlossen werden.

Neben den zitierten etablierten Mutagenitätstests werden seit einiger Zeit SCE („sister chromatid exchanges“) als Indikator einer mutagenen Wirkung diskutiert. Man versteht darunter den Austausch von Schwesterchromatiden an homologen Stellen innerhalb eines Chromosoms. Deren Nachweis erfolgt durch differentielle Chromatidenfärbung mittels 5-Bromdesoxyuridin (BrdU): Wenn man diesen Metaboliten in Zellkulturen gibt, wird er anstelle von Thymidin eingebaut und bewirkt ein verändertes färberisches Verhalten der so substituierten DNS. Wegen der semikonservativen Replikation ergibt sich nach 2 Zellteilungen eine Chromosomenstruktur, bei der die beiden Schwesterchromatiden eines Chromosoms unterschiedlich BrdU-substituiert und daher färberisch unterscheidbar sind (vgl. Abb. 2.1 und 2.2). Mit dieser Methode lassen sich SCE, die einen Zellzyklus zuvor entstanden waren, sichtbar machen (technische Einzelheiten: Wolff 1977). SCE gelten heute als Ausdruck spezifischer Veränderungen an der DNS. Einige Autoren sehen in ihnen die Folgen einer erfolgreichen zellulären Reparatur und vergleichen diesen Vorgang mit dem Crossing-over der Meiose. Eine Reihe von bekannten mutagenen Chemikalien löst SCE aus, andererseits erhöhen ionisierende Strahlen die SCE-Rate kaum. Deren Bedeutung als Indikator einer mutagenen Wirkung ist daher umstritten (Gebhart 1981). Über die biologische Bedeutung der SCE selbst ist nichts bekannt.

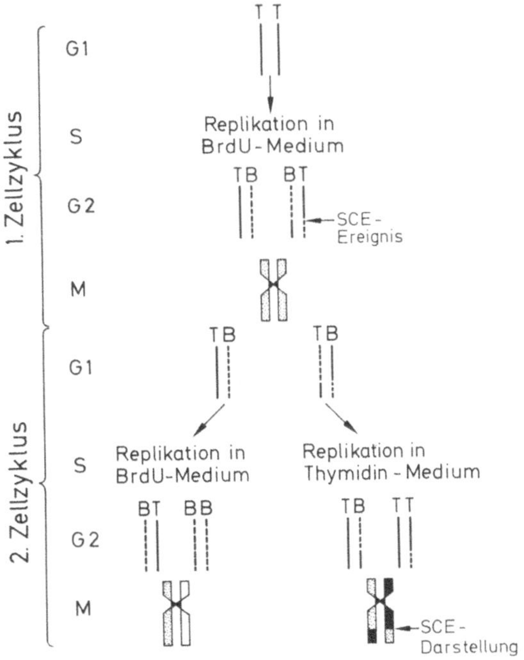


**Abb. 2.1.** Prinzip der differentiellen Chromatidenfärbung zur Darstellung von SCE (T —— Thymidin-DNS-Strang; B ----- BrdU-DNS-Strang; G1, S, G2 und M: Zellzyklusphasen). (Nach Rott 1982)

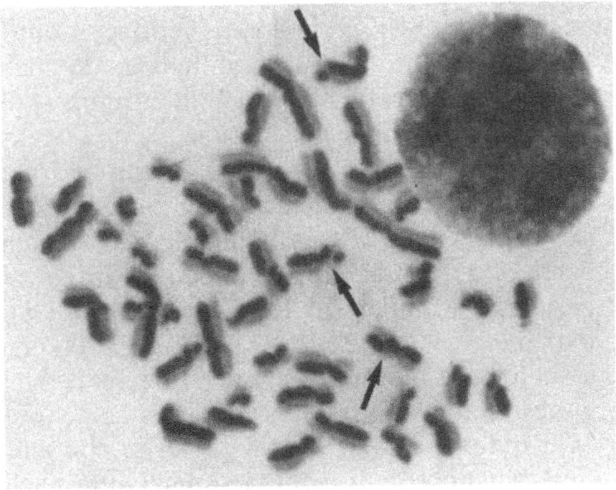

**Abb. 2.2.** Differentielle Chromatidenfärbung und SCE (*Pfeile*) bei menschlichen Chromosomen. (Photo: G. Abel, Erlangen)

Die Untersuchungen zur Auslösbarkeit von SCE durch Ultraschall sind in Tabelle 2.3 zusammengestellt. Die Befunde von Liebeskind et al. (1979b) an Lymphozyten waren von den Autoren selbst zurückhaltend interpretiert worden, wurden dann aber in der Laienpresse als Nachweis einer Chromosomenschädigung in-

**Tabelle 2.3.** Untersuchungen zur Auslösbarkeit von SCE durch Ultraschall

| Autoren | Testsystem | Intensität (W/cm$^2$) | Frequenz (MHz) | Beschallungs-dauer | Ergebnis (negativ −, positiv +) |
|---|---|---|---|---|---|
| Morris et al. (1978) | Lymphozyten | 36[a] | 1,05 | 10 min | − |
| Liebeskind et al. (1979a, b) | Lymphozyten | 35,4[b] | 2 | 20–30 min | + |
| | HELA-Zellen | 35,4[b] | 2 | 20–30 min | − |
| Haupt et al. (1981) | Lymphozyten | 1,32[b] | 3,5 | 7,5; 20; 60; 90 min | (+) |
| Wegner et al. (1980, 1982) | Lymphozyten und CHO-Zellen | 0,01[a]; 33,5[b] | 2,2; 1,0 | 30 min; 90 min | − |
| Au et al. (1982) | Mäuseembryo in vivo | 0,31–0,67[c] | 2,0 | 15 min | − |
| Barnett et al. (1982) | CHO-Zellen | 100[b] | 3 | 5 min; 30 min | − |
| Lundberg et al. (1982) | Amnionzellen in vivo | ?[b] | 1,05 | 1 min–30 min | − |

[a] Dauerschall (SP).
[b] Impulsschall (SPTP).
[c] Es wird nicht angegeben, ob Dauer- oder Impulsschall verwendet wurde.

terpretiert und führten dadurch 1979 zu einer allgemeinen Verunsicherung. Bei diesen Befunden fiel auf, daß die Zunahme der SCE-Raten in 8 gleichen Experimenten sehr stark schwankte und von 20% bis zu 100% reichte. Außerdem waren die Befunde mit HELA-Zellen nicht reproduzierbar (Liebeskind et al. 1979a). Licht, das in BrdU-substituierter DNS bekanntlich SCE auszulösen vermag, könnte hier die Anstiege verursacht haben, da nicht vermerkt wurde, ob die Beschallungen im Dunkeln durchgeführt wurden oder nicht. Die Arbeitsgruppen um Wegner und um Barnett konnten diese Befunde nicht bestätigen, obwohl sie vergleichbare Ultraschallqualitäten verwendeten. Haupt et al. (1981) fanden bei ihren Experimenten mittlere SCE-Anstiege von 5,1 auf maximal 6,8 SCE/Zelle. Da dieses Testsystem jedoch sehr störanfällig ist, gelten erst Steigungsraten von 100%–500% als Nachweis SCE-induzierender Wirkung. Diese Befunde sind daher ebenfalls nicht als Schädigungsnachweis interpretierbar. Schließlich ist noch die Arbeit von Lundberg et al. (1982), die lediglich der Vollständigkeit halber in Tabelle 2.3 aufgenommen wurde, zu kommentieren. Bei dieser Studie wurden Amnionzellen nach Beschallung in utero 2–3 Wochen kultiviert und dann erst BrdU-substituiert. Bei diesem methodischen Ansatz wären selbst bei entsprechender Ultraschallwirkung keine vermehrten SCE-Raten zu erwarten. Diese Arbeit sollte daher nicht als Argument für die Harmlosigkeit diagnostischen Ultraschalls angeführt werden.

Insgesamt sprechen die vorliegenden Befunde gegen eine SCE-induzierende Ultraschallwirkung. Ob Ultraschall überhaupt und ggf. mit welchen Schallqualitäten und -intensitäten eine solche Wirkung entfalten kann, ist derzeit noch nicht entscheidbar.

### 2.2.4 Komutagenität

Fehlende Mutagenität schließt nicht aus, daß Ultraschall die Wirkung eines bekannten Mutagens verstärken könnte. Auf einen solchen komutagenen Einfluß ist Ultraschall bisher nur im Zusammenhang mit ionisierenden Strahlen untersucht worden. Daß deren biologische Wirkungen durch Ultraschall verstärkt werden können, wurde mit so unterschiedlichen methodischen Ansätzen wie Kontrolle des Wachstumsverhaltens von Zellkulturen, von Pflanzenwachstum und Hemmung des Tumorwachstums belegt. Vermehrte röntgeninduzierte Mutationsraten bei gleichzeitiger Röntgen- und Schallapplikation (9000 Hz) hatte 1948 bereits Conger bei Sporen von Tradescantia, einer tropischen Blütenpflanze, nachgewiesen. Die ersten zytogenetischen Untersuchungen stammen von Kim (1968) und Kunze-Mühl (1975). Der erste Autor fand in Lymphozytenkulturen vermehrt röntgeninduzierte Chromosomenaberrationen inkl. Austauschereignissen, wenn er eine Röntgenbelastung von 50 R (12900 µC/kg) mit Ultraschall (3 W/cm$^2$ bei 0,8 MHz) kombinierte. Kunze-Mühl konnte diese Befunde für die Intensität von 3 W/cm$^2$ bestätigen, fand aber außerdem, daß bei Beschallung mit 0,02 W/cm$^2$ Dauerschall bei 2 MHz die röntgeninduzierten Aberrationsraten niedriger lagen als bei alleiniger Röntgenbestrahlung. Die Autorin vermutete für diesen Intensitätsbereich eine Aktivierung zellulärer Repairsysteme. Derartige Beschallungen wären demnach als protektiv gegen die mutagene Wirkung ionisierender Strahlen anzusehen. Beschallungen vor oder mehr als 2 h nach der Röntgenbelastung hatten keine Wirkung auf die röntgeninduzierten Aberrationsraten. Burr et al. (1978) behandelten ebenfalls menschliche Lymphozyten mit $^{60}$Co und mit Ultraschall (3 W/cm$^2$, 1 MHz) und fanden den gleichen aberrationssteigernden Effekt. Dagegen konnten Harkanyi et al. (1978) bei Röntgenbelastung von Knochenmarkzellen bei der Maus und Beschallung in vivo (0,1 und 1 W/cm$^2$, 0,8 MHz) die Aberrationsraten nicht beeinflussen, vermutlich wegen der Absorption des Ultraschalls an der Knochenoberfläche.

Weitere systematische Untersuchungen zu dieser Frage liegen nicht vor. Man wird zur Zeit davon ausgehen müssen, daß Ultraschall von einer Intensität über 1 W/cm$^2$ komutagen wirken kann, wenn die Beschallung der Röntgenbelastung nachfolgt. Vorherige Beschallung hat anscheinend keinen derartigen Effekt. Inwieweit diagnostischer Impulsschall mit niedrigen Intensitätsmittelwerten, aber hohen Spitzenintensitäten, komutagen wirken kann, wurde bisher nicht untersucht.

### 2.2.5 Sonstige Wirkungen

Neben den referierten Untersuchungen existiert eine Vielzahl von weiteren Befunden über biologische Ultraschallwirkungen, die natürlich unter dem Aspekt der Schädigungsmöglichkeit interpretiert werden müssen, jedoch nicht unreflektiert als Schädigungsnachweis angesehen werden dürfen. Einige dieser Befunde sollen kurz referiert werden.

Das Proliferationsverhalten von Zellkulturen kann durch Ultraschall hemmend oder fördernd beeinflußt werden. Dabei ist anscheinend die Temperaturerhöhung die entscheidende Einflußgröße (Bleanley et al. 1972). Der gleiche Mechanismus bewirkt vermutlich, daß die In-vitro-Proteinsynthese beschallter Fibroblasten durch Ultraschall stimuliert werden kann (Harvey et al. 1975), sich die Regeneration von Gewebedefekten am Kaninchenohr fördern läßt (Dyson et al. 1970) und die Heilung variköser Ulzera durch Ultraschall beschleunigt werden kann (Dyson et al. 1976).

Bei direkter Beschallung des Hodens mit therapeutischem Dauerschall läßt sich im Tierversuch wie auch beim Menschen ein wahrscheinlich thermisch bedingter Spermiogenesestopp induzieren (Fahim et al. 1981). Eine verminderte immunologische Antwort fand sich bei der Maus nach vorheriger Beschallung der Milz mit diagnostischem Ultraschall (Anderson u. Barrett 1979). Beim Hühnerembryo bewirkt ein unbewegtes Dauerschallfeld eine Zirkulationsstörung mit bandenartiger Erythrozytenaggregation, wobei der Bandenabstand bei der halben Wellenlänge lag (Dyson et al. 1974). Alle diese Effekte waren reversibel.

In vitro wurde von Erythrozyten bei Beschallung dann ATP freigesetzt, wenn in die Zellsuspension luftblasenhaltige Plastikfolie gegeben worden war. Bei ähnlichem Versuchsansatz wurde $\beta$-Thromboglobin von Thrombozyten freigesetzt (Williams et al. 1981; Williams u. Miller 1980). Ob hier Membranveränderungen oder Zellyse die Ursache waren, ist ungeklärt. In vivo ließen sich diese Effekte nicht nachweisen. Diese Befunde sind für das Verständnis der biologischen Wirksamkeit von Ultraschall interessant; als Nachweis einer Schädigung in vivo können sie keinesfalls gelten.

## 2.3 Das Problem der Sicherheitsbereiche

Da Ultraschall höherer Intensität offensichtlich Läsionen bewirken kann, wurde wiederholt die Abgrenzung von Sicherheitsbereichen gefordert. Die Vorschläge von Ulrich und Wells aus dem Jahre 1974 sind nicht nur vom methodischen Ansatz, nämlich der Auswertung verschiedenster Literaturbefunde, problematisch, sondern auch veraltet und sollten heute nicht mehr als Diskussionsgrundlage dienen (ausführlichere Kritik bei Rott 1981). Da außerdem die Abgrenzung solcher Sicherheitsbereiche ohne ausreichende Kenntnisse und Daten einerseits ein ungerechtfertigtes Sicherheitsgefühl aufkommen lassen, andererseits aber auch Gefährdungen suggerieren könnte, die in der Realität nicht existieren, ging AIUM[1] einen prag-

1 American Institute of Ultrasound in Medicine. Es handelt sich dabei um eine lockere Verbindung von Wissenschaftlern, die sich mit medizinischem Ultraschall beschäftigen.

matischeren Weg. Dessen Komitee für Bioeffekte formulierte 1976 eine Feststellung, die 1978 geringfügig überarbeitet (AIUM Bioeffects Committee 1979) und 1982 erneut bestätigt wurde. Sie lautet:

*Feststellung über biologische Ultraschallwirkungen bei Säugern in vivo*

Im Frequenzbereich von wenigen Megahertz hat es bis zum Oktober 1978 keine abgesicherten, eindeutigen biologischen Wirkungen gegeben, wenn Säugetiergewebe Intensitäten[1] unter 100 mW/cm$^2$ ausgesetzt war. Solche Wirkungen könnten auch bei höheren Intensitäten dann nicht gefunden werden, wenn bei Beschallungszeiten[2] von weniger als 500 s und mehr als 1 s das Produkt aus Intensität und Beschallungszeit kleiner als 50 J/cm$^2$ war.

1 Räumlicher Spitzenwert, zeitlicher Mittelwert, gemessen im freien Feld im Wasser.
2 Gesamtzeit; sie umfaßt die An- und Auszeit bei Impulsschall.

Dieses Statement ist als Feststellung und Zusammenfassung der vorliegenden Befunde über Ultraschallbioeffekte zu verstehen, nicht aber als Abgrenzung eines Sicherheitsbereichs. Es bezieht sich lediglich auf In-vivo-Effekte und hat auch bei Berücksichtigung der neueren Publikationen noch Gültigkeit. Es besagt weder, daß Ultraschall unterhalb der genannten Grenzen mit Sicherheit harmlos sei, noch, daß bei Überschreiten Schädigungen auftreten müssen. AIUM hat sich denn auch konsequenterweise bei einer Bitte der Food and Drug Administration (FDA – diese Organisation entspricht in etwa dem Bundesgesundheitsamt der Bundesrepublik Deutschland) außerstande erklärt, derartige Grenzwerte angeben zu können. Das AIUM-Statement darf bei Sicherheitsfragen derzeit als beste Orientierungshilfe angesehen werden.

Eine andere Frage, die im Zusammenhang mit Sicherheitsfragen diskutiert wurde, ist die Möglichkeit einer kumulativen Wirkung bei längerfristiger Ultraschallapplikation mit niedrigen Intensitäten, wie sie bei der Überwachung der fetalen Herzaktivität notwendig werden kann. Ein derartiger Effekt ist aus physikalisch-theoretischen Überlegungen nicht zu erwarten und wurde bisher auch nicht beobachtet. Ein Vergleich mit ionisierenden Strahlen ist hier nicht statthaft, da es sich dabei um eine völlig andere Energieform mit einem anderen räumlichen Verteilungsmuster handelt.

## 2.4 Abschließende Bemerkungen

Nach Sichtung der vorhandenen Literatur über die Bioeffekte des Ultraschalls muß man zu der Feststellung kommen, daß die Anwendung von diagnostischem Ultraschall mit keinem Risiko für den Patienten oder den Anwender verbunden ist. Sollte dennoch eine Schädigungsmöglichkeit bestehen, so ist diese offensichtlich so geringfügig, daß sie trotz der zahlreichen und verschiedenartigen Untersuchungen nicht nachweisbar war.

Der Einwand mancher Autoren, daß die Situation beim medizinischen Ultraschall vergleichbar sei mit derjenigen der Röntgenstrahlen vor 50 Jahren, mag für die weiteren Entwicklungsmöglichkeiten richtig sein; ihn auf Sicherheitsfragen zu beziehen, ist jedoch nicht statthaft, Vor 50 Jahren war die mutagene Wirkung von Röntgenstrahlen gerade erst bei Drosophila nachgewiesen. Seitdem hat sich die Mutageneseforschung als eigene wissenschaftliche Disziplin etabliert und eine Reihe effektiver Testmethoden entwickelt, die dann bei der Einführung der Ultraschalldiagnostik sofort zur Verfügung standen. Für die Teratologie gilt sinngemäß das gleiche. Der zitierte Einwand suggeriert daher ein nicht gerechtfertigtes Maß an Unsicherheit bei der Annahme der Harmlosigkeit der Ultraschalldiagnostik.

Ein zweiter Einwand, Tierexperimente und Untersuchungen an isoliertem Zellmaterial seien nicht auf den Menschen übertragbar und daher irrelevant, ist ebenfalls nicht stichhaltig. Für Untersuchungen zur chemischen Mutagenese mögen diese Bedenken teilweise zu Recht bestehen, da Testsubstanzen durch einen artspezifisch unterschiedlichen Leberstoffwechsel verschieden metabolisiert werden können. Bei Fragen der Schädigung durch Ultraschall geht es jedoch um den direkten Einfluß auf die Erbinformation, deren Träger in der gesamten belebten Natur die DNS ist und die bereits bei höher organisierten Einzellern ebenso wie beim Menschen in Form von Chromosomen vorhanden ist. Nur deshalb konnten Grundlagen der Humangenetik wie die Mendelschen Regeln, Koppelung usw. an Organismen wie Erbse und Drosophila entdeckt werden. Laborsäuger und deren Zellen sind daher durchaus als geeignete Testobjekte anzusehen.

Da z.Z. die Tendenz besteht, die Bildqualität u.a. durch eine Erhöhung der Ultraschallfrequenz zu verbessern, dabei aber die Eindringtiefe leidet, wenn man nicht die Impulsintensität erhöht, sind für die Zukunft weitere Untersuchungen notwendig. Von besonderem Interesse sind dabei Experimente, bei denen sehr hohe Spitzenintensitäten kurzfristig als Impulsschall appliziert werden.

Da begründete Hinweise für die Möglichkeit gesundheitlicher Schädigung durch diagnostischen Ultraschall fehlen und eine kumulative Wirkung nicht zu erwarten ist, darf die Indikation zur Ultraschalldiagnostik weit gestellt werden. Diese Methoden sollten insbesondere dort zum Einsatz kommen, wo sich dadurch die Belastung mit ionisierenden Strahlen reduzieren läßt.

## Literatur


Abdulla U, Campbell S, Dewhurst CJ, Talbert D, Lucas M, Mullarkey M (1971) Effect of diagnostic ultrasound on maternal and fetal chromosomes. Lancet II:829–831

Abel G, Rott H-D, Soldner R (1981) Safety of ultrasound: Genetic studies with Chlamydomonas as test object. In: Kurjak A, Kratochwil A (eds) Recent advances in ultrasound diagnosis 3. Excerpta Med Internat Congr Series Nr 553. Excerpta Medica, Amsterdam Oxford Princeton, pp 39–41

AIUM Bioeffects Committee (1979) AIUM responds to EDA notice of intent for diagnostic ultrasound. Reflections 5:299

Anderson DW, Barrett JT (1979) Ultrasound: A new immunosuppressant. Clin Immunol Immunpathol 14:18–29

Au WW, Obergoenner N, Goldenthal KL, Corry PM, Willingham V (1982) Sister-chromatid exchanges in mouse embryos after exposure to ultrasound in utero. Mutat Res 103:315–320

Ausländer D, Pop E, Buzila A, Veress A, Ardevan A (1966) The action of ultrasound on Koch's Bacillus. Microbiol Parazitol Epidemiol 11:9–14

Barnett SB, Bonin A, Mitchell G, Meher-Homji KM, Baker RSU (1982) An investigation of the mutagenic potential of pulsed ultrasound. Br J Radiol 55: 501–504

Bernstine RL (1969) Safety studies with ultrasonic Doppler technique. A clinical follow-up of patients and tissue culture study. Obstet Gynecol 34:707–709

Bleanley BI, Blackbourn P, Kirley J (1972) Resistance of CHLF hamster cells to ultrasonic radiation of 1,5 MHz frequency. Br J Radiol 45:354–357

Boyd E, Abdulla U, Donald I, Fleming JEE, Hall AJ, Ferguson-Smith MA (1971) Chromosome breakage and ultrasound. Br Med J 2:501–502

Brüschke G (1955) Tierexperimentelle Untersuchungen zur Frage der Schädigung von Testis, Ovar und gravidem Uterus durch Ultraschall. Z gesamte Inn Med 10:895

Bugnon C, Cottin Y, Kraehenbuhl J, Weill F (1972) Aberrations chromosomiques provoquées par des ultrasons diagnostiqués sur des lymphocytes humains en culture. J Radiol 53:750–755

Burr JG, Wald N, Pan S, Preston K jun (1978) The synergistic effect of ultrasound and ionising radiation on human lymphocytes. In: Evans HJ, Lloyd DC (eds) Mutagen induced chromosome damage in man. Edinburgh University Press, Edinburgh, pp 120–128

Coakley WT, Slade JS, Braeman JM, Moore JL (1972) Examination of lymphocytes for chromosome aberrations after ultrasonic irradiation. Br J Radiol 45: 328–332

Combes RD (1975a) Inability of genetic systems of Bacillus subtilis to detect a mutagenic effect of low frequency ultrasound. J Appl Bact 39:219–226

Combes RD (1975b) Absence of mutation following ultrasonic treatment of Bacillus subtilis cells and transforming deoxyribonucleic acid. Br J Radiol 48: 306–311

Conger AD (1948) The cytogenetic effect of sonic energy applied simultaneously with X-rays. Proc Natl Acad Sci USA 34:470–474

Curto KA (1976) Early post partum mortality following ultrasound radiation. In: White DN, Barnes R (eds) Ultrasound in medicine, vol 2. Plenum, New York, pp 535–536

Dewhurst CJ (1971) The safety of ultrasound. Proc Roy Soc Med 64:996–997

Dyson M, Pond JB, Joseph J, Warwick R (1970) Stimulation of tissue regeneration by pulsed plane wave ultrasound. IEEE Transact Son Ultrason SU-17:133–140

Dyson M, Pond JB, Woodward B, Broatbent J (1974) The production of blood cell stasis and endothelial damage in the blood vessels of chick embryos treated with ultrasound in a stationary wave field. Ultrasound Med Biol 1:133–148

Dyson M, Franks C, Suckling J (1976) Stimulation of healing of varicose ulcers by ultrasound. Ultrasonics 14:232–236

Fahim MS, Fahim S, Der R, Hall DG, Harman J (1981) Heat in male contraception (hot water 60°, infrared, microwave, and ultrasound). Contraception 1: 235–254

Fishman HK, Coleman DJ, Lizzi FL (1972) Effects of ultrasound on human chromosomes. J Cell Biol 55:74a

Friedli P (1951) Ultraschall und Ovar. Gynaecol (Basel) 131:97

Gebhart E (1981) Sister chromatid exchange (SCE) and structural chromosome aberration in mutagenicity testing. Hum Genet 58:235–254

Haerten R (1980) Technische Kenngrößen von Ultraschalldiagnosegeräten und ihre Bestimmung. Ultraschall 1:1–11

Hara K (1980) Effects of ultrasonic irradiation on chromosomes, cell division and developing embryos. Acta Obstet Gynecol Jpn 32:61–68

Harkanyi Z, Szollar J, Vigvari Z (1978) A search for an effect of ultrasound alone and in combination with X-rays on chromosomes in vivo. Br J Radiol 51:46–49

Harvey W, Dyson M, Pond JB, Grahame R (1975) The in-vitro stimulation of protein synthesis in human fibroblasts by therapeutic levels of ultrasound. In: Excerpta Medica International Congress Series No 363. Proc 2nd European Congress on Ultrasonics in Medicine. Munich, May 1975. Excerpta Medica, Amsterdam Oxford

Haupt M, Martin AO, Simpson JL, Iqbal MA, Elias S, Dyer A, Sabbagha RE (1981) Ultrasonic induction of sister chromatid exchanges in human lymphocytes. Hum Genet 59:221–226

Hellmann W (1980) Embryotoxische Wirkungen durch erhöhte mütterliche Körpertemperaturen und E. Coli Endotoxin beim Kaninchen Oryctolagus cuniculus L. Habilitationsschrift, Wuppertal

Hellman LM, Duffus GM, Donald I, Sunden B (1970) Safety of diagnostic ultrasound in obstetrics. Lancet I:1133–1134

Hill CR, Ter Haar G (1982) Ultrasound. In: Suess MJ (ed) Nonionizing radiation protection. WHO Europa, Copenhagen, pp 199–228

Holländer H-J (1972) Die Ultraschalldiagnostik in der Schwangerschaft. Urban & Schwarzenberg, München Berlin Wien

Hrazdira I (1980) Ultrastructural changes caused by ultrasound. In: Kurjak A (ed) Recent advances in ultrasound diagnosis 2. Excerpta Medica International Congress Series 498. Excerpta Medica, Amsterdam Oxford Princeton, pp 108–110

Ikeuchi T, Sasaki M, Oshimura M, Azumi J, Tsuji K, Shimizu T (1973) Ultrasound and embryonic chromosomes. Br Med J 1:112

Kamocsay D, Gy DO (1958) Ultrasound in gynecology. Am J Phys Med 37:196

Kim AM (1968) Chromosomenanalysen nach Behandlung von menschlichem Venenblut mit Röntgenstrahlen und Ultraschall. Phil. Dissertation, Wien

Koranyi G, Falus M, Sobel M, Pesti E, Van Bao T (1972) Follow-up examination of children exposed to ultrasound in utero. Acta Paediatr Acad Sci Hung 13:231–238

Kunze-Mühl E (1975) Chromosome damage in human lymphocytes after different combinations of X-ray and ultrasonic treatment. Proc 2[nd] Europ Congr on Ultrasonics in Medicine, München 1975. Excerpta Medica, Amsterdam Oxford

Levi S, Gustot P, Galperin-Lemaitre H (1974) In vivo effect of ultrasound at human therapeutic doses on marrow cell chromosomes of golden hamster. Humangenetik 25:133–141

Liebeskind D, Bases R, Elequin F, Neubert S, Leiter R, Goldberg R, Koenigsberg M (1979a) Diagnostic ultrasound: effects on the DNA and growth patterns of animal cells. Radiology 131:177–184

Liebeskind D, Bases R, Mendez F, Elequin F, Koenigsberg M (1979b) Sister chromatid exchange in human lymphocytes after exposure to diagnostic ultrasound. Science 205:1273–1275

Loch EG (1971) Experimentelle Untersuchungen mit Ultraschall am Kaninchenovar. In: Böck J et al. (Hrsg) Ultrasonographica Medica. 1. Weltkongreß über Ultraschalldiagnostik in der Medizin und SIDUO III, Wien 1969. Verlag der Wiener Med Akademie, Wien, S 503–511

Lucas M, Mullarkey M, Abdulla U (1972) Study of chromosomes in the newborn after ultrasonic fetal heart monitoring in labour. Br Med J 3:795–796

Lundberg M, Jerominski L, Livingston G, Kochenour N, Lee T, Fineman R (1982) Failure to demonstrate an effect of in vivo diagnostic ultrasound on sister chromatid exchange in amniotic fluid cells. Am J Med Genet 11:31–35

Macintosh IJC, Davey DA (1970) Chromosome aberrations induced by an ultrasonic fetal pulse detector. Br Med J 4:92–93

Macintosh IJC, Davey DA (1972) Relationship between intensity of ultrasound and induction of chromosome aberrations. Br J Radiol 45:320–327

Macintosh IJC, Brown RC, Coakley WT (1975) Ultrasound and 'in vitro' chromosome aberrations. Br J Radiol 48:230–232

Mannor SM, Serr DM, Tamari I, Meshorer A, Frei E (1972) The safety of ultrasound in fetal monitoring. Am J Obstet Gynecol 113:653–661

Morris SM, Palmer CG, Fry FJ, Johnson LK (1978) Effect of ultrasound on human leucocytes. Sister chromatid exchange analysis. Ultrasound Med Biol 4: 253–258

O'Brien WD (1976) Ultrasonically induced fetal weight reduction in mice. In: White DN, Barnes R (eds) Ultrasound in medicine, vol 2. Plenum, New York, pp 531–532

Pizzarello DJ, Vivino A, Madden B, Wolsky A, Keegan AF, Becker M (1978) Effect of pulsed low-power ultrasound on growing tissues. I. Developing mammalian and insect tissue. Exp Cell Biol 46:179–191

Rott H-D (1981) Zur Frage der Schädigungsmöglichkeit durch diagnostischen Ultraschall. Ultraschall 2:56–64

Rott H-D (1982) Sicherheitsaspekte der Ultraschalldiagnostik. Swiss Med 4:11–15

Rott H-D, Soldner R (1973) The effect of ultrasound on human chromosomes in vitro. Humangenetik 20:100–112

Scheidt PC, Stanley F, Bryla DA (1978) One-year follow-up of infants exposed to ultrasound in utero. Am J Obstet Gynecol 131:743–748

Serr DM, Padeh B, Zakut H, Shaki R, Mannor SM, Kalner B (1970) Studies on the effects of ultrasonic waves on the fetus. Second Europ Congr of Perinatal Medicine, London

Shoji R, Murakami U, Shimizu T (1975) Influence of low intensity ultrasonic irradiation on prenatal development of two inbred mouse strains. Teratology 12:227–231

Sunden B (1964) On the diagnostic value of ultrasound in obstetrics and gynecology. Acta Obstet Gynecol Scand XLIII [Suppl 6]

Taylor KJW, Pond JB (1972) A study of the production of haemorrhagic injury and paraplegia in spinal rat cord by pulsed ultrasound of low mega Hertz frequencies in the context of the safety for clinical usage. Br J Radiol 45:343–353

Ter Haar GR, Williams AR (1981) Biophysical and physiological consequences of ultrasonic irradiation of tissue. In: Kurjak A, Kratochwil A (eds) Recent advances in ultrasound diagnosis 3. Excerpta Med Internat Congr Series Nr 553. Excerpta Medica, Amsterdam Oxford Princeton, pp 33–36

Ulrich WD (1974) Ultrasound dosage for nontherapeutic use on human beings. Extrapolation from a literature survey. IEEE Trans Biomechan Eng BM 21:48–51

Webster D, Pond JB, Dyson M, Harvey W (1978) The role of cavitation in the in-vitro stimulation of protein synthesis in human fibroblasts by ultrasound. Ultrasound Med Biol 4:343

Wegner R-D, Meyenburg M (1982) The effects of diagnostic ultrasonography on the frequencies of sister chromatid exchange in Chinese hamster cells and human lymphocytes. J Ultrasound Med 1:355–358

Wegner R-D, Obe G, Meyenburg M (1980) Has diagnostic ultrasound mutagenic effects? Hum Genet 56:95–98

Wells PNT (1974) The possibility of harmful biological effects in ultrasonic diagnosis. In: Reneman RS (ed) Cardiovascular applications of ultrasound. North-Holland, Amsterdam London, pp 1–17

Williams AR, Miller DL (1980) Photometric detection of ATP release from human erythrocytes exposed to ultrasonically activated gas-filled pores. Ultrasound Med Biol 6:251–256

Williams AR, Chater BV, Allen KA, Sanderson KH (1981) The use of $\beta$-thromboglobin to detect platelet damage by therapeutic ultrasound in vivo. J Clin Ultrasound 9:145–151

Wolff S (1977) Sister chromatid exchange. Ann Rev Genet 11:183–201

Zweifel HJ (1979) Ultraschall in der Medizin: Eine aktuelle Anwendung von elektronischer Diagnosetechnik. Bull SEV/VSE 70:917–923

## AIUM Statement on Clinical Safety

*At the October 18–19, 1983 meeting of the Board of Governors, the following slightly revised statement on the clinical safety of ultrasound was approved.*

Diagnostic ultrasound has been in use for over 25 years. Given its known benefits and recognized efficacy for medical diagnosis, including use during human pregnancy, the American Institute of Ultrasound in Medicine herein addresses the clinical safety of such use:

No confirmed biological effects on patients or instrument operators caused by exposure at intensities typical of present diagnostic ultrasound instruments have ever been reported. Although the possibility exists that such biological effects may be identified in the future, current data indicate that the benefits to patients of the prudent use of diagnostic ultrasound outweigh the risks, if any, that may be present.

October 1982, revised March 1983 and October 1983

## European Federation of Societies for Ultrasound in Medicine & Biology

*The Board of the European Federation has asked the Watch-dog Group to evaluate the safety of ultrasound.*

*At a meeting of the European Federation Biological Effects Committee in Strasbourg, May 1984, the following statement was produced.*

Ultrasound for diagnostic purposes in obstetrics has been in extensive clinical use for about 25 years. Numerous investigations of various degrees of sophistication have been undertaken in an endeavour to detect adverse effects. Until the publication of this statement none of these studies have shown that ultrasound at diagnostic intensities as used today has led to any deleterious effect to the fetus or mother.

In view of the current lack of well designed, controlled, long term, prospective epidemiological studies, it is necessary to resort to evidence culled from laboratory studies in vitro and in vivo.

Diverse effects of potential clinical significance have been reported from a variety of biological systems subjected to pulsed and continuous wave diagnostic ultrasound. Those that have been chosen for further study have either not been confirmed or have given conflicting results.

The Committee endorses the clinical safety statement made by the AIUM (Oct. '83), while emphasizing the need for further investigations into bio-effects from physical, biological and clinical standpoints.

Routine clinical scanning of every woman during pregnancy is not contra-indicated by the evidence currently available from biological investigations and its performance should be left to clinical judgement.

Jens Bang (Chairman)
Head of Dept. for Diagnostic Ultrasound, Rigshospitalet, University Hospital, Copenhagen, Denmark.
Ivo Hrazdira, MD. PhD.
Professor of Biophysics, Faculty of Medicine, Purkyne University in Brno; Czechoslovakia.
Hans-Dieter Rott, Professor Dr. med.
Institut für Humangenetik der Universität Erlangen/Nürnberg, FRG.
Gail Ter Haar, PhD. Research Scientist
Physics Dept. Institute of Cancer Research; Sutton, Surrey, UK
Vincenzina Mazzeo, MD. Confirmed Researcher
Cl. Ocul. Univ. de Ferrara, Italy.
David M. Serr, Professor & Chairman
Dept. of Obstetrics & Gynecology, Sheba Medical Center, Univ. of Tel Aviv Medical School, Israel.
Alun Roy Williams, Senior Lecturer
Dept. of Medical Biophysics, Univ. of Manchester Medical School; Manchester, UK
Klaus Brendel, Dr.
Head of Ultrasonics Lab. Physikalisch-technische Bundesanstalt, Braunschweig, FRG.

# 3 Untersuchung des weiblichen Beckens

## 3.1 Zur Anatomie

Die grundlegende Arbeit von Donald et al. (1958) handelte von der Darstellbarkeit von Unterbauchbefunden. Alle modernen Ultraschallgeräte erlauben heute die Darstellung normaler anatomischer Befunde im kleinen Bekken, deren Kenntnis die Voraussetzung jeder Diagnostik ist. Bei voller Blase der Patientin (ca. 1 l Flüssigkeit 1 h vor der Untersuchung getrunken; in seltenen Fällen retrogrades Auffüllen der Blase) – eine unerläßliche Vorbedingung – lassen sich Uterus und Ovarien, Bekkengefäße und selten auch die Tube darstellen. Die „Full-bladder"-Technik wurde bereits 1965 von Donald beschrieben. Ihr Sinn besteht darin, gasenthaltende Darmschlingen nach kranial zu verdrängen und so den Blick in das kleine Becken zu ermöglichen. Ein guter Nebeneffekt ist dabei die Darstellung einer Wasservorlaufstrecke, wodurch es für die Mehrzahl der verwendeten Prüfköpfe möglich ist, die Zielorgane (Uterus und Adnexe) im günstigsten Fokusbereich abzubilden (s. Abb. 3.1).

Die übervolle Blase kann jedoch die Zielorgane aus dem Fokusbereich herausdrängen und so die Diagnostik erschweren. Im Gegensatz zur gewünschten Blasenfüllung sollte der Enddarm möglichst leer sein. Dies gilt insbesondere für die Sigmaschlinge, die die Darstellung der linken Adnexe verhindern kann. Man muß hier an die Möglichkeit des guten Abführens denken, d.h. die Patientin entsprechend vorbereiten.

### Gerätewahl

In der früheren Zeit war der Compoundscanner das Gerät der Wahl, da er wegen seiner hervorragenden Auflösung und kaum limitierter Eindringtiefe den optimalen Überblick erlaubte. Moderne Real-time-Scanner haben sich auch in diesem Bereich als brauchbar erwiesen. Ihr Abbildungsqualität hat den Stand vieler Compoundscanner erreicht oder übertroffen. Nachteilig ist jedoch die kleine Bildfeldgröße.

Sektorscanner sind in diesem Bereich Linear-array-Scannern vorzuziehen, da sie aufgrund ihrer kleinen Auflagefläche größere Winkelfreiheiten für die Einblicksmöglichkeiten zulassen.

### Untersuchungsgang

Normalerweise wird die Patientin in Rückenlage untersucht. Begonnen wird mit einem Längsschnitt in der Nabel-Symphysen-Ebene und dann der Schallkopf parallel nach jeder Seite versetzt. Anschließend folgen Querschnitte.

### Befunde

Der Uterus liegt als birnenförmiges Hohlorgan zwischen Blase und Rektum. An ihm können sonographisch Fundus uteri, Corpus uteri, Cervix uteri sowie Portio vaginalis unterschieden werden (Abb. 3.2–3.5). Die Korpus- und Funduslänge kann gemessen werden; sie beträgt etwa 4–8 cm, die Korpusbreite etwa 3–5 cm. Das Myometrium hat etwa 8–14 cm Dicke. Die normale Lage ist Anteversio-Anteflexio (Abb. 3.2–3.3), jedoch kann auch der retroflektierte Uterus dargestellt werden (Abb. 3.4). Da bei sehr voller Blase der retroflektierte Uterus weit nach hinten reicht, kann er häufig bei Linear-array-real-time-Scannern mit einer Eindringtiefe von 14–16 cm nicht vollständig in seinem Fundusbereich dargestellt werden. Daher sind auch hier Sektor- und Compoundscanner von Vorteil.

Der typisch trompetenförmige Eileiter kann auch im Querschnitt nur in Ausnahmefällen normal dargestellt werden, da die Tube aufgrund ihrer Lage, Form und Konsistenz sich gewöhnlich nicht in ihrer ganzen Länge in einer Ebene befindet (Abb. 3.6).

Ähnliches gilt für die Darstellung der uterinen Bänder (Teres uteri, Parametrien), die auch nur ausnahmsweise (Abb. 3.7) darstellbar sind.

Mit dem bereits beschriebenen Untersuchungsvorgang erreicht man bei weiterer lateraler Verschiebung des Schallkopfes die typische Form des Ovars im Längsschnitt (Abb. 3.8–3.10). Das Ovar weist häufig eine relativ hyporeflektive Struktur mit zystischen und soliden Anteilen auf und hat eine durchschnittliche Abmessung von 3·2,5·2 cm. Etwas länglichere Formen des Ovars geben durchaus längere Einzeldurchmesser, jedoch kann davon ausgegangen werden, daß Ovardurchmesser von über 4 cm als deutliche Vergrößerung anzusehen sind. Das neuerdings meßbare Volumen kann bis 15 $cm^3$ im Normalfall betragen.

Am Ovar spielen sich ebenfalls zyklische, physiologische Veränderungen ab, die sonographisch als Follikelwachstum dargestellt werden können. Zu Beginn eines Zyklus können häufig mehrere zystische Anteile (Follikel) gesehen werden; gewöhnlich dominiert nur einer (Abb. 3.8, 3.10). Follikel lassen sich in der Regel ab einer Größe von 5–8 mm mit guten Geräten differenzieren (s. Kap. 15).

An der Beckenwand lassen sich regelmäßig im Zusammenhang mit dem Ovar Gefäße darstellen, und zwar besonders die Gefäße des Lig. infundibulopelvicum (A. und V. ovarica), die in einer stabilen Beziehung zum Ovar stehen (Abb. 3.10, 3.11). Sie können als Referenzebene für die Darstellung des Ovars benutzt werden (Hackelöer u. Nitschke-Dabelstein 1981).

Dies gilt mit Einschränkung auch für ein Gefäß, das unterhalb des Ovars läuft: die A. iliaca interna (Abb. 3.9). Sie stellt sich jedoch nur in ca. 80% der Fälle im gleichen Schnitt mit dem Ovar dar und fällt im Real-time-Bild durch ihre ausgeprägte sichtbare Pulsation gut auf.

Diese Gefäße machen während des normalen Zyklus zum Teil erhebliche Durchmesserschwankungen durch und können bis 10 mm Durchmesser erreichen (Abb. 3.11). In einzelnen Fällen kann auch die iliakale Teilungsstelle dargestellt werden.

Im Querschnitt können zwei sehr lateral vom Uterus gelegene gut abgrenzbare Strukturen dargestellt werden, die einen stärker reflektierenden inneren Anteil enthalten (Abb. 3.13). Dies führt zu Verwechslungen mit dem Ovar, jedoch handelt es sich hier um Anteile des Os coxae mit umliegendem Bindegewebe bzw. Muskulatur. Ovarien können häufig im gleichen Schnitt gesehen und nach den Gefäßen identifiziert werden.

Bei zu hoch kranial gelegenen Querschnitten stellen sich die Bäuche des Musculus psoas, unmittelbar neben der Wirbelsäule gelegen, dar (Abb. 3.14), die ebenfalls zu Verwechslungen mit dem Ovar führen können.

Im Längsschnitt stellt sich häufig hinter dem Uterus eine längliche zystisch-solide Struktur dar, die entweder mit dem Uterus selber oder einem retrouterin gelegenen Tumor verwechselt werden kann (Abb. 3.15, 3.16). Es handelt sich hierbei gewöhnlich um das gefüllte Rektum oder um andere Darmabschnitte. Bei der Real-time-Untersuchung kann jedoch häufig Peristaltik und Bewegung innerhalb dieses „Tumors" gesehen werden, was eine Differenzierung erlaubt. Dies gilt auch für kleinere zystische Areale. Die häufig vorkommende Adnexvarikose („pelvic congestion syndrome") kann mit follikulären Strukturen verwechselt werden (Abb. 3.17).

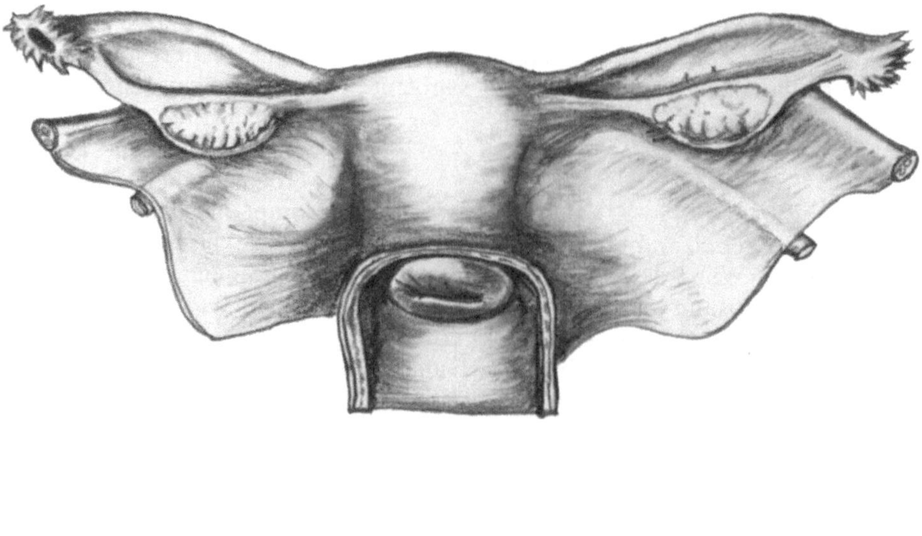

**Abb. 3.1 a**

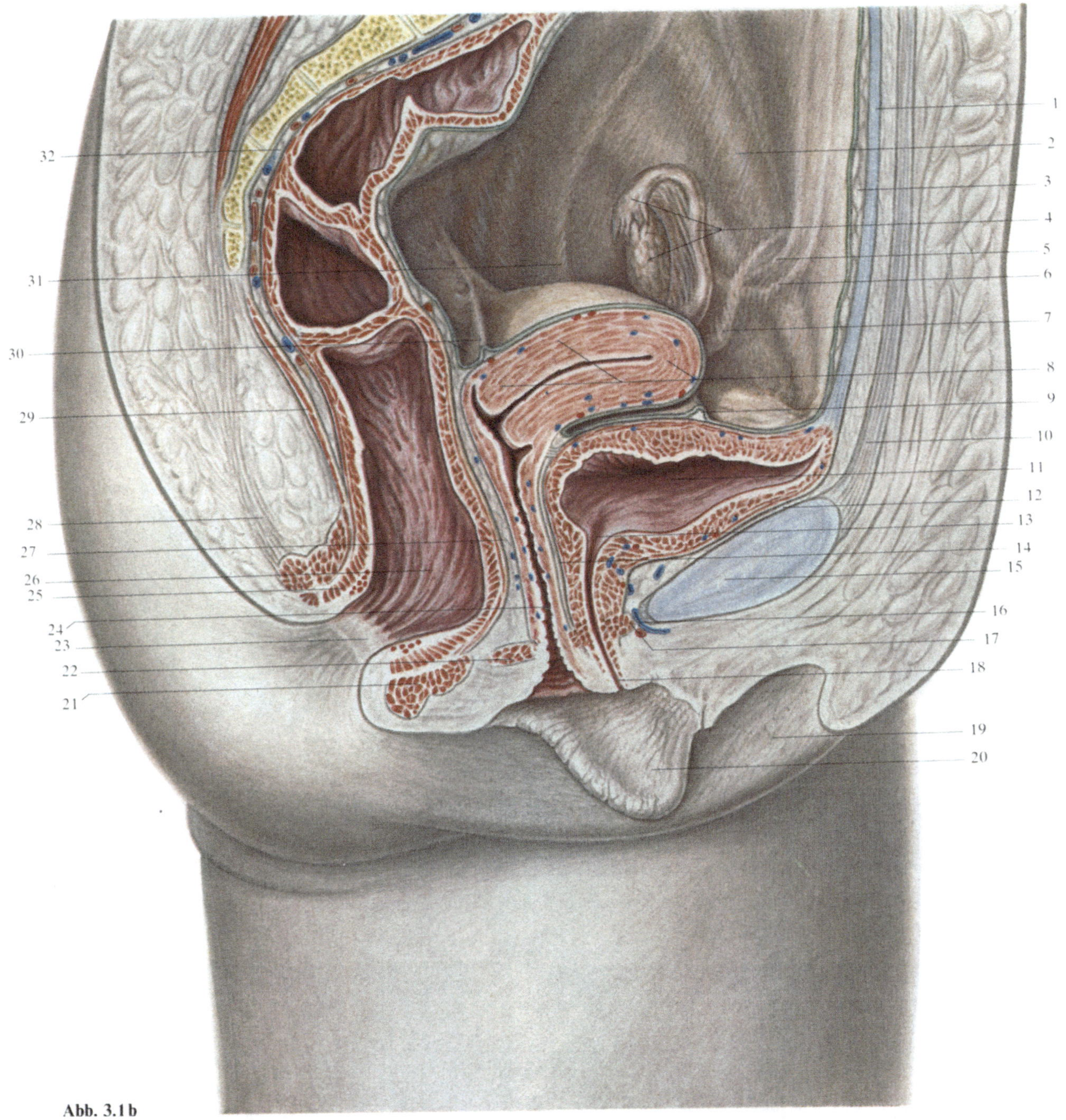


Abb. 3.1 b

**Abb. 3.1. a** Uterus und Adnexe in der Ansicht von ventral. **b** Weibliches Becken im Sagittalschnitt: *1* Lig. umbilica medianum, *2* A. iliaca externa, *3* Subperitoneales Bindegewebe, *4* Tuba uterina, Infundibulum, *5* Plica umbilicali lateralis, *6* Plica umbilicali media, *7* Lig. teres uteri, *8* Cervix, corpus. Fundus uteri, *9* Plica vesicalis transversa, *10* Linea alba, *11* Vesica urinaria, *12* Spatium praevesical, *13* Cervix vesicae, *14* Spatium vesicovaginale, *15* Symphysis pubica, *16* V. clitoridis, *17* M. pubvesicalis, *18* Urethra, *19* Labium majus, *20* Labium minus, *21* M. sphincter ani externus, *22* M. transversus perinei profundus, *23* Canalis ani, *24* Vagina, *25* Sphicter ani internus, *26* Ampulla recti, *27* Spatium rectovaginale, *28* Rektumzügel, *29* M. rectococcygeus, *30* Plica rectouterina, Excavatio rectouterina, *31* Ureter, *32* Spatium praesacrale

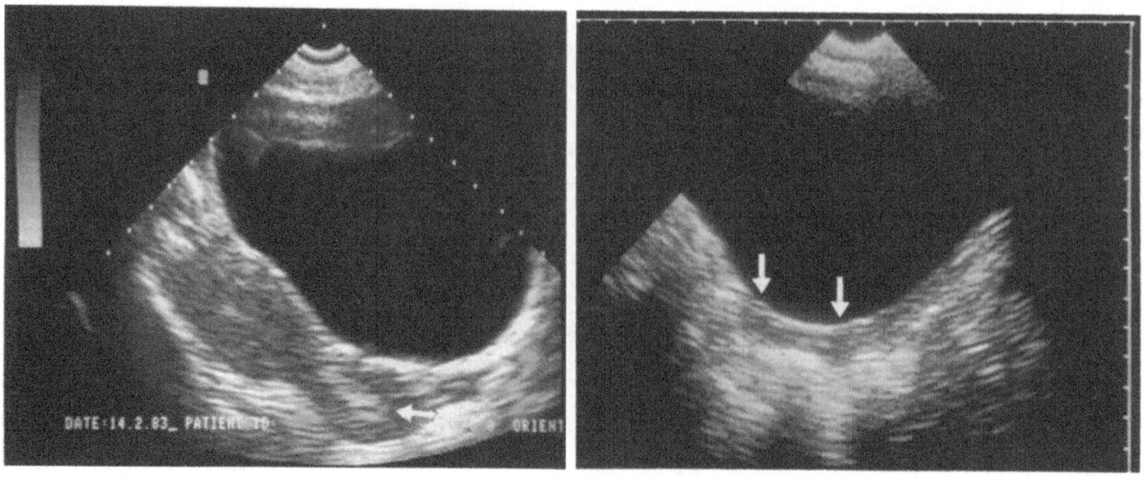


a b

**Abb. 3.2. a** Medianer Längsschnitt im kleinen Becken bei gefüllter Harnblase. Fundus uteri links, Zervix rechts (*Pfeil*). **b** Präpubertärer Uterus, Länge 19 mm

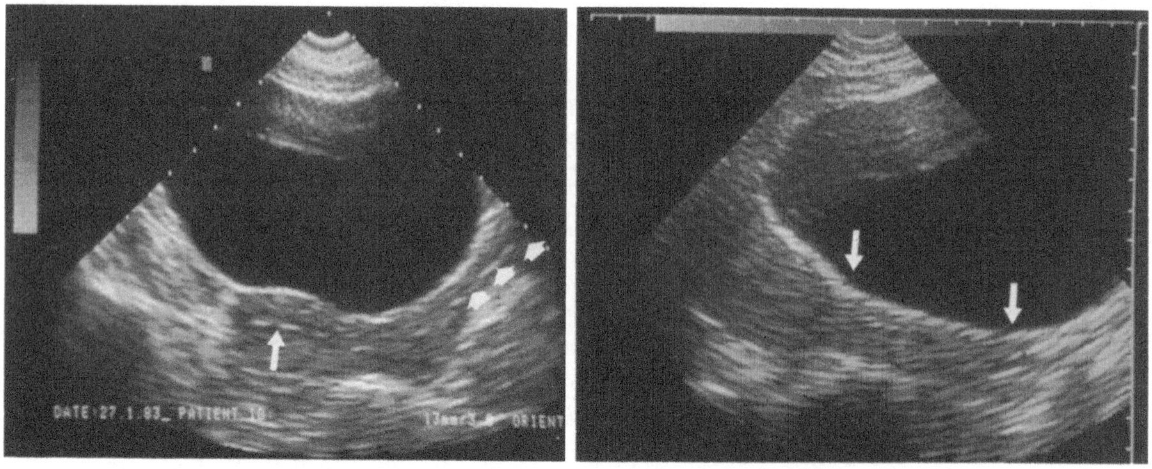


a b

**Abb. 3.3 a, b.** Uterus in Streckstellung mit Endometrium und Scheidenecho (**a**, *Pfeile*), Elongatio colli (**b**, *Pfeile*)

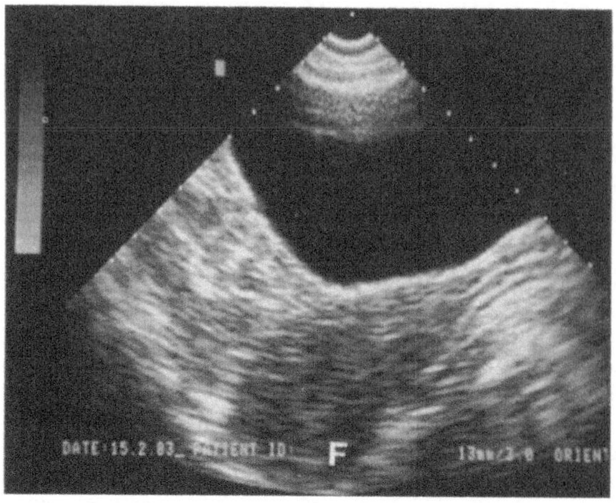


**Abb. 3.4.** Retroflexio-Retroversio uteri, Fundus (*F*)

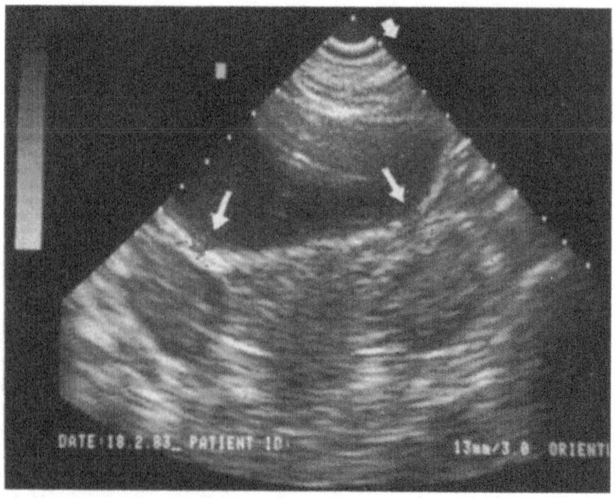


**Abb. 3.5.** Uterus und beide Ovarien (*Pfeil*), Querschnitt

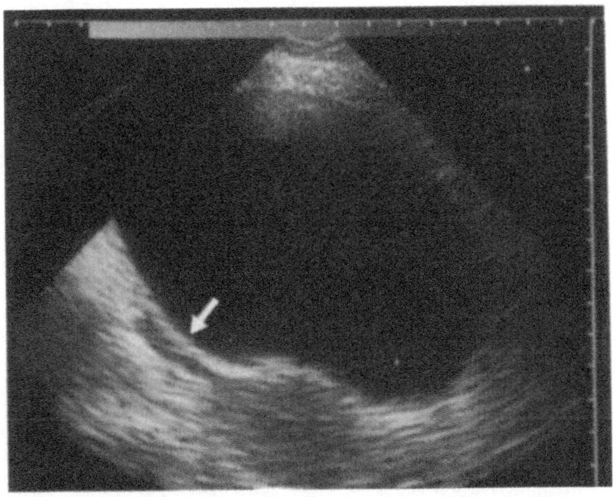

**Abb. 3.6.** Darstellung der rechten Tube (*Pfeil*)

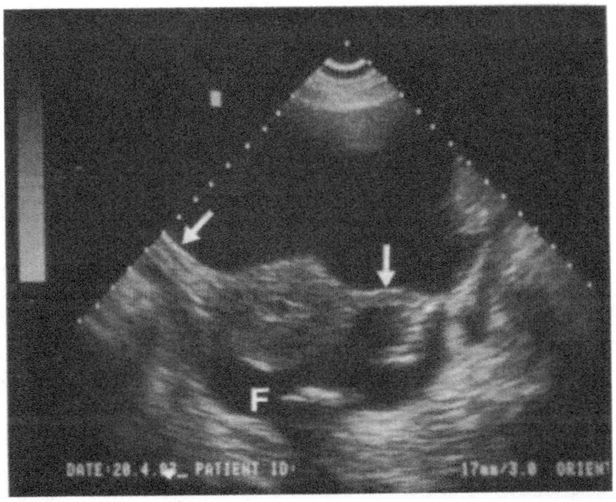


**Abb. 3.7.** Uterus mit Lig. teres uteri, *Pfeil:* Flüssigkeit im Douglas-Raum (*F*)

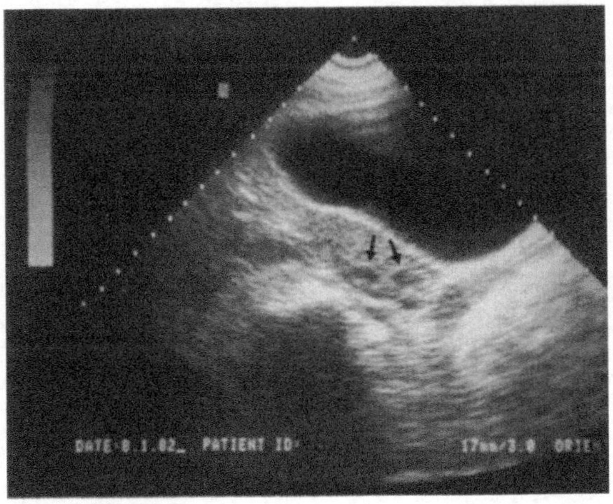

**Abb. 3.8.** Ovar im Längsschnitt, Follikeldurchmesser unter 5 mm (*Pfeil*)

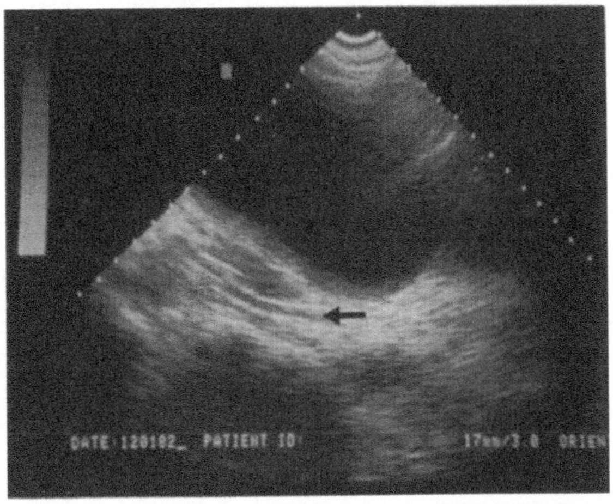

**Abb. 3.9.** Lateraler Längsschnitt an der Beckenwand (A. iliaca interna, *Pfeil*)

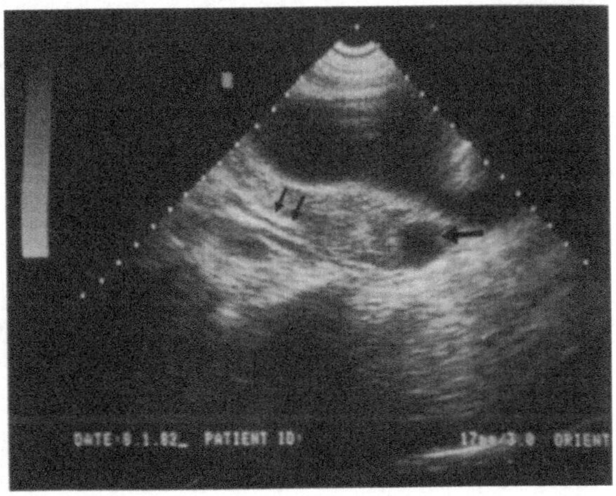

**Abb. 3.10.** Ovar mit reifendem Follikel (15 mm) und Beckenwandgefäßen (*Pfeile*)

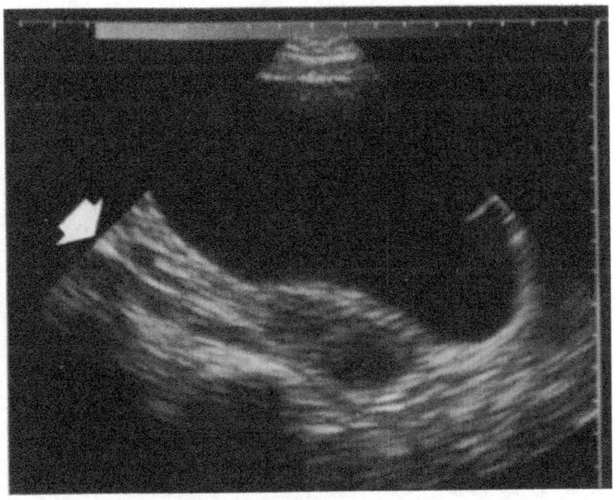

**Abb. 3.11.** Lig. infundibulum pelvicum (Suspensorium ovarii) mit Gefäßen (*Pfeil*)

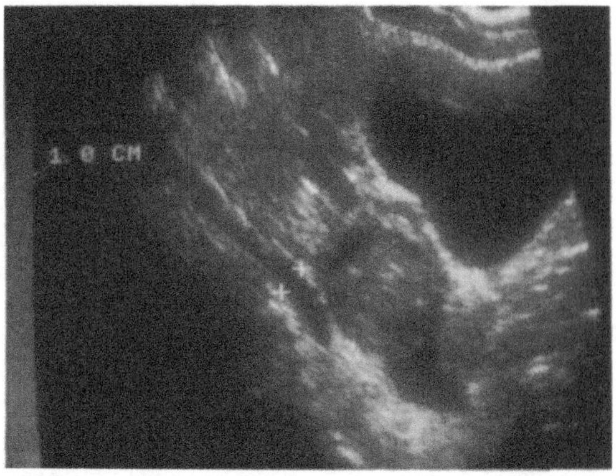


**Abb. 3.12.** Periovulatorische Erweiterung der Ovargefäße (1,0 cm)

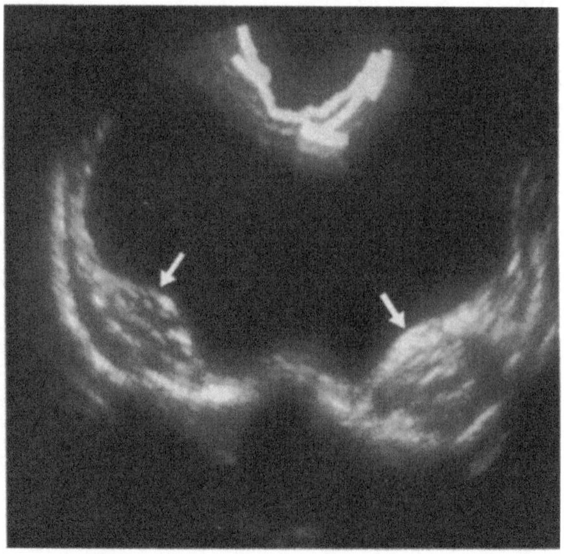

**Abb. 3.14.** M. iliopsoas beidseits bei übervoller Blase

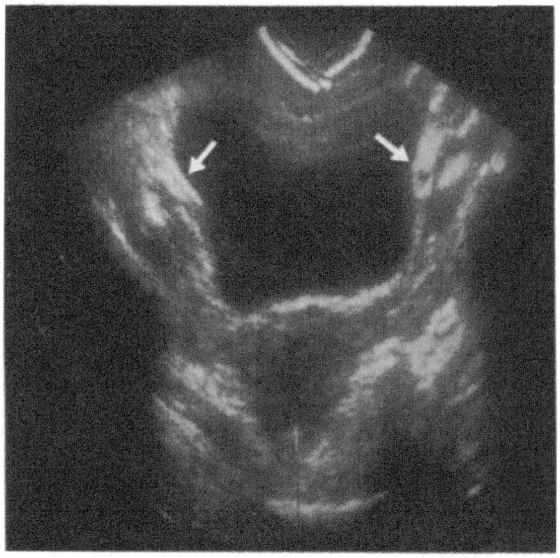

**Abb. 3.13.** Querschnitt des Uterus mit Anschnitt des Beckenkamms (*Pfeile*). Verwechslungsmöglichkeiten mit den Ovarien!

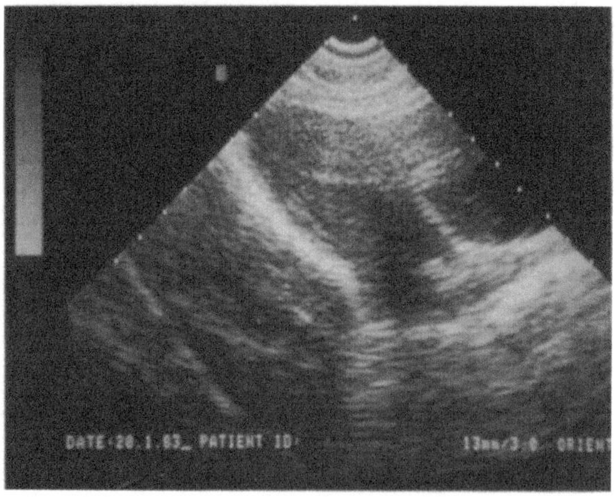

**Abb. 3.15.** Längsschnitt. Gefüllter Darm hinter dem Uterus

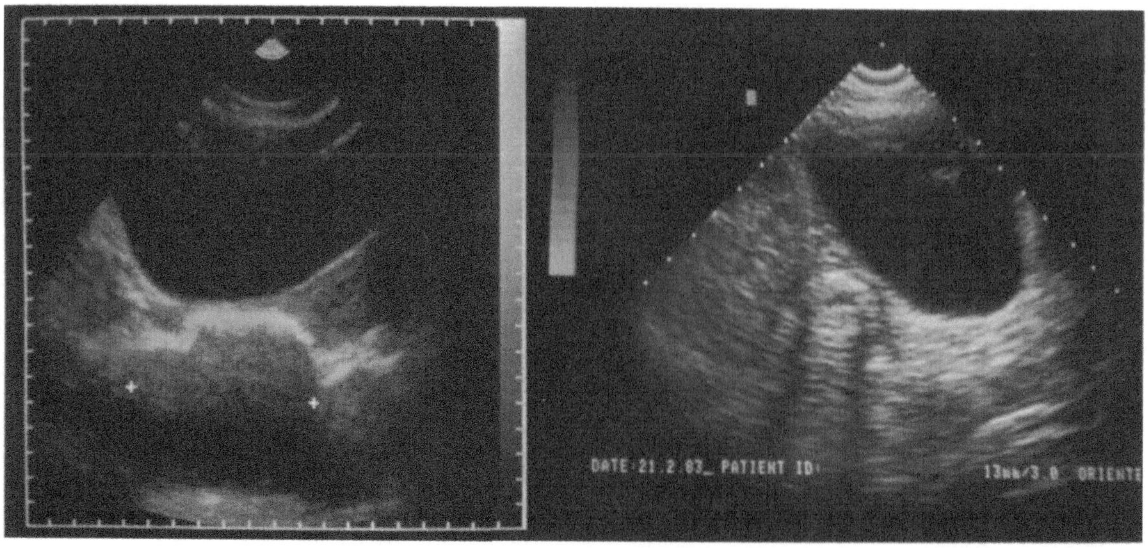

a b

Folgende Normwerte können für Uterus und Ovarien angegeben werden (nach v. Lanz u. Wachsmuth 1984, S. 272 und 283):

*a) Uterus*

| | |
|---|---|
| *Länge* (cm) | |
| Virgo | 6 –8 |
| Frau | 7,5–9 |
| Gravide | 37,5 |
| *Breite* (cm) | |
| Korpus | |
| Nullipara | 3 –5,5 |
| Frau | 5 –6 |
| Gravide | 26 |
| Zervix | |
| Nullipara | 1,5–3 |
| Frau | 2,7–3,2 |
| *a.-p.-Durchmesser* (cm) | |
| Fundus | 2,2–4 |
| Zervix | 1,5–2,5 |
| *Wanddicke* (cm) | |
| Nullipara | 1 –1,5 |
| Frau | 2,0 |
| vordere Wand | 0,5–1 |
| hintere Wand | 1,2–1,6 |
| Gravide | 1,4 |
| *Relative Längen* (cm) | |
| Korpus:Zervix = | 4,5:2,5 (Multipara) |
| | 5,5:2,5 (Frau) |

*b) Ovar*

Die Größe ist schwankend.

| | |
|---|---|
| *Länge* (cm) | |
| Neugeborenes | 2 |
| Kind | 2,5 |
| Erwachsene | 3–5 |
| *Gewicht* (g) | |
| Neugeborenes | 0,5 |
| Kind | 2–3 |
| Erwachsene | 6–8 |

◀ **Abb. 3.16a, b.** Querschnitt. Gefüllter Darm hinter dem Uterus (**a**), Skyballa („Shadowing“, **b**)

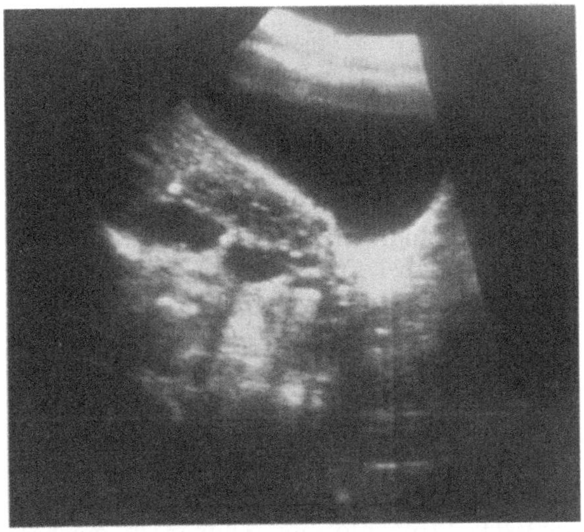

**Abb. 3.17.** Zystische Strukturen unterhalb des Ovars (Längsschnitt), Varikose!

## Literatur


Callen PW, De Martini WJ, Filly RA (1979) The central uterine cavity echo: A useful anatomic sign in the ultrasonographic evaluation of the female pelvis. Am J Obstet Gynecol 131:187

Donald I (1965) Ultrasonic echo sounding in obstetrical and gynecological diagnosis. Am J Obstet Gynecol 93:935

Donald I, MacVicar J, Brown TG (1958) Investigation of abdominal masses by pulsed ultrasound. Lancet I:1188

Hackelöer BJ, Nitschke-Dabelstein S (1980) Ovarian imaging by ultrasound: An attempt to define a reference plane. JCU 9:275

Kratochwil A, Urban G, Friedrich F (1972) Ultrasonic tomography of the ovaries. Ann Chir Gynaecol 61:211

Kurtz AB, Rifkin MD (1983) Normal anatomy of the female pelvis. In: Callen PW (ed) Ultrasonography in obstetrics and gynecology. Saunders, Philadelphia, p 193

Lanz T von, Wachsmuth W (1984) Praktische Anatomie, 2. Bd: Teil 8A Becken. Springer, Berlin Heidelberg New York Tokyo

Sample WF (1980) Gray scale ultrasonography of the normal female pelvis. In: Saunders RC, James AE (eds) The principles and practice of ultrasonography in obstetrics and gynecology, 2nd edn. Appleton-Century-Crafts, New York, p 75

## 3.2 Pelvimetrie

Die sonographische Darstellung von Beckenmaßen ist zwar schon früh von Kratochwil (1972) beschrieben worden, bezieht sich aber ausschließlich auf die Verwendung von Compoundscannern und hat keine weitreichende Bedeutung erlangt. Gleichwohl haben wir in einer Studie an über 100 Beckenmessungen zeigen können, daß die Messung der Conjugata vera mit Hilfe eines hochauflösenden Compoundscanners der radiologischen Methode gleichwertig ist.

In einem Längsschnitt zwischen Nabel und Symphyse wird versucht die Beckenkontur darzustellen sowie auf einem Bild die Symphyse und das Promontorium sichtbar zu machen. Dann kann mit Hilfe von Meßpunkten zwischen der Hinterwand der Symphyse und dem Promontorium die Conjugata vera ermittelt werden und mit einer Streugenauigkeit von $\pm 3$ mm angegeben werden (Abb. 3.18).

Doch muß betont werden, daß diese Technik große Erfahrung erfordert und mit der angegebenen Genauigkeit eigentlich nur mit Compoundscannern durchzuführen ist. Eine Messung der Conjugata vera mit Real-time-Scannern (Sektorscannern) ist sicher nur in Ausnahmefällen möglich. Schlensker (1979) maß die Conjugata vera bei 776 Frauen, wobei intraoperative Kontrollmessungen etwa 2 mm größere Werte und die Röntgenmessung etwa 2 mm kleinere Werte erbrachte als die sonographische Messung. Die Diskrepanz zwischen Sonographie und intraoperativen Kontrollen betrug in 85% der Fälle nicht mehr als 1 cm (maximal $+19$ bis $-18$ mm).

Die radiologische Beckenmessung ist sicher inhaltsreicher, da auch Veränderungen des Beckens dargestellt werden können. Als Entscheidungshilfe für die Geburtsleitung bei Beckenendlage (BEL) empfiehlt sich der kombinierte Einsatz der Beckenröntgenmessung mit der Bestimmung der Kopfmaße (biparietaler und fronto-okzipitaler Durchmesser: BPD und FROD).

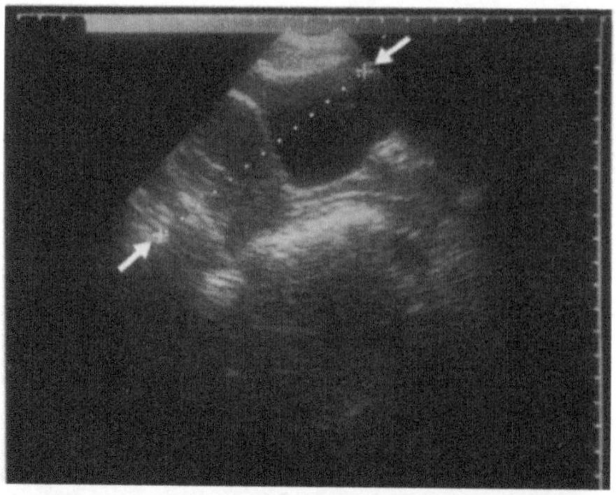

a

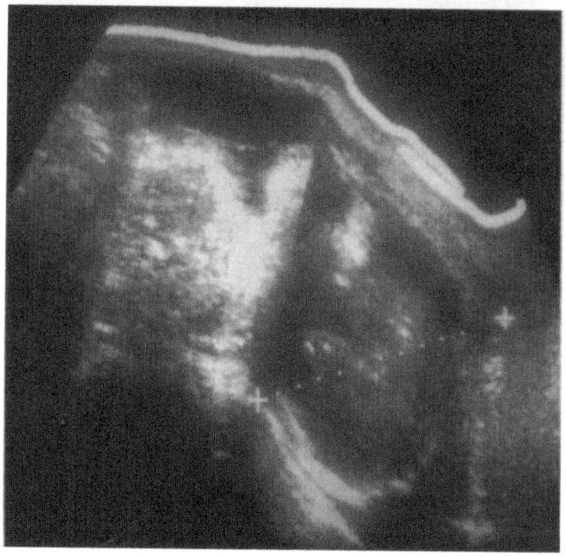

b

**Abb. 3.18. a** Meßebene der Conjugata vera zwischen Symphysenhinterwand und Promontorium (10,6 cm; Sektorscan). **b** Compoundscan (12,1 cm)

### Literatur

Holländer DJ (1984) Die Ultraschalldiagnostik in der Schwangerschaft, 3. Aufl. Urban & Schwarzenberg, München, S 157

Kratochwil A, Zeibekis N (1972) Ultraschall-Pelvimetrie. Acta Obstet Gynecol Scand 51:357

Schlensker KH (1979) Ultraschallmessungen der Conjugata vera obstetrica. Geburtshilfe Frauenheilkd 39:333

# 4 Gravidität (1. Trimenon)

Die Aufgabenstellungen in der Sonographie resultieren aus Indikationen, sie sind nicht Screening auf breiter Ebene. Dabei ist die Indikation zur Untersuchung in jenen Fällen, wo die Sonographie schon in die Konzeptionsplanung integriert war (s. Kap. 15), letztlich die Kontrolle des Erfolgs.

Eine weitere Indikationsgruppe ergibt sich in jenen Fällen, in denen Symptome den Verdacht auf eine möglicherweise gestörte Schwangerschaft erwecken (s. 4.2). Dabei stehen folgende Fragen im Vordergrund:

1) Ist es zu einer Implantation gekommen?
2) Ist diese Implantation im Uterus erfolgt?
3) Hat sich daraus eine lebende Frucht entwikkelt?
4) An welcher Stelle ist die Implantation erfolgt?
5) Entspricht der Fetus in seiner Entwicklung dem Gestationsalter?
6) Welches Gestationsalter liegt vor, abgeleitet von der Frühbiometrie des Feten?
7) Entspricht das morphologische Bild des Feten der Norm?

Aus didaktischen Gründen werden diese Fragen nachfolgend (4.1–4.5) einzeln behandelt; 4.1 (normale Entwicklung) soll in diesem Zusammenhang nur die Grundlagen und die Zusammenhänge mit der Embryologie erläutern, soweit sie für die geburtshilfliche Sonographie relevant sind.

## 4.1 Normale Entwicklung

### 4.1.1 Begriffsbestimmung – Grundlagen der Embryologie

Wesentlich für das Verständnis dieses Kapitels ist eine „gemeinsame Sprache". Dies gilt v.a. für die Angaben des Alters einer Schwangerschaft. Die Schwangerschaftsdauer kann in Tagen, Wochen oder Monaten angegeben werden. In der Literatur ergeben sich häufig Verständnisprobleme durch fehlende Angabe der jeweiligen Bezugspunkte.

Während die Geburtshilfe i. allg. als Bezugspunkt die letzte Periode verwendet und daher vom Menstruationsalter einer Schwangerschaft spricht, wird in der Embryologie ausschließlich auf den Zeitpunkt der Befruchtung Bezug genommen und folglich das Konzeptionsalter angegeben. Wir werden im folgenden primär stets auf das Menstruationsalter Bezug nehmen. Sofern erforderlich werden beide Bezugspunkte ausdrücklich erwähnt. Aber auch bei der Angabe von Wochen können sich Verständnisprobleme ergeben. So verwendet die Pädiatrie, teilweise aber auch die angelsächsische Geburtshilfe bei Altersangaben einer Schwangerschaft den Begriff der „vollendeten Woche". Dies sei an einem Beispiel erläutert. Wenn wir von der 31. Woche bzw. SSW sprechen, meinen wir den Zeitraum 30 + 1–30 + 7. Bei Angaben von vollendeten Wochen würde ein Kind von 31 Wochen, übertragen auf unsere Terminologie, bereits in der 32. Woche sein (31 + 1–31 + 7), also 1 Woche älter.

#### Orientierung

Es empfiehlt sich bei Orientierungsangaben die Nomenklatur der deskriptiven Anatomie beizubehalten. Dabei ist mit „kranial" bzw. „kaudal" die Richtung zum Kopf bzw. zum unteren Körperende hin gemeint, mit „ventral" bzw. „dorsal" die Vorder- bzw. Rückseite des Körpers. Bei der Bilddarstellung am Schirm, aber auch bei der Fotodokumentation, sollte – vom Untersucher oder Betrachter aus gesehen – der kaudale Anteil der Darstellung bei Längsschnitten immer rechts zur Ansicht gebracht werden. Bei Horizontalschnitten entspricht die linke Mutterseite dem rechten Bildrand (s. Kap. 7). Auf die sonst in der Geburtshilfe üblichen Be-

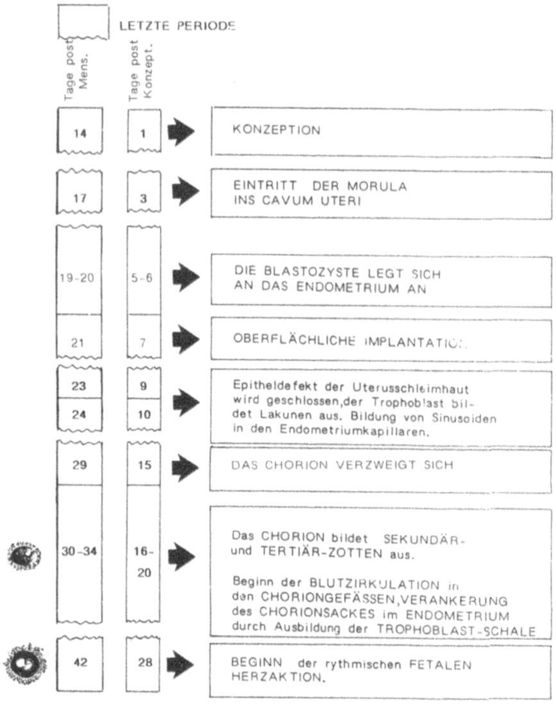


**Abb. 4.1.** Grundlagen der Embryologie für das Verständnis der Sonomorphologie des frühen Implantationsnachweises

zeichnungen der fetalen Lage – Haltung und Stellung – wird in diesem Abschnitt nicht Rücksicht genommen, da diese Veränderungen kurzfristig erfolgen und zu diesem Zeitpunkt keinerlei Aussagekraft besitzen.

Vom Embryo spricht man ab der 4. Woche post menstruationem (p.m.), also ab der 2. Entwicklungswoche des Fetus. Die Bezeichnung wird bis zum Ende der 10. Woche p.m. fortgeführt. Die Bezeichnung Fetus wird ab diesem Zeitpunkt verwendet und bis zur Geburt beibehalten.

### Grundlagen der Embryologie

Um die Verständnisvoraussetzungen für die in der frühen Schwangerschaft sonographisch darstellbaren Strukturen zu schaffen, zeigt Abb. 4.1 eine Zusammenfassung relevanter Fakten der Frühentwicklung, in Abb. 4.2 sind die Zeitpunkte der morphologischen Darstellbarkeit wesentlicher Parameter in Abhängigkeit von der eingesetzten Methode dargestellt und Abb. 4.3 stellt das Wachstum der Chorionhöhle von der 5.–9. SSW im Maßstab 1:2 dar. Nach Lyons u. Levi (1983) gelang der früheste Nachweis eines implantierten „Gestationssacks" innerhalb weniger Tage nach Ausbleiben der fälligen Periode. Bei der Bezeichnung dieser früh dargestellten Strukturen muß darauf hingewiesen werden, daß sich nicht die Amnionhöhle darstellt, sondern die Chorionhöhle. Die Entwicklungsvorgänge an der Decidua – am Chorion –, am Amnion und am Embryo für den Zeitraum zwischen der 5. und 10. Woche p.m. sind in Abb. 4.4 schematisiert dargestellt. Erst am Ende der 10. Woche füllt die Amnionhöhle durch ihr relativ stärkeres Wachstum die Chorionhöhle allmählich aus. Dadurch kommen die Zotten des Chorions in Kontakt mit der Decidua capsularis und werden danach zum Chorion laeve. Die Decidua capsularis legt sich durch den Druck zwar an die Decidua parietalis an, degeneriert selbst infolge mangelnder Blutversorgung aber erst um die 22. Woche p.m.

### 4.1.2 Frühester Nachweis einer intrauterinen Gravidität

Die primäre Frage ist: Ab wann ist eine Chorionhöhle darstellbar, und durch welche Kriterien ist sie sicher als solche identifizierbar? Da die Chorionhöhle bei normaler Entwicklung ab der 5. Woche p.m. die 5-mm-Grenze überschritten hat und diese Dimension von fast allen handelsüblichen Geräten aufgelöst wird, sind die Voraussetzungen der erforderlichen Größe ab diesem Zeitpunkt erfüllt. Ganz wesentlich ist jedoch die sichere Abgrenzung gegen ähnliche Ringstrukturen. Dies gilt in erster Linie für die Differenzierung gegen den „Pseudogestationsring" bei ektoper Gravidität (Kap 4.3), aber auch für die Abgrenzung gegen das in Zyklusmitte zu beobachtende Ringmuster (Kap 15). Dazu sind sonomorphologisch typische Kriterien erforderlich.

Die Abb. 4.5a–f sollen die Klärung dieser Fragen anhand eines Beispiels demonstrieren.

Weder Gestationsalter noch Konzeptionsalter waren klar zu ermitteln, mehr durch Zufall wurde eine $\beta$-HCG-Bestimmung durchgeführt und unmittelbar danach die erste sonographische Untersuchung. Bei einem $\beta$-HCG-Wert von 216 war sonographisch neben einer zystischen Struktur im Bereich des linken Ovars eine zentrale Aufhellung des Endometriums und eine kleine, scharf begrenzte, echofreie Ringstruktur (2 mm, s. Pfeil) sichtbar (Abb. 4.5a). Einen Tag danach – der $\beta$-HCG-Wert war auf 712 angestiegen – zeigte sich eine

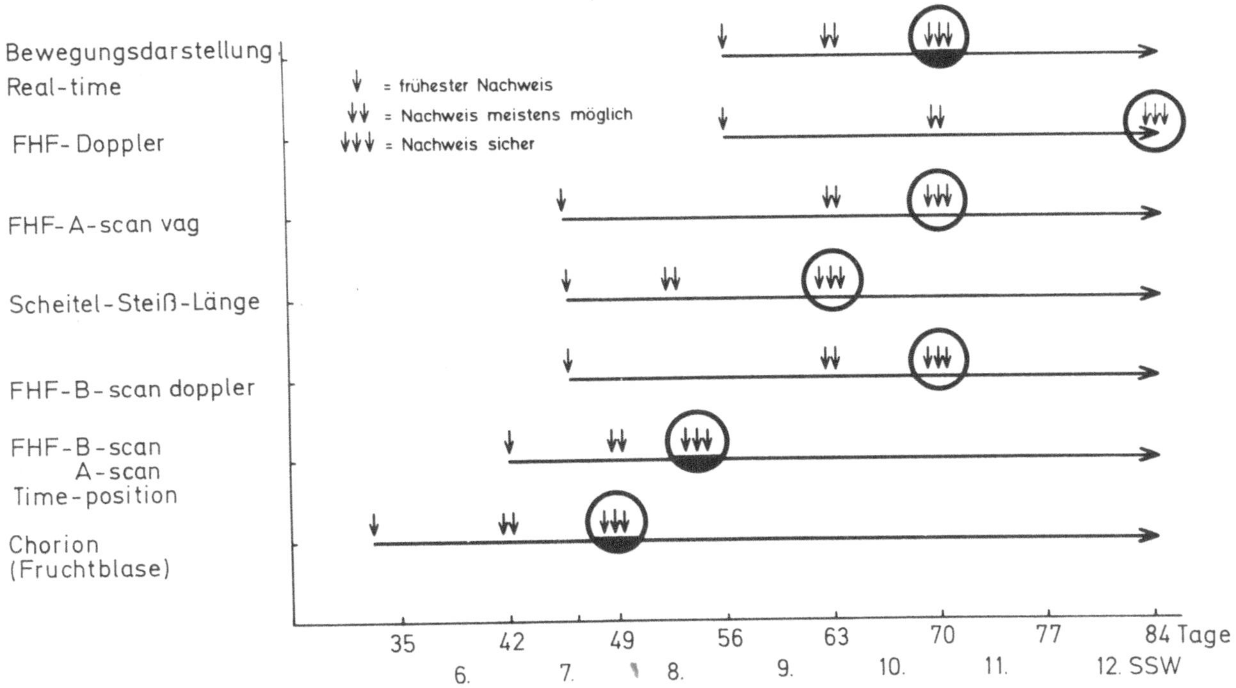


**Abb. 4.2.** Sonographische Nachweismöglichkeiten in der Frühentwicklung (Hackelöer u. Hansmann, 1976)

deutliche Vergrößerung dieser Ringstruktur (Abb. 4.5b). Nach 2 weiteren Tagen (β-HCG-Wert 1024) war es möglich, eine Ringstruktur von 5 mm Durchmesser darzustellen, die von einem deutlich asymmetrischen, hellen Saum umgeben war. Er zeigte v.a. an der Basis Strukturauffälligkeiten im Sinne einer Echoverstärkung mit wabigen, kleinen kreisförmigen Strukturen innerhalb der asymmetrischen Verdichtung (Abb. 4.5c). Nach 2 weiteren Tagen bestand an der Diagnose einer intrauterinen Gravidität bei uns kein Zweifel mehr. Das sonographische Bild entsprach völlig den schematischen Strukturen der in Abb. 4.5e dargestellten Schwangerschaft in der 5. Woche.

Nach weiteren 6 Tagen (β-HCG-Wert 4950) lag der mittlere Fruchtsackdurchmesser bereits bei 11 mm (6. Woche; Abb. 4.5i).

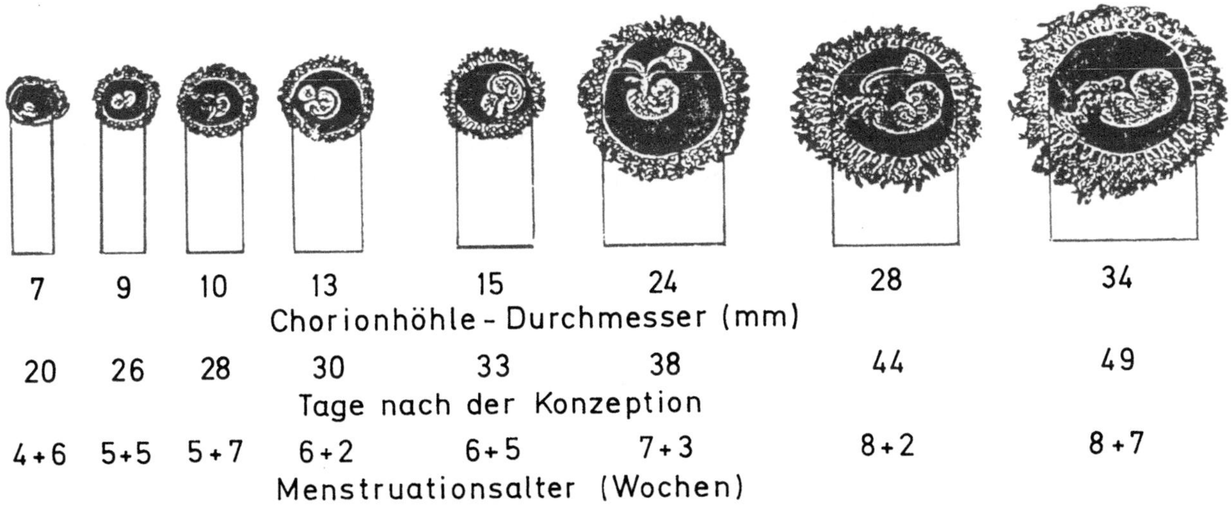


**Abb. 4.3.** Morphologie und Größe der Chorionhöhle (5.–9. SSW) in Relation zum Menstruations- und Konzeptionsalter

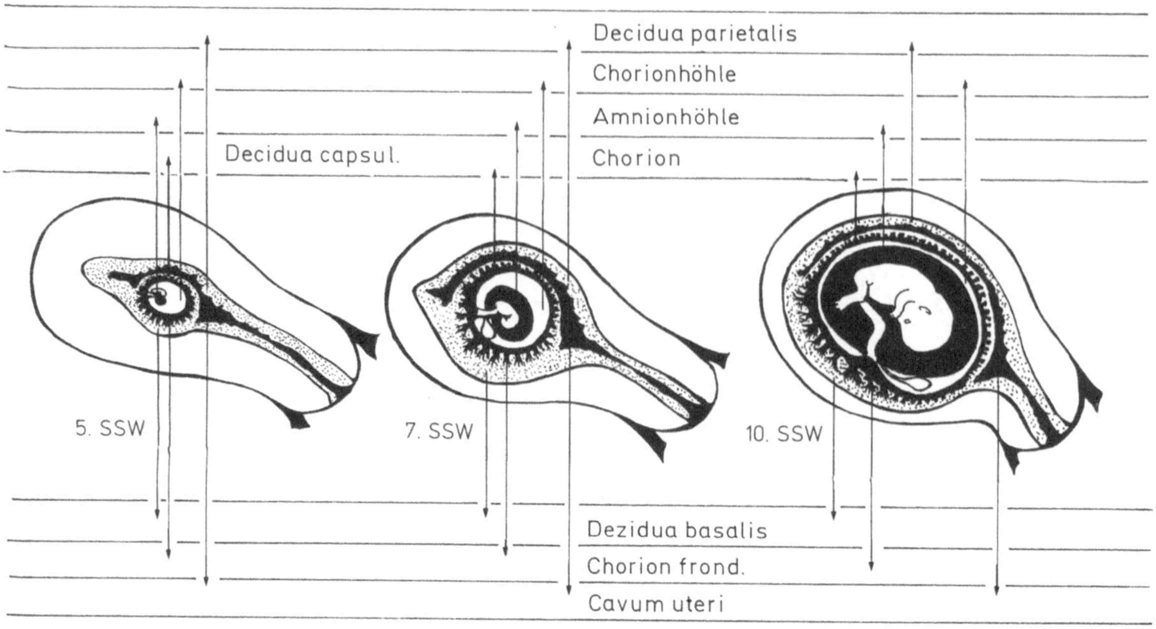


**Abb. 4.4.** Schema der Entwicklung des Keims und seiner Hüllen (5., 7., 10. SSW)

Die Grundlagen für die sichere Diagnostizierbarkeit einer Schwangerschaft zwischen 30. und 34. Tag p.m. (16.–20. Entwicklungstag), vorausgesetzt es handelt sich um einen normalen Zyklus und eine Konzeption am 14. Tag, sind durch die Darstellbarkeit folgender Veränderungen gegeben:

Ab dem 15. Entwicklungstag (29. Zyklustag) beginnt sich das Chorion zu verzweigen. Zwischen dem 16. und 20. Entwicklungstag (30.–34. Tag p.m.) bilden sich im Chorion sekundär und tertiär Zotten aus (Moore 1980). Diese nehmen zwar die gesamte Chorionoberfläche ein, entwickeln sich jedoch zu diesem Zeitpunkt im Bereich der Implantationsstelle besonders ausgeprägt. Vergleicht man die morphologische Struktur am Grunde der Chorionhöhle in Abb. 4.5f (am Tage des $\beta$-HCG-Wertes von 1024) nach Vergrößerung (Abb. 4.5g) mit einem histologischen Schnitt durch das Endometrium zum Zeitpunkt des 30. Zyklustages (Abb. 4.5h), so entspricht das Ultraschallbild deutlich den asymmetrischen Strukturverhältnissen im Bereich der Implantationsstelle. Demgegenüber finden bei ektoper Gravidität und im Zusammenhang mit den hormonellen Veränderungen während eines normalen Zyklus Veränderungen am Endometrium immer symmetrisch statt; Abb. 4.6a zeigt einen solchen Pseudogestationsring. Aufgrund der Größe der Ringstruktur müßte die Veränderung seiner Umgebung wesentlich echoreicher und vor allem in irgendeinem Bereich deutlich asymmetrisch betont sein. Auch beim Querschnitt – die ektope Gravidität ist links vom Uterus dargestellt – ist der Pseudoring von keinem hellen Saum umgeben (Abb. 4.6b).

### 4.1.3 Sechste Woche: Morphologie – Biometrie der Fruchthöhle

Die Entwicklung von Amnion- und Chorionhöhle zeigt Abb. 4.4. Während die Amnionhöhle in der 5. Woche eine kleine, sonographisch isoliert noch nicht darstellbare Struktur hat, bedingt ihr fortschreitendes Wachstum, daß sie sich zunehmend der Decidua capsularis nähert. Manchmal kann die Amniongrenze in der Chorionhöhle – v.a. bei hoch eingestellter Verstärkung – als strichförmige Struktur gesehen werden (Abb. 4.14b, 4.15b, s. Pfeile), dies gelingt jedoch nicht vor der 7.–8. Woche p.m. In der für die Messung der Chorionhöhle relevanten Zeit spielt dieses Phänomen keine weitere Rolle. Da die Grenzen der Decidua nach außen nicht klar definierbar sind, müssen die Meßpunkte für die Fruchtsackmessung an den klar definierten inneren Rändern der Chorionhöhle plaziert werden (Abb. 4.7, 4.8). Ab der 11. Woche wird es aus morphologischen Übera b c d

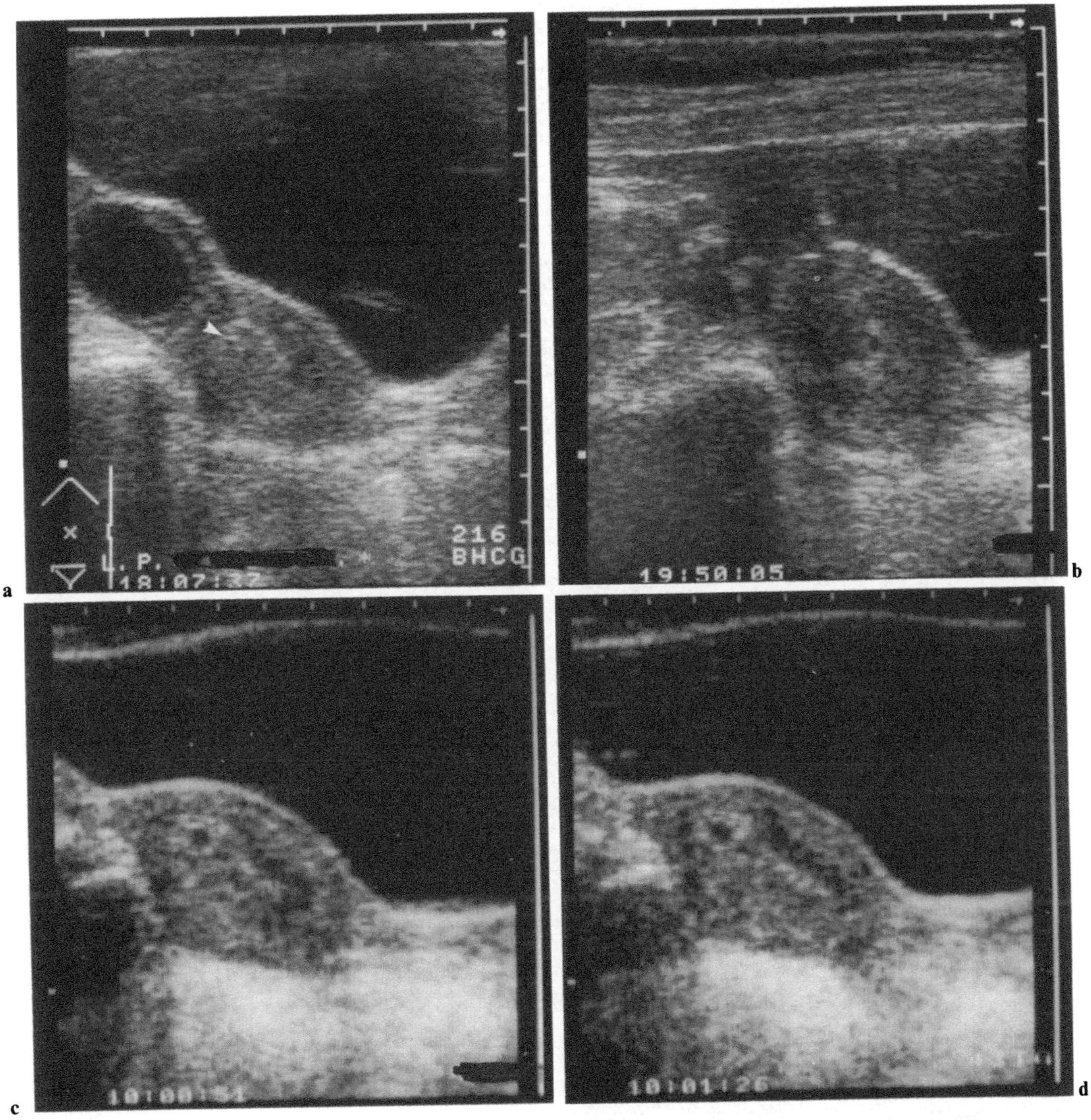


**Abb. 4.5. a** Frühdiagnose der intrauterinen Gravidität ($\beta$-HCG-Wert 216 mU/ml): winzige Ringstruktur (*Pfeil*), Endometrium zeigt verstärkte Echos. **b** Frühdiagnose der intrauterinen Gravidität ($\beta$-HCG-Wert 712 mU/ml): 1 Tag danach, Ringstruktur 3 mm. **c** Frühdiagnose der intrauterinen Gravidität ($\beta$-HCG-Wert 1024 mU/ml): deutlich sichtbare Chorionhöhle (5 mm), Endometrium zeigt einen asymmetrisch hellen Ring, unter der Chorionhöhle „wabige" Strukturen. **d** Weitere 2 Tage danach, scharf begrenzte Chorionhöhle (6 mm), asymmetrische Ringstruktur, entspricht der 5. SSW (s. Abb. 4.3), Abb. 4.5e–h s. S. 42

legungen (unklare Meßgrenzen) sinnlos, die Chorionhöhle zu messen — dies zumal ab der 9. Woche mit der Scheitel-Steiß-Länge und dem biparietalen Durchmesser (BPD) 2 wesentlich günstigere Parameter zur Verfügung stehen. Normkurven für das Wachstum der Fruchtblase wurden von zahlreichen Autoren veröffentlicht (Hellmann et al. 1969; Holländer 1972; Jouppila 1971; Kossoff et al. 1974; Reinold et al. 1975; Stein et al. 1972; Troostwijk 1972). Dabei ist allerdings der wichtige Sachverhalt zu beachten, daß Wachstumskurven zunächst nur die Abhängigkeit der Fruchthöhlendurchmesser vom bekannten Schwanger-

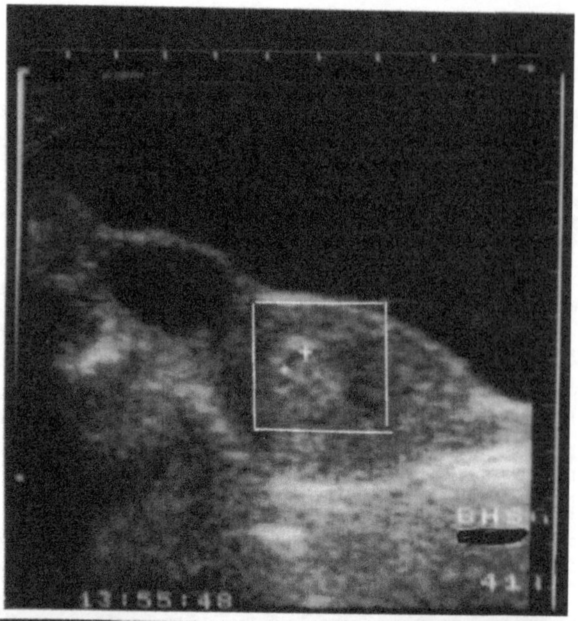


e

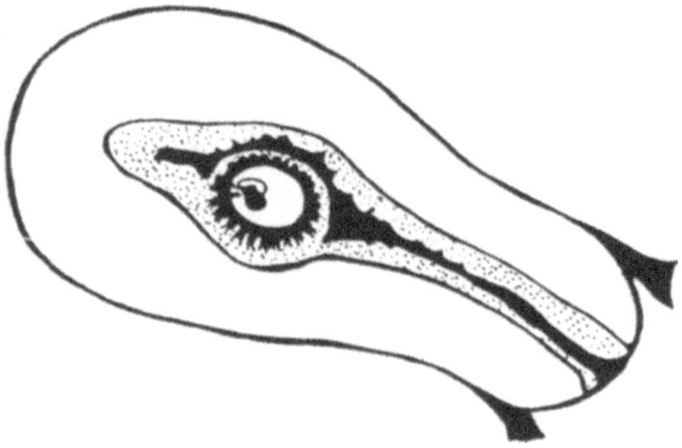

f

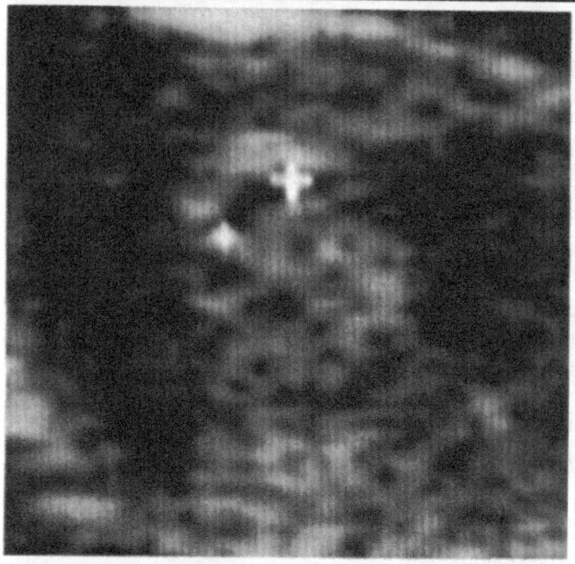

g

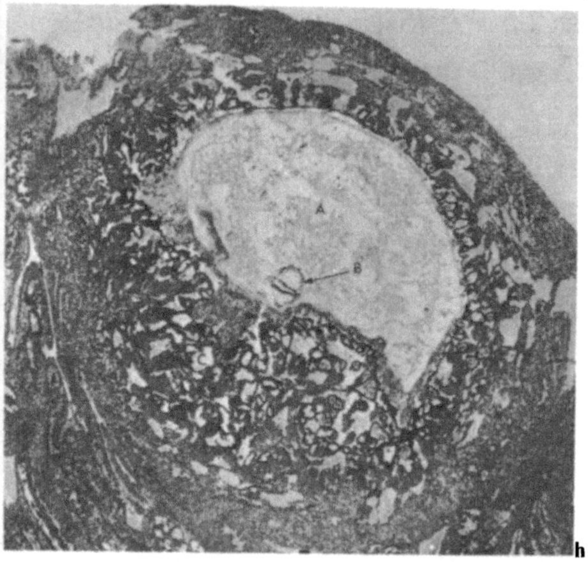


h

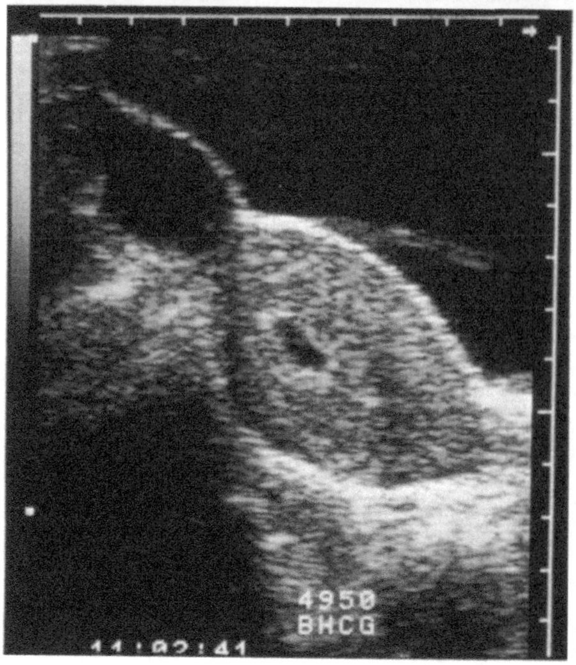


i

**Abb. 4.5. e** Uterus 5. SSW ($\beta$-HCG-Wert 1024 mU/ml): Basis zur Ausschnittsvergrößerung für Abb. 4.4g. **f** Schema: gravider Uterus 5. SSW. **g** Ausschnittsvergrößerung der Chorionhöhle und der Implantationsstelle; die Chorionhöhle von 8–2 Uhr nur von einem dünnen echoartigen Ring umgeben, von 3–7 Uhr asymmetrische „wabige" Verdichtungen. **h** Histologischer Schnitt durch das Endometrium am 29. Tag p.m. (15. Entwicklungstag; Vergr. 15:1); sehr zahlreiche Sekundärzotten am Embryonalpol. (Nach Moore 1980, mod. nach Leeson u. Leeson 1976.) **i** Chorionhöhle 10 mm. Das Bild entspricht einer Gravidität in der 6. SSW. Der Echoring um die Chorionhöhle ist verdickt und asymmetrisch

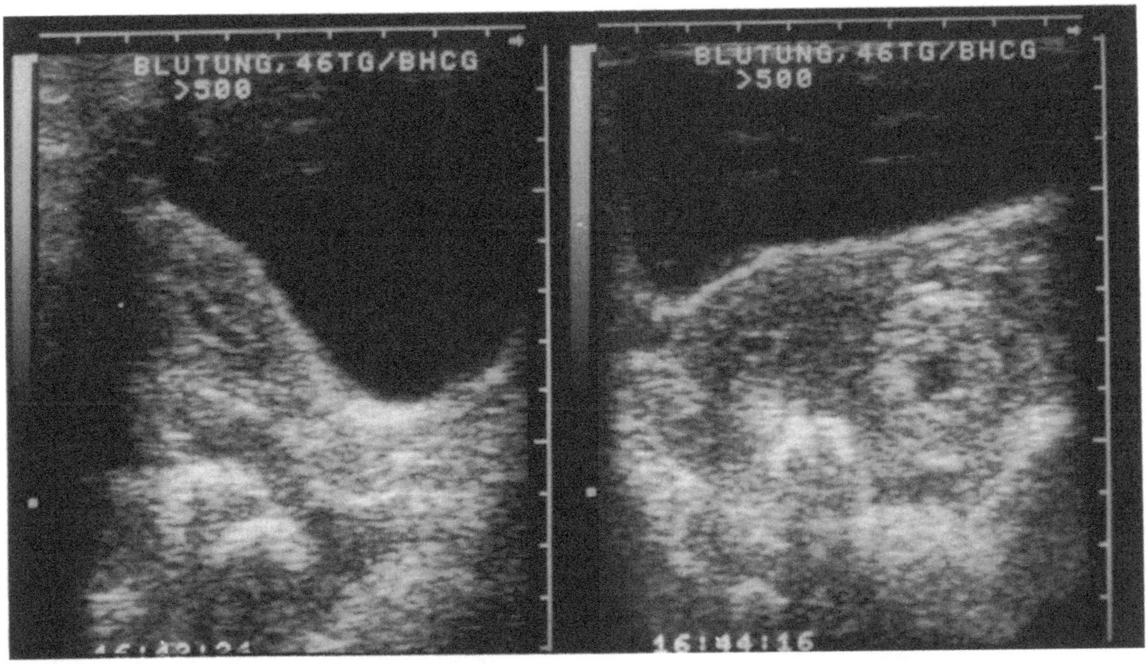


a b

**Abb. 4.6. a** Ektope Gravidität: Längsschnitt. Pseudogestationsring bei ektoper Gravidität; der Hohlraum im Cavum uteri ist zwar relativ groß (20 mm Länge), jedoch keine Verstärkung des Echorings und auch keine Asymmetrie. **b** Ektope Gravidität: Querschnitt. Links neben dem Uterus die ektope Gravidität; der „Pseudogestationssack" im Uterus zeigt auch im Querschnitt keine asymmetrische Verdichtung (vgl. mit Abb. 4.8 bei intakter Gravidität)

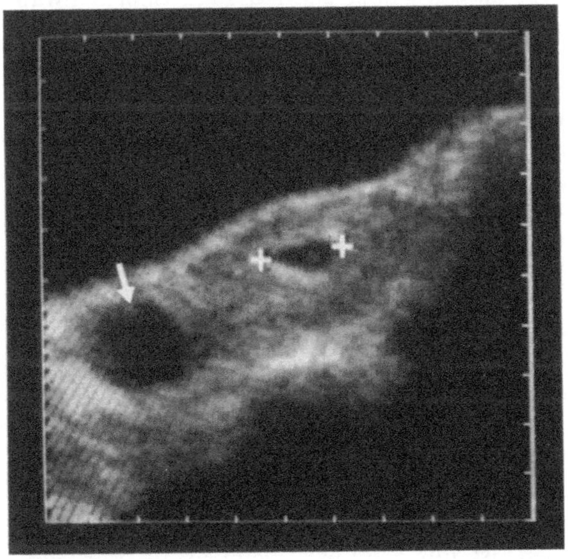

**Abb. 4.7.** Schwangerschaft 6. Woche. Biometrie der Chorionhöhle (16 mm). Der *Pfeil* weist auf eine Corpus-luteum-Zyste

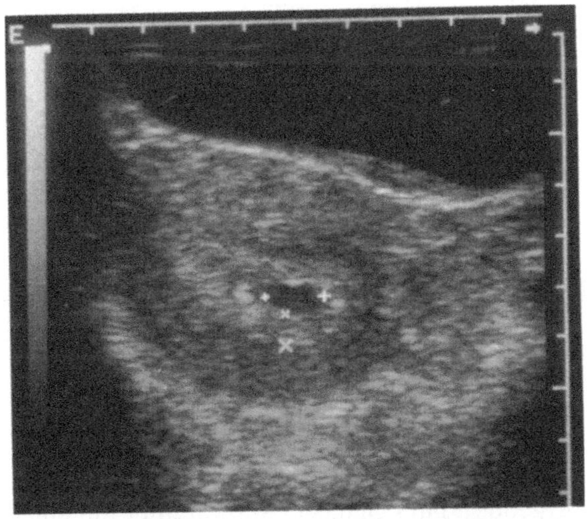

**Abb. 4.8.** Schwangerschaft 6. Woche: Querschnitt. Die Asymmetrie der Chorionumgebung ist dargestellt

schaftsalter angeben und demzufolge nicht ohne weiteres für die Bestimmung des Gestationsalters durch Koordinatentausch verwendbar sind.

Diesen Umstand hat zunächst nur Holländer (1972) berücksichtigt, der in statistisch korrekter Weise eine Regression für die Abhängigkeit des Schwangerschaftsalters vom arithmetischen Mittel der einzelnen Fruchthöhlendurchmesser berechnet hat. Dabei betrug die mittlere Abwei-

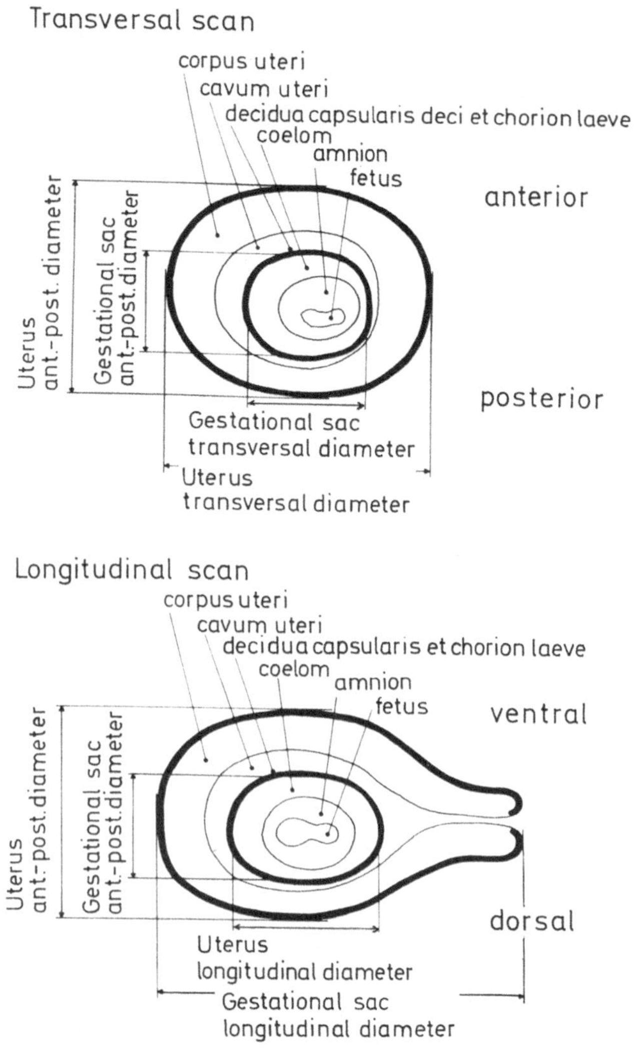


**Abb. 4.9.** Schema: Biometrie der Chorionhöhle. (Nach Reinold 1976)

chung von der Regressionsgeraden 0,93 Wochen; das bedeutet, daß bei intakter Schwangerschaft deren Alter mit einer Zuverlässigkeit von 68% auf eine Woche genau bestimmt werden kann. Haller et al. (1976) haben diesen Sachverhalt im Rahmen einer prospektiven Studie bestätigt. Dabei kamen die Autoren zu dem Ergebnis, daß sich das Gestationsalter mit einer Standardabweichung von 1,1 Wochen am genauesten aus dem arithmetischen Mittel der Fruchthöhlendurchmesser bestimmen läßt. Dies entspricht bislang auch den eigenen Erfahrungen.

Eine schematische Darstellung des Meßstreckenabgriffs zeigt Abb. 4.9 (Reinold 1976). Eingeschränkt wird die Meßgenauigkeit des Choriondurchmessers durch äußere Faktoren; so kann eine übervolle Blase zu einer maximalen Verformung führen, das gleiche gilt für lokale Kontraktionen oder Myome. Abbildung 4.3 zeigt die Chorionhöhle zwischen der 5. und 9. Woche in bezug zum Menstruations- und Gestationsalter. Vom mittleren Choriondurchmesser aus kann bis zur 8. Woche keine prognostische Aussage über das Vorliegen einer Windmole abgelegt werden. Findet sich jedoch ein mittlerer Choriondurchmesser von mehr als 3 cm (9. Woche) und sind fetale Strukturen mit Sicherheit nicht nachweisbar, kann diese Diagnose gestellt werden. Es ist jedoch zu empfehlen, wo immer dies möglich ist, einen solchen Befund durch einen Zweituntersucher abzusichern. Fetale Strukturen sind bis zum Zeitraum der 6. Woche nicht zu sehen. Zusammenfassend kann für diesen Zeitraum gesagt werden:

1) Eine Chorionhöhle muß in der 6. Woche nachweisbar sein.
2) Der Fruchtsack soll von einem breiten, echodichten Ring umgeben sein.
3) Dieser Ring soll Asymmetrien aufweisen.
4) Der Fruchtsack ist meßbar, prognostische Aussagen über den Ausgang einer Schwangerschaft sind daraus nicht ableitbar.
5) Fetale Strukturen müssen mit derzeit handelsüblichen Geräten noch nicht identifizierbar sein.

### 4.1.4 Siebte Woche: embryonale Strukturen – Vitalität

In der 7. Woche überschreitet der Embryo die 5-mm-Grenze. Daher ist in dieser Woche der Nachweis embryonaler Strukturen zu erwarten. In Abb. 4.10 wird das mittels elektronischem Zoom vergrößerte Ultraschallbild eines Embryos in der 7. Woche der Realanatomie gegenübergestellt.

Die Erwartung, den Embryo zu diesem Zeitpunkt in 100% der Fälle nachweisen zu können, ist nur erfüllbar, wenn ideale Vorbedingungen geschaffen werden und entsprechende Geduld aufgebracht wird. Vor allem bei Retroversio-Flexio uteri ist Vorsicht geboten. Eine volle Blase und bisweilen der Versuch, durch vaginale Manipulation den Uterus unter das Schallfenster der Blase oder aus dem Schallschatten des Darms zu bringen, sind bei dieser Problemstellung nützlich (Abb. 4.12a, b). Die

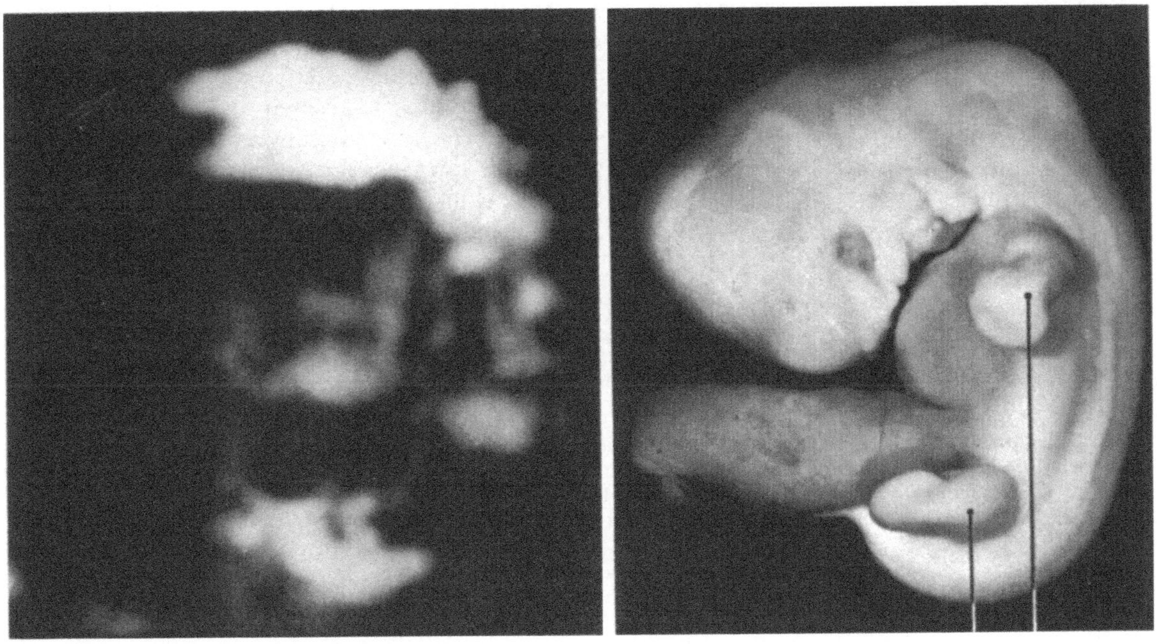

**Abb. 4.10.** Gegenüberstellung der durch Zoom vergrößerten Ultraschallmorphologie eines Embryos gegen die Realanatomie in der 7. SSW (CRL = 10 mm)

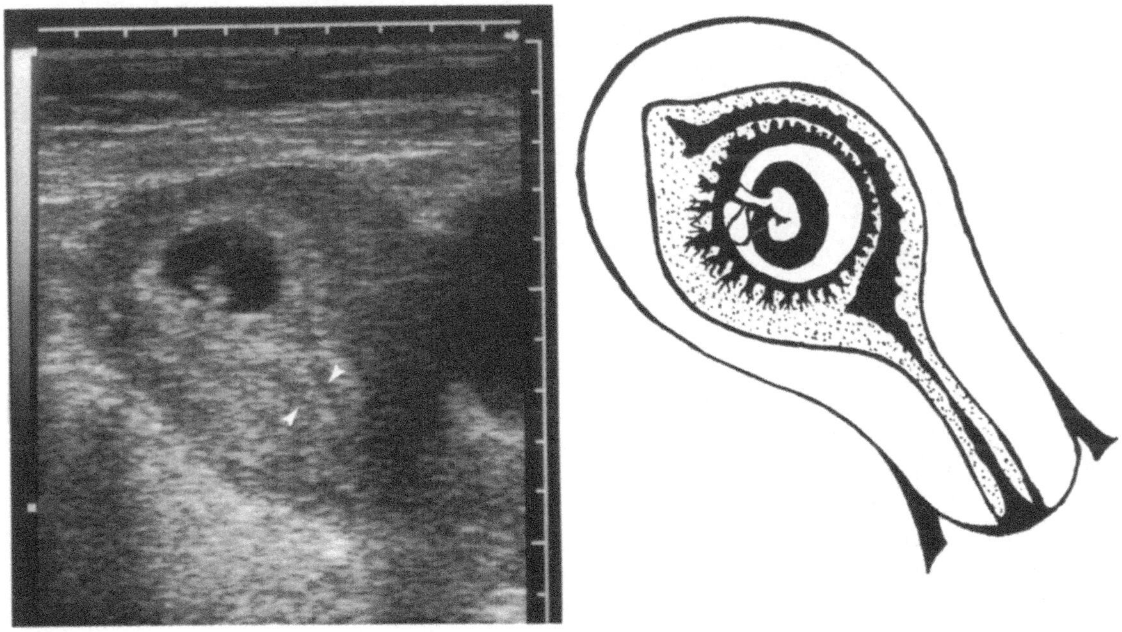

a b

**Abb. 4.11.** **a** Schwangerschaft 7. Woche. Embryonale Strukturen deutlich sichtbar, Helligkeitsunterschiede zwischen Decidua und Cavum uteri. **b** Schema: gravider Uterus 7. SSW

Embryonalstruktur ist nur klar identifizierbar, wenn sie frei in der Amnionhöhle schwimmt. Befindet sich die Struktur am Boden der Chorionhöhle in einem Winkel, so kann sie leicht übersehen werden (Abb. 4.14c). Das Anlegen enger Schnitte durch extrem langsame Schallkopfführung in allen Ebenen ist zum Nachweis solcher „Eckenhocker" erforderlich.

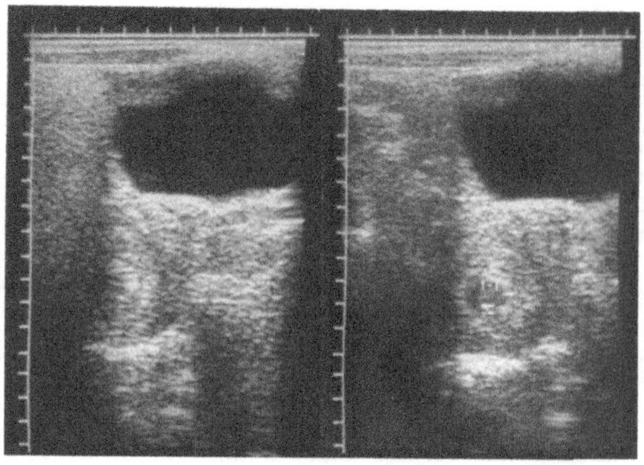

a b

**Abb. 4.12. a** Retroversio-Flexio des graviden Uterus. Die über dem Fundus uteri liegenden Darmschlingen verhindern die Darstellung der intrauterinen Strukturen. **b** Nach stärkerer Blasenfüllung wird die Gravidität darstellbar

**Vitalitätsnachweis.** Die Diagnose „intakte intrauterine Gravidität" darf nur gestellt werden, wenn es gelingt, die Vitalität embryonaler Strukturen nachzuweisen.

Der früheste Nachweis einer Herzaktion wurde von Hackelöer u. Hansmann (1976) am 42. Zyklustag, von Piiroinen (1974, 1975) am 44. Tag, von Robinson et al. (1973) am 45. Tag sowie von Kratochwil et al. (1967) am 46. Tag p.m. angegeben. Letztgenannte Autoren haben für ihre Untersuchungen allerdings das Impulsechoverfahren mit Vaginalsonde und Darstellung als Amplitudenbild eingesetzt, ein Verfahren, das sich wegen seines Anspruchs an die Patientin in der Routine nicht durchsetzen konnte.

Auch Hackelöer u. Hansmann (1976) verwendeten für ihre Untersuchungen die Methode

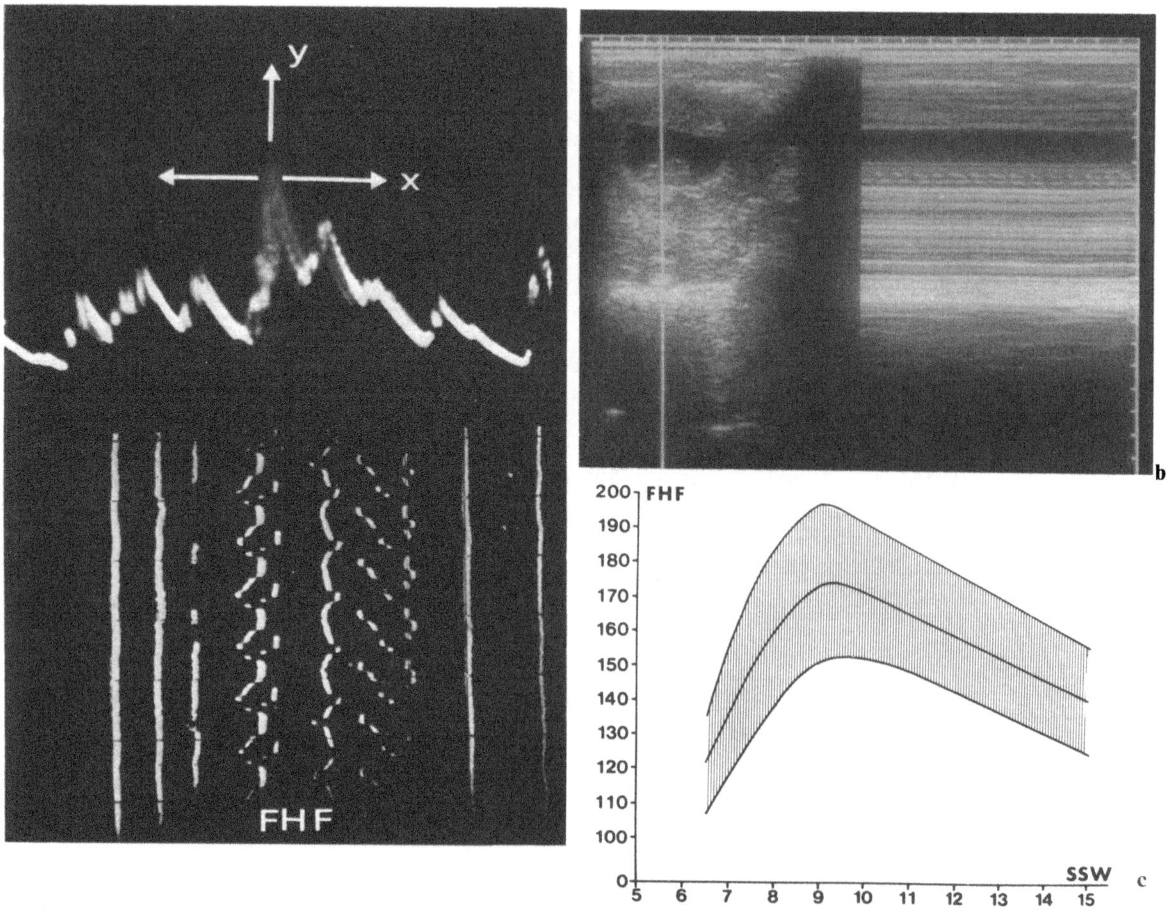


a b c

**Abb. 4.13. a** Nachweis fetaler Herzaktion durch Amplitudenbild und „time-position display". **b** Kombination von Real-time-B-Bild und „time motion" zur Dokumentation der Herzaktion. **c** Normbereich der Herzfrequenz in Abbhängigkeit vom Gestationsalter (±2 s geglättet). (Nach Robinson u. Shaw-Dunn 1973) des kombinierten Einsatzes von B-Scan, Amplitudenbild und „time-position display" (Abb. 4.13a).

Mit den heutigen Geräten gelingt es durch die verbesserte Auflösung leichter, die Herzaktion darzustellen, v.a. wenn das Gerät eine Zoommöglichkeit besitzt. Den kombinierten Einsatz von B-Bild und „time motion" zeigt Abb. 4.13b. Dies hat jedoch nur für Demonstrations- und Dokumentationszwecke Bedeutung. Von weiterem Interesse ist, daß die Herzfrequenz des Embryos in der 7. Woche im Durchschnitt nur 123 Schläge/min beträgt, bis zur 9. Woche auf 171 steigt und dann wieder allmählich fällt (Robinson 1973; Abb. 4.13c). Einerseits darf aus der relativ langsamen Frequenz in der 7. Woche nicht auf einen pathologischen Befund geschlossen werden, andererseits darf bei mütterlicher Tachykardie die fortgeleitete rasche Pulswelle nicht zu falsch-positiven Ausagen führen.

Mit dem Nachweis der fetalen Herzaktion ist die Vitalität gesichert, umgekehrt muß bei deutlich sichtbaren Bewegungen nicht nach der Herzaktion gesucht werden. Bei leichter Stoßpalpation bewegen sich primär ruhende embryonale Strukturen meist rasch aktiv. Bei „missed abortion" kommt es hingegen nach Stoßpalpation nur zu einem typischen passiven „Nachpendeln". Ein weiteres wesentliches, in der Diskussion jedoch nicht völlig abgeschlossenes Thema betrifft die Struktur des Cavum uteri (Abb. 4.11a). Lyons u. Levi (1982) fanden zwischen der 5. und 6. Woche das Cavum uteri bei 60% ihrer Patientinnen nicht leer. Sie deuteten den echoarmen Strukturbereich der partiell auch den Gestationssack umgibt als Reste einer physiologischen Implantationsblutung, die jedoch nicht bis zum äußeren Muttermund vordringt. Nelson et al. (1983) haben den Nachweis dieser Struktur zur Differentialdiagnose gegen die ektope Gravidität herangezogen. Sie weisen in diesem Zusammenhang darauf hin, daß diese Strukturen durch Kompression bei übervoller Blase verschwinden. Inwieweit hormonelle Parameter, die zu einer Veränderung der gesamten Decidua führen, für dieses Phänomen verantwortlich sind, ist noch nicht geklärt. Wesentlich erscheint, daß diese Strukturen nur im Falle einer intrauterinen Schwangerschaft nachweisbar sind (Nelson et al. 1983).

Zusammenfassend kann über den Zeitraum der 7. Woche gesagt werden:

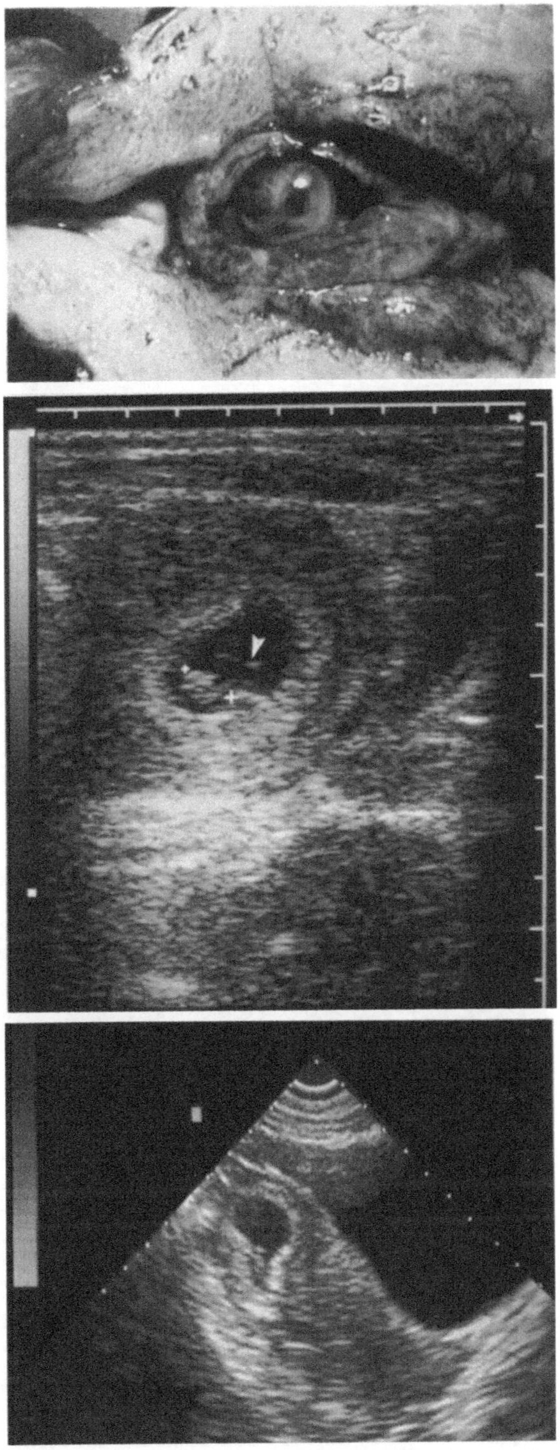

a

b

c

**Abb. 4.14. a** Frühe 8. SSW. Im Uterus die Decidua parietalis an der Schnittkante sichtbar, die Decidua capsularis und Chorionhöhle eröffnet; der Embryo liegt in der erhaltenen Amnionhöhle, die die Chorionhöhle noch nicht ausfüllt. **b** Ultraschallbild in der 8. SSW. Der *Pfeil* markiert die in der Chorionhöhle strichförmig dargestellte Wand des Amnions. **c** Der Embryo liegt in einem Winkel am Boden der Chorionhöhle („Eckenhocker")

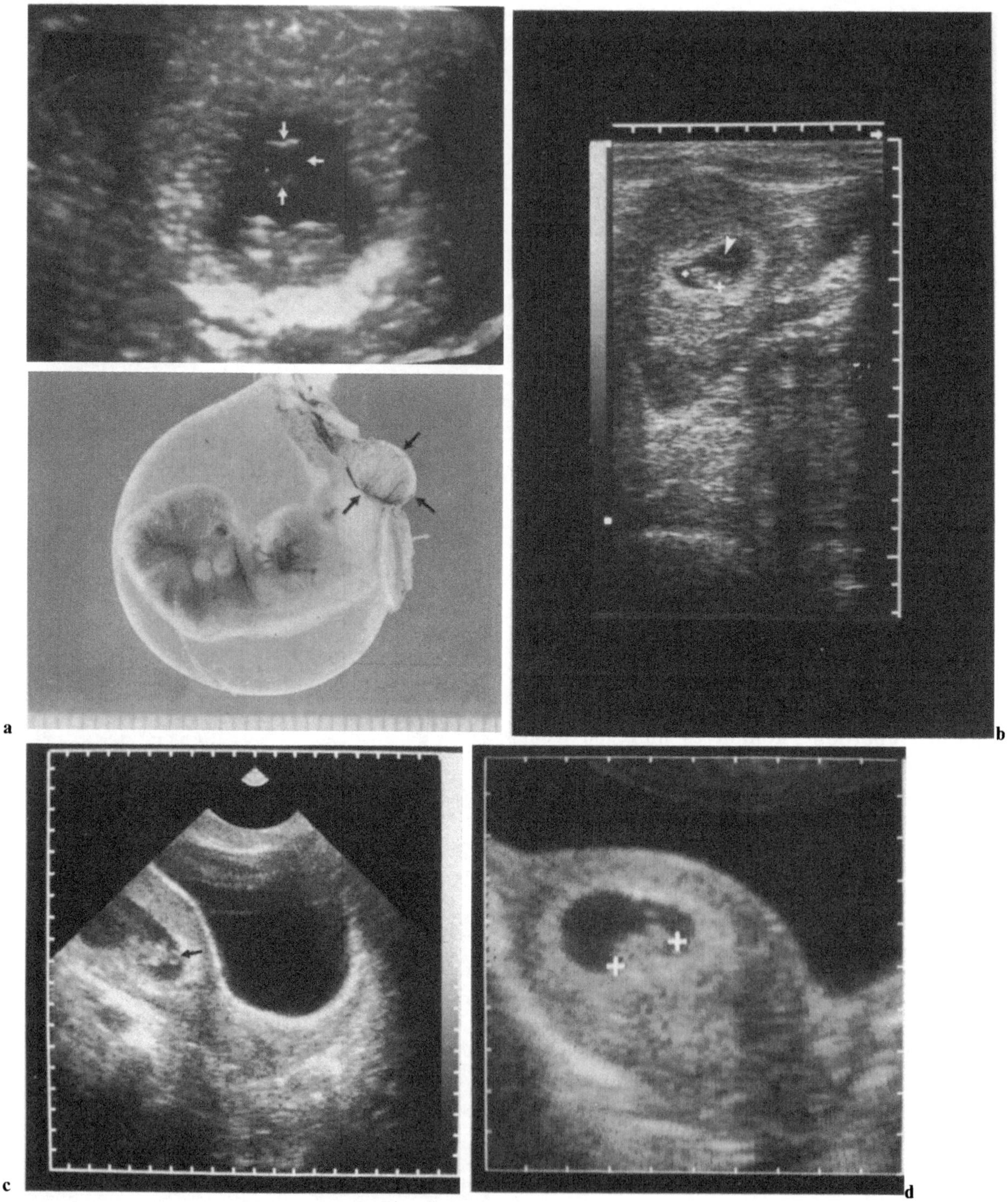

**Abb. 4.15. a** 9. SSW. *Oben* die Sonoanatomie, die *Pfeile* markieren den Dottersack; *unten:* Embryo der 9. SSW in der Amnionhöhle, der Dottersack liegt außen an (*Pfeil*). **b** 9. SSW. Embryonale Strukturen; Messung der Scheitel-Steiß-Länge. Der *Pfeil* markiert die auch zu diesem Zeitpunkt die Chlorionhöhle noch nicht ausfüllende Amnionhöhle. **c** 9. SSW. Embryonale Strukturen und Dottersack (*Pfeil*). **d** 9. SSW. Messung der Scheitel-Steiß-Länge; am Embryo sind Kopf und Rumpf bereits differenzierbar (+ —— + = 13 mm)

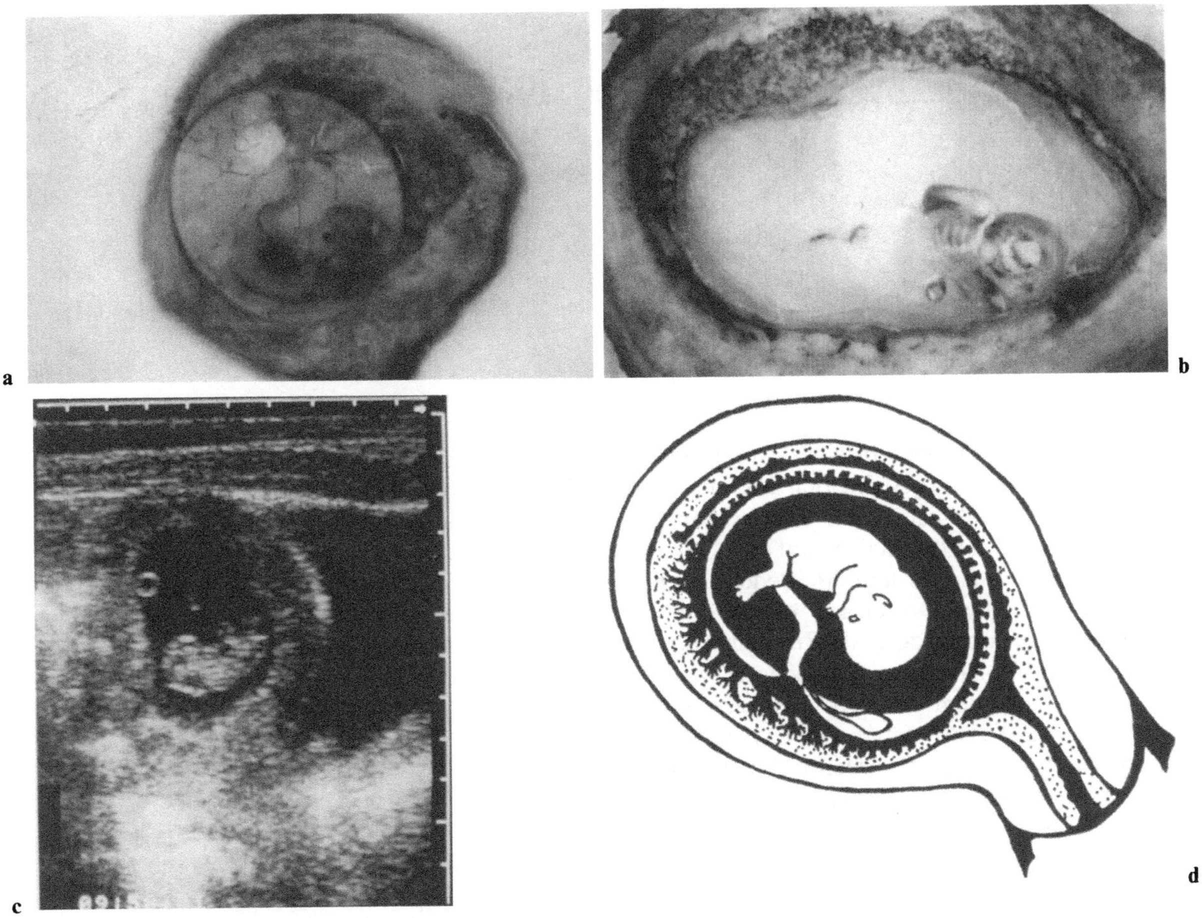

**Abb. 4.16. a** 10. SSW. Embryo und seine Hüllen; die Chorionhöhle ist eröffnet, die Amnionhöhle noch nicht. **b** Gefrierschnitt 10. SSW. Am Schnitt sind Kopf, Rumpf und Thorax des Embryos getroffen; deutlich sichtbar die Verknöcherungszonen. Die Plazenta bei 11 und 12 Uhr sichtbar. **c** Ultraschallbild eines Embryos, 10. SSW. **d** Schema: Uterus, 10. SSW

1) Embryonale Strukturen sind fast immer nachweisbar.
2) Vorgehen im Zweifelsfall: stärkere Blasenfüllung, vaginale Manipulation, Stoßpalpation.
3) Die embryonale Herzaktion ist meist nachweisbar.
4) Die Herzfrequenz ist dabei relativ niedrig.
5) Der Nachweis einer den Gestationsring begrenzenden Randstruktur hilft beim Ausschluß der ektopen Gravidität.

### 4.1.5 Achte Woche

Die Länge des Embryos überschreitet die Grenze von 1 cm. Damit ist bei intakter Schwangerschaft ein Embryonalnachweis in 100% der Fälle zu erwarten. Das gleiche gilt auch für den Nachweis der Herzaktion. Die real-anatomischen Verhältnisse in der 8. Woche zeigt Abb. 4.14a, die Ultraschallmorphologie Abb. 4.14b. Mit guten Geräten und entsprechender Übung kann mit der Biometrie des Embryos begonnen werden, im Durchschnitt wird dies jedoch erst in der 9. SSW der Fall sein.

### 4.1.6 Neunte Woche: Dottersack

Fetale Strukturen sind nun eindeutig darstellbar, und ihre Körperlängsachse ist identifizier- und meßbar (Abb. 4.15b, c). Die Methodik der Scheitel-Steiß-Messung wird jedoch unter 4.1.7 (10.–12. Woche) behandelt.

Häufig stellt sich zu diesem Zeitpunkt im Fruchtsack ein kreisrundes Echo mit einem Durchmesser von 5 mm dar (Abb. 4.15c). Abbildung 4.15a zeigt oben das gezoomte Realtime-Bild eines Embryos sowie die Dottersackstruktur (s. Pfeile). Im unteren Bereich der Ab-

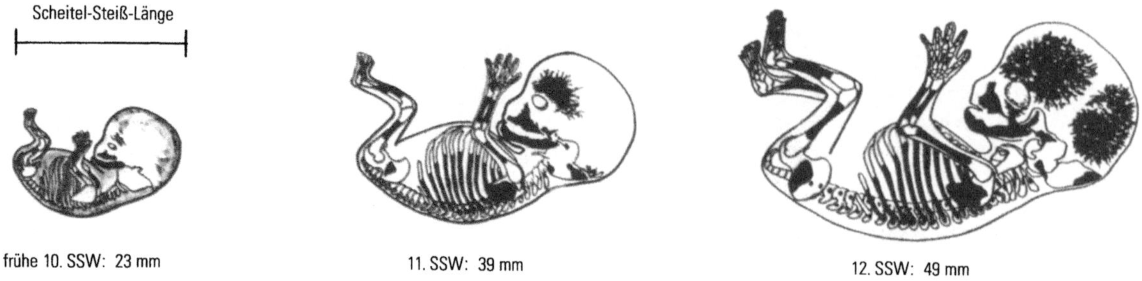


**Abb. 4.17.** Bildung der Ossifikationszentren in der 10., 11. und 12. SSW. (Mod. nach Patten 1948; Maßstab 1:1)

bildung ist ein Embryo in einer Amnionhöhle in der 9. Woche dargestellt, der außerhalb liegende Dottersack ist durch Pfeile markiert. Sauerbrei et al. (1980) haben auf die Darstellbarkeit dieser Struktur und ihre Bedeutung hingewiesen. Da der Dottersack relativ weit ab vom Embryo liegen kann, darf er nicht als eine zweite Embryonalanlage fehlgedeutet werden. Liegt er jedoch dem Embryo direkt an, so darf er nicht in die Biometrie der Scheitel-Steiß-Länge mit einbezogen werden (Abb. 4.22a, b). Letzlich kommt dem Dottersack eine zusätzliche indirekte Bedeutung zu. Sein Nachweis schließt die Diagnose einer Windmole (Windei, „blighted ovum") aus, da ohne Embryoentwicklung kein Dottersack entsteht.

Zusammenfassend kann über den Zeitraum der 8. und 9. Woche gesagt werden:

1) Fetale Strukturen und Herzaktion müssen bei intakter Schwangerschaft immer nachweisbar sein.
2) Findet sich ein leerer Fruchtsack mit einem mittleren Durchmesser über 3 cm und sind embryonale Strukturen mit Sicherheit nicht nachweisbar, kann die Diagnose Windmole gestellt werden.
3) Häufig ist der Dottersack als kreisrunde Struktur mit einem Durchmesser von 5 mm sichtbar.
4) Der Dottersack darf nicht als zweite Embryonalanlage fehlgedeutet werden, sein Nachweis schließt die Diagnose Windmole aus.

### 4.1.7 Zehnte bis zwölfte Woche: Biometrie – embryofetale Strukturen

Abbildung 4.16a zeigt das real-anatomische Bild eines Embryos in der frühen 10. SSW. Am Gefrierschnitt (Abb. 4.16b) ist erkennbar, daß die Embryostrukturen schon deutliche Dichteunterschiede aufweisen. In dem Schnitt sind Kopf, Thorax und ein Oberarm getroffen. Die beginnende Verknöcherung an Schädel, Klavikula, Humerus und an den Rippen ist erkennbar. Am Rande des Fruchtsacks ist die Plazenta eindeutig identifizierbar. Auf die Plazentation wird im Kap. 11 detailliert eingegangen. Die zu-

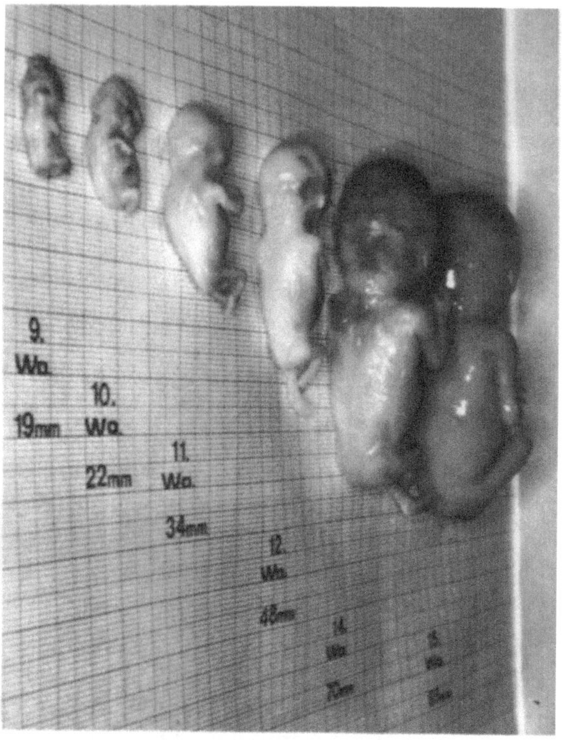


**Abb. 4.18.** Darstellung der Wachstumsdynamik der Scheitel-Steiß-Länge zwischen der 9. und 15. SSW

nehmende Differenzierung des Feten ist Grundlage für die ab dieser Woche auch in der Routine der Stufe I praktikable Fetalbiometrie. Ursache der sonomorphologischen Differenzierbarkeit ist das rasche Wachstum des Embryos. Dabei kommt es zu einer Zunahme der Gewebsdichte der Frucht im Vergleich zur Amnionflüssigkeit. Zu bedenken ist, daß das Gewicht des Embryos von 1 g am Ende des 2. Monats auf 14,2 g am Ende des 3. Monats steigt (Streeter 1920).

Hinzu kommt die fortschreitende Ossifikation. Abbildung 4.17 zeigt die rasch fortschreitende Ossifikation von der frühen 10. Woche bis zur 12. Woche.

Einerseits bilden sich zunehmend rasch Ossifikationsbereiche in der Schädeldecke, andererseits beginnt im Beckenbereich die Ossifikation des Os ileum deutlich fortzuschreiten. Damit wird die Scheitel-Steiß-Länge einstellbar und einem exakten Meßstreckenabgriff zugänglich. Wiederum war es Robinson aus der Schule von I. Donald, der zu diesem Zweck eigens eine Methodik entwickelte, die er in Rotterdam 1973 im Rahmen des 1. Europäischen Kongresses für Ultraschall in der Medizin erstmals vorstellte. Er berichtete, daß dieser neue Parameter es ermöglicht, das Gestationsalter mit einer durchschnittlichen Abweichung von nur 1,6 Tagen zu ermitteln, d.h. es ist möglich, das Alter einer Schwangerschaft mit einer Zuverlässigkeit von 96% auf ±3 Tage zu bestimmen. Diese Meldung löste zunächst Erstaunen aus. Danach haben Robinson u. Fleming (1975) eine Reihe von In-vivo- und In-vitro-Experimenten durchgeführt, um genau zu ermitteln, wo die Grenzen für die Methodik liegen. Die Autoren kamen dabei zu dem Ergebnis, daß die Schätzung des Gestationsalters aufgrund einer einzigen Messung auf ±4,7 und unter Durchführung von 3 unabhängigen Untersuchungen auf ±2,7 Tage mit einer Zuverlässigkeit von 95% genau sein kann. Wenngleich dies gegenüber der ersten Mitteilung eine gewisse Korrektur beinhaltet, handelte es sich dabei um damals konkurrenzlose Ergebnisse. Es ist vorstellbar, daß diese extreme Genauigkeit aus dem sicher richtigen Sachverhalt resultiert, daß der Embryo und später letzlich auch der Fetus in keiner Richtung schneller wächst als in seiner Länge. So beträgt die tägliche Zuwachsrate des Feten zwischen der 9. und 15. Woche durchschnittlich 1,6 mm pro Tag. Die Wachstumsdynamik in dieser Zeitspanne symbolisiert Abb. 4.18. Abbildung 4.19 zeigt, daß auch bei ungenauer Messung der Fehler in der Größenordnung einer Zykluslänge nicht mehr vorkommen kann – der kleine Fetus hat eine Scheitel-Steiß-Länge von 16 mm, entsprechend der 9. Woche; der größere Fetus hat eine Scheitel-Steiß-Länge von 48 mm, entsprechend der 12. Woche.

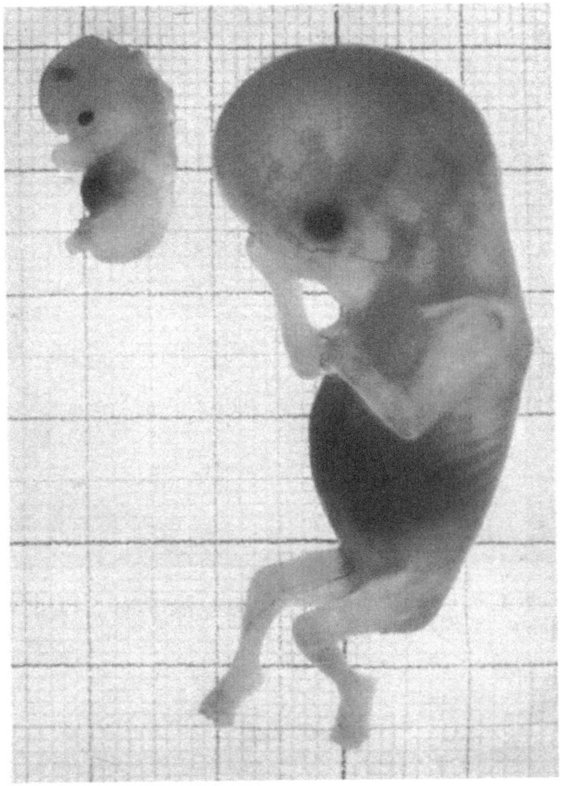

**Abb. 4.19.** Ein Terminfehler in Größe einer Zykluslänge ist bei Messung der Scheitel-Steiß-Länge nicht möglich, *links* Embryo in der 9., *rechts* in der 12. SSW

Grundlage für die Verwertbarkeit der Scheitel-Steiß-Länge als Mittel zur Gestationsalterbestimmung ist die gute Korrelation zwischen Alter und Länge im 1. Trimenon (Foebus 1981).

## Meßtechnik

Die Messung wurde durch die Einführung von Real-time-Scannern wesentlich vereinfacht. Dennoch müssen die folgenden Punkte für die richtige Messung beachtet werden:

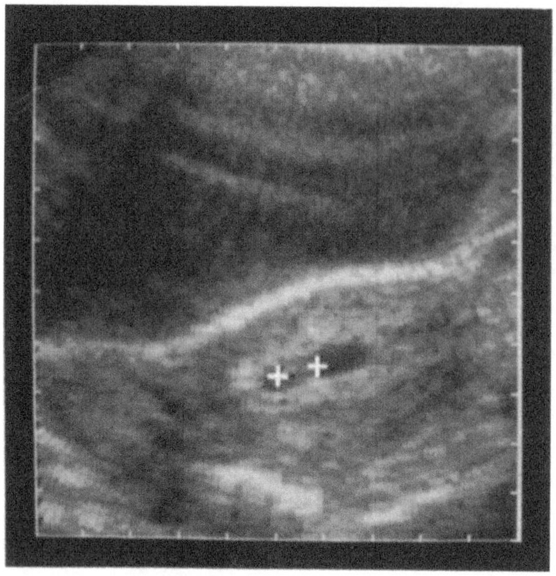

**Abb. 4.20.** Frühestmögliche Messung der Scheitel-Steiß-Länge, 7. SSW (8 mm)

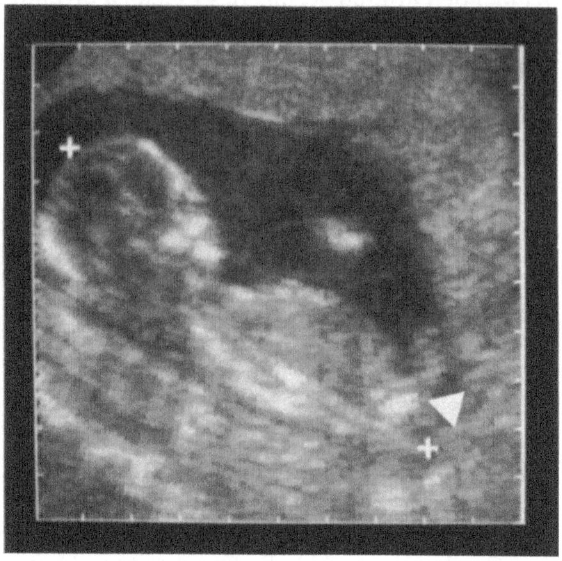

**Abb. 4.21.** Richtiges Abgreifen der Meßpunkte am gestreckten Fetus. Der *Pfeil* weist auf das Ossifikationszentrum im Os ileum hin (+ — + = 93 mm); Beginn 16. SSW

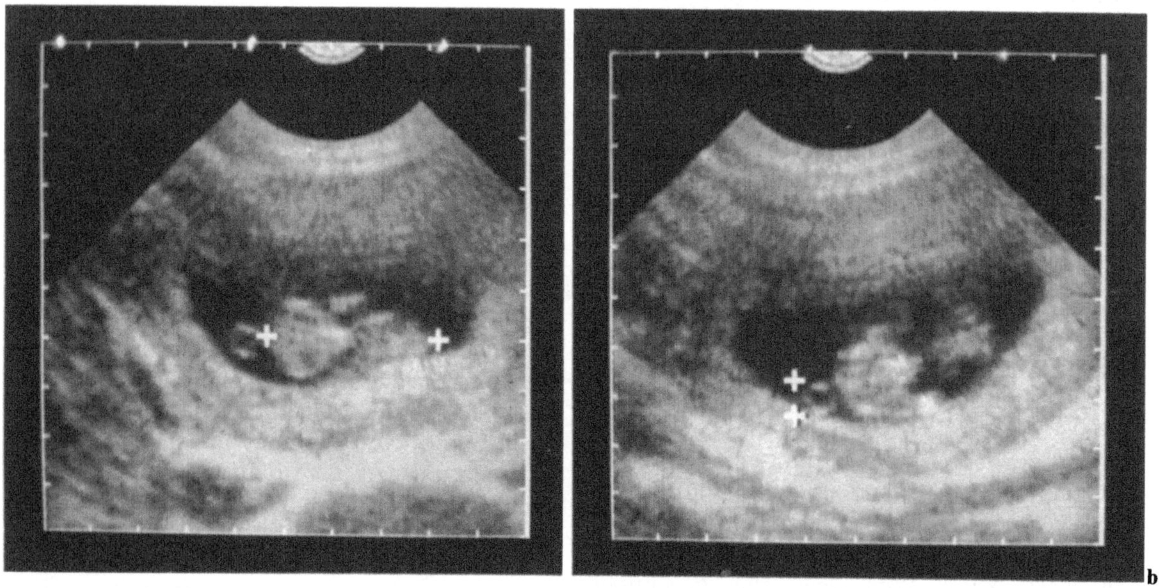

a b

**Abb. 4.22. a** Messung der Scheitel-Steiß-Länge. Der am Köpfchen liegende Dottersack wird richtigerweise nicht in die Messung einbezogen (+ — + = 37 mm). **b** Messung des Dottersackes, 11. SSW (7 mm)

1) Der Embryo (Fetus) muß in seiner längsten darstellbaren Achse erfaßt werden.
2) Wenn möglich, soll eine Phase abgewartet werden, in der der Fetus sich streckt. Bei Bewegungsarmut kann durch Stoßpalpation Bewegung – und damit meist auch Streckung – provoziert werden.
3) Im Augenblick der maximalen Streckung soll das Bild eingefroren und wenn möglich durch Zoom vergrößert werden.
4) Die Meßpunkte sollen an die äußere Begrenzung des Kopfes und Rumpfes gelegt werden.
5) Der Dottersack, aber auch Extremitäten

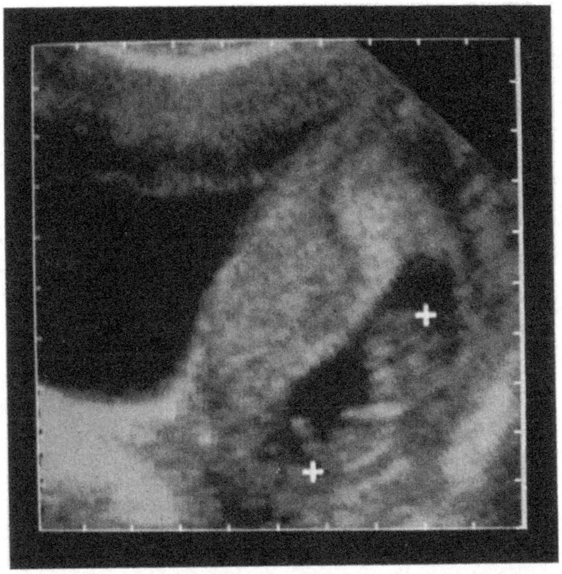

**Abb. 4.23.** Korrekte Scheitel-Steiß-Messung am hockenden Embryo (12. SSW). Darstellung der gesamten Längsachse (+ — + = 38 mm)

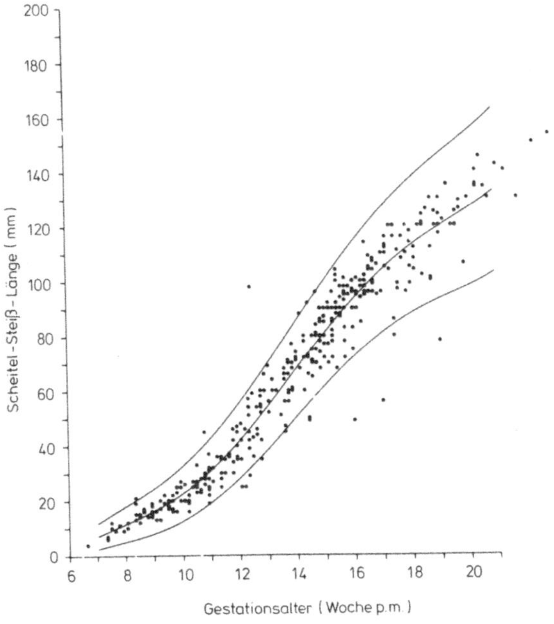


**Abb. 4.24.** Abhängigkeit des Gestationsalters von der Scheitel-Steiß-Länge. Ausgleichspolynom 5. Grades mit 2s-Bereich. (Aus Hansmann et al. 1979)

dürfen nicht in die Messung einbezogen werden.

6) Bleibt der Fetus gekrümmt, so sollten zur gemessenen Länge 5% des Meßwertes hinzugerechnet werden (z.B. gemessene Länge

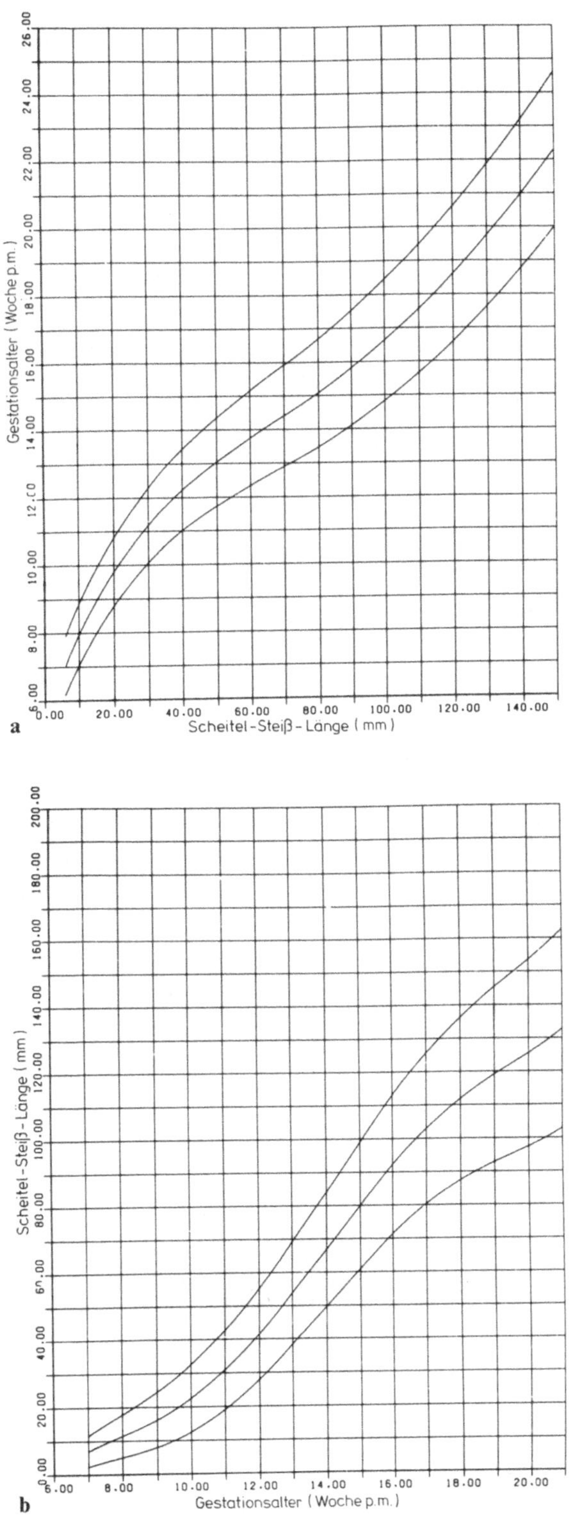


**Abb. 4.25. a** Normbereichskurve zur Schätzung des Gestationsalters aus der sonographisch gemessenen Scheitel-Steiß-Länge. **b** Normbereichskurve zur Kontrolle des individuellen Wachstums der sonographisch gemessenen Scheitel-Steiß-Länge. (Aus Hansmann et al. 1979)

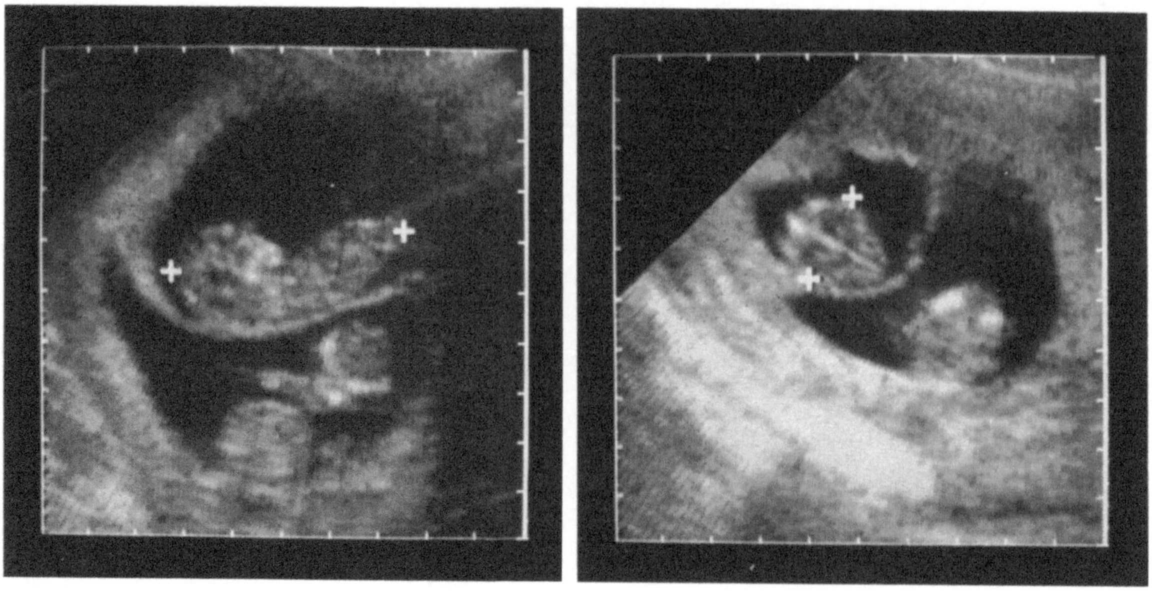

**Abb. 4.26.** Gemini, 12. SSW. Kombinierter Einsatz der Messung von Scheitel-Steiß-Länge (CRL + — + = 48 mm) und biparietalem Durchmesser (BPD + — + = 17 mm)

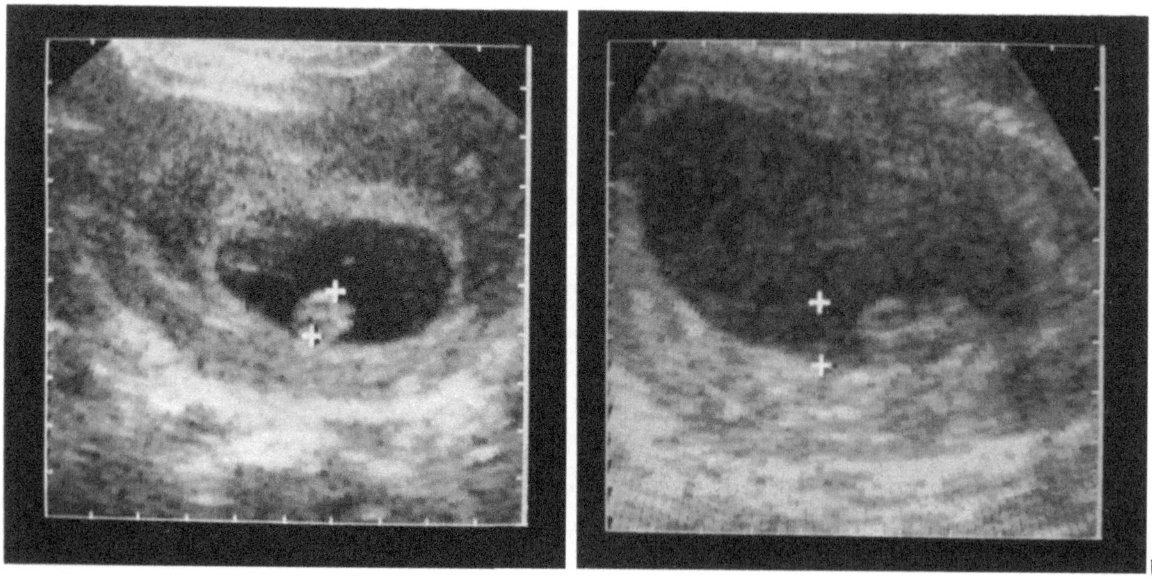

a b

**Abb. 4.27. a** Messung des BPD, 10. SSW (+ — + = 10 mm). **b** Messung des BPD, 11. SSW (+ — + = 13 mm)

60 mm bei Krümmung, Bezugsgröße zur Auswertung 63 mm).

Eine ausführliche Abhandlung über die Bedeutung der Scheitel-Steiß-Messung wurde von Foebus (1980) verfaßt. Praktische Meßbeispiele zeigen die Abb. 4.20–4.23.

Bei der Messung der Scheitel-Steiß-Länge und ihrer Bezugssetzung muß unterschieden werden, ob – bei bekanntem und gesichertem Gestationsalter – überprüft werden soll, ob die Scheitel-Steiß-Länge zur Zeit paßt, oder ob bei unbekanntem Gestationsalter dieses aus der Scheitel-Steiß-Länge geschätzt werden soll.

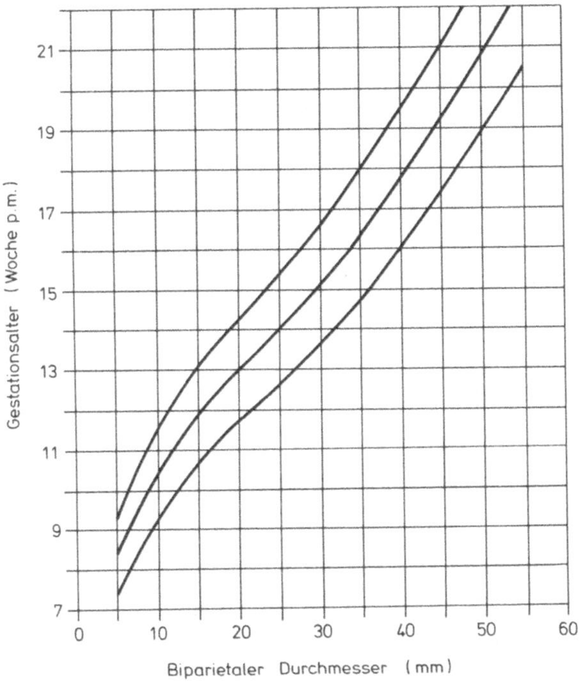


**Abb. 4.27 c.** Normbereichskurve zur Schätzung des Gestationsalters aus dem sonographisch gemessenen BPD

Für die Klärung der ersten Frage (ob ein Fetus, was seine Länge betrifft auch zum gesicherten Gestationsalter paßt), ist die Normbereichskurve gemäß Abb. 4.25b anzuwenden. Das Scattergramm (Abb. 4.24) zeigt die der Untersuchung von Hansmann et al. (1979) zugrundeliegenden Daten.

Wird versucht, aus der Scheitel-Steiß-Länge das Gestationsalter zu ermitteln, muß die Normbereichskurve gemäß Abb. 4.25a verwendet werden. Da die Schätzgenauigkeit mit der Dauer der Schwangerschaft abnimmt, empfiehlt sich im Bedarfsfall eine möglichst frühzeitige Messung.

Der biparietale Durchmesser (BPD) kann praxisbezogen ab der 9.–10. SSW gemessen werden (Abb. 4.27a, b). Zur Ableitung des Gestationsalters aus dem BPD s. Abb. 4.27c. Optimal für die praktische Anwendung ist der kombinierte Einsatz beider Methoden (Abb. 4.26).

Am Ende des 1. Trimenons nimmt die fetale Struktur bereits derart Gestalt an, daß nun auch schon eine gezielte Überprüfung der anatomischen Integrität der Körperoberfläche ein-

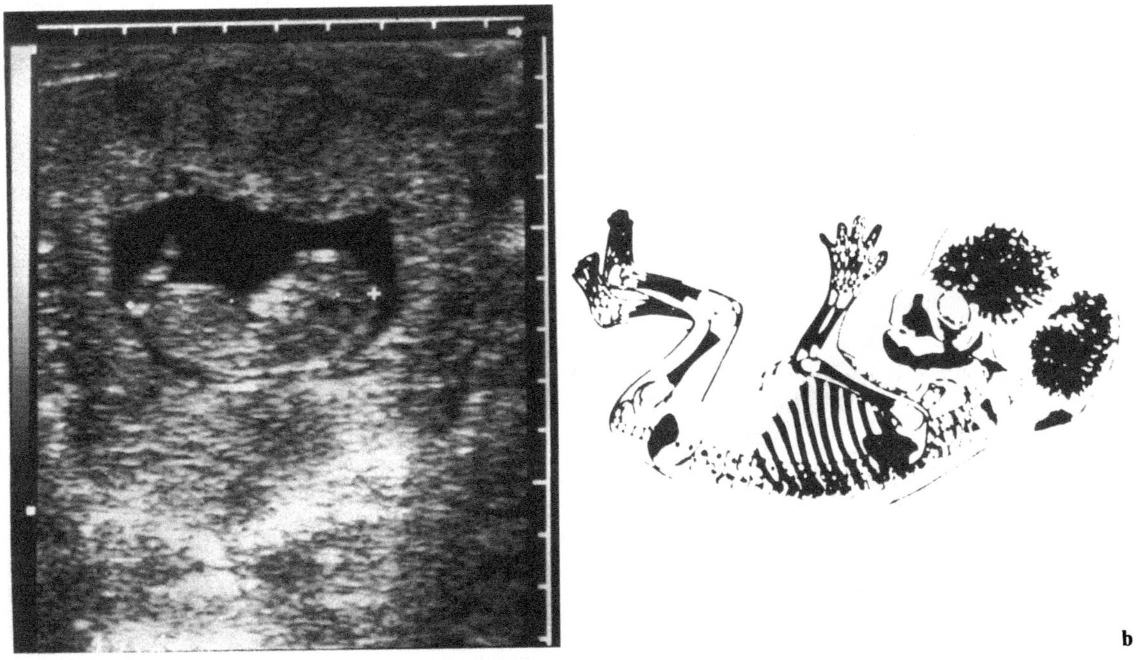

a b

**Abb. 4.28. a** Ultraschallanatomie, 12. SSW. Für die Scheitel-Steiß-Messung zu stark gekrümmter Fetus. **b** Ossifikationsbereiche, 12. SSW

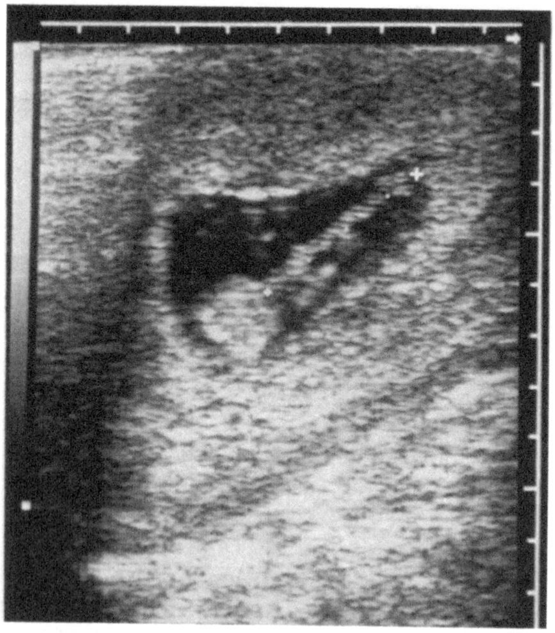

**Abb. 4.29.** Rumpfquerschnitt, 13. SSW. Die Nabelschnur zieht gestreckt von der Plazenta zur Einmündungsstelle am Fetus bei 2 Uhr

setzen kann (Abb. 4.28a); ebenso sind die Extremitäten immer deutlicher darstellbar. Auch für diese Gesichtspunkte bilden die zunehmenden Dichteunterschiede von Konturen und Organen die Grundlage. Die Ähnlichkeit des in Abb. 4.28a dargestellten Fetus mit einer photomechanisch verwischten Zeichnung des Ossifikationszustands in der 12. Woche (Abb. 4.28b) soll diese Beziehung verdeutlichen. Ergänzend sei hier noch darauf hingewiesen, daß am Ende des 1. Trimenons häufig schon die Struktur der Nabelschnur darstellbar ist, deren Kürze jedoch zu diesem Zeitpunkt völlig normal ist (Abb. 4.29). In Abb. 4.30 sind die Vorteile aufgezeigt, die als Folge einer zusätzlichen (dritten) Routineuntersuchung am Ende des 1. Trimenons theoretisch gegeben wären.

## Literatur

Foebus J (1981) Die Bedeutung der Scheitelsteißlänge und des biparietalen Durchmessers für die Schätzung des Gestationsalters in der Frühgravidität. Med. Diss., Bonn

Hackelöer BJ, Hansmann M (1976) Ultraschalldiagnostik in der Frühschwangerschaft. Gynäkologe 9:108

Haller U, Liebchen C, Henner H, Wesch H, Kubli F (1976) Assessment of gestational age by means of sonar biometry of amniotic sac during early pregnancy. Vortrag: No. 284, 5. Europäischer Kongreß für Perinatale Medizin, Uppsala

Hansmann M (1981) Sonar biometry in early pregnancy. J Perinat Med 9 (Suppl 1):20

Hansmann M, Schuhmacher M, Foebus J (1979) Ultraschallbiometrie der fetalen Scheitel-Steiß-Länge in der ersten Schwangerschaftshälfte. Geburtshilfe Frauenheilkd 39:656

Hellmann LM, Kobayashi M, Fillisti L, Lavenhar M, Cromb E (1969) Growth and development of the human fetus prior to the twentieth week of gestation. Am J Obstet Gynecol 103:798

Holländer HJ (1972) Die Ultraschalldiagnostik in der Schwangerschaft. Urban & Schwarzenberg, München Berlin Wien

| | | |
|---|---|---|
| 1 | EXAKTE BESTIMMUNG und FESTLEGUNG DES GESTATIONSALTERS | BIOMETRIE DER SCHEITEL-STEISS-LÄNGE und des BPD |
| 2 | SICHERER NACHWEIS bzw. AUSSCHLUSS der MEHRLINGS-GRAVIDITÄT | NACHWEIS ANATOMISCH GETRENNTER FETEN mit jeweils POSITIVER HERZAKTION |
| 3 | GROBER NACHWEIS DER ANATOMISCHEN INTEGRITÄT DES FETEN | BEURTEILUNG DER FETALEN OBERFLÄCHE und DARSTELLUNG VON vier EXTREMITÄTEN |
| 4 | ERFASSUNG VON ABORTIV-FRUCHT (WINDEI) | LEERE FRUCHTHÖHLE, UNSCHARF BEGRENZT, ENTRUNDET |

**Abb. 4.30.** Theoretische Vorteile die sich durch ein weiteres zusätzliches Screening am Ende des 1. Trimenons ergeben würden

Jouppila D (1971) Ultrasound in the diagnosis of early pregnancy and its complications. Acta Obstet Gynecol Scand [Suppl 15] 50
Kossoff G, Garrett WJ, Radavanovich G (1974) Grey scale echography in obstetrics and gynecology. Australas Radiol 18:62
Kratochwil A, Eisenhut L (1967) Der früheste Nachweis der fetalen Herzaktion durch Ultraschall. Geburtshilfe Frauenheilkd 27:176
Leeson CR, Leeson TS (1976) Histology, 3rd edn. Saunders, Philadelphia
Lyons EA, Levi CS (1983) Ultrasound in the first trimester of pregnancy. In: Callen PW (ed) Ultrasonography in obstetrics and gynecology. Saunders, Philadelphia London Toronto, p 1–19
Moore KL (1980) Embryologie, Lehrbuch und Atlas der Entwicklungsgeschichte des Menschen. Schattauer, Stuttgart New York
Nelson P, Bowie JD, Rosenberg ER (1983) Early intrauterine Pregnancy or decidual cast: An anatomic-sonographic approach. J Ultrasound Med 2:543
Patten BM (1948) Human embryology. Blakiston, Philadelphia Toronto
Piiroinen O (1974) Detection of fetal heart activity during early pregnancy by combined B-scan and Doppler examination: A new application. Acta Obstet Gynecol Scand 53:231
Reinold E (1976) Ultrasonics in early pregnancy. Karger, Basel
Reinold E, Kucera H (1975) Ultraschallmessungen in der Frühschwangerschaft. Wien Klin Wochenschr 87:62
Robinson HP, Fleming JEE (1975) A critical evaluation of sonar "crown-rump-length" measurements. Br J Obstet Gynecol 82:707
Robinson HP, Shaw-Dunn J (1973) Fetal heart rates as determined by sonar in early pregnancy. Br J Obstet Gynecol 80:805
Sauerbrei E, Cooperberg PL, Poland BJ (1980) Ultrasound demonstration of the normal fetal yolk sac. J Clin Ultrasound 8:217
Stein WW, Kuhl H, Halberstadt E, Taubert HD (1972) Frühschwangerschaft: Ultraschalldiagnostik. Diagnostik 5:647
Streeter GL (1920) Weight, sitting height, head size, foot length and menstrual age of the human embryo. Embryolog 11:143
Troostwiik AL (1972) MD: Thesis. Free Univ of Amsterdam

## 4.2. Gestörte Entwicklung

Da Blutungen im 1. Trimenon zu den häufigsten Schwangerschaftskomplikationen gehören, tritt hier in der Klinik und Praxis täglich die Frage nach intakter oder gestörter Gravidität auf, wobei klinische und laborchemische Untersuchungen häufig den zunächst verschwommenen Begriff „Abortus imminens" nicht in klar definierte Diagnosen spalten können. Das therapeutische Handeln sollte jedoch von klaren Diagnosen ausgehen. Bringt man die in anderen Kapiteln beschriebenen Möglichkeiten der Ultraschalldiagnostik im 1. Trimenon konsequent zum klinischen Einsatz, in Kenntnis der Zuverlässigkeit dieses Vorgehens, so ist klar, daß sich insbesondere für Patientinnen, deren Symptome unter dem Begriff „Abortus imminens" bzw. „drohender Abort" bislang zusammengefaßt waren, neue Gesichtspunkte der klinischen Behandlung ergeben.

Die Vorbereitung zur Untersuchung erfolgt wie in der normalen Schwangerschaft, d.h. vor der Untersuchung läßt man die Patientin ca. 1 l Flüssigkeit trinken. Häufiger müssen die Untersuchungen vor einer geplanten Curettage durchgeführt werden, so daß eine Infusion mit ensprechender Menge angelegt wird.

Nur selten ist es nötig die Blase retrograd aufzufüllen, während eine Furosemidgabe (Lasix) aus prinzipiellen Überlegungen nicht mehr erfolgen sollte.

Vorgehen:

1) Feststellung der topographischen Lage und Form des Uterus;
*Achtung:* eingeschränkte Aussagekraft bei Retroflexio; evtl. Aufrichtung.

2) Darstellung und Ausmessen einer möglichen intrauterinen Ringstruktur;
*Achtung:* Ringstruktur bis über 1 cm Durchmesser kommt auch bei extrauteriner Gravidität (EUG) und nach normaler Ovulation vor.

3) Darstellung von Embryo bzw. Fetus;
*Achtung:* „Eckenhocker" lassen Fruchthöhlen leer erscheinen.

4) Nachweis des Lebens durch Herzaktion und/oder Bewegungsaktivität;
*Achtung:* Gefäßpulsationen im Adnexbereich täuschen Herzaktion und Bewegung vor.

Die Mehrzahl der Befunde läßt sich in der Regel in folgende Kategorien einteilen:

1) Intakte intrauterine Gravidität (etwa 50% der Befunde).
2) Abortivfrucht (20–25%).
3) Missed abortion (25–30%).
4) Abortus incompletus (2–5%).
5) Extrauteringravidität (1–3%).
6) Blasenmole (1 bis 3%, in den letzten Jahren abnehmend).

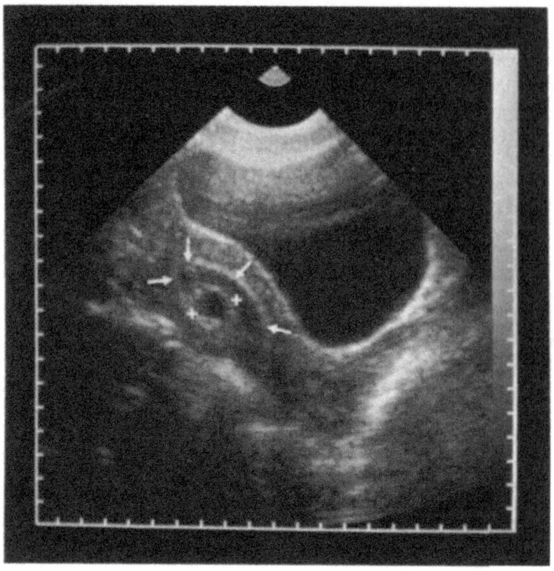

**Abb. 4.31.** Abortus imminens. Choriale Blutung (*Pfeile*) in der 6. SSW

Wie sich aus den Ergebnissen zeigt, resultiert die wichtigste Grundeinteilung aus dem Nachweis embryonalen oder fetalen Lebens. Fällt dieser positiv aus, so ist nur noch in 10% der Fälle damit zu rechnen, daß es tatsächlich zum Abort kommt (Hackelöer u. Hansmann 1976), die Robinson (1975) unter dem Begriff „live abortion" zusammenfaßte.

Kommt die Patientin mit den Symptomen eines „Abortus imminens" zur Untersuchung, kann in vielen Fällen die choriale Blutung verifiziert werden (Abb. 4.31). Hämatome (Abb. 4.32a, b) sind als zweiter im Uterus sichtbarer Hohlraum nicht auf den ersten Blick von einer Gravidität zu differenzieren, besonders dann nicht, wenn eine Zwillingsschwangerschaft normal und die andere gestört ist, was relativ häufig vorkommt (s. Kap. 5).

Verschiedene Zeitpunkte des Abortgeschehens können ebenfalls sonographisch erfaßt werden (Abb. 4.33a–c), wobei jedoch die Diagnose Abortus incompletus auch klinisch und nicht nur sonographisch feststellbar sein sollte (Abb. 4.33b; vgl. dazu auch Kap. 12, Abb. 12.3a, b).

### 4.2.1 Abortivfrucht

Etwa 50% aller Aborte sind Fälle, bei denen der Embryo weder im Ultraschallbild noch im Curettagematerial auffindbar ist. Donald (1972) prägte dafür den Begriff „blighted ovum". Im deutschen Sprachraum wird diese Gruppe meist als Abortivei, Windei oder auch Mole bezeichnet, wobei letzteres zu Mißverständnissen führt. Wir haben schon 1976 (Hackelöer u. Hansmann) die Bezeichnung Abortivfrucht vorgeschlagen. Das typische Ultraschallbild zeigt eine echoleere, häufig auch schlechter

a

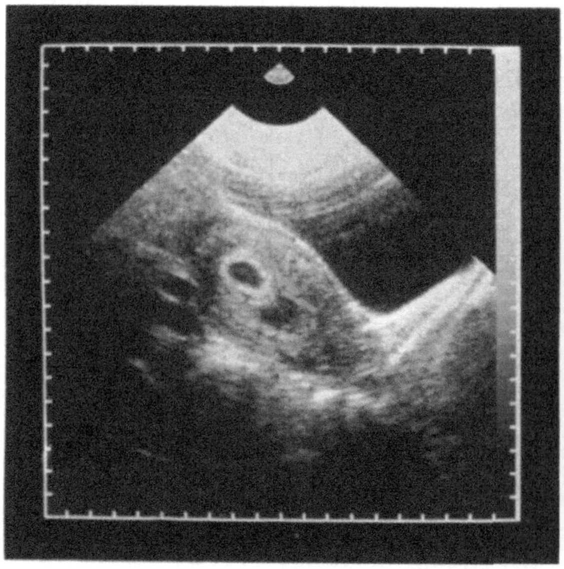

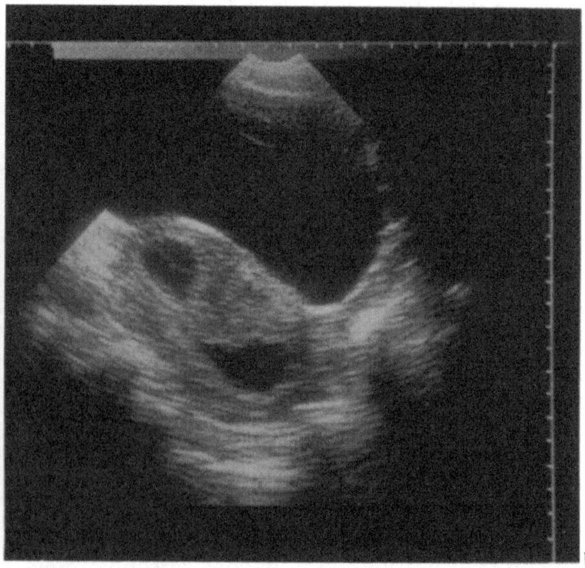

b

**Abb. 4.32. a** Längsschnitt. Kaudal der Fruchthöhle liegendes Hämatom. Verwechslung mit Geminischwangerschaft möglich. **b** Längsschnitt. Weiter kaudal abgesunkenes Hämatom bei Abortivfrucht, 9. SSW

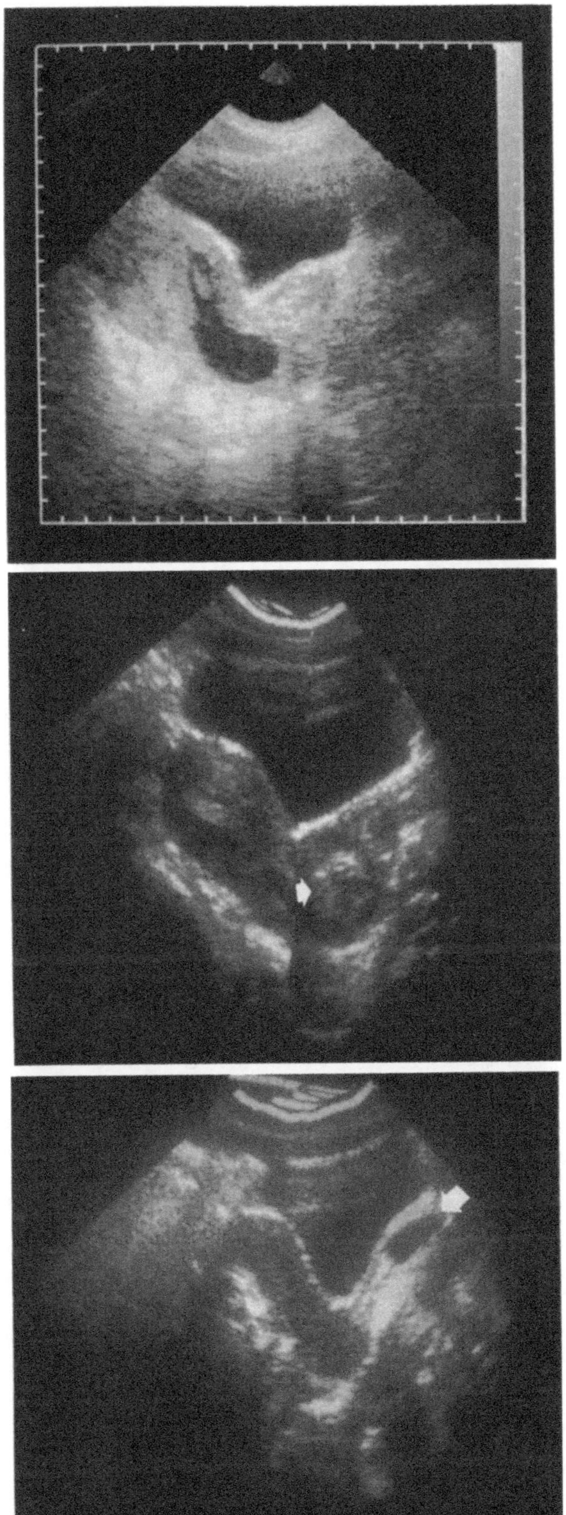

a

b

c

**Abb. 4.33a–c.** Im Gang befindlicher Abort in 3 Phasen, 9. SSW. **a** Frühe Phase: Das Schwangerschaftsprodukt befindet sich im unteren Uterinsegment. Die Fruchtblase ist mit Embryo in die Zervix prolabiert (SSL 17 mm = 8. SSW). **b** Spätere Phase: Das Schwangerschaftsprodukt liegt intrazervical (*Pfeil*). **c** Endphase: Der Uterus ist leer. Es findet sich nur noch wenig Blut in der Scheide (*Pfeil*)

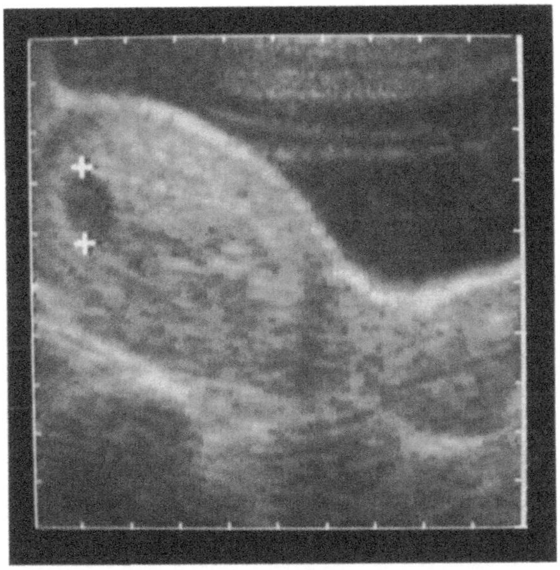

**Abb. 4.34.** Abortivfrucht (Windmole) 8. SSW, Tag 7, BTK. Diskrepanz der Fruchthöhlengröße zum Gestationsalter sowie Fehlen des hyperreflektorischen Chorionrandes (vgl. Abb. 4.31) aufgrund gestörter Durchblutung

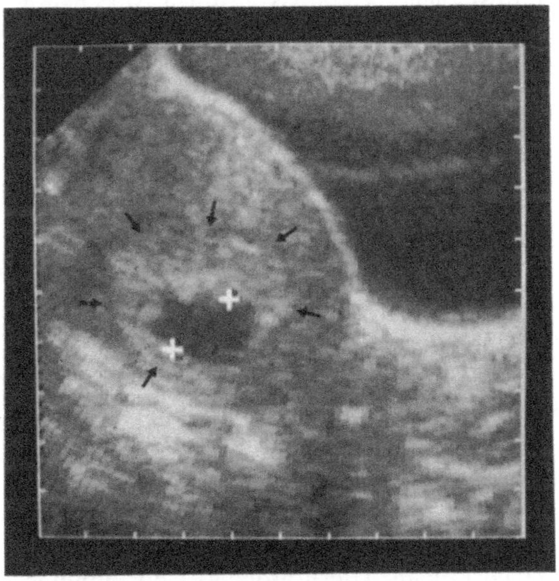

**Abb. 4.35.** Abortivfrucht, 12. SSW, Tag 5, BTK. Der Fruchtsack ist konturverändert (zipfelig), der Trophoblast grenzt sich unscharf zur Umgebung ab (*Pfeile*). Der innere Fruchthöhlendurchmesser beträgt 13 mm. Embryo bzw. fetale Echos sind nicht nachweisbar. Das Schwangerschaftsprodukt sitzt zervixnahe

abgrenzbare und meist für das Gestationsalter zu kleine Fruchthöhle, die bei der Verlaufskontrolle zu langsam wächst oder u.U. sogar wieder kleiner wird (Abb. 4.34 und 4.35). Außerdem liegen häufig eine Diskrepanz von Fruchthöhlengröße zu Uterusbreite und eine Entrundung der Fruchthöhle vor.

Die Differentialdiagnose erfolgt durch Ausschluß einer jüngeren intakten Gravidität, bei der der Embryo noch so klein ist, daß er nicht entdeckt werden kann. Hierbei muß vor allzu eiliger Durchführung der Untersuchung gewarnt werden, da Fruchthöhlen auf den ersten Blick leer erscheinen, der Embryo jedoch sich in einem Zipfel der nicht ganz runden Fruchtblase verbirgt oder sich überhaupt ganz am Rande aufhält, so daß er schwer vom übrigen Gewebe zu unterscheiden ist. Ein zusätzliches Gefahrenmoment entsteht bei retroflektiertem Uterus, da gerade mit Real-time-Scannern die Fruchtblase nicht vollständig dargestellt wird, so daß ein Embryo leicht übersehen werden kann. Um dies auszuschließen, ist es unbedingt erforderlich, Verlaufskontrollen durchzuführen! Auch dem erfahrensten Untersucher können v.a. bei nicht optimalen Untersuchungsbedingungen (adipöse Patientin; nicht volle Blase) Fehleinschätzungen unterlaufen.

Wir möchten uns Robinson anschließen, der vorschlägt, die Menstruationsanamnese und alle klinischen Angaben im Zweifelsfall zu ignorieren und die endgültige Diagnose nur aus den Ultraschallbefunden zu stellen.

Die Abortivfrucht kann als die typische „Mißbildung" der sehr frühen Schwangerschaft angesehen werden, da in einem hohen Prozentsatz (ca. 50%) chromosomale Störungen vorliegen (Bone et al. 1976).

Diagnostische Kriterien:

1) Fehlender Embryo bzw. Fetus.
2) Diskrepanz Uterusgröße – Chorionhöhle.
3) Entrundung der Chorionhöhle (zipfelig), da keine Nachbildung des Fruchtwassers.
4) Mittlerer Choriondurchmesser 3 cm oder mehr ohne Fetus (*cave:* Retroflexio!)

### 4.2.2 Missed abortion

Die Diagnose „missed abortion" ist vergleichsweise einfach, sofern die Darstellung des Embryos bzw. Feten einwandfrei gelingt. Gelingt die Herzaktions- oder Bewegungsdarstellung, ist die Ausschlußdiagnose sicher und eine weitere hormonelle Absicherung nach unserer Ansicht meist unnötig. Denn erstens läßt sich durch eine Hormonuntersuchung ein lebendes Kind nicht noch lebendiger machen und zweitens würde bei „schlechten" Hormonwerten gegenüber einem positiven Ultraschallbefund nie die Konsequenz zu aktivem Vorgehen (Abrasio) gezogen werden. Wenn man die hormonellen Parameter nur noch bei zweifelhaften Ultraschallbefunden hinzuzieht, ist das sicher sinnvoller und trägt zu beträchtlicher Kosteneinsparung bei.

Ist kein fetales Lebenszeichen vorhanden, kann bei Übereinstimmung mit klinischen und hormonellen Parametern, sicherer Menstrualanamnese und Diskrepanz zwischen fetaler Größe und Gestationsalter auf eine Kontrolluntersuchung verzichtet und eine Ausräumung sofort vorgenommen werden (Abb. 4.36a, b).

Generell möchten wir jedoch vor vorschnellem Handeln warnen und kurzfristige Kontrollen (3- bis 5tägiger Abstand) empfehlen. Selbst wenn man nochmals einige Tage abwartet, gewinnt man noch immer gegenüber der alten rein passiven Einstellung viele Tage. Wir konnten an unserer Klinik in einer retrospektiven Studie bei Abortus-imminens-Fällen sehen, daß die Liegezeiten vor der Ultraschallära von 30–40 Tagen (Levi 1973) bis zur Entscheidung einer Ausräumung auf 3–5 Tage gesenkt werden konnte. Neben den Kosten konnte auch der auf Patientin und Arzt lastende psychische Druck gemindert werden. Längere Liegezeiten entstanden v.a. dann, wenn hohe HCG-Werte die Ultraschalldiagnose zu widerlegen schienen. In dem Zusammenhang soll darauf hingewiesen werden, daß in entsprechenden Fällen bei einer Ausräumung der Fetus drittgradig mazeriert vorgefunden wurde, während das Trophoblastgewebe ganz oder in größeren Anteilen frisch erschien.

Diagnostische Kriterien:

1) Fetus nachweisbar.
2) Keine Herzaktion, keine Bewegungen.
3) Diskrepanz Chorion – embryofetale Größe.
4) Passives Nachpendeln bei Stoßpalpation.

### 4.2.3 Blasenmole

Die Diagnose Blasenmole läßt sich anhand pathognomonischer Bilder, von Donald als

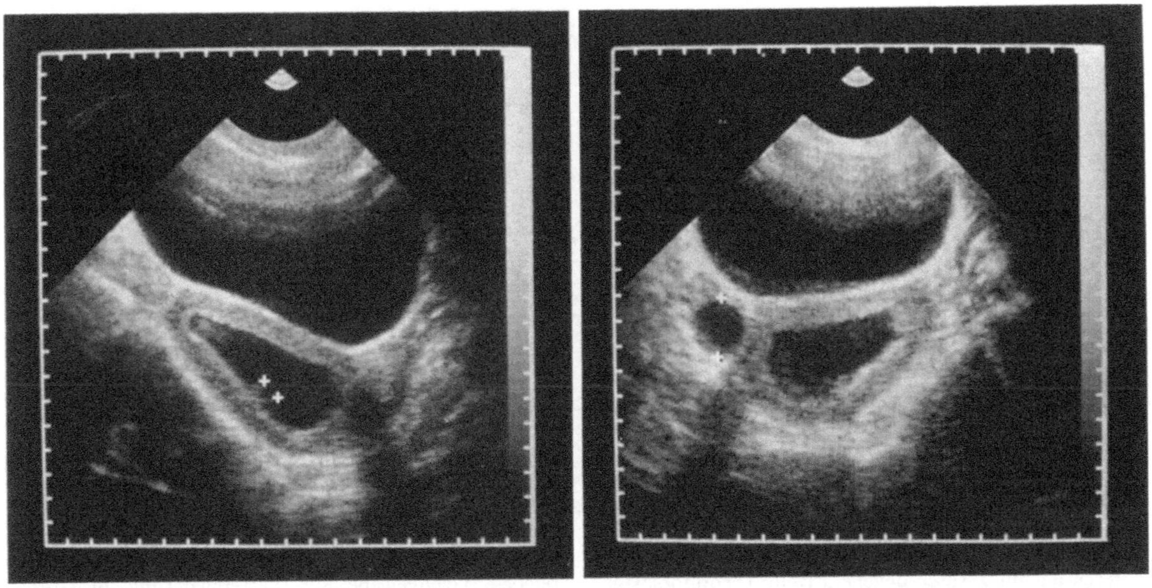

a b

Abb. 4.36a, b. Missed abortion, 14. SSW, Tag 4. Deutliches Mißverhältnis zwischen embryonalem Echokomplex (7 mm, keine Herzaktion) und Fruchthöhlengröße. a Längsschnitt. b Querschnitt mit Corpus-luteum-Zyste rechts

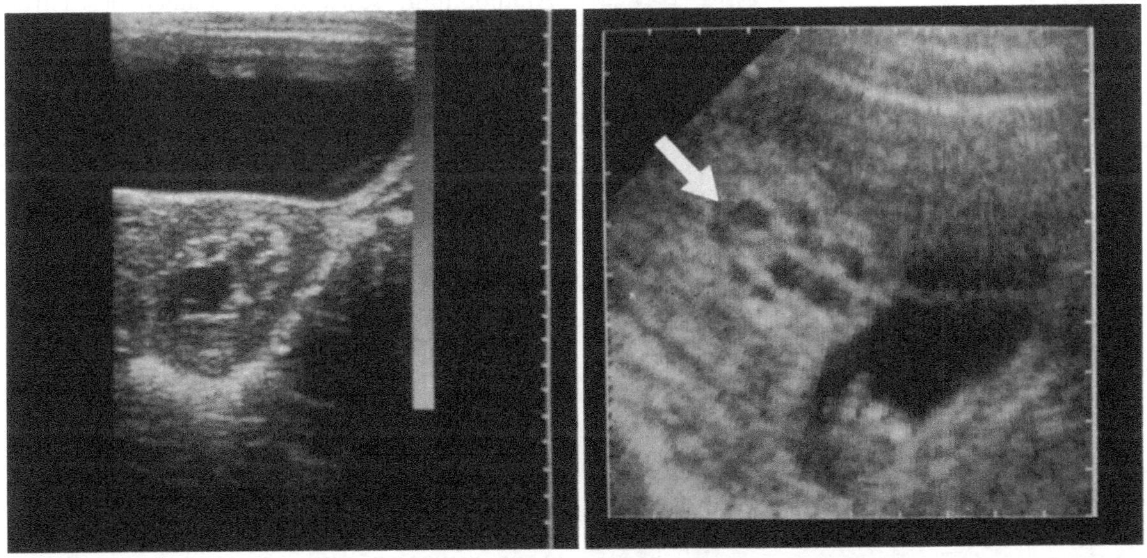

a b

Abb. 4.37. a „Bläschen"darstellung bei partieller moliger Degeneration mit noch sichtbarer Fruchthöhle in der rechnerisch 10. SSW. b Bläschendarstellung bei partieller Mole in der 15. SSW

„snow-storm-like" bezeichnet, relativ leicht und zuverlässig stellen. Mit den modernen Real-time-Scannern gibt es kaum noch die früher beschriebene Differentialdiagnose zum Uterus myomatosus. Im Zweifelsfall bringt der HCG-Radioimmunoassay schnelle Entscheidung.

*Achtung:* Nicht bei jeder Blasenmole besteht ein hoher HCG-Titer! Wir haben schon Blasenmolen mit fast negativem Schwangerschaftstest beobachtet.

Wir berichteten bereits 1976 über die Möglichkeit, daß im Rahmen von Verlaufskontrollen die Umwandlung von bis in die 9. Woche

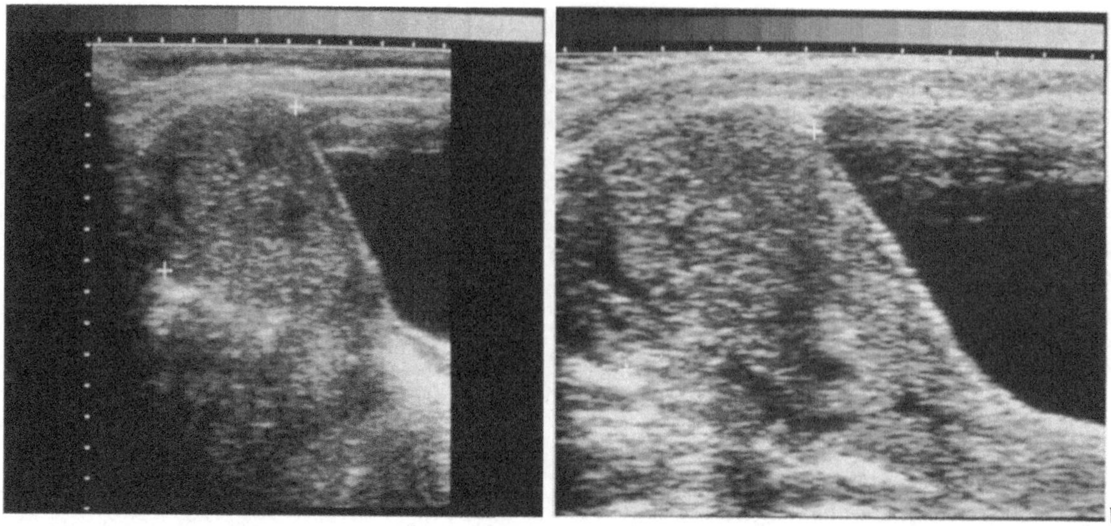

a b

**Abb. 4.38a, b.** Blasenmole, rechnerisch 15. SSW. Der Uterus ist mit zystisch-degenerativem Throphoblastgewebe ausgefüllt. Normale Schwangerschaftsanteile (Fruchthöhle, Fetus) sind nicht nachweisbar. Schallverstärkung an der Uterushinterwand weist auf flüssigkeitsreiches Weichgewebe hin (Differenzierung zu Uterus myomatosus). **a** Übersicht, **b** vergrößerter Bildausschnitt

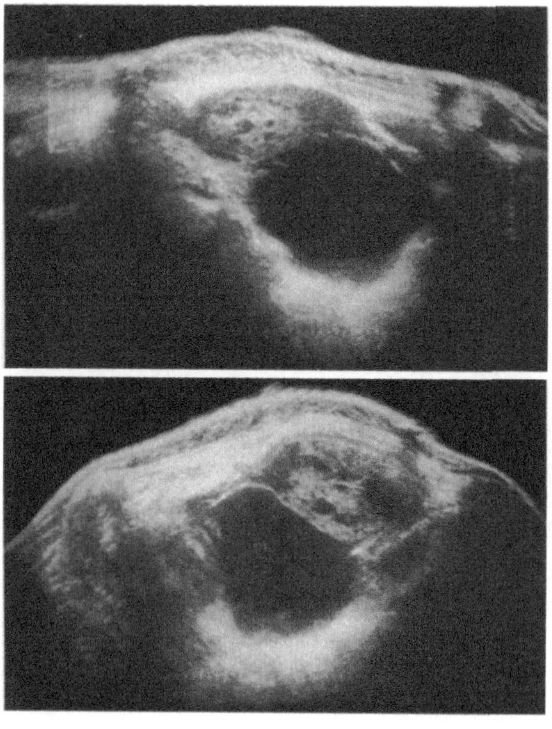

**Abb. 4.39.** Blasenmole, rechnerisch 16. SSW, mit großer Luteinzyste (*oben*: Längsschnitt, *unten*: Querschnitt)

intakten Graviditäten in Blasenmolen mit Absterben des Embryo beobachtet und histologisch bestätigt werden konnte. Auffällig waren jeweils die gestörte Relation zwischen der Größe des Embryos, der Chorion- und später Amnionhöhle sowie dem Volumen des Throphoblastgewebes, das unverhältnismäßig rasch zunahm.

Verschiedene Stadien bis zum Vollbild können differenziert werden (Abb. 4.37–4.39). Das gleichzeitige Vorhandensein von Luteinzysten soll für eine mögliche Entwicklung zum Chorionepitheliom sprechen, ist aber kein Beweis. Wir beobachteten bisher 90 Blasenmolen, aber nur 10 mit Luteinzysten sowie 3 Chorionepitheliome. Spezifische sonographische Malignitätskriterien bestehen nicht.

Interessant ist die auch von anderen Untersuchern bestätigte Beobachtung über den deutlichen Rückgang der Blasenmolen. Dies wird auf die frühzeitig durchgeführte Ultraschalluntersuchung bei Abortus imminens und die damit verbundene frühzeitige Ausräumung von Abortivfrüchten und „missed abortion" zurückgeführt. Die Blasenmole hat offensichtlich keine Zeit mehr, sich zum Vollbild zu entwikkeln. Ein echter faßbarer Erfolg der Sonographie!

Diagnostische Kriterien:

1) Fruchtsack und blasige Verformung des Implantationsbereichs.
2) Cavum gefüllt mit kleinzystischen Strukturen.

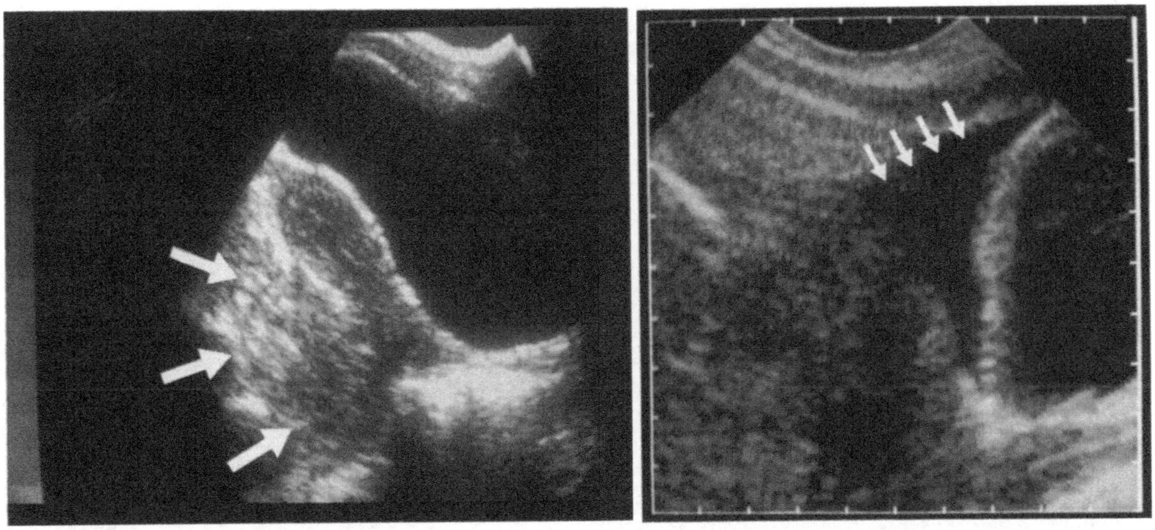

a b

**Abb. 4.40. a** Uterus im Längsschnitt. Keine intrauterine Schwangerschaft nachweisbar. Solider Tumor lateral und hinter dem Uterus als Zeichen eines soliden Konglomerats bei Tubarruptur (*Pfeile*). **b** Längsschnitt. Die Flüssigkeit vor der Harnblase (*Pfeile*) zeigt die massive Blutung einer während der Ultraschalluntersuchung rupturierten EUG

3) Uterus größer oder kleiner als der Amenorrhö entsprechend.
4) Zusätzliche Luteinzysten.

## 4.3 Extrauteringravidität

In der Diagnostik der Extrauteringravidität (EUG) ist die Ultraschalldiagnostik noch nicht zu dem erhofften sicheren Werkzeug geworden, obwohl immer wieder sehr euphorische, aber nicht wirklichkeitsnahe Publikationen über eine hohe Treffsicherheit erscheinen. Natürlich ist die Untersuchung wertvoll im Hinblick auf die hohe Zahl der Ausschlußdiagnosen bei Verdachtsfällen zum Nachweis der intrauterinen Schwangerschaft. Diese Fragestellung macht etwa 20–30% aller Unklarheiten bei Untersuchungen in der Frühschwangerschaft aus und beruht gewöhnlich auf dem gleichzeitigen Vorliegen von Corpus-luteum-Zysten (s. auch Abb. 4.36).

Bei der nicht seltenen intramuralen oder kornualen Lokalisation einer EUG können allerdings falsche intrauterine Graviditäten diagnostiziert werden und, wie Donald bereits 1965 eindrucksvoll berichtete, zu tragischen Zwischenfällen führen. Der direkte Nachweis der EUG gelingt deshalb öfters nicht, weil das Schwangerschaftsprodukt außerhalb des Uterus in der Regel früh zugrunde geht und dem-

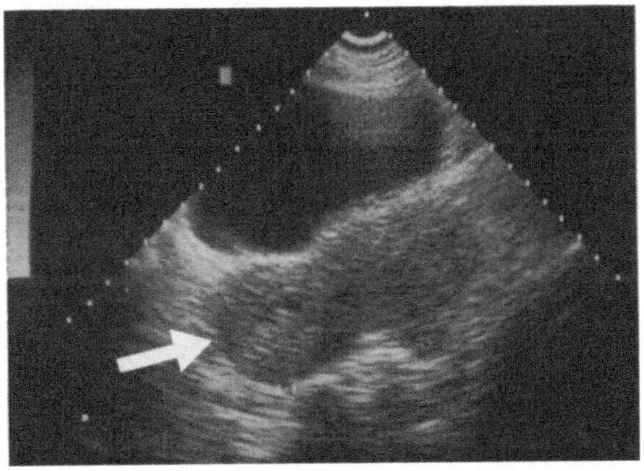

**Abb. 4.41.** Uterus im Querschnitt. Solider Adnextumor rechts bei Tubarruptur (*Pfeil*)

entsprechend sonographisch allenfalls noch als solider, teils zystischer Tumor imponiert (Abb. 4.40 und 4.41). In einigen Fällen konnte unmittelbar während der Ultraschalluntersuchung eine akute Ruptur beobachtet werden (Abb. 4.40b). Offensichtlich kann die pralle Blasenfüllung und der mit dem Schallkopf hervorgerufene Druck auf das Abdomen die Ruptur mitbeeinflussen. Obwohl Kobayashis Angabe von 1969 über 29% Versager bei der EUG-Diagnostik überholt sein dürfte, sind wahrscheinlich 5–10% aller Extrauteringraviditäten im Ultraschall nicht direkt diagnostizier-

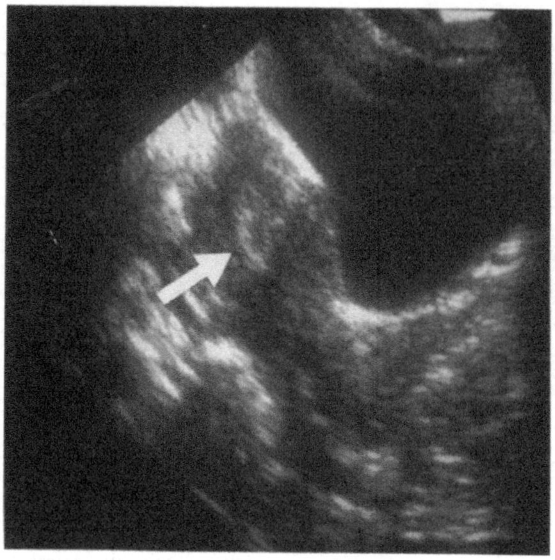

**Abb. 4.42.** Uterus im Längsschnitt. Pseudofruchtsack (Deciduareaktion, *Pfeil*) bei EUG

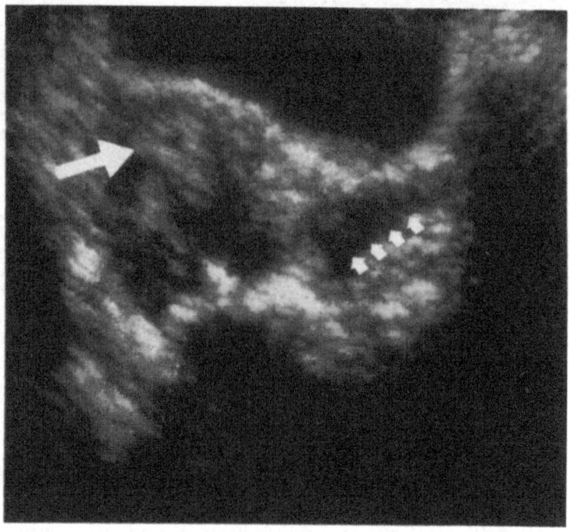

**Abb. 4.43.** Uterus im Querschnitt. Pseudofruchtsack (*Pfeil*) bei EUG links (*kleine Pfeile*)

bar. Dies gilt v.a. für frühzeitig zugrundegegangene und länger zurückliegende Extrauteringraviditäten.

### 4.3.1 Nachweis einer intakten intrauterinen Gravidität

Dies erscheint zunächst einfach, ist auch die häufigste Diagnose bei der Fragestellung EUG, weist aber 2 Probleme auf:

a) Hier kann als deziduale Reaktion eine intrauterine Ringstruktur auftreten, die als Fruchtblase mißgedeutet wird. Dieses Phänomen kann auch nach einer hormonellen Stimulierung im normalen Zyklus unmittelbar nach der Ovulation beobachtet werden (Abb. 4.42 und 4.43, vgl. auch Abb. 15.4). Nach Angaben einiger Autoren (Bradley et al. 1982; Laing u. Brooke-Jefrey 1983) kann diese Ringstruktur im Vergleich zur echten Fruchthöhle dadurch differenziert werden, daß bei der intrauterinen Gravidität ein „doppelter" Ring beobachtet werden kann („double-sac sign"). Dieser setzt sich aus der Decidua- und Trophoblastabgrenzung zusammen. Aber das Dezidualsäckchen bei der EUG kann einen Durchmesser von 1 cm überschreiten (Nelson et al. 1983).

Wir meinen allerdings, daß intrauterine Fruchtanlagen ein asymmetrisches Bild ergeben (vgl. Abb. 4.5c und 4.5g), während das Dezidualsäckchen bei der EUG und postovulatorisch meistens rund ist (Abb. 4.42, 4.43 und 15.7). Nelson et al. (1983) führen an, daß es zur Differenzierung EUG/intrauterine Gravidität nötig sei, das Cavum uteri darzustellen, da normale Implantationen immer getrennt vom Endometriumkanal auftreten, während das Dezidualsäckchen der EUG sich innerhalb dieses Kanals bildet.

b) Eine intakte EUG kann sich durchaus in die Mittellinie projizieren und den kleinen, nicht erweiterten Uterus zur Seite drängen. Deswegen ist es nötig, durch das Anlegen und Verschieben mehrerer Längsschnitte eine Beziehung zwischen dem Fruchtsack und dem zervikalen Anteil des Uterus sowie der Vagina herzustellen, um sicher zu sein, daß die Schwangerschaft tatsächlich intrauterin gelegen ist.

Schwieriger wird die Diagnostik beim intrauterinen Abort mit Resten einer intrauterinen Fruchthöhle und Veränderung im Adnexbereich, die wie z.B. Corpus-luteum-Zysten nicht selten vorkommen, aber auch hier soll auf die Symmetrie oder Asymmetrie des intrauterinen „Ringes" geachtet werden.

### 4.3.2 Darstellung der intakten Extrauteringravidität im Douglas-Raum oder im Adnexbereich

Die eindeutige Darstellung der intakten EUG kommt nach unserer Erfahrung in etwa 1–5% aller Fälle von EUG vor und ist daher relativ

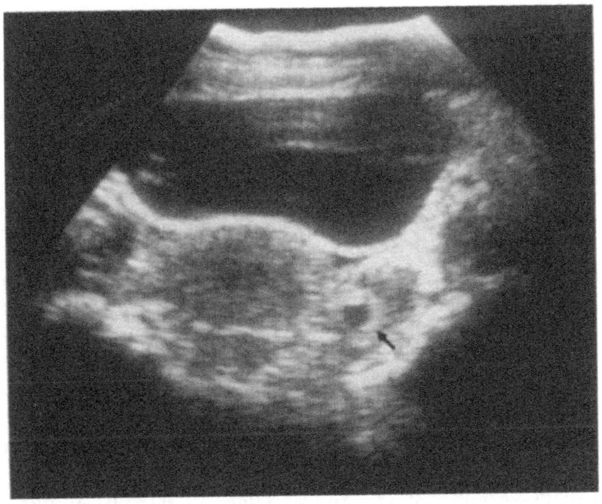

**Abb. 4.44.** Schwangerschaft 7. Woche, Querschnitt. Uterus ohne Schwangerschaftsprodukt, nicht rupturierte Tubargravidität links mit hyperreflektorischem Chorion (*Pfeil*)

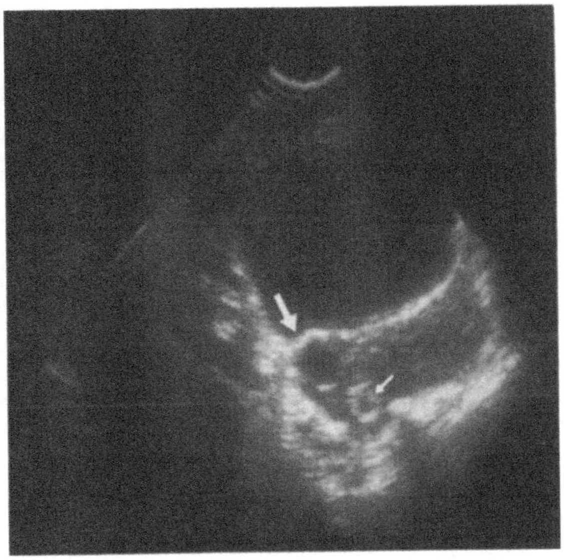

**Abb. 4.46.** EUG 7. Woche, Querschnitt. Tubargravidität rechte Tube, nicht ruptiert mit hyperreflektorischem Chorion (*kleiner Pfeil*) sowie Corpus-luteum-Zyste rechts

selten. Eine Abgrenzung zwischen Tubargravidität, Ovargravidität sowie Abdominalgravidität ist nicht immer eindeutig möglich. Gelingt die Darstellung einer erhaltenen Fruchthöhle im Adnexbereich bei gleichzeitig zweifelsfreier Uterusdarstellung, kann die Diagnose auch als Zufallsbefund schon frühzeitig gestellt werden (Abb. 4.44). Bei intaktem lebenden Fetus gelingt ebenso der Vitalitätsnachweis (Abb. 4.45a, b).

Wird bei einem Palpationsbefund im Adnexbereich und gleichzeitig positivem Schwangerschaftstest sonographisch eine Corpus-luteum-Zyste nachgewiesen, reicht dies zum Ausschluß der ektopen Gravidität nicht aus, da Corpus-luteum-Zysten auch bei EUG vorkommen (Abb. 4.46).

Eine diagnostische Hilfe kann das zusätzliche Vorliegen von Flüssigkeit im Douglas-Raum sein, das nicht nur bei Tubarrupturen (Abb. 4.48), sondern auch bei Tubaraborten zu

a 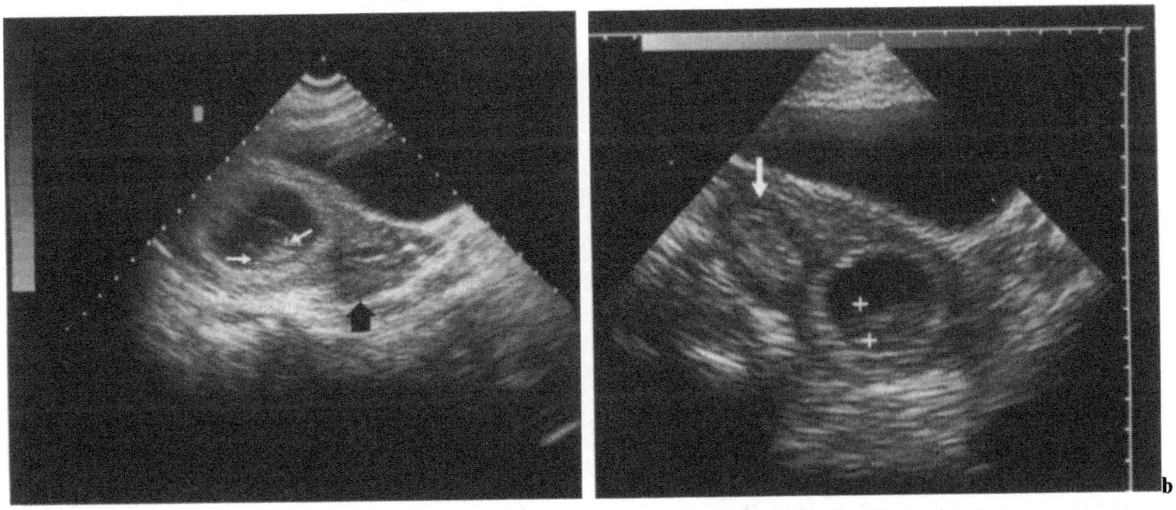 b

**Abb. 4.45.** **a** Schwangerschaft 9. Woche, Querschnitt. Uterus (*schwarzer Pfeil*) mit erweitertem Cavum. Intakte Tubargravidität mit lebendem, zeitgerechtem Fetus (SSL = 19 mm, *weiße Pfeile*). **b** Intakte Tubargravidität 11. Woche mit ebenfalls erweitertem Cavum und zeitgerechtem Fetus (BPD 12 mm)

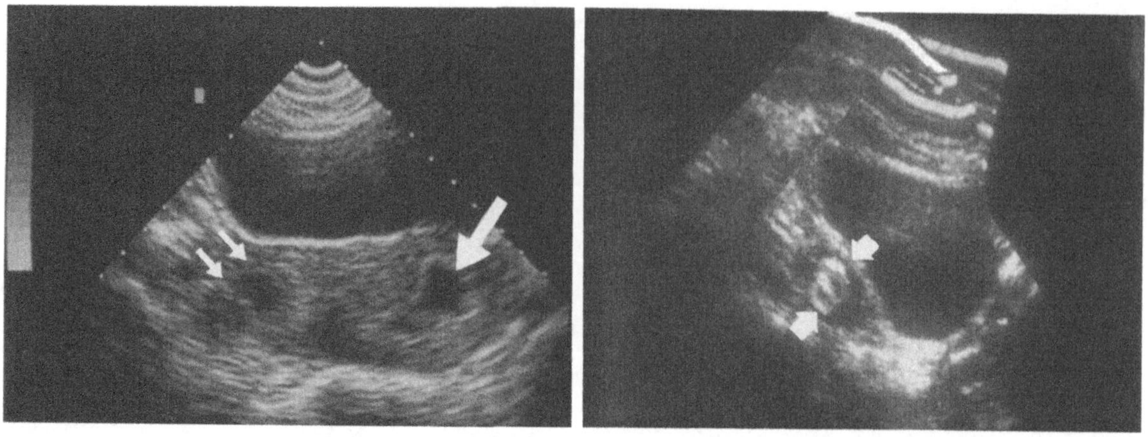

a b

**Abb. 4.47. a** Querschnitt. Intra- und extrauterine Gravidität. Fruchthöhle mit intaktem Fetus, 8. SSW (*Pfeil*) sowie entrundete Fruchthöhle eines Tubarabortes rechts (*kleine Pfeile*). **b** Schwangerschaft 8. Woche, Längsschnitt über dem Ovar zeigt die Anlage einer Geminiovargravidität (2 Fruchthöhlen, *Pfeile*)

einem hohen Prozentsatz vorkommt. Das gleichzeitige Vorliegen einer intrauterinen und extrauterinen Gravidität (Abb. 4.47a), was angeblich nur mit einer Häufigkeit von 1:30000 vorkommen soll, konnten wir an der UFK innerhalb 10jähriger Ultraschalltätigkeit zweimal beobachten. Nach persönlichen Mitteilungen anderer Untersucher scheint es tatsächlich häufiger vorzukommen. Dagegen stellt der Zufallsbefund einer ovariellen Zwillingsgravidität (Abb. 4.47b) sicher eine extreme Seltenheit dar, obwohl auch hier über eine Entwicklung bis zum Termin mit lebendem Kind berichtet wurde (Williams et al. 1982).

Es ist durchaus möglich, daß intakte Extrauteringraviditäten bis hin zum Ende der Tragzeit symptomlos bestehen bleiben. Wir haben den Fall einer kornualen Gravidität in der 26. Woche beobachtet (Abb. 4.48). Dieser Befund wurde nur sonographisch auffällig; klinisch war die Patientin beschwerdefrei und ohne jede Symptomatik. Für das klinische Management kam hier dem Sonographiebefund lebenserhaltende Bedeutung zu.

### 4.3.3 Zystisch-solide Tumoren im Adnexbereich

Zystisch-solide Tumoren, die im Gegensatz zu Corpus-luteum-Zysten länglich und nicht rund sind sowie vermehrt solide Anteile aufweisen, treten sowohl bei Tubarrupturen als auch bei Tubaraborten auf. Diese Befunde weisen unterschiedliche Formen auf und lassen sich vom reinen Bild her von entzündlichen Veränderungen im Tubenbereich nicht differenzieren (vgl. hierzu auch Abb. 16.8).

### 4.3.4 Flüssigkeit im Abdomen oder nur im Douglas-Raum

Bei Tubarruptur können größere Mengen Flüssigkeit im Abdomen, in den Flanken bis hin zur Leber gesehen werden, nicht unbedingt mit gleichzeitigen schweren klinischen Symptomen (Abb. 4.49). Diese Flüssigkeiten können auch als organisierte Hämatome seitlich und kranial des Uterus gesehen werden und weisen dann deutlich solide Strukturen auf. Sie wirken sehr homogen und lassen sich sehr schwer von der Umgebung abgrenzen. Da manche Patientinnen, insbesondere nach gedeckten Rupturen, sich für mehrere Tage noch in einem guten Allgemeinzustand befinden, imponieren diese Strukturen als solide Tumoren (Abb. 4.49).

Daneben kommen Flüssigkeitsansammlungen im Douglas-Raum bei Tubarrupturen aber auch bei Tubaraborten vor. Hierbei kann die Tube durchaus noch als intakter solider oder zystischer Tumor imponieren, jedoch ist sicher in gut 80% der Fälle mit Flüssigkeitsansammlung im Douglas-Raum zu rechnen. Diese Flüssigkeitsansammlung kommt allerdings in geringerem Maße auch bei Normalbefunden außerhalb der Gravidität vor, besonders aber unmittelbar nach der Ovulation (s. Kap. 15, Abb. 15.10–15.12).

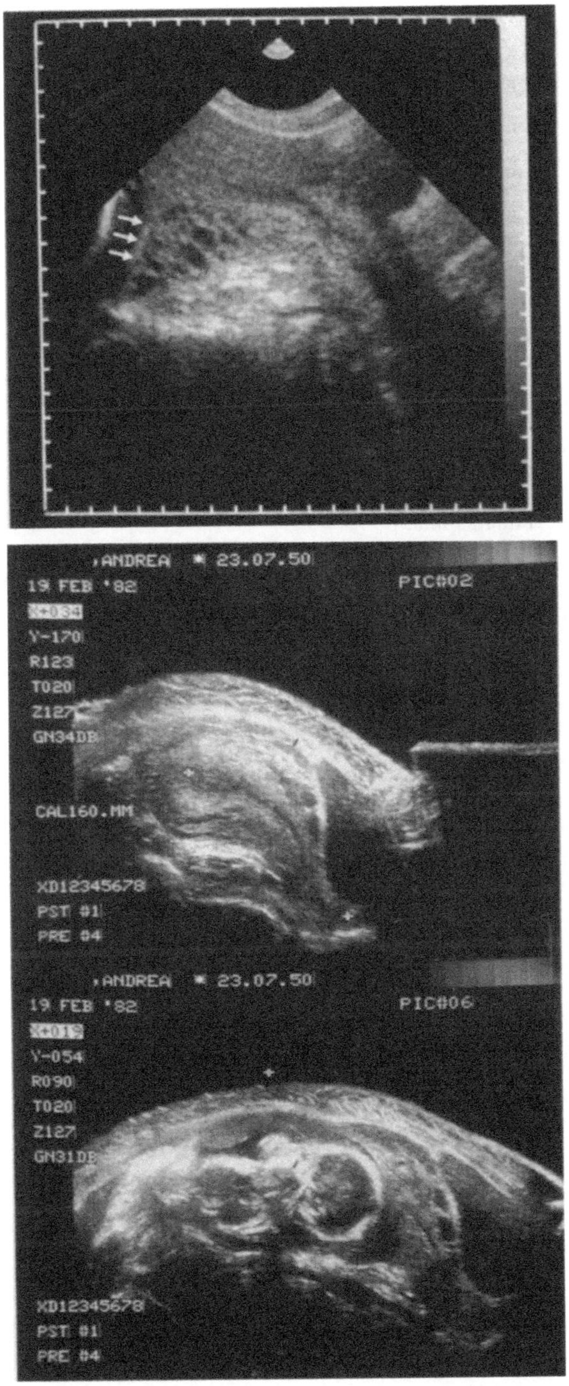


a

b

c

**Abb. 4.48a–c.** Kornuale Schwangerschaft, 26. Woche. **a** Überweisung wegen Verdachts auf partielle Blasenmole *kleine Pfeile:* sinoidale Gefäßräume. **b** Längsschnitt, Uterus. Zervix-Fundus-Abstand 16 cm. Gravidität nicht intrauterin. **c** Nach rechts versetzter Längsschnitt zeigt den Fetus in einer aus der rechten Funduskante prolabierten Fruchtanlage. Zu diesem Zeitpunkt ohne klinische Symptomatik. Operation unter Erhaltung des Uterus und der Adnexe

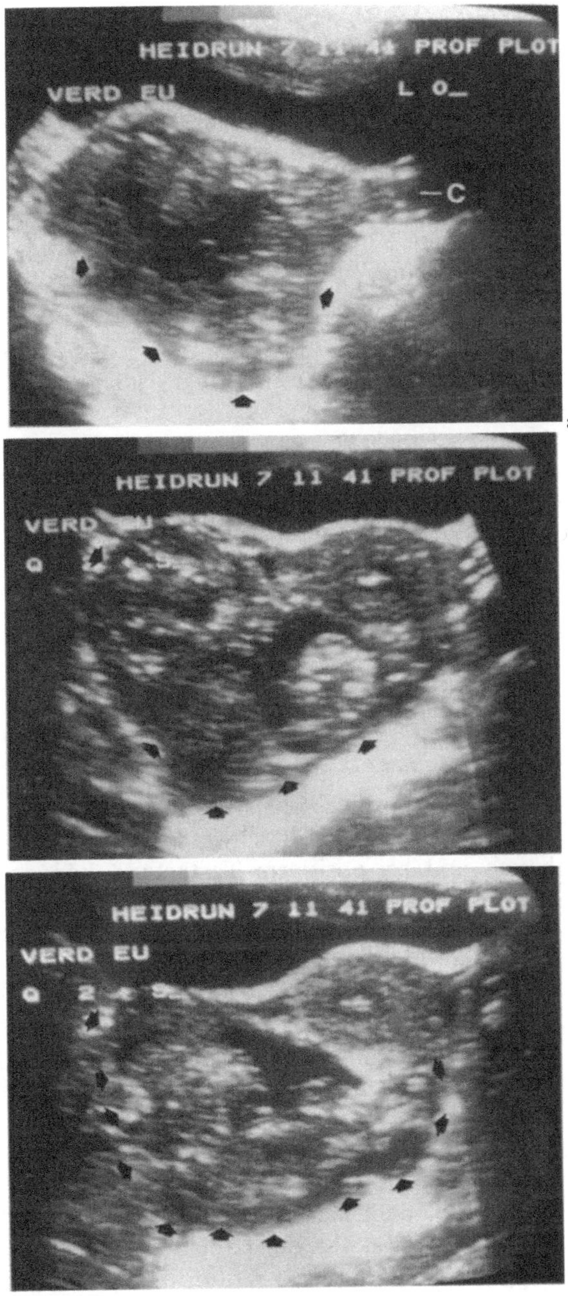


a

b

c

**Abb. 4.49.** Frisch rupturierte EUG mit zystisch-solidem Tumor im rechten Adnexbereich und Douglas-Raum. *Oben:* Längsschnitt, *C* Zervix. *Mitte* und *unten:* Querschnitt, Tumor rechts und hinter dem Uterus. Man beachte das multiforme Bild

**Wichtigste Verwechslungs- und Fehlermöglichkeiten beim positiven Schwangerschaftstest, fehlender Fruchthöhle und Verdacht auf Extrauteringravidität**

| *Falsch-positive Diagnose* | *Falsch-negative Diagnose* |
|---|---|
| Frühgravidität und Corpus-luteum-Zyste vor der 6. Woche | „Dezidualsäckchen" als intrauterine Gravidität mißdeutet |
| Frühgravidität, Corpus-luteum-Zyste bei Retroflexio und fehlender Fruchtblasendarstellung | Intra- und Extrauteringravidität |
| Uterus bicornis mit Gravidität in einem Horn | Kornuale Gravidität oder Abdominalgravidität mit schlechter Darstellbarkeit des kleinen Uterus |

Bei negativem Schwangerschaftstest ($\beta$-HCG) sollte heute der Ausschluß einer EUG nahezu sicher sein. Bei Durchführung der früher üblichen Urintests muß eine Fehlerquote bis zu 10% falsch-positiver oder -negativer Tests angesetzt werden. Bei Beschwerden im Unterbauch und bei positivem Tastbefund können hier v.a. Adnexitiden, rupturierte Ovarialzysten und auch Endometriosen zur falsch-positiven Diagnose führen, da einige Untersucher schon von falsch-positivem $\beta$-HCG berichteten, das zu unnötigem Handeln führte. Hier scheint es sich um die richtige Einstellung des Radioimmunoassays zu handeln. Die Häufigkeit einer erneuten EUG ist deutlich erhöht (Hallatt 1975), so daß dieser Differentialdiagnose bei anamnestischer Belastung Bedeutung zukommt. Da die Diagnostik der EUG schwierig ist, zugleich viel für die Patientin davon abhängt, müssen sämtliche Kriterien zur Beurteilung herangezogen werden. Jedoch gelingt es auch dann in vielen Fällen nicht, eine eindeutige abschließende Diagnose zu stellen. Der Untersucher sollte, wenn möglich, selber gynäkologisch untersuchen, um die dargestellten Phänomene besser einordnen zu können. In vielen Fällen kann die Ultraschalldiagnostik nur eine Reihe von Differentialdiagnosen anbieten und die Indikation zur Laparoskopie stellen, aber wenn es der Zustand der Patientin erlaubt, sollte die Sonographie immer durchgeführt werden.

**Literatur**

Allibone GW, Fagan CJ, Porter SC (1981) The sonographic features of intraabdominal pregnancy. J Clin Ultrasound 9:383

Bradley WG, Fiske CE, Filly RA (1982) The double sac sign of early intrauterine pregnancy: use in exclusion of ectopit pregnancy. Radiology 143:223

Donald I (1965) Ultrasonic echo sounding in obstetrical and gynecological diagnosis. Am J Obstet Gynecol 93:935

Hallatt IG (1975) Repeat ectopic pregnancy: A study of 123 consecutive cases. Am J Obstet Gynecol 122:520

Kobayashi M, Hellmann LJ, Fillisti LP (1969) Ultrasound: An aid in the diagnosis of ectopic pregnancy. Am J Obstet Gynecol 103:1131

Laing FC, Brooke-Jefrey R (1983) Ultrasound Evaluation of Ectopic pregnancy. In: Callen PW (ed) Ultrasonography in obstetrics and gynecology. Saunders, Philadelphia, p 291

Langhlin CL, Lee TG, Richards RG (1983) Ultrasonographic diagnosis of cervical ectopic pregnancy. J Ultrasound Med 2:137

Müller E, Leucht W (1981) Ultraschalldiagnostik bei ektopen Schwangerschaften. Ultraschall 2:158

Nelson P, Bowie JD, Rosenberg E (1983) Early intrauterine pregnancy or decidual cast: An anatomic-sonographic approach. J Ultrasound Med 2:543

Schaffer RM, Stein K, Shih JH, Goodman JD (1983) The echoic pseudogestational sac of ectopic pregnancy simulating early intrauterine pregnancy. J Ultrasound Med 2:215

Williams PC, Malvar TC, Krafft JR (1982) Term ovarian pregnancy with delivery of a live female infant. Am J Obstet Gynecol 142:589

## 4.4 Tumor und Schwangerschaft

Im Prinzip muß man bei den gleichzeitig mit Schwangerschaft einhergehenden Tumoren zwischen funktionellen und nichtfunktionellen Geschwülsten unterscheiden. Die funktionellen Zysten treten entweder infolge einer Stimulierungsbehandlung als Zeichen einer Überstimulierung (Abb. 4.50) oder auch als zystische Corpora lutea in normalen Graviditäten auf. Corpus-luteum-Zysten unterschiedlichen Ausmaßes kommen nach unserer Erfahrung bei etwa 20% aller Schwangerschaften vor, führen oft zu der Verdachtsdiagnose Extrauteringravidität (EUG) und sind gewöhnlich bis zur 16. SSW vollständig verschwunden.

Diese Zysten können infolge einer Überstimulierung bis über 10 cm Größe erreichen, überschreiten jedoch in normalen Schwangerschaften gewöhnlich 6–8 cm nicht. In vielen Fällen bereiten sie keine Beschwerden, sondern

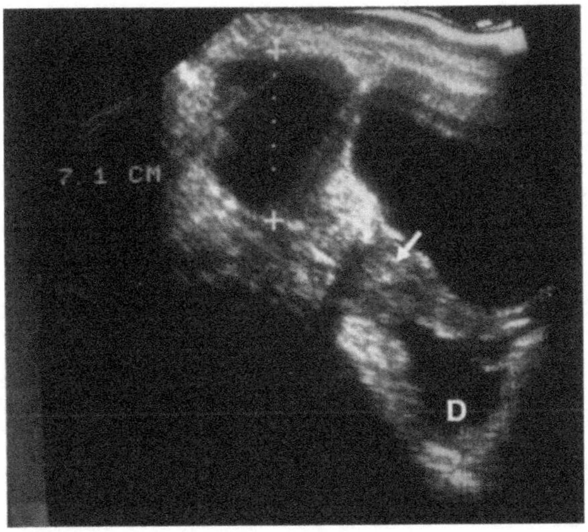


**Abb. 4.50.** Längsschnitt. Anfang 5. SSW (*Pfeil*); Zustand nach Ovulationsauslösung, Corpus-luteum-Zyste 7,1 cm, Flüssigkeit im Douglas-Raum (*D*)

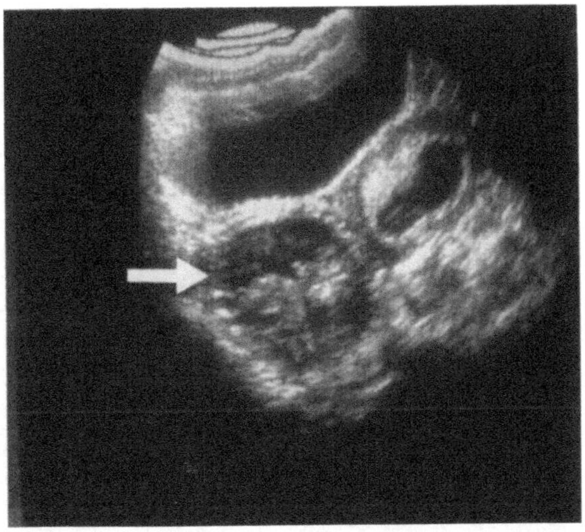

**Abb. 4.51.** Querschnitt. 9. SSW; Dermoidzyste, rechtes Ovar (*Pfeil*)

sind Zufallsbefunde bei der Palpationsuntersuchung. Eine spezielle Therapie ist nicht notwendig. Corpus-luteum-Zysten treten relativ selten bei intrauterinen Aborten auf, jedoch konnten wir mehrere Fälle von EUG mit gleichzeitig vorliegenden Corpus-luteum-Zysten beobachten, was natürlich teilweise die Diagnostik erschwerte (vgl. 4.3).

In Einzelfällen treten bei blutenden Corpus-luteum-Zysten die gleichen Symptome auf wie bei rupturierter EUG, so daß hier weder klinisch noch sonographisch eine eindeutige Differentialdiagnose möglich ist.

Natürlich können auch bei nicht blutenden Corpus-luteum-Zysten geringe solide Anteile vorkommen. Überwiegen jedoch die soliden Anteile gegenüber den zystischen Anteilen und sind sie gleichzeitig stark echogebend, handelt es sich häufig um Dermoide, die natürlich anders zu betrachten sind (Abb. 4.51). In seltenen Fällen können auch größere Ovarialkystome gleichzeitig mit der Schwangerschaft auftreten. So konnten wir ein bis zum Rippenbogenbereich reichendes Ovarialkystom beobachten, das erst bei näherem Betrachten den Blick auf die gleichzeitig bestehende Schwangerschaft in der 16. Woche erlaubte. Aufgrund des Bildes wurde zunächst sogar an eine Blasenmole bei gleichzeitig bestehender Schwangerschaft gedacht. Nach operativer Entfernung des Tumors konnte sich die Schwangerschaft jedoch normal weiterentwickeln und das Kind ausgetragen werden. Diese Fälle sind jedoch selten (Abb. 4.52). Wesentlich häufiger treten Myome gleichzeitig mit der Schwangerschaft auf, die je nach Sitz, Wachstumstendenz und Ausbreitung unterschiedliche Probleme bereiten können (Abb. 4.53 a–d). Je nach Beschwerden und ursprünglicher Größe der Myome können in etwa 4wöchigen Abständen während der Schwangerschaft Kontrollen durchgeführt werden, wobei sich zeigt, daß durchaus nicht alle Myome während der Schwangerschaft deutliches Wachstum aufweisen. In Fällen, in denen das

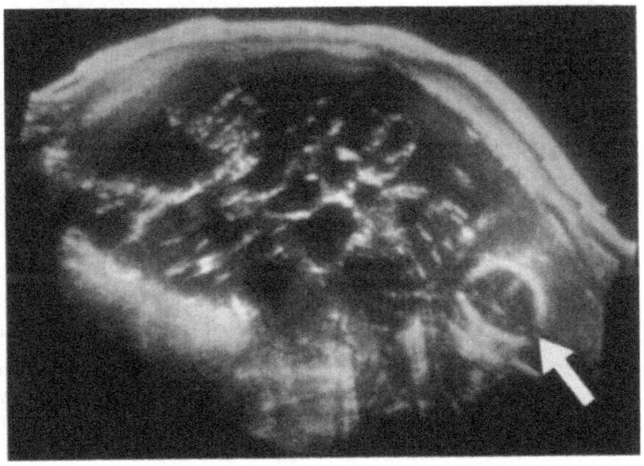

**Abb. 4.52.** Den gesamten Bauchraum ausfüllendes Ovarialzystom, 16. SSW; *Pfeil:* kindlicher Schädel; Operation unter Erhaltung der Schwangerschaft

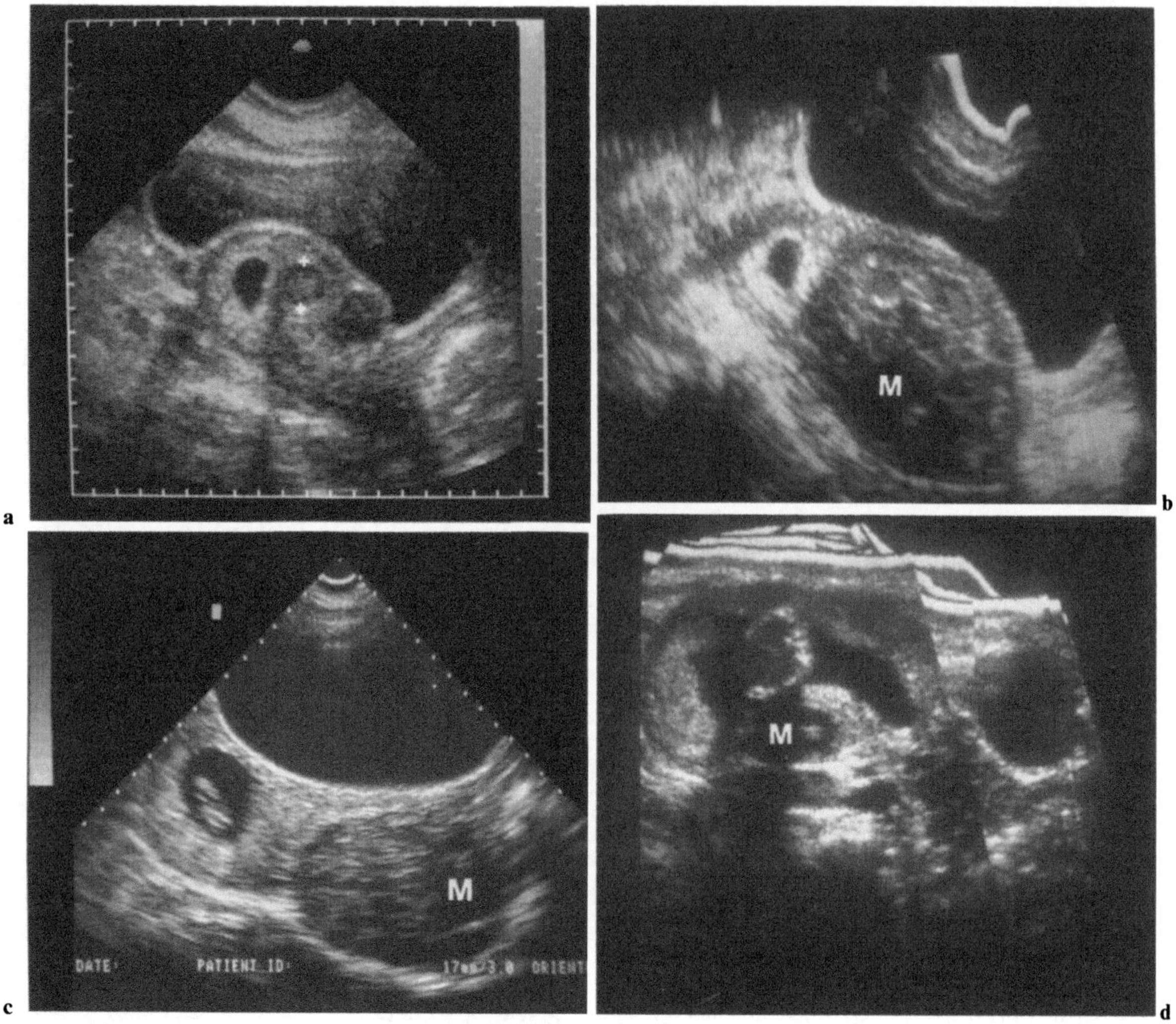


**Abb. 4.53. a** Multiple intramurale Myome bei Gravidität (7. Woche). **b** Längsschnitt. 7. SSW; Kompression der Fruchthöhle durch großes intramurales Myom (*M*). **c** Längsschnitt. 9. SSW; retrozervikales, subseröses Myom (*M*). **d** Längsschnitt. 14. SSW; submuköses Myom in die Fruchthöhle vorspringend (*M*)

Myom durch verdrängendes Wachstum entweder zu einem Abort führen oder in der späteren Schwangerschaftszeit die Entwicklung des Kindes schädigen kann, läßt sich mit Hilfe der Sonographie die exakte Lokalisation des Myoms bestimmen und beurteilen, ob eine Myomenukleation innerhalb der Schwangerschaft sinnvoll wäre (Abb. 4.53c) oder ob bei einem eventuellen operativen Eingriff zwangsläufig die Fruchthöhle verletzt wird (Abb. 4.53b). Wir haben allerdings die Erfahrung gemacht, daß in der Frühschwangerschaft beobachtete Myome in Zervixnähe nicht automatisch zu den erwarteten Veränderungen bei der Geburt führen müssen. Dies hängt evtl. damit zusammen – ähnlich wie bei der Migration der Plazenta –, daß durch Wachstum des unteren Uterinsegments sowie durch Torsion des Uterus während der Schwangerschaft die Lage eines Myoms am Ende der Schwangerschaft nicht identisch mit der in der Frühschwangerschaft festgestellten Lokalisation sein muß.

Muran et al. (1980) beschreiben, daß ein hoher Prozentsatz von Myomen klinisch nicht entdeckt wird, wenn sie sich im Corpus uteri befinden. Interessant ist auch seine Feststellung, daß die Größe der Myome nicht in unbedingtem Zusammenhang zwischen vaginaler und abdo-

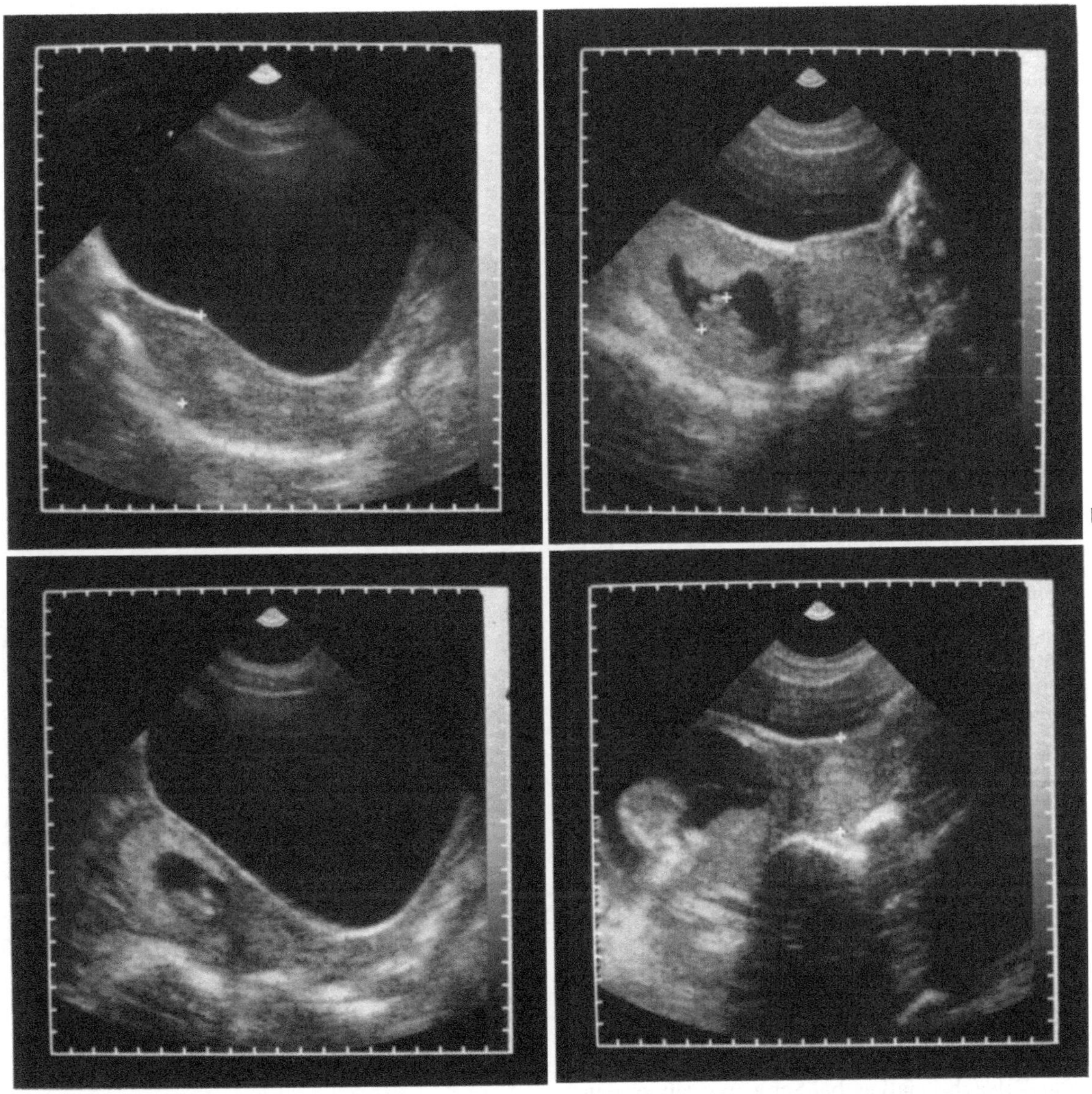

a b c d

**Abb. 4.54a–d.** Schwangerschaft bei Uterus bicornis. **a** Längsschnitt. Leeres linkes Uterushorn. 12. SSW; **b** Querschnitt. Leeres linkes Horn; rechtes Horn mit intakter Schwangerschaft. **c** Längsschnitt. Rechtes Horn mit Fundusplazenta und fetalem Echokomplex. **d** Querschnitt. Leeres linkes Horn. 16. SSW, rechtes Horn

mineller Entbindungsform steht, d.h. auch bei einer Größe von 10 cm kann sehr häufig noch die Normalentbindung erfolgen.

Über das Wachstumsverhalten von Myomen besteht allgemein die Ansicht, daß in ca. 80–90% aller Fälle kein Wachstum beobachtet wird (Stein et al. 1975; Muran et al. 1980; Fleischer et al. 1980). In einigen Fällen sind jedoch Größenzunahmen bis zu 30%, aber auch Abnahme der Größe beschrieben worden. Dies entspricht auch unserer Erfahrung. Kindliche Mangelentwicklungen treten nicht gehäuft auf. Signifikante Komplikationen traten auf, wenn Plazentahaftstelle und Myom direkt in Kontakt standen (Muran et al. (1980): vorzeitiger Blasensprung, Blutung während der Schwangerschaft und postpartal. Dennoch traten auch in diesen Fällen keine Komplikationen während der Geburt auf.

Maligne Tumoren kommen zwar vor, sind aber extrem selten. Hier gilt ein ähnlicher Grundsatz wie in der gesamten Gynäkologie überhaupt, daß solide oder zystische Tumoren (außer Myom oder Corpus-luteum-Zysten) auch während der Schwangerschaft operiert werden sollten.

Nicht immer einfach sind Befunde bei Uterus bicornis zu deuten, die mit Tumoren, insbesondere Myomen, verwechselt werden können (Abb. 4.54a–d). Wichtig ist hierbei die Darstellung des zweiten Cavum uteri, das bei Verlaufskontrollen kein oder unwesentliches Wachstum zeigt. Die Differentialdiagnose zur EUG kann im Einzelfall schwierig sein.

**Literatur**


Blarr RG (1960) Pregnancy associated with congenital malformations of the reproductive tract. J Obstet Gynaecol Br 67:36

Buttery BW (1972) Spontaneous haemoperitoneum complicating uterine fibromyoma. Aust NZJ Obstet Gynaecol 12:210

Creen WM, Berry S, Wilkinson G (1979) Twin pregnancy in a bicornuate uterus. JCU 7:303

Fleischer AC, Boehm FH, Everette James A (1980) Sonographic evaluation of pelvic masses occurring during pregnancy. In: Saunders R, James E (eds) The principles and practice of ultrasonography in obstetrics and gynecology. Appleton-Century-Crofts Medical, New York, p 263

Muran D, Gillieson M, Walters JH (1980) Myomas of the uterus in pregnancy: Ultrasonographic follow up. Am J Obstet Gynecol 138:16

Stein W, Halberstadt E, Leppien G, Eckert H (1975) Ultraschallkriterien zur Beurteilung der Gravidität bei Uterus myomatosus. Arch Gynecol 219:398


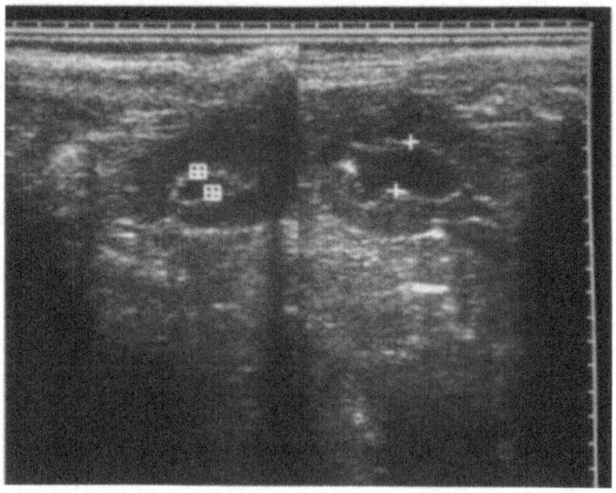

**Abb. 4.55.** Nierenlängsschnitt in der Schwangerschaft. *Links:* kaum erweitertes Kelchsystem, linke Niere; *rechts:* Erweiterung des rechten Nierenbeckens auf 2,1 cm

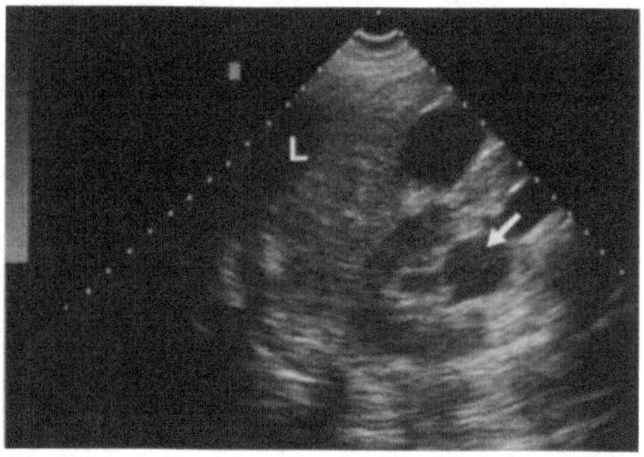


**Abb. 4.56.** Rippenbogenrandschnitt rechts. Erweiterung des proximalen Ureteranteils in der Gravidität (*Pfeil*, *L* Leber)

## 4.5 Niere und Schwangerschaft

Die Tatsache, daß es bei Schwangeren zu einer Dilatation der ableitenden Harnwege kommen kann, ist schon lange bekannt. So beschrieb bereits Cruvelhier 1842 in Sektionsprotokollen über verstorbene Schwangere Hydronephrosen und Hydroureter, besonders auf der rechten Seite. Lange Jahre konnte diese Beobachtung klinisch nicht untersucht werden, da es sich verbot, bei Schwangeren zuviele Röntgenuntersuchungen durchzuführen.

Kretschmar et al. konnten 1933 anhand mehrerer Röntgenuntersuchungen die Aufweitung nachweisen, mittels Ultraschall taten dies in letzter Zeit mehrere Autoren (Braasch 1978; Bernascheck u. Kratochwil 1981; Spernol et al. 1982). Nach unserer Erfahrung treten etwa bei 40% schwangerer Frauen Stauungen im Bereich der ableitenden Harnwege auf, wobei die rechte Niere in über 80% der Fälle deutlicher betroffen ist als die linke (Abb. 4.55 und 4.56). Bei etwa 15% muß mit beidseitigen Hydronephrosen gerechnet werden. Interessant ist, daß es offensichtlich keinen Zusammenhang zwischen dem Alter der Schwangerschaft und den Hydronephrosen gibt, jedoch können Hydronephrosen, die an einer vorgeschädigten Niere entstehen, sich zum Ende der Schwangerschaft hin verstärken. Bei vielen Patientinnen treten diese Veränderungen ohne Symptome auf, jedoch kommen sie doppelt so häufig vor, wenn in der Anamnese der Schwangeren

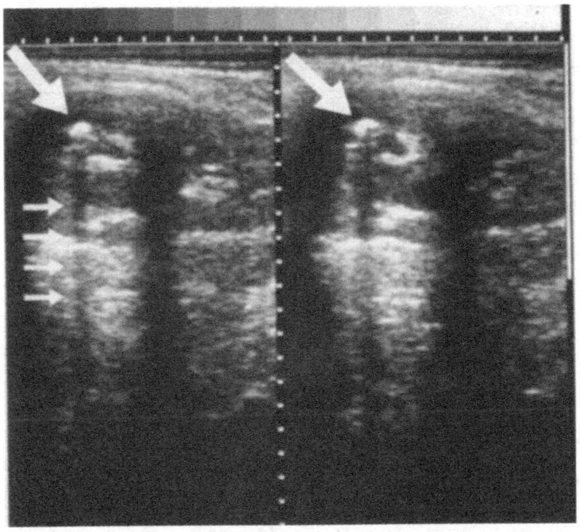

**Abb. 4.57.** Längsschnitte der linken Niere. Nur leichter Aufstau, jedoch deutlicher Steinnachweis mit Schallschatten (*Pfeile*)

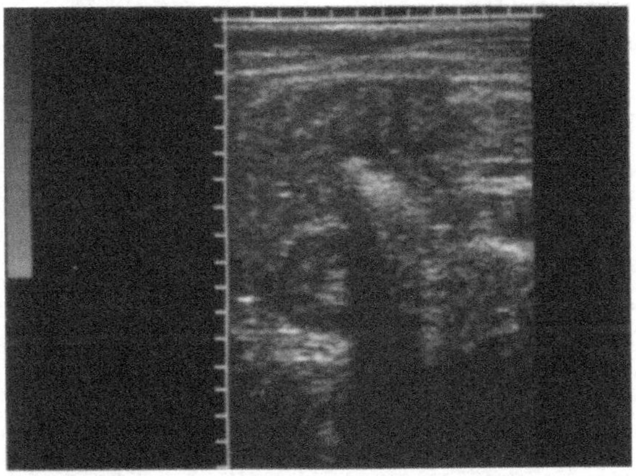

**Abb. 4.58.** Querschnitt im Oberbauch. Leber und Gallenblase mit Steinen; deutlicher Schallschatten

Nierenerkrankungen vorhanden sind (Braasch 1978).

Wir gehen i.allg. davon aus, daß Dilatationen des Nierenbeckens bis zu einem maximalen Durchmesser von etwa 3 cm noch als „normal" angesehen werden können. Darüber hinausgehende Befunde benötigen sicherlich eine strenge Kontrolle der Harnbefunde während der Schwangerschaft, sowie wiederholte Ultraschallkontrollen. Bei auffälligen Urinbefunden sowie Beschwerden sollte grundsätzlich eine Ultraschalluntersuchung der Niere erfolgen. Spernol et al. (1982) schließen aus Untersuchungen von Schwangeren mit festgestellter Pyelitis:

1) Klopfschmerz und sonographisch festgestellte Erweiterung des Nierenbeckens bedeuten häufiger Harnwegsinfekte als alleinige Klopfempfindlichkeit der Nierenlager.
2) Eine Erweiterung des Nierenbeckens und ein Harnwegsinfekt bedeuten häufiger Rezidive. Vor allem im Risikokollektiv scheint hier eine Überwachung der Nierenbefunde während der Schwangerschaft angebracht (Abb. 4.56).

Wir verfahren dabei so, daß wir bis zum 7. Monat die Patientin noch in Bauchlage untersuchen, wobei die Untersuchungszeit natürlich sehr kurz gehalten wird; danach, bis zum Ende der Schwangerschaft, versuchen wir, die Nieren in Rückenlage darzustellen, was auch gewöhnlich relativ gut geht.

Bei zystischen Besonderheiten an der Niere muß natürlich auch bedacht werden, daß es neben der Hydronephrose, die schwangerschaftsbedingt ist, auch schwerwiegendere Erkrankungen der Niere gibt (z.B. Zystennieren), die durchaus vererbbar sein können. Daher ist bei auffälligen Nierenbefunden der Mutter auch, was während des gleichen Untersuchungsganges nicht schwierig sein dürfte, auf die Nieren des Kindes zu achten. Untersucht man die Niere der Schwangeren, können zugleich Leber und Gallenblase dargestellt werden. Gallensteine, die nicht selten vorkommen, sind leicht darstellbar (Abb. 4.58).

Nierensteine, die ebenfalls zu Schmerzen, auffälligen Urinbefunden und Aufstauungen führen, sind häufig, aber nicht ohne weiteres darstellbar (Abb. 4.57).

Eine Besonderheit stellt der in den Abbildungen 4.59a–f demonstrierte Fall dar.

Die Patientin kam ebenfalls wegen Rückenschmerzen in der Gravidität zur Untersuchung. Oberhalb des zeitgerecht entwickelten Fetus findet sich rechts ein Tumor mit zystischen und soliden Anteilen, der zunächst als Echinokokkuszyste der Leber gedeutet wurde (Abb. 4.59a, b). Der Leberrandschnitt zeigt die Zugehörigkeit zu Niere bzw. Nebenniere (Abb. 4.59c). Die anfangs geplante Operation wird auf Anraten des Chirurgen verschoben, und die Kontrolle nach 6 Wochen zeigt eine erstaunliche spontane Rückbildung des Tumors (Abb. 4.59d–f). Die Verkleinerung von 9,5·10,8 cm auf 5,5·5,1 cm ist v.a. auf die Reduktion der zystischen Anteile zurückzuführen.

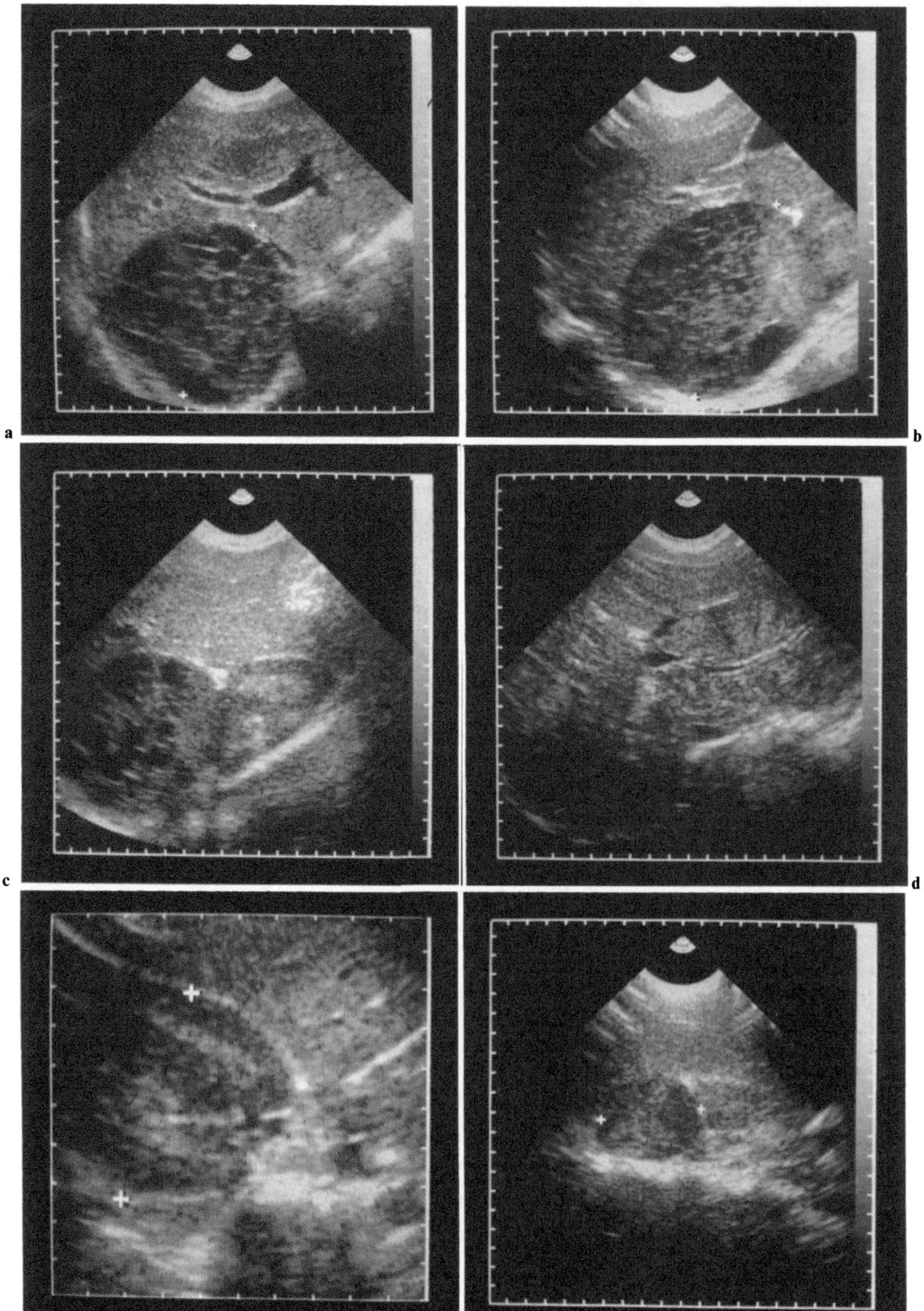
a
b
c
d
e
f

Nachfolgend geben wir kurze Übersichten zur Diagnostik bei Oberbauchbeschwerden in der Schwangerschaft.

a) Akute Oberbauchbeschwerden

| 1) Schwangerschaftsbedingt | 2) Nicht schwangerschaftsbedingt |
|---|---|
| *Problemlos:* | *Entzündliche Prozesse:* |
| – Zwerchfellhochstand | – Pyelitis |
| – Meteorismus | – Appendizitis |
| – Heftige Kindesbewegungen | – Enteritis |
| *Problematisch:* | *Verschlußprozesse:* |
| – Hydramnion | – Gallenstein |
| – Vorzeitige Plazentalösung | – Nierenstein |
| – Uterusruptur | – Ileus |
| | *Freie intraabdominale Flüssigkeit:* |
| | – Blut |
| | – Aszites |

b) Sonographisch faßbare Ursachen

| 1) Geburtshilflich bedingt | 2) Nicht geburtshilflich bedingt |
|---|---|
| | *Verschlußprozesse:* |
| – Hydramnion | – Gallenblase |
| Vorzeitige Plazentalösung | – Nierenhohlsystem |
| – Uterusruptur | – Darm |
| | *Freie intraabdominale Flüssigkeit* |

◀ **Abb. 4.59. a, b** Leberanschnitte mit großem zystisch-solidem Tumor (9,5·10,8 cm). **c** Der Rippenbogenanschnitt zeigt die Zugehörigkeit zur Niere mit oberem Nierenpol. **d–f** Entsprechende Schnitte nach 6 Wochen zeigen die Spontanregression des Befundes. Der Tumor befindet sich post partum noch in situ

## Literatur

Bernaschek G, Kratochwil A (1981) Graviditätsbedingte Erweiterungen am Nierenhohlraumsystem. Sonographische Diagnose und Verlaufskontrollen. Geburtshilfe Frauenheilkd 41:208

Braasch M (1978) Ultraschalldarstellung mütterlicher Nierenveränderungen mit Ultraschall. Med. Diss., Marburg

Fochem K, Wagenbichler P (1969) Beitrag zur Problematik der Veränderungen am Ureter und Nierenhohlsystem in der Schwangerschaft. Geburtshilfe Frauenheilkd 29:278

Harrow BR, Sloane JA, Salhanick L (1964) Etiology of the hydronephrosis of pregnancy. Surg Gynecol Obstet 119:1042

Kretschmer HL, Heaney NS, Ockuly EA (1933) Dilatation of the kidneys, pelvis and ureter during pregnancy and puerperium. JAMA 101:2025

Spernol R, Riss P, Bernaschek G (1982) Echographische Untersuchung des Nierenbeckens bei klinischer Diagnose Pyelitis gravidarium. Geburtshilfe Frauenheilkd 42:717

# 5 Mehrlingsschwangerschaft

Die Frühdiagnose von Mehrlingen stützt sich auf den Nachweis von zwei oder mehr Fruchthöhlen und gelingt dementsprechend bereits ab der 5. SSW. Berühmtheit erlangte der Fall von Campbell et al. (1976), die in der 9. SSW Fünflinge ultrasonographisch darstellen konnten. Im eigenen Material wurden die frühesten Diagnosen in der 6. SSW gestellt. Verdachtsmomente, v.a. bei Fällen von Ovulationsauslösung nach Überwachung des Follikelwachstums, konnten allerdings schon zwischen dem 15. und 20. Tag nach der Konzeption geäußert werden. Es ist freilich zu bemerken, daß wir für die endgültige Diagnose von Mehrlingen auch den Nachweis der Embryonen mit Herzaktion fordern (Abb. 5.1–5.7).

Bereits Hoffbauer (1974) und Levi (1976) konnten in eindrucksvoller Weise darstellen, daß tatsächlich, wie bereits 1945 von Verschuer in Stökkels Lehrbuch der Geburtshilfe beschrieben, Mehrlingsschwangerschaften in einer Größenordnung von bis zu 70% bereits im 1. Trimenon ganz oder partiell zugrunde gehen. Eventuell ist diese Zahl etwas zu hoch gegriffen, da im alleinigen Nachweis von Fruchthöhlen Irrtümer nicht ausgeschlossen sind. Wir selbst sahen viele Fälle, bei denen zunächst mehrere Fruchthöhlen darstellbar waren, die später ausgestoßen wurden (Zwillings oder Drillingsmolen; Abb. 5.8a, b). Wir haben bisher aber noch keinen Fall beobachtet, in dem ein lebend nachgewiesener Embryo oder Fetus „spurlos" verschwunden ist. Im Interesse der Patientinnen halten wir es daher für zweckmäßig, die Mitteilung der Diagnose Mehrlinge an den Nachweis fetalen Lebens zu binden.

In der Praxis verfahren wir so, daß wir kaum vor der 8. SSW die Patientinnen über Mehrlinge informieren. Aufgrund langjähriger Beobachtungen bei Ovulationsauslösung des Follikelwachstums glauben wir, daß eine Korrelation bestehen könnte zwischen der Anzahl der Fruchthöhlen ohne lebenden Fetus, die später wieder ausgestoßen werden, und gleichzeitig mit einem reifen Follikel rupturierenden nicht reifenden Follikeln, die zwar zu einer kurzzeitigen Abortivfrucht, aber nie zu einem lebenden Fetus führen.

Geht ein zweiter Fetus zugrunde, kann es zu einer Mumifizierung kommen (Fetus papyraceus; Abb. 5.9a). Dies muß nicht automatisch zu Komplikationen führen, jedoch kann man bei relativ spät abgestorbenem Zwilling häufiger Abort- bzw. Frühgeburtsbestrebungen beobachten (Abb. 5.9b). Litschgi u. Stucki (1980) berichteten, daß es in fast 7% der Fälle zum Absterben eines Zwillings kam, v.a. im 2. und 3. Trimenon. Hier spielten insbesondere fetofetale Transfusionssyndrome eine Rolle (Holländer u. Backmann 1974), auf die unter 9.1 noch eingegangen wird.

Die Fehl- bzw. Mißbildungsrate ist jedoch bei Zwillingen erhöht, wobei in diesem Kapitel nur die zwillingstypische Mißbildung des Thorakopagus (siamesische Zwillinge) erwähnt werden soll. Die früheren Nachweise des Thorakopagus lagen im 3. Trimenon (Abb. 5.11a–d), während wir und auch Schmidt et al. (1981)

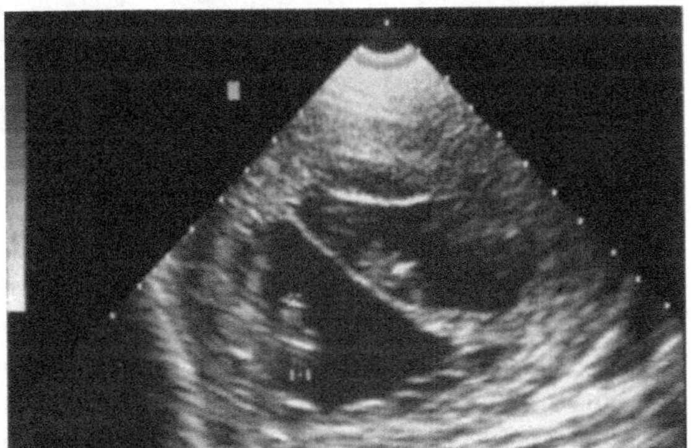

**Abb. 5.1.** Querschnitt. Gemini 9. SSW; Darstellung der Fruchthöhlen, Scheitel-Steiß-Länge (SSL) 19 mm

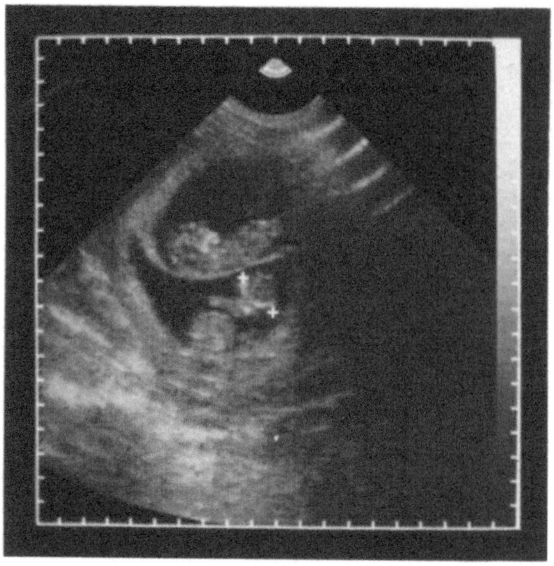

**Abb. 5.2.** Querschnitt. Gemini 12. SSW; BPD 17 mm

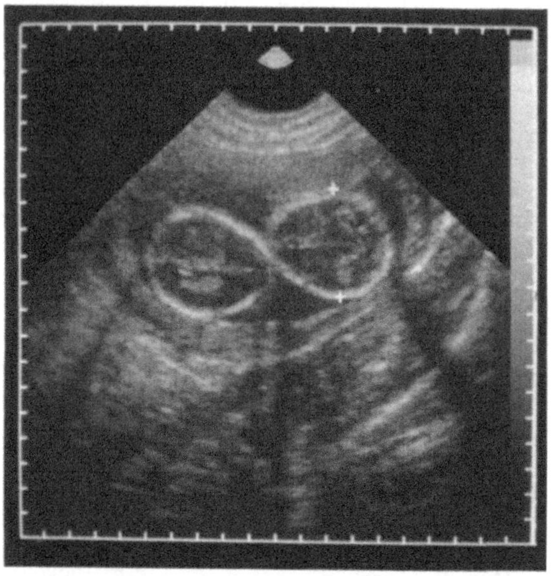

**Abb. 5.3.** Gemini 17. SSW. BPD 40 mm

Fälle bereits in der 12.–14. SSW beobachten konnten (Abb. 5.10). Es ist denkbar, daß durch eine ausführliche anatomische Diagnostik in diesen Fällen die Chancen eines postpartalen operativen Trennvorgangs abgewogen werden können, jedoch haben nach unserer Kenntnis die frühen Diagnosen des Thorakopagus immer zu einer Interruptio geführt.

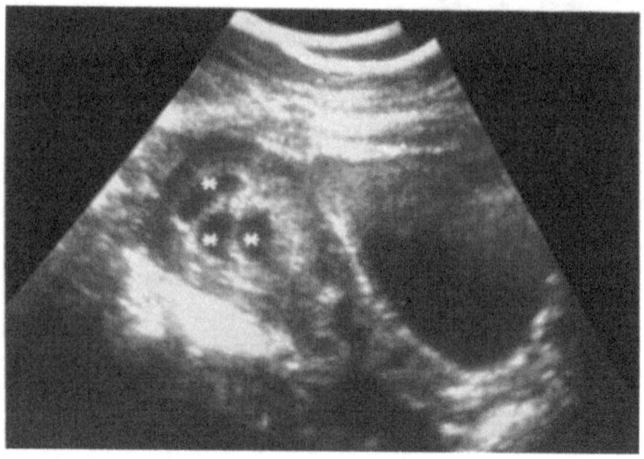

**Abb. 5.4.** Drillinge 7. SSW; Längsschnitt mit 3 Fruchthöhlen (*Sterne*)

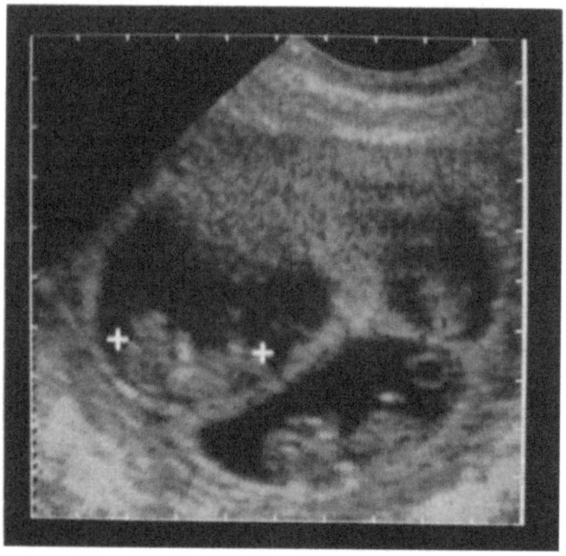

**Abb. 5.5.** Drillinge 10. SSW, Tag 5; 3 Fruchthöhlen mit 3 fetalen Echokomplexen

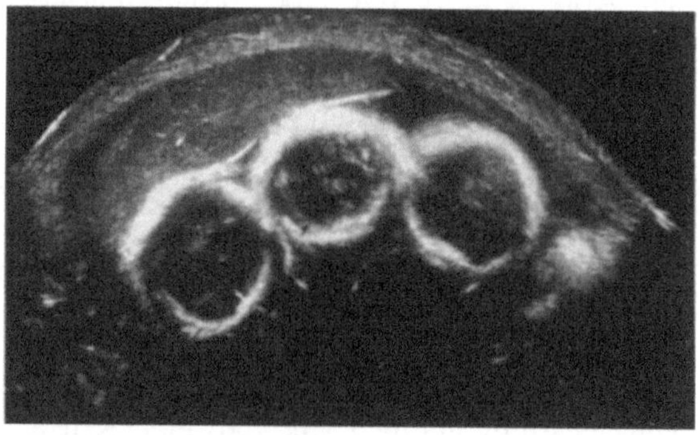

**Abb. 5.6.** Drillinge 20. SSW

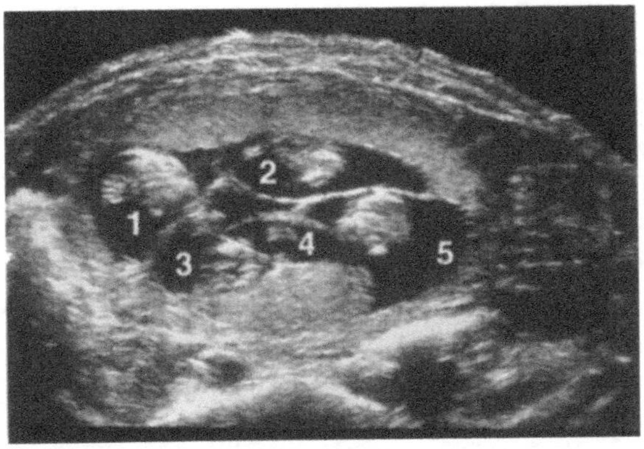


**Abb. 5.7.** Mehrlinge. Darstellung von 5 Fruchthöhlen mit fetalen Echokomplexen

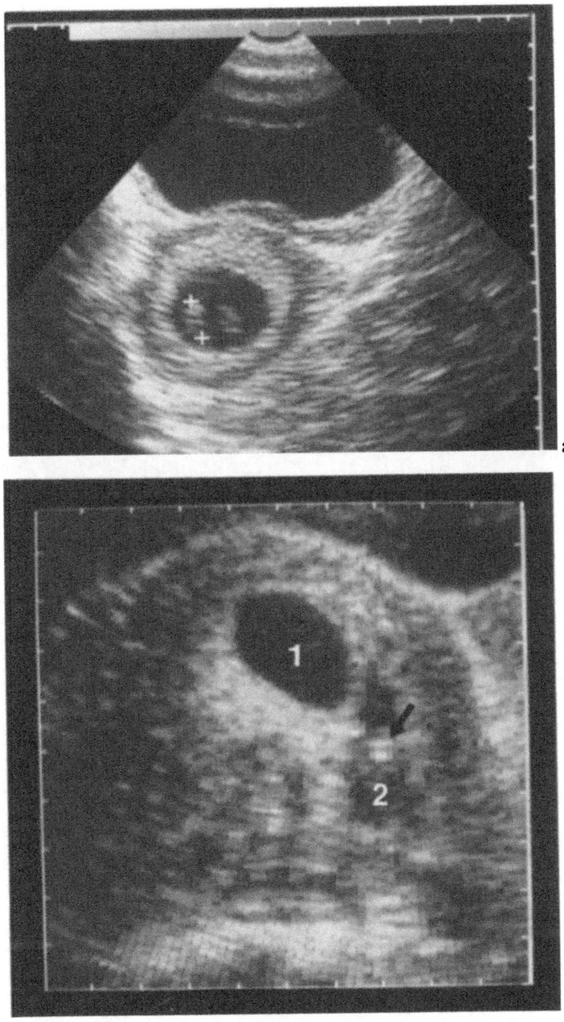


a

b

**Abb. 5.8.** **a** Gestörte Zwillingsgravidität, 7. SSW, Tag 5 nach Ovulationsauslösung. Zeitgerechter lebender Embryo (SSL 13 mm) sowie hyporeflexiver kleinerer Echokomplex des abgestorbenen zweiten Embryos. **b** Gestörte Zwillingsgravidität, 9. SSW, Tag. 2. Zeitgerechte intakte Fruchthöhle (*1*). Entrundete, kollabierte Fruchthöhle mit fetalem Echokomplex (*Pfeil; 2*)

Hinweiszeichen für einen Thorakopagus sind:

1) keine amniale Trennwand,
2) fixierte Lage, Haltung und Stellung der Feten zueinander während mehrerer Untersuchungen,
3) Untrennbarkeit der Rümpfe in Querschnitten,
4) nicht sichere Darstellung zweier unabhängiger Herzfrequenzen.

Zwillingsgraviditäten implizieren ein Risikokollektiv und sollten außerhalb des normalen Screenings zunächst in 4wöchigen, ab dem 3. Trimenon 14tägigen oder sogar wöchentlichen Abständen sonographisch kontrolliert werden. Nur so können Wachstumsdiskrepanzen rechtzeitig erkannt werden.

Zwillingsschwangerschaften weisen eine 3- bis 4mal höhere perinatale Mortalität als Einlinge auf. Dies liegt v.a. an der hohen Frühgeburtlichkeit (ca. 50%), Lageanomalien, Wachstumsstörungen bei erhöhter EPH-Gestoserate, an der höheren Eklampsierate der Mutter sowie erhöhter Mißbildungsrate.

Vor allem Grennert et al. (1978) konnten bereits nachweisen, daß eine routinemäßige Ultraschalluntersuchung besonders bei Zwillingen positive Auswirkungen hat. Durch eine frühe Diagnostik und damit verbundene intensive Betreuung konnte die perinatale Mortalität von 6% auf 0,6% gesenkt werden, die Frühgeburtenrate von 33% auf 10%.

Diese Ergebnisse werden von Kucera et al. (1980) und von Goeschen (1980) bestätigt, so daß hier bereits faßbare Erfolge der routinemäßigen Ultraschalluntersuchung vorliegen.

Jedoch werden auch nach Anwendung der Sonographie – eine Röntgenuntersuchung ist keinesfalls mehr indiziert – noch Zwillinge übersehen, zumindest während der Erstuntersuchung, obwohl gerade zwischen der 16.–20. SSW Mehrlinge am deutlichsten zu unterscheiden sind. Im 3. Trimenon ist es tatsächlich schwieriger, Mehrlinge darzustellen,

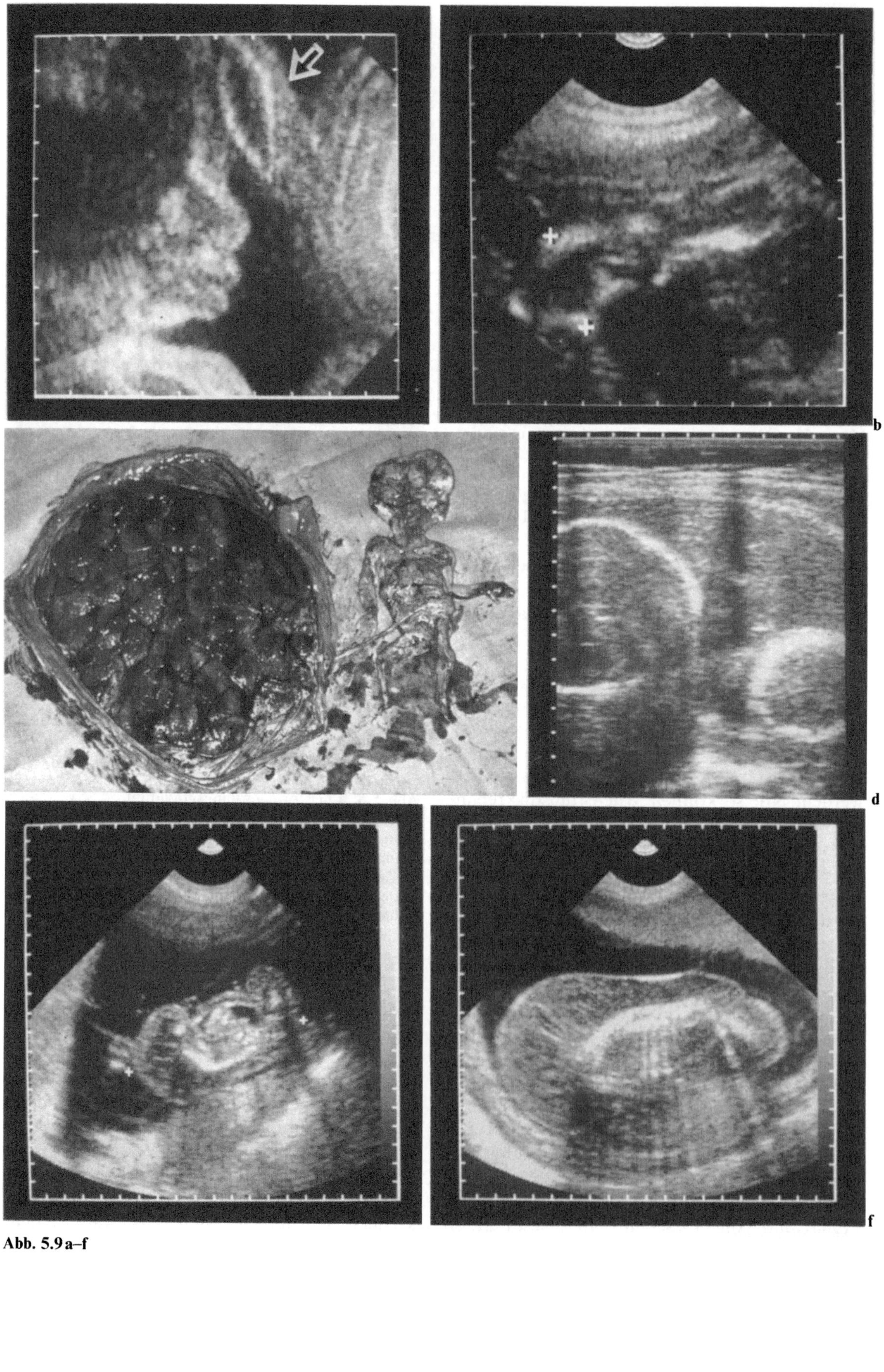

**Abb. 5.9 a–f**

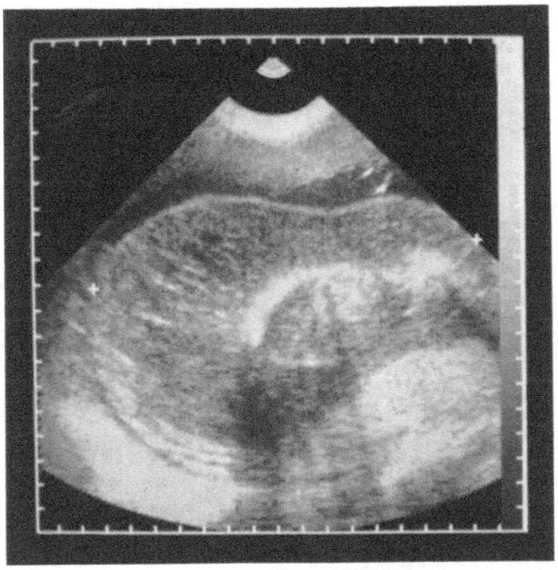

g

**Abb. 5.9.** **a** Gestörte Zwillingsschwangerschaft in der 26. SSW. Der zusammengesinterte Kopf des Fetus papyraceus (*Pfeil*) liegt spindelförmig vor der Stirn des lebenden Kindes. **b** Fetus papyraceus im Längsschnitt. Flacher zusammengesinterter Schädel. **c** Fetus papyraceus post abortem mit Plazenta. **d** Gestörte Zwillingsschwangerschaft in der 30. SSW. Abgestorbener Fetus mit BPD 4,0 cm (18. SSW). Lebender, aber beginnend retardierter Fetus, BPD 6,8 cm. Frühgeburtsbestrebungen, Entbindung durch Sectio 24 h später. **e** Längsschnitt. Geminigravidität 20. SSW. Neben einem gesunden Fetus liegt ein Akranius vor (+ — + = 96 mm). **f** Die gleiche Schwangerschaft in der 23. SSW. Der Akranius ist stark mitgewachsen und gefährdet bereits den gesunden Fetus. **g** Die enorme Zunahme des Hydrops beim Akranius gefährdet den gesunden Fetus und führt zur Wehenauslösung (+ — + = 150 mm)

und nur der gründliche, systematische Untersuchungsgang vom Fundus bis hinter die Symphyse schützt vor Fehlern.

Da die Biometrie der Mehrlinge entweder im 1. Trimenon oder zwischen der 16.–20. SSW stattfinden sollte, gelten keine anderen Tabellen als für Einlinge. Dies trifft nicht zu für die Gewichtsschätzung im 3. Trimenon. Hier wird man zu hohe Werte bekommen, und als „Faustregel“ kann gelten, daß man etwa 10% vom Wert für Einlingsschwangerschaften noch abziehen sollte, um etwa in der richtigen Gewichtsklasse zu liegen.

Es ist nicht nur gerechtfertigt, unmittelbar präpartal nochmals mit Ultraschall zu untersuchen, um die Lage der Kinder zu überprüfen, sondern auch während der Geburt.

Unmittelbar nach Partus des ersten Kindes lassen sich Einstellung bzw. unerwartete Lageveränderung des nachfolgenden Kindes leicht erkennen, und damit ist das geburtshilfliche Vorgehen beeinflußbar, bei Querlage läßt sich sogar die innere Wendung überwachen.

Das Ultraschallgerät ist auch vorher schon notwendig, um für die CTG-Überwachung die notwendige Lokalisationshilfe für beide Herzen zu geben.

Man kann heute sogar fordern, daß während der Kreißsaalbetreuung von Zwillingen, besonders bei der vaginalen Entbindung, ein Ultraschallgerät zur Hand sein sollte.

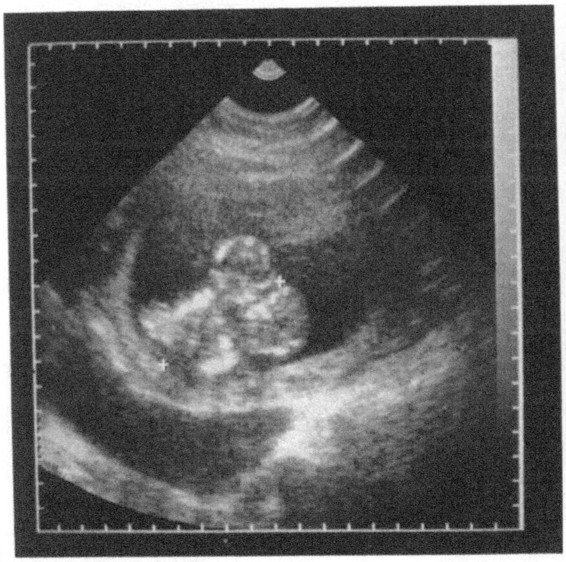

a

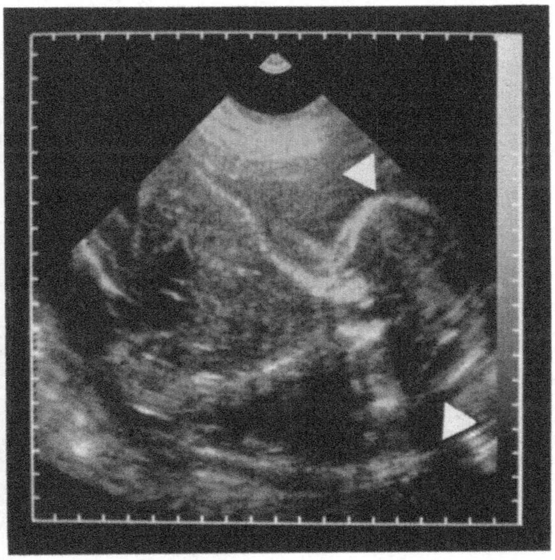

b

**Abb. 5.10.** **a** Thorakopagus, 14. SSW. Die Gesichter der Feten sind einander zugewandt (+ — + = 56 mm). **b** Thorakopagus, 22. SSW. Situation wie bei **a** (*Pfeile* jeweils am Okziput)

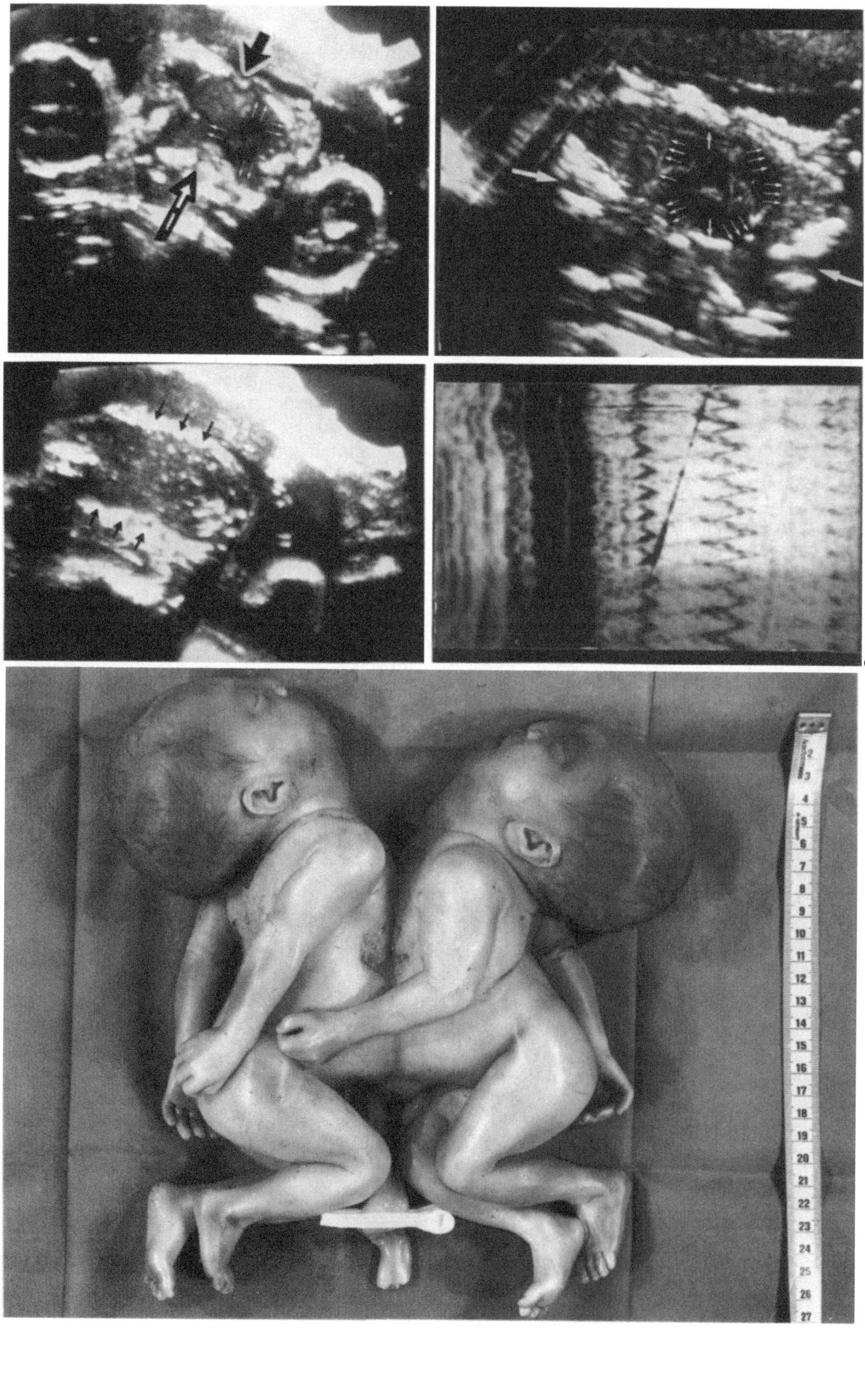

a b c d e

◀ **Abb. 5.11 a–e.** Thorakopagus im Ultraschallbild (27. SSW, Tag 4). **a** Im Längsschnitt (Xyphoidsymphyse) zeigen sich beide Köpfe in Frontalschnitten, dazwischen finden sich die einander zugewandten Rümpfe in Querschnitten der oberen Brustbereiche. (Die *kleinen Pfeile* markieren die ebenfalls quer getroffene Herzanlage. Die seitlichen Thoraxwände gehen „nahtlos" ineinander über – *große Pfeile*). **b** Ein 5 cm von der Mittellinie nach rechts versetzter Längsschnitt zeigt Querschnitte der verschmolzenen Rümpfe im Leberbereich. (Die *kleinen Pfeile* markieren die seitlichen Rumpfwände. Die Wirbelsäule des oberen Fetus liegt bei 10 Uhr, die des unteren bei 4 Uhr). **c** Querschnitt im oberen Brustbereich des Thorakopagus. Die *größeren Pfeile* markieren die atypisch weit nach innen vorspringenden Wirbelsäulen der Feten. Dazwischen läßt sich die in der Ventilebene getroffene quer-ovale gemeinsame Herzanlage abgrenzen (*kleine Pfeile*). **d** Time-motion display in Richtung der kleinen *Einzelpfeile*. Es läßt sich von proximal nach distal (von links nach rechts) nur eine einheitliche Herzfrequenz aufzeichnen. Peilungen in allen anderen erreichbaren Richtungen ergeben das gleiche Bild. (Diasonograph NE 4102 mit Grautonspeicher, 2,5 MHz). (Aus Hansmann et al. 1979). **e** Pathologisch-anatomisches Korrelat

## Literatur


Berkowitz RL (1979) Ultrasound in the antenatal management of multiple gestations. In: Hobbins JC (ed) Diagnostic ultrasound in obstetrics. Churchill Livingstone, New York

Campbell S, Dewhurst CJ (1970) Quintuplet pregnancy diagnosed and assessed by ultrasonic compound scanning. Lancet 17:101

Campbell S, Grundy M, Singer J-D (1976) Early antenatal diagnosis of spina bifida in a twin fetus by ultrasonic examination and alpha-feto-protein determination. Br Med J 2:676

Goeschen K (1980) Sonographische Befunde bei Mehrlingen und ihre Konsequenzen. Geburtshilfe Frauenheilkd 40:836

Grennert I, Persson P-H, Gennser G (1978) Benefits of ultrasonic screening of a pregnant population. Acta Obstet Gynecol Scand [Suppl] 8:5

Hansmann M, Schlächter H, Födisch HJ, Plotz EJ (1979) Präpartale Diagnose eines Thoracopagus mittels Ultrasonographie. Gynäkologe 12:64

Hellmann LM, Kobayski M, Cromb E (1973) Ultrasonic diagnosis of embryonic malformations. Am J Obstet Gynecol 115:615

Hoffbauer H (1974) Problematik der Ultraschalldiagnose von normalen und anormalen Mehrlingsschwangerschaften. 2. Jahrestagung der DAUD, Hannover

Holländer HJ (1969) Monoamniotische Zwillinge. Z Geburtshilfe 171:292

Holländer HJ, Backmann R (1974) Das Transfusionssyndrom bei Zwillingen. Geburtshilfe Frauenheilkd 34:931

Houlton MCC (1977) Divergent biparietal diameter growth rates in twin pregnancies. Obstet Gynecol 49:542

Kucera H, Reinold E, Schönswetter P (1980) Zur Bedeutung der Ultraschalldiagnostik für das perinatale Schicksal von Mehrlingsschwangerschaften. In: Hinselmann M, Anliker M, Mendt R (Hrsg) Ultraschalldiagnostik in der Medizin. Drei-Länder-Treffen Davos. Thieme, Stuttgart New York, S 157

Leveno KJ, Santos-Ramos R, Duenhoelter JH, Reisch J-S, Whalley PJ (1979) Sonor cephalometry in twins: A table of biparietal diameters for normal twin fetuses and a comparison with singletons. Am J Obstet Gynecol 135:727

Leveno KJ, Santos-Ramos R, Duenhoelter JH, Reisch J-S, Whalley J (1980) Sonar cephalometry in twin pregnancy: Discordancy of the biparietal diameter after 28 weeks gestation. Am J Obstet Gynecol 138:615

Levi S (1976) Ultrasonic assessment of the high rate of human multiple pregnancy in the first trimester. J Clin Ultrasound 4:3

Litschgi M, Stucki D (1980) Verlauf von Zwillingsschwangerschaften nach intrauterinem Fruchttod eines Föten. Z Geburtshilfe Perinatol 184:227

Morgan CL, Trought WS, Sheldon G, Barton TK (1978) B-scan und real-time ultrasound in the antepartum diagnosis of conjoined twins and pericardial effusion. Am J Roentgenol 130:578

Ottow B (1945) Die Mehrlingsschwangerschaft und die Mehrlingsgeburt. In: Stoeckel W (Hrsg) Lehrbuch der Geburtshilfe, 8. Aufl. Fischer, Jena

Schmidt W, Kubli D, Heberling D (1981) Diagnose von siamesischen Zwillingen in der 12. Schwangerschaftswoche. Geburtshilfe Frauenheilkd 41:227

Walter HM (1982) Zur Diagnose eines Acardius in der Schwangerschaft durch Ultraschall. Geburtshilfe Frauenheilkd 42:551

Wilson DA, Young GZ, Crumley CS (1983) Antepartum ultrasonographic diagnosis of ischiopagus. J Ultrasound Med 2:281

Wilson RL, Cetrulo CJ, Shaub MS (1976) The prepartum diagnosis of conjoined twins by the use of diagnostic ultrasound. Am J Obstet Gynecol 126:737

# 6 Amniozentese

Die Technik der Frühamniozentese zur pränatalen Diagnostik genetischer, fetaler Defekte ist heute eine weltweit praktizierte Methode. Aufgrund methodischer Verbesserungen wird sie heute nicht nur auf Fälle mit einem extrem hohen Erkrankungsrisiko beschränkt.

Die Entwicklung in der BRD wurde entscheidend durch das Schwerpunktprogramm der Deutschen Forschungsgemeinschaft „Pränatale Diagnostik genetisch bedingter Defekte" beeinflußt und vorangetrieben (Stengel-Rutkowski 1980).

Die Amniozentese für eine pränatale genetische Diagnostik wird gewöhnlich zwischen der 15.–17. Woche ausgeführt. Der Zeitraum wird durch die Zellzahl im Fruchtwasser und gleichzeitig genügend zeitlichen Abstand zur gesetzlichen Interruptionsgrenze (24. SSW, 22. Lebenswoche) bestimmt.

Auf die Punktion wegen Rh-Inkompatibilität oder Lungenreifebestimmung wird hier nicht eingegangen. Die technischen Bedingungen sind jedoch gleichzusetzen. Das Ziel der Frühamniozentese beinhaltet die Feststellung des Karyotyps durch Zellkulturen, die α-Fetoproteinbestimmung sowie Stoffwechseluntersuchungen in seltenen gemäß ihrer Anamnese spezifisch belasteten Fällen. Die Ultraschalldiagnostik stellt nicht nur die wichtigste Voraussetzung für die verbesserte und sichere Durchführung, sondern auch die notwendige Ergänzung der Amniozentese dar. Ohne Sonographie darf eine Amniozentese nicht mehr durchgeführt werden.

## 6.1 Indikationen

Die Indikationsstellung erfolgt in enger Zusammenarbeit mit der Humangenetik. Geburtshelfer und Genetiker bringen in die Diskussion unterschiedliche Gesichtspunkte ein und müssen ein gemeinsames Konzept entwickeln.

Generell gilt, daß jede Patientin einer Einzelberatung bedarf. Folgende Indikationen kommen in Betracht: Alter der Patientin über 35 Jahre oder des Ehemannes über 40 (ca. 75%), belastete Anamnese mit Trisomie 21 oder anderer Chromosomenaberration (ca. 7%) mit Neuralrohrdefekten (ca. 8%), multiplen Mißbildungen (3%), Heterozygotie für Muskelsdystrophie (ca. 1%), Heterozygotie für Hämophilie (ca. 1%), andere Belastungen (Strahlen, Medikamente) sowie psychische Belastung (ca. 6%).

Man sollte zwar nicht davon ausgehen, daß für die Indikation keine Einschränkungen gelten, aber wir glauben, daß man einer Patientin, die eine Punktion – auch nach ausführlicher Besprechung des Risikos – dringend wünscht, dies nicht verweigern kann. Uns sind viele Fälle bekannt, bei denen ohne erkennbares Risiko ein chromosomaler Defekt vorlag. Die rein rationale Medizin erfaßt eben nicht alles! Früher durchgeführte vaginale Punktionstechniken oder abdominale „blinde" Punktionen nur aufgrund eines klinischen Palpationsbefundes sollten nicht mehr vorkommen.

Nach Arbeiten von Jonatha (1974), Schmidt et al. (1980) und einer neueren Übersicht von Holzgreve u. Hansmann (1984) wird heute allgemein weder die absolute Ultraschallsichtkontrolle noch die „Blindpunktion" gefordert, sondern ein kombiniertes Vorgehen von Ultraschallkontrolle und „freiem" Einführen der Nadel.

## 6.2 Vorgehen

Unmittelbar nach ausführlicher sonographischer Befunderhebung (die nicht nur der Lokalisation der Punktionsstelle dient, sondern der ausführlichen Fetalanatomie) wird die Punktionsstelle auf der Bauchdecke markiert. Dann erfolgt eine sorgfältige Desinfektion des Punktionsgebietes (z.B. mittels Braunol, Betaisodona, Kodan) und Abdecken mit sterilem Tuch bzw. Schlitztuch.

Die Punktion führen wir (Bonn/Marburg) meist „mit freier Hand" durch, und die Ultraschallkontrolle erfolgt in den Fällen, bei denen nicht sofort Fruchtwasser gewonnen wird oder bei denen von vornherein schwierige Verhältnisse vorliegen (Bonn), oder grundsätzlich (Marburg), wobei wir uns in Marburg auf die Darstellung der Nadelspitze beschränken und dadurch den Ultraschalltransducer quer zur Nadel halten können und Sterilitätsprobleme vermeiden (Abb. 6.1 und 6.3). Die „Free-needle-Technik" erlaubt fast immer den optimalen geraden und direkten Weg in die Fruchthöhle zu wählen, und damit auch die Verwendung relativ kurzer und dünner Nadeln (0,7–0,9 mm Außendurchmesser, 9 cm Länge) bzw. Spinalanästhesienadeln 22 G 3 (Abb. 6.2).

Eine Lokalanästhesie ist nicht notwendig, da der Hauptschmerz beim Durchtritt durch das Peritoneum ohnehin empfunden wird und dies durch die Lokalanästhesie nicht vermieden wird. Auch wenn grundsätzlich eine Nadel mit Mandrin verwendet wird, verwerfen wir die ersten 1–2 ml und entnehmen 12–20 ml Fruchtwasser zur Untersuchung.

Die Verwendung von speziellen Punktionsschallköpfen wird heute allgemein empfohlen und scheint sich im Bereich der Inneren Medizin/Radiologie eher zu empfehlen. Nach Jonathas erster Arbeit ist immer wieder die Frage diskutiert worden, ob streng unter Ultraschallsicht punktiert werden muß. Schmidt et al. (1980) und Holzgreve u. Hansmann (1984) weisen diesbezüglich vergleichbar gute Ergebnisse auf. Letztendlich geht es um die Frage, ob im Moment des Einstichs die Nadel sonographisch zu beobachten ist oder nicht. Da diese Diskussion sicher noch nicht beendet ist, möchten wir empfehlen, was allgemein akzeptiert ist:

1) Die sonographische Plazentalokalisation und Festlegung der Punktionsstelle ist unbedingt notwendig.

2) Die Punktion sollte unmittelbar im Anschluß an die Ultraschalluntersuchung von der gleichen Person durchgeführt werden.

3) Der Operateur sollte über eine große Punktionserfahrung verfügen, d.h. auch an einem Zentrum sollte nur eine begrenzte Anzahl von Ärzten nach entsprechender Einarbeitung punktieren.

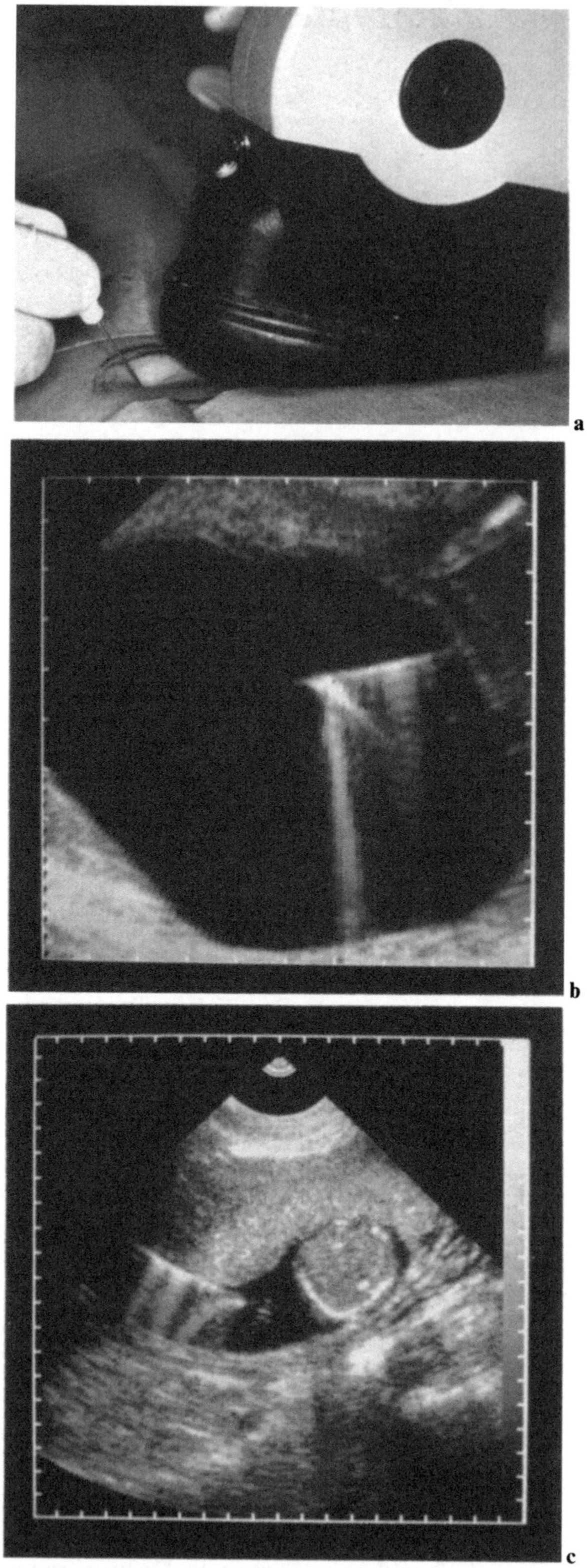

a

b

c

**Abb. 6.1.** **a** Unter-Sicht-Punktion mit Sektorscanner und Wasserverlaufsstrecke. **b** Nadel in situ. **c** Nadel in situ, bei Vermeidung einer Vorderwandplazenta

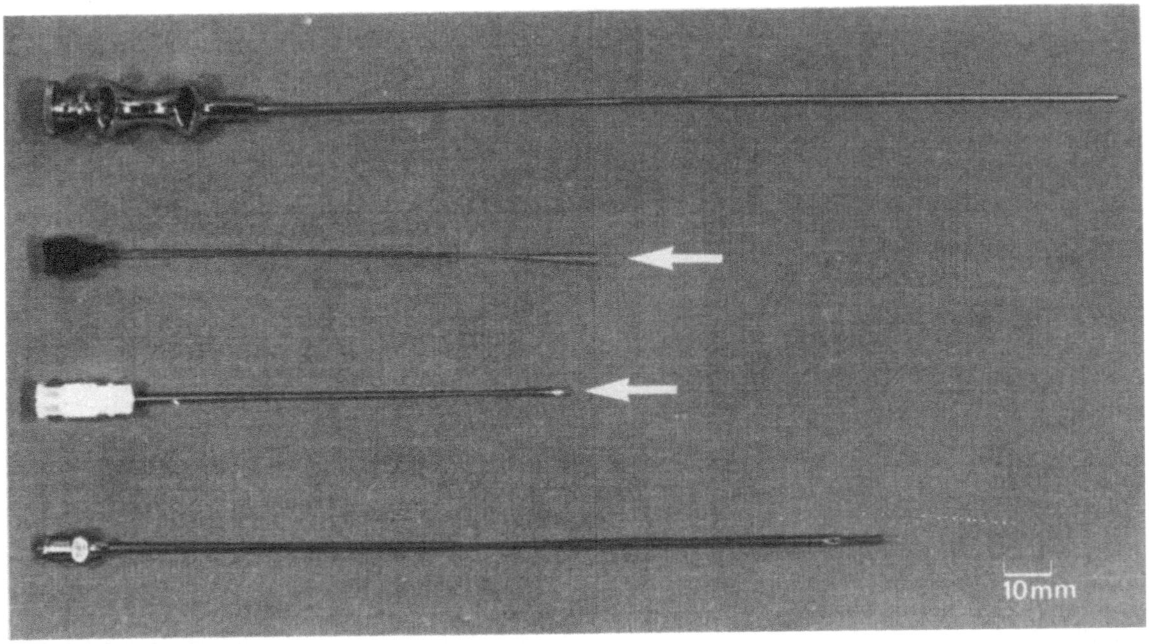


**Abb. 6.2.** Verschiedene Punktionsnadeln. *Pfeile:* die von uns verwendete Nadel 22 G 3; Mandrin = schwarzer Kopf, Nadel = weißer Kopf

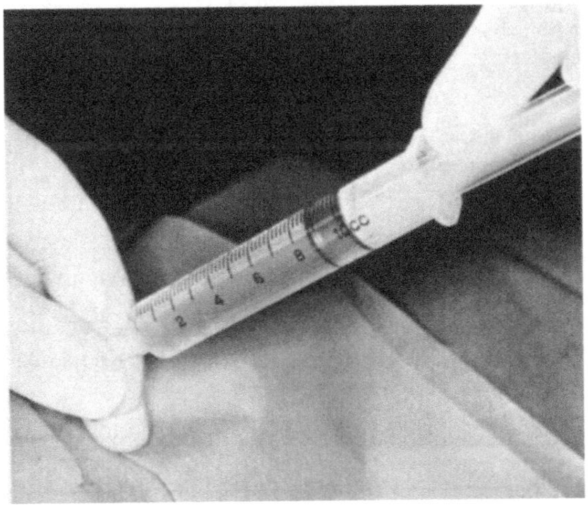

**Abb. 6.3.** Fruchtwasserentnahme bei Frei-Hand-Technik. Wichtig: beim Ansaugen Fixation der Nadel durch die freie Hand

4) Der Operateur sollte nicht nur die Amniozentese, sondern auch die Ultraschalltechnik beherrschen.
5) Die Nadeldicke sollte 1,0 mm nicht überschreiten.

Aus diesen Forderungen ergibt sich, daß die Amniozentese nur in Zentren mit entsprechender Frequenz und Erfahrung durchgeführt werden sollte.

Die angegebene Nadeldicke ist auch für das manchmal erforderliche transplazentare Vorgehen von Bedeutung. Wir glauben, daß es eher zu verantworten ist, mit einer Nadel von 0,7 mm Dicke transplazentar, aber auf direktem, kurzem Weg in die Fruchthöhle einzugehen, als mehr seitlich mit einer längeren und daher zwangsläufig dickeren Nadel zwar eine plazentafreie Stelle zu finden, aber damit das Risiko der Darmverletzung und möglicher Infektion einzugehen. Diese Vermutung wird durch Harvey u. Levine (1983) unterstützt, die trotz transplazentarem Vorgehen mit dünnen Nadeln keine Erhöhung der Abortrate feststellen konnten.

Nach der Punktion wird die Vitalität des Fetus kontrolliert. Bei entsprechender Konstellation muß eine Rh-Prophylaxe mit Anti-D-Gammaglobulin durchgeführt werden (Golbus et al. 1982).

Einen Sonderfall stellt die Amniozentese bei Zwillingen dar. Nach Entnahme der ersten Fruchtwassermenge werden 1–3 ml Indigocarmin in die Amnionhöhle instilliert (Abb. 6.4) und aus der (nach Ultraschall lokalisierten) zweiten Amnionhöhle nachfolgend eine Probe

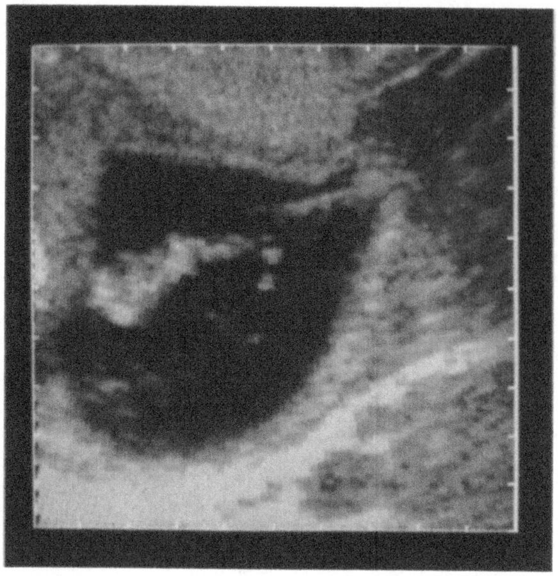

**Abb. 6.4.** Nadel in situ mit heraustropfendem Kontrastmittel

**Tabelle 6.1.** Gründe für Wiederholungspunktionen

| Gründe | Patientinnen | |
|---|---|---|
| | Bonn ($n=2000$) | Münster ($n=1215$) |
| „dry tap" (Punctio sicca) | 1 | 5 |
| Unzureichendes Wachstum der Zellkultur | 40 | 9 |
| Pathologischer Befund bei Erstamniozentese (chromosomale Anomalie oder erhöhter AFP-Wert ohne pathologischen Ultraschallbefund) | – | 27 |
| Gesamt | 41 (2,1%) | 41 (3,4%) |

**Tabelle 6.2.** Fruchtwasserfarben

| Farbe | Patientinnen | | | |
|---|---|---|---|---|
| | Bonn ($n=2000$) | | Münster ($n=1215$) | |
| Klar | 1896 | (94,8%) | 1148 | (94,5%) |
| Rötlich tingiert | 40 | (2,0%) | 30 | (2,5%) |
| Blutig | 10 | (0,5%) | 10 | (0,8%) |
| Mißfarben | 54 | (2,7%) | 27 | (2,3%) |

**Tabelle 6.3.** Komplikationen im Zusammenhang mit der Amniozentese ($n=3215$)

| Komplikationen | Patientinnen | |
|---|---|---|
| | Bonn ($n=2000$) | Münster ($n=1215$) |
| „Spontan"aborte (bis zu 14 Tage nach Amniozentese) | 6 (0,3%) | 6 (0,5%) |
| Fruchtwasserabgang nach Amniozentese | 11 (0,6%) | 9 (0,7%) |

entnommen. Die entsprechende Farbe des Fruchtwassers gibt über die korrekte Entnahme Auskunft.

Die möglichen Komplikationen sind den nachfolgend wiedergegebenen Tabellen aus der Arbeit von Holzgreve u. Hansmann (1984) zu entnehmen. Sie entsprechen dem heutigen Standard.

Milunsky hat 1981 in einem Editorial des American Journal of Medicine zusammengefaßt, daß in den USA heute das Risiko für einen Fetalverlust aufgrund der Amniozentese mit weniger als 0,5% angegeben werden kann und daß mütterliche und fetale Morbidität durch den Eingriff kaum hervorgerufen werden. Entsprechend der Zusammenstellung dieses Autors ist bei den bisher international vorgenommenen über 100000 Amniozentesen nur ein mütterlicher Todesfall (in der BRD) bekannt geworden. Für den Fetus scheint jedoch trotz relativ hoher Sicherheit ein geringfügiges Risiko bisher nicht vollständig vermeidbar zu sein (Harvey u. Levine 1983), aber bei dem Vergleich verschiedener Amniozentesetechniken geht es in der Regel nur darum, um wieviel unter 1% diese Risikoerhöhung liegt (Simpson et al. 1980). Die Amniozentese kann daher heute als relativ sicheres Verfahren angesehen werden.

Über eine neue Methode der pränatalen Diagnostik, die Chorionbiopsie im 1. Trimenon, liegen noch keine großen Zahlen vor, doch haben einige Zentren bereits damit begonnen, diese unter Ultraschallsicht durchzuführen (Abb. 6.5).

Zur Probenentnahme wird von den meisten Untersuchern ein Portex-Katheter zum Ansaugen oder eine Knipsbiopsiezange verwendet. Leider fehlen noch größere Zahlen über Abortrisiken. Dieser Eingriff wird auch in Zukunft an Zentren gebunden bleiben, da die Anwesen-

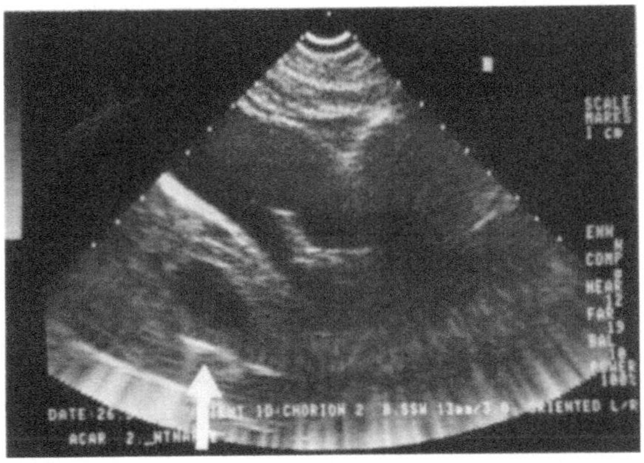

**Abb. 6.5.** Eingeführter Portex-Katheter zur Chorionbiopsie, 8. SSW

heit eines Zytogenetikers bzw. Biologen und sofortige sterile Aufarbeitung des Materials erforderlich scheint (Brambati u. Simoni 1983; Gustavii et al. 1984; Tietung Hospital Ansham Dept of Obstetrics 1975; Ward et al. 1983).

## Literatur


Berner HW, Seisler EP, Barlow J (1972) Fetal cardiac tamponade. Obstet Gynecol 599

Brambati B, Simoni G (1983) Diagnosis of fetal trisomy 21 in first trimester. Lancet 12:586

Broome DL, Wilson MG, Weiss B, Kellogg B (1976) Needle puncture of fetus: A complication of second-trimester amniocentesis. Am J Obstet Gynecol 126:257

Cross HE, Maumenee AE (1973) Ocular trauma during amniocentesis. Arch Ophthalmol 90:303

Deutsche Forschungsgemeinschaft (1982) 16. Informationsblatt über die Dokumentation der Untersuchungen im Rahmen des Schwerpunktprogramms „Pränatale Diagnostik genetisch bedingter Defekte". Stand 10431 dokumentierte Fälle. München

Gerbie AB, Elias S (1980) Amniocentesis for antenatal diagnosis of genetic defects. Semin Perinatol 4:159

Golbus MS, Loughman WD, Epstein CJ, Halbasch G, Stephens JD, Hall BD (1979) Prenatal genetic diagnosis in 3000 amniocentesis. N Engl J Med 300:157

Golbus MS, Stephens JD, Cann HM, Mann J, Hensleigh PA (1982) Rh-isoimmunization following genetic amniocentesis. Prenat Diagn 2:149

Gustavii, Chester BA, Edvall H, Iosif S, Kristofersson U, Löfberg L, Mineur A, Mitelman F (1984) First-trimester diagnosis on chorionic villi obtained by direct vision technique. Hum Genet 65:373

Hackelöer BJ (1977) Unter-Sicht-Amniocentese mit neuem schnellen Ultraschall-B-Bild-Verfahren. In: Schmidt B, Dudenhausen JW, Saling E (Hrsg) Perinatale Medizin, Bd VII. Thieme, Stuttgart

Hansmann M, Knoerr K (1978) Amniozentese in der Frühschwangerschaft – Technik, Probleme. In: Saling E, Dudenhausen J (Hrsg) Perinatale Medizin, Bd 7. Thieme, Stuttgart New York, S 305

Harvey M, Levine RJ (1983) The risk of research procedures: Methodologic problems and proposed standards. Clin Res 31:126

Holzgreve W, Hansmann M (1984) Erfahrung mit der „Free-Hand-Needle"-Technik bei 3215 Amniocentesen im 2. Trimenon zur pränatalen Diagnostik. Gynäkologe 17:77–82

Jonatha W (1974) Amniozentese in der Frühschwangerschaft unter Sichtkontrolle mit Ultraschall. Electromedica 3:94

Lamb MP (1975) Gangrene of a fetal limb due to amniocentesis. Br J Obstet Gynaecol 82:829

Milunsky A (1981) Prenatal diagnosis of genetic disorders. Am J Med 70/7

Murken JD, Stengel-Rutkowski S (Hrsg) (1979) Pränatale Diagnostik. Enke, Stuttgart

Nelson LH, Goodman HO, Brown SH (1977) Ultrasonography preceding diagnostic amniocentesis and its effect on amniotic fluid cell growth. Obstet Gynecol 50:65

NICHD – National Registry for Amniocentesis Study Group (1976) Midtrimester amniocentesis for prenatal diagnosis. JAMA 236:1471

Schmidt W, Gabelmann J, Mueller U, Voigtlaender T, Hager HD, Schroeder TM, Garoff L, Kubli F (1980) Pränatale Diagnostik. Technik und Ergebnisse von 1000 Fruchtwasserpunktionen. Geburtshilfe Frauenheilkd 40:761

Simpson NE, Turnbull AC, Alexander D, Bantock H, Czerski P, Doran TA, Kaback M, Liedgren S, Murken JD, Ogita S, Seigal D, Sutherland I (1980) Prenatal diagnosis – Past, present and future. Report of an International Workshop. Prenatal Diagnosis (Special Issue) 1:5

Stengel-Rutkowski (1980) Antenataldiagnostik: Resultate und Risiken. Erfahrung West-Deutschlands. J Genet Hum 28:73

Tettenborn U (1978) Amniozentesetechnik. Vorgetragen auf der 3. Konferenz für Prenataldiagnose, München

Tietung Hospital, Ansham, Dept. of Obs. Gynec. (1975) Fetal sex prediction by sexchromatin of chorionic villi cells during early pregnancy. Chin Med J 1 (2):117

Ward RHT, Modell B, Karagozlie F, Douratsos E (1983) Method of sampling chorionic villi in first trimester of pregnancy under guidance of real time ultrasound. Br Med J 286:1542

Working Party on Amniocentesis of the United Kingdom Medical Research Council (1978) An assessment of the hazards of amniocentesis. Br J Obstet Gynaecol 85 (Suppl 2):1

# 7 Normale Anatomie des Fetus im 2. und 3. Trimenon

Der Schlüssel für eine erfolgreiche Ultraschalldiagnostik liegt in detailliert dargestellten Befunden, die möglichst viel von ihrem anatomischen Hintergrund erkennen lassen. Erfolgreiches Arbeiten auf diesem Gebiet setzt voraus, daß der Untersucher das weite Spektrum des „Normalen" im Ultraschallbild kennt und technisch zufriedenstellend darstellen kann. Nur so gelingt es letztendlich, fetale Entwicklungsstörungen und Erkrankungen zu erkennen und die wichtigen Aufgaben der fetalen Biometrie zu erfüllen.

Es steht außer Frage, daß Real-time-Verfahren in bezug auf die Darstellung anatomischer Einzelheiten dem statischen Einzelbildaufbau heute weit überlegen sind. Auch das Auflösungsvermögen und die Grautonabstufung beider Systeme haben sich durch Weiterentwicklung der Real-time-Geräte in ihrer Qualität angeglichen. Die Überlegenheit der Real-time-Geräte für die Darstellung der Fetalanatomie ergibt sich insbesondere aus der hohen Bildfolgefrequenz, die den alten „Störfaktor" der fetalen Bewegungen im Bildaufbau völlig eliminiert hat. Wer noch mittels Compoundscanner versucht hat, fetale Extremitäten darzustellen, weiß wovon die Rede ist.

Die Einteilung eines Kapitels über fetale Ultraschallanatomie kann unter sehr verschiedenen Gesichtspunkten erfolgen. Will man den dynamischen Prozeß des Wachstums berücksichtigen, so müßte die Grundeinteilung den Entwicklungsstadien folgen und zumindest für jeden Trimenonabschnitt einen Status erheben. Wir haben davon Abstand genommen, da die Ausbeute detaillierter anatomischer Befunde im 1. Trimenon noch relativ gering ist und alles, was an Anatomie zu diesem frühen Zeitpunkt darstellbar ist, besser in einen anderen klinischen Bezug paßt (s. 4.1 und 4.2). Wir bitten unsere Leser also diesbezüglich um Nachsicht. Zwischen der Sonoanatomie des 2. und 3. Trimenons gibt es nur wenige grundsätzliche Unterschiede, so daß es auch nicht zweckmäßig erschien, diesbezüglich eine Unterteilung vorzunehmen. Man kann heute davon ausgehen, daß im 2. Trimenon bereits so gut wie alles, was sonographisch als anatomisches Bild für die Diagnostik eine Rolle spielt, erreichbar ist. Dementsprechend stammt die Mehrzahl der Abbildungen dieses Kapitels auch aus diesem Zeitabschnitt. Auf die Besonderheiten wird jeweils hingewiesen.

Filly u. Golbus (1983) haben eine Einteilung nach sonographischen Kriterien gewählt. Sie unterscheiden 3 Hauptkategorien fetaler Strukturen für die Sonoanatomie des Fetus:

1) Strukturen, die hohe Amplituden reflektieren, wie z. B. Knochen;
2) Strukturen, die ohne inneres Echomuster sind, also Flüssigkeit enthalten, wie Magen, Blase und Hirnventrikel;
3) Strukturen, die ein Grautonspektrum hervorrufen, wie z. B. die parenchymatösen Organe (Gehirn, Lunge, Leber, Milz und Nieren).

Unserer Meinung nach befriedigt diese Einteilung auch nicht vollständig, da sie klinischen Zusammenhängen nicht gerecht werden kann. Wir haben dieses Kapitel in Anlehnung an das in der Routine übliche Untersuchungskonzept aufgebaut.

## 7.1 Untersuchungsgang

Grundsätzlich sollte jede Ultraschalluntersuchung — unabhängig davon, ob es sich um ein Screening in Stufe I oder um eine weiterführende „Diagnostik" in den Stufen II und III handelt (s. Kap. 8.9) — in 2 Phasen getrennt erfolgen.

### Phase 1

Sie dient der allgemeinen Orientierung. Die Untersuchungsziele der Phase 1 sind:

1) Uteruslage,
2) Uterusform,
3) Uterusgröße,
4) Lokalisation der Placenta,
5) Fruchtwassermenge,
6) Zahl der Feten,
7) Herzaktion,
8) Kindesbewegungen,
9) Lage/Haltung.

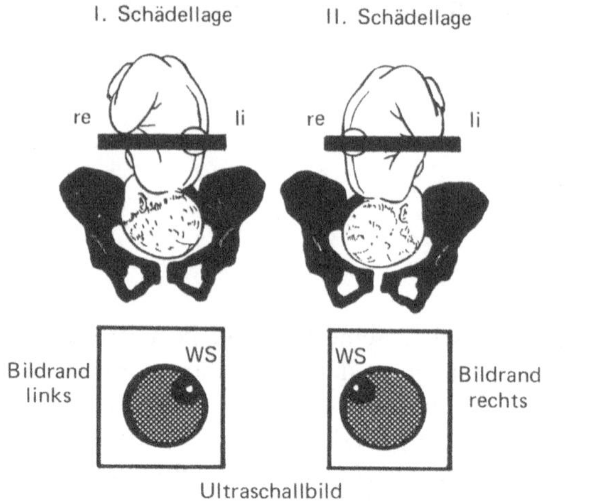


**Abb. 7.1.** Schematische Darstellung der Bildanordnung bei Querschnitten. Bei I. Schädellage liegt die fetale Wirbelsäule links im mütterlichen Abdomen, am Bild wird sie — vom Untersucher aus betrachtet — rechts dargestellt

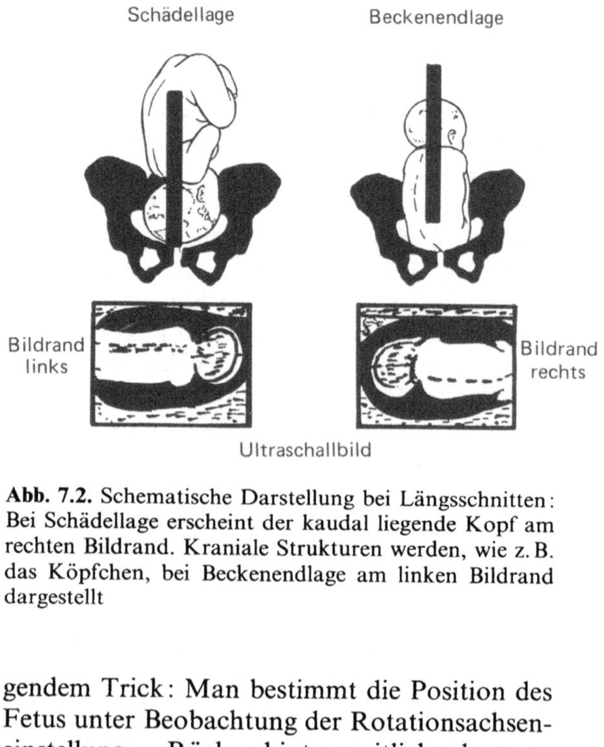


**Abb. 7.2.** Schematische Darstellung bei Längsschnitten: Bei Schädellage erscheint der kaudal liegende Kopf am rechten Bildrand. Kraniale Strukturen werden, wie z. B. das Köpfchen, bei Beckenendlage am linken Bildrand dargestellt

Zu fordern ist, daß der Untersucher aus didaktischen Gründen im Untersuchungsgang diese Ziele in einem logischen Ablauf prüft und geistig speichert. Erst danach schließt sich die Phase 2 — die sorgfältige Inspektion und Biometrie des Fetus — in den richtigen Referenzebenen an. Untersucht man ohne Konzept, besteht die Gefahr, wesentliche Befunde zu übersehen. Wer nur den biparietalen Kopfdurchmesser (BPD) sucht, bemerkt u.U. nicht, daß es sich um Mehrlinge handelt, oder daß ein Fetus bereits abgestorben ist und/oder eine Placenta praevia vorliegt. Auf die Bedeutung der Lagebestimmung sei in diesem Zusammenhang nochmals hingewiesen. Nur wenn dem Untersucher klar ist, in welcher Position der Fetus sich befindet, kann er wissen, wo „links" und „rechts" an diesem zu finden ist. Dabei ist die *rechte* Seite der Mutter *links* im Querschnittbild darzustellen, die *linke* Seite der Mutter *rechts* im Querschnittbild (gemäß jedem Anatomieatlas). Bei jedem Längsschnitt ist kranial immer *links* im Bild und kaudal *rechts* wiederzugeben. Diese beiden Untersuchungsprinzipien sind in schematischen Zeichnungen dargestellt (Abb. 7.1 und 7.2).

Bei Benutzung von Real-time-Geräten irrt sich diesbezüglich aber auch der Erfahrene, da häufig die Schallsonde um 180° verdreht wird, ohne daß der Untersucher dies registriert (dies passiert besonders leicht mit kleinen Sektorsonden, insbesondere dann, wenn sie stiftförmig zu halten sind).

Um die Orientierung nicht zu verlieren, empfiehlt es sich daher, bei allen wesentlichen Einstellungen die Einschallrichtung durch seitliches Einschieben eines Fingers zwischen Sonde und Bauchdecke der Patientin zu überprüfen. Nur wenn dem Untersucher klar ist, wo im Bild rechts und links sowie oben und unten in bezug auf die Patientin ist, läßt sich die Position des Fetus bestimmen. Praktisch fehlerfrei gelingt die Körperseitenorientierung am Fetus mit folgendem Trick: Man bestimmt die Position des Fetus unter Beobachtung der Rotationsachseneinstellung — Rücken hinten, seitlich oder vorn — und stellt sich ab diesem Zeitpunkt vor, diese Lage nun selbst in utero einzunehmen. Dann weiß man sofort, welches nun der rechte oder der linke Arm ist, und verliert die Orientierung auch nicht, wenn der Fetus während eines Untersuchungsgangs einen mehrfachen Lage- und Positionswechsel vornimmt.

## Phase 2

Der Untersuchungserfolg der Phase 2 wird durch 2 wesentliche Faktoren bestimmt:

1) durch die Fähigkeit des Untersuchers, das zweidimensionale Bild am Schirm mit den Bewegungen der schallkopfführenden Hand in die 3. Dimension der Realanatomie umzusetzen,

2) durch Basiskenntnisse des Untersuchers, die topographische fetale Anatomie betreffend.

Sind diese beiden Voraussetzungen nicht gegeben, so kann das beste Gerät nicht zum Erfolg führen.

Um den Lernprozeß zu erleichtern, wird in allen nachfolgenden Abschnitten die Beschreibung nach einer genormten Nomenklatur durchgeführt und diese auch bei der Erläuterung der Abbildungen beibehalten.

In jenen Fällen, wo die isolierte Darstellung von Ultraschallbildern topographische Schwierigkeiten bereiten könnte, werden reale anatomische Gefrierschnitte eingefügt. Abbildung 7.3 erläutert diese Schnittebenen und ihre Bezeichnung. Um die Darstellung und Überprüfung der fetalen Anatomie zu erleichtern, hat es sich bewährt, am Beginn eines Screenings genormte Schnittebenen aufzusuchen. Wenngleich der im dreidimensionalen Denken Geübte diese Schnittebenen während der Untersuchung nach Bedarf wechselt, sollte der weniger Geübte primär einen schematischen Untersuchungsgang einhalten. Zur Erlangung einer besseren Übersicht sollte primär immer mit fetalen Längsschnitten begonnen werden. Die schematischen Längsschnitte und die in den jeweiligen Schnittebenen aufzusuchenden Untersuchungsziele sind in Abb. 7.4 zusammengefaßt. Nach Aufsuchen des fetalen Köpfchens sollte der Schallkopf solange über das mütterliche Abdomen gleiten, bis die Wirbelsäule direkt unter den Schallkopf zu liegen kommt. Dies ist mit Ausnahme der selten vorkommenden rein dorsoposterioren Lage immer möglich. Nach Überprüfung der intakten Schädelkalotte und Kontrolle des Nackenbereichs sollte die Wirbelsäule in ihrem Verlauf bis zur Darstellung des Sakrums kontrolliert werden.

Da durch das Shadowing der Wirbelkörper und Rippen eine exakte Analyse intrafetaler Organe in diesem Schnitt nicht möglich ist, sollten lediglich die Nieren durch einen paravertebralen Sagittalschnitt eingestellt werden (Abb. 7.4a). Rotiert der Schallkopf nun in der gleichen Achse um 180°, wird das Shadowing der Wirbelkörper umgangen, und der Schallkopf kommt senkrecht auf die ventrale Körperoberfläche zu liegen (Abb. 7.4b). Dadurch wird eine

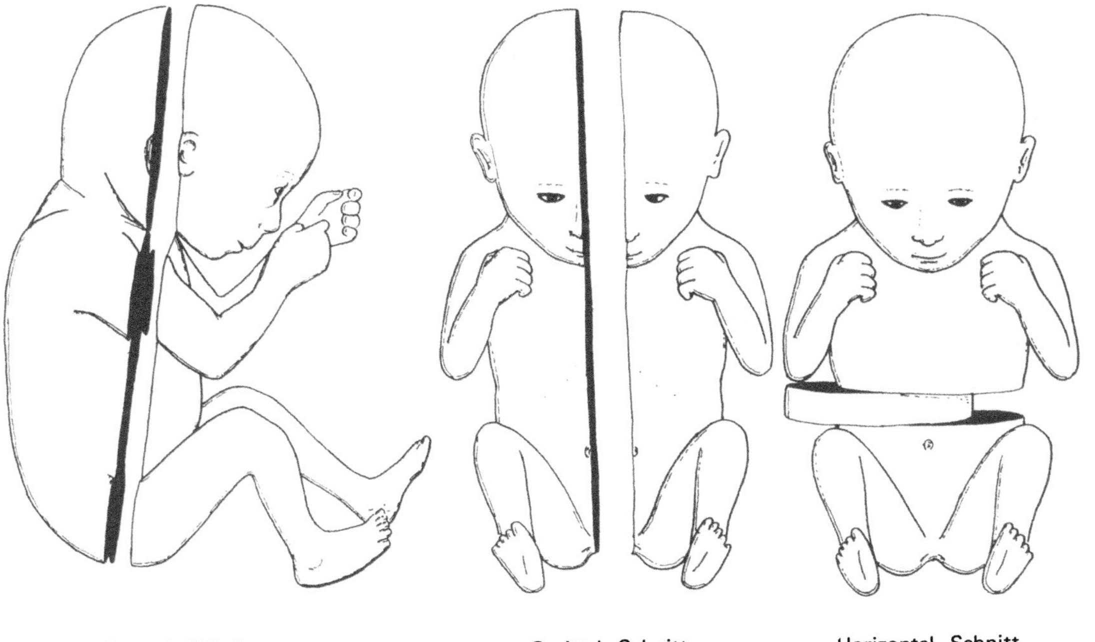


**Abb. 7.3.** Schematische Darstellung der Bezeichnung der Schnittanatomie

a) Dorsoanteriorer Sagittalschnitt

1) Überprüfung der Schädelkalotte
2) Kontrolle der Nackengegend
3) Screening der Wirbelsäule
4) Kontrolle der Nieren (paravertebral)

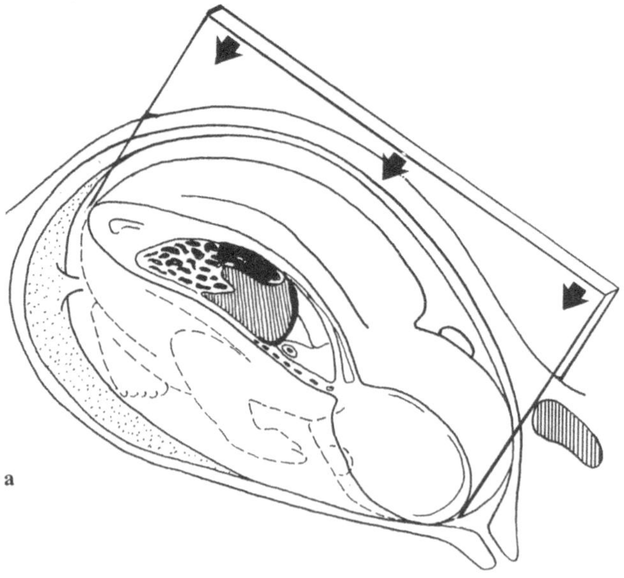

a

b) Dorsoposteriorer Sagittalschnitt

1) Profilschnitte des Gesichts
2) Integritätskontrolle der ventralen Oberfläche (Suche nach Defekten oder Ausstülpungen im Bereich des Thorax und des Abdomens)
3) Kontrolle der Körperform (Relation Thorax-Abdomen)
4) Zwerchfell
5) Leber, V. umbilicalis
6) Magen (paramedian links)
7) Harnblase
8) Abgang der Extremitäten

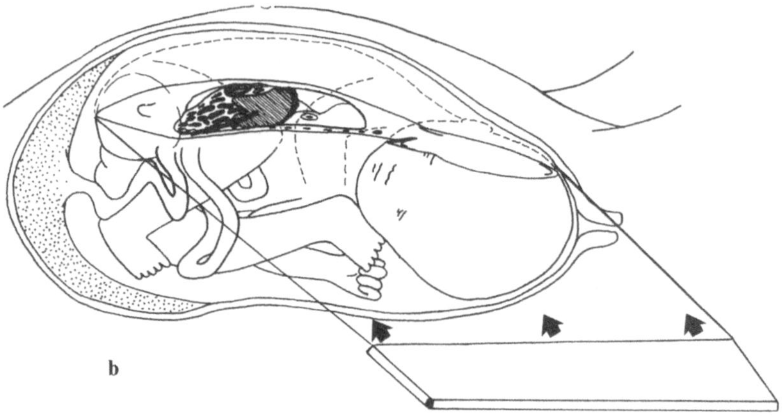

b

c) Frontalschnitte

1) Kontrolle der Körpersymmetrie
2) Screening an der Wirbelsäule (Asymmetrie, Ausstülpungen)
3) Lage und Füllungszustand des Magens
4) Symmetrische Lage der Nieren, Topographie
5) Zwerchfell, Aorta
6) Harnblase
7) Extremitäten, Genitale
8) Nabelschnur, Zahl der Gefäße

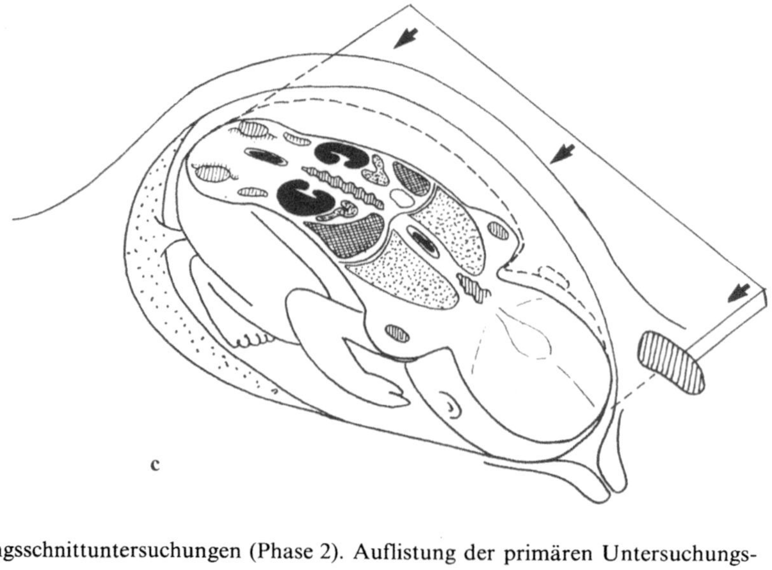

c

**Abb. 7.4a–c.** Schnittanatomie bei Längsschnittuntersuchungen (Phase 2). Auflistung der primären Untersuchungsziele in den jeweiligen Schnittebenen

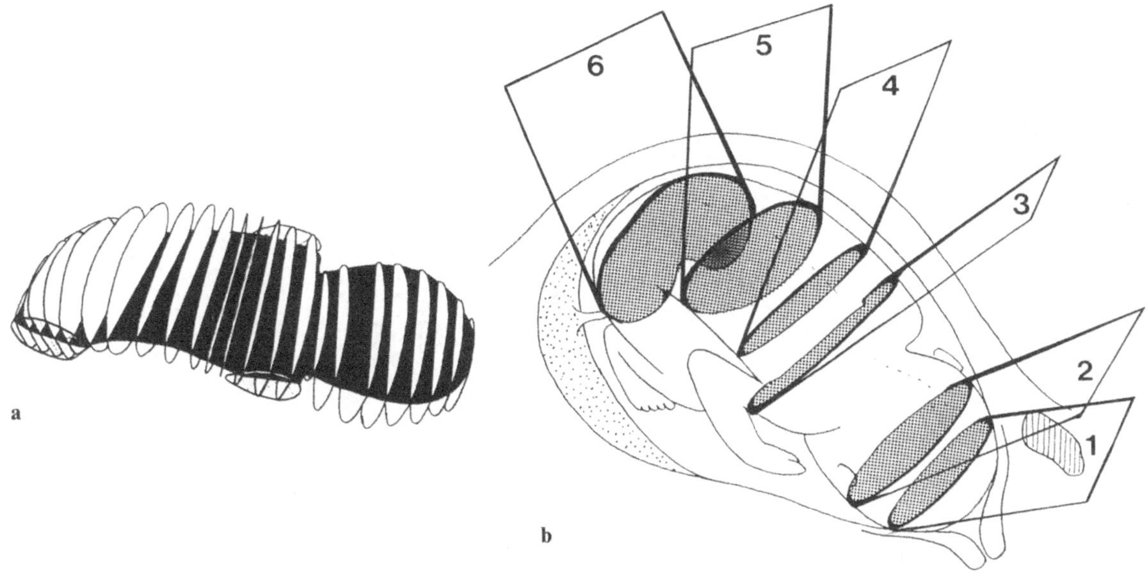


**Abb. 7.5. a** Schnittanatomie bei Horizontalschnitten. **b** Schematisierung der 6 wesentlichen Schnittebenen in der Querschnittanatomie

Kontrolle der ventralen Oberfläche möglich, und es kann die Proportion zwischen Thorax und Abdomen kontrolliert werden. Nach einer Überprüfung des Gesichtsprofils gelingt durch Parallelverschieben des Schallkopfes im Sagittalschnitt die Kontrolle der inneren Rumpfstrukturen: Zwerchfell, Leber, V. umbilicalis, Blase und paramedian links die Darstellung des Magens. Auch der Abgang der kaudalen und kranialen Extremitäten fällt in diesen Schnitt. Hat der Fetus seine Extremitäten angewinkelt und werden dadurch Schallücken gebildet, so soll durch Lagewechsel der Mutter oder Stoßpalpation das Kind zu Bewegungen provoziert werden. Die während dieser Bewegungsabläufe entstehenden Schallfenster reichen meist zu einem kompletten Screening dieser Schnittebene aus. Zwischen der dorsoanterioren und dorsoposterioren Ebene sollte zusätzlich eine frontale Schnittebene aufgesucht werden (Abb. 7.4c). Diese Einstellung dient primär zur Überprüfung der Körpersymmetrie im Gesichtsbereich, einer gleichzeitigen Darstellung beider Orbitae sowie einer Überprüfung der Gesichtsvorsprünge (Nase, Lippen, Kinn). Im Rumpf kommt in dieser Ebene das Zwerchfell meist gut zur Darstellung, und Magen und Blase stellen sich in ihrer Topographie nochmals deutlich abgehoben von Darm und Parenchym dar. Wird der Schnitt tangential von der Wirbelsäule beginnend nach ventral verschoben, so kommen beide Nieren links und rechts vom pulsierenden Band der Aorta liegend zur Darstellung. Der Abgang der kaudalen und kranialen Extremitäten wird quer getroffen, und häufig fällt an diesem Schnitt auch das fetale Genitale ins Bild.

Das Screening sollte durch horizontale Schnittführung abgeschlossen werden. Diese Schnittführung dient einerseits zur Endkontrolle der bislang erarbeiteten Anatomie, andererseits zur Einstellung der Referenzebenen für die Biometrie. Der Untersucher sollte dabei am Kopf beginnend, nicht die Schnittanatomie „auf sich zukommen lassen", sondern vorausdenkend die zu erwartende anatomische Struktur durch langsames Verschieben des Schallkopfes bestätigen. Dabei sind theoretisch der Zahl von Horizontalschnitten keine Grenzen gesetzt (Abb. 7.5a). Für das Screening in Stufe I genügt es jedoch, die in der schematischen Zeichnung (Abb. 7.5b) abstrahierten 6 Ebenen aufzusuchen. Nach Darstellung der Seitenventrikel *(Ebene 1)* sollte die Referenzebene für die Kopfbiometrie eingestellt werden *(Ebene 2)*. Der *Schnitt 3* führt über den Abgang der oberen Extremitäten zum im Thorax liegenden pulsierenden Herzen. Durch leichtes Anwinkeln des Schallkopfes gelingt es meist leicht, einen „Vierkammerschnitt" des Herzens einzustellen. Danach erfolgt in der *Ebene 4* die Kontrolle von Leber und Magen sowie zwischen der Einmün-

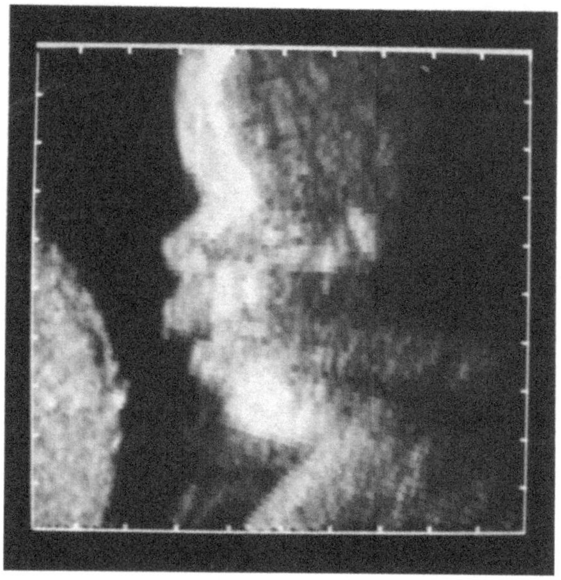

**Abb. 7.6.** Gesicht im Profil

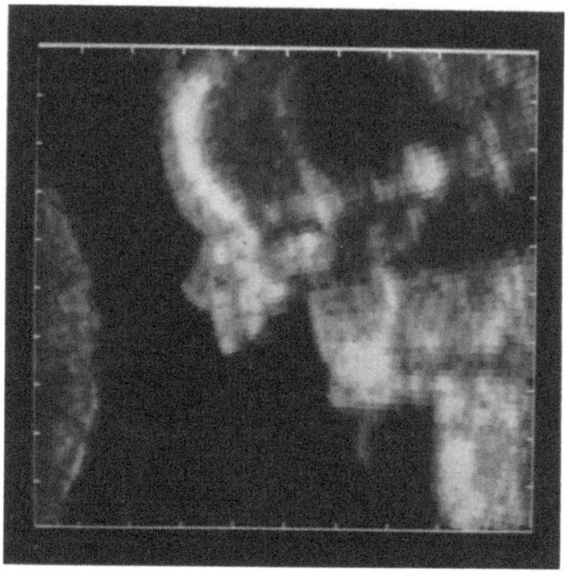

**Abb. 7.7.** Gesicht im Profil mit weit geöffnetem Mund

dung der V. umbilicalis und der Herzebene die Festlegung der Referenzebene für die Thorakoabdominometrie.

Im Unterbauch sind in *Ebene 5* nochmals die Nieren zu überprüfen und in *Ebene 6* die Blase, der Genitalbereich und der Abgang der kaudalen Extremitäten. Am Ende des Screenings sollten die 4 Extremitäten einzeln grob-anatomisch kontrolliert werden.

Zu warnen ist vor einem sprunghaften Untersuchungsgang. Vor allem das „Hängenbleiben" an besonders schön darstellbaren Details bedeutet oft inkomplettes Screening. Des weiteren ist davor zu warnen, völlig problemlose Normvarianten während der Befundung der Patientin mitzuteilen. Die Information über kleine plazentare Zysten oder eine Querlage in der 18. SSW führt nur zu unnötiger Beunruhigung der Patientin. Werden diese Gesichtspunkte beachtet und wird der bislang schematisierte Untersuchungsgang konsequent eingehalten, so ist es meist in relativ kurzer Zeit möglich, Entwicklungsanomalien größeren Ausmaßes auszuschließen bzw. Verdachtsmomente in dieser Richtung nachzuweisen.

### 7.1.1 Gesicht

Etwas abweichend vom bisherigen systematischen Aufbau soll als Anreiz für den Untersucher aufgezeigt werden, welche technischen

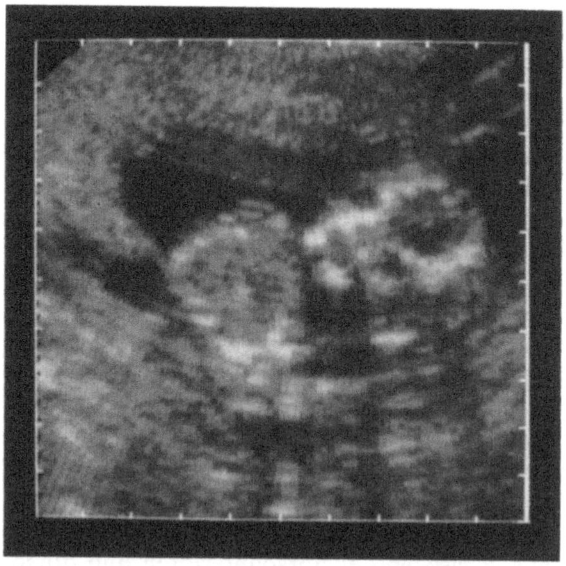

**Abb. 7.8.** Gesicht, Frontalschnitt durch die beiden Orbitae, die Nase und den Mund (14. SSW)

Möglichkeiten sich bei der Detaildarstellung im Bereiche des fetalen Gesichts anbieten.

Obwohl die Forderung eines detaillierten Gesichtsscreenings für die Stufe I übertrieben scheint, muß darauf hingewiesen werden, daß gerade solche Detailstrukturen zunehmend Bedeutung erlangen (vgl. Abb. 7.6 und 7.7). Profil und Aufsicht des Gesichts können eindeutig pathologische Befunde ergeben, worüber in Kap. 10 berichtet wird. Nur wer durch Übung

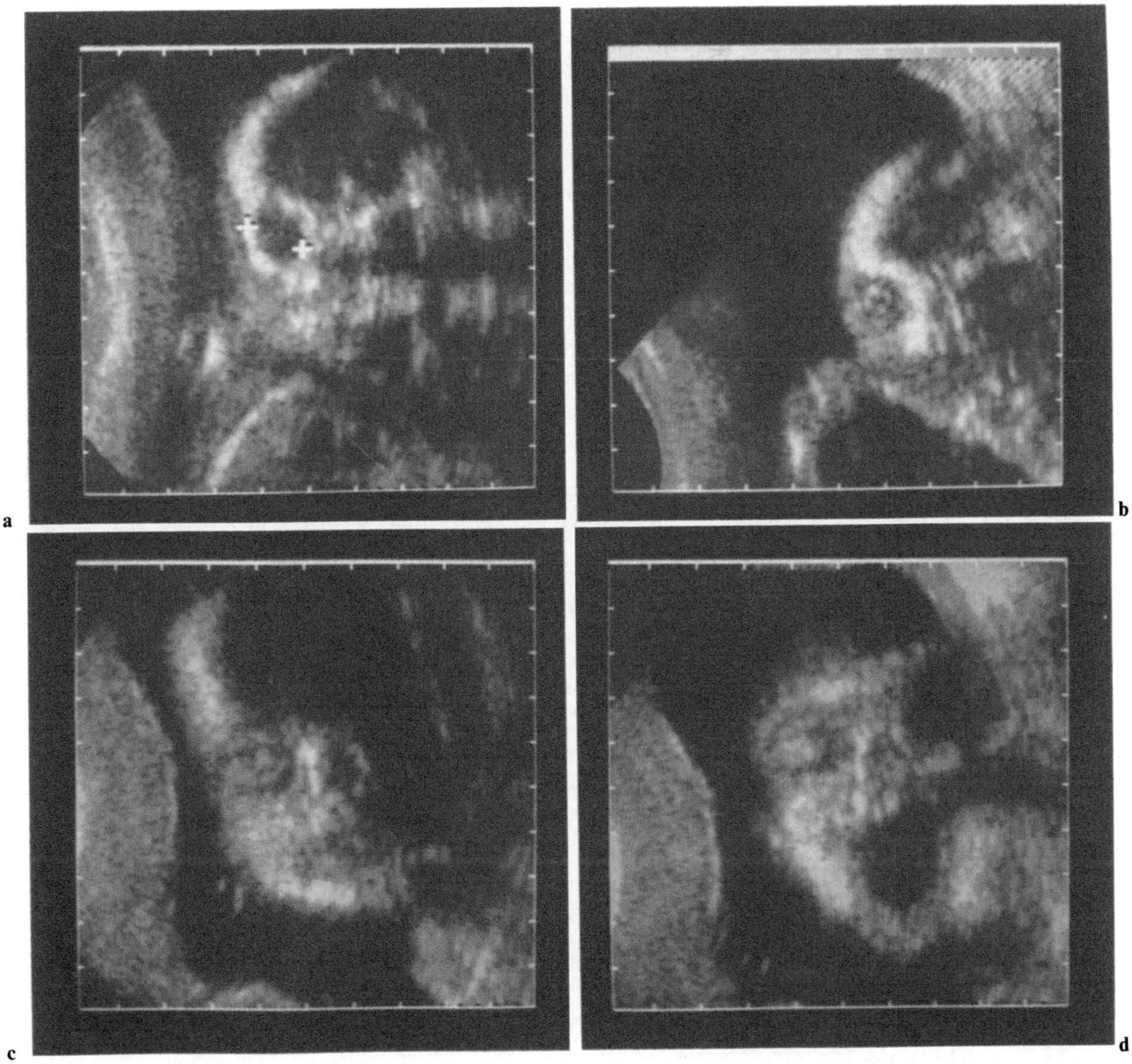


**Abb. 7.9. a** Frontalschnitt durch den Gesichtsschädel, Messung der Orbita (12 mm) (19. SSW). **b** Frontalschnitt durch den Gesichtsschädel, etwas weiter ventral als in **a**. Der Schnitt trifft das in der Orbita liegende Auge, Augenbewegungen können beobachtet werden. **c** Weichteilgesicht, Frontalschnitt noch weiter ventral als in **b**: Augenlider, Wangen, Nase und Mund. **d** Derselbe Schnitt **c** bei weit geöffnetem Mund

„normale Gesichter" in Aufsicht und Profil einzustellen vermag, hat letztlich auch die Chance, eine Zyklopie, Anophthalmie, Arrhinie oder eine Lippen-Kiefer-Gaumen-Spalte zu entdekken.

Gesichtsstrukturen lassen sich sonographisch bereits ab der 11. bis 12. SSW darstellen. In der 13. bis 14. SSW konkretisiert sich der Aufblick auf ein Gesicht schon dahingehend, daß Größe und Abstand der Orbitae meßbar werden und auch der Mund mit abgebildet werden kann. Die Orbitae sind in der Regel leicht einstellbar und meist auch problemlos zu messen (vgl. Abb. 7.8, 7.9, 7.12).

Mehr Mühe bereitet der Versuch, das Auge selbst darzustellen (Abb. 7.9b). Nach Birnholz (1981) ist dies mit Ausnahme der rein dorsoanterioren Position immer möglich. Am besten darstellbar ist das Auge durch einen etwas schräg von kranial auftreffenden Horizontalschnitt. Dabei soll erwähnt werden, daß am Real-time-Bild auch Bewegungsmuster der Au-

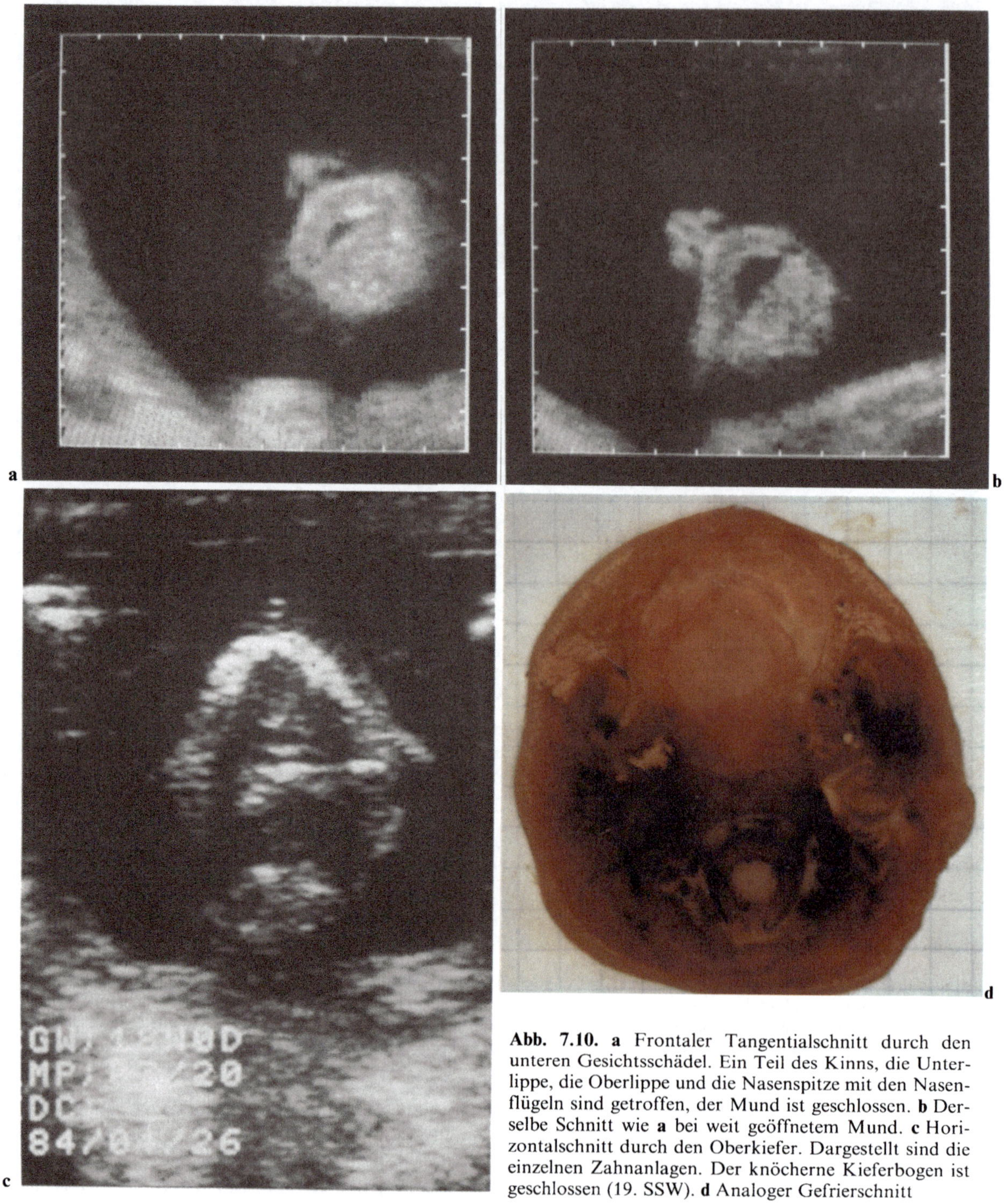

**Abb. 7.10. a** Frontaler Tangentialschnitt durch den unteren Gesichtsschädel. Ein Teil des Kinns, die Unterlippe, die Oberlippe und die Nasenspitze mit den Nasenflügeln sind getroffen, der Mund ist geschlossen. **b** Derselbe Schnitt wie **a** bei weit geöffnetem Mund. **c** Horizontalschnitt durch den Oberkiefer. Dargestellt sind die einzelnen Zahnanlagen. Der knöcherne Kieferbogen ist geschlossen (19. SSW). **d** Analoger Gefrierschnitt

gen studiert werden können. Diese Bewegungen beginnen mit isolierten, relativ langsamen Exkursionen, die man vor der 16. SSW nur sporadisch beobachten kann. In der 20.–24. SSW werden diese Bewegungen „schneller", erfolgen aber immer noch ohne Periodik. In der Folge treten solche Bewegungen immer häufiger und länger anhaltend auf.

Diese „schnellen" Augenbewegungen (engl. REM, "rapid eye movement"), die man auch

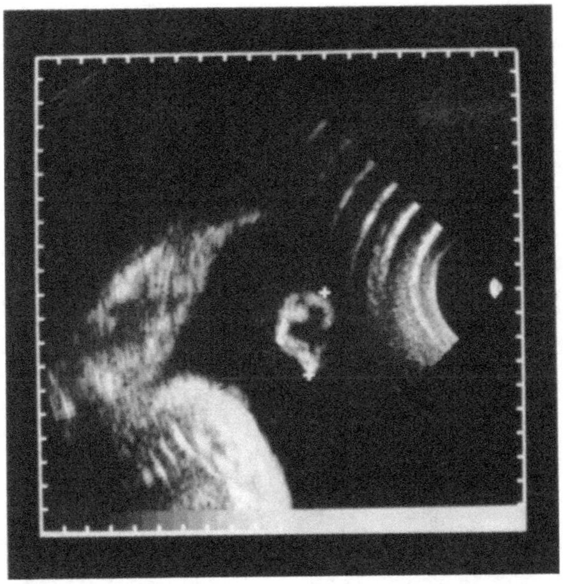

**Abb. 7.11.** Tangentialschnitt am kindlichen Köpfchen. Das Ohr ist in seiner gesamten anatomischen Struktur getroffen (Ausnahmedarstellung!)

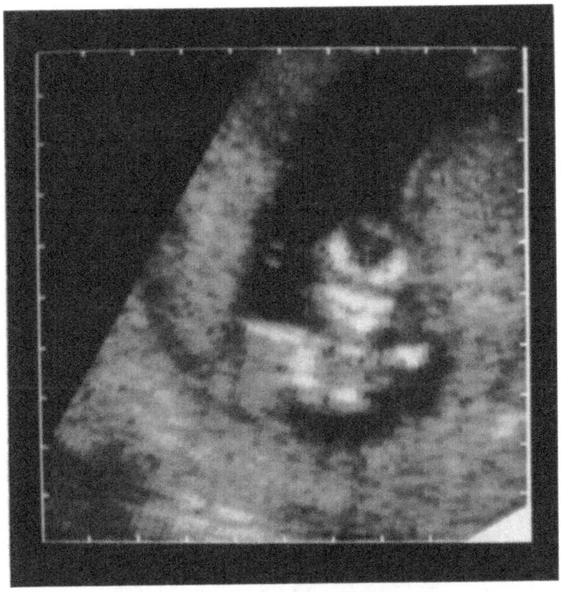

**Abb. 7.12.** Frontalschnitt durch das fetale Gehirn und Gesicht in der 13. SSW. Über den dargestellten Orbitae liegen die noch weiten Vorderhörner. Am Gesichtsschädel sind Maxilla und Mandibula getroffen

als Nystagmus bezeichnen kann, sollen mit zunehmender Hypoxie abnehmen. Birnholz (1983) ist der Meinung, daß REM wesentlich öfter als eine fetale „Atmung" zu beobachten ist und sich dementsprechend besser für eine Zustandsdiagnostik eignet. Längere Phasen ohne REM sollen nach der 35. SSW mit dem sog. Tiefschlaf korrelieren. Tritt dieser Zustand vor der 35. Woche auf, wird er von Birnholz (1983) als ein Hinweis für eine fetale Streßsituation gewertet. Der Autor geht sogar so weit, die An- oder Abwesenheit von REM in ihrem diagnostischen Wert höher einzuschätzen als den üblichen „Non-stress-Test".

Neben dieser funktionell von Bedeutung scheinenden Augendynamik lassen sich im Gesicht auch andere dynamische Prozesse wie Schlucken, Aufstoßen, Gähnen und in Zukunft vielleicht sogar Äußerungen der Mimik diagnostisch verwerten. Eine zusammenfassende Beurteilung dieser Kriterien ist derzeit allerdings noch nicht möglich.

Wesentlich einfacher ist die Inspektion des Phänotyps. Sie schließt am Kopf neben den Augen auch Mund, Nase und Ohren mit ein (Abb. 7.6; 7.7; 7.9c, d; 7.10a, b; 7.11).

Insbesondere der Mund mit Darstellung der Lippen hat sich als ergiebiges Zielgebiet der Ultraschalldiagnostik des Gesichts erwiesen. Legt man einen leicht nach ventral gekippten Horizontalschnitt durch den Oberkiefer (Abb. 7.10c, d), so kann zusätzlich zum Ausschluß eines Defekts im Lippenbereich (Abb. 7.10a, b) auch die Integrität des knöchernen Kieferbogens überprüft werden. Dies gilt vor allem für die gezielte Ausschlußdiagnostik bei anamnestischer Belastung (Lippen-Kiefer-Gaumen-Spalte) im Zusammenhang mit Mißbildungssyndromen. Die Durchführung einer Fetoskopie zu diesem Zwecke halten wir heute – im Zusammenhang mit der Risikoabwägung – für nicht mehr vertretbar.

### 7.1.2 Gehirn

Mit modernen Geräten läßt sich der fetale Schädel bereits ab der 8. SSW darstellen. Zu diesem frühen Zeitpunkt füllt das Ventrikelsystem noch fast den gesamten Innenraum des Hirnschädels aus. Auch in der 12. SSW besteht der Großhirnanteil hauptsächlich aus dem von nur dünnem Hirnmantel umgebenen Ventrikelsystem (Abb. 7.15a). Ab diesem Zeitpunkt erscheint allerdings zusätzlich der relativ große echogene Plexus chorioideus im Schnittbild; er scheint das Schädelinnere fast auszufüllen (Abb. 7.15b; schematische Abb. 7.14).

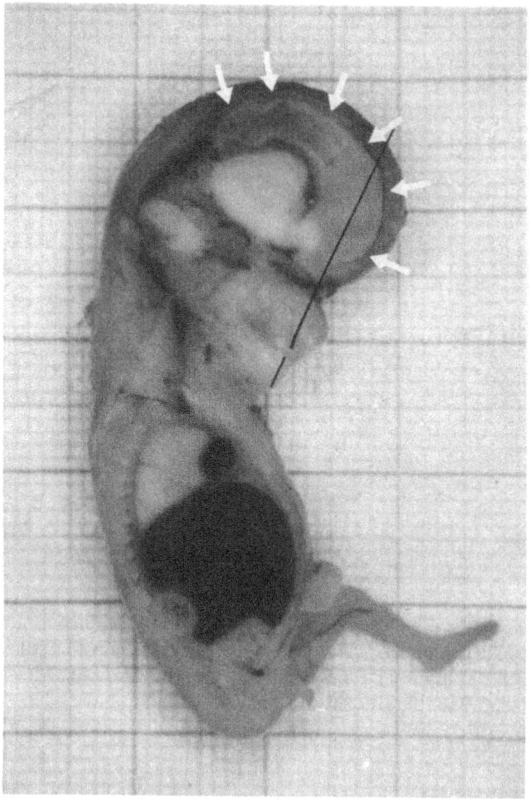

**Abb. 7.13.** Paramedianer Sagittalgefrierschnitt (13. SSW). Die Schnittebene der Abb. 7.9b–d ist markiert

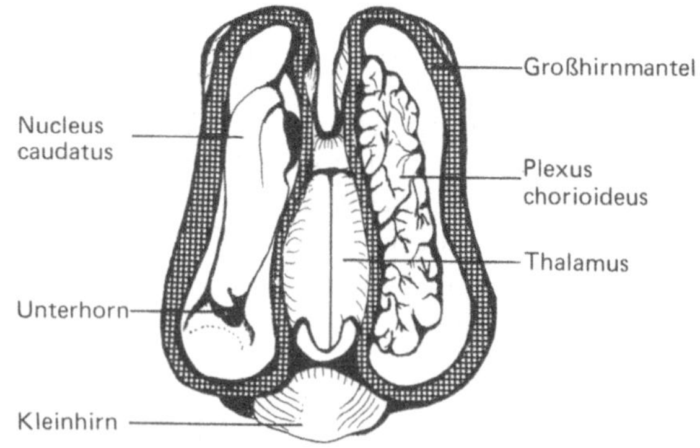


**Abb. 7.14.** Horizontalschnitt durch das Großhirn in der 13. SSW (Beziehung zwischen Hirnmantel, Ventrikelweite und Plexus chorioideus)

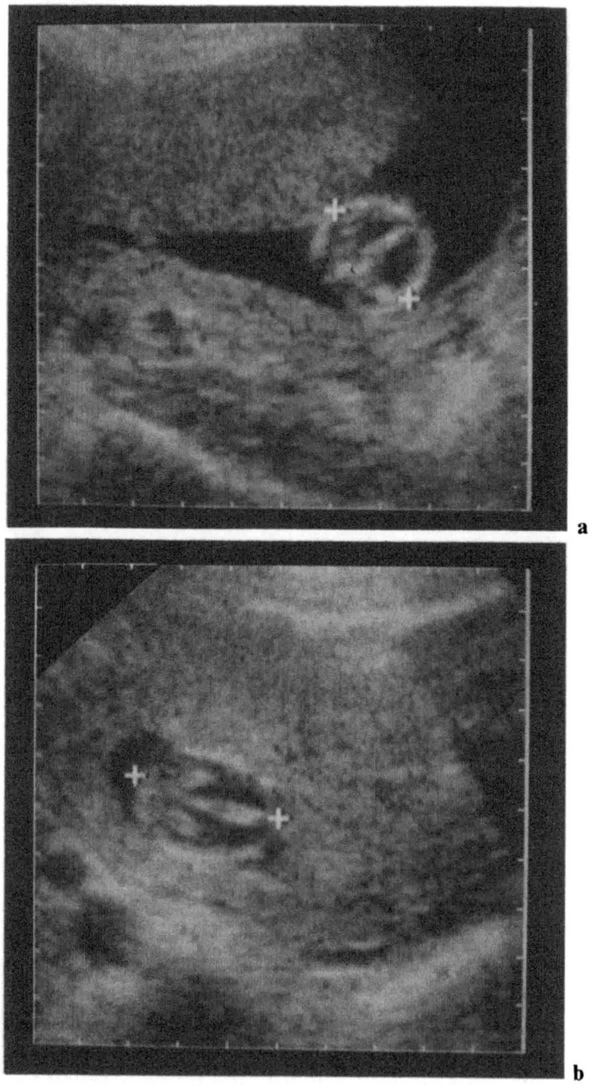

**Abb. 7.15. a** Frontalschnitt durch einen fetalen Schädel (12. SSW), BPD 21 mm. Die Seitenventrikel füllen nach kranial noch die ganze Hirnschale aus (dunkle Areale). **b** Horizontalschnitt (Schädel wie **a**) mit Meßstreckenabgriff des FROD (29 mm). Links im Bild sind die nach dorsal-kaudal liegenden Plexus chorioidei als hyperreflexive Bezirke erkennbar

Am Frontalschnitt in der 13. SSW (Abb. 7.12) kommen über dem Gesichtsschädel noch die weiten, echoarmen Vorderhörner der Seitenventrikel zur Darstellung. Ein paramedianer Sagittalschnitt durch einen Fetus in der 13. SSW (Abb. 7.13) zeigt die Ausdehnung der Seitenventrikel, die Schnittebene der Abbildung 7.12 ist durch eine Linie markiert. Diese Verhältnisse ändern sich erst deutlich ab der 16.–17. SSW. Ab diesem Zeitpunkt grenzen sich die lateralen Ventrikelwände zunehmend vom Kortex ab und rücken nach innen (Abb. 7.16a). Die Plexus chorioidei füllen nun die Seitenventrikel in ganzer Breite aus, erreichen aber in ihrer Längsausdehnung in der Regel nicht die

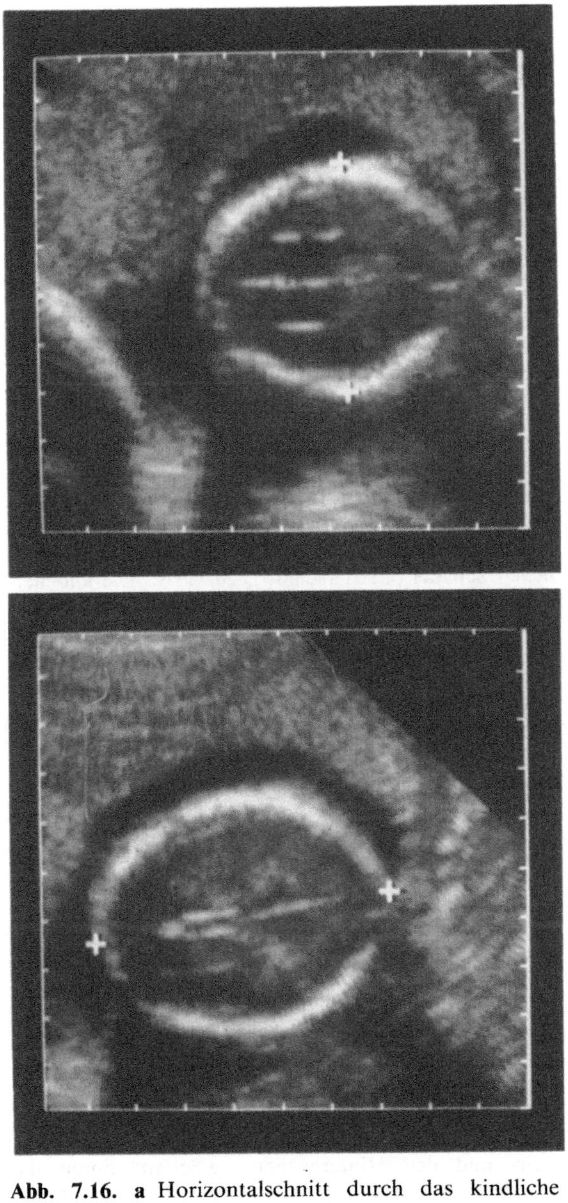

a b

Abb. 7.16. a Horizontalschnitt durch das kindliche Köpfchen. Der Hirnmantel ist deutlich dicker geworden, die Ventrikel sind nach innen gerückt (19. SSW). b Horizontalschnitt durch das gleiche Köpfchen wie a, etwas weiter kaudal. Im vorderen Bereich kommt das Cavum septi pellucidi zur Darstellung, im hinteren Abschnitt sind die Hinterhörner mit dem Plexus choroideus getroffen, die Meßstrecke greift den fronto-okzipitalen Durchmesser ab (19. SSW)

Vorderhörner (Abb. 7.16a). Nach der 20. SSW tritt das relativ kleiner werdende Ventrikelsystem im sonographischen Strukturbild mehr und mehr zurück.

Um die Hirnanatomie in großen Zügen zu rekapitulieren, zeigt die Abbildungsserie (7.17a–h) die Beziehung zwischen 8 Horizontalschnitten und einem medianen Sagittalschnitt am fetalen Gehirn in der 20. SSW. In der linken Hirnhälfte wurden teilweise die liquorgefüllten Räume freipräpariert, um die Relation zwischen Hirnstruktur und liquorgefüllten Hohlräumen darzustellen. Ab diesem Zeitpunkt sind es vor allem der Hirnstamm und das Kleinhirn, die sich sowohl in Koronar- wie auch Sagittalschnitten darstellen lassen (Abb. 7.18a, b). Betont werden muß, daß in der Regel bei Horizontalschnitt im vorderen Hirndrittel median eine doppelseitig begrenzte Unterbrechung der Mittellinie sichtbar wird, die dem Cavum septi pellucidi entspricht (Abb. 7.16b).

Auf die detaillierte Anatomie der Referenzebene für die Messung des biparietalen Durchmessers (BPD) und des fronto-okzipitalen Durchmessers (FROD) wird unter 7.2 nochmals eingegangen. In der älteren Literatur (bis 1980) wurde das Cavum septi pellucidi von fast allen Autoren fälschlicherweise als 3. Ventrikel bezeichnet. Der „echte" 3. Ventrikel liegt zwischen den beiden Thalami etwas weiter dorsal und ist in der Regel nur als mittelständiger Strich darstellbar. Wird dieser Bereich deutlich sichtbar erweitert, muß das Screening in Richtung Hydrozephalus fortgesetzt werden (s. auch 7.2 und 8.3). Johnson et al. (1980) haben auch das Gehirngefäßsystem zur Orientierung im Schädelinneren herangezogen. Die pulsierenden Strukturen der Hirnarterien lassen sich leicht, vor allem im Bereich des Hirnstamms und an den basalen Zisternen, auffinden. Hinsichtlich künftiger Forschungen muß betont werden, daß eine genaue Strukturanalyse des fetalen Gehirns auch unmittelbar prä- und subpartal Bedeutung erlangen wird. Inwieweit Strukturanalysen des fetalen Gehirns klinische Aussagekraft besitzen, hat Bliesener (1984) im Bereich der Neonatologie und Pädiatrie demonstriert.

### 7.1.3 Wirbelsäule

Die fetale Wirbelsäule läßt sich ohne Probleme im Gesamtverlauf als hyperreflektorische Doppellinie bereits ab der 14.–15. SSW darstellen. Dabei muß bedacht werden, daß die Ossifikation der Wirbel nach Stark (1965) bei Embryonen zwar schon im 3. Lunarmonat beginnt, der dorsale Abschluß des Wirbelkanals durch Vereinigung der Wirbelbögen jedoch erst im 4. Lunarmonat erfolgt. Die Entwicklung der Ossifikationszentren und die damit zunehmende verbesserte Darstellung der Wirbel ist in Abb. 7.19 dargestellt; oben: Brustwirbel und Rippenanlage bei einem Fetus im 3. Monat, die grau schraffierten Bereiche entsprechen den Ossifikationszentren. Die Rippen sind mit den Wirbelkörpern noch nicht verwachsen; unten: die Brustwirbelanlage in der 20. SSW. Der Ossifikationsbereich im Wirbelkörper hat deutlich an Größe zugenommen, die beiden lateralen Ossifikationsbereiche sind dreieckförmig beinahe schon miteinander verschmolzen. Die fortgeschrittene Ossifikation der Rippen und der 3 Verknöcherungszonen zeigt Abb. 7.20. In Abhängigkeit vom Auflösungsvermögen eines Gerätes kommen die Wirbeleinheiten im Längsschnitt (unabhängig, ob sagittal oder frontal) segmentartig zur Darstellung (Abb. 7.21 a). Das dunkle Band zwischen den echoreichen Wirbelstrukturen entspricht dabei dem Neuralrohr. Im 3. Trimenon kann bei exakt dorsoposteriorem, medianem Sagittalschnitt auch das kaudale Ende des Rückenmarks im Neuralrohr zur Darstellung kommen (Abb. 7.22). Um den besonders oft von Läsionen betroffenen Abschnitt der Lendenwirbelsäule (LWS) aufzusuchen, empfiehlt es sich, im Frontalschnitt dem Ansatz der Rippen zu folgen (Abb. 7.21 b). Kaudal der 12. Rippe finden sich die 5 Segmente der LWS. Distal davon verjüngt sich die Doppelkontur „bleistiftspitzenförmig". Es handelt sich dabei um das Os sacrum, an dem die Segmenteinteilung noch teilweise erkennbar sein kann (Abb. 7.21 c). An diesem Schnitt bilden sich lateral vom Sakrum in der Regel die Beckenschaufeln akzentartig ab. Bezüglich der Fehlbildungen im Bereich des Neuralrohrs wird auf das Kap. 8 verwiesen.

### 7.1.4 Thorax

Die äußere Thoraxform entspricht einem sich nach kranial verjüngenden Kegelstumpf. Im Thoraxinneren lassen sich die Lungen und als auffälligste Struktur das Herz erkennen. Mit modernen Geräten erscheinen die Lungen im III. Trimenon echogener als Lebergewebe. Dadurch ist zumindest indirekt die Zwerchfellkuppe abgrenzbar, dies gilt sowohl für den frontalen als auch den sagittalen Schnitt (Abb. 7.23, 7.24 a). Besonders gut ist der Zwerchfellverlauf zu verfolgen, wenn es im Zusammenhang mit fetaler „Atmung" zu Verschiebungen kommt. Untersuchungen von Benson et al. (1983) haben gezeigt, daß es vielleicht in Zukunft unter Einbeziehung technischer Zusatzhilfsmittel möglich sein wird, durch „radiofrequency" exakte Gewebsdichteunterschiede abzuleiten und dadurch sonographisch Rückschlüsse auf den Reifezustand der fetalen Lungen zu ziehen. Im Mittelpunkt der Thoraxorgane steht das Herz. Als Basiseinstellung für seine Beurteilung empfehlen sich etwas gewinkelte Horizontalschnitte, die zur Einstellung des

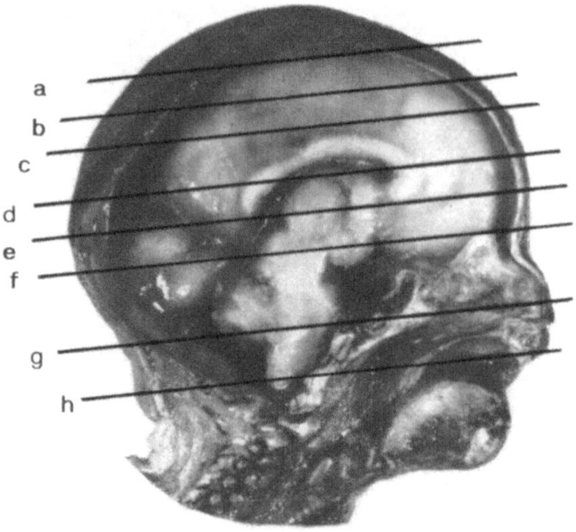


**Abb. 7.17.** Medianer Sagittalschnitt durch den kindlichen Schädel (Gefrierschnitt), 20. SSW. Die knöchernen Strukturen des Gesichtsschädels, der weiche Gaumen und die Zunge sind ventral dargestellt, im Bereich des Hirns kommen die Großhemisphäre, der Balken, das Stammhirn, ein Teil des Kleinhirns und die dunkel abgebildeten Hohlräume zur Darstellung. ▶
Nebenstehend (**a–h**) werden Horizontalschritte parallel zur Orbita-Meatus-Linie gezeigt. **a** Horizontalschnitt durch die beiden Großhirnhemisphären. Die beiden Seitenventrikel sind an ihrem kranialen Beginn gerade schon getroffen. **b** Horizontalschnitt durch die Seitenventrikel (der kraniale Ventrikel ist durch Auspräparation des Liquors in seiner realen Größe dargestellt). **c** Horizontalschnitt 5 mm tiefer; deutliche Darstellung der Vorder- und Hinterhörner. **d** Horizontalschnitt im Bereich des größten biparietalen und fronto-okzipitalen Durchmessers. Vorderhörner, Cavum septi pellucidi, Thalami, Hinterhörner und Insel kommen zur Darstellung. **e** Horizontalschnitt durch die gerade noch getroffenen Vorderhörner, den Aquädukt und die immer noch weiten Hinterhörner. **f** Horizontalschnitt. Die Frontallappen sind gerade noch getroffen, in der *Mitte* das Stammhirn mit der dorsal davon liegenden Cisterna ambiens und den Hinterhörnern. **g** Schnitt durch die Schädelbasis, ventral am Schnitt die Choanen; dorsal die hintere Schädelgrube mit dem Rückenmark. **h** Horizontalschnitt durch den Oberkieferbogen mit den Zahnanlagen; Zunge, knöcherne Strukturen der Schädelbasis und gerade noch dargestellte hintere Schädelgrube

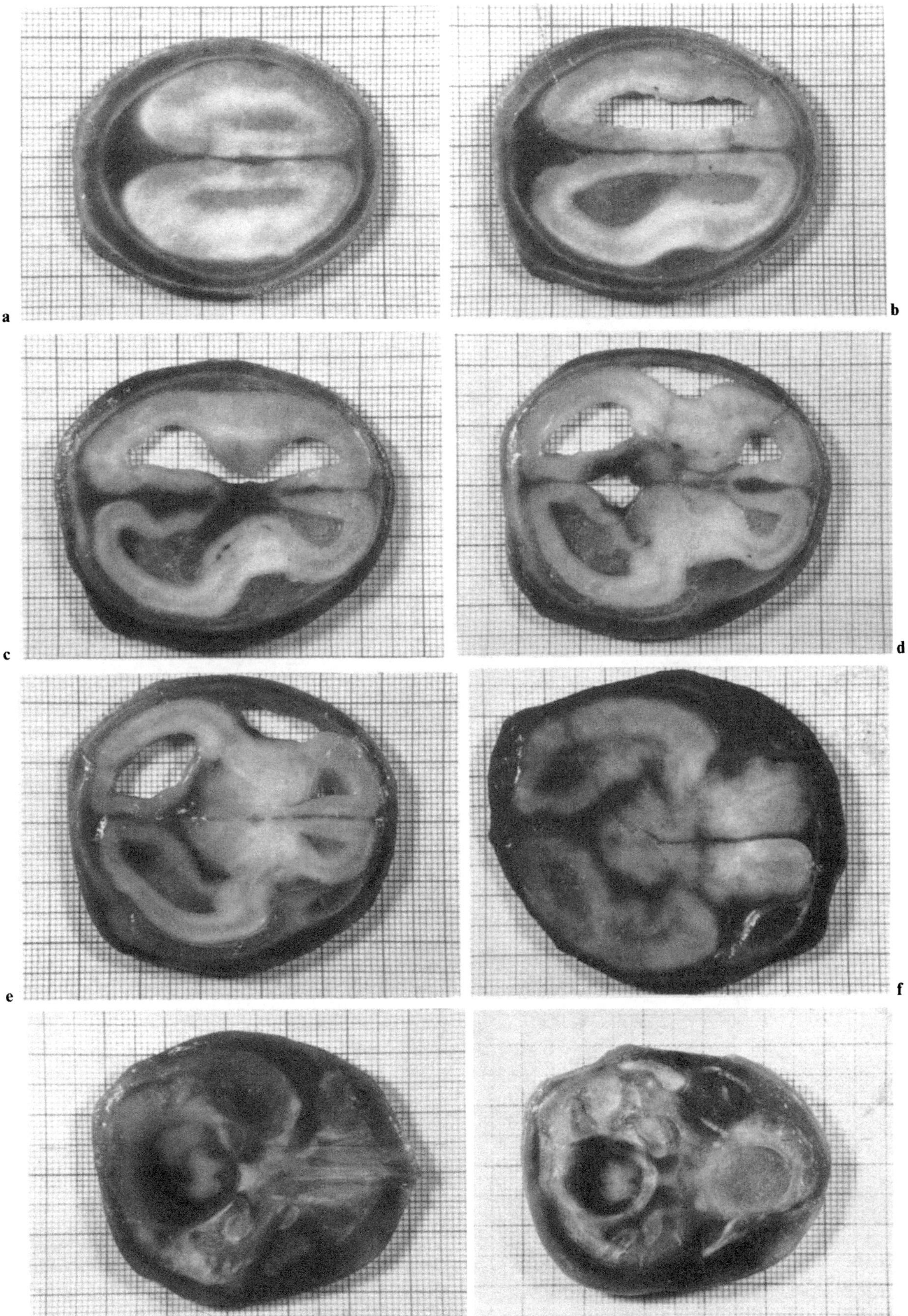

Abb. 7.17

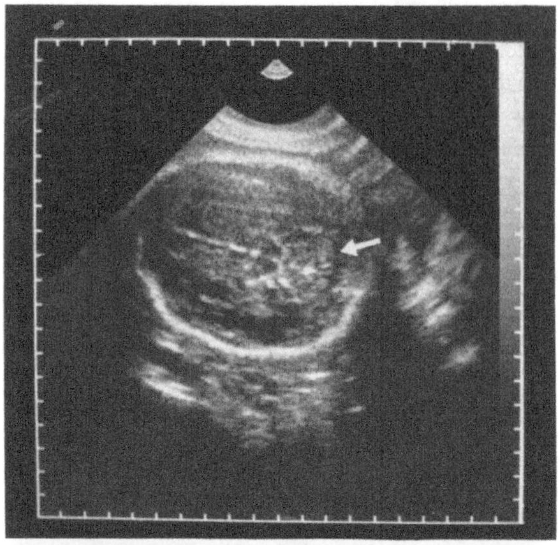

a

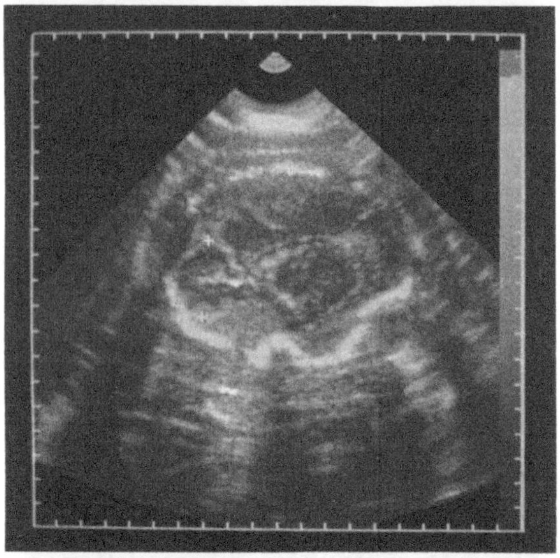

b

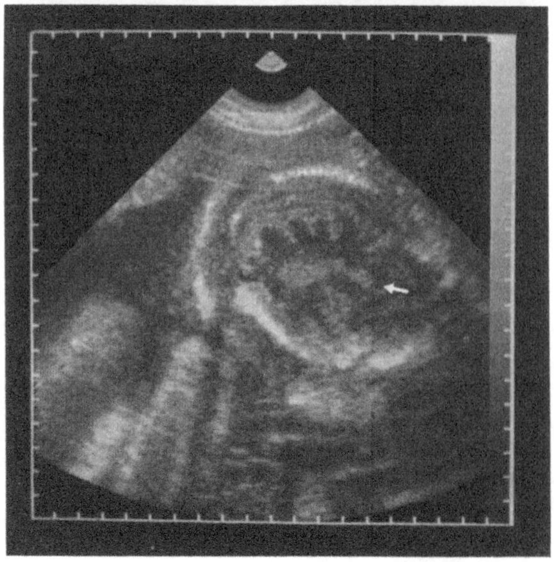

c

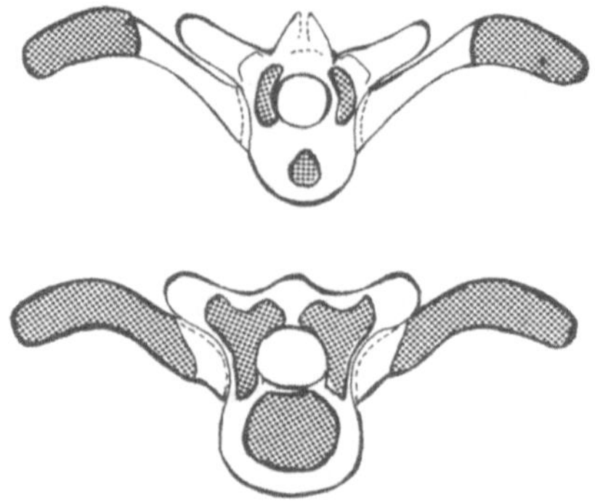

**Abb. 7.19.** Schema: Ossifikation im Bereich der Brustwirbel im 3. und 5. Monat

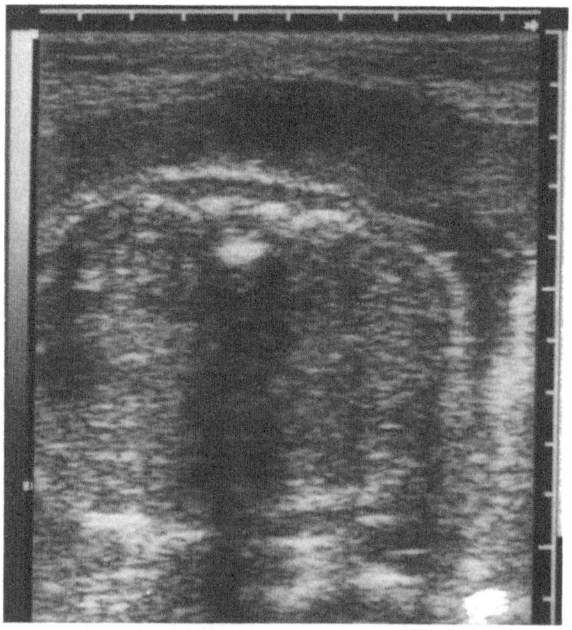

**Abb. 7.20.** Horizontalschnitt durch den Rumpf, Wirbelsäule bei 12 Uhr. Die in Abb. 7.19 dargestellten 3 Verknöcherungsbereiche im Wirbel und die fortgeschrittene Ossifikation der Rippen sind deutlich dargestellt

**Abb. 7.18. a** Horizontalschnitt durch ein kindliches Köpfchen in Höhe des Kleinhirns. Zu sehen ist das Hirnstrukturbild; die Mittellinie wird durch die Falx cerebri gebildet; *Pfeil:* Zerebellum. **b** Sagittalschnitt. Das Zerebellum ist durch 2 Kreuze markiert; kraniokaudaler Abstand 30 mm. **c** Paramedianer Sagittalschnitt durch den Seitenventrikel. *Pfeil:* Plexus chorioideus; an der Ventrikelgrenze ist die Struktur einzelner Gyri deutlich sichtbar

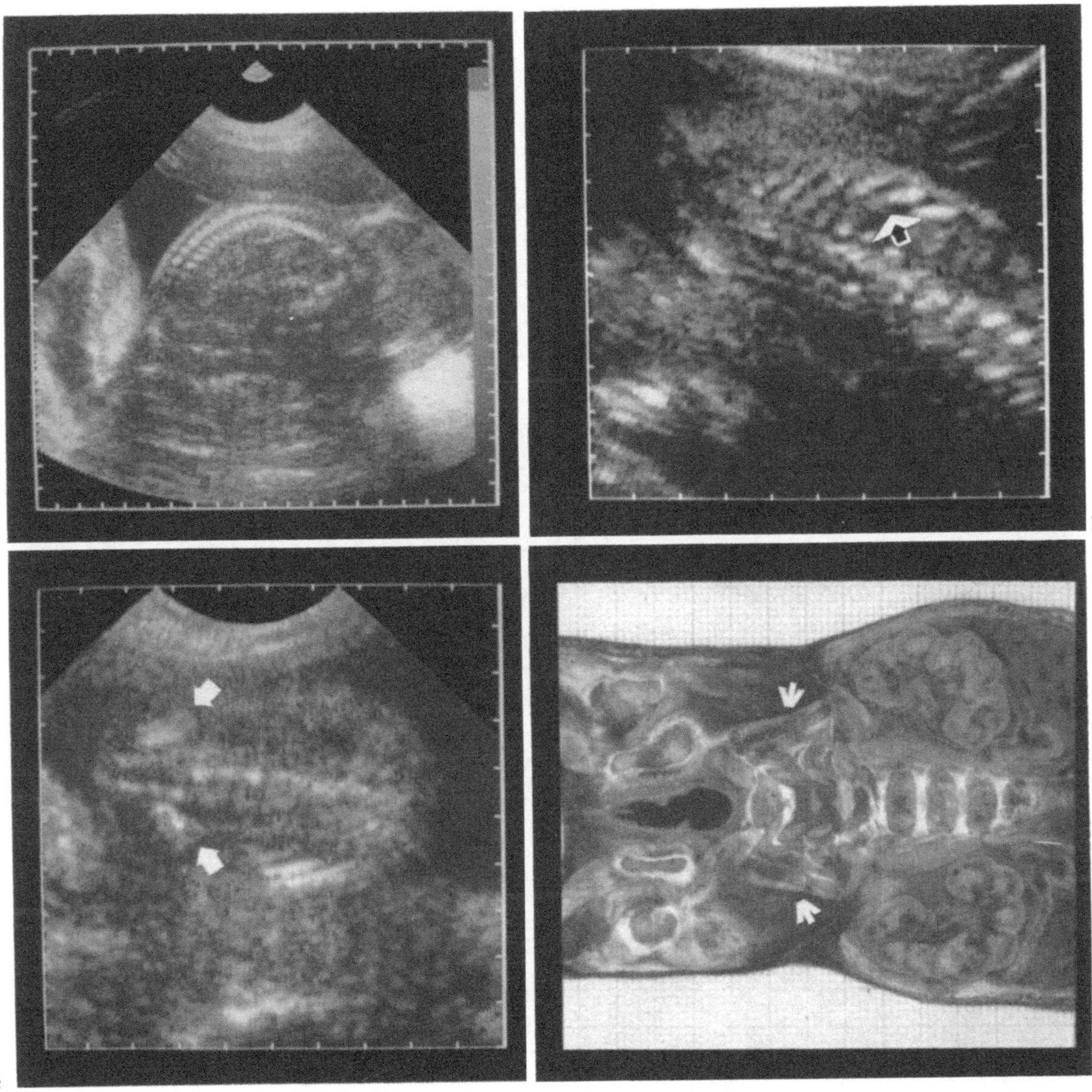

a b c d

**Abb. 7.21. a** Sagittalschnitt. Das Kind liegt dorsoanterior; die dichten Strukturen der Wirbelsäule verhindern durch die Schattenbildung eine Darstellung des darunterliegenden Rumpfanteils; das Neuralrohr wird als dunkler Streifen durch die hellen Wirbelechos demarkiert. **b** Frontalschnitt durch den kaudalen Thorax und den Bereich der LWS. Die 12. Rippe dient als Orientierungshilfe (*Pfeil*). **c** Frontalschnitt durch den lumbosakralen Bereich. *Pfeile:* Beckenschaufel. **d** Analoge Schnittführung (Gefrierschnitt 20. SSW). *Pfeile:* Beckenschaufel

klassischen „Vierkammerbildes" führen (Abb. 7.25a, b). Ein gelungener „Vierkammerblick" läßt beide Ventrikel, die Vorhöfe und die großen Klappen unter günstigen Bedingungen bereits ab der 16. SSW erkennen. Dabei findet sich das Herz — unter normalen Voraussetzungen — relativ nahe der ventralen Thoraxwand gelegen, leicht nach links versetzt und mit seiner Spitze eben in diese Richtung zeigend (schematische Abb. 7.26). Günstig sind diese Bedingungen nur dann, wenn die Einschallrichtung von ventral her erfolgen kann. Bei dorsoanteriorer Lage des Fetus ist aufgrund der Schattenbildung durch die Wirbelsäule und die Rippen eine detaillierte Herzdarstellung in der Regel nicht möglich. Bei gelungener Einstellung des „Vierkammerblicks" läßt sich der Herzquerdurchmesser in der Ebene der großen

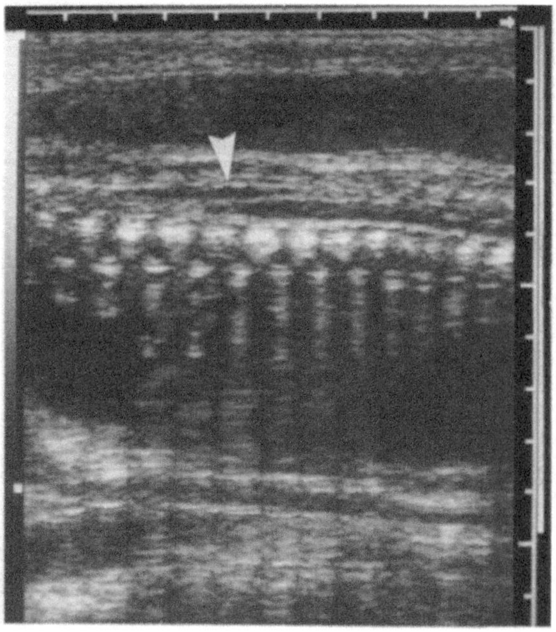

**Abb. 7.22.** Medianer, dorsoanteriorer Sagittalschnitt. Im Neuralrohr das Ende des Rückenmarks (*Pfeil*)

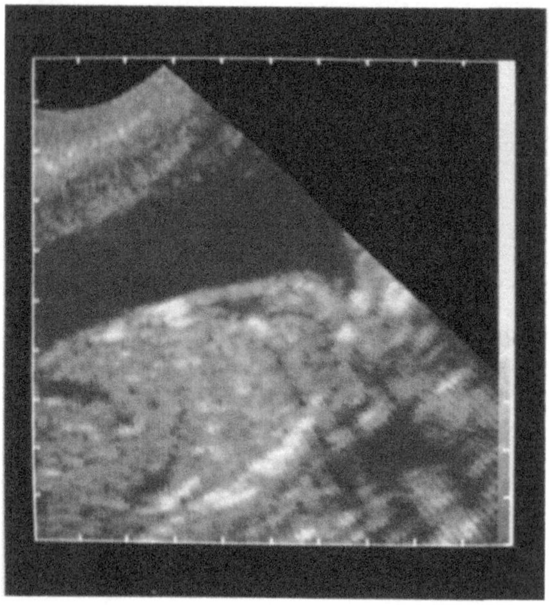

**Abb. 7.23.** Paramedianer Sagittalschnitt bei dorsoposteriorer Lage. Das Lungengewebe ist hyperreflektorisch dargestellt, das Lebergewebe hyporeflektorisch, dadurch indirekte Demarkierung des Zwerchfells

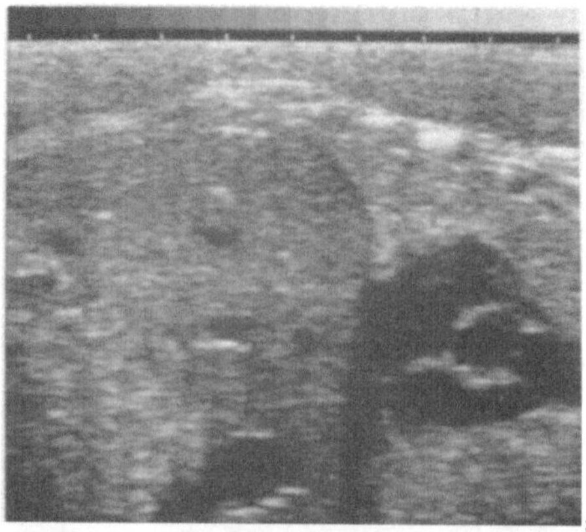

a

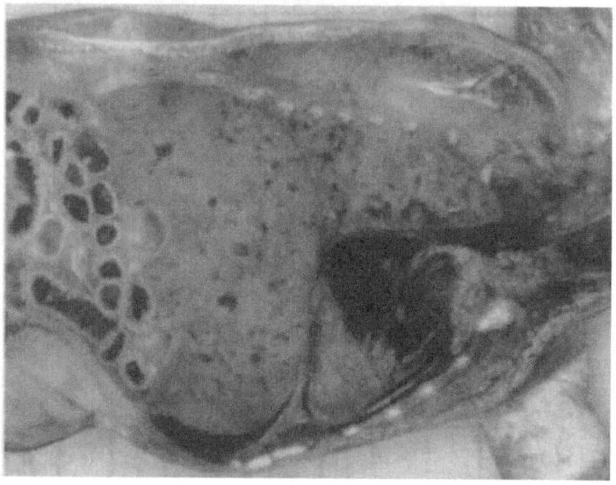

b

**Abb. 7.24. a** Frontalschnitt durch den fetalen Rumpf. Das hyperreflektorische Lungengewebe ist durch das median liegende Herz getrennt; es setzt sich deutlich vom hyporeflektorischen Lebergewebe ab (indirekte Zwerchfelldarstellung; 22. SSW). **b** Analoger Gefrierschnitt in der 22. SSW. Real-anatomisch kann dieser Dichteunterschied nicht zur Darstellung gebracht werden

Klappen — auch „kurze Achse" genannt — auf einem Standbild leicht abgrenzen und messen. Eleganter und genauer ist die Aufzeichnung dieser Meßstrecke im Time-motion-Bild, wenngleich diese Zusatzeinrichtung für das Screening der Stufe I nicht absolut zu fordern ist. Im Achsenschnittpunkt des „Vierkammerblicks" läßt sich durch Kippen auch der Ursprung der Aorta erkennen (Abb. 7.27). Eine weitere Orientierungshilfe bietet das Septum primum, das als dünne Membran auf der linken Seite des Foramen ovale liegt und eine klappenartige, entsprechend dem Blutfluß nach links gerichtete Bewegung zeigt (Abb. 7.28). Im Sagittalschnitt läßt sich der rechte Vorhof dann leicht auffinden und identifizieren, wenn man dem Verlauf der V. cava inferior folgt und den

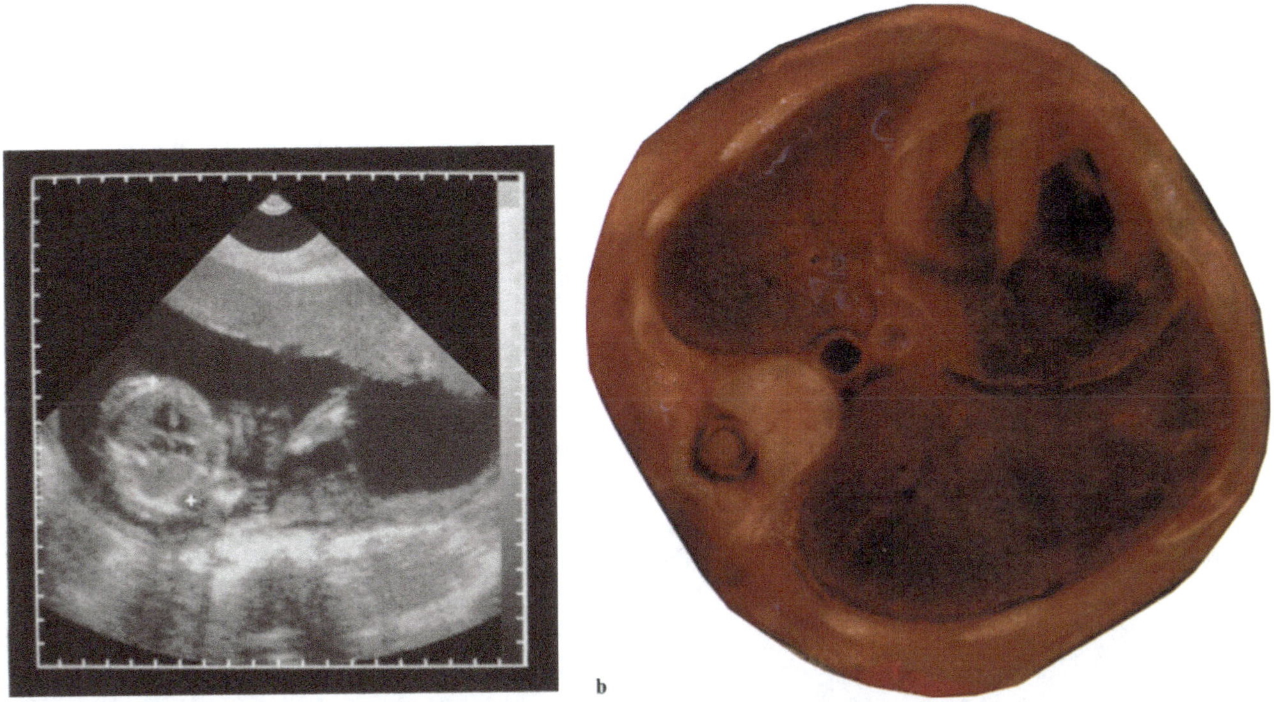

a b

**Abb. 7.25. a** Vierkammerschnitt durch den fetalen Thorax (22. SSW). Die Wirbelsäule liegt bei 8 Uhr; die beiden Vorhöfe, die beiden Kammern und das Ventrikelseptum sind deutlich voneinander abgrenzbar. **b** Analoger Gefrierschnitt. Wirbelsäule bei 8 Uhr, davor liegt die blutgefüllte Aorta; das Herz im „Vierkammerblick"

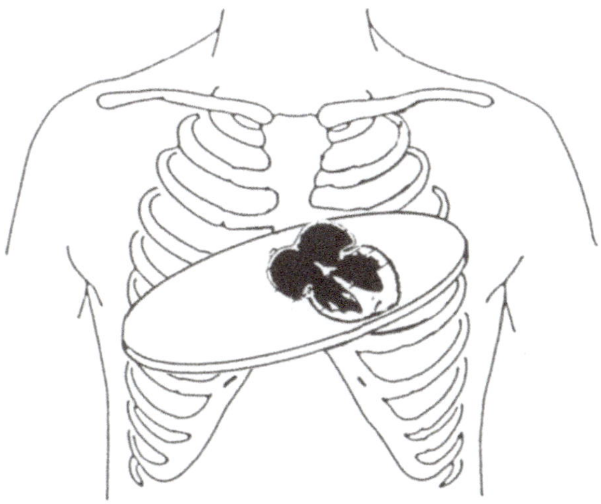

**Abb. 7.26.** Schema: Schnittebene für den „Vierkammerblick" am Herzen

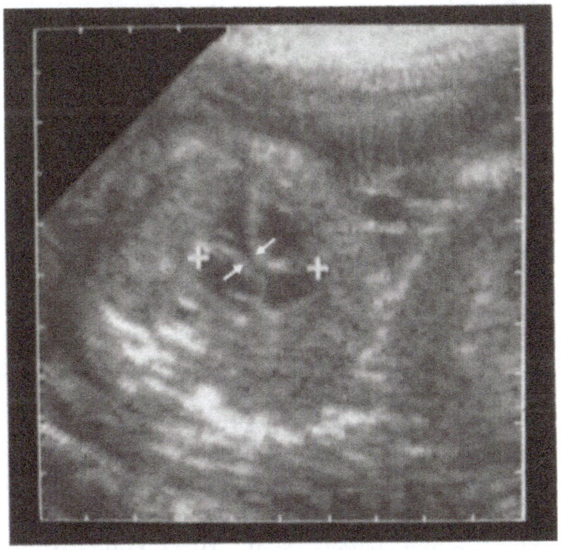

**Abb. 7.27.** Thoraxquerschnitt (26. SSW). „Vierkammerblick" mit Aortenwurzel (*Pfeile*). Der quere Herzdurchmesser beträgt 24 mm; Wirbelsäule bei 8 Uhr

Schnitt so lange verschiebt, bis deren Einmündungsstelle in den rechten Vorhof getroffen wird (Abb. 7.29a). Überhaupt sind die großen Gefäße wiederholt Hilfen bei der intrafetalen Orientierung. Sucht man im Sagittalschnitt die Aorta auf, so wird es auch möglich, den Abgang der Karotiden darzustellen (Abb. 7.30); beim prävertebralen Frontalschnitt kann auch die Bifurkation der Aorta distal dargestellt werden (Abb. 7.31).

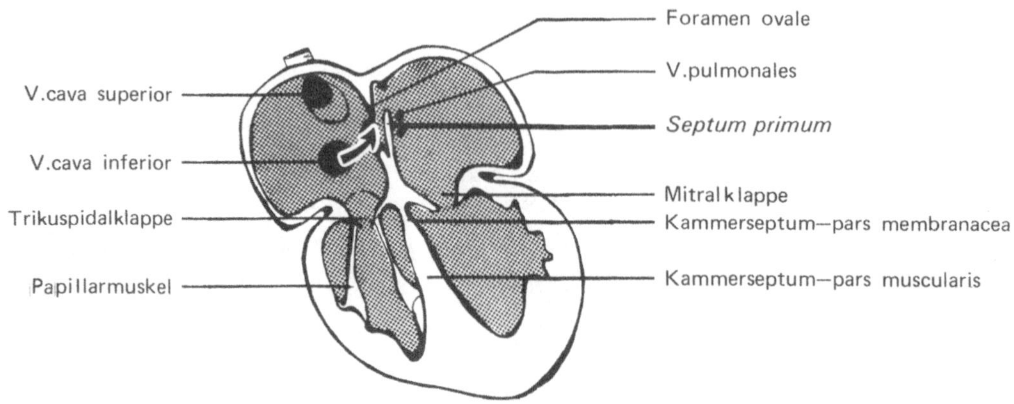


**Abb. 7.28.** Schema: fetales Herz im „Vierkammerblick". Darstellung der Klappen

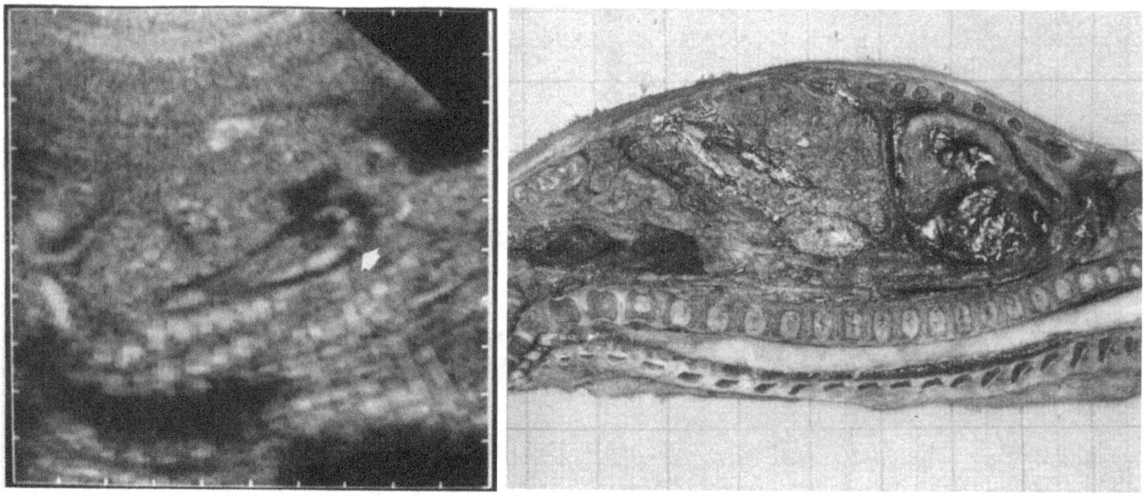

a b

**Abb. 7.29. a** Dorsoposteriorer Sagittalschnitt. Die Aorta und der Aortenbogen stellen sich vor der Wirbelsäule deutlich dar; die V. cava inferior zieht ventral davon schräg nach kranial zum rechten Vorhof. **b** Analoger Gefrierschnitt. Aortenbogen, rechter Vorhof mit Einmündung der V. cava inferior und ein Teil der rechten Kammer sind am Schnitt getroffen (22. SSW)

### 7.1.5 Abdomen

Hauptziel des Screenings im Abdomen ist die topographische Kontrolle und Abgrenzung physiologischerweise flüssigkeitsgefüllter Hohlräume (Magen, Blase) von den parenchymatösen Organen (Leber, Niere, Milz). Dabei ist zu beachten, daß die Niere (s. unten) durch den gesamten Verlauf der Schwangerschaft wesentlich echoärmer als Lebergewebe erscheint. Darmschlingen zeigen ein breites Spektrum von Variationen, sind jedoch i. allg. isoliert erst im 3. Trimenon darstellbar. Die Leber ist aufgrund ihrer physiologischen Größe das intraabdominale „Hauptorgan" in allen Schnittebenen. Wegen des zunächst bestehenden Zwerchfellhochstands liegt sie — wenn man sich von außen orientiert — partiell intrathorakal (Abb. 7.24a). Unter 7.2 wird zwar noch eingehend auf den Verlauf des Lebervenensystems eingegangen, dennoch soll hier die Anatomie der intrahepatischen fetalen Strukturen schematisch dargestellt werden (Abb. 7.32). Immer deutlich erkennbar ist intraabdominal der Verlauf der V. umbilicalis (dies gilt v.a. für den dorsoposterioren Sagittalschnitt). Dieses Gefäß zieht mit einer relativ großen Variationsbreite gewöhnlich schräg von der Einmündungsstelle der Nabelschnur an der vorderen Bauchwand nach kranial aufsteigend in das Leberparenchym und mündet in den Sinus venae portae (Abb. 7.33a). Danach steigt der Ductus veno-

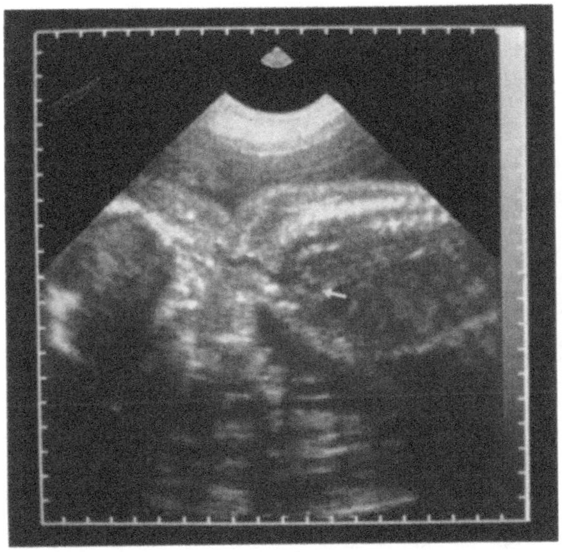

**Abb. 7.30.** Dorsoanteriorer Sagittalschnitt paramedian. *Pfeil:* Abgang der A. carotis communis aus dem Aortenbogen

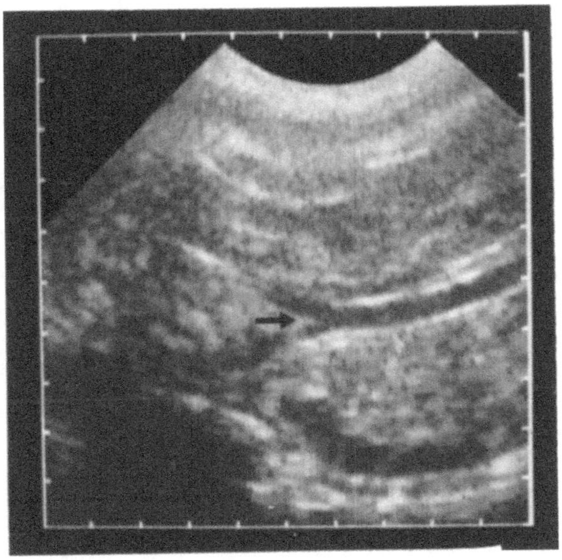

**Abb. 7.31.** Prävertebraler Frontalschnitt. Der untere Abschnitt der Aorta und die Bifurcatio aortae (*Pfeil*) sind dargestellt

sus nach kranial auf und mündet kurz vor dem rechten Vorhof in die V. cava inferior. An dieser Stelle erfolgt auch die Einmündung der Lebervenen. Als zusätzliche, intrahepatische Struktur ist häufig auch die Gallenblase sichtbar (Abb. 7.33b). An der Darstellbarkeit der fetalen Gallenblase besteht kein Zweifel, haben doch Beretsky u. Lankin (1983) in einem Fall bei einem Fetus in der 36. SSW bereits intrauterin fetale Gallensteine nachgewiesen. Zu sehen ist die Gallenblase häufig in einem Schrägschnitt, etwas versetzt zur Struktur der V. umbilicalis (Abb. 7.33b). Ihre Größe zeigt dabei Variationen. Verschiebt man die Schnittebene nach kaudal, so verschwindet die Gallenblase aus dem Schnitt, während die V. umbilicalis bis zur Einmündungsstelle der Nabelvene nach kaudal verfolgt werden kann. Der Magen zeigt aber in der 14.–15. SSW so gut wie immer einen mäßigen bis mittelgradigen Füllungszustand und bildet sich dementsprechend als echofreier Raum im linken oberen Quadranten des Abdomens ab (Abb. 7.34). Vor allem im 3. Trimenon sind Formänderungen im Zusammenhang mit der Peristaltik beobachtbar. In diesem Zeitraum zeigt sich auch häufig unterhalb des Magens links eine schlauchförmige, teilweise haustrierte, echoarme Struktur. Man kann annehmen, daß es sich dabei um Flüssigkeit und Mekonium im Colon descendens handelt und muß diese Strukturen v.a. gegen die linke Niere in ihrer Bedeutung abgrenzen (Abb. 7.35).

### 7.1.6 Urogenitaltrakt

Zur Überprüfung des Urogenitaltrakts sind die Beachtung der Fruchtwassermenge, die sonographische Darstellung der Niere und die Bewertung der Blasenfüllung von wesentlicher Bedeutung. Vor allem zur Darstellung der Niere ist es notwendig, schematische Schnittführungen einzuhalten (s. folgende Übersicht).

Schnittführungsschema zur Überprüfung des Urogenitalsystems

---

13.–18. SSW

*Horizontalschnitt* (dorsoanterior oder -posterior)

Darstellung der Niere

Ab 18. SSW

*1) Horizontalschnitt* (dorsoanterior oder -posterior)

a) Beurteilung der Nierenmasse in Relation zum Gesamtabdomen
b) Darstellung und Messung der Nierenbecken

*2) Paravertebrale Sagittalschnitte*

Kontrolle der Lage, Grenzen, Zahl sowie Morphologievergleich

*3) Prävertebraler Frontalschnitt*

a) Gleichzeitige Darstellung beider Nieren (Struktur- und Nierenbeckenvergleich)
b) Gemeinsame Beurteilung von Blase und Nieren, Darstellung des erweiterten Ureters

---

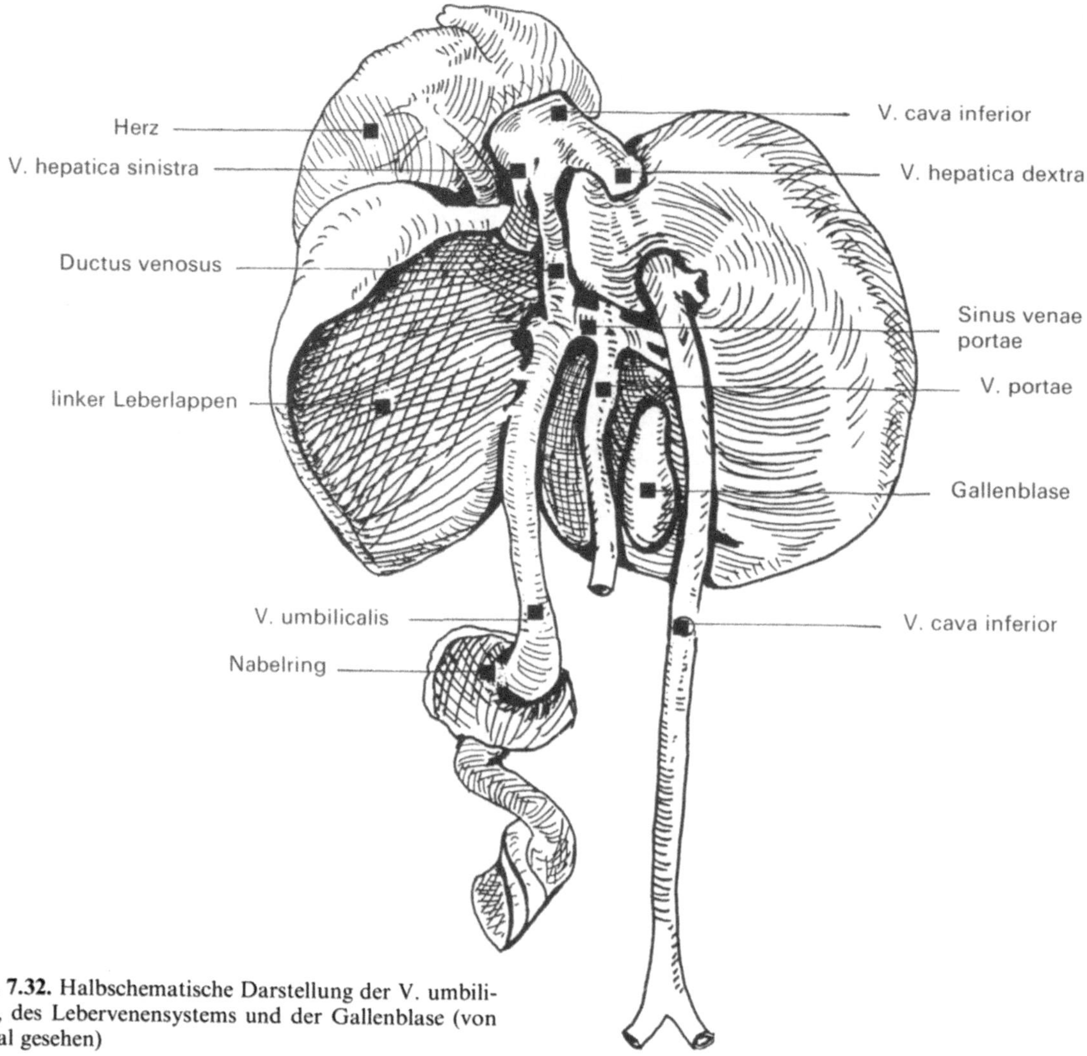


**Abb. 7.32.** Halbschematische Darstellung der V. umbilicalis, des Lebervenensystems und der Gallenblase (von dorsal gesehen)

Bowie et al. (1983) haben über die Darstellungsmöglichkeiten fetaler Nieren in Abhängigkeit von der Tragzeit berichtet. Bis zur 18. SSW gelingt die Nierendarstellung meist nur im Horizontalschnitt, wobei die gleichzeitige Darstellung beider Nieren nur dann möglich ist, wenn die Wirbelsäule genau dorsoanterior oder dorsoposterior zu liegen kommt. Die Nieren sind dabei als rundliche Gebilde zu erkennen, wobei sie immer wesentlich echoärmer als ihre Umgebung erscheinen (Abb. 7.36). Ein prävertebraler Frontalschnitt in jenem Bereich, wo die Schnittebene die Wirbelsäule gerade verläßt und der untere Bereich der Aorta und meist auch der V. cava inferior zur Darstellung kommen, ermöglicht eine gleichzeitige sonographische Kontrolle beider Nieren, ihrer Größe, Topographie und Symmetrie. Bernaschek u. Kratochwill (1980) und Grannum et al. (1980) haben die Größe der Niere im Verlauf der Schwangerschaft bestimmt und eine lineare Größenzunahme festgestellt. Betont werden muß, daß derzeit eine exakte Abgrenzung zwischen Niere und Nebenniere sonographisch noch nicht immer möglich ist. Auf die sich daraus ergebenden Probleme wird unter 8.5 noch genauer eingegangen. Abb. 7.37 zeigt das Größenverhältnis zwischen Niere und Nebenniere an einem Präparat in der 18. SSW. Die Darstellbarkeit der Nebenniere wurde von Lewis et al. (1982) sowie Jeanty u. Romero (1984) beschrieben. Darstellbar sind die Nebennieren durch einen von ventral-kaudal nach dorsal-kranial gekippten Horizontalschnitt. Aufgrund der anatomischen

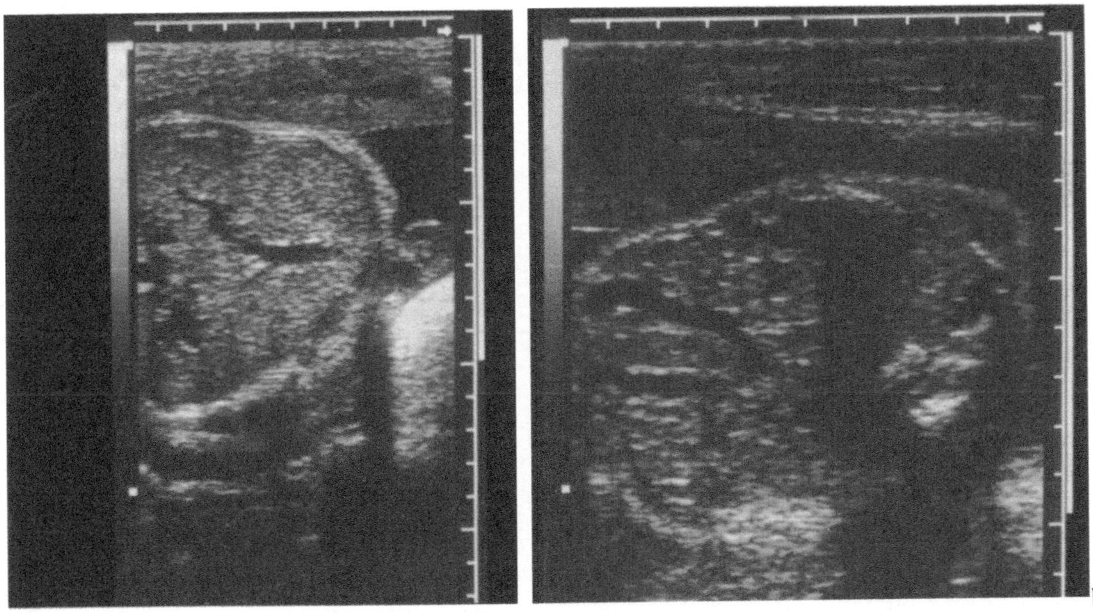

a b

Abb. 7.33. **a** Schräger Horizontalschnitt, von ventral-kaudal nach dorsal-kranial gekippt. Die Einmündung der V. umbilicalis in den Sinus der V. portae ist am Schnitt getroffen. **b** Schräger Horizontalschnitt. Unter der V. umbilicalis liegt die Gallenblase. Die Begrenzungsechos sind etwas deutlicher als bei der Vene

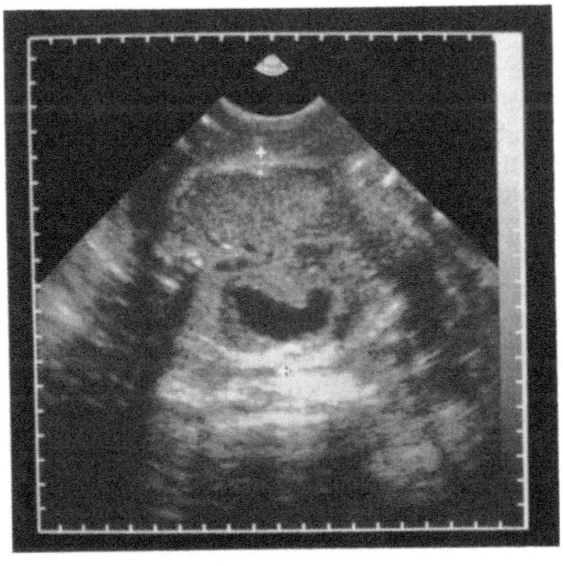

**Abb. 7.34.** Schrägschnitt durch das obere Abdomen. (34. SSW). Wirbelsäule bei 9 Uhr, davor die Aorta; unter der Leber kommt der Magen im Gesamtprofil zur Darstellung

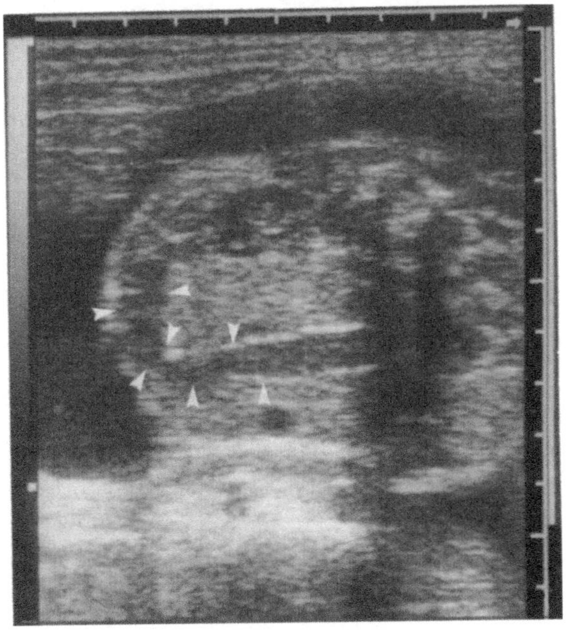

**Abb. 7.35.** Horizontalschnitt durch den Rumpf, Wirbelsäule bei 1 Uhr. Vor der linken Niere an der Bauchwand ist das Kolon (*Pfeile*) im bogenförmigen Verlauf zu sehen

Gegebenheiten ist die rechte Nebenniere unter der Zwerchfellkuppel im Kontrast zur Leber besser darstellbar als die linke Nebenniere. Diese wird häufig durch die Strukturen der Kolonflexur und der Milz nur undeutlich darstellbar. Allein die topographische Lage dieses Organs bedingt, daß es differentialdiagnostische Probleme mit anderen Organen kaum gibt: die

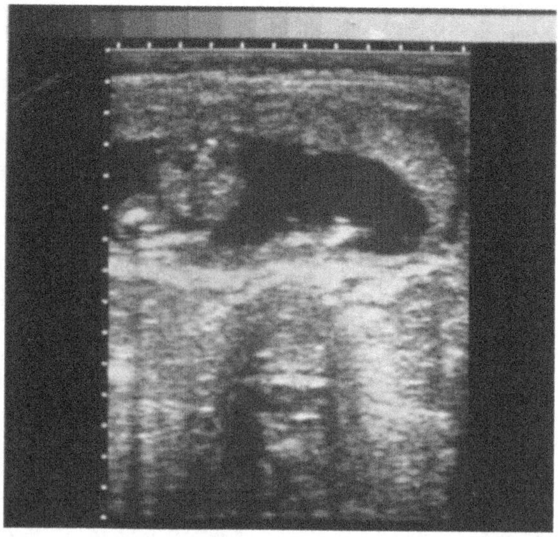

**Abb. 7.36.** Horizontalschnitt durch den fetalen Rumpf (dorsoanterior). Wirbelsäule bei 12 Uhr. Beidseits lateral stellen sich die Nieren als hyporeflexive Bezirke dar (15. SSW)

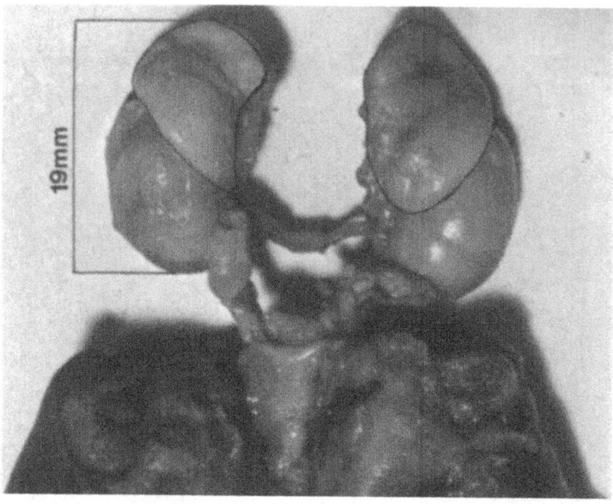


**Abb. 7.37.** Anatomisches Präparat, 18. SSW. Die beiden Nieren und Nebennieren sind dargestellt (Nebennieren fast gleich groß wie die Nieren)

Nebennieren sind das paravertebral am weitesten kranial liegende Organ im Abdomen. Wesentlich ist, daß der Schnitt jenen Teil der Nebenniere trifft, der über den Nieren liegt, da ansonsten eine Abtrennung schwierig werden kann. Strukturell gesehen ist ein hyperreflektorischer innerer Ring von einem hyporeflektorischen äußeren Ring umgeben (Abb. 7.39b; das Organ ist durch Pfeile abgegrenzt). Von Jeanty u. Romero (1984) wurden auch bereits Messungen der Nebenniere durchgeführt und die Meßergebnisse (zwischen der 20. und 40. SSW) publiziert.

Kippt man die frontale Schnittebene im unteren Bereich des Fetus etwas nach ventral, so kann neben der Niere zusätzlich gleichzeitig die Blase mitkontrolliert werden. Diese Schnittebene ermöglicht auch die Darstellung der Ureteren — dies jedoch nur im Falle pathologischer Erweiterungen. Schneidet man sagittal paravertebral, so ist die Einzeldarstellung der Niere und ab der 18. SSW auch die deutliche Darstellung des Nierenbeckens möglich (Abb. 7.38a).

Ab der 20. SSW wird die Niere zunehmend in ihrer Umgebung abgrenzbar (Abb. 7.39a). Möglicherweise bildet der ab diesem Zeitpunkt erfolgende Aufbau von Baufett die Grundlage für die verbesserte Darstellbarkeit. Im 3. Trimenon hebt sich die Niere — v.a. im Längsschnitt — immer ganz deutlich vom umgebenden Gewebe ab. Auf den Zusammenhang zwischen Darstellbarkeit der Niere und Fettentwicklung haben auch Bowie et al. (1983) hingewiesen. Wesentlich für eine Interpretation des funktionierenden Urogenitalsystems ist die Bewertung der Fruchtwassermenge. Bei normaler Fruchtwassermenge und nachweisbaren Nieren ist die Darstellung der Blase als meist rundes, echofreies Areal im Unterbauch nur eine Zusatzinformation über eine intakte Funktion, jedoch kein „Muß". Campbell et al. (1973) haben anhand der fetalen Blasendynamik die stündliche Urinproduktion in Abhängigkeit von der Tragzeit bestimmt. Dabei ergaben sich rund 12 ml/h in der 32. SSW gegenüber 26,4 ml/h am Termin. Die Bedeutung dieser Werte wird später diskutiert. Eine Zusammenstellung der Fruchtwassermenge mit den Streubreiten im Verlaufe der Schwangerschaft sowie die aktive Beeinflussung des Fetus durch Schlucken und Urinproduktion zeigt in einer Modifikation der Angaben von Queenan u. Thompson (1972) und Abramovich (1970; Abb. 7.40), auf die unter 8.5 noch eingegangen wird.

### 7.1.7 Genitalien

Die sonographische Darstellbarkeit fetaler Genitalien steht außer Frage (Abb. 7.41–7.48). Über die klinische Bedeutung dieses Parameters wird noch gestritten. Während Kratochwil (1982) der Genitaldiagnose keinen medizinischen Wert zubilligt, sind wir der Meinung, daß es durchaus Indikationen für eine frühe,

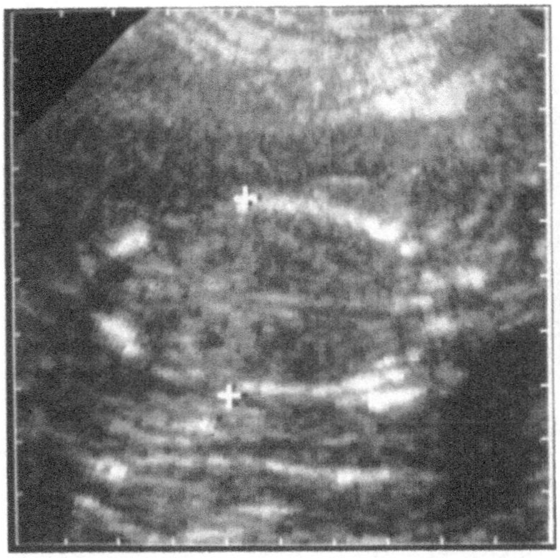
a

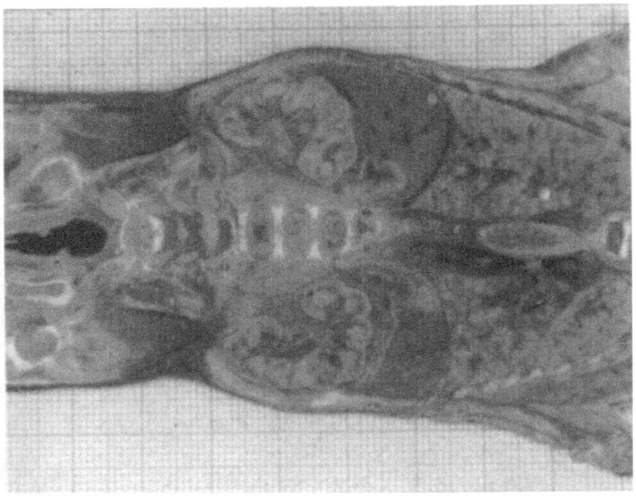
b

**Abb. 7.38. a** Prävertebraler Frontalschnitt. Darstellung beider Nieren parallel zur Längsachse (18. SSW). **b** Analoger Gefrierschnitt. Der Schnitt ist etwas weiter dorsal getroffen, daher die Wirbelsäule noch tangential angeschnitten

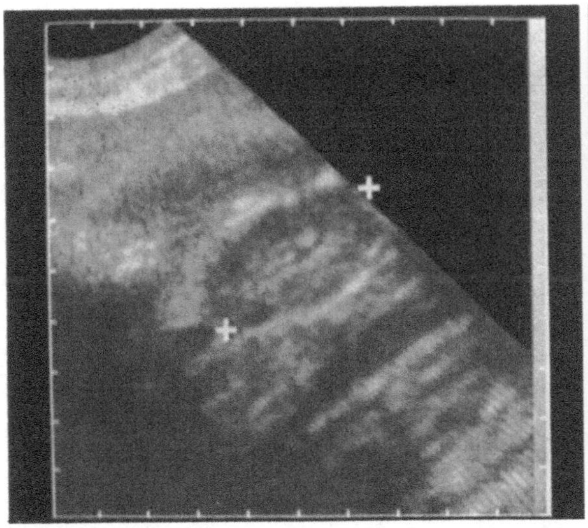
a

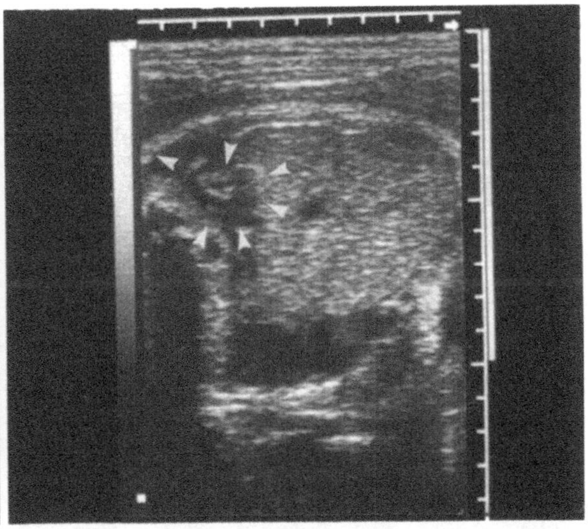
b

**Abb. 7.39. a** Ausschnittvergrößerung einer Niere. Nierenkapsel und Nierenbecken sind durch deutliche Dichteunterschiede Darstellungshilfen (26. SSW). **b** Schräger Horizontalschnitt. Die rechte Nebenniere (*Pfeile*) ist hinter der Leber dargestellt; Rinde und Mark deutlich erkennbar

nichtinvasive Geschlechtsdiagnostik gibt (z. B. bei geschlechtschromosomal-rezessiven Erkrankungen, Hormonfehlbehandlungen in der frühen Schwangerschaft und Urogenitalmißbildungen). Es lohnt sich, in der Routineuntersuchung bei günstigen Bedingungen sein Auge in dieser Hinsicht zu schulen, um im einzelnen Problemfall in der Lage zu sein, zwischen normaler und pathologischer Entwicklung unterscheiden zu können. Eine ideale Trennung zwischen weiblichem und männlichem Genitale ist möglich, wenn im Abgangsbereich der unteren Extremitäten, ausgehend von der Harnblase, ein nach kaudal wandernder Horizontalschnitt angelegt wird. Das männliche Genitale (Hoden und Penis) sind dabei häufig gut darstellbar; geachtet werden muß jedoch darauf, nicht fälschlicherweise die zwischen den Beinen liegende Nabelschnur als männliches Genitale fehlzudeuten (Abb. 7.41). Der sonographische Nachweis der im Skrotum dargestellten Hoden kann analog zu den Kriterien der Pädiatrie als

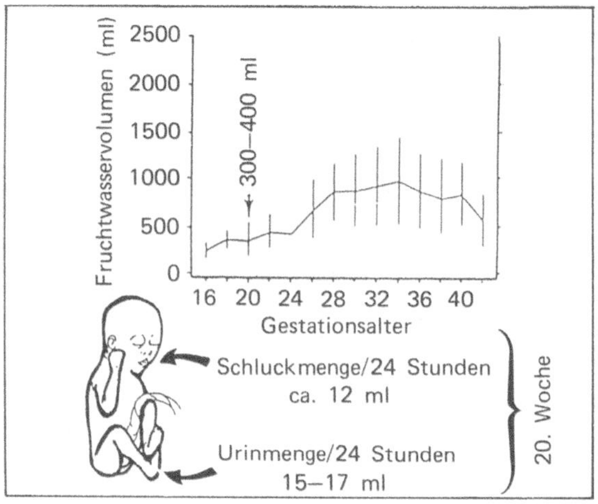


**Abb. 7.40.** Schema: Fruchtwassermenge in Abhängigkeit von der Tragzeit (nach Queenan 1972) und des fetalen Beitrags in der 20. SSW (nach Abramovich 1970)

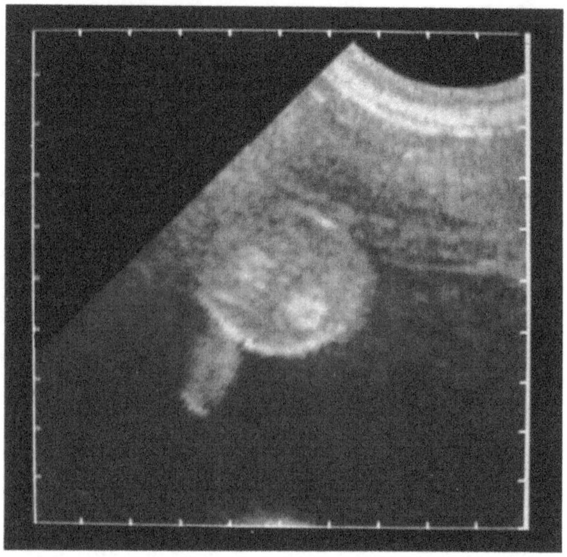

**Abb. 7.42.** Isolierte Darstellung von Penis und Skrotum mit bereits deszendiertem Hoden (34. SSW)

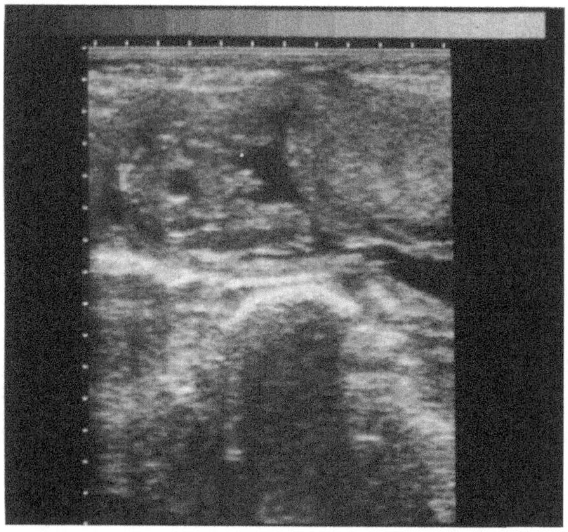

**Abb. 7.41.** Horizontalschnitt durch das kaudale Körperende. Wirbelsäule bei 9 Uhr; in Rumpfmitte ist die Blase getroffen, zwischen den beiden Oberschenkeln (bei 3 Uhr) ist der Penis erkennbar (18. SSW)

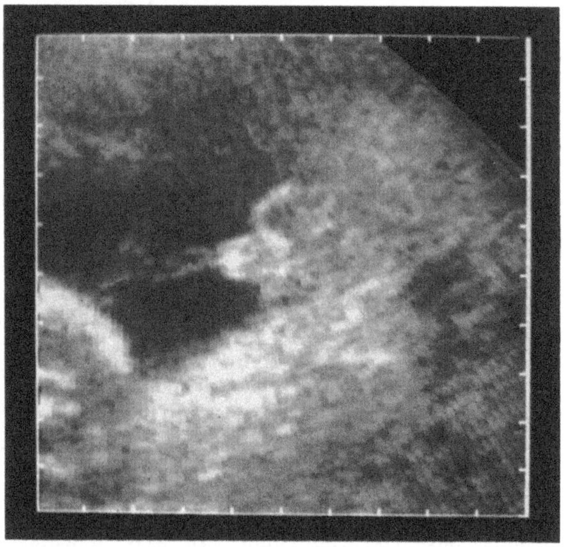

**Abb. 7.43.** Männlicher Fetus beim Urinieren. Die Darstellung des Harnstrahls wird möglich, da es bei Austritt der Harnflüssigkeit zu einer Verwirbelung des Fruchtwassers kommt (Jetphänomen)

zusätzliches Reifezeichen gewertet werden (Abb. 7.42). Bei entsprechender Geduld und vorgegebener Indikation kann auch der direkte Akt des Urinierens durch das dabei entstehende „Jetphänomen“ beobachtet werden (Abb. 7.43). Nicht selten und meist ohne pathognomonische Bedeutung ist der Nachweis von Flüssigkeitsansammlungen im Skrotum (Abb. 7.44). Der Wert der Genitaldiagnostik als Zusatzhilfsmittel bei der Mißbildungsdiagnostik ist in Abb. 7.45 anhand eines hypoplastischen Genitales bei Trisomie 18 dargestellt. Der Nachweis des weiblichen Genitales gelingt nur durch den Labiennachweis. Dies ist am ehesten bei ge-

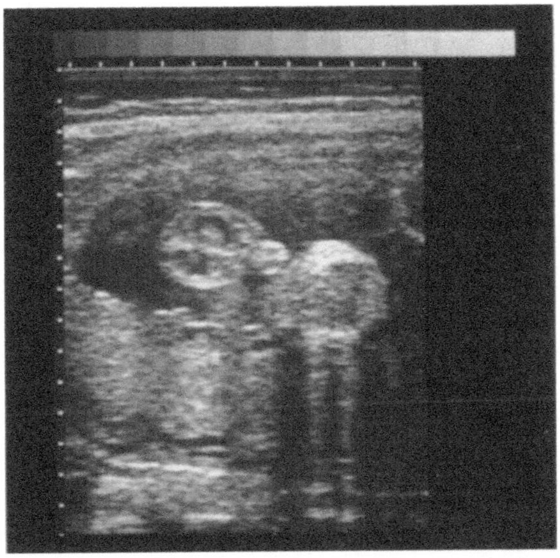

**Abb. 7.44.** Männlicher Fetus mit leichter Hydrozele. Die Hoden erscheinen im Skrotum umgeben von Flüssigkeit (keine pathologische Bedeutung)

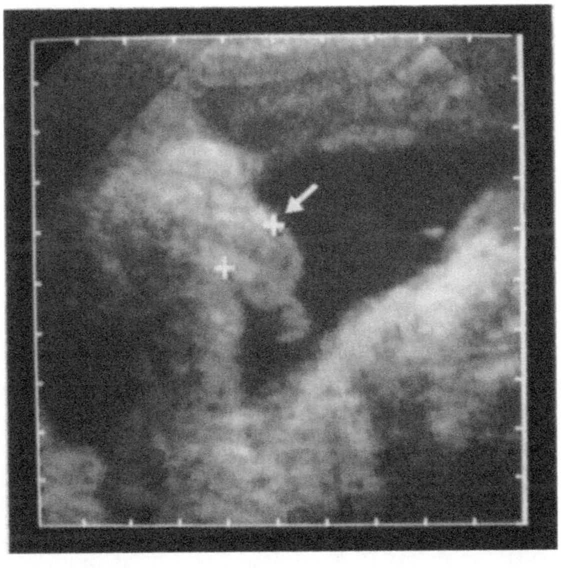

**Abb. 7.45.** Hypoplastisches Genitale eines männlichen Fetus in der 39. SSW (Skrotumdurchmesser, durch *Kreuze* markiert, nur 11 mm) bei Trisomie 18

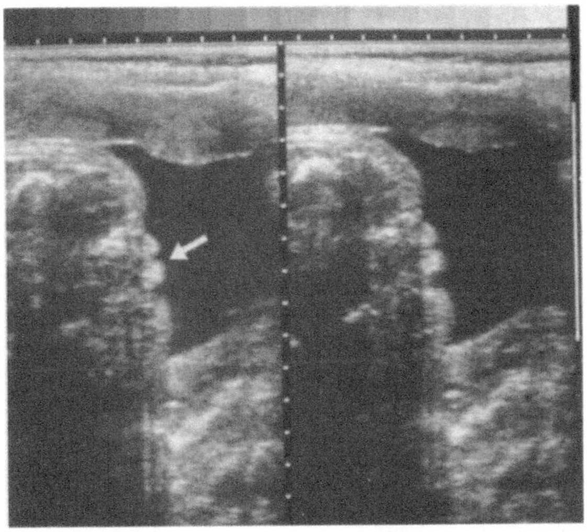

**Abb. 7.46.** Tangentialschnitt durch das kaudale Ende eines weiblichen Fetus. Zwischen den Gesäßbacken markiert der *Pfeil* die Labia majora

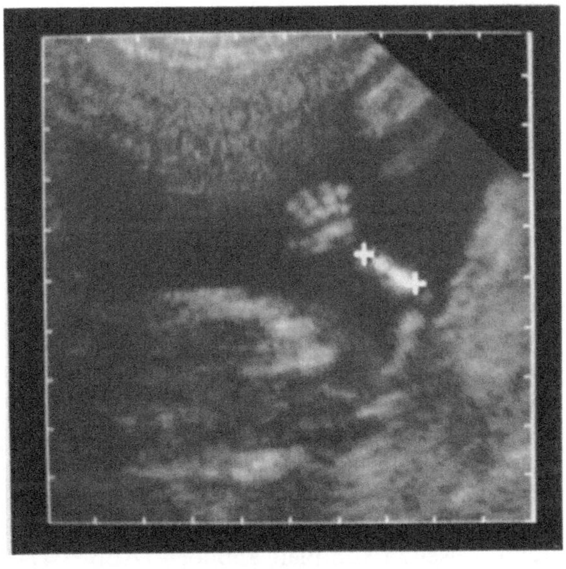

**Abb. 7.47.** Darstellung einer oberen Extremität mit offener Hand, deutlich sichtbarer Humerus. Radius-Ulna-Komplex (markiert durch *2 Kreuze*, Diaphysenlänge 11 mm), die 5 Finger gespreizt (14. SSW)

spreizten Beinen oder am tangentialen Schnitt möglich (Abb. 7.46).

### 7.1.8 Extremitäten

Bereits Holländer (1972) und insbesondere Hofbauer et al. (1978) haben als früheste Anhänger des Real-time-Verfahrens auf die Möglichkeiten hingewiesen, die fetalen Extremitäten im Ultraschallbild darzustellen und für die Diagnostik zu nutzen. Hofbauer et al. (1978) und Arabin (1980) haben in diesem Zusammenhang neben den Längen einzelner Diaphysen (Femur und Tibia) auch die Gesamtlänge der Ober- und Unterschenkel in Abhängigkeit vom Tragzeit-

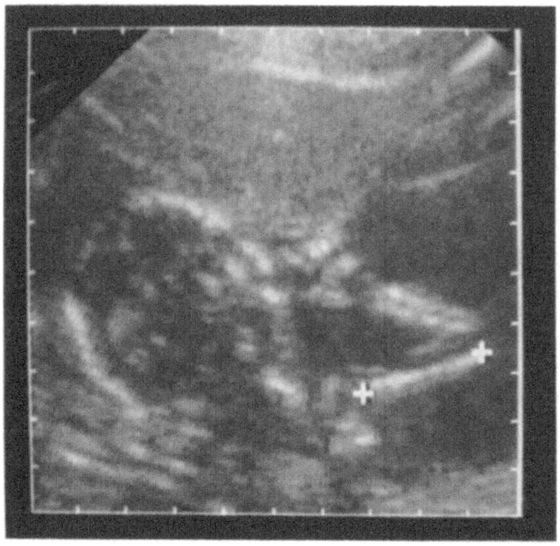

**Abb. 7.48.** „Daumenlutscher", 18. SSW. Die Diaphyse des Humerus durch *Kreuze* begrenzt (24 mm); der Gesichtsschädel ist in einem paramedianen Sagittalschnitt getroffen

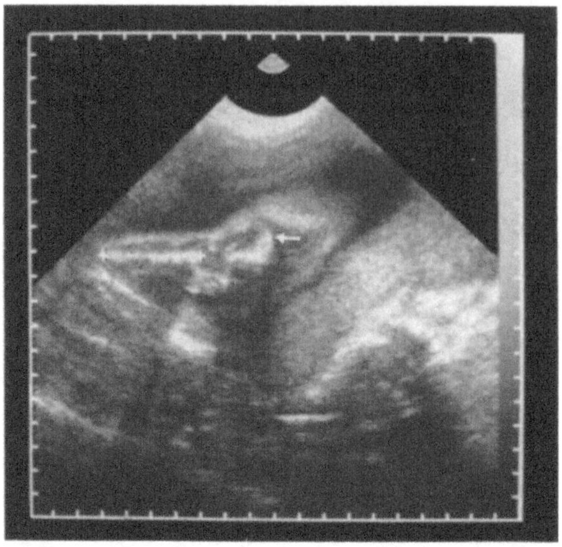

**Abb. 7.49.** Schnitt durch den Schultergürtel. Die Skapula ist durch einen Pfeil markiert, die Humeruslänge beträgt 39 mm (24. SSW)

alter (20.–22. SSW bis zum Geburtstermin) bestimmt. Außerdem haben Hofbauer et al. (1978) versucht, den Oberschenkeldurchmesser für eine mehrparametrische Gewichtsschätzung zu verwenden. Später haben zahlreiche Autoren Wachstumskurven für die Diaphysen der langen Röhrenknochen erstellt (z. B. Jeanty et al. 1981; Schlensker 1982). Diese Werte eignen sich einerseits zum Nachweis bzw. Ausschluß von Extremitätenfehlbildungen (s. 8.5), andererseits auch zur Kontrolle des Gestationsalters, sofern die üblichen Parameter zur exakten Festlegung nicht ausreichen.

Nach eigener Erfahrung lassen sich fetale Extremitäten bereits in der 11. SSW im Ansatz erkennen. Ab der 13.–14. Woche lassen sie sich — sofern man den dazu nötigen Aufwand betreibt — schon komplett abbilden (Abb. 7.47–7.49). Da in der Regel nur eine oder allenfalls zwei Extremitäten in einer Schnittebene gleichzeitig gesehen werden können, erfordert ein vollständiger Extremitätenstatus die eingangs beschriebene Sorgfalt in der Körperseitenbestimmung. Werden Extremitäten zunächst nur quer „angeschnitten", erlaubt die Unterscheidung von ein oder zwei Knochen enthaltenden Extremitäten sofort eine Zuordnung zu einem proximalen oder distalen Extremitätenabschnitt. Eine „Zweiknochenextremität" ist entweder ein Unterarm oder ein Unterschenkel.

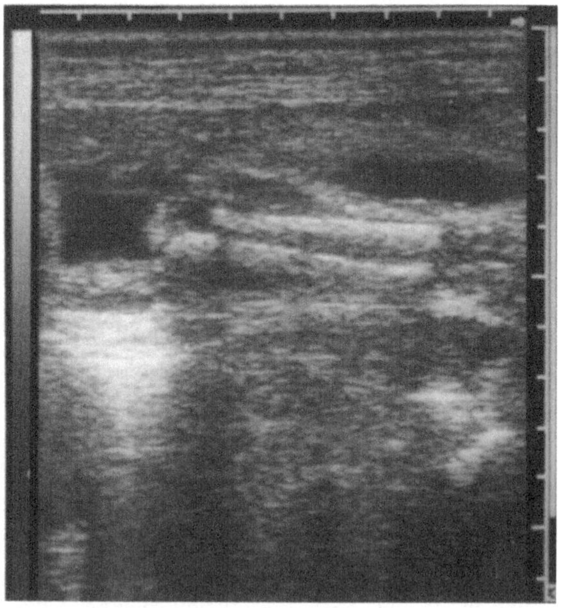

**Abb. 7.50.** Schnitt durch den Unterarm in Supination. Der Radius liegt dem Schallkopf näher; im Ellbogenbereich das Radiusköpfchen, darunter die Ulna

Bezüglich der Unterscheidung von Tibia und Fibula bestehen i. allg. keine Probleme, letztere liegt immer lateral, und die Diaphysen stehen in jedem Fall parallel. Am Unterarm sind die Verhältnisse komplizierter, da der Grad der Rotation die Stellung der Knochen zueinander

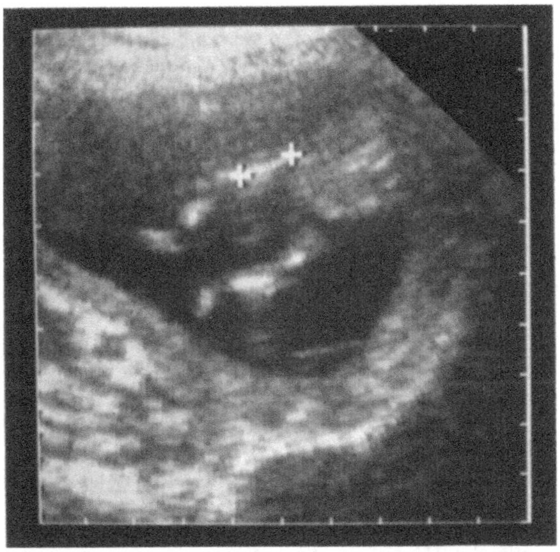

**Abb. 7.51.** Schnitt durch die beiden unteren Extremitäten. Die Diaphysenlänge des schon meßbaren Femurs beträgt 10 mm (13. SSW)

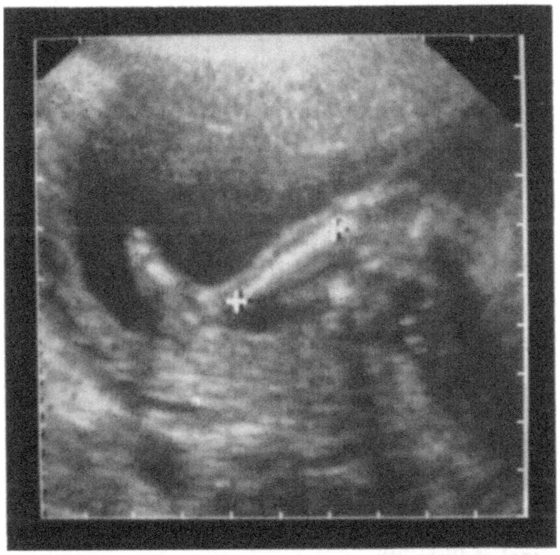

**Abb. 7.52.** Sagittalschnitt durch einen Unterschenkel mit Fuß. Tibia (Diaphysenlänge 24 mm), Kalkaneus, Mittelfußknochen und Zehen bilden sich deutlich ab (19. SSW)

beeinflußt. Als Orientierungshilfe benutzen wir hier zur Problemlösung gerne die Hand, die ebenfalls ab der 13.–14. SSW komplett und detailliert dargestellt werden kann (Abb. 7.47 und 7.48). Da die Hände der Feten in Ruhe meistens halb geschlossen sind, bilden sich häufig nur die Grundphalangen ab. Der innen liegende Daumen wird „vermißt". Durch Stoßpalpation

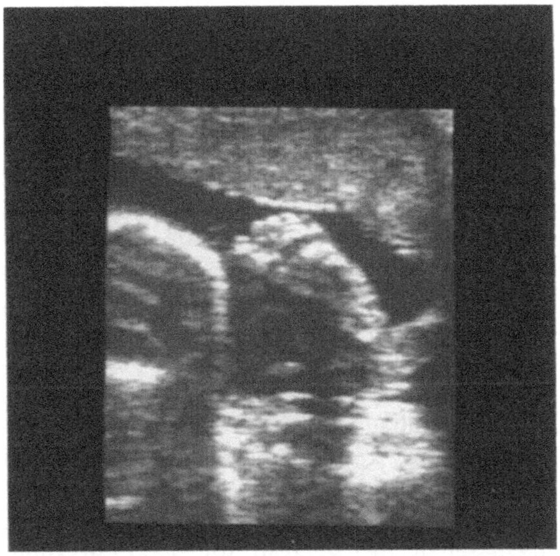

**Abb. 7.53.** Schnitt durch die Planta. Die Mittelfußknochen sind teilweise getroffen, die Zehen kommen detailliert zur Darstellung

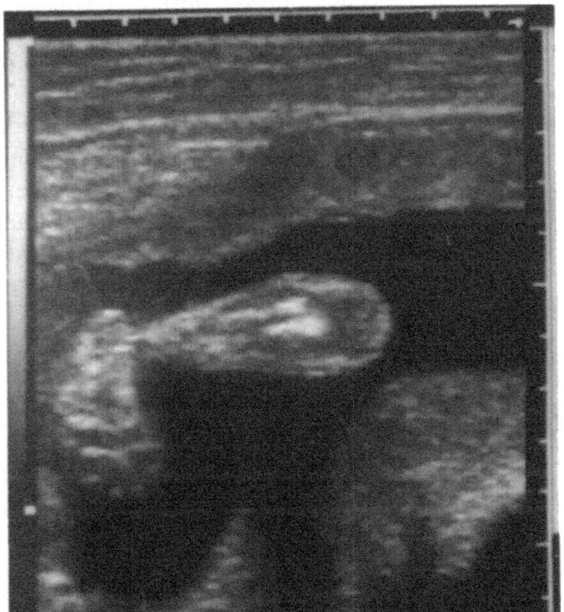

**Abb. 7.54.** Klumpfuß. Tibia und Fibula auf einem Schnitt getroffen (Frontalschnitt); auf demselben Schnitt kommt die gesamte Sohle zur Darstellung (23. SSW)

von außen oder Lagewechsel der Mutter gelingt meist eine Aktivierung des Fetus und damit häufig eine Streckung der Finger mit Darstellbarkeit des Daumens.

Gelingt dies nicht, muß mehrzeitig untersucht werden; folglich handelt es sich dabei nicht um Schnelldiagnostik, die im Rahmen von Vorsorgeuntersuchungen erbracht werden kann, sondern um gezielte Untersuchung bei anamnestischer Belastung. Trifft der Schnitt den Unterarm in Supinationsstellung, so können Ulna und Radius durch ihre charakteristische, sonoanatomisch differenzierbare Struktur voneinander unterschieden werden (Abb. 7.50). Die Darstellung der Beine und Füße (Abb. 7.52) bereitet in der Regel weniger Schwierigkeiten als die der oberen Extremitäten. So überrascht es nicht, daß der Femur der meist erwähnte lange Röhrenknochen am Fetus ist und auch Bedeutung für die Biometrie hat (Abb. 7.51). Die Füße lassen sich im Sagittalschnitt, nicht selten aber auch in Sohlenansicht abbilden (Abb. 7.53 und 7.54). Wesentlich kann die Überprüfung der Achsenverhältnisse am Unterschenkel und am Fuß sein. Werden Tibia und Fibula an einem Frontalschnitt gleichzeitig dargestellt, so muß der Fuß bei normaler Haltung quer getroffen werden. Stellt sich der Fuß an einem solchen Schnitt jedoch gleichzeitig mit seinem gesamten Sohlenprofil dar, kann die Diagnose „Klumpfuß" gestellt werden (Abb. 7.54). Diesem Aspekt kommt Bedeutung bei der Bewertung der Prognose von diagnostizierten Neuralrohrdefekten zu. Aber auch im Zusammenhang mit Mißbildungssyndromen kann diese Diagnose als Teilaspekt Bedeutung erlangen.

### Literatur


Abramovich DR (1970) The volume of amniotic fluid in early pregnancy. Br J Obstet Gynaecol 77:865

Arabin B (1980) Fetale Ultraschallbiometrie im 2. und 3. Schwangerschaftstrimenon. Inaugural-Dissertation, Freie Universität Berlin

Benson DM, Waldroup LD, Kurzt AB, Rose JL, Rifkin MD, Goldberg BB (1983) Ultrasonic tissue characterization of fetal lung, liver an placenta for the purpose of assesing fetal maturity. J Ultrasound Med 2:489

Beretsky J, Lankin DH (1983) Diagnosis of fetal cholelithiasis using real-time high resolution imaging employing digital detection. J Ultrasound Med 2:381

Bernaschek G, Kratochwill A (1980) Echographische Studie über das Wachstum der fetalen Niere in der zweiten Schwangerschaftshälfte. Geburtshilfe Frauenheilkd 40:1059

Birnholz JC (1981) The development of human fetal eye movement patterns. Science 213:679

Birnholz JC (1983) Fetal behavior and condition. In: Callen PW (ed) Ultrasonography in obstetrics and gynecology. Saunders, Philadelphia

Bliesener JA (1984) Sonographie der normalen und pathologischen Hirnanatomie bei Neugeborenen und Säuglingen. Habilitationsschrift Köln

Bowie JD, Rosenberg ER, Andreotti RF, Fields SJ (1983) The changing sonographic appearance of fetal kidneys during pregnancy. J Ultrasound Med 2:505

Campbell S, Wladimiroff JW, Dewhurst CJ (1973) The antenatal measurement of fetal urine production. Br J Obstet Gynaecol 80:680

Filly RA, Golbus MS (1983) Ultrasonography of the normal and pathologic fetal skeleton. In PW Callen (ed) Ultrasonography in obstetrics and gynecology WB Saunders, Philadelphia

Grannum P, Bracken M, Silverman R, Hobbins JC (1980) Assessment of fetal kidney size in normal gestation by comparison of ratio or kidney circumference to abdominal circumference. Am J Obstet Gynecol 136:249

Hofbauer H, Pachaly I, Arabin B (1978) Fetale Ultraschall-Somatometrie, Ultraschalldiagnostik, Thieme, Stuttgart

Holländer HJ (1972) Die Ultraschalldiagnostik in der Schwangerschaft, 1. Aufl. Urban & Schwarzenberg, München Berlin Wien

Jeanty P, Romero R (1984) Obstetrical ultrasound. McGraw-Hill, New York

Jeanty P, Kirkpatrich C, Dremaix-Wilmet M (1981) Fetal limb growth. Radiology 140:165

Johnson ML, Dunne MG, Mack LA, Rashbaum CL (1980) Evaluation of fetal intracranial anatomy by static and real-time ultrasound. J Clin Ultrasound 8:311

Kratochwill A (1982, 6a) Sonographische Anatomie der normalen Schwangerschaft. Swiss Med 4:104

Lewis E, Kurtz AB, Dubbins PA et al. (1982) Real-time ultrasonographic evaluation of normal fetal adrenal glands. J Ultrasound Med 1:265

Queenan JT, Thompson (1972) Amniotic fluid volumes in normal pregnancies. Am J Obstet Gynecol 114:34

Schlensker KH (1982, 6a) Biometrie der fetalen Extremitäten. Swiss Med 4:104

Stark D (1965) Embryologie. Thieme, Stuttgart


## 7.2 Ultraschallbiometrie im 2. und 3. Trimenon

### 7.2.1 Einleitung

Der wesentliche Unterschied zwischen einfacher Echoskopie und Ultraschallbiometrie liegt in dem Sachverhalt, daß bei ersterem Verfahren etwas formal gestaltlich zu erkennen ist – wie z.B. die Lage des Fetus, die Topographie der Plazenta oder das Vorhandensein eines Tumors –, während bei letzterem Meßwerte als Antwort zu finden sind, die z.B. das Alter des Fetus oder sein Gewicht betreffen. Das Problem dabei ist, daß mittels Ultraschall diese klinisch interessierenden Quantitäten (Alter und Gewicht) nicht direkt meßbar, sondern lediglich indirekt ableitbar sind. Dazu muß als Voraussetzung die Abhängigkeit dessen, was bestimmt werden soll, von dem, was meßbar ist, bekannt sein oder bekannt gemacht werden. Gesucht werden also Quantitäten, die im Interesse des Klinikers liegen und dabei nur indirekt zugänglich sind. Dieser Sachverhalt fordert eine Antwort auf folgende Fragen:

1) Was soll gemessen werden?
2) Wie kann es gemessen werden?
3) Mit welcher Zuverlässigkeit läßt sich die eigentlich gesuchte Quantität bestimmen?

Idealerweise sollte ein für die Messung aufgesuchtes Körpermaß für jedes Individium die gleiche möglichst enge Beziehung zur gesamten Quantität aufweisen und müßte sich schnell und einfach bestimmen lassen. In der Praxis ist man von diesem Zustand trotz allem technischen Fortschritt aber nach wie vor weit entfernt. Erstens gibt es weder eine individuell noch allgemein ganz verbindliche Körperdimensionen (z.B. für das Alter oder Gewicht des Fetus, sieht man von einer derzeit nicht durchführbaren Volumenbestimmung ab) und zweitens lassen sich Messungen in der Routine nicht fehlerfrei durchführen.

Diese zumindest zweiseitige Unvollkommenheit bestimmt die Vertrauensgrenzen für das Verfahren, die der Anwender unbedingt kennen muß, will er mehr tun, als lediglich einen weiteren Laborwert der Vielzahl der anderen hinzufügen.

### 7.2.2 Ultraschallkephalometrie

Donald u. Brown berichteten 1961 erstmals über die Möglichkeit, den biparietalen Durchmesser (BPD) mittels Ultraschall zu messen. Im Anschluß daran wurden durch Willocks (1963), der zur gleichen Arbeitsgruppe gehörte, die grundlegenden Untersuchungen zur Methodik durchgeführt. Für die Messungen wurde früher ausschließlich das eindimensionale Amplitudenbild benutzt. Dementsprechend mußte der Kopf des Fetus vor der Untersuchung durch abdominale Palpation gesucht werden, bevor die Ultraschallsonde in verschiedenen Winkeln aufgesetzt werden konnte.

Die genannten Autoren gingen aufgrund von Modellversuchen davon aus, daß maximale und gleichhohe Amplituden, die das charakteristische Schädelechogramm bilden, nur dann entstehen können, wenn der ausgesandte Schallimpuls lotrecht auf die proximale und die distale Schädelwand trifft. Dafür kamen nach ihren Vorversuchen, die z.T. auch an Neugeborenen durchgeführt wurden, am Kopfovoid nur der BPD und der fronto-okzipitale Durchmesser (FROD) in Frage.

Willocks et al. (1964) ermittelten für die Schallaufzeit im Gehirn des Fetus 1525 m/s und fanden damit eine gute Übereinstimmung zu dem Ergebnis von Ludwig (1950), der 1515 m/s für Hirnsubstanz angibt.

Die Überprüfung der Zuverlässigkeit dieser Methode war zunächst nicht zufriedenstellend. Bei Vergleich präpartaler Ultraschall- und postpartaler Zirkelmessungen betrugen die Abweichungen 5 mm und mehr in 35% der Fälle (Willocks 1963; Durkan u. Russo 1966). Kohorn (1967) gelang eine gewisse Verbesserung der oben beschriebenen Methode durch Berücksichtigung eines Mittelechos, also des „triple spike echogramm". Den entscheidenden Fortschritt brachte erst die Einführung der kombinierten A- und B-Scantechnik durch Campbell (1968), die auch heute noch das höchste Maß an Genauigkeit bietet. Bei dieser Technik wird zunächst der Kopf im Längsschnitt dargestellt und der Anstellwinkel der Schallsonde für die nachfolgenden Querschnitte bestimmt. Bei Gelingen stellt sich der Kopf dann als Ovoid dar und je nach Einstellung des Schwellenwertes wird auch ein strichförmiges Mittelecho in der Längsachse aufgezeichnet. Nachdem auf diese Weise die topographische Orientierung sichergestellt ist, führt der Untersucher die Schallsonde über den Scheitelpunkt des konvexen Querdurchmessers zurück und liest die Meßstrecke zwischen den Anstiegsflanken der maximalen Schädelwandechos im eindimensionalen Amplitudenbild ab (Abb. 7.65). Dabei gehören zu den Kriterien einer optimalen Einstellung gleich hohe Schädelwandechos und das Vorhandensein eines Mittelechos bei der geringsten erforderlichen Verstärkung. Die Genauigkeit dieser Methode wurde von Campbell (1970) mit $\pm 2$ mm für 90% eines Kontrollkollektivs angegeben. Ein Vorteil der Methode bestand in ihrer Unabhängigkeit von der Palpation. Hofmann u. Holländer (1968) teilten erste Ergebnisse zur Ultraschallkephalometrie mit, die sich aus Untersuchungen mit dem „schnellen" B-Bild ergaben. Dabei standen ihre Resultate in guter Übereinstimmung mit denen anderer Autoren

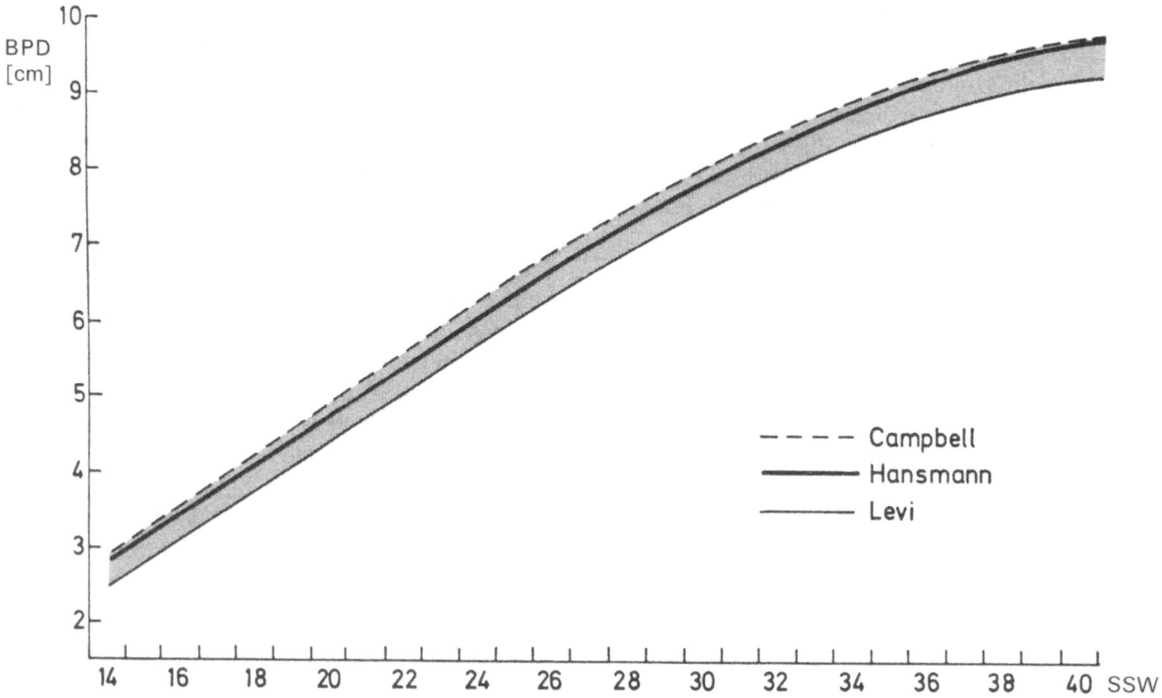


**Abb. 7.55.** Wachstumskurven des BPD im Vergleich bei unterschiedlicher Maßstabeichung für die Schallaufzeit: Campbell 1600 m/s, n = 1029; Hansmann 1580 m/s, n = 2628; Levi 1500 m/s, n = 2000 (s. Text)

(Kratochwil 1966; Thompson et al. 1965). Holländer beschrieb später in einer Monographie (1972, 1975) das methodische Vorgehen im Detail und teilte Ergebnisse umfangreicher eigener Untersuchungen mit.

Für die Wiederfindung der präpartalen Meßwerte nach der Geburt wurden ±2 mm für 83% in einem Sonderkollektiv angegeben. Der arithmetische Mittelwert der Absolutbeträge der Differenzen betrug 1,83 mm, die maximale Abweichung 8 mm.

Für das Wachstum des BPD in Abhängigkeit vom Schwangerschaftsalter sind bereits in den frühen 70er Jahren zahlreiche Angaben publiziert worden (Campbell 1969; Campbell u. Newman 1971; Hansmann et al. 1972; Hellmann et al. 1967; Hinselmann 1968, 1969; Holländer 1972; Kratochwil 1966, 1968, 1971; Levi 1972, 1973; Levi u. Erbsmann 1973; Schlensker 1972; Willocks et al. 1971). Dabei zeigten die graphischen Darstellungen übereinstimmend, daß die Wachstumsgeschwindigkeit des BPD im Verlauf der Schwangerschaft abnimmt (Abb. 7.55). Bereits damals fand sich aber eine große Divergenz für die absolute Größe der Mittelwerte der verschiedenen Wochengruppen. Die hierfür in Frage kommenden Ursachen sind nach unserer Meinung im wesentlichen methodisch bedingt. Ungeachtet dieses Sachverhaltes hat die antepartale Bestimmung des BPD bis heute eine große Verbreitung in der modernen Diagnostik der Geburtshilfe erfahren.

Der Parameter wird insbesondere für folgende Aufgaben eingesetzt:

1) Bestimmung des Gestationsalters des Fetus,
2) Kontrolle des Wachstums durch wiederholte Messungen im 2. und 3. Trimenon bei Risikoschwangerschaften (Gestose, verdeckte chronische Plazentainsuffizienz, Diabetes, Rh-Inkompatibilität),
3) Schätzung des fetalen Gewichts,
4) Erkennen eines Mißverhältnisses zwischen Kopfgröße und Beckeneingangsraum.

## Methodik

Der biparietale Durchmesser (BPD) kann ab der 10. Woche dargestellt und bis zum Ende der Tragzeit gemessen werden. Die typische Meßebeneneinstellung erfolgt im Horizontalschnitt. Der Erfahrene kann die Messung auch im Frontal-(Koronar-)Schnitt durchführen (Abb. 7.56a). Der Horizontalschnitt (Abb.

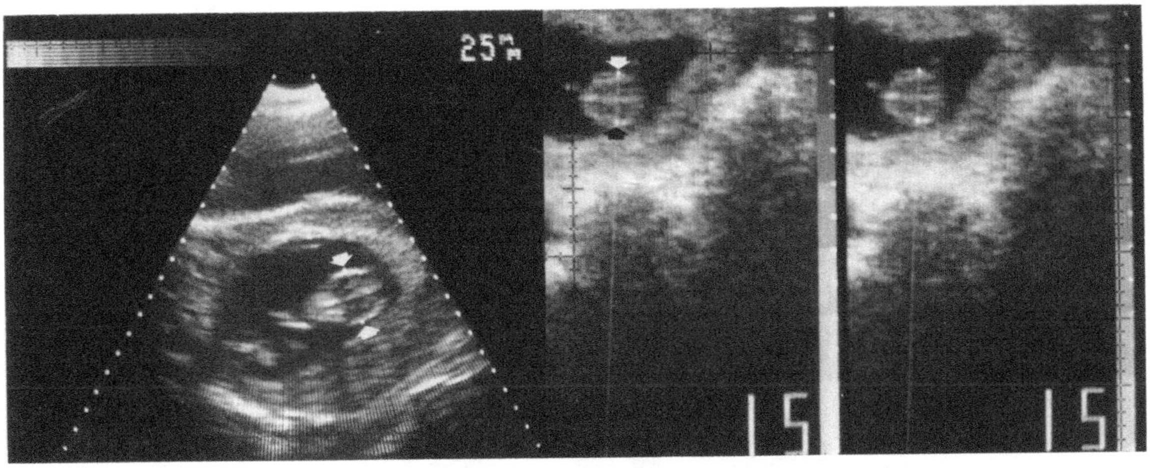

a b

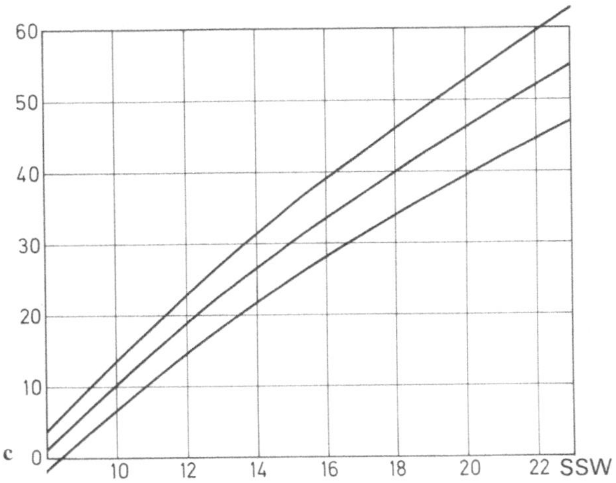


c

**Abb. 7.56. a** Messung des BPD im Frontalschnitt. Die Meßpunkte sind „außen/außen" gelegt (*Pfeile*); unter dem Meßbereich der Gesichtsschädel. **b** Messung des BPD, 11. SSW (BPD 15 mm). Die Messung erfolgt biparietal, das Mittelecho ist deutlich sichtbar (Meßstreckenabgriff nicht ganz korrekt, da der distale Meßpunkt in der Schädelkontur liegt). **c** Wachstumskurve für den BPD in der 1. Schwangerschaftshälfte (8.–22. SSW)

7.56b) ist wegen seiner besseren Orientierungsmöglichkeiten vorzuziehen. Die Wachstumskurven für den BPD in der ersten Schwangerschaftshälfte sind in Abb. 7.56c dargestellt. Auf die Bedeutung der frühen Messung des BPD wurde unter 4.1 hingewiesen. Der Horizontalschnitt bietet sich zugleich zum Abgriff des fronto-okzipitalen Durchmessers (FROD) an und ermöglicht so auch eine Kopfumfangsbestimmung. Die anatomische Referenzebene für die gleichzeitige Messung von BPD, FROD und Kopfumfang (KU) ist in Abb. 7.58a–d dargestellt. Sie beinhaltet bei gutem Auflösungsvermögen des Gerätes

1) die weniger echogenen Zonen der Vorder- und Hinterhörner der Seitenventrikel, das Cavum septi pellucidi und die Insulae beidseits,
2) die etwas echogeneren Strukturen der Thalami, der Stammganglien und der Hirnrinde,
3) als stark echogene Strukturen die mittelständig als Linie sich abbildende Begrenzung des 3. Ventrikels sowie Teile der Falx ventral und dorsal. In Abhängigkeit vom Gestationsalter zeigen v. a. die echoarmen Bereiche (Ventrikel, Cavum septi pellucidi und Insulae) eine Verschiebung der Größenverhältnisse. Sie nehmen mit zunehmendem Schwangerschaftsalter zugunsten der Hirnmasse relativ ab.

Eine weitere wesentliche anatomische Orientierungshilfe (vgl. Abb. 7.57) stellen bis ungefähr zur 20. SSW die stark echogenen Strukturen der Plexus in den Seitenventrikeln dar (Abb. 7.59a–c) (s. auch den Anfang dieses Kapitels). Sie sind, je früher die Messungen erfolgen, desto großvolumiger und sollten nicht als „Hirntumor" fehlinterpretiert werden (Abb. 7.60a–c). Der Schnitt für die Messung des BPD liegt zu weit kaudal, wenn die knöcherne Schädelbasis in Erscheinung tritt; bei dorsalem Abkippen der Schnittebene läßt sich das Klein-

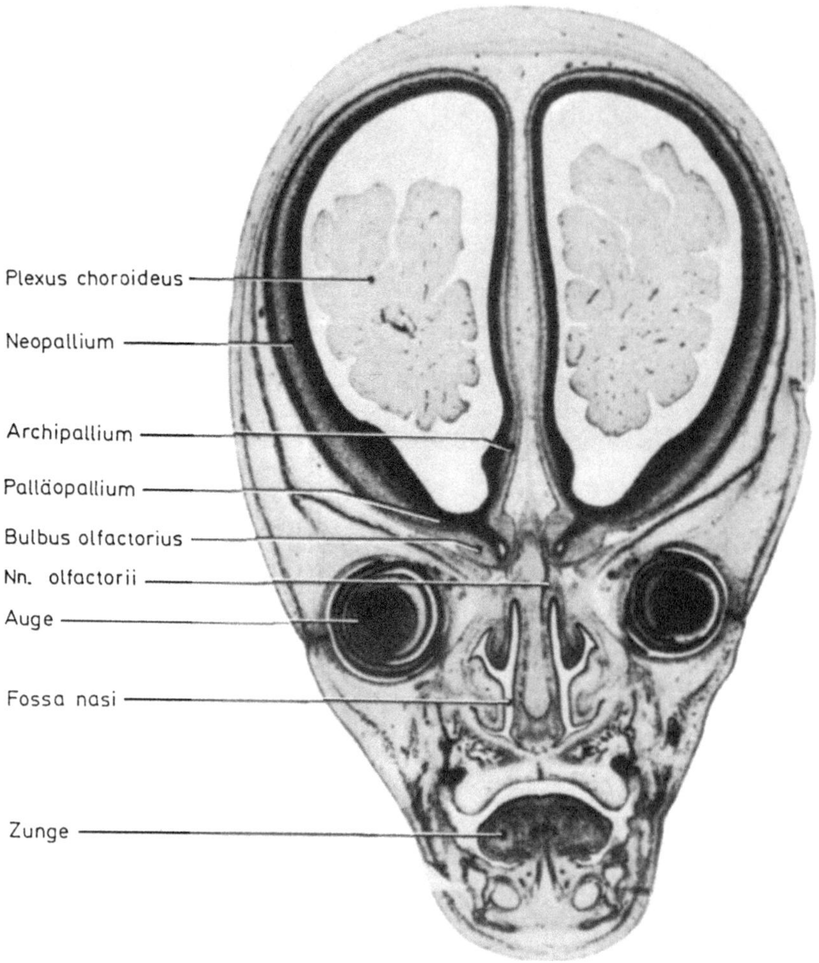


**Abb. 7.57.** Die anatomische Darstellung des Plexus choroideus in der 12. SSW zeigt, daß bei frühen Messungen in der Schwangerschaft Seitenventrikel mit Plexus physiologischerweise den größten Raum im Hirn-Schädel-Bereich einnehmen

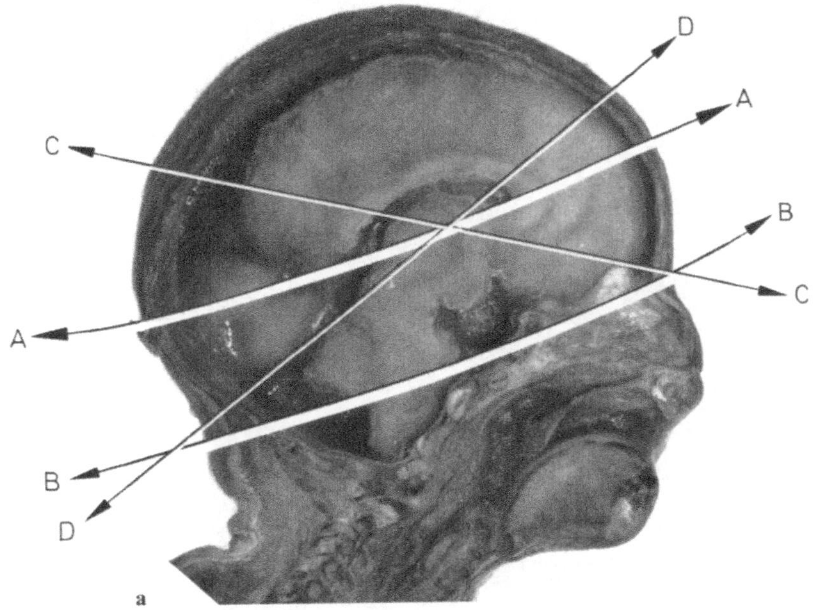


a

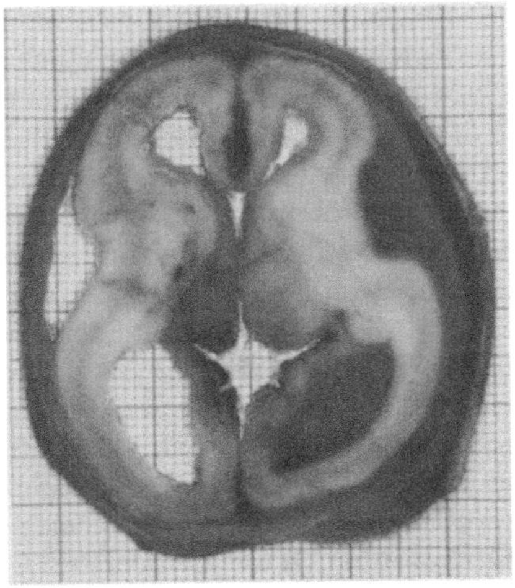

b

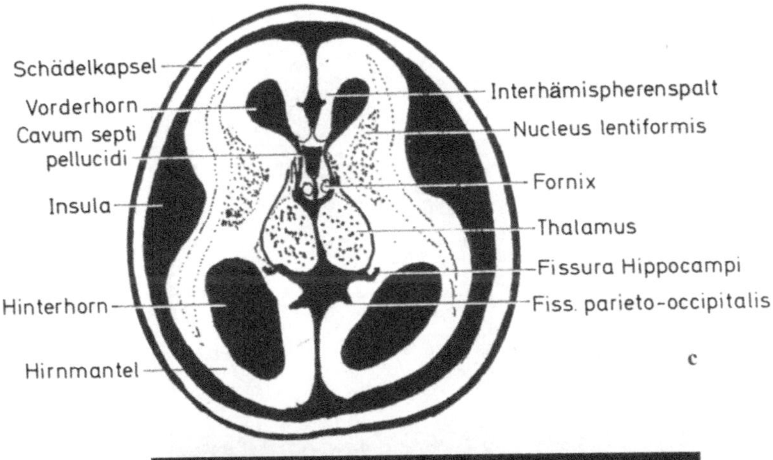


c

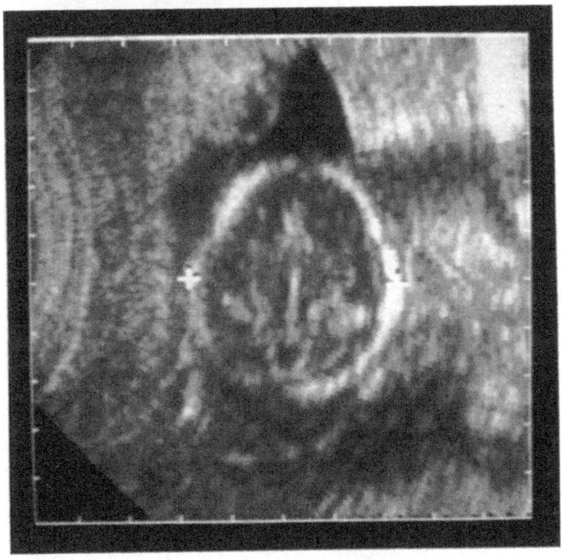

d

**Abb. 7.58. a** Medianer Sagittalschnitt (Gefrierschnitt), 20. SSW. Die Schnittebenen mit ihren Fehlermöglichkeiten sind eingezeichnet:
*A* Schnittebene für die richtige Messung von BPD und FROD,
*B* zu tiefe Schnittebene (Schädelgruben),
*C* ventral abgekippter Schnitt (trifft die Orbitae),
*D* dorsal abgekippter Schnitt (trifft das Kleinhirn).
**b** Real-anatomischer Gefrierschnitt in der Referenzebene für die richtige Messung (Schnittebene A), 20. SSW.
**c** Schema analog zum Gefrierschnitt (*schwarz:* mit Liquor gefüllte Räume).
**d** Ultraschallbild mit richtigem Meßstreckenabgriff und der Strukturanatomie in der entsprechenden Referenzebene (vgl. **c**)

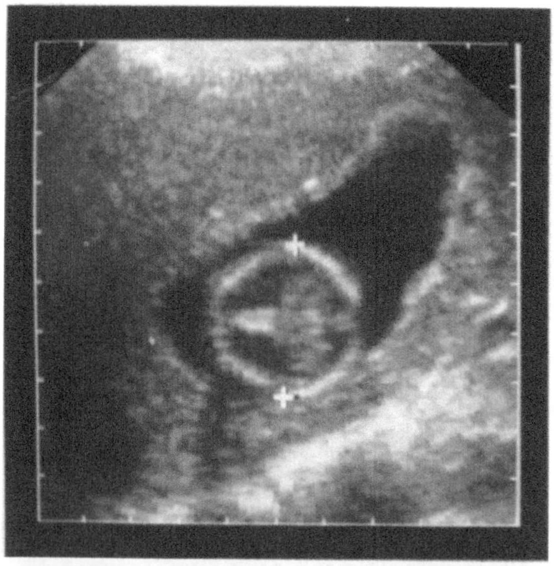

a

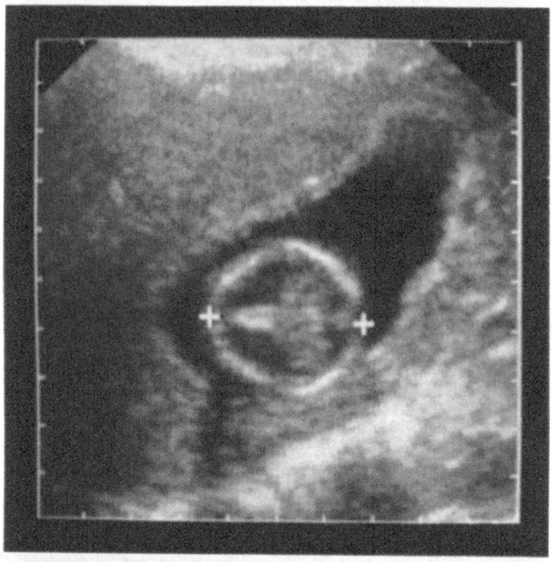

b

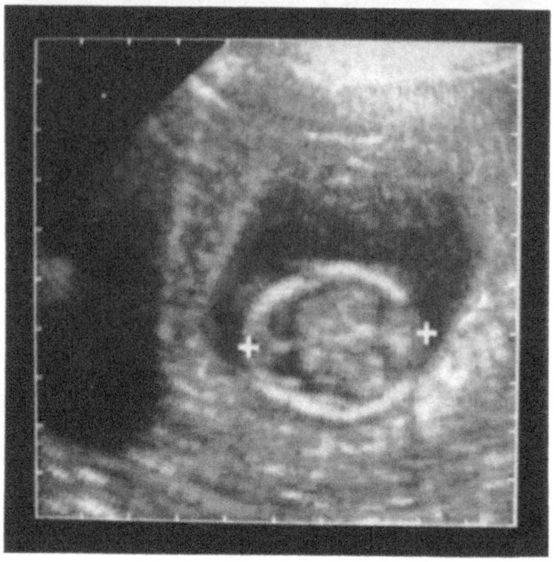

c

hirn in der hinteren Schädelgrube abbilden (Abb. 7.60c). Kippt die Ebene nach ventral, erscheinen die Orbitae im Bild.

Sofern die Thalami im Bildfeld bleiben, entsteht kein Meßfehler bezüglich des BPD. Der FROD wird dann allerdings zu kurz, und demgemäß verbietet sich auch eine Kopfumfangsbestimmung in solchen Ebenen (Abb. 7.59a–c).

### Meßstreckenabgriff

Bei Benutzung eines Compoundscanners erfolgt der Meßstreckenabgriff vorteilhafterweise im Amplitudenbild über einen mitgesendeten Linealmaßstab oder einen sog. elektronischen Zirkel. Bei letzterem Verfahren werden zwei Markierungen auf die Anstiegsflanken der Schädelwandechos geführt, deren Abstand digital in Millimetern ablesbar ist. Grundsätzlich ist es auch möglich, den Meßstreckenabgriff im B-Bild selbst vorzunehmen (Abb. 7.65).

Hofmann u. Holländer machten zur B-Bild-Kephalometrie bereits 1967 erste Angaben. Holländer (1972) beschrieb im Rahmen seiner Monographie die Methode im Detail und teilte Ergebnisse umfangreicher Untersuchungen mit, die in guter Übereinstimmung zu den eigenen Resultaten mit dem Parallelscanverfahren stehen. Das eigentliche Handicap der Methode der Direktmessung aus dem B-Bild gegenüber einem Amplitudenbild liegt in dem physikalisch wie elektronisch bedingten schlechteren Auflösungsvermögen. Dies trifft im besonderen Maß für Real-time-Verfahren zu. Dabei sollte der Einfluß des Auflösungsverlustes aber keinesfalls überschätzt werden, denn in der Praxis zählt nur die Endsumme aller Einflußgrößen, die das Meßergebnis verfälschen. Berücksichtigt man in diesem Zusammenhang, daß Realzeitverfahren auch bei beweglichem Objekt reelle Bilder liefern und denkt an die Praxis der Schädelmessung im frühen 2. Trimenon, so kommt man bei aller Geübtheit mit einem Compoundscanner nicht umhin, trotz Auflösungsverlust das „schnelle“ B-Bild für die Ke-

**Abb. 7.59. a** Messung des BPD (30 mm). In der Referenzebene stellen sich die Plexus chorioidei dar. **b** Fehlerhafter Meßstreckenabgriff für den FROD; die Schnittebene ist zu hoch angesetzt, die Meßstrecke mit 27 mm daher zu kurz. **c** Die Ausdehnung des Plexus in den Bereich der Hinterhörner demonstriert die korrekte Schnittebene (Meßstrecke daher 36 mm) phalometrie zu wählen. Für den eigentlichen Meßstreckenabgriff im Ultraschallbild stehen heute üblicherweise elektronisch steuerbare Zirkelsysteme zur Verfügung. Dabei sind die meisten schon so ausgelegt, daß eine Messung nur im „freeze frame“ (gespeicherten Bild) durchgeführt werden kann. Es empfiehlt sich, dabei von vornherein die Bildebene so zu wählen, daß außer dem BPD dann auch der FROD unmittelbar abgegriffen werden kann. Eine weitere Voraussetzung hierfür ist allerdings eine ausreichende Bildfeldbreite. Sie muß am Ende der Tragzeit rund 12 cm betragen. Die Bevorzugung der höheren Screenfrequenzen wegen der besseren Bildqualität hat u.a. auch den Nachteil immer schmaler werdender Bildfelder mit sich gebracht, so daß mit manchen modernen Geräten die wichtige Aufgabe der Fetalbiometrie im 3. Trimenon nicht mehr komplett erfüllbar ist (Abb. 7.62).

## Meßgenauigkeit

Es entspricht einem alten Prinzip, daß jedes messende Verfahren Angaben zur Genauigkeit erfordert. Wendet man sich dieser Problematik im Rahmen der Ultraschallbiometrie zu, so ist – wie eingangs bereits angeschnitten – zwischen der Zuverlässigkeit einer Schätzung für eine nur indirekt bestimmbare Größe, z.B. das Alter des Fetus, und der Genauigkeit der Messung, z.B. eines korrelierenden Körpermaßes an sich, grundsätzlich zu unterscheiden. Den Kliniker interessiert letztlich nur ersteres. Der Ultraschalldiagnostiker muß sich aber für letzteres engagieren, da die Präzision der Meßergebnisse die bestehende Korrelation i. allg. günstig beeinflußt. Dabei sollte man aber keinesfalls den Blick für die Größenordnung einer sinnvollen Meßgenauigkeit verlieren. Sie liegt für den BPD wie für andere Körpermaße des Fetus im Millimeterbereich, und dementsprechend sollten die Werte auch angegeben werden (Empfehlung

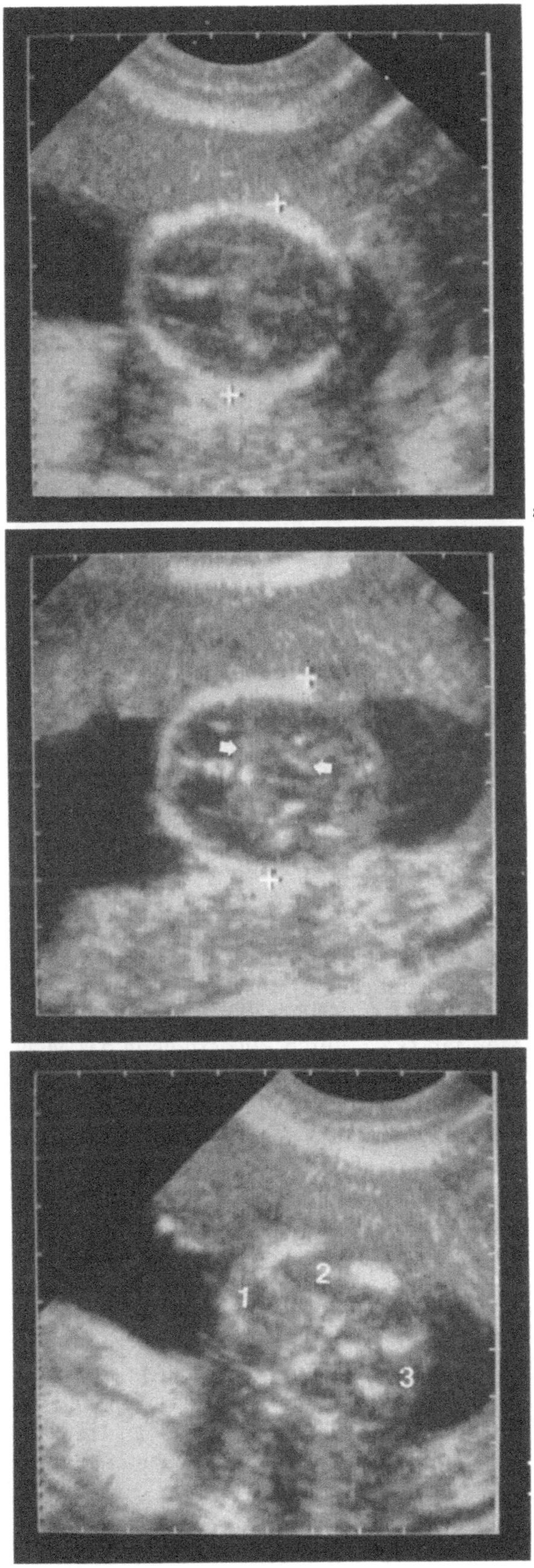


a

b

c

**Abb. 7.60. a–c.** Messungen am Kopf, 18. SSW in verschiedenen Ebenen. **a** An dieser Schnittebene sind die Seitenventrikel mit dem Plexus deutlich sichtbar. **b** Schnittebene, was den Plexus betrifft, in richtiger Höhe, für den Abgriff des FROD jedoch nach dorsal zu weit abgekippter Schnitt, da das Kleinhirn bereits sichtbar ist. Der BPD ändert sich kaum. **c** Schnitt durch die Schädelbasis. Die 3 Schädelgruben sind deutlich dargestellt. Auf dieser Schnittebene darf weder der BPD noch der FROD gemessen werden

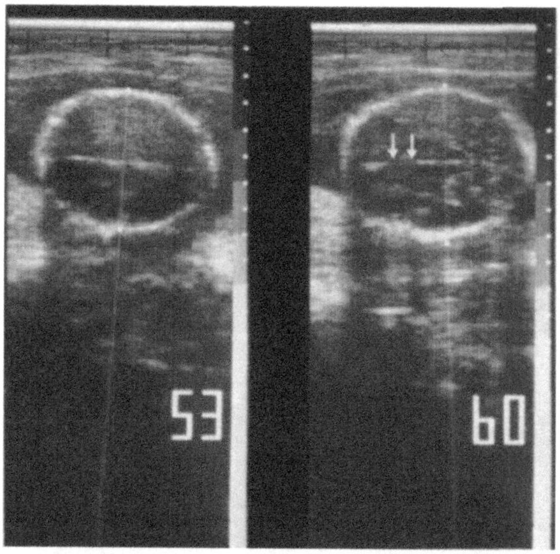


**Abb. 7.61. a** Meßfehler des BPD: Das Planum ist zuweit kranial getroffen; das Mittelecho ist zwar dargestellt, die Hirnstruktur der Referenzebene erscheint jedoch nicht im Schnitt (BPD 53 mm). **b** Dasselbe Köpfchen bei korrekter Einstellung. Durch die Darstellung von Thalamus und Vorderhörnern ist das Mittelecho unterbrochen (*Pfeile* im Bereich des Cavum septi pellucidi). Meßstreckenabgriff in der richtigen Ebene (60 mm)

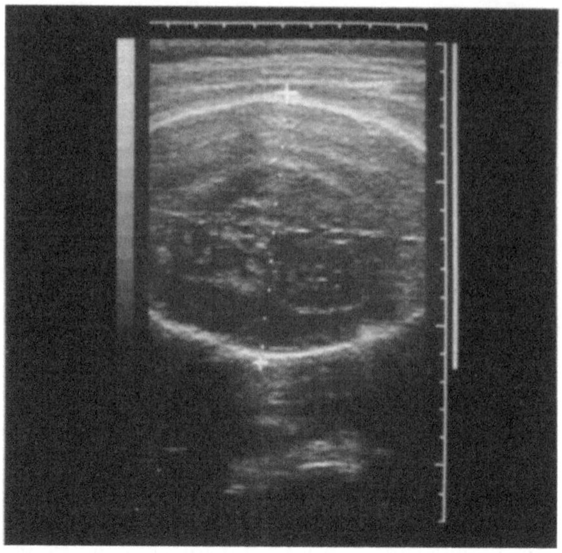

**Abb. 7.62.** Messung am Kopf in der Spätschwangerschaft bei zu kleiner Schallfeldbreite. Der BPD kann zwar korrekt abgegriffen werden (95 mm) die Messung des FROD ist aufgrund des zu kleinen Schallfeldes nicht mehr möglich

der „European Study Group", Dubrovnik 1975).

Einflußgrößen, die das Meßergebnis verfälschen, können von systematischer wie zufälliger Art sein und in der Trias Gerät/Objekt/Untersucher an jeder beliebigen Stelle auftreten. Grundsätzlich gilt, daß zufällige Fehler, wie z.B. falsche Einstellung der Meßebene (Abb. 7.61 a, b) oder irrtümliches Ablesen der Maßstabsskala, durch Wiederholung des Meßvorgangs und Mitteilung des Endergebnisses klein gehalten werden können, während Fehler systematischer Art, wie z.B. eine falsche Eichung des Maßstabs oder elektronischen Zirkels für das Amplitudenbild bzw. Abweichungen der Bilddehnung im B-Scan, durch Wiederholung der Untersuchung unbeeinflußbar sind. Letztere lassen sich von seiten des Untersuchers nur schwer reduzieren, da er sie in der Regel gar nicht erkennen kann. Die Autoren wiederholen aus diesem Grund ihren Appell an die Gerätehersteller, dafür Sorge zu tragen, daß der Funktionszustand eines Gerätes vom Untersucher durch einfache Prüfprogramme kontrollierbar wird. Diesbezüglich sollte in Zukunft auch ein entsprechender Druck von den Käufern auf die Industrie ausgeübt werden.

Es sei nochmals in Erinnerung gebracht, daß die Messungen mittels Ultraschallimpulsen Zeitmessungen sind, die sich nur auf der Basis einer bekannten und nach Möglichkeit konstanten Schallausbreitungsgeschwindigkeit im Gewebe in Wegstrecken transformieren lassen. Bei Messung des BPD ist zu beachten, daß die charakteristischen hohen Amplituden des Schädelechogramms, die auch für den Aufbau des B-Bildes verantwortlich sind, proximal an der Tabula externa und distal an der Tabula interna der Kalotte entstehen. Demzufolge kann bei der üblichen Maßstabeichung auf 1540 m/s (die als Mittelwert für menschliches Gewebe bei 37° C angegeben ist) der Abstand der maximalen Amplituden nicht genau dem gesuchten äußeren BPD entsprechen. Damit kann man sich entweder abfinden, oder man versucht es zu korrigieren. Willocks et al. (1964) haben an Schädeln toter Feten, die alle über 2000 g wogen, die Dicke der Schädelbeine mit durchschnittlich 1,3 mm und die Dicke des Skalps mit 1,2 mm bestimmt. Dementsprechend wurden von einigen Autoren (Kratochwil 1968; Boog et al. 1969) vorgeschlagen, vor der 36. SSW 2 mm und danach 3 mm zu dem Meßergebnis zu addieren. Um diese Stufe zu umgehen, haben Hansmann u. Hoven (1971, Abb. 7.65) eine sog. biologische Eichung mit der experimentell bestimmten Schallaufzeiteichung auf 1 582 m/s eingeführt.

Sie korreliert meßintern den Abstand der Anstiegsflanken der Hauptamplituden im Schädelechogramm bei Feten im 3. Trimenon so genau, wie unter den derzeit gegebenen technischen Bedingungen möglich ist, mit dem „echten" äußeren BPD (Abb. 7.65). Beim Abgriff aus dem „schnellen" B-Bild führt die von Holländer (1972) angegebene Methode, die Meßstrecke von der vorderen Begrenzung der proximalen Kontur bis zur hinteren, der distalen Kontur – also „außen/außen" (was physikalisch nicht ganz korrekt ist) – abzugreifen, zu dem gleichen Ergebnis, also zur Übereinstimmung des präpartalen Ultraschallmeßwerts mit dem postpartalen Schublehrenmeßergebnis. Zu kritisieren ist, wenn bei der Veröffentlichung sogenannter Wachstumskurven bzw. Normwerte vom betreffenden Autor gar nicht erwähnt wird, mit welcher Schallaufzeiteichung für das Amplitudenbild oder den „B-scan display" gemessen wurde (Aantaa u. Forss 1974; Queenan et al. 1976; Varma 1973). Dies sei an einem Beispiel erläutert: Haben im Schädelechogramm die Hauptamplituden einen Zeitabstand von 60 µs, so ergeben sich bei Eichung auf 1 500 m/s 90 mm, bei 1 540 m/s 92 mm, bei 1 582 m/s 95 mm und bei 1 600 m/s 96 mm für den gleichen BPD. Stellt man sich nun vor, daß ein Untersucher seine Messungen mit der Eichung von 1 500 m/s durchführt – evtl. ohne es zu wissen – und die Korrelationsformel oder Tabelle benutzt, die auf Meßwerten mit einer Eichung von 1 600 m/s erstellt wurde, so nimmt es nicht wunder, wenn die Resultate die in die Methode gesetzten Erwartungen nicht erfüllen. Ähnliches kann passieren, wenn die am Gerät eingestellte Eichung z.B. thermolabil ist und mit zunehmender Erwärmung des Gerätes „wegläuft", ein nach den Erfahrungen der Autoren gar nicht so seltenes Ereignis.

Wladimiroff et al. (1975) haben inzwischen festgestellt, daß die Schallausbreitungsgeschwindigkeit im Hirngewebe von Feten recht unterschiedlich sein kann und dabei eine Abhängigkeit von deren Alter zeigt. Daraus ist wiederum einschränkend abzuleiten, daß es letztlich wohl keine „ideale" Eichkonstante für die Schallaufzeit zur Messung des BPD gibt, die allen Anforderungen gerecht wird. Im Hin-

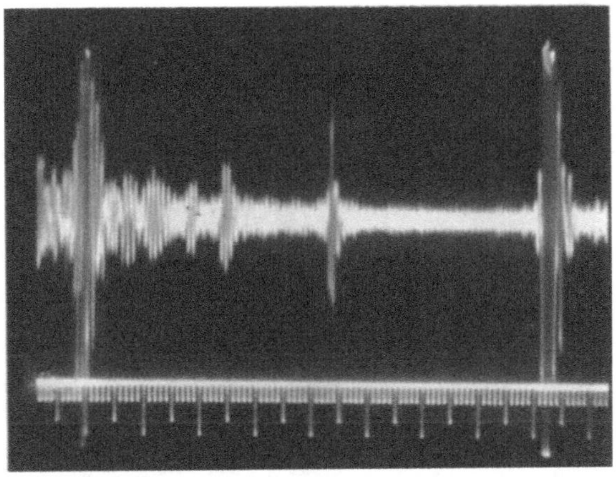

**Abb. 7.63.** Nicht demoduliertes Impulsechogramm

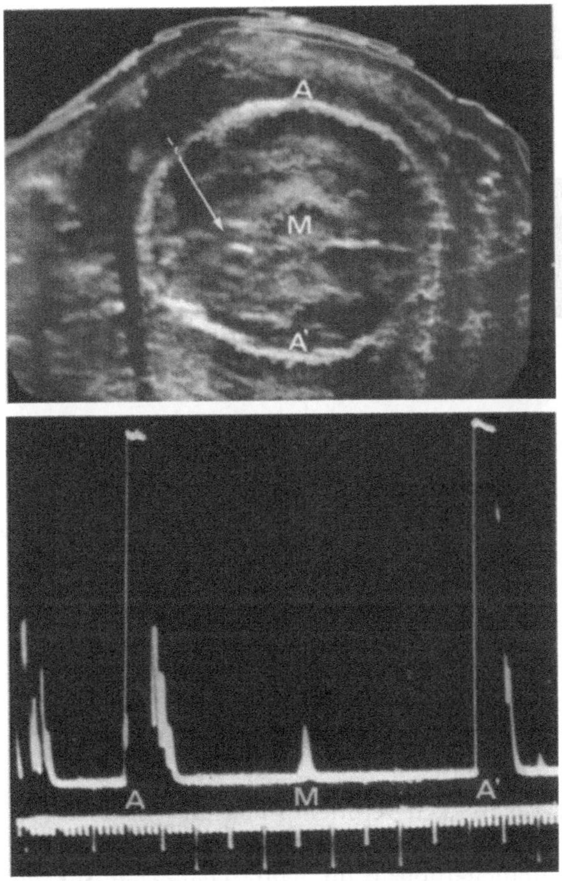


a

b

**Abb. 7.64.** Messung des BPD mittels Compoundscan und Amplitudenbild. **a** Querschnitt mit Darstellung des Kopfovoids; die Schnittebene ist anatomisch richtig getroffen (*Pfeil:* Cavum septi pellucidi). **b** Amplidudenbild mit Einstellung der elektronischen Marker auf die Anstiegsflanken des Schädelwandechos, bei gleichzeitig mitgesendetem Linealmaßstab

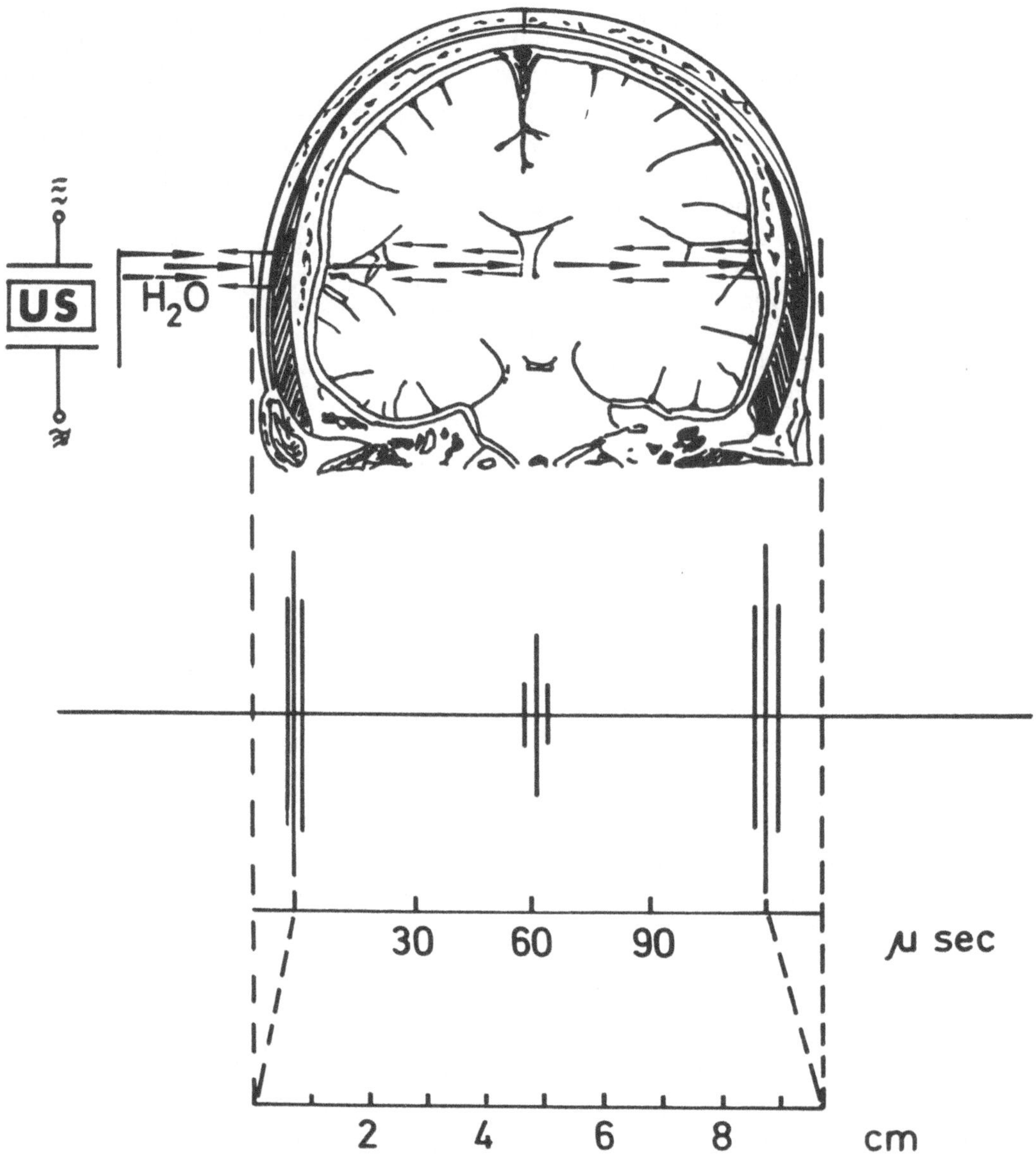


**Abb. 7.65.** Prinzip der meßinternen Korrektur bei Bestimmung des BPD. (Nach Hansmann u. Hoven 1969; vgl. Text)

blick auf eine Standardisierung der Untersuchungstechnik wie in der Absicht, die Vergleichbarkeit veröffentlichter Daten zu verbessern, haben die Mitglieder der Europäischen Studiengruppen für Ultraschalldiagnostik in Geburtshilfe und Gynäkologie (European Study Group) unter Vorsitz von Kratochwil auf einem Treffen in Dubrovnik 1975 beschlossen, 1600 m/s zur Eichung für die Schallaufzeit bei Messung des BPD im Amplitudenbild allgemein zu empfehlen.

In einer letzten Anmerkung zur Problematik der Meßgenauigkeit sei noch darauf hingewiesen, daß die eigenen wie die von der Mehrzahl der Untersucher diesbezüglich durchgeführten Untersuchungen (in denen präpartale Meßwerte mit postpartalen Schublehrenergebnissen verglichen werden) nur sehr bedingt von Wert sind. Sie geben letztlich nicht den Fehler der Ultraschallmethode, sondern die Abweichungen zwischen Meßwerten zweier Verfahren an, die beide durch Fehler belastet sind. Für den

Ultraschalldiagnostiker interessanter sind Angaben zur Wiederfindung, die nur das Ultraschallmeßergebnis betreffen. Diesbezügliche Zahlen stellen Davison et al. (1973) zur Verfügung. Sie vergleichen die Variabilität der Meßergebnisse 1) im Rahmen einer einzeitigen Untersuchung, 2) bei Wiederholung der Untersuchung nach 24 h und 3) bei wiederholter Untersuchung nach 4 Wochen unter „blinden" Bedingungen; d. h. die jeweiligen Ergebnisse waren dem Untersucher vor Beendigung des Gesamtversuchs nicht zugänglich. Wurden bei einzeitiger Untersuchung 3 Messungen durchgeführt, so ergab sich eine Standardabweichung von 1,21 mm. Bei Vergleich der Mittelwerte von je 3 Messungen nach einem Intervall von 24 h betrug die Standardabweichung der Differenz von den Mittelwerten immerhin 2,74 mm. Bei längerem Zeitintervall ergab sich kein größerer Fehler. Das ist auch noch erfreulich wenig, bedeutet aber immerhin, daß bei Ablesen eines Ergebnisses von z.B. 80 mm sich bei erneuter Messung Abweichungen von 75–85 mm für einen Vertrauensbereich von 96% ergeben können. Nach Poolen der Daten wurden als Standardabweichung für gemessenes Wachstum schließlich 2,54 mm ermittelt. Zur Ermittlung der Wachstumsrate (WR) geben die Autoren folgende Formel an:

$$\mathrm{WR} = \frac{\mathrm{BPD}_2 - \mathrm{BPD}_1}{n} + \frac{\mathrm{SEM}}{n}\ \mathrm{mm}.$$

Dabei ist $n$ die Anzahl der Wochen und SEM die Standardabweichung der Differenz der Mittelwerte zwischen den Wochen. Daraus läßt sich leicht ableiten, daß je größer die Zahl der Wochen zwischen 2 Untersuchungen, um so geringer der Fehlereinfluß für die Wachstumsrate wird. Geht man beispielsweise davon aus, daß ein BPD von 80 mm gemessen wird und der Wert bei Wiederholung nach 1 Woche 82 mm beträgt, so ergeben sich für die Wachstumsrate $2+2{,}54$ mm, d.h. der BPD kann u.U. um 4,54 mm gewachsen sein, oder er ist geblieben wie er war, wenn man ausschließen will, daß er kleiner geworden ist. Damit ist dieser Zeitabstand für eine Wiederholungsuntersuchung sinnlos. Wird der gleiche Kopf aber 3 Wochen später gemessen, und es ergeben sich dann z.B. 86 mm, so beträgt der wöchentliche Zuwachs $\frac{6}{3}+\frac{2{,}54}{3}=2+0{,}84$ mm, und die Angabe hat die gewünschte Zuverlässigkeit. Die hier genannten Zahlen haben natürlich nur für die beiden am Versuch beteiligten erfahrenen Untersucher aus Newcastle letzte Verbindlichkeit. Aus den Angaben von Campbell (1970) wurde für diesen Autor ein 0-Wert von 1,68 mm errechnet unter der Annahme, daß er immer die richtige Meßebene wiederfindet, aber es ergibt sich, daß letztlich auch er den dem Meßsystem inhärenten Fehlerquellen, die z.T. durch Welleninterferenz und Phasenwechsel entstehen, nicht entgehen kann. Mit anderen Worten: Auch ein ganz versierter Untersucher muß die Größenordnung unumgänglicher Abweichungen im Meßsystem in die Beurteilung seines Meßergebnisses einbeziehen.

Den aus der Bonner Studie über intrauterines Wachstum dargelegten Ergebnissen liegt ein Datenmaterial von 4858 Ultraschalluntersuchungen an 2014 schwangeren Frauen zugrunde. Dabei wurden alle Befunde einschließlich Anamnese und Epikrise über Markierungsbelege EDV-gerecht erfaßt. Die Speicherung und Verarbeitung der Daten wurde mittels der eigens für diese Zwecke entwickelten Progammiersprache SEQAS (Voigt 1971) auf der IBM-Rechenanlage (360-25) des Instituts für medizinische Statistik, Dokumentation und Datenverarbeitung der Universitätskliniken Bonn durchgeführt (Voigt u. Hansmann 1975).

Zur Feststellung der Normalbereiche für die einzelnen Parameter wurden per Programmbedingung Meßwerte nur akzeptiert, sofern das Gestationsalter ohne Einschränkung (fraglich, eventuell) gesichert schien und es sich um ein Einzelkind handelte. Weiterhin wurden über entsprechende Programmschritte alle Meßdaten von Patientinnen mit latentem oder manifestem Diabetes, bei Rh-Inkompatibilität und bei Vorliegen einer Mißbildung ausgeschlossen. Darüber hinaus blieben die Meßwerte von Feten, die sich nach der 35. SSW zum Zeitpunkt der Untersuchung in Querlage fanden, unberücksichtigt. Für jeden Untersuchungsparameter wurden die Einzelwerte in Wochenkollektive zusammengefaßt. Für diese wurde das arithmetische Mittel und die jeweils zugehörige Standardabweichung SD der Einzelwerte errechnet. Die Berechtigung zur Angabe der Standardabweichung ergab sich aus dem positiven Ausfall des Lillie-Fors-Test.

Für den BPD entsprachen 3174 Einzelmessungen in 1348 Schwangerschaften den für das

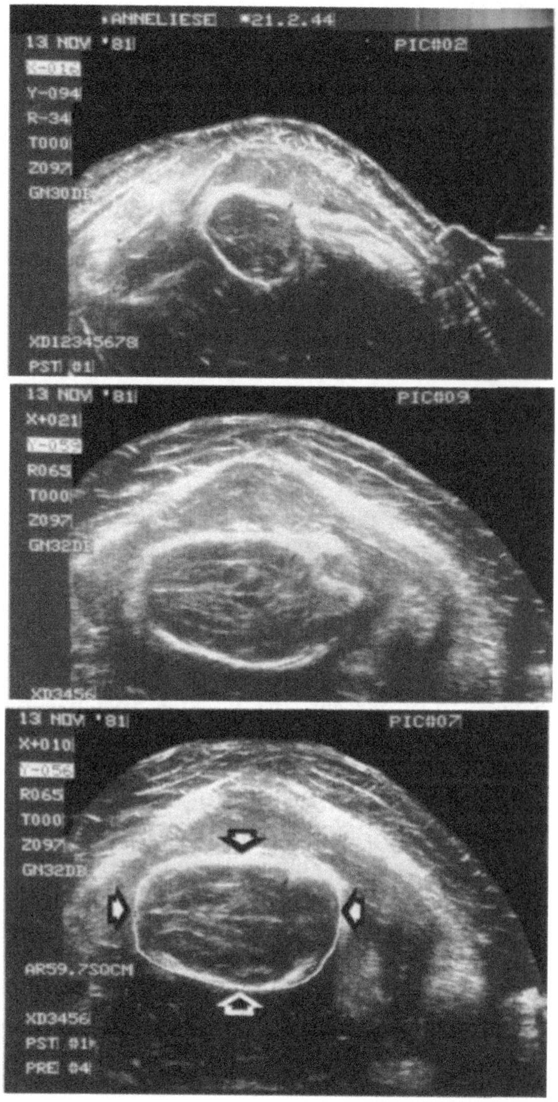


a b c

**Abb. 7.66.** Typische Kopfkonfiguration bei Beckenendlage bei Oligohydramnie. **a** Längsschnitt, Kopf und Rücken, Fundusvorderwandplazenta. **b** Planum frontooccipitale. Typische dolichozephale Kopfkonfiguration. Die alleinige Messung des BPD täuscht eine Wachstumsretardierung vor. **c** Die Messung des Kopfumfangs zeigt eine zeitgerechte Entwicklung

Normalkollektiv gestellten Bedingungen. Der Beobachtungszeitraum erstreckte sich auf die 10.–42. Woche p.m., jedoch ist statistisch gesichert nur der Bereich 14. bis inkl. 42. Woche. Für die Eichung der Schallaufzeit sind nunmehr 1600 m/s zugrunde gelegt.

Außer dem BPD und seiner Wachstumsgeschwindigkeit lassen sich im Ultraschallbild auch der FROD sowie der Kopfumfang bestimmen (Kratochwil 1971; Hansmann et al. 1972; Levi 1972; Stöger u. Kratochwil 1974; Levi u. Erbsmann 1975; Schillinger et al. 1975). Bei modernen Geräten stehen für die Bestimmung des Kopfumfangs und/oder der Fläche der Schnittebene Meßeinrichtungen zur Verfügung, die eine direkte Messung aus dem Bild zulassen.

Einfacher und schneller lassen sich die Kopfumfänge jedoch mit einer adaptierten Ellypsenformel errechnen:

$$C = 2.325 \cdot \sqrt{\mathrm{BDP}^2 + \mathrm{FROD}^2}.$$

Als Erleichterung für die Praxis verwenden wir den Digitalabdruck der Formel als Tabelle (s. Anhang, S. 424f.).

Der kombinierte Einsatz der Messung des BPD und FROD und die Bestimmung des Kopfumfangs ist den folgenden Fällen auch beim Screening der Stufe I zu fordern:

1) Unbekanntes Gestationsalter.
2) Bekanntes Gestationsalter – BPD zu klein.
3) Beckenend- und Querlage (Abb. 7.66).
4) Zwillingsschwangerschaft.
5) Klinischer Verdacht auf Wachstumsretardierung.

### 7.2.3 Thorakoabdominometrie

Vergegenwärtigt man sich, daß der Fetus keine Kugel-, sondern eher Walzenform hat und diese aus 3 größeren Abschnitten besteht (Kopf = Abschnitt 1, Rumpf = Abschnitt 2, Extremitäten = Abschnitt 3), deren Größen unabhängig voneinander eine weite biologische Variabilität zeigen, so ist von vornherein klar, daß die Messung nur *eines* Durchmessers aus *einem* Abschnitt für das Ganze nicht repräsentativ sein kann (Abb. 7.67). Diese Überlegung mag genügen, um herauszustellen, daß der Schlüssel zu besseren Resultaten in der Beurteilung fetaler Entwicklungsstörungen nicht allein in weiteren Verbesserungen der Meßtechnik für das Körpermaß „BPD“ zu suchen war, sondern vielmehr in der Einbeziehung zusätzlicher Körpermaße aus den Abschnitten 2 und 3 der Fruchtwalze.

Thompson et al. haben 1965 als erste über intrauterine Messungen des fetalen Brustumfangs berichtet. Dabei handelte es sich nicht um direkte Messungen des Umfangs, sondern um dessen Errechnung aus 2 Durchmessern. Trotz der kleinen Zahl von nur 24 Fällen kamen die

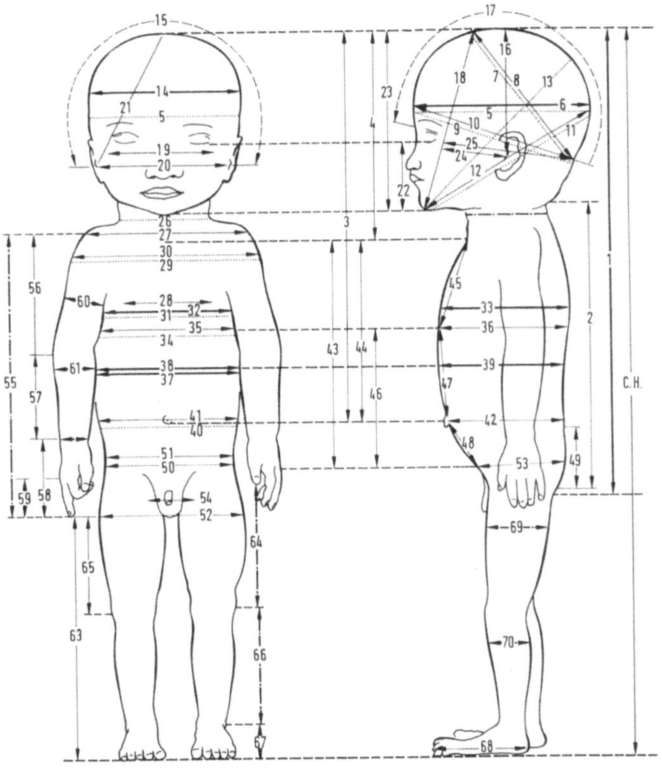


**Abb. 7.67.** Frontal- und Seitenansicht eines Fetus mit 25 cm Scheitel-Fersen-Länge. Die *Pfeile* geben Meßstrecken an, die für die Ultraschalldiagnostik von Bedeutung sein können. (Mod. nach Scammon u. Calkins 1929)

Autoren zu dem Ergebnis, daß sich das Gewicht genauer aus dem Thoraxumfang als aus dem BPD vorausbestimmen läßt. Dieser Hinweis war uns Anlaß, die Entwicklung einer systematischen Thorakometrie zu beginnen. Bereits kurze Zeit später wurde die Beobachtung von Thompson et al. (1965) bestätigt, und erstmals konnten Angaben zur Methodik und über Normalwerte (Standards) der Ultraschallthorakometrie mitgeteilt werden (Hansmann et al. 1971, 1972). Dabei zeichnete sich das sicher wichtigste Ergebnis der Bemühungen um eine Verbesserung der Gewichtsbestimmung sofort ab, nämlich die signifikante Verbesserung der Diagnostik intrauteriner Entwicklungsstörungen, insbesondere bei Verdacht auf nutritive Plazentainsuffizienz und bei mütterlichem Diabetes. In Zusammenhang damit führten wir den Kopf-Thorax-Index als zusätzlichen Parameter zur Beurteilung fetaler Wachstumsstörungen ein (Hansmann u. Voigt 1973; Hansmann et al. 1973); er wird als Quotient aus dem BPD und einem Thoraxmaß bestimmt und bildet somit ein quantitatives Maß für die Proportion.

Nachfolgend haben zahlreiche Autoren unabhängig voneinander über Messungen am kindlichen Rumpf berichtet (Garrett u. Robinson 1971; Bayer et al. 1972; Holländer 1972; Levi 1972; Levi u. Erbsmann 1975; Prenzlau u. Issel 1973; Schlensker 1973; Schlensker u. Decker 1973; Issel u. Prenzlau 1974; Stöger u. Kratochwil 1974; Campbell 1974; Campbell u. Wilkin 1975; Higginbottom et al. 1975; Schillinger et al. 1975). Übereinstimmung herrscht darüber, daß die Thorako- bzw. Abdominometrie zu einer besseren Gewichtsschätzung führt und dazu beiträgt, Entwicklungsstörungen zuverlässiger zu diagnostizieren. Weniger Übereinstimmung fand sich bislang bezüglich der Untersuchungstechnik mit Definition einer oder mehrerer Referenzebenen in Analogie zu Kephalometrie. Obgleich diesbezüglich noch weitere Untersuchungen zu fordern sind, ist bereits davon auszugehen, daß die Thorako- bzw. Abdominometrie integraler Bestandteil der Ultraschalldiagnostik ist, und dementsprechend müssen die Messungen auch in der Routine durchgeführt werden. Unter diesem Aspekt

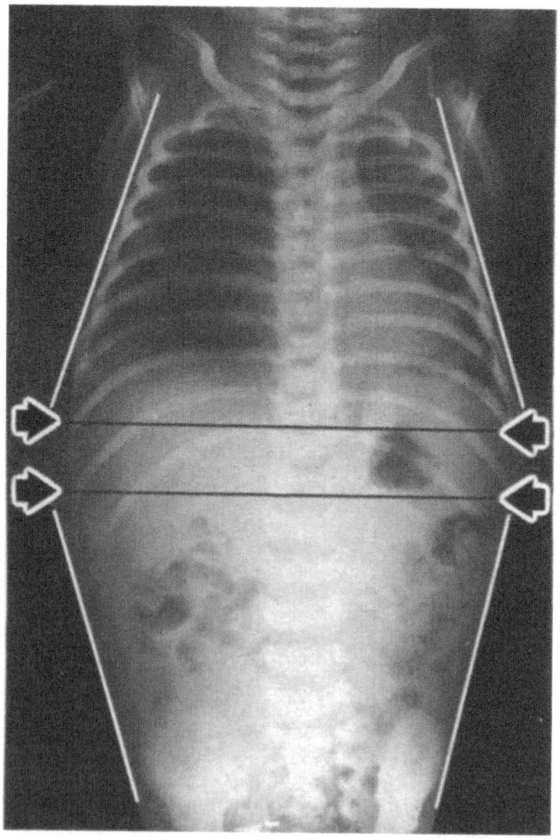

**Abb. 7.68.** Vereinfachtes geometrisches Rumpfmodell des Fetus mit einer Röntgenübersicht im Hintergrund. Die *Pfeile* markieren den Meßbereich für die Thorakometrie (s. auch Text)

werden nachfolgend die eigene Methodik, deren Schwierigkeiten und die von uns erzielten Ergebnisse unter Berücksichtigung ihrer wichtigsten Modifikationen durch andere Arbeitsgruppen dargestellt und diskutiert.

Die Schwierigkeiten der Ultraschallthorakometrie liegen im wesentlichen im Auffinden einer topographisch definierten Referenzebene unter Vermeidung von Schrägschnitten. Als vereinfachtes Modell läßt sich der Rumpf des Fetus mit 2 über ihre Basis einander zugewandten Kegelstümpfen vergleichen, zwischen denen ein unterschiedlich hoher, annähernd zylindrischer Abschnitt liegt (Abb. 7.68).

Dabei repräsentieren der kraniale Kegelstumpf den Thorax mit Herz, Thymus, Lungen und Leberkuppen, der zylindrische Abschnitt den Oberbauch mit Leber, Milz, Pankreas und Magen. Der kaudale Kegelstumpf umfaßt den Mittel- und Unterbauch, der v.a. durch das Darmkonvolut und die Harnbalse des Fetus (beachte verschiedene Füllungszustände) ausgefüllt wird. Erkennt man diesem Modell eine gewisse Allgemeingültigkeit zu, so empfiehlt sich von vornherein der mittlere zylindrische Abschnitt für die Messungen, da hier die Durchmesser und der Umfang am größten zu erwarten sind und sich in kraniokaudaler Richtung am geringsten ändern. Anatomisches Zielgebiet ist also die Leber, die topographisch infolge Nichtentfaltung der fetalen Lungen partiell intrathorakal liegt (Abb. 7,69a).

Zum Auffinden dieser Zone empfehlen wir folgendes Vorgehen:

1) Aufsuchen der Körperlängsachse des Fetus.
2) Rotation des Schallkopfes um 90°, Aufsuchen des kaudalen Thoraxapertus mit Zielorgan Leber.
3) Aufsuchen des Nabelschnuransatzes im Horizontalschnitt, mit nachfolgend schrittweisem Versetzen der Querschnittsebene nach kranial bis zum Verschwinden der V. umbilicalis.
4) Dekompression des mütterlichen Abdomens.

Eine besondere Rolle spielt in diesem Zusammenhang das venöse Gefäßsystem der fetalen Leber einschließlich der V. umbilicalis, die als von ventral nach dorsal verlaufender nichtpulsierender Doppelstreifen im Ultraschallbild zur Darstellung gebracht werden kann (Holländer 1972, Kossoff u. Garrett 1972; Hansmann u. Voigt 1973; Campbell 1974). Campbell u. Wilkin (1975), die die Bonner Methode der Thorakometrie im Prinzip übernommen haben, finden die Umbilikalvene in 95% der Fälle und betrachten sie als Referenz für die gesuchte Querschnittsebene. Kugener u. Hansmann (1976) haben unter diesem Gesichtspunkt die topographische Anatomie des venösen Gefäßsystems im Bereich der Leber untersucht (Abb. 7.69a, b) und sind dabei zu folgenden Ergebnissen gekommen:

1) Die V. umbilicalis markiert in ihrem Verlauf keine exakte Höhe, da sie von ventral-kaudal in einem Winkel von annähernd 40° zur Körperlängsachse nach kranial-dorsal verläuft (Abb. 7.69a, 7.70). Zu beachten ist, daß dieser Winkel mit zunehmender Tragzeit erheblich größer wird und die V. umbilicalis für ihren Verlauf eine große Variationsbreite aufweist (Abb. 7.72a, b).

**Abb. 7.69. a** Medianer Sagittalschnitt durch einen männlichen Fetus mit einer Scheitel-Steiß-Länge von 140 mm. *1* Eintritt der V. umbilicalis in die Leber; *2* Recessus umbilicalis venae portae; * Abgangsstelle des Ductus venosus; *oberer Pfeil:* Einmündung des Ductus venosus in die V. hepatica sinistra; *unterer Pfeil:* Nabelring (eine gedachte Verbindungslinie zwischen den Pfeilen zeigt, daß die V. umbilicalis mit einem Winkel von ca. 40° zur Körperlängsachse verläuft). **b** Korrosionspräparat einer fetalen Leber mit Ansicht von dorsal-kaudal. *1* V. umbilicalis; *2* Recessus umbilicalis venae portae; *3* Ductus venosus Arantii; *4* V. hepatica sinistra; *4* V. cava inferior; *0* Querschnitt durch die V. portae; * Sinus venae portae (Rr. sinister et dexter); ° Dach des Recessus umbilicalis venae portae. (Aus Kugener u. Hansmann 1976)

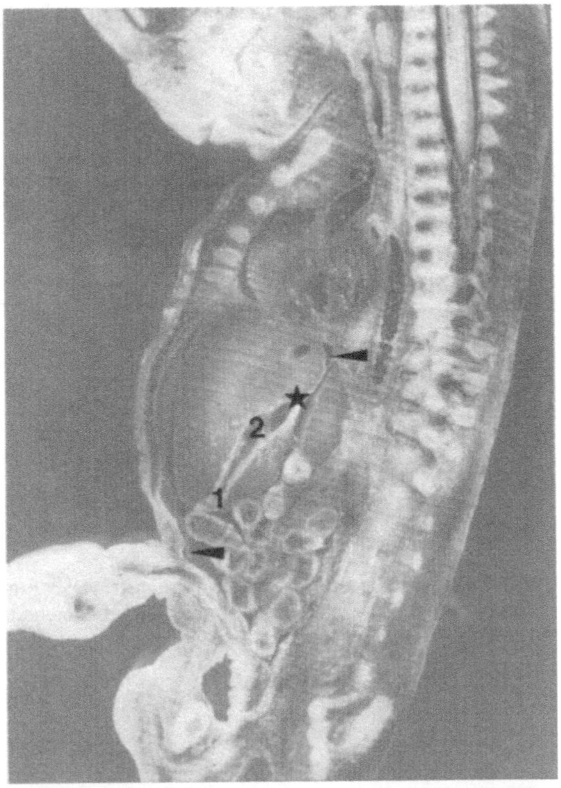


a

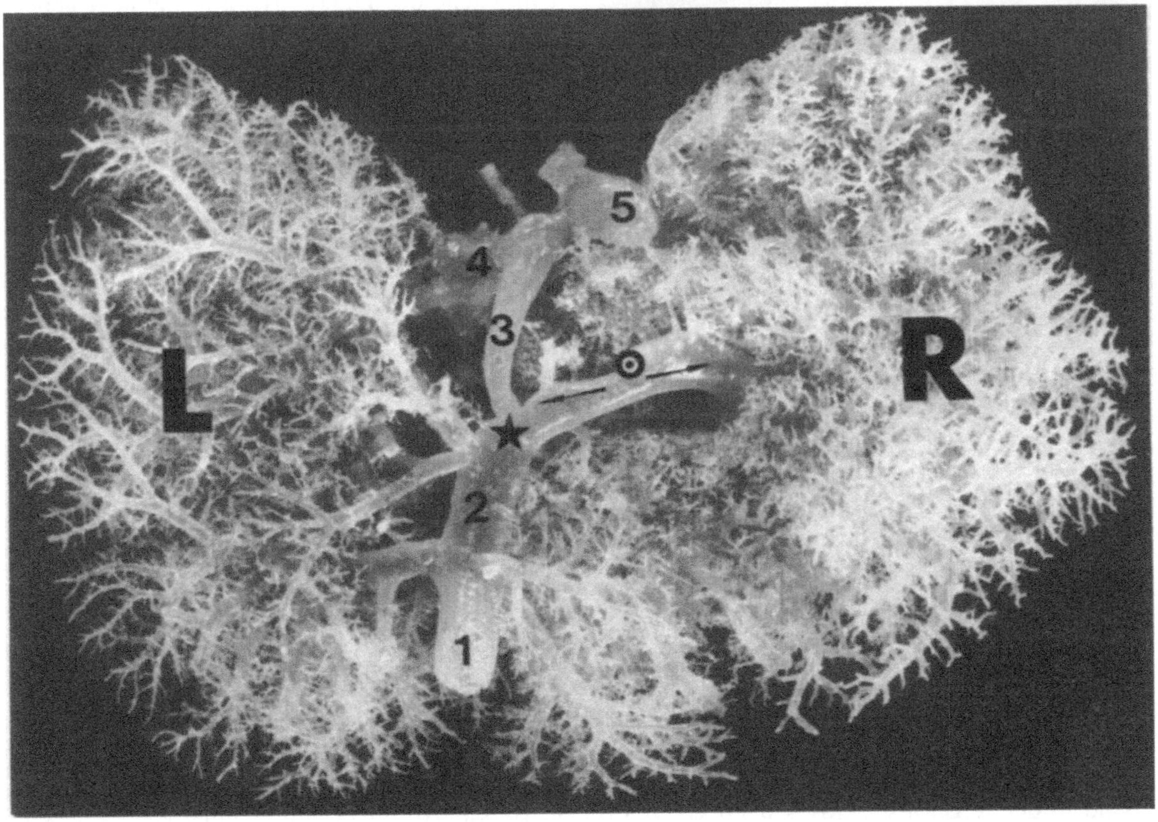


b

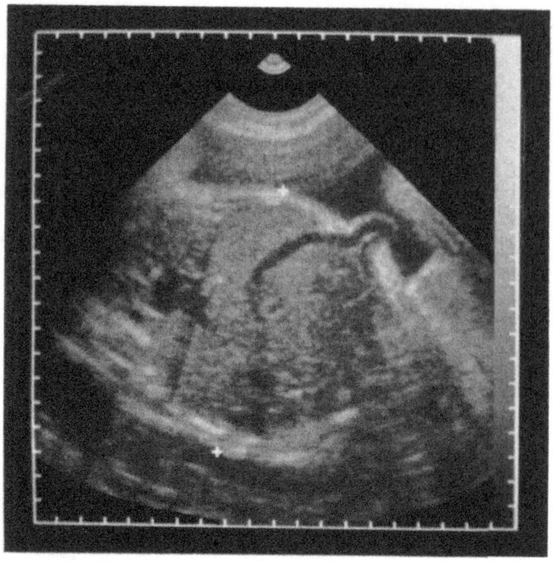

**Abb. 7.70.** Dorsoposteriorer Sagittalschnitt. Die Einmündungsstelle der Nabelschnur und der aufsteigende Anteil der V. umbilicalis in der Leber sind dargestellt

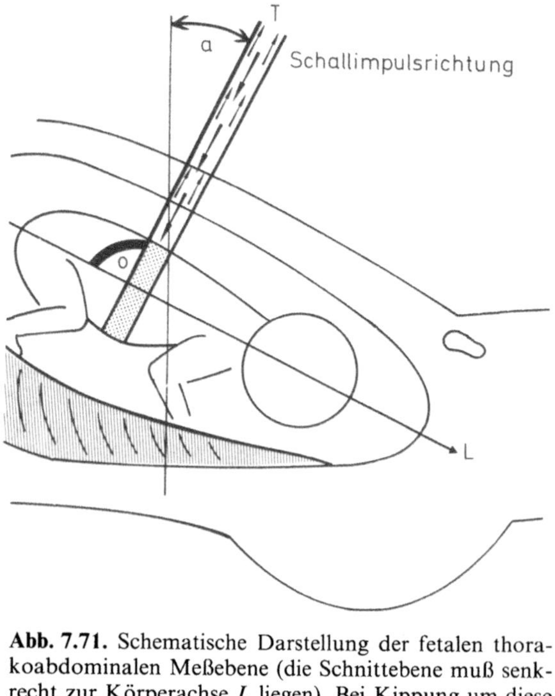


**Abb. 7.71.** Schematische Darstellung der fetalen thorakoabdominalen Meßebene (die Schnittebene muß senkrecht zur Körperachse *L* liegen). Bei Kippung um diese Achse entstehen Schrägschnitte (*T* Transducer)

2) Eine Meßebene, die senkrecht zur Körperachse stehen soll (Abb. 7.71), wird das Gefäßband in der Regel als relativ kurzen Gefäßanschnitt treffen (Abb. 7.73).

3) Kommt das Gefäßband der Vene und des Recessus umbilicalis venae portae im Ultraschallbild auf voller Länge zur Darstellung (Abb. 7.74), handelt es sich in der Mehrzahl der Fälle um einen nach ventral-kaudal abgekippten Schrägschnitt. Dieses auch als „Salamieffekt" beschriebene Phänomen hat zwar für die Messung des Abdomenquerdurchmessers keine Bedeutung, der a.-p.-Durchmesser nimmt mit zunehmender Steilheit des Schnittes zu und verfälscht dadurch die Umfangsbestimmung. Andererseits kann sich dieser Salamieffekt durch Kippen der Referenzebene über den Flanken für den Thoraxquerdurchmesser (THQ) bemerkbar machen (Abb. 7.75a–c). In diesen Fällen verliert der Horizontalschnitt seinen kreisförmigen Charakter.

4) Transversalschnitte, die die Einmündung der V. umbilicalis an der vorderen Bauchwand erkennen lassen, liegen in der Regel zu weit kaudal (Abb. 7.75).

5) Das kraniale Ende des Gefäßbandes markiert stets die Einmündungsstelle der V. umbilicalis in den Sinus venae portae bzw. die Abgangsstelle des Ductus Arantii. Sie liegt genau in Höhe der kaudalen Thoraxapertur mit den größten Durchmessern und empfiehlt sich demgemäß als Referenzpunkt (Abb. 7.76). Die Messung im Frontalschnitt zeigt Abb. 7.78 (A).

Im Rahmen der Routinethorakometrie heißt dies:
Aufsuchen der V. umbilicalis und schrittweises Versetzen der Schnittebene, bis ein möglichst dorsal gelegener und nur kurzer Gefäßschnitt zur Abbildung kommt. Bei in voller Länge dargestelltem Gefäßband ist besonders auf den Salamieffekt mit irreführend großem a.-p.-Durchmesser zu achten.

An einer korrekt eingestellten Referenzebene lassen sich auch Umfangs- und Flächenberechnungen durchführen.

Um den Ablesefehler möglichst klein zu halten, ist es sinnvoll, den Querschnittsumfang dreimal zu umfahren und den so ermittelten Wert wieder durch drei zu dividieren. In der Routine messen wir zunächst nur die Durchmesser, da es einfacher ist und Zeit erspart. Insgesamt sind wir keine großen Anhänger der Umfangsmessungen, da der theoretisch zu erwartende Vorteil gegenüber einer Durchmesserbestimmung durch nicht erkannte Schräg-

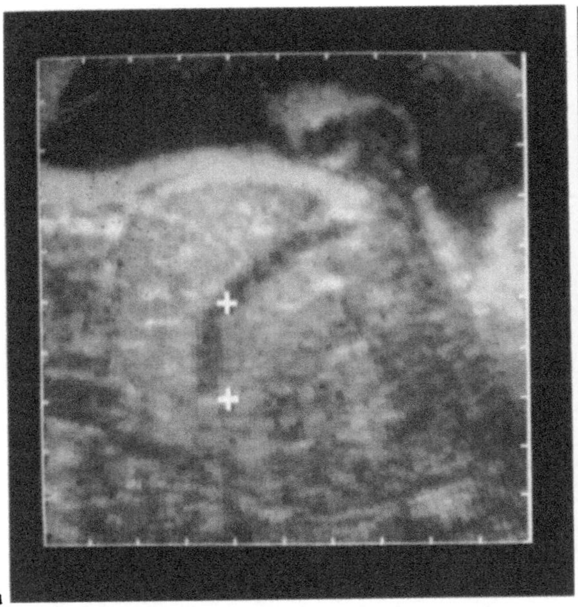

a

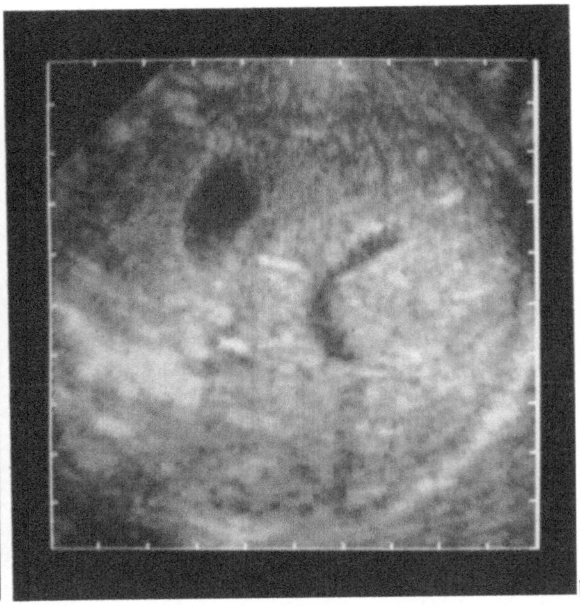

b

**Abb. 7.72.** **a** Verlauf der V. umbilicalis im 3. Trimenon. Im Vergleich zur Abb. 7.70 ist der Winkel zur Körperlängsachse geändert. Im dorsalen Anteil erreicht er fast 90°. **b** Der zugehörige Querschnitt zeigt einen langen Abschnitt im dorsalen Bereich, in Höhe der rechtwinklig einmündenden V. portae

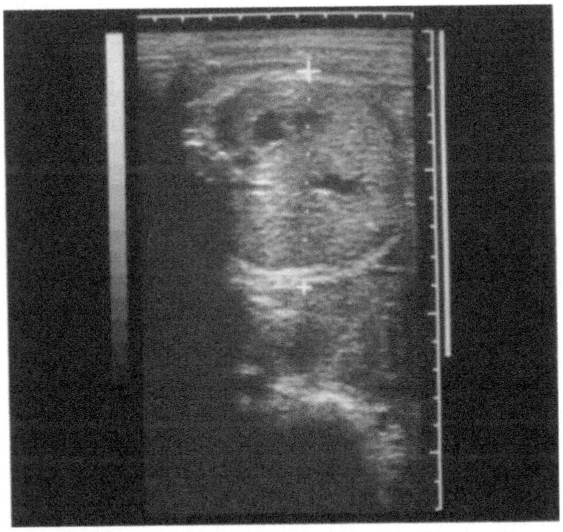

**Abb. 7.73.** Der Meßabgriff für den queren Thoraxdurchmesser (THQ) ist richtig gewählt. Der Schnitt ist kreisförmig, die V. umbilicalis ist nur in einem kurzen Stück getroffen – oval dargestellt – und liegt am höchsten noch darstellbaren Bereich in der Leber, die Rippenanschnitte ventral und dorsal liegen symmetrisch

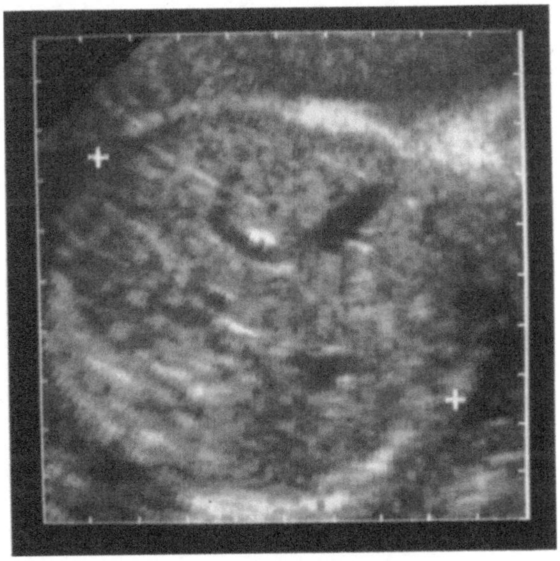

**Abb. 7.74.** Falscher Meßstreckenabgriff. Der Schnitt ist oval entrundet, die V. umbilicalis ist fast in ihrer ganzen Länge dargestellt, die Verteilung der Rippenstrukturen ist asymmetrisch

schnitte (Salamieffekt) in der Praxis leicht verlorengeht.

Spezielle Untersuchungen für die Meßgenauigkeit der Thorakometrie liegen in der dem Verfasser zugänglichen Literatur nur in spärlicher Form vor. Dieser Sachverhalt läßt sich aus dem Umstand erklären, daß es grundsätzlich schwierig ist, die Genauigkeit der Ultraschallthorakometrie zu überprüfen, da sich das Volumen des Thorax – und damit alle Maße

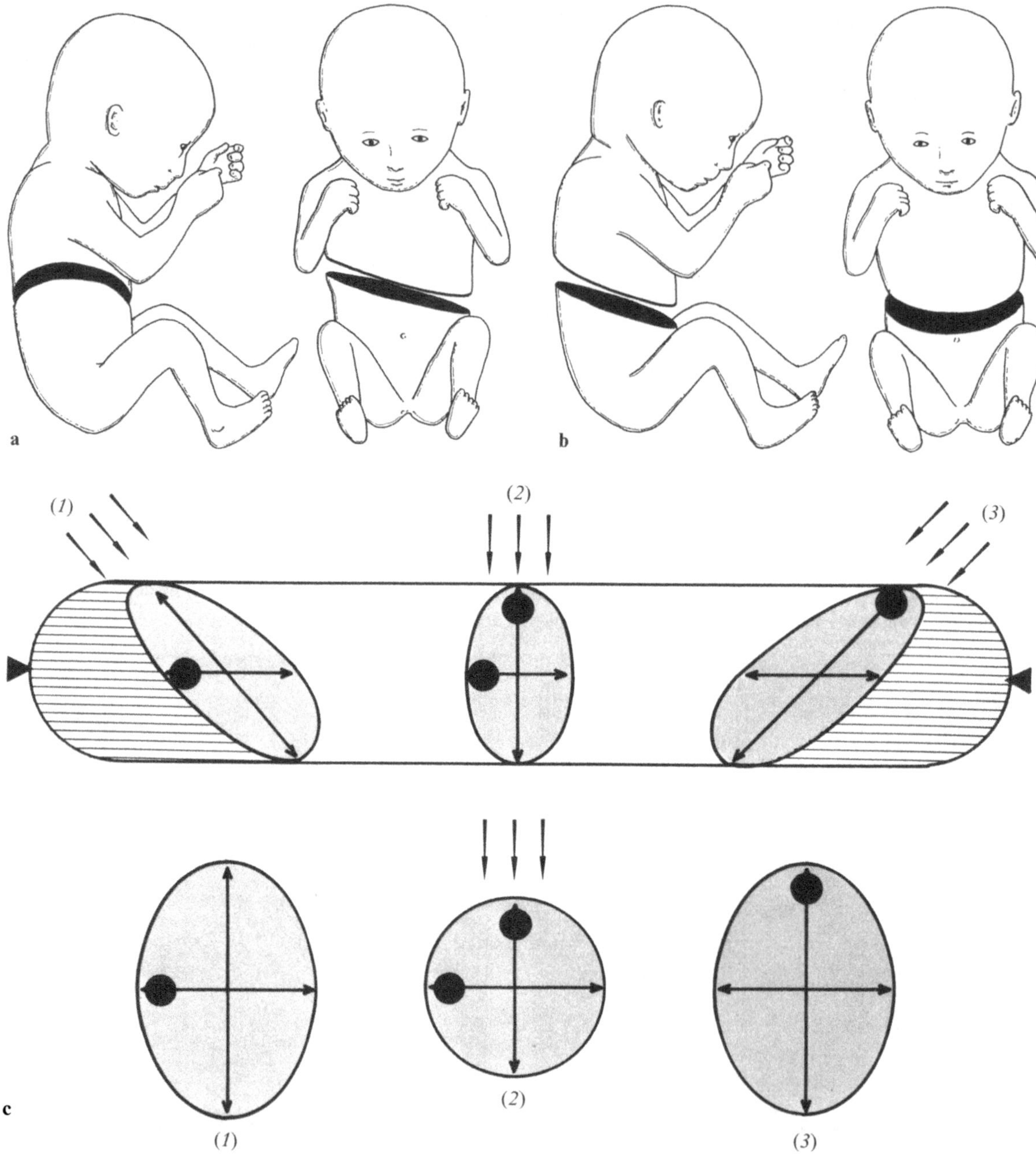


**Abb. 7.75. a** Schematische Darstellung einer falschen Schnittebene: seitlich schräge Schnittführung, **b** frontal schräge Schnittführung; **c** Schema: Salamieffekt bei zur Rumpfachse schrägem Schnitt (*1*, *2*, *3*)

– bei Geburt des Kindes infolge der Lungenentfaltung ändern. Schlensker (1973) fand bei 80 Lebendgeborenen den Brustkorbumfang um durchschnittlich 31 mm größer als mittels Ultraschall gemessen war. Stöger u. Kratochwil (1974) fanden ebenfalls Unterschiede, und zwar postpartal größere Werte. Holländer (1972, 1975) beobachtete hingegen, daß die mittels Ultraschall gemessenen Umfänge häufig zu groß waren (Mittelwert der Differenzbeträge $\pm 17{,}1$ mm). Als Ursache werden nicht erkannte Schrägschnitte und die durch den Applikatordruck leicht hervorrufbaren Verformungen des fetalen Rumpfes diskutiert.

Holländer weist in diesem Zusammenhang auf den sehr wichtigen Sachverhalt hin, daß

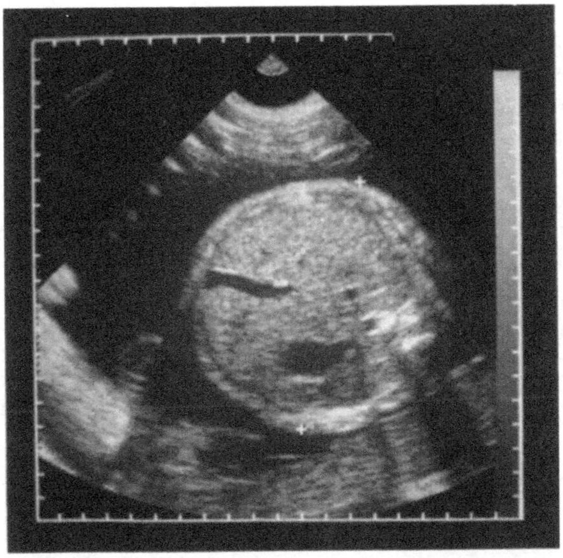

**Abb. 7.76.** Falscher Meßstreckenabgriff. Der Rumpf ist zwar symmetrisch und kreisförmig getroffen, der Schnitt liegt jedoch zu tief. Die V. umbilicalis ist auf ein langes Stück bis zur Einmündung der Nabelschnur dargestellt

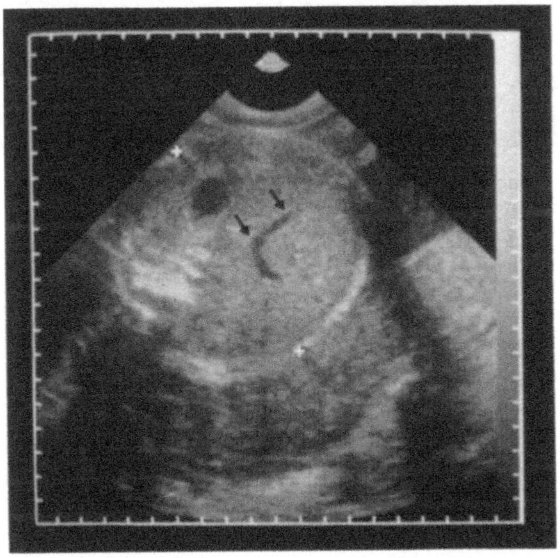

**Abb. 7.77.** Korrekte Schnittebene. Der Schnitt liegt etwas weiter kranial; Darstellung des Sinus venae portae (*Pfeile*)

Aberrationen von der Kreisform zum Oval zu einer Vergrößerung des Umfangs führen.

Im eigenen Kollektiv verteilen sich die Abweichungen für den Thoraxquerdurchmesser symmetrisch um einen Peak bei +5 mm, für den a.-p.-Durchmesser bei ±3 mm. Nach entsprechender Korrektur umfaßten im eigenen Material ±7 mm 81,3% aller Abweichungen zwischen präpartalem Ultraschall- und postpartalem Schublehrenmeßergebnis. Für die Wiederfindung des Ultraschallmeßergebnisses im Doppelblindversuch ergab sich ein mittlerer Fehler von ±2,8 mm mit einer Standardabweichung von 2,1 mm (Hansmann 1975). Insgesamt läßt sich wohl kaum die vom BPD her gewohnte Meßgenauigkeit einstellen. Da die Variabilität der Rumpfmaße aber einen wesentlich größeren Absolutwertbereich umfaßt als die des BPD, reduziert sich die Bedeutung des Meßfehlers in seiner Wertigkeit.

### 7.2.4 Messung der Extremitäten

Wie in der älteren Literatur vielfach belegt, zeigt das Längenwachstum des Fetus eine enge Korrelation zum Gestationsalter. Aus mannigfachen Gründen läßt sich die Gesamtlänge des Fetus mittels Ultraschall aber nur schwer bestimmen.

Die Hauptursachen dafür liegen in der normalerweise gekrümmten und „gefalteten" Haltung des Fetus; er findet so gut wie nie genügend Raum, sich in seiner gesamten Achsenlänge auszustrecken, und er tut dies auch dann kaum, wenn theoretisch dazu die Möglichkeit besteht (Hydramnion). Zum anderen reicht die beschränkte Bildfläche handelsüblicher Ultraschallgeräte nach der 20. SSW selten zu einer Gesamtdarstellung aus.

Dementsprechend lag es von vorn herein nahe, auf die Messung von Teilabschnitten der Länge zurückzugreifen. Wie in der einschlägigen Literatur ausreichend belegt, hat die Messung der Scheitel-Steiß-Länge bei richtiger Anwendung ihre Überlegenheit für die Gestationsalterbestimmung bereits bewiesen. Ihr Einsatz ist aber auf einen relativ kurzen Zeitbereich (7.–20. SSW) beschränkt. Somit lag es nahe, nach weiteren Parameters zu suchen, die die fetale Länge in Teilabschnitten repräsentieren. Das sind in erster Linie die fetalen Extremitäten. Diese bieten nun aber wieder methodische Schwierigkeiten: wegen ihrer Beugung sind sie schwer als ganze zu messen. Als praktikabel hat sich hingegen die Messung der Diaphysen aller langen Röhrenknochen erwiesen. Über die sonographische Darstellbarkeit und Meßbarkeit der fetalen Extremitäten wurden von Schlensker (1982) berichtet. Dabei gelang die Darstellung aller Diaphysen bei ausreichend langer Suche zwischen der 14. und 28. SSW. Der durch-

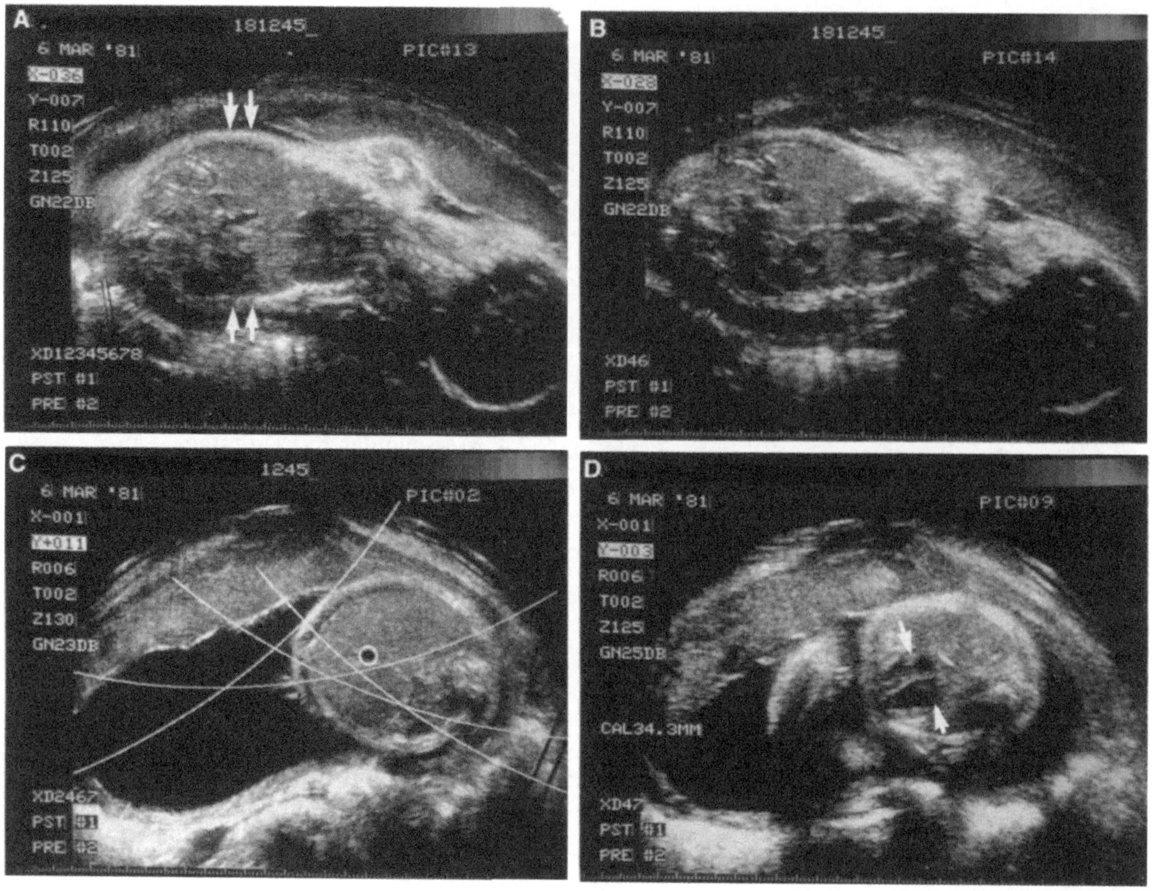


**Abb. 7.78.** Darstellung der Meßebenen mit dem Compoundscanner. **A** Frontalschnitt der Meßbereich durch Pfeile markiert. **B** Schnitt etwas paramedian sagittal, der Magen ist im Schnittbild dargestellt. **C** Richtige Meßebene im Horizontalschnitt. **D** Falsche Meßebene, der Schnitt liegt zu weit kranial und trifft bereits das Herz (*Pfeile*)

schnittliche Zeitaufwand betrug 10 min, mit einer Schwankungsbreite von 5–25 min. Der geringste Zeitaufwand war bei Untersuchungen zwischen der 16. und 20. SSW erforderlich. Die Meßkontrolle an den Extremitätenknochen in Abortfällen ergab eine maximale Meßdifferenz von 4% im Vergleich zur intrauterinen Messung.

Gemäß den Schwierigkeitsgraden der Darstellbarkeit einzelner Diaphysen ergab sich eine deutliche Abstufung zugunsten der proximalen Diaphysen. Mit anderen Worten: Humerus und Femur lassen sich leichter darstellen als die distal gelegenen Diaphysen (Ulna, Radius, Tibia und Fibula). Die untere Extremität ist für eine Messung besser zugänglich als die obere. Diese liegt einerseits wesentlich häufiger im Schallschatten von Rumpf und Kopf, andererseits ist die Bewegungsdynamik der Hände deutlich erhöht. Diese Überlegungen sind Ursache dafür, daß die Mehrzahl der Autoren den Femur – den vergleichsweise längsten Röhrenknochen – vorrangig zur Messung heranzieht. Die Meßmethode wurde von Jeanty u. Romero (1984) ausführlich beschrieben.

### Femurmessung – Meßstreckenabgriff

Nach Aufsuchen des Oberschenkels am kaudalen Rumpfende sollte durch Rotation des Schallkopfes die längste Achse des Femurs eingestellt werden. Bei der Messung ist der näher am Schallkopf liegende Oberschenkel zu bevorzugen. Gemessen wird der Abstand vom Trochanter major bis zum distalen Kondylus, der Femurkopf soll nicht mitgemessen werden. In manchen Fällen scheint der Femur relativ stark gekrümmt (v.a. wenn er in der frontalen

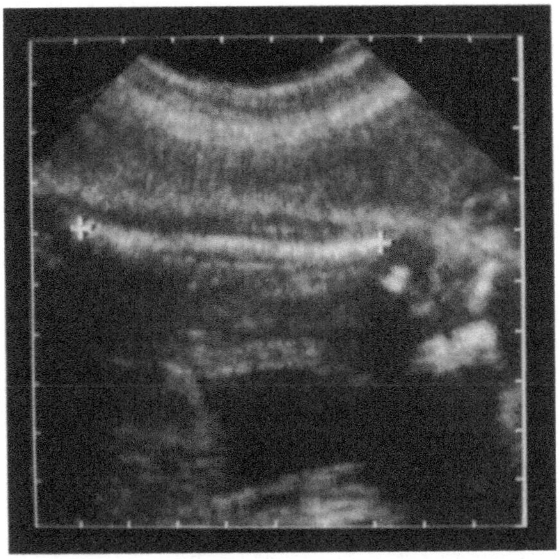

**Abb. 7.79.** Richtiger Meßstreckenabgriff für die Femurmessung. Zur Messung wurde der schallkopfnahe Femur ausgewählt; die Diaphysenenden sind scharf begrenzt, die Kontur ist überall gleichmäßig

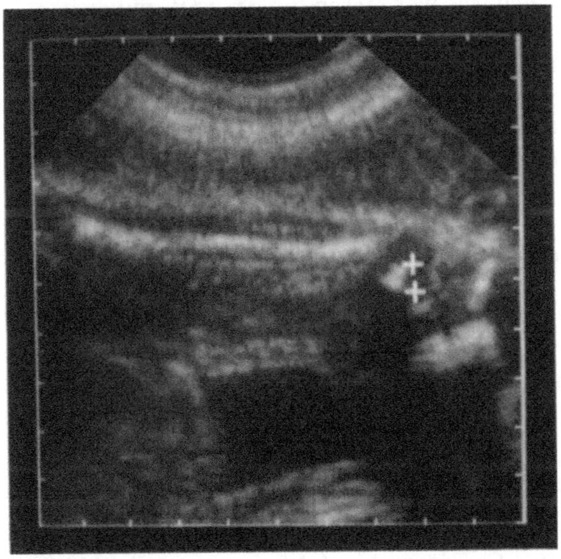

**Abb. 7.80.** Richtige Darstellung der Femurmessung. Gleichzeitige Darstellung des distalen Epiphysenkerns und Messung (gleiche Patientin wie Abb. 7.79; die Femurlänge entspricht mit 59 mm der 32. SSW)

Schnittebene getroffen wird), dies spielt jedoch mit Ausnahme von Extremfällen für die Meßgenauigkeit keine Rolle. Entscheidend für die Identifikation der längs zu messenden Achse ist die Beachtung der Sonomorphologie der Diaphysenenden. Erscheint das proximale Ende gekrümmt und kugelig abgestumpft, wird der Fe-

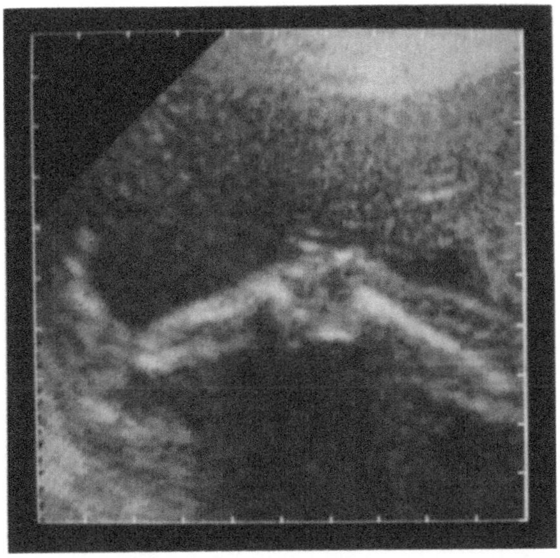

**Abb. 7.81.** Darstellung des Femurs, zur Messung nicht geeignet. Der proximale Femurabschnitt ist nur noch tangential getroffen, das Ende der Meßstrecke daher nicht identifizierbar

murkopf dargestellt, und dies kann zu einer Fehlmessung durch zu langen Meßstreckenabgriff führen (Abb. 7.82). Um ein Verkanten des Schnittes auszuschließen, sollte die Echostärke des Femurs im gesamten Bild gleichmäßig sein und dementsprechend auch eine gleichmäßige Schattenbildung verursachen. Wichtig ist dabei, daß die beiden Diaphysenenden einen scharf begrenzten Schlagschatten verursachen (Abb. 7.79 und 7.80). Liegen die Femurknochen beider Extremitäten parallel zum Schallkopf, so kann der Schlagschatten der schallkopfnahen Diaphyse eine exakte Messung der schallkopffernen Diaphyse verhindern. Dieses Argument unterstützt die Forderung nach einer Messung der schallkopfnahen Femurdiaphyse. Wird der Femur zu steil getroffen, so kann das proximale Diaphysenende in den Schallschatten von Beckenknochen fallen, und dies kann zu einer Fehlmessung durch zu kurzen Meßstreckenabgriff führen (Abb. 7.81). Scheinbare Lükken im Knochen sind meist Folge von über der Diaphyse liegenden Strukturen und dürfen nicht als „Frakturen“ fehlinterpretiert werden. Diese im Zusammenhang mit der Femurmessung erläuterten Meßgrundlagen gelten auch für den Meßstreckenabgriff bei allen anderen Diaphysen.

Wir selbst haben an einem Kollektiv von 467 Patienten mit einen gesicherten Gestations-

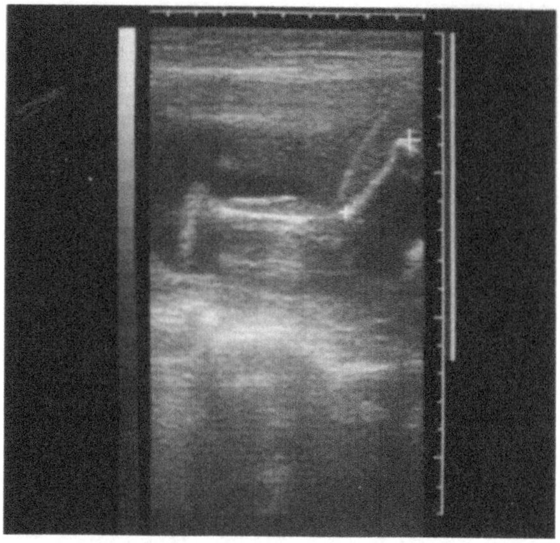

**Abb. 7.82.** Falscher Meßstreckenabgriff. Das proximale Diaphysenende ist kugelförmig abgerundet; es wird nicht die Länge vom Trochanter major bis zum distalen Diaphysenende gemessen, sondern durch Einbeziehung des Femurkopfs eine Überlänge vorgetäuscht

alter Messungen an Humerus, Ulna, Femur und Tibia vorgenommen. Aus den gewonnenen Werten ließen sich Wachstumskurven von der 14. SSW bis zum Ende der Tragzeit für alle genannten Diaphysen erstellen (s. Anhang. S. 418). Für die Biometrie unter dem Aspekt des Mißbildungsausschlusses und der zusätzlichen, ergänzenden Sicherung des Gestationsalters in Zweifelsfällen hat sich letztlich nur die Femurmessung durchgesetzt (Farrant u. Meire 1981; Hadlock et al. 1982; Hohler u. Quetal 1982; Jeanty u. Remero 1984; Jeanty et al. 1982; Jeanty et al. 1981).

Jeanty u. Romero (1984) messen der Bestimmung der Femurlänge zwischen der 15. und 28. SSW die gleiche Bedeutung zu wie der Bestimmung des BPD. O'Brien u. Queenan (1982) konnten durch Einbeziehung der Femurmessung in die Biometrie bei Verdacht auf Wachstumsretardierung zeigen, daß dadurch in allen Fällen eine klare Trennung zwischen Retardierungsform 1 und 2 möglich wurde und die Trefferquote der Diagnose Wachstumsretardierung insgesamt deutlich stieg.

Unter diesem Aspekt und unter dem Aspekt der Diagnostik von Extremitätenmißbildungen in Fällen ohne anamnestische Belastung ist somit die Anwendung der Femurmessung in der Routine auch für das Screening in Stufe 1 zu empfehlen. Zumindest sollte durch „Üben" die Grundlage für die Fähigkeit zur richtigen Messung im Bedarfsfall gelegt werden.

### Knochenkerne

Auf die sonographische Darstellbarkeit und Messung der fetalen Knochenkerne (Abb. 7.79 und 7.80) im Bereiche des Kniegelenks hat Bernaschek (1982) hingewiesen. Dabei konnte der distale Femurknochenkern ab der 33. SSW zunehmend deutlich dargestellt werden, ab der 36. SSW gelang der Nachweis immer. Der proximale Tibiakern war im Großteil der Fälle ab der 37. SSW darstellbar. Zusätzlich zur Darstellung wurde für beide Knochenkerne der Durchmesser bestimmt und dabei eine deutliche Größenzunahme bis zum Ende der Tragzeit nachgewiesen. McLeary et al. (1983) gelang bei ihrer Untersuchung an 220 Feten der Nachweis der distalen Femurepiphyse nach der 29. SSW mit sehr unterschiedlicher Frequenz; ein 100%iger Nachweis war erst in der 38. SSW möglich.

Bedeutung haben diese Parameter daher letztlich nur als Zusatzkriterien in jenen Fällen, wo vor dem 3. Trimenon keine sonographische Gestationsalterkontrolle durchgeführt wurde und das Schwangerschaftsalter generell im Zweifel steht.

### Literatur

Aantaa K, Forss M (1974) Determination of biparietal diameter by the ultrasonic B-scan technique. Acta Obstet Gynecol Scand 53:121

Bayer H, Issel EP, Schulte R (1972) Neue Meßgrößen bei der Erkennung einer intrauterinen Retardierung der Frucht mittels Ultraschalldiagnostik. Zentralbl Gynäkol 94:1169

Bernaschek G (1982) Die Besonderheiten einer neuartigen echographischen Bestimmung der Kniegelenkskerne des Feten. Geburtshilfe Frauenheilkd 42:94

Boog G, Irrmann M, Mot E de, Gandar R (1969) Céphalometrie foetale par ultrasons I.-Technique, principe et précision de la méthode. Rev Fr Gynécol 64:303

Campbell S (1968) An improved method of fetal cephalometry by ultrasound. Br J Obstet Gynaecol 75:568

Campbell S (1969) The prediction of fetal maturity by ultrasonic measurement of the biparietal diameter. Br J Obstet Gynaecol 76:603

Campbell S (1970) Ultrasonic fetal cephalometry during the second trimester of pregnancy. Br J Obstet Gynaecol 77:1057

Campbell S (1974) The assessment of fetal development by diagnostic Ultrasound. In: Milunsky A (ed) The pregnancy at risk. Saunders, Philadelphia (Clinics in perinatology, vol 1/2, p 507)

Campbell S, Newman GB (1971) Growth of the fetal biparietal diameter during normal pregnancy. Br J Obstet Gynaecol 78:513
Campbell S, Wilkin D (1975) Ultrasonic measurement of fetal abdomen circumference in the estimation of fetal weight. Br J Obstet Gynaecol 82:689
Davison KM, Lind T, Farr V, Whittingham TA (1973) The limitations of ultrasonic fetal cephalometry. Br J Obstet Gynaecol 80:769
Donald I, Brown TG (1961) Demonstration of tissue interfaces within the body by ultrasonic echosounding. Br J Radiol 34:539
Durkan JP, Russo GL (1966) Ultrasonic fetal cephalometry. Accuracy, limitation and application. Obstet Gynaecol 27:399
Farrant B, Meire HB (1981) Ultrasound measurement of fetal limb length. Br J Radiol 54:660
Garrett WJ, Robinson DE (1971) Assessment of fetal size and growth rate by ultrasonic echoscopy. Obstet Gynaecol 38:525
Hadlock FP, Harrist RB, Deter RL (1982) Fetal femur lenoth as a predictor of menstrual age: Sonographically measured. Am J Roentgenol 138:875
Hansmann M (1975) Ultraschallkephalo- und Thorakometrie zur Kontrolle des fetalen Wachstums unter besonderer Berücksichtigung der praepartalen Gewichtsschätzung. Habilitationsschrift, Med. Fakultät Bonn
Hansmann M, Hoven R (1971) Eine abgewandelte Methodik zur Bestimmung des biparietalen Durchmessers mittels Ultraschall. In: Böck J, Ossoining (Hrsg) Ultrasonographia Medica, Bd III. Verlag der Wiener Med. Akademie, Wien, S 219
Hansmann M, Voigt U (1973a) Ultrasonic fetal thoracometry: an additional parameter for determing fetal growth. Excerpta Medica (Abstr), 2nd World Congress on Ultrasonics in Medicine, Rotterdam
Hansmann M, Voigt U (1973b) Ultraschall-Biometrie des Feten unter besonderer Berücksichtigung der Gewichtsschätzung bei intrauteriner Malnutrition. In: Saling E, Dudenhausen JW (Hrsg) Perinatale Medizin, Bd IV. Thieme, Stuttgart
Hansmann M, Bäker H, Fabula S, Müller-Scholtes H, Nellen HJ, Voigt U (1972) Biometrische Daten des Feten. Ergebnisse einer modifizierten Methodik der Ultraschalldiagnostik. In: Saling E, Dudenhausen JW (Hrsg) Perinatale Medizin, Bd III. Thieme, Stuttgart, S 136
Hansmann M, Voigt U, Lang N (1973) Ultraschallmeßdaten als Parameter zur Erkennung einer intrauterinen Wachstumsretardierung. Arch Gynecol 214:194
Hellmann LM, Kobayashi M, Fillisti L, Lavenhar M (1967) Sources for error in sonographic fetal mensuration and estimation of growth. Am J Obstet Gynecol 99:662
Higginbottom J, Slater J, Porter G (1975) Estimation of fetal weight from ultrasonic measurement of trunk circumference. Br J Obstet Gynaecol 82:698
Hinselmann M (1969) Ultraschalldiagnostik in der Geburtshilfe. Gynäkologe 2:45
Hofmann D, Holländer HJ (1968) Über den Nachweis fetalen Lebens und die Messung des kindlichen Schädels mittels des zweidimensionalen Ultraschallechoverfahrens. Gynaecologia 165:60
Hofmann D, Holländer HJ, Weiser P (1967) Über die geburtshilfliche Bedeutung der Ultraschalldiagnostik. Gynaecologia (Basel) 164:24
Hohler CW, Quetal TA (1982) Fetal femur length: Equations for computer calculation of gestational age from ultrasound measurement. Am J Obstet Gynecol 143:479
Holländer HJ (1972, ²1975, ³1984) Die Ultraschalldiagnostik in der Schwangerschaft. Urban & Schwarzenberg, München Berlin Wien
Issel EP, Prenzlau P (1974) Eine neue Methode zur Berechnung des fetalen Gewichtes mittels Ultraschall-B-Bild-Technik. Zentralbl Gynäkol 96:417
Jeanty P, Romero R (1984) Obstetrical ultrasound. Mc Graw-Hill, New York
Jeanty P, Kirkpatrick C, Dramaix-Wilmet M (1981) Fetal limb growth. Radiology 140:165
Jeanty P, Dramaix-Wilmet M, Kerkem J van (1982) Fetal limb growth, Part II. Radiology 143:751
Kohorn EI (1967) An evulation of ultrasonic fetal cephalometry. Am J Obstet Gynecol 97:553
Kossoff G, Garrett WJ (1972) Ultrasonic film echography in gynecology and obstetrics. Obstet Gynecol 40:299
Kratochwil A (1966) Die diagnostische Anwendung des Ultraschalls in der Geburtshife und Gynäkologie. Zentralbl Gynäkol 88:1032
Kratochwil A (1968) Ultraschalldiagnostik in Geburtshilfe und Gynäkologie, 1. Aufl. Thieme, Stuttgart
Kratochwil A (1971) Biometrie des Feten mit Ultraschall. In: Saling E, Schulte EJ (Hrsg) Perinatale Medizin, Bd II. Thieme, Stuttgart, S 247
Kugener H, Hansmann M (1976) Zur Topographie einer Referenzebene für die Ultraschallthorakometrie. Z Geburtshilfe Perinatol 180
Levi S (1972) Le diagnostic par les ultrasons en gynécologie et en obstétrique. Masson, Paris
Levi S (1973) Intra-uterine fetal growth studied by ultrasonic biparietal measurement – The percentiles of biparietal distribution. Acta Obstet Gynecol Scand 52:193
Levi S, Erbsmann F (1975) Antenatal fetal growth from the nineteenth week (Ultrasonic study of 12 head and chest dimensions). Am J Obstet Gynecol 121:262
Mc Leary, Lawrence RD, Kuhns R (1983) Sonographic evoluation of the distal femoral epiphyseal ossification center. J Ultrasound Med 2:437
O'Brien GD, Queenan JT (1982) Ultrasound fetal femur length in relation to intrauterine growth retardation. Am J Obstet Gynecol 144:35
Prenzlau P, Issel EP (1973) Die praktische Bedeutung der Messung der Schulter-Steißlänge (Trunkometrie) beim Fetus mittels Ultraschall. Zentralbl Gynäkol 95:1421
Queenan JT, Kubarych SF, Cook LN, Anderson GD, Griffin LP (1976) Diagnostic ultrasound for detection of intrauterine growth retardation. Am J Obstet Gynecol 124:865
Schillinger H, Müller R, Kretzschmar M, Wode J (1975) Gewichtsbestimmung des Feten durch Ultraschall. Geburtshilfe Frauenheilkd 35:866
Schlensker KH (1972) Reifegraddiagnostik mit Ultraschall. 155. Tagung der Niederrhein.-Westf. Gesellschaft für Gynäkologie u. Geburtshilfe, Düsseldorf
Schlensker KH (1973) Eine Ultraschallmethodik zur

Thorakometrie beim Feten. Geburtshilfe Frauenheild 33:440

Schlensker KH (1975) Atlas of ultrasonic diagnosis in obstetrics and gynecology. Thieme, Stuttgart

Schlensker KH (1982) Biometrie der fetalen Extremitäten. Swiss Med 6.0:140

Schlensker KH, Decker I (1973) Voraussage des kindlichen Geburtsgewichtes aufgrund der Ultraschallkephalometrie und Thorakometrie am Feten. Geburtshilfe Frauenheilkd 33:859

Stöger H, Kratochwil A (1974) Ultraschallbiometrie des fetalen Wachstums. Geburtshilfe Frauenheilkd 34:611

Thompson HE, Holmes JH, Gottesfeld KR, Taylor ES (1965) Fetal development as determines by ultrasonic pulse echo techniques. Am J Obstet Gynecol 92:44

Varma TR (1973) Prediction of delivery date by ultrasound cephalometry. Br J Obstet Gynecol 80:316

Voigt U (1971) SEQUAS – eine Programmiersprache zur Sequentialdatenauswertung auf digitalen elektronischen Datenverarbeitungsanlagen. Dissertation, Med. Fakultät Bonn

Voigt U, Hansmann M (1975) Dokumentation und elektronische Datenverarbeitung von Ultraschallbefunden in der Geburtshilfe. Z Geburtshilfe Perinatol 179:450

Willocks J (1963) Fetal cephalometry by ultrasound. Thesis, Glasgow

Willocks J, Donald I, Duggan TC, Day N (1964) Foetal cephalometry ultrasound. Br J Obstet Gynecol 71:11

Wladimiroff JW, Craft IL, Talbert DG (1975) In vitro measurements of sound velocity in human fetal brain tissue. In: Ultrasound in medicine and biology, vol I. Excerpta Medica, Amsterdam, p 377

## 7.3 Diagnose der Wachstumsretardierung

Kinder, die unter einer Wachstumsretardierung leiden, werden als „small for gestational age" geboren, wobei im allgemeinen (bezogen auf ihr Gestationsalter) ein unter der 10. Perzentile liegendes Gewicht verstanden wird (Bard 1970; Fedrick u. Adelstein 1978; Frigoletto u. Rothchild 1977). Die Häufigkeit der Wachstumsretardierung wird nach Gallbright et al. (1979) mit durchschnittlich ca. 5% angegeben.

Dabei ist zu beachten, daß zwei Drittel aller Wachstumsretardierten aus Risikoschwangerschaften mit bereits bekannten Risikofaktoren (EPH-Gestose, renale- und kardiale mütterliche Grunderkrankungen, Blutungen in der Schwangerschaft, Mehrlingsschwangerschaften (Abb. 7.83) und Wachstumsretardierung in vorangegangenen Schwangerschaften) stammen (Gallbright et al. 1979). Bestehen keine derartigen Risiken, so beträgt die Rate nur 2,3%. Daraus folgt, daß immerhin noch ein Drittel aller Wachstumsretardierungen aus primär anamnestisch unbelasteten Schwangerschaften stammen. Die perinatale Mortalität und Morbidität ist in diesem Kollektiv im Vergleich zu Normalgewichtigen um den Faktor 4–8 erhöht (Low u. Gallbright 1974, Scott u. Usher 1966). Lang et al. (1977) registrierten eine Mortalität bis zu 11%.

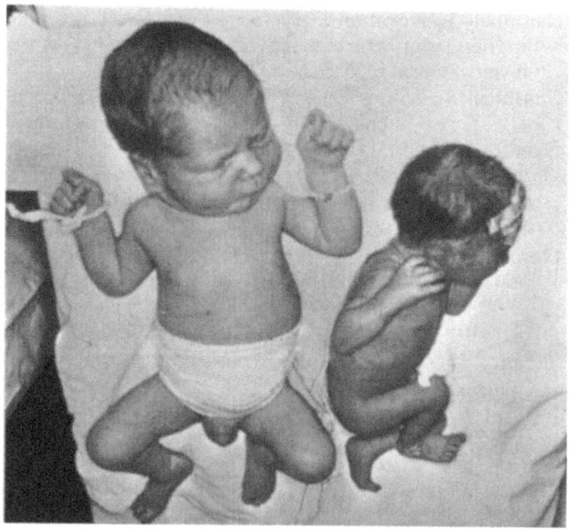

**Abb. 7.83.** Gegenüberstellung der Neugeborenen einer diskordanten Zwillingsschwangerschaft aus der 38. SSW. Das *links* abgebildete Kind ist zeitgerecht entwickelt („appropriate for gestational age", AGA, es wog 3600 g). Das rechts abgebildete Geschwisterkind ist stark wachstumsretardiert („very small for gestational age", VSGA), es wog bei der Geburt nur 1600 g

Wachstumsretardierte Kinder sind sowohl in ihrer somatischen als auch in ihrer neurologischen Entwicklung einem erhöhten Risiko ausgesetzt (Fitzhardinger u. Steven 1972). Vohr et al. (1979) konnten jedoch zeigen, daß bei rechtzeitiger Diagnose – und dies ist die Kernfrage des Themas – Wachstumsretardierte, sofern sie in einem Gestationsalter zwischen 32 und 36 Wochen entbunden werden, im Vergleich zu Normalgewichtigen gleicher Tragzeit den somatischen Rückstand bis zum 8. Lebensmonat aufholen und in ihrer neurologischen Entwicklung nach dem 2. Lebensjahr keinen signifikanten Unterschied mehr aufweisen.

Bevor wir auf die sonographischen Kriterien der Diagnose einer Wachstumsretardierung zu sprechen kommen, muß auf die prinzipiellen Unterschiede einzelner Retardierungsformen eingegangen werden. Campbell (1974), Hansmann (1976), Wladimiroff et al. (1977) sowie

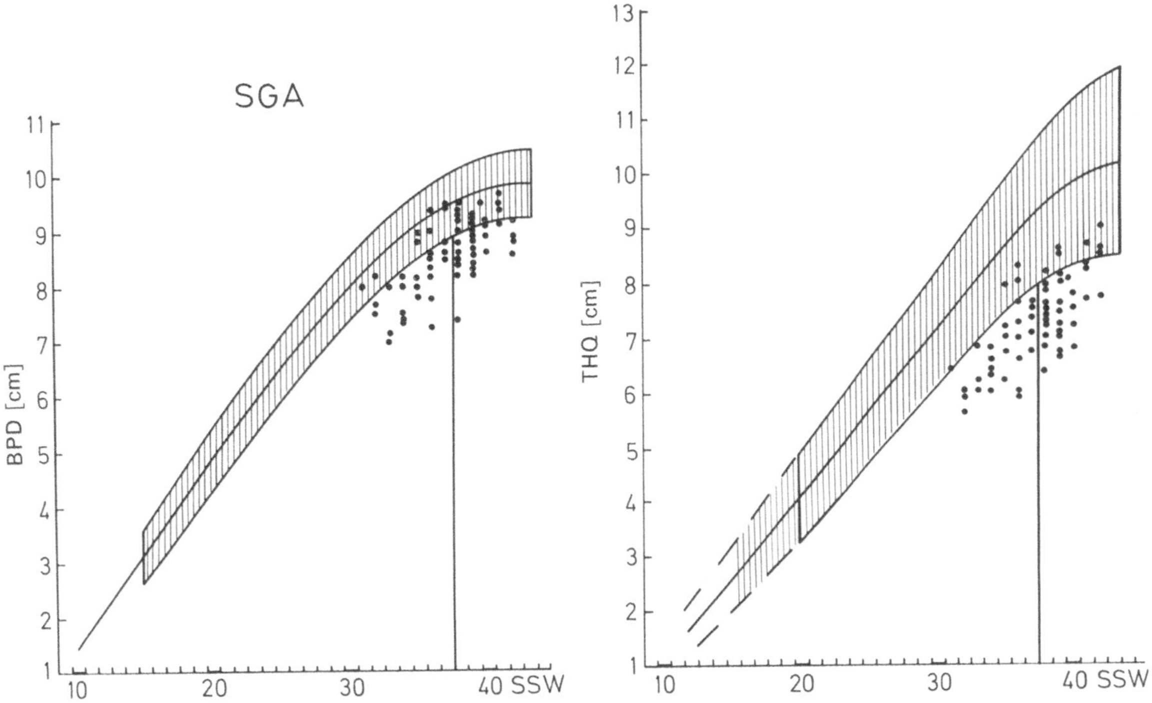


**Abb. 7.84.** Scattergramm biometrischer Daten bei intrauteriner Wachstumsretardierung (*SGA*). *Links* die jeweils letzte präpartale Messung für den BPD, *rechts* für den thorakoabdominalen Durchmesser (THQ). (Erläuterungen s. Text)

De Vore u. Hobbins (1979) haben auf unterschiedliche Formen hingewiesen.

Die in vivo mittels Ultraschall gemachten Beobachtungen führen auf die grundlegenden Untersuchungen von Gruenwald (1963) zurück, der zeigen konnte, daß Feten bei intrauteriner Wachstumsretardierung gegenüber Frühgeborenen ein im Verhältnis zum Körper – signifikant höheres Hirngewicht, aber kleinere innere Organe in Brust- und Bauchraum haben. Dementsprechend finden sich bei sonographischen Messungen auch deutlich niedrigere Werte für die Rumpfparameter als für den Kopf (Abb. 7.84). Dabei waren Thymus, Lungen, Leber, Milz und Nebennieren am stärksten betroffen. Myers et al. (1971) kamen tierexperimentell zu ähnlichen Ergebnissen. Naeye (1965, 1966, 1973) hat darauf hingewiesen, daß man bei Kindern, die an intrauterinen Wachstumsstörungen litten, zwischen solchen, deren Gesamtgewicht aufgrund einer verminderten Zellgröße, und anderen, deren Körpermasse infolge einer Reduktion der Zellzahl in verschiedenen Organen vermindert ist, unterscheiden kann. In diesem Zusammenhang weist Winick (1973) darauf hin, daß in den letzten Jahren eine Menge Befunde erhoben werden konnten, die beweisen, daß in den verschiedenen Organen und Organbezirken das Zellwachstum in unterschiedlichen Zeitabschnitten verläuft. Dabei sind im Wachstum selbst 3 typische Abschnitte zu unterscheiden:

1) Phase der reinen Proliferation,
2) Phase einer Proliferation mit Hyperplasie,
3) Hypertrophie mit gleichbleibender Zellzahl.

Mangelernährung während der Proliferationsphase kann die Geschwindigkeit der Zellteilung herabsetzen, ohne die Phase selbst zeitlich zu verschieben. Das Ergebnis ist ein kleines Organ mit weniger Zellen. Dieser Zustand ist irreversibel. Im Gegensatz dazu hemmt die gleiche Mangelernährung in der Hypertrophiephase nur die Größenzunahme der Zellen. Diese Veränderungen sind reversibel. Winnick (1973) nimmt an, daß sich bei intrauteriner Mangelentwicklung beim Menschen in Analogie zu den Tierexperimenten ähnliche Verhältnisse ergeben, die zu 2 vergleichbaren Typen der Wachstumsretardierung führen. Dabei ruft der eine die typischen Veränderungen mit gleichmäßiger

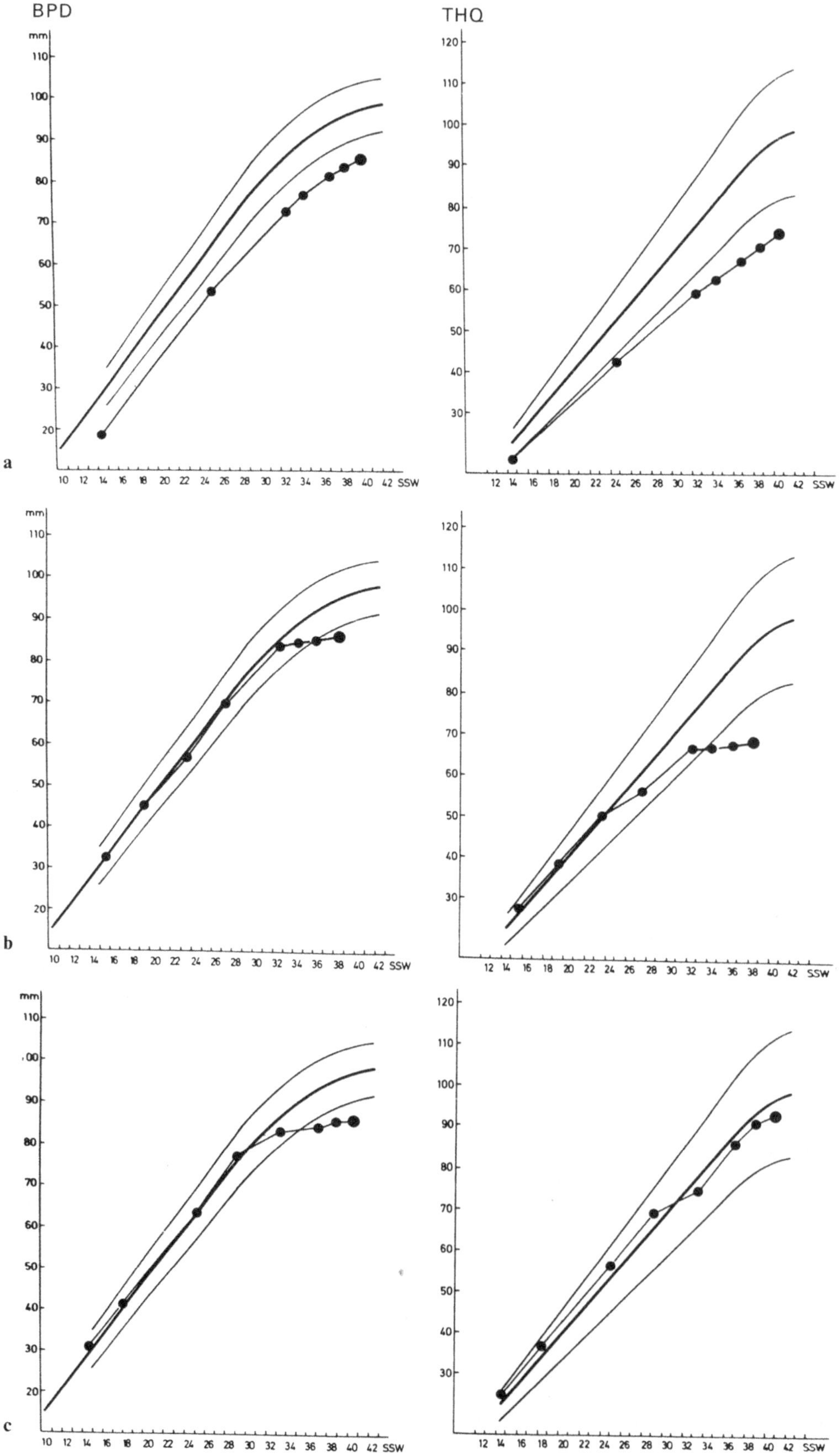

BPD
THQ
mm
SSW
a
b
c

Reduktion von Gewicht, Eiweiß-, DNS- und RNS-Gehalt in allen Organen – einschließlich des Gehirns – hervor, während der zweite Typ weniger Veränderungen im Gehirn nachweisen läßt, sofern nur das Gewicht, Eiweiß-, RNS- und DNS-Gehalt gemeint sind. Welcher Typ entsteht, hängt offensichtlich davon ab, zu welchem Zeitpunkt, für welche Dauer, auf welche Art und in welcher Schwere die Störung eintritt. Im Tierexperiment läßt sich die erstgenannte Form, die auch als Typ 1 bezeichnet wird (Rosso u. Winnick 1974), durch einen chronischen mütterlichen Proteinmangel in der Schwangerschaft, die zweite hingegen durch Unterbindung der A. uterina bei Ratten (Wigglesworth 1964) oder durch partielle Plazentalösung bei Rhesusaffen (Myers et al. 1971) erzeugen. Ultrasonographisch lassen sich entsprechend der ätiologischen Heterogenität des Kollektivs, das unter dem Oberbegriff „small for gestational age" („SGA-Kinder") zusammengefaßt wird, die vielfältigsten Muster intrauteriner Wachstumsverläufe beobachtet. Darunter sind viele, die sich nie erschöpfend analysieren lassen, da Beginn, Dauer und Schwere der verursachenden Störung sowie deren spezifischer Angriffspunkt (Mutter/Plazenta/Fetus) in der Mehrzahl der Fälle nicht ausreichend bekannt und überprüfbar sind. Dennoch lassen sich grundsätzlich folgende Haupttypen unterscheiden (Abb. 7.85):

**Abb. 7.85a–c.** Beispiele für verschiedene Formen der Wachstumsretardierung (aus Hansmann 1976); *links:* biparietaler (BPD); *rechts:* Thoraxquerdurchmesser (THQ). **a** Individueller Wachstumsverlauf mit frühem Entwicklungsrückstand der Kopf- und Rumpfgröße (Typ 1, „low profile") bei Trisomie E (Spontangeburt 40. SSW, ♂, Gewicht 1820 g bei 42 cm Länge). **b** Individueller Wachstumsverlauf mit spätem Entwicklungsrückstand der Kopf- und Rumpfgröße (Typ 2, „late flattening") bei chronischer Plazentainsuffizienz mit HPL-Sturz und pathologischem CTG (Sectio in der 38. SSW, ♂, Gewicht 1730 g bei 47 cm Länge), der Wachstumsrückstand wird am THQ früher und deutlicher erkennbar, der Kopf-Thorax-Index ist mit 1,29 bereits in der 32. SSW deutlich erhöht und drückt die Dysproportion aus, die bis zur Geburt (BPD 87 mm, THQ 68 mm) bestehen bleibt. **c** Individueller Wachstumsverlauf bei Bekkenendlage mit Fundusplazenta. Der BPD simuliert „late flattening", das Thoraxwachstum hingegen ist ungestört, die endokrinen Parameter liegen im Normbereich, CTG unauffällig, BPD 87 mm (Spontangeburt 40. SSW, ♂, Gewicht 3440 g bei 51 cm Länge)

*Typ 1:* Feten, die bereits im Verlauf des 2. Trimenons einen Wachstumsrückstand aufweisen, der meist alle Körperabschnitte mehr oder weniger gleichmäßig betrifft und bestehen bleibt. In dieser nach der Häufigkeit des Vorkommens kleineren Gruppe werden kongenitale Mißbildungen hochsignifikant häufiger angetroffen als in der Gesamtpopulation (Ramzin et al. 1973). Es finden sich in dieser Gruppe auch die genetisch kleinen, im übrigen aber völlig gesunden Kinder. Campbell (1974) spricht in diesem Zusammenhang vom „Low-profile"-Wachstumsmuster, das er als beispielhaft für ein reduziertes Wachstumspotential anführt. Nach eigenen Erfahrungen finden sich in dieser Gruppe aber auch vermehrt Feten, die an intrauterinen Infektionen erkrankt waren (z.B. an Röteln oder Zytomegalie; Abb. 7.86).

Nach Campbell (1976) kann man diese Form der Mangelentwicklung auch als hypoplastisch klassifizieren, da bei normaler Zellzahl die Zellgröße reduziert ist. Etwa 20–30% aller Wachstumsretardierten gehören in diese Gruppe. Die dieser Form zugrundeliegenden möglichen Ursachen und Kriterien sind nachfolgend nochmals zusammengefaßt:

*Zeitpunkt:* 2. Trimenon.

*Form:* symmetrisch, der gesamte Körper ist gleichermaßen betroffen.

*Mögliche Ursachen:*
1) genetisch bestimmt (kleine Eltern),
2) Chromosomenaberrationen
3) Mißbildungen (Abb. 7.87),
4) intrauterine Erkrankungen,
5) exogene Noxen (Alkohol, Drogen, Nikotin).

Dem steht die Retardierung vom *Typ 2* gegenüber: Feten, die bis zum Ende des 2. Trimenons in beiden Körperabschnitten (Kopf und Rumpf) ein unauffälliges Wachstumsverhalten zeigen und erst im Laufe des 3. Trimenons relativ abrupt eine Wachstumsretardierung aufweisen. Diese betrifft in der Mehrzahl der Fälle den Rumpf früher und ausgeprägter. Der Wachstumsrückstand am Kopf kann vergleichsweise diskret sein oder auch ganz fehlen. Dementsprechend ist in dieser Gruppe das Bild der Dysproportion typisch; es findet sich im eigenen Kollektiv in über 66% der Fälle. Campbell (1974) spricht bei dieser Gruppe vom „late flattening". Der Begriff bezieht sich dabei ausschließlich auf das Verhalten des biparietalen

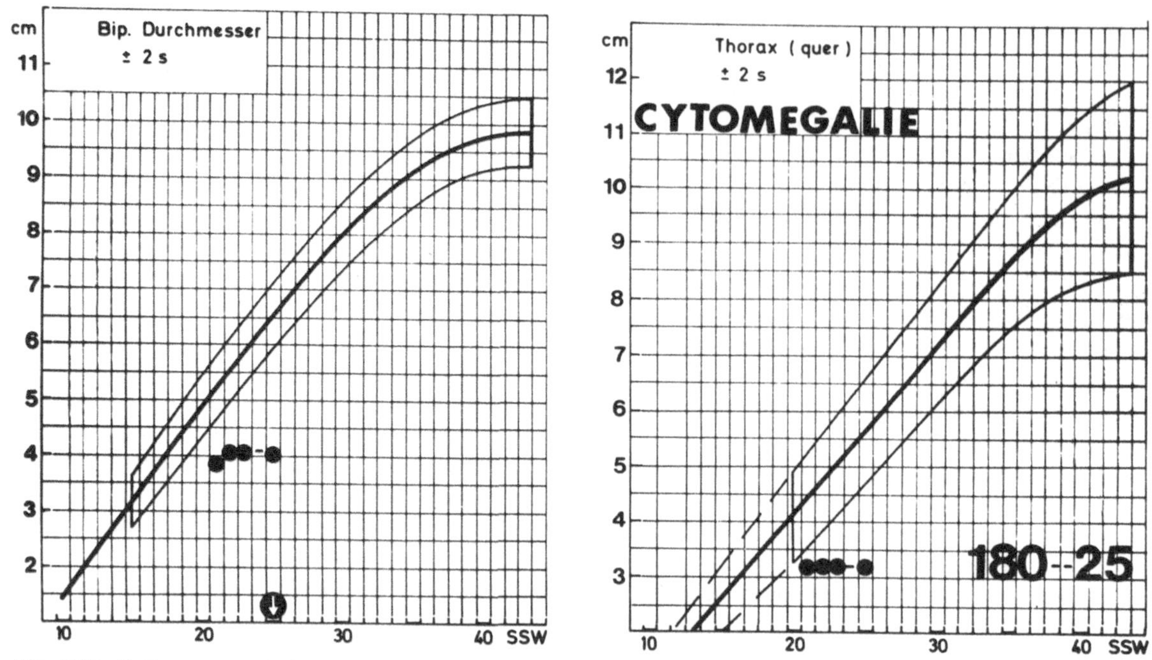


**Abb. 7.86.** Frühe symmetrische Wachstumsretardierung (Typ 1) mit Wachstumsstillstand im gesamten Beobachtungszeitraum (21.–25. SSW) bei Zytomegalieinfektion. Der totgeborene Fetus wog 180 g und war ca. 25 cm lang

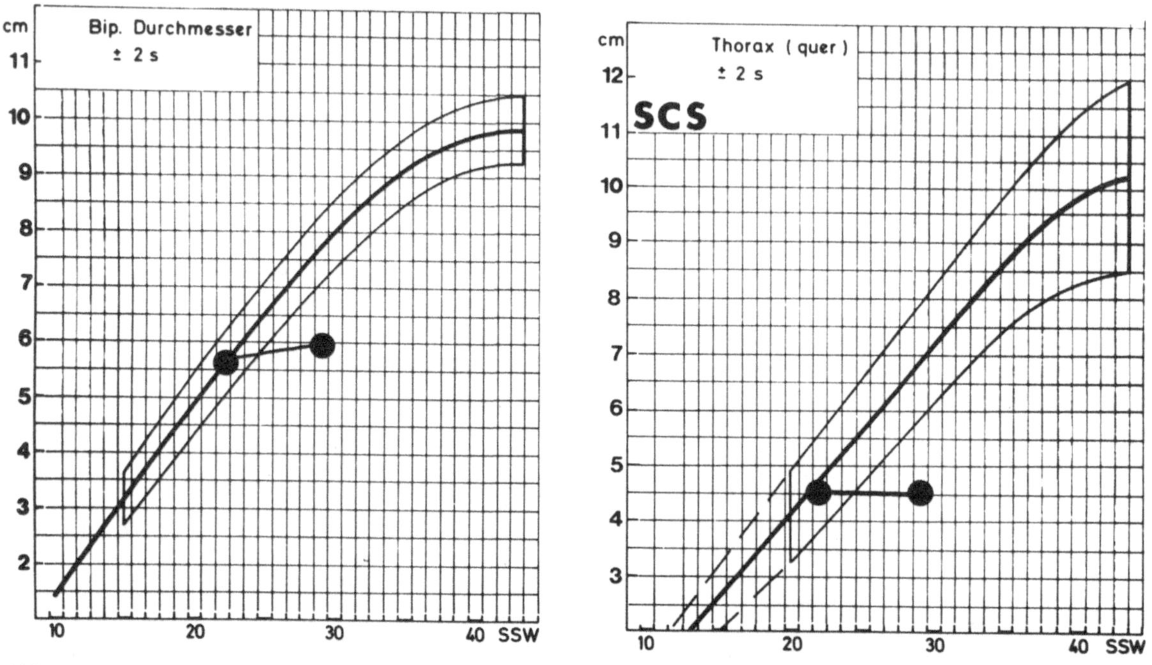


**Abb. 7.87.** Frühe Wachstumsretardierung bei Shortcord-Syndrom (*SCS*). Im beobachteten Fall lag offensichtlich, bei Zug an der extrem kurzen Nabelschnur, ein großes zentrales retroplazentares Hämatom vor

Durchmessers (BPD), und hierfür ist er mit Betonung auf „late“ sehr zutreffend.

Im Vordergrund für die Diagnostik dieser Form steht die Asymmetrie der Retardierung, das Gewicht ist stärker betroffen als die Länge. Im Gegensatz zum Typ 1 kann man auch von Hypotrophie sprechen, da eine normale Zellzahl bei verminderter Zellgröße vorliegt. Wie

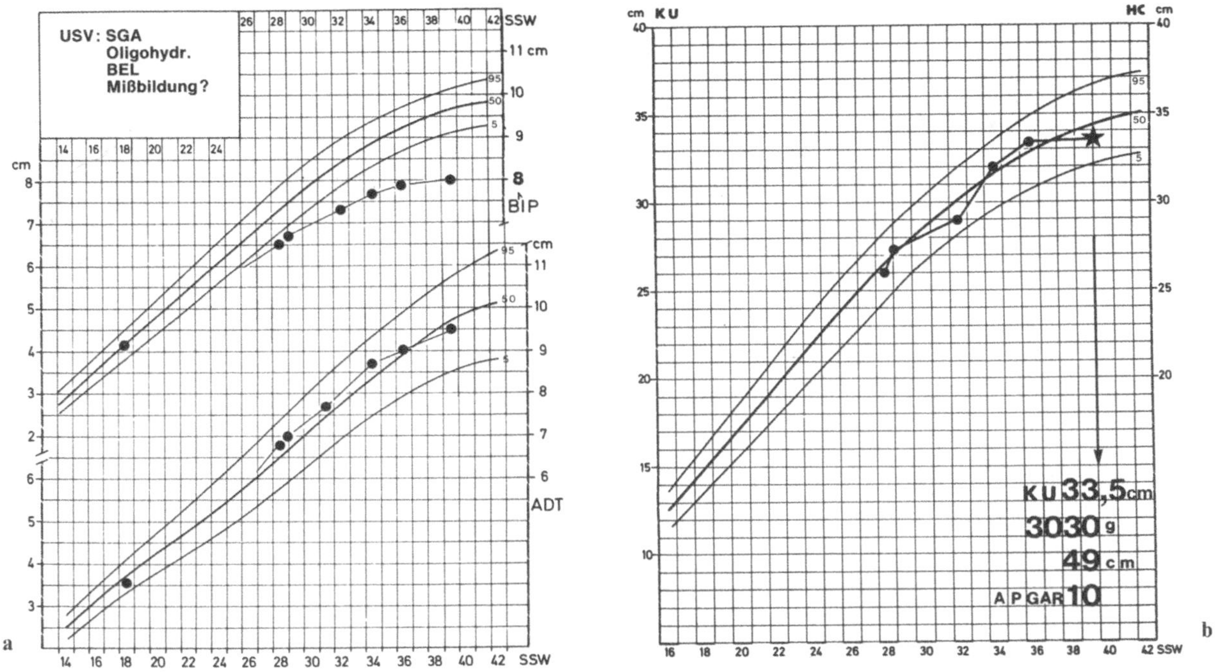


**Abb. 7.88a, b.** Wachstumsdiagramm. Aufgrund der niedrigen BPD-Werte bei Beckenendlage (**a**) wurde die Patientin unter Verdacht auf Vorliegen einer Wachstumsretardierung und/oder einer Mißbildung in der 28. SSW erstmals überwiesen. Die Verlaufsbeobachtung bestätigte die Meßwerte des Voruntersuchers. Es fiel sofort auf, daß der Abdomenquerdurchmesser „normal" und der Kopf „dolichozephal" (infolge Beckenendlage bei Oligohydramnie) konfiguriert war. Die weiterführende Bestimmung des Kopfumfangs (**b**, *KU*) bestätigte eine „normale" Entwicklung für das Hirnvolumen. Eine „Mikrozephalie" war damit ausgeschlossen. Das Kind wurde in der 39. SSW Tag 7, „gesund" geboren

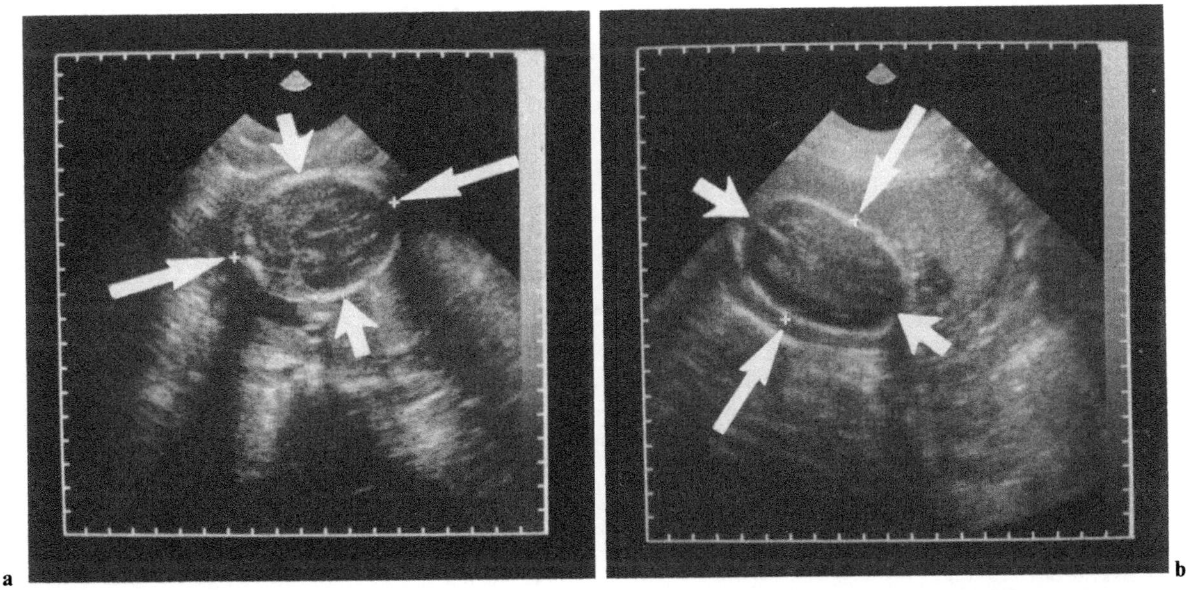


**Abb. 7.89a, b.** Beispiel für eine frühe „vorgetäuschte" Wachstumsretardierung. **a** Horizontalschnitt durch den fetalen Schädel, 22. SSW. Der Kopf ist „normal" konfiguriert (*kurze Pfeile:* BPD 5,4 cm, *lange Pfeile:* FROD 6,8 cm); Kopfumfang 19,9 cm. Alle Maße korrespondieren und sind zeitgerecht. **b** Horizontalschnitt, 22. SSW. Der BPD (4,6 cm) entspricht nur der 19. SSW, der FROD (7,2 cm, *kurze Pfeile*) entspricht hingegen im Mittelwert der 24. SSW. Als Kopfumfang ergeben sich ebenfalls 19,9 cm, also ebenfalls „zeitgerecht". Die dolichozephale Kopfkonfiguration ist Folge einer Oligohydramnie bei Beckenendlage. Das Kind wurde „gesund" und normgewichtig geboren

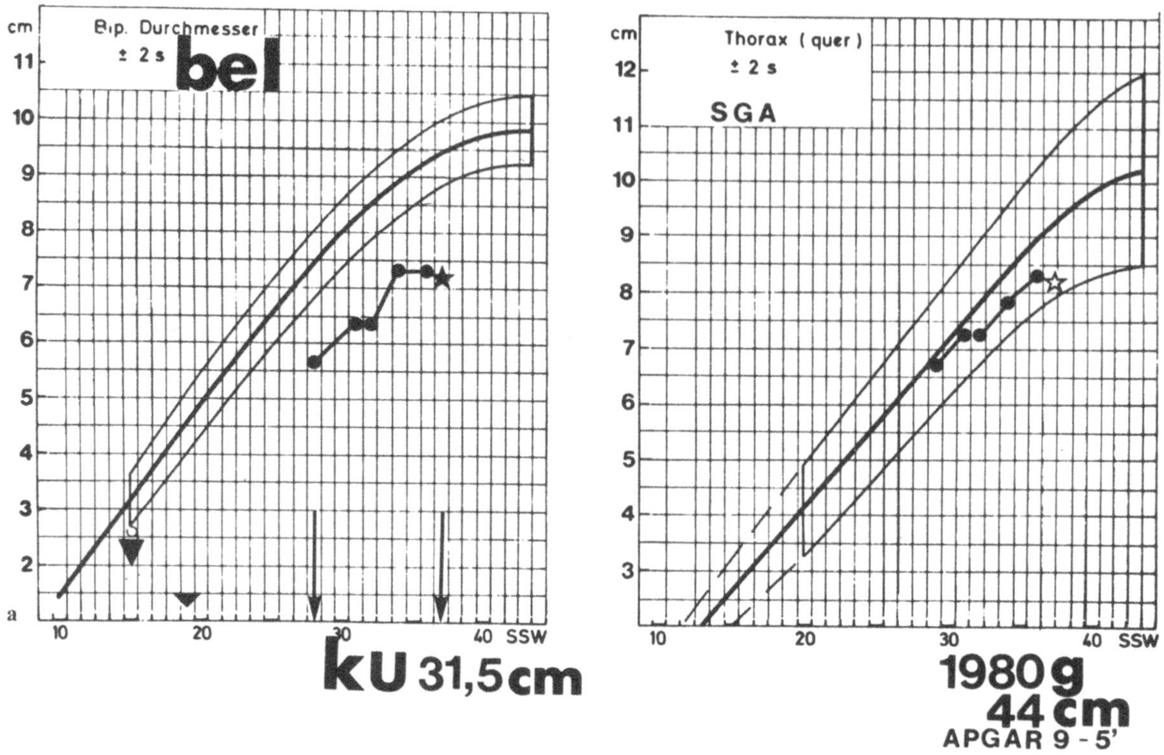


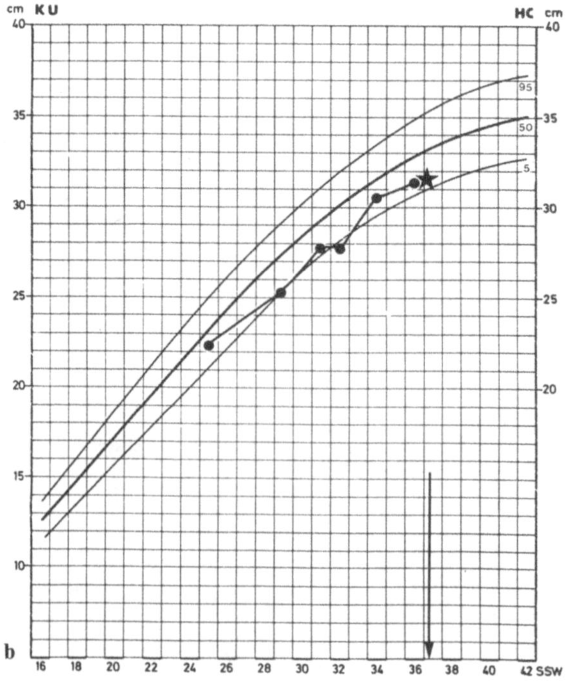


**Abb. 7.90. a** Wachstumsdiagramm (BPD und THQ) einer „fixierten" Beckenendlage („moderate SGA"). Der BPD von 7,2 cm in der 37. SSW erweckt Verdacht auf Vorliegen einer Mikrozephalie, die Kopfumfangsberechnung aus BPD und FROD ergibt 31,5 cm, einen für das Schätzgewicht „normalen" Wert. Das Neugeborene überlebt „gesund". **b** Wachstumskurve des Kopfumfangs des gleichen Kindes

in jedem Falle von Hunger, wird primär Fett reduziert, Organe werden erst sekundär betroffen. Die durch die Besonderheiten des fetalen Kreislaufs bedingten Versorgungsverhältnisse führen zusätzlich dazu, daß Kopf und Gehirn im Vergleich zum Rumpf bevorzugt versorgt werden. Fancourt et al. (1976) fanden, daß die Prognose dieser Retardierungsform in engem kausalem Zusammenhang mit dem Zeitpunkt der wirksam werdenden Noxe steht. Sie fanden

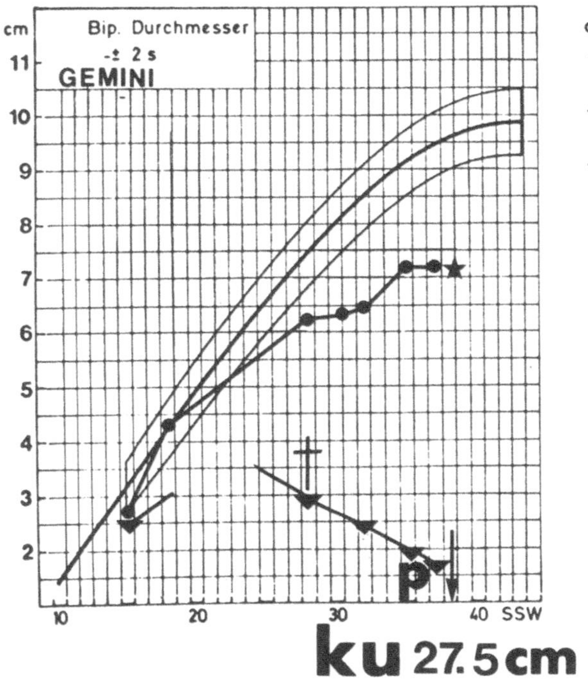


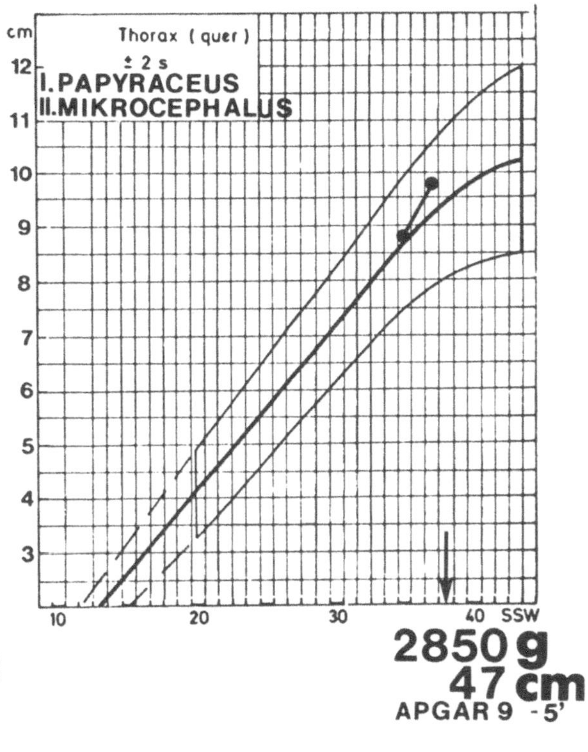


**Abb. 7.91.** Wachstumsdiagramm einer Zwillingsschwangerschaft, Fetus I (▲——▲) weist eine extreme Wachstumsretardierung auf und stirbt. Fetus II (●——●) zeigt ebenfalls einen hochsignifikanten Wachstumsrückstand des BPD; die Kopfumfangsberechnung aus BPD und FROD bestätigt den Verdacht „Mikrozephalie“, die Rumpfmaße sind „normal“, das in der 38. SSW norgewichtig Neugeborene überlebt „behindert“; Kopfumfang bei der Geburt 27,5 cm

eine zerebrale Retardierung nur dann, wenn der BPD schon vor der 28. SSW verlangsamt wuchs. Zusammenfassende Gesichtspunkte der Retardierungsform 2:

*Zeitpunkt:* 3. Trimenon.

*Form:* asymmetrisch, Rumpf früher und stärker betroffen als Kopf.

*Mögliche Ursachen:*
1) EPH-Gestose,
2) renale/vaskuläre mütterliche Grunderkrankungen,
3) plazentare Insuffizienz (partielle Lösung),
4) Plazentareifungsstörungen,
5) ideopathische Plazentainsuffizienz.

Letzlich ist die Ursache in Faktoren zu sehen, die bei normaler Anlage zu verminderter Ernährung führen. Dies sind i. allg. primär maternal-plazentare Faktoren. Diese Gruppe stellt mit 70–80% den Hauptanteil aller Wachstumsretardierungen dar.

### 7.3.1 Diagnostische Kriterien, mögliche Screeningmethoden

Eine Reihe von Autoren hat eine Vielzahl von Parametern zur Diagnosesicherung einzusetzen versucht. Allen ist eine Prämisse gemeinsam: Das Gestationsalter muß vor dem Zeitpunkt der Biometrie unter diesem Gesichtspunkt gesichert sein. Wer bei unbekanntem oder unsicherem Gestationsalter in der 30. SSW zu klären versucht, ob es sich um einen Terminfehler oder um eine Wachstumsretardierung handelt, und wenn ja, um welche Form, arbeitet wie ein Chirurg ohne Anatomie – er arbeitet „im Dunkeln“. Sonstige klinische Parameter, wie z.B. der häufig zitierte Fundusstand, sind als Basis für ein Retardierungsscreening absolut unzulänglich. Adipositas, Füllungszustand der Harnblase, unterschiedliche Rotation und Lage des Uterus sowie die Möglichkeit einer Kombination von fetaler Mißbildung mit Hydramnion bei gleichzeitiger Wachstumsretardierung sind nur einige Beispiele, die klinische Methoden als

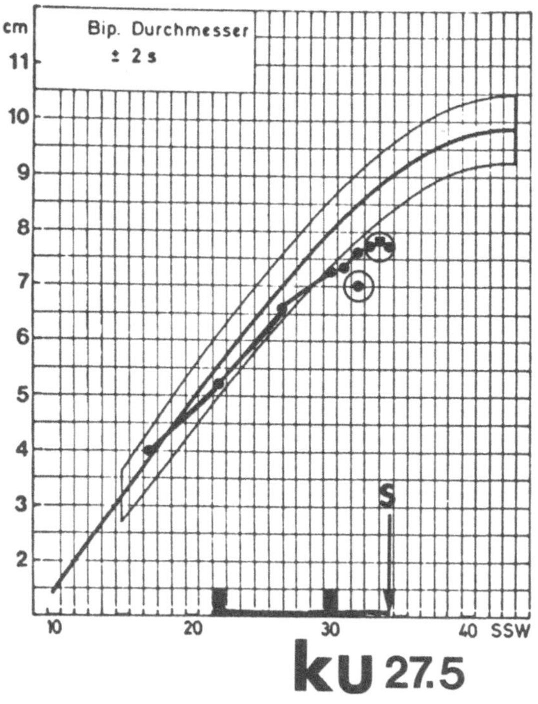


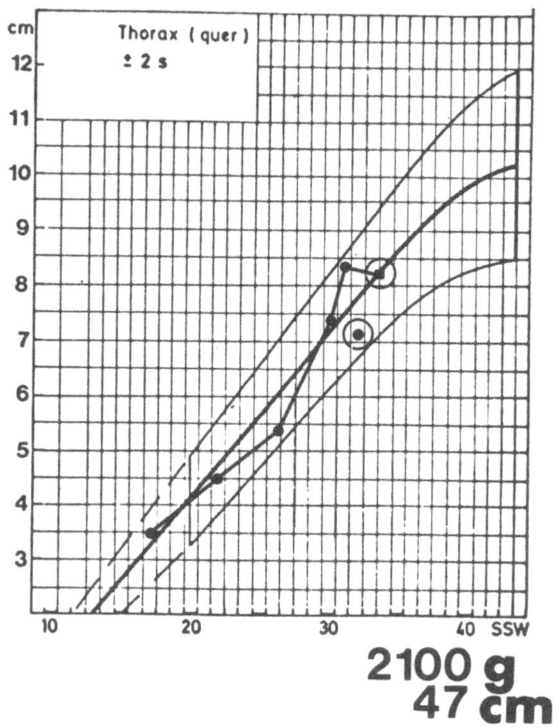


**Abb. 7.92.** Wachstumsdiagramm des Kindes „Jir." aus München 1981 (s. Text): Aufgrund „niedriger" BPD-Werte (7,7 cm in der 34. SSW) entsteht der Verdacht auf Vorliegen einer Mikrozephalie, und die Schwangerschaft mit chronischer Blutung seit der 20. Woche infolge von Placenta praevia wird durch Sectio beendet. Der postpartal gemessene Kopfumfang (KU) betrug 27,5 cm (laut Gutachten der Gerichtsmediziner). Der KU lag somit unterhalb der 3. Perzentile für die 34. SSW (Largo u. Duc 1977; Brandt 1979). 27,5 cm liegen nahe an der 50. Perzentile in der 29. SSW, die Körperlänge von 47 cm hingegen entsprach der 37. SSW. Der Definition (3. Perzentile, Dysproportionen) lag tatsächlich ein Mikrozephalus vor. Die Mißbildung konnte aufgrund der BPD-Werte allein aber nicht „sicher" vorhergesagt werden. Offensichtlich hat der Gesamteindruck des „runden" Kopfes zum Verdacht beigetragen

Grundlage für eine ausreichende Diagnostik indiskutabel erscheinen lassen. Die entscheidende Basis für ein sinnvolles Screening muß ein zu einem möglichst frühen Zeitpunkt gesichertes Gestationsalter sein. Dies war ein mitbestimmender Faktor für die von uns geforderte und inzwischen in der BRD realisierte Ultraschallbasisuntersuchung im 2. Trimenon.

Ist das Gestationsalter gesichert, so ergibt sich aus dem bislang Gesagten die logische Forderung nach mehr als einem Meßparameter zur Diagnosestellung. Dabei soll vorweg betont werden, daß auch unter dem Aspekt der Diagnostik einer Wachstumsretardierung die schon in Kap. 7, S. 92, erwähnten Gesichtspunkte einer Gesamtübersicht vor dem Eingehen auf Details, beachtet werden muß. Uterus, Plazenta, Fruchtwassermenge, fetale Lage und Gesamteindruck des Fetus sind Checkpunkte, die vor dem Abgreifen von Meßstrecken Beachtung finden müssen. So ist z.B. die isolierte Bewertung des BPD ohne ergänzende Messung des FROD bei Beckenendlage irreführend. Es kommt bei Beckenendlage häufig durch seitliche Kompression des Kopfes im Fundus zur dolichozephalen Kopfformen und dadurch zur Vortäuschung falsch-positiver Resultate, sofern nur eine Meßstrecke (BPD) herangezogen wird (Abb. 7.88).

### 7.3.2 Methodik und Meßgenauigkeit

Durch die einmalige, isolierte Messung des BPD kann eine Mangelentwicklung nach Lang et al. (1977) nur in etwa 60% der Fälle erkannt werden. Liegen jedoch Verlaufskontrollen vor, so steigt die Trefferquote deutlich an. Campbell (1974) und Campbell et al. (1979) fanden bei isolierter Messung unter dem Aspekt von Verlaufskontrollen bei einem BPD, der auf oder unter der 10. Perzentile lag, eine Übereinstimmung in 72% der Fälle; lag der BPD unter

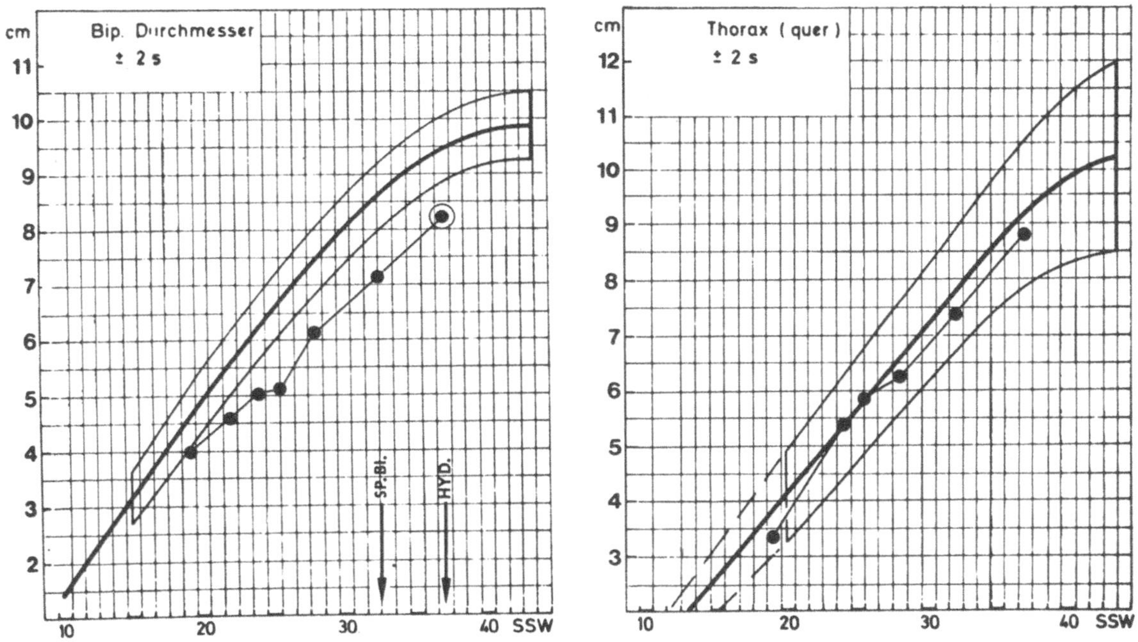


**Abb. 7.93.** Wachstumsverlauf (BPD und THQ) eines Kindes mit Spina bifida und Hydrozephalus. Trotz Entwicklung eines Hydrocephalus internus finden sich die für die Neuralrohrdefekte typischen erniedrigten Werte des BPD

der 5. Perzentile, so war eine Übereinstimmung in 82% der Fälle gegeben.

Im eigenen Material liegt die „Versagerquote" der Kephalometrie unter ausschließlicher Berücksichtigung der Verteilung der Endmeßpunkte um die untere Grenze des Normbereiches (2 s) zwischen 25 und 30%. Diese Zahl steht in guter Übereinstimmung zu den Angaben von Campbell u. Dewhurst (1971), die in 21% ihrer Fälle mit gesicherter Wachstumsretardierung normale Zuwachsraten für den BPD bestimmt haben.

Campbell u. Wilkin (1975) haben in einem Rechenmodell gezeigt, daß, wenn nur Rumpfmaße abgegriffen werden, bei bekanntem Gestationsalter eine einmalige Messung des Bauchumfanges in der 34. SSW eine Mangelentwicklung in 81% der Fälle nachzuweisen vermag; wird diese Messung in der 38. SSW vorgenommen, sinkt die Trefferquote auf 63,2%. Wladimiroff et al. (1981) haben zum Screening BPD und Rumpffläche eingesetzt. Bei Kindern, deren Maße letztlich unter der 10. Perzentile lagen, war der BPD als Hinweiszeichen nur in 43% der Fälle verwertbar, die Rumpffläche hingegen in 75%. Lagen die Maße der Kinder unter der 5. Perzentile, stiegen die Erkennungswerte für den BPD auf 51%, für die Rumpffläche auf 86%. Hoffbauer et al. (1978) haben selbst bei der Anwendung von 7–8 Meßparametern eine Mengelentwicklung nur in 80% der Fälle richtig erkannt.

Seit Einführung der Thorakoabdominometrie (Hansmann et al. 1972a, b) hat sich die Versagerquote bezüglich der Diagnose von SGA-Kindern im eigenen Kollektiv bis auf 10% gesenkt. Dabei ist zu berücksichtigen, daß vor Einführung des Massenscreening die Mehrzahl der Fälle, die grob schematisch dem Typ 2 zuzuordnen wären, erstmals im 3. Trimenon untersucht wurden und somit die Irrtumsmöglichkeit bezüglich der Gestationsalterbestimmung so gut wie immer als Erschwernisfaktor vorhanden war. Heute sind derartige Fälle selten; man kann in der Regel auf Ultraschallbefunde aus der ersten Schwangerschaftshälfte zurückgreifen und somit eine verbindliche Klassifizierung des Wachstumsverhaltens erreichen. Es kann gar nicht genug betont werden, um wieviel leichter damit die Interpretation „später" Befunde geworden ist. Beim Screening nach Wachstumsstörungen über die klassischen

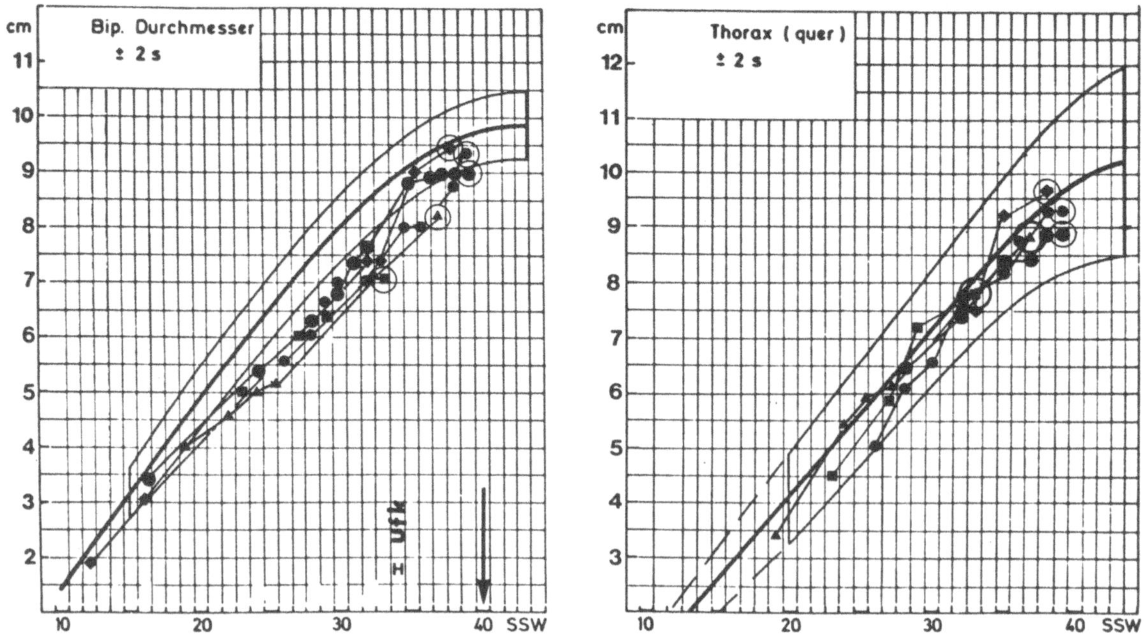


**Abb. 7.94.** Wachstumsdiagramm von 5 Kindern mit Spina bifida. Wegen der bis zur 34. SSW subnormalen BPD-Werte wurden andernorts Wachstumsretardierungen (SGA) vermutet. Die normalen Rumpfmaße sprachen gegen diesen Verdacht. Das „späte" Aufholwachstum ist Folge der so gut wie immer vorhandenen Hydrozephalusentwicklung (s. auch Text). In allen Fällen wurde die richtige Diagnose gestellt. (Nach Hansmann 1981)

eindimensionalen Parameter BPD und THQ (kaudale Thoraxapertur quer in Höhe des Lebervenensinus = Abdomen quer) ist unbedingt zu beachten, daß z.B. von einem kleinen BPD nicht ohne weiteres auf ein vermindertes Hirnvolumen geschlossen werden darf. In gar nicht so wenigen Fällen ergibt sich ein niedriger BPD-Wert als Folge einer dolichozephalen Kopfkonfiguration, die meist lagebedingt ist (*cave:* Beckenendlage; Abb. 7.89). Besonders stark ausgeprägte „Schmalköpfe" treten auf, wenn die Lageanomalie mit einer Oligohydramnie assoziiert ist. Diese ist wiederum der typische Begleitbefund vieler Wachstumsretardierungen; seltener beim Typ 1 („low profile"), aber so gut wie immer bei der „späten" Dezeleration vom Typ 2 ausgeprägt.

Eine normale Fruchtwassermenge ist bei letzterem geradezu in Indiz dafür, daß es sich nicht um eine „einfache" Wachstumsratardierung handelt. Als Problemlöser für niedrige BPD-Werte ist die Kopfumfangsbestimmung zu empfehlen. Bei einigen der modernen Digitalgeräte steht hierfür bereits eine Meßeinrichtung zur Verfügung, die in der Regel auch die im Bild mittels Lichtgriffel oder Joystick „umfahrene" Fläche mit angibt. Einfacher und schneller lassen sich Kopfumfangsbestimmungen mit Hilfe der adaptierten Ellipsenformel

$$C = 2{,}325 \cdot \sqrt{BPD^2 + FROD^2}$$

durchführen. Als Berechnungsgrundlage wird neben dem BPD der fronto-okzipitale Durchmesser (FROD) – etwa in Höhe des Cavum septi pellucidi – abgegriffen und verwendet. Als Erleichterung für die Praxis verwenden wir den Digitalabdruck der oben genannten Formel in Tabellenform (s. Anhang, S. 424f). Anhand der von Dobbing u. Sands (1978) veröffentlichten Formel

$$g = \frac{x^3}{100} - \frac{3000}{2x}$$

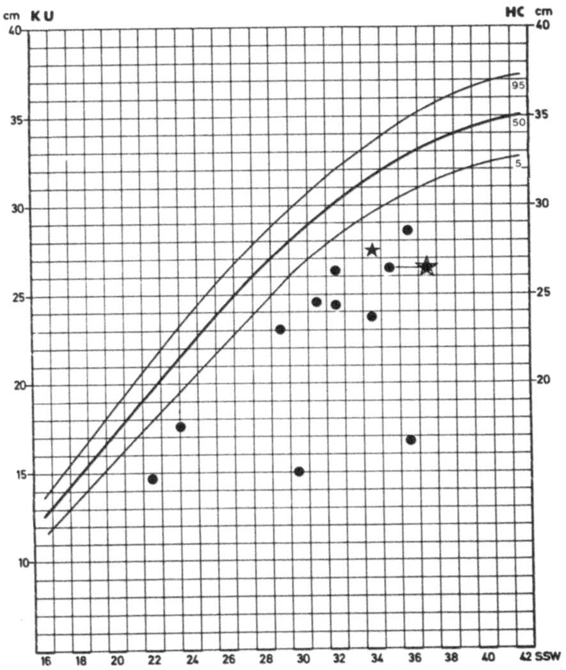


**Abb. 7.95.** Endmeßpunkte für den Kopfumfang (KU) von 11 mikrozephalen Kindern, die der Definition (KU ≤ 5. Perzentile bei bestehender Dysproportion zwischen Hirn und Gesichtsschädel) entsprechen (Häufigkeit 1:8000). Hervorgehoben ist das Münchner Kind von Abb. 7.92 (*schwarzer Stern*) und (*mit hellem Stern*) das bisher einzige „behinderte" überlebende Kind aus dem Bonner Kollektiv

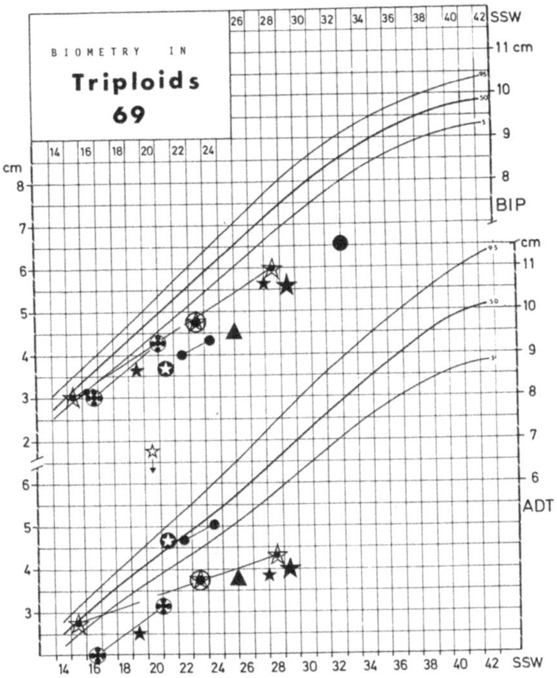


**Abb. 7.96.** „Frühe", z.T. extreme Wachstumsretardierungen in 10 Fällen mit Triploidie (69 XXX, XXY)

(*g* Hirngewicht in Gramm, *x* Kopfumfang in cm) läßt sich auch näherungsweise das Hirngewicht schätzen. Die Formel ist ab der 28. SSW bis zur Vollendung des 2. Lebensjahrs gültig (Brandt 1981). Grundsätzlich ist feststellbar, daß das Gehirn des Menschen in der Perinatalperiode – also zwischen der 28. SSW bis zum 7. Tag post partum – einen enormen Wachstumsspurt zeigt, der in der Wachstumskurve für den BPD, d.h. über die eindimensionale Durchmesserbestimmung, nicht augenfällig repräsentiert wird. So verdoppelt sich beispielsweise im Normalfall das Hirngewicht zwischen der 32. SSW und dem Geburtstermin von 183 g (SD 31 g) auf 365 g (SD 40 g). In dieser Zeit nimmt der BPD aber nur um rund 1 cm, der Kopfumfang hingegen doch um rund 5 cm zu. Es liegt somit auf der Hand, daß die Beurteilung, ob ein Kopf als „normal", „groß" oder „klein" einzustufen ist, näherungsweise über den Kopfumfang besser gelingt als über den BPD, der unserer Meinung nach nur zum Screening taugt – und bereits da häufig einen irreführenden Eindruck hinterläßt, in welchem Umfang, ist an einigen Beispielen demonstriert (Abb. 7.90). Wie die Kasuistiken ausweisen, kann hinter hochsignifikant „anormalen" Wachstumsverläufen beim BPD mit vergleichbar niedrigen Werten (von je 7,2 cm in der 32. SSW) in einem Fall ein Konfigurationseffekt in Vergesellschaftung mit einer mäßiggradigen Wachstumsretardierung, im anderen Fall aber eine echte Mikrozephalie mit der entsprechend schlechten Prognose stecken (Abb. 7.91). Bei gleichen biparietalen Durchmessern betrugen die Differenzen der Kopfumfänge hier 4 cm, d.h. das Hirnvolumen für das untergewichtige SGA-Kind ließ sich immerhin auf 265 g gegenüber nur 153 g bei normgewichtigem Mikrozephalus nach oben genannter Formel von Dobbing u. Sands (1978) schätzen. Im „unglückseligen" Fall „Jir." der Kollegen Dr. A. und Dr. K. (Abb. 7.92) betrug der Kopfumfang auch nur 27,5 cm (Angabe der Gerichts-

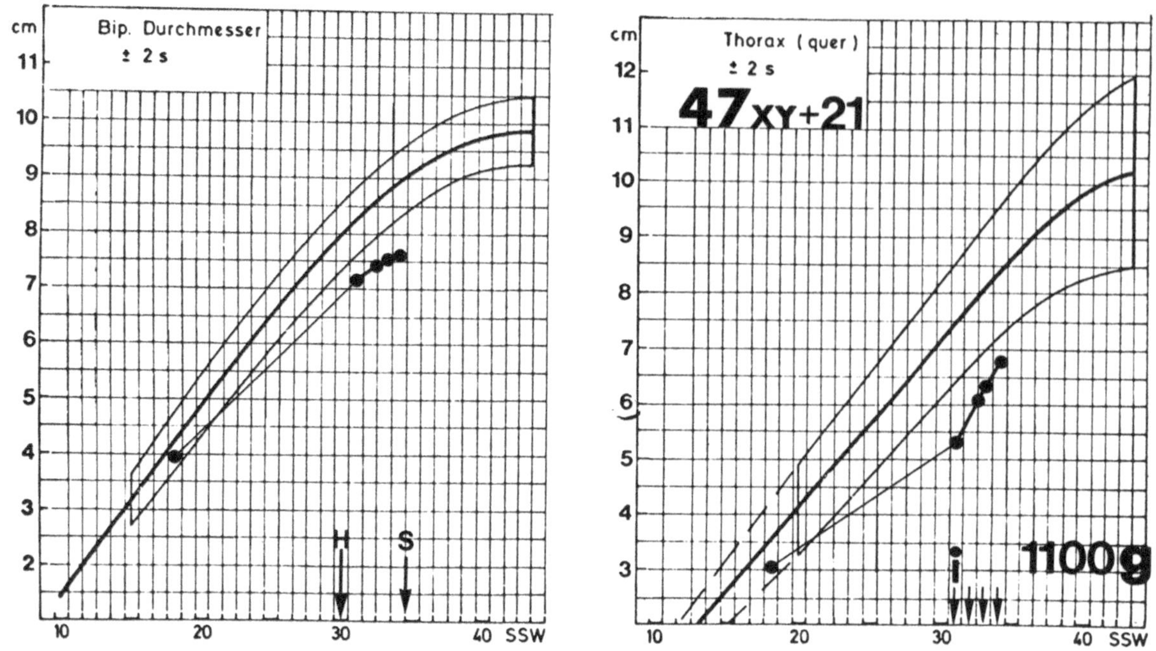


**Abb. 7.97.** Wachstumsdiagramm eines Kindes mit Trisomie 21. Bei Hospitalisation (*H*) in der 30. SSW p.m. verweigert die Mutter (eines geistig behinderten Kindes) die vorzeitige Entbindung (bei silentem CTG). Unter Bettruhe und Instillation von Aminosäurelösungen intraamnial zeigt sich ein Aufholwachstum. Die pränatale Bestimmung des Karyotyps wurde leider versäumt

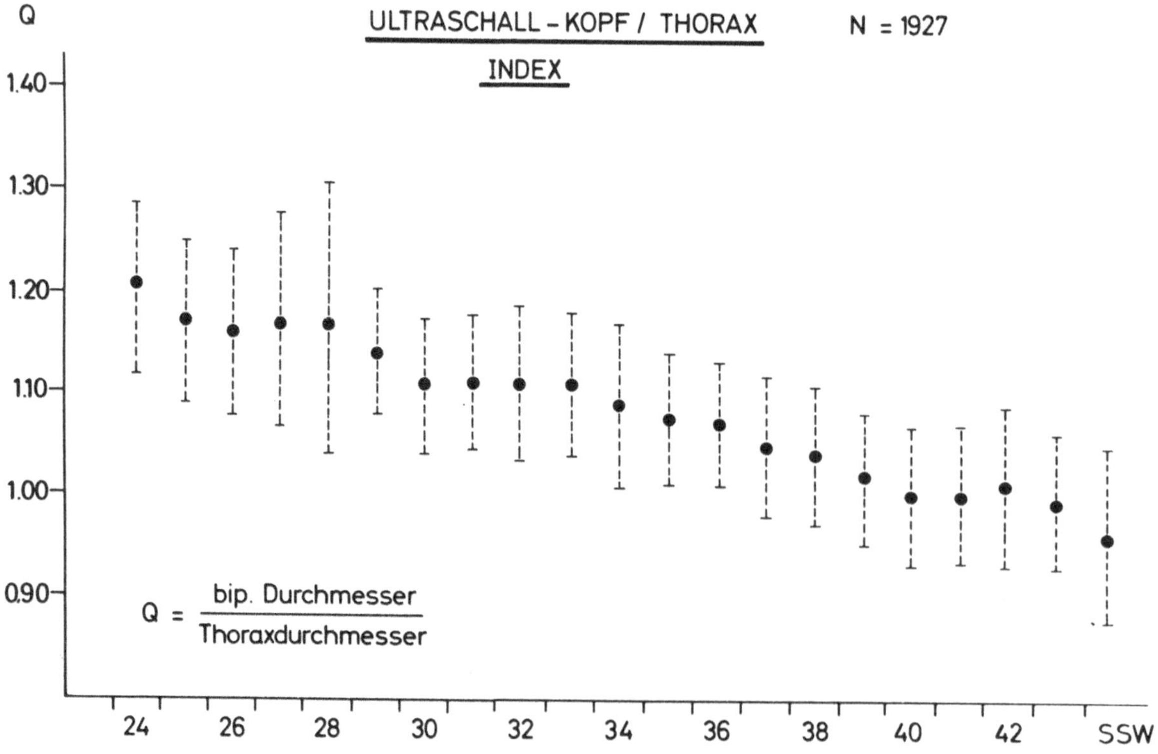


**Abb. 7.98.** Kopf-Thorax-Index (*Q*) in Abhängigkeit vom Schwangerschaftsalter (*n* = 1927; vgl. Text). (Nach Hansmann et al. 1973)

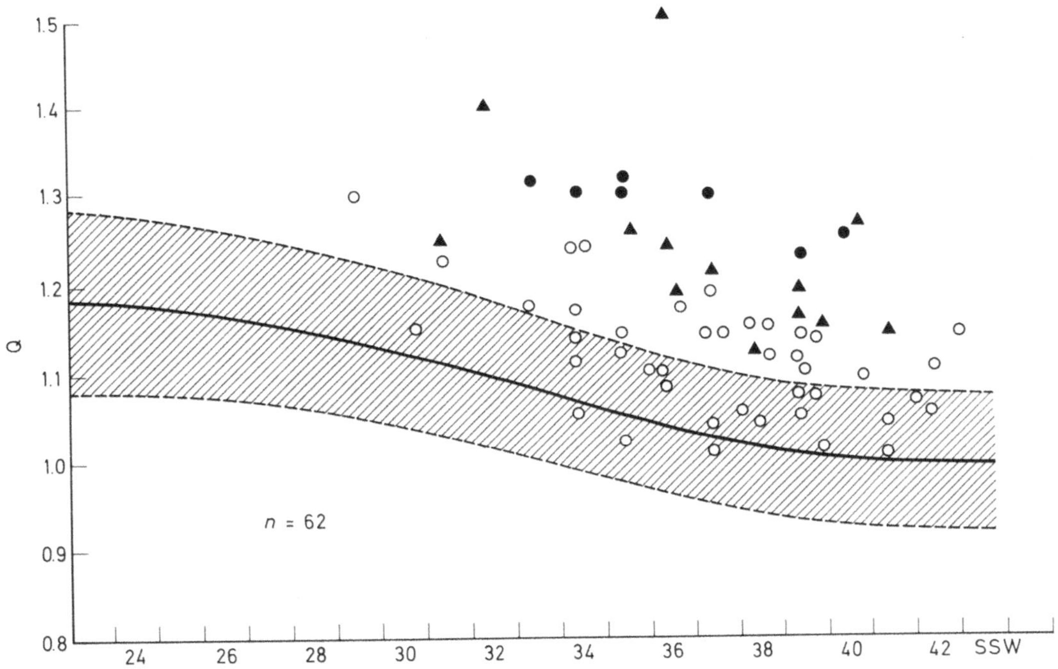


**Abb. 7.99.** Scattergramm des Kopf-Thorax-Index bei intrauteriner Wachstumsretardierung ($n = 62$)

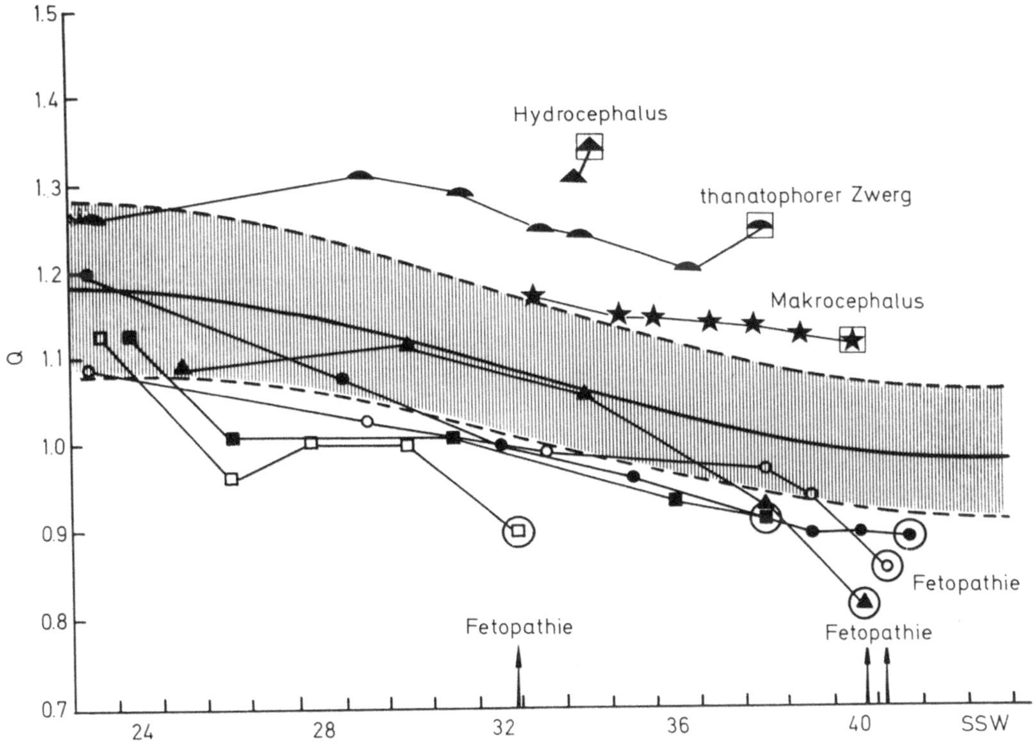


**Abb. 7.100.** Darstellung von Kopf-Thorax-Indizes: In der *unteren Bildhälfte* sind die Fälle aus Abb. 7.102 mit gleicher Symbolik dargestellt. Zusätzlich: 32jährige I-Gravida/O-Para; BPD während der Verlaufsbeobachtung ab 32. SSW immer oberhalb des 2s-Bereichs, Thoraxmaße hingegen normal. Partus 40. SSW, spontan, ◎ 3690 g/52 cm, KU: 38 cm, BPD 10,7 cm, THQ 9,5 cm Q 1,13, Kind: reif, gesund; 35jährige II-Gravida/O-Para (Konzeption bekannt); BPD ab 29. SSW oberhalb des 2s-Bereiches, THQ unterdurchschnittlich, Hydramnion, Partus 38. SSW, Sectio, ◎ 2810 g/40 cm; Diagnose: *thanatophorer Zwergwuchs*. 36jährige III-Gravida/II-Para; BPD 11,2 cm, THQ 8,1 cm, Q 1,36; Partus 34. SSW, Sectio, ◎ 2140 g/45 cm; Diagnose: *Hydrozephalus* mit multiplen Mißbildungen

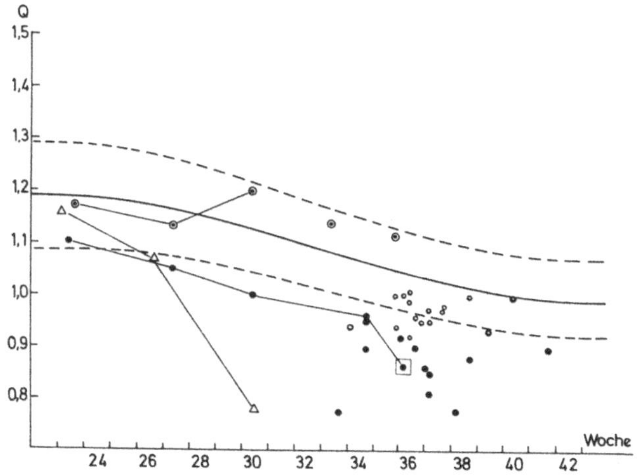


**Abb. 7.101.** Kopf-Thorax-Indizes (Q = BPD : THQ) bei Feten diabetischer Mütter ($n = 31$). Scattergramm der letzten präpartal ermittelten Quotienten: phänotypisch unauffällig ($n = 16$), phänotypisch Fetopathia diabetica ($n = 11$), Mangelentwicklung (SGA) ($n = 3$), bei Bestehen einer Splenohepatomegalie, Ösophagotrachealfistel und Fehlentwicklung im Bereich des Genitales. (Der Übersichtlichkeit halber sind nur 3 Verlaufsbeobachtungen dargestellt)

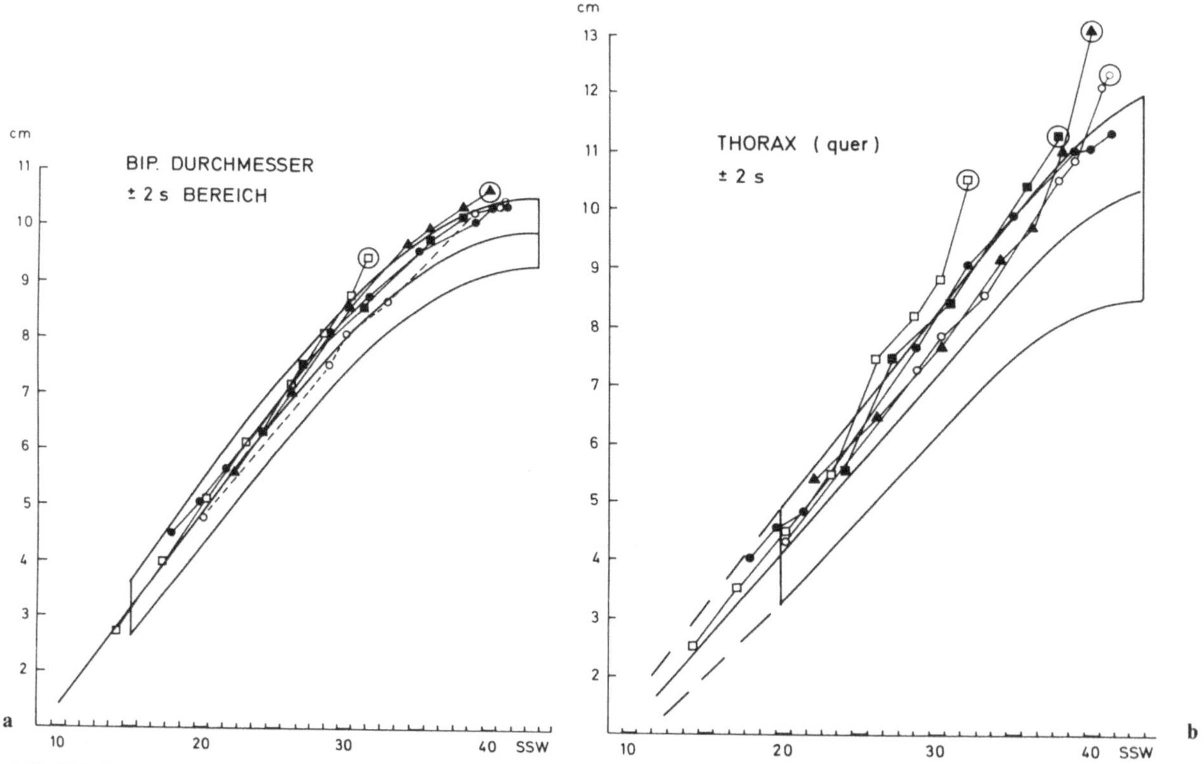


**Abb. 7.102. a** Intrauterine Wachstumsverläufe des BPD bei 5 Kindern, die für ihr Schwangerschaftsalter „übergroß" („large for gestational age") geboren wurden. **b** Zugehörige Wachstumsverläufe der Thoraxquerdurchmesser (THQ).
41jährige VI-Gravida/O-Para (Konzeption bekannt), i.v.-GTT pathologisch, Partus 32. SSW, spontan, ◎ 2400 g/46 cm, Fetopathie. – 33jährige III-Gravida/O-Para, i.v.-GTT suspekt, Partus 40. SSW, spontan, 4470 g/54 cm, gesund. – 34jährige II-Gravida/O-Para, i.v.-GTT pathologisch (vgl. Abb. 7.100)

medizin). Für das betroffene Kind ließ sich ein Hirngewichtsdefizit von 43% berechnen. Vergleichbar schwierig ist die Situation bei BPD-Messungen an Feten mit Neuralrohrdefekten (nicht Anenzephalus). Ihre BPD-Werte lagen im eigenen Kollektiv ($n = 20$) vor der 34. SSW in der Regel unterhalb der 2s-Grenze. Die meisten wurden dementsprechend unter dem Verdacht auf Wachstumsretardierung an die Universitätsfrauenklinik Bonn überwiesen. In allen Fällen waren die Rumpfparameter aber „normal" (Abb. 7.93). Das „späte" Aufholwachs-

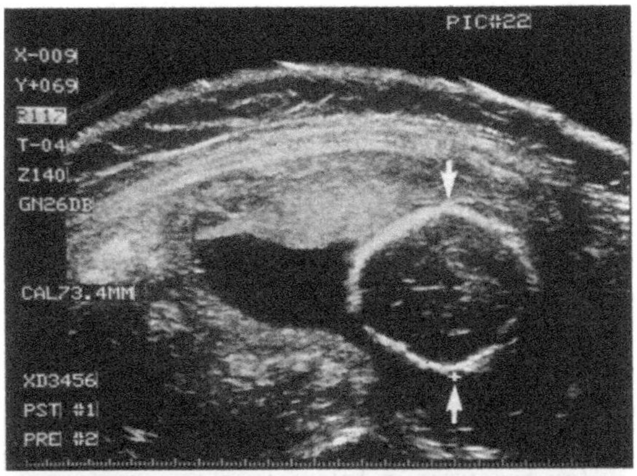


a

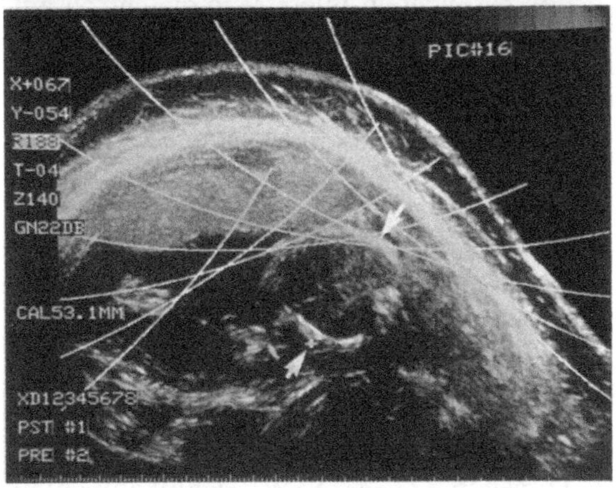


b

**Abb. 7.103a, b.** Schwere Wachstumsretardierung in der 31. SSW („very small for gestational age", VSGA). **a** BPD 7,3 cm, FROD 8,4 cm, Kopfumfang 26,4 cm (≙ Mittelwert 28. SSW). **b** THQ 5,1 cm, Bauchumfang 17,5 cm (≙ Mittelwert 24. SSW). Aus den Werten ergibt sich ein Kopf-Thorax-Index von 1,38 (hochpathologisch) und „dreiparametrisch" eine Gewichtsschätzung von nur 650 g

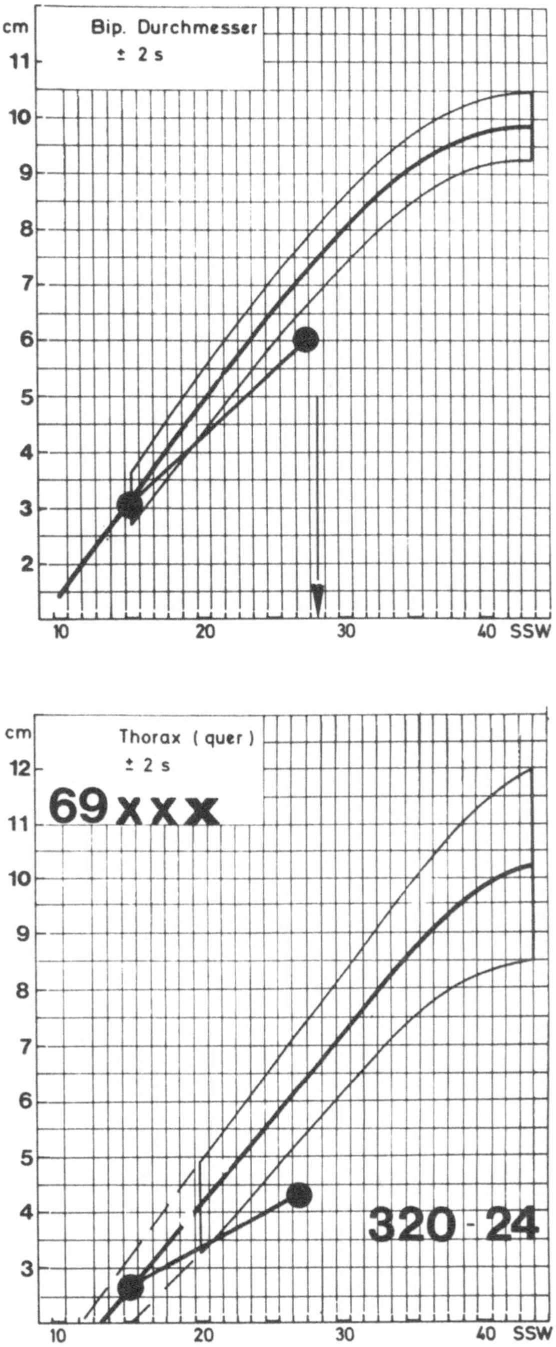


b

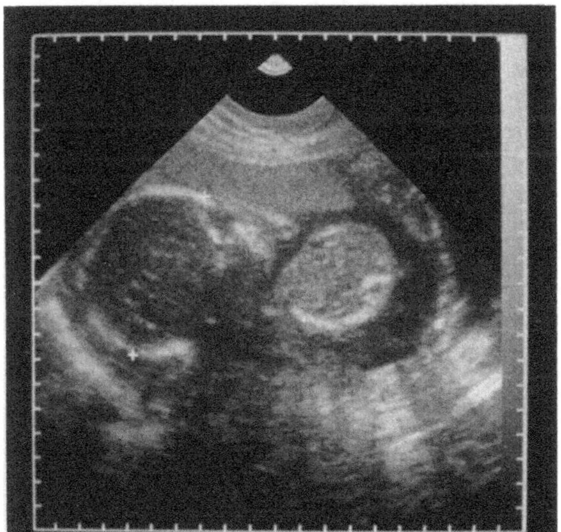

a

**Abb. 7.104. a** Extreme Wachstumsretardierung in der 27. SSW mit auf Anhieb erkennbarer Dysproportion zwischen Kopf- und Rumpfgröße. Der Kopf-Thorax-Index beträgt 1,5. **b** Wachstumsverlauf des gleichen Fetus. Es handelt sich um eine Triploidie (69 XXX), ohne die in Zusammenhang mit dieser Chromosomenstörung sonst häufig zu beobachtende hypervoluminöse Plazenta mit dem Bild des „Mottenfraßes"

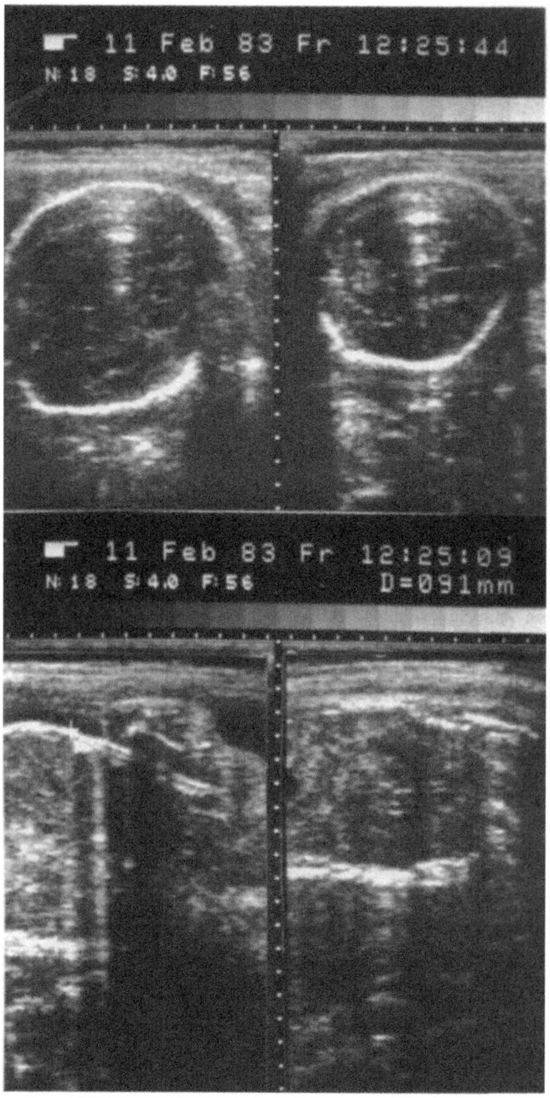


**Abb. 7.105.** Intrauterine Wachstumsretardierung Typ 1 bei Zwillingsgravidität, 36. SSW. Während der linke Zwilling zeitgerecht entwickelt ist, weist der rechte einen erheblichen Wachstumsrückstand auf, der Kopf und Rumpf in gleichem Ausmaß betrifft (BPD 7,5 cm, THQ 7,0 cm)

tum resultierte aus der Progredienz der früher oder später immer auftretenden Hydrozephalie (Hansmann 1981). Diese Fälle demonstrieren eindrucksvoll, daß es nicht ausreicht, neben dem BPD den Kopfumfang zu messen, ohne auf das Hirnstrukturbild zu achten (Abb. 7.94). Schließlich sei nochmals darauf hingewiesen, daß sich gerade in der Gruppe der „kleinen" Frühgeborenen sehr viele Mißbildungen (Abb. 7.95) und genetische Defekte finden. Wie von Ramzin et al. bereits 1973 beschrieben, zeigen die Fälle vorzugsweise „frühe" und z.T. extreme Retardierungen (s. auch 8.5, Potter-Syndrom, sowie Abb. 7.96 und 7.97). Auf diesen Sachverhalt aufbauend wird klar, daß grundsätzlich jeder Fall eines „kleinen" Kindes pränatal mit allem Aufwand untersucht werden sollte (gemäß den Forderungen in Stufe II und III), bevor klinische Therapie „blindlings" einsetzt. Wir sehen hier einen Hauptaufgabenbereich der Ultraschalldiagnostik für das klinische Management der Zukunft, insbesondere beim sehr kleinen Kind.

Von besonderem Interesse in diesem Zusammenhang ist auch der Kopf-Thorax-Index. Er wird als Quotient aus dem BPD und einem Thoraxdurchmesser gebildet (Abb. 7.98) und ist ein Maß für das proportionale Verhältnis zwischen Kopf- und Rumpfgröße, das sich, wie bekannt, im Verlauf der Entwicklung des Fetus ändert. In dem Verhalten des Index kommt zum Ausdruck, wie die Wachstumsgeschwindigkeit von Kopf und Rumpf im Normalfall der Entwicklung differieren. Während die tägliche Zuwachsrate des BPD im Bereich des 2. Trimenons (14.–27. SSW) 0,46 mm beträgt und danach auf durchschnittlich 0,22 mm pro Tag im 3. Trimenon (28.–41. SSW) signifikant abfällt (Hansmann 1975), bleibt die Wachstumsrate z.B. des Thoraxdurchmessers (THQ) mit 0,43 mm pro Tag im gesamten Beobachtungszeitraum so gut wie konstant. Dementsprechend holen die im Verlauf des 2. Trimenons im Vergleich zum BPD kleineren Absolutmaße des Thorax im 3. Trimenon ihren Wachstumsrückstand auf und erreichen am Ende der Tragzeit oder bereits kurz vorher ein Endverhältnis von durchschnittlich 1:1. Kommt es in dieser Zeit zu einer Störung der Entwicklung, die in unterschiedlicher Weise das Kopf- oder das Rumpfwachstum betrifft, so steigt oder fällt der Quotient in entsprechender Weise (Abb. 7.99). Ein anormal hoher Kopf-Thorax-Index kann beispielsweise dadurch entstehen, daß das Kopfwachstum akzeleriert verläuft und zur absoluten Makrozephalie führt. Sie findet sich in eklatantester Weise beim Hydrozephalus (Abb. 7.100). Andererseits kann aber auch bei ungestörter Kopfentwicklung retardiertes Wachstum am Rumpf zu einem anormal hohen Index führen. Dieser drückt dann die Dysproportionen im Sinne einer relativen Makrozephalie aus (Abb. 7.99). In umgekehrter Weise

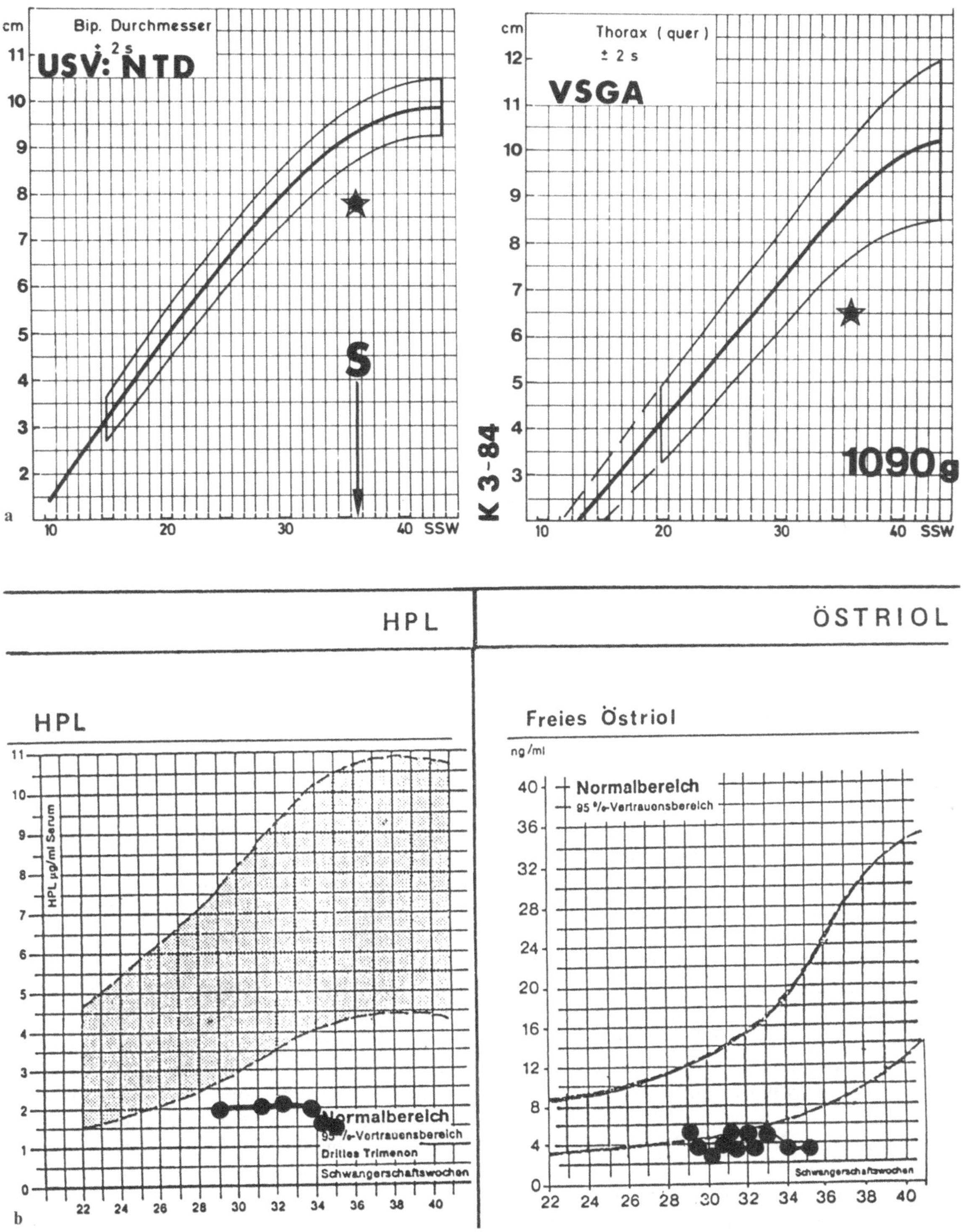


**Abb. 7.106. a** Dysproportionierte Wachstumsretardierung, „punktuell" erfaßt in der 36. SSW. Es bestand Verdacht auf das Vorliegen einer lumbalen Meningozele bei ausgeprägter Wachstumsretardierung; letztere konnte bestätigt werden, ein direkter Hinweis für das Vorliegen eines Neuralrohrdefekts ergab sich nicht. Das Gewicht des Fetus wurde unter Berücksichtigung des geänderten Gestationsalters (s. 7.3), mehrparametrisch auf 1200–1300 g geschätzt. **b** Verlauf der hormonellen Parameter im gleichen Fall. **c** Kontroll-CTG nach Bestätigung der Wachstumsretardierung (Basisfrequenz 150/min. Oszillationstyp I-O (Ultraschallableitung), Dezelerationen nach jeder Kindsbewegung und Kontraktion); Konsequenz: elektive Schnittentbindung

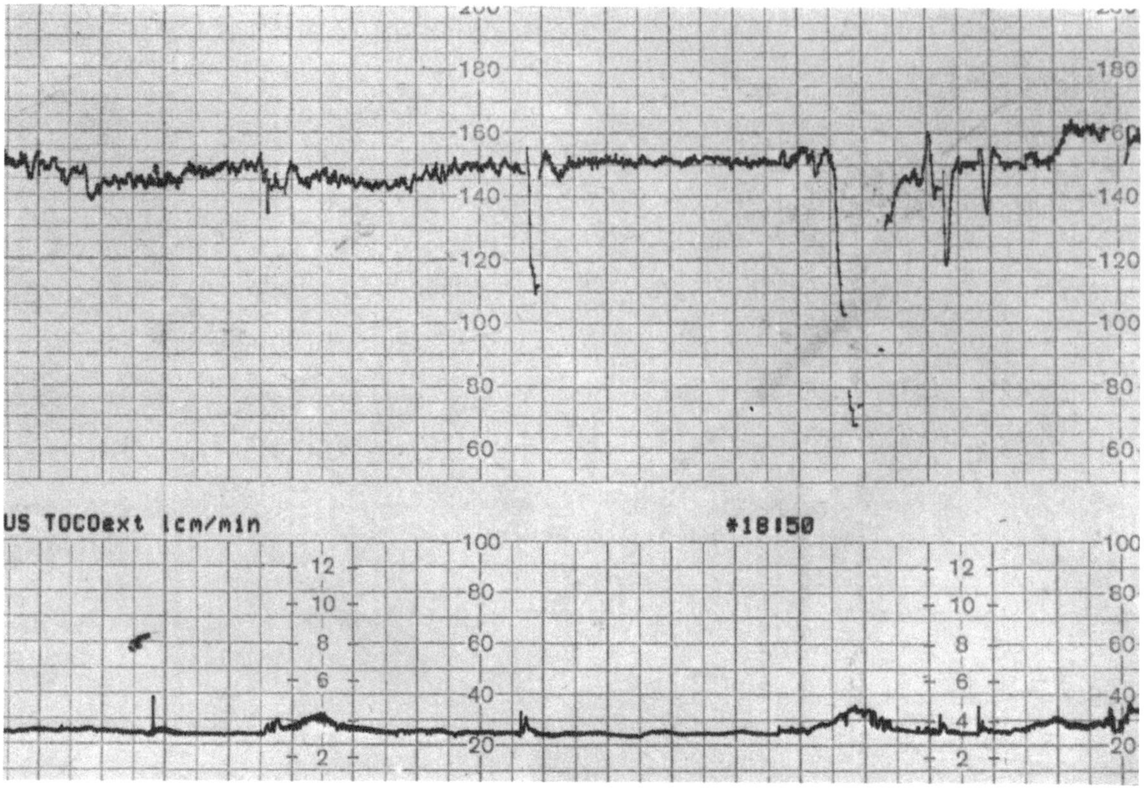


**Abb. 106c**

entstehen besonders niedrige Indizes, wenn bei ungestörter Kopfentwicklung das Rumpfwachstum akzeleriert und zur absoluten Makrosomie führt. Diese Art der Dysproportionen findet sich in ihrer ausgeprägtesten Form bei der Fetopathia diabetica (Abb. 7.101; Hansmann u. Hinckers 1974). Ähnlich niedrige Kopf-Thorax-Indizes können aber auch durch Mikrozephalie des Fetus bei einer im übrigen ungestörten somatischen Entwicklung bedingt sein (Hansmann et al. 1975). Es ist also zu beachten, daß anormal hohe oder niedrige Indizes durch Akzeleration des einen oder Retardierung des anderen Körperabschnitts entstehen und somit allein nichts über die absolute Größe des Fetus aussagen.

Von besonderem klinischen Interesse in diesem Zusammenhang ist das Verhalten des Index bei intrauteriner Mangelentwicklung. Wir konnten feststellen, daß in der Mehrzahl der Fälle die Thoraxmaße des Fetus früher und deutlicher durch Untermaßigkeit auffielen als der BPD (Hansmann et al. 1972; Hansmann u. Voigt 1973; Hansmann et al. 1979; Hansmann u. Bellmann 1974; Brandt u. Hansmann 1974; Hansmann 1975). Bei intrauteriner Wachstumsretardierung verläuft also das die Hirnentwicklung widerspiegelnde Kopfwachstum häufig weniger und in Einzelfällen ungestört weiter, während der Rumpf praktisch immer erkennbar betroffen ist. In diesen Fällen ergeben sich hohe Kopf-Thorax-Indizes, die den Grad der Dysproportion im Sinne einer relativen Makrozephalie anzeigen und in Extremfällen 1,5 und mehr betragen können (vgl. Abb. 7.102 und 7.103).

Es ist zu beachten, daß das Auftreten einer „frühen" Dysproportion nicht gegen das Vorliegen eines anomalen Karyotyps spricht. Auch bei chromosomalen Defekten können sich in Abhängigkeit zum Schweregrad einer sekundär bedingten Plazentainsuffizienz die typischen Befunde einer Retardierung des Typs 2 einstellen (Abb. 7.104). Überhaupt ist die Einteilung in die oben erwähnten Typen nur mit Vorbehalt zu akzeptieren, da in Abhängigkeit vom Einsetzen einer Störung, vom Schweregrad und seiner Dauer jeder „Mischtyp" entstehen kann. Dies trifft insbesondere auch für Zwillingsschwangerschaften zu (Abb. 7.105). Abschließend sei bemerkt, daß die Ultraschalldiagnose der fetalen Wachstumsretardierung nicht ohne weiteres auch eine Zustandsdiagnostik umfaßt. Mit anderen Worten: Die Ultraschallmeßdaten lassen u. U. einen subakuten oder auch ganz akuten Gefahrenzustand des Fetus nicht unmittelbar erkennen. Gut beraten ist der Ultraschalldiagnostiker, wenn er bei jeder Verdachtsdiagnose einer Wachstumsretardierung zunächst einmal ein CTG anfertigt, bevor er die Patientin zu einem Kontrolltermin wieder einbestellt (Abb. 7.106).

## Literatur


Bard H (1970) Intrauterine growth retardation. Clin Obstet Gynecol 13:511

Brandt I, Hansmann M (1974) Postnatal catch-up growth in infants with prenatal ultrasound diagnosis of growth retardation. A combined longitudinal study. 4[th] European Congress of Perinatal Medicine, Prague

Campbell S (1974) The assesment of fetal development by diagnostic ultrasound. In: Milunsky A (ed) The pregnancy at risk. Saunders, Philadelphia (Clinics in perinatology, vol 1/2, p 507)

Campbell S (1976) Fetal growth. In: Beard RW, Nathanielsz PW (eds) Fetal physiology and medicine. Saunders, London

Campbell S, Dewhurst CJ (1971) Diagnosis of the small-for-dates fetus by serial ultrasonic cephalometry. Lancet II:1002

Campbell S, Wilkin D (1975) Ultrasonic measurement of fetal abdomen circumference in the estimation of fetal weight. Br J Obstet Gynecol 82:689

De Vore G, Hobbins JC (1979) Fetal growth and development: The diagnosis of intrauterine growth retardation. In: Hobbins JC (eds) Diagnostic ultrasound in obstretrics. Churchill Livingstone, New York Edinburgh London

Dobbing I, Sands J (1978) Head circumference, biparietal diameter and brain growth in fetal and postnatal life. Early Hum dev 2:81

Fedrick J, Adelstein P (1978) Factors associated with low birth weight of infants delivered at term. Br J Obstet Gynecol 85:1

Fitzhardinger FM Steven EM (1972) The small for date infant. II. Neurological and intelectual sequence. Pediatrics 50:50

Frigoletto FD, Rothchild SB (1977) Altered fetal growth: an overview. Clin Obstet Gynecol 20:915

Gallbright RS, Karchmar EJ, Piercy WN, Low JA (1979) The clinical prediction of intrauterine growth redartation. Am J Obstet Gynecol 133:281

Gruenwald P (1963) Chronic fetal distress and placental insufficiency. Biol Neonate 5:215

Hansmann M (1975) Ultraschallkephalo- und Thorakometrie zur Kontrolle des fetalen Wachstums unter besonderer Berücksichtigung der präpartalen Gewichtsschätzung. Habilitationsschrift. Med. Fakultät Bonn

Hansmann M (1976) Ultraschallbiometrie im II. und III. Trimester der Schwangerschaft. Gynäkologe 9:733

Hansmann M (1981) Nachweis und Ausschluß fetaler Entwicklungsstörungen mittels Ultraschallscreening und gezielter Untersuchung – ein Mehrstufenkonzept. Ultraschall Med 2:206

Hansmann M, Bellmann O (1974) Kombinierte Ultraschall- und HPL-Verlaufsstudien zur Erfassung der intrauterinen Wachstumsdynamik des Feten. In: Saling E, Dudenhausen JW (Hrsg) Perinatale Medizin, Bd V. Thieme, Stuttgart

Hansmann M, Hinckers HJ (1974) Das große Kind. Gynäkologe 7:81

Hansmann M, Voigt U (1973) Ultrasonic fetal thoracometry: an additional parameter for determing fetal growth. Excerpta Medica. 2[nd] World Congress on Ultasonics in Medicine, Rotterdam (Abstr)

Hansmann M, Bäker H, Fabula S, Müller-Scholtes H, Nellen HJ, Voigt U (1972) Biometrische Daten des Feten. Ergebnisse einer modifizierten Methodik der Ultraschalldiagnostik. In: Saling E, Dudenhausen JW (Hrsg) Perinatale Medizin, Bd III. Thieme, Stuttgart, S 136

Hansmann M, Voigt U, Lang N (1973) Ultraschallmeßdaten als Parameter zur Erkennung einer intrauterinen Wachstumsretardierung. Arch Gynecol 214:194

Hofbauer H, Pachaly J, Arabin B (1978) Fetale Ultraschall-Somatometrie. In: Kratochwill A, Reinold E (Hrsg) Ultraschalldiagnostik. Thieme, Stuttgart

Lang N, Bellmann O, Hansmann M, Nocke W, Niesen M (1977) Klinik und Diagnostik der intrauterinen Mangelentwicklung. Fortschr Med 95:482

Low JA, Gallbright RS (1974) Pregnancy characteristics of IUGR. Obstet Gynecol 44:122

Myers RE, Hill DE, Holt AB, Scott RE, Mellits ED, Cheek DB (1971) Fetal growth retardation produced by experimental placental insufficiency in the rhesus monkey. Biol Neonate 18:379

Naeye RL (1965) Lanutrion, probable cause of fetal growth retardation. Arch Pathol 79:284

Naeye RL (1966) Organ and cellular development in mice growing at simulated high altitude. Lab Invest 15:700

Naeye RL, Blanc W, Paul C (1973) Effects of maternal nutrition on the human fetus. Pediatrics 52:494

Ramzin US, Mendt OR, Hinselmann M (1973) Prognostic significance of abnormal ultrasonographic findings during the second trimester of gestation. J Perinat Med 1:60

Rosso P, Winick M (1974) Intrauterine growth retardation. A new systematic approach based on the clinical and biochemical characteristics of this condition. J Perinat Med 2:147

Scott KE, Usher R (1966) Fetal malnutrition: its incidence, causes and effects. Am J Obstet Gynecol 94:951

Vohr BR, Rosenfield AG, Cowett RM, Bernstein J (1979) The preterm small-for-gestational age infant: a two-year followup study. Am J Obstet Gynecol 133:425

Waldimiroff JW, Bloemsma CA, Wallenburg HCS (1978) Ultrasonic assessment of fetal head and body sizes in relation to normal and retardet fetal growth. Am J Obstet Gynecol 131:857

Winick M (1973) Fehlernährung und Nervensystem bei Tieren und Menschen. In: Dudenhausen JM, Saling E (Hrsg) Perinatale Medizin, Bd IV. Thieme, Stuttgart, S 295

## 7.4 Gewichtsschätzung

In den ersten 10 Jahren der klinischen Ultraschalldiagnostik wurden zahlreiche Versuche unternommen, das Gewicht (G) des Fetus aus Ultraschallmeßwerten des biparietalen Durchmessers (BPD) zu bestimmen. Hierzu wurden von der Mehrzahl der Autoren lineare Regressionen errechnet. Willocks et al. (1964) erstellte die Formel: Gewicht (Unze) $= 30 \cdot \text{BPD} - 177$. In einem Kollektiv von 152 Fällen wurde eine Schätzgenauigkeit von $\pm 455$ g in 66% der Fälle erreicht. Thompson et al. (1965) gaben die Formel $G = 1{,}060 \cdot \text{BPD} - 6{,}575$ mit einer Standardabweichung (SD) von $\pm 484$ g an. Kratochwil (1968) fand mit der gleichen Formel bei 74% eine Gewichtsabweichung von 400 g. Kohorn (1967) errechnete die Formel: $G = 613 \cdot \text{BPD} - 2569$ und erzielte damit in einem Kollektiv von 89 Fällen eine mittlere Abweichung von 490 g in 68%. Hellmann et al. (1967) erstellten die Formel $G = 7722{,}2 \cdot \text{BPD} - 3973{,}8$ und gaben für ihre Schätzungen einen mittleren Fehler von 346 g an. Levi (1970) fand mit der Formel $G = (\text{BPD} - 60) \cdot 100$ für 90% eine Gewichtsabweichung von $\pm 350$ g. Holländer (1972) gab die Formel $G = 95{,}08 \cdot \text{BPD} - 5712$ an. In einem Kollektiv von 290 Fällen betrug die SD 499 g.

Dieser Überblick zeigt, daß zunächst keine deutliche Verbesserung gegenüber der konventionellen Methode der Inspektion und Palpation ($\pm 500$ g in 75% der Fälle, vgl. Loeffler 1967; Ong u. Sen 1972; Beazely u. Kurjak 1973) erzielt werden konnte.

Gemäß den nicht befriedigenden Ergebnissen der Schätzgenauigkeit begnügte man sich daher zunächst mit der Angabe von Mindestgewichten für bestimmte biparietale Durchmesser. Willocks et al. stellten bereits 1964 die Regel auf, daß bei einer Ultraschallmessung des BPD von 8,5 cm oder mehr das Kind „wahrscheinlich" 1816 g und bei 9,0 cm über 2270 g wiege; dies sei wahrscheinlich in mehr als 80% der Fälle". In einer in diesem Zusammenhang vielzitierten Publikation betonen Thompson et al. (1965), daß bei einem BPD von 8,5 cm oder mehr das fetale Gewicht in 91% der Fälle über 2500 g liege. Überprüft man in dieser Veröffentlichung den Hintergrund der Aussage, so ist festzustellen, daß sich in dem Bezugskollektiv ($n = 100$), in Form eines Scattergramms dargestellt, nur 11 Kinder fanden, die weniger als 2500 g gewogen haben, und bei diesen in 9 Fällen ein BPD von mehr als 8,5 cm gemessen wurde. Nach Holländer (1972) kann bei einem BPD von über 9,2 cm in 98,5% der Fälle (179 von 182) mit einem Geburtsgewicht von über 2500 g gerechnet werden. Berücksichtigt man, wie aus dem Material von Holländer ersichtlich, daß bei einem BPD von 9,0–9,2 cm in 21,5% (13 von 60 Fällen) das Geburtsgewicht noch unter 2500 g lag, so wird deutlich, daß es sich auch bei dieser Angabe eines Grenzwerts um eine kritische Empfehlung zu handeln schien. Realistischer erscheint in diesem Zusammenhang die Mitteilung von Schlensker u. Decker (1973), die in einem Untersuchungsgut von 2166 Neugeborenen fanden, daß erst bei einem BPD von 9,4 cm ein Mindestgewicht von 2500 g sicher erwartet werden kann. Darüber hinaus war den Angaben aus der Literatur zu entnehmen, daß bis 1974 keine technische Methode beschrieben wurde, die Angaben über die Zuverlässigkeit der Schätzung in Randbereichen, d.h. für Kinder unter 2500 g oder über 4000 g Geburtsgewicht, zuließ. In der Absicht, diesen Sachverhalt zu untersuchen, wurden im eigenen Kollektiv zunächst nichtlineare Regressionen von Ultraschallwerten

a) des BPD

$$(G = 0{,}933938 \cdot \text{BPD} + 0{,}109007\ \text{BPD}^2 + 2{,}18744)$$

b) des THQ

$$(G = 1{,}32545 \cdot \text{THQ} - 0{,}0423595\ \text{THQ}^2 - 5{,}52699)$$

c) des a.-p.-Thoraxdurchmessers (THAP)

$$(G = 1{,}35655 \cdot \text{THAP} - 0{,}0432366\ \text{THAP}^2 - 5{,}53386)$$

auf das Geburtsgewicht errechnet (Hansmann 1975). Dabei ergab sich, daß die mittleren absoluten Fehler bei der Gewichtsbestimmung über die 3 geprüften Körpergrößen knapp unter $\pm 300$ g mit einer Standardabweichung (SD) von rund $\pm 250$ g lagen und sich nicht wesentlich voneinander unterschieden. Dieses Resultat war im Verhältnis zu den Ergebnissen oben genannter Autoren, die bislang alle nur lineare Regressionen errechnet haben und dabei einen mittleren Fehler zwischen $\pm 350$ g und $\pm 500$ g fanden, bereits als günstig zu bezeichnen.

In einem zweiten Schritt wurde versucht, durch Erhöhung der unabhängigen Parameter (also eine multivariante Statistik) die Gewichtsbestimmung weiter zu präzisieren (Hansmann u. Voigt 1973). Dabei wurden Polynomapproximationen des fetalen Gewichts durch den BPD und THQ sowie durch den BPD und THAP nach der Methode der kleinsten Quadrate durchgeführt. Anschließend wurde der Effekt dieser Maßnahme für die Schätzgenauigkeit in den Gesamt- sowie in 2 Unterkollektiven der Kinder mit einem Geburtsgewicht unter 2500 g und über 4000 g unter Angabe des mittleren absoluten wie des mittleren prozentualen Fehlers überprüft. Dabei zeigte sich eine deutliche Verminderung bei Schätzung nach 2 Parametern in allen Gruppen. Es schien besonders günstig, daß sich in den Kollektiven der untergewichtigen Kinder, für die eine präpartale Gewichtsbestimmung klinisch von größter Bedeutung sein kann, die ausgeprägteste Verbesserung der Schätzgenauigkeit fand. Zur weiteren Fehleranalyse wurden Histogramme der prozentualen Schätzfehler in 5%-Schritten für alle Gruppen dargestellt. Darin war zu erkennen, daß sich bei Benutzung der 2parametrigen Schätzverfahren auch die Zahl der „Ausreißer" (Fehler ±20%) um mehr als die Hälfte verringert. Die statistische Signifikanz der Verbesserung der Schätzgenauigkeit beim Übergang von einem auf 2 Parameter ließ sich unter Anwendung des McNemar-Tests auf Wechselsignifikanz mit Yates-Kontinuitätskorrektur beweisen (Hansmann 1975).

Für praktische Belange wurden die Formeln der 2parametrigen Schätzungen

$$G = -1{,}05775 \cdot \mathrm{BPD} + 0{,}649145 \cdot \mathrm{THQ} + 0{,}0930707\ \mathrm{BPD}^2 - 0{,}0205620\ \mathrm{THQ}^2 + 0{,}515263;$$

$$G = 1{,}33450 \cdot \mathrm{BPD} + 0{,}798429\ \mathrm{THAP} + 0{,}103458\ \mathrm{BPD}^2 - 0{,}0254788\ \mathrm{THAP}^2 + 1{,}35470$$

in Millimeterschritten tabuliert benutzt. Ihre graphische Darstellung in Form eines Nomogramms zeigt, daß insbesondere niedrige Thoraxdurchmesser die Gewichtsschätzungen stark beeinflussen (Abb. 7.107, s. auch Anhang, S. 429). Der mittlere prozentuale Fehler betrug für die Beziehung aus BPD und THAP ±7,4% relativ bzw. absolut ±223 g, für die Beziehung

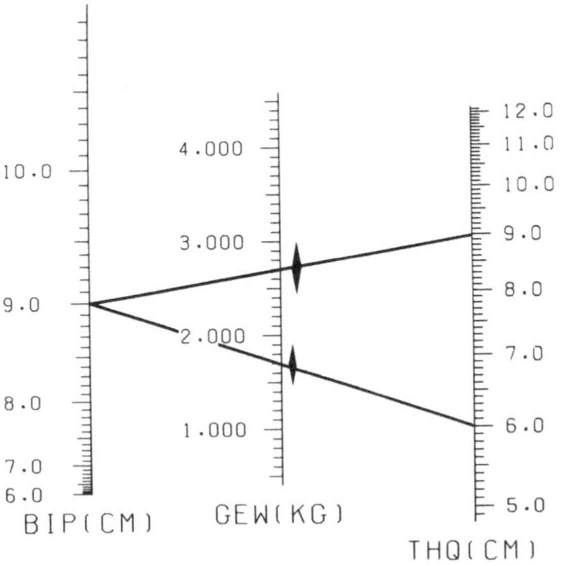


**Abb. 7.107.** Fluchtentafel zur präpartalen Gewichtsschätzung (nach Hansmann u. Voigt 1973). Das eingezeichnete Beispiel verdeutlicht den Einfluß der Rumpfgröße bei identischem BPD

aus BPD und THQ ±7,9% bzw. ±240 g. Für die Zuverlässigkeit ergab sich, daß bei 75% der Schätzungen die Abweichung vom geschätzten Geburtsgewicht nicht mehr als ±10% ausmachten.

Bleibt noch anzufügen, daß der Einfluß einer weiteren Vergrößerung der Zahl der unabhängigen Parameter auf die Schätzgenauigkeit ebenfalls untersucht wurde. Dabei zeigte sich – wie zu erwarten – eine zusätzliche Verbesserung. Insgesamt war sie jedoch so gering, daß wir in Würdigung der Relation zwischen Meßaufwand und Schätzgenauigkeit es vorerst für ausreichend hielten, wenn in der Praxis der biparietale Kopf- und Thoraxdurchmesser bestimmt wurden.

Unsere Ergebnisse wurden durch Schlensker u. Decker (1973), Boog et al. (1974) sowie durch Schillinger et al. (1975) bestätigt.

Schlensker u. Decker erstellen aufgrund ihrer Untersuchungen an 2363 Neugeborenen zunächst eine Tabelle der Minimal- und Maximalgewichte in Abhängigkeit vom BPD und Thoraxumfang, sodann überprüfen sie deren Verbindlichkeit anhand von 216 Fällen mit entsprechend korrigierten Ultraschallmeßmethoden (Additon von 31 mm zum Thoraxumfang lt. Ultraschallmessung). Dabei ergab sich bei Benutzung beider Parameter eine mittlere Ge-

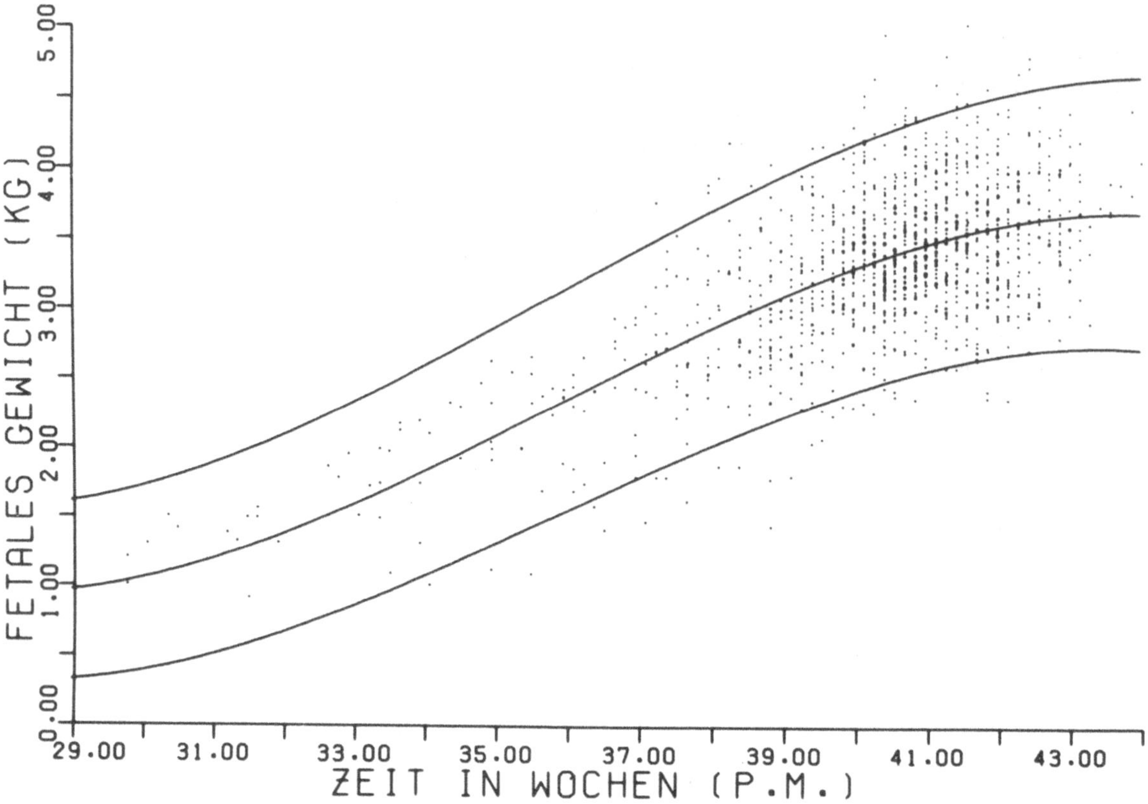


**Abb. 7.108.** Fetalgewicht in Abhängigkeit vom Gestationsalter (1240 Wertepaare und Regressionpolynom 3. Grades mit 2s-Schranken)

wichtsabweichung von ±238 g. Abweichungen über 500 g fanden sich nur in 6,8% der Fälle. Bei Benutzung des BPD allein lag die mittlere Abweichung bei ±300 g und in 17,8% aller Schätzungen betrugen die Differenzen mehr als 500 g. Bei alleiniger Benutzung des Thoraxumfangs als Parameter zur Gewichtsvorhersage fand sich eine mittlere Abweichung von ±285 g (Abweichungen über 500 g immerhin in 15% der Fälle). Damit entsprachen die Ergebnisse praktisch den von uns ermittelten.

1975 wurde eine Studie über Bauchumfangsmessungen zur präpartalen Gewichtsbestimmung an 140 Feten von Campbell u. Wilkin veröffentlicht. Die Autoren kamen darin zu dem Ergebnis, daß 95% der Abweichungen in allen Gewichtsbereichen (relativ) nicht mehr als 15% betragen. Die Extrapolation dieser Ergebnisse für ein Routinescreening einer geburtshilflichen Population ließ errechnen, daß eine einzige Messung im Zeitraum zwischen 32. und 38. SSW die Gewähr bietet, 87% aller Kinder unter der 5. Perzentile für das Gewicht zu entdecken. Die Autoren mußten allerdings einräumen, daß dieser Prozentsatz ab der 38. SSW auf 63% fällt.

In den Untersuchungen von Schillinger et al. (1975) zeigten die Messungen bei einfacher Korrelation am Abdomen eine nur geringfügig bessere Schätzgenauigkeit als entsprechende Schädelmaße (BPD: ±423 g gegenüber THQ: +390 g). Erst die Kombination von Kopf- und Bauchparameter führte auch hier zu relevanten Verbesserungen der Schätzgenauigkeit. Dabei wurden die besten Ergebnisse durch Planimetrie der Schädel- und Bauchquerschnitte erzielt. Im Vergleich lag dies Ergebnis von ±233 g in einem Kollektiv von nur 108 normalen und pathologischen Schwangerschaften noch etwas ungünstiger als das von uns in einem größeren Kollektiv mit 2 Durchmessern erreichte (±223 g mit BPD und THAP). Unter Anerkennung des allgemeingültigen Prinzips, daß das Einfache dem Komplizierten vorzuziehen ist, solange das Erreichbare sich nicht unterscheidet, führt auch dieser Sachverhalt zu der Kon-

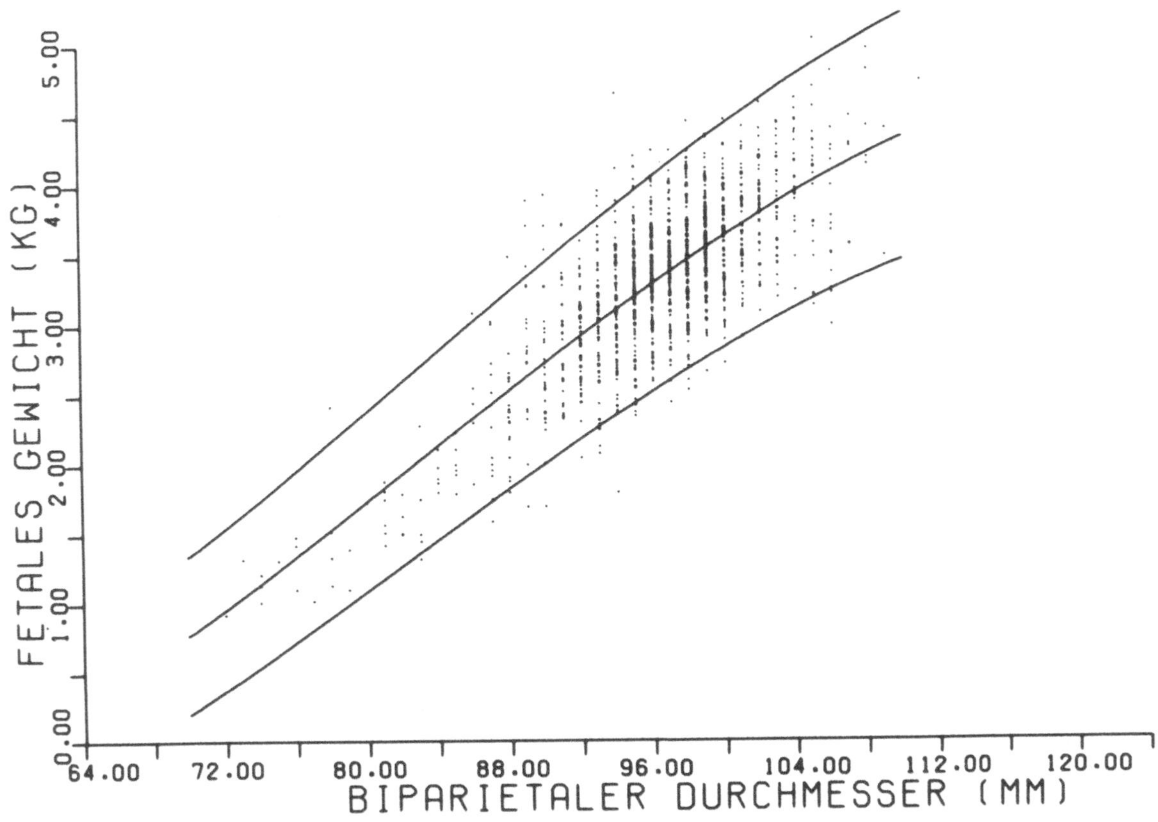


**Abb. 7.109.** Fetalgewicht in Abhängigkeit vom BPD. (Nach Hansmann et al. 1978)

sequenz, in der Routine die methodisch einfachen Durchmesserbestimmungen aus 2 Körperabschnitten den aufwendigeren Umfangs- und Flächenmessungen vorzuziehen.

Dornan et al. haben erst kürzlich (1982) die Brauchbarkeit des Bonner Nomogrammes bestätigt (unter optimalen Bedingungen lagen 82% der vorhergesagten Gewichte innerhalb des 10%-Bereichs des tatsächlichen Geburtsgewichts mit einem mittleren Fehler von ±6% bzw. ±150 g, der Korrelationskoeffizient wurde mit 0,98 angegeben). Zur eigenen Überraschung wurde darüber hinaus festgestellt, daß die Vorhersagen für Kinder unter 1500 g am genauesten waren. Soweit die vorgeschriebene Meßebeneneinstellung gelang (85%), ergaben sich auch unter klinischen Bedingungen brauchbare Ergebnisse (79% der Schätzungen innerhalb 10% bei einem mittleren Fehler von ±7,2% bzw. 165 g, $n = 100$). Bei der Analyse von „Ausreißern" (Schätzfehler ±20%) im eigenen Kollektiv fiel demgegenüber auf, daß wachstumsretardierte Kinder am Ende der Tragzeit eher unterschätzt, AGA-Frühgeborene aber öfter überschätzt wurden. Demzufolge war zu vermuten, daß das Gestationsalter einen positiven Einfluß auf das Gewicht (G) ausübt, der mit den bislang eingesetzten Körpermeßstrecken nicht erfaßt werden konnte (Abb. 7.108–7.111). Wir haben nach entspre-

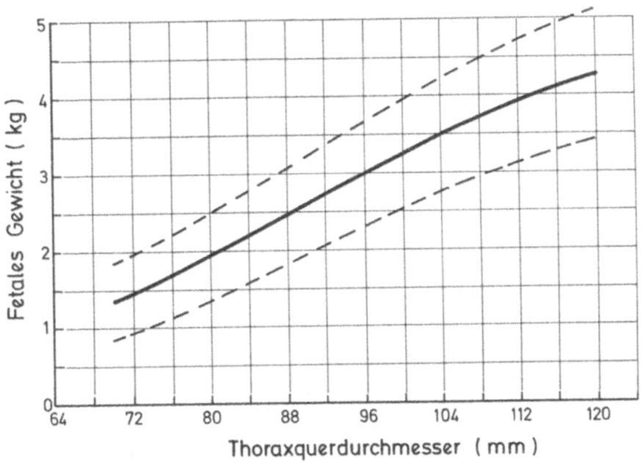


**Abb. 7.110.** Fetalgewicht in Abhängigkeit vom THQ

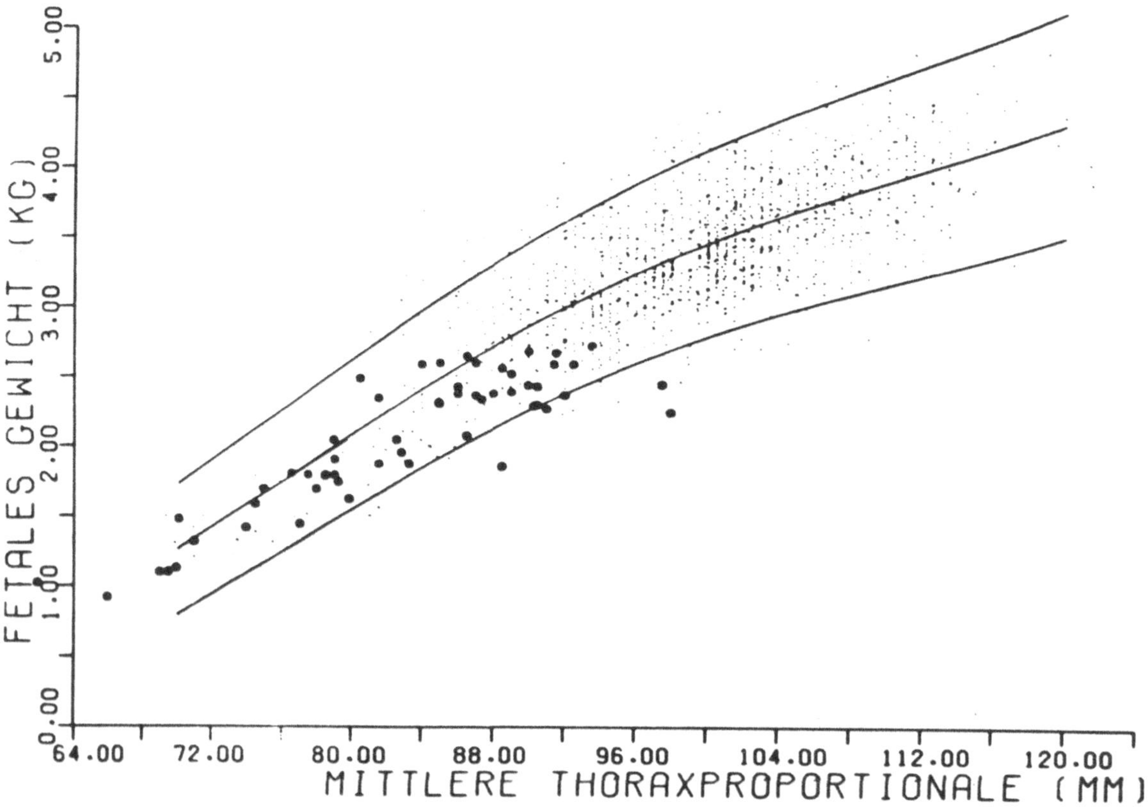


**Abb. 7.111.** Fetalgewicht in Abhängigkeit von der mittleren Thoraxproportionalen (THPr). Feten mit intrauteriner Mangelentwicklung ($n = 54$) graphisch hervorgehoben

chenden Prüfungen der Einflußgröße eine mehrparametrische, nichtlineare Gewichtsschätzung unter Mitberücksichtigung des Gestationsalters anhand von 1240 Wertepaarungen durchgeführt (Hansmann et al. 1977; Schuhmacher 1979). Die von Schuhmacher berechnete Regressionsformel lautet wie folgt:

$$
\begin{aligned}
G \text{ (in g)} = \\
& -0{,}001665958\ \text{THQ}^3 + 0{,}4133629\ \text{THQ}^2 \\
& -0{,}5580294\ \text{THQ} - 0{,}01231535\ \text{BPD}^3 \\
& +3{,}7020000\ \text{BPD}^2 - 330{,}18110\ \text{BPD} \\
& -0{,}49371990\ \text{SSW}^3 + 55{,}958061\ \text{SSW}^2 \\
& -2034{,}3901\ \text{SSW} + 32768{,}19
\end{aligned}
$$

Definitionsbereich der Formel:

45 – THQ – 150 (mm);

66 – BPD – 110 (mm);

30 – SSW – 44 (Woche).

Um dem Kliniker eine einfache Anwendung der Formel zu ermöglichen, wurde diese in Tabellenform erstellt (Abb. 7.112; s. auch Anhang, S. 430ff.). Man erhält also durch Hinzunahme der Dimension Zeit für jedes Alter (SSW) eine eigene Schätztabelle. Die Genauigkeit dieser Schätzart beträgt 9% für 68% aller Fälle und 18% im 2s-Bereich. Dies gilt für alle Gewichte zwischen 1000 und 4500 g. Die multiple Korrelation hat den Wert 0,88. Da wir heute in der Mehrzahl der für eine Gewichtsschätzung interessanten Kinder deren Alter relativ genau kennen (Folge des Screenings in Stufe I), konnten wir die Schätzmethode ausreichend prüfen. Dabei hat sich gezeigt, daß die Schätzgenauigkeit gerade für Frühgeburten und wachstumsretardierte Kinder unter Berücksichtigung ihres Alters außerordentlich verbessert werden konnte (Abb. 7.112). Der Einfluß der Zeit sei an einem Beispiel demonstriert:

Ein Fetus mit einem BPD von 8,8 cm und einem Abdominaldurchmesser von 8,4 cm wird 2parametrisch auf 2416 g geschätzt. Handelt es sich um einen Fetus in der 30. SSW, ergeben sich 3parametrisch 1988 g. Ist der Fetus hinge-

GEWICHTSSCHAETZUNG FUER DIE 34.WOCHE (WOCHENMITTE=34/4=235.TAG P.M.)

| BIP← THQ\ | 72* | 74* | 76* | 78: | 80: | 82. | 84. | 86 | 88 | 90 |
|---|---|---|---|---|---|---|---|---|---|---|
| 36* | 171* | 198* | 232* | 274* | 322* | 376* | 436* | 500* | 569* | 641* |
| 38* | 217* | 244* | 279* | 320* | 369* | 423* | 482* | 547* | 615* | 688* |
| 40* | 265* | 292* | 327* | 368* | 417* | 471* | 531* | 595* | 664* | 736* |
| 42* | 315* | 342* | 377* | 418* | 467* | 521* | 580* | 645* | 713* | 786* |
| 44* | 367* | 393* | 428* | 470* | 518* | 572* | 632* | 696* | 765* | 837* |
| 46* | 420* | 447* | 481* | 523* | 571* | 625* | 685* | 749* | 818* | 890* |
| 48* | 474* | 501* | 536* | 577* | 626* | 680* | 739* | 804* | 872* | 945* |
| 50* | 530* | 557* | 592* | 633* | 682* | 736* | 795* | 860* | 928* | 1001* |
| 52* | 587* | 614* | 649* | 690* | 739* | 793* | 853* | 917* | 986* | 1058* |
| 54* | 646* | 673* | 707* | 749* | 797* | 851* | 911* | 975* | 1044* | 1116* |
| 56* | 705* | 732* | 767* | 808* | 857* | 911* | 971* | 1035* | 1104* | 1176* |
| 58* | 766* | 793* | 827* | 869* | 917* | 972* | 1031* | 1096* | 1164* | 1236* |
| 60: | 828* | 854* | 889* | 931* | 979* | 1033* | 1093* | 1157* | 1226* | 1298* |
| 62: | 890* | 917* | 952* | 993: | 1042* | 1096* | 1155* | 1220* | 1288* | 1361* |
| 64: | 954* | 980* | 1015* | 1057: | 1105: | 1159* | 1219* | 1283* | 1352* | 1424* |
| 66: | 1018* | 1044* | 1079* | 1121: | 1169: | 1223: | 1283* | 1347* | 1416* | 1488* |
| 68: | 1082* | 1109* | 1144* | 1185: | 1234: | 1288: | 1348: | 1412* | 1481* | 1553* |
| 70. | 1148* | 1175* | 1209* | 1251: | 1299: | 1353. | 1413: | 1477: | 1546: | 1618* |
| 72. | 1214* | 1241* | 1275* | 1317: | 1365: | 1419. | 1479. | 1543. | 1612: | 1684: |
| 74. | 1280* | 1307* | 1341* | 1383: | 1431: | 1486. | 1545. | 1610. | 1678. | 1751: |
| 76. | 1347* | 1373* | 1408* | 1450: | 1498: | 1552. | 1612. | 1676. | 1745. | 1817. |
| 78 | 1414* | 1440* | 1475* | 1517: | 1565: | 1619. | 1679. | 1743 | 1812 | 1884. |
| 80 | 1481* | 1508* | 1542* | 1584: | 1632: | 1686. | 1746. | 1810 | 1879 | 1951 |
| 82 | 1548* | 1575* | 1609* | 1651: | 1699: | 1754. | 1813. | 1878 | 1946 | 2019 |
| 84 | 1615* | 1642* | 1677* | 1718: | 1767: | 1821. | 1880. | 1945 | 2013 | 2086 |
| 86 | 1682* | 1709* | 1744* | 1785: | 1834: | 1888. | 1948. | 2012. | 2081 | 2153 |
| 88 | 1749* | 1776* | 1811* | 1853: | 1901: | 1955: | 2015. | 2079. | 2148. | 2220 |
| 90 | 1816* | 1843* | 1878* | 1919* | 1968: | 2022: | 2082: | 2146. | 2215. | 2287. |
| 92 | 1883* | 1910* | 1944* | 1986* | 2034* | 2089: | 2148: | 2213: | 2281. | 2353. |
| 94. | 1949* | 1976* | 2010* | 2052* | 2101* | 2155: | 2214: | 2279: | 2347: | 2420. |
| 96. | 2015* | 2042* | 2076* | 2118* | 2166* | 2220* | 2280: | 2345: | 2413: | 2485. |
| 98. | 2080* | 2107* | 2141* | 2183* | 2231* | 2286* | 2345* | 2410: | 2478: | 2551: |
| 100. | 2145* | 2172* | 2206* | 2248* | 2296* | 2350* | 2410* | 2474* | 2543: | 2615: |
| 102: | 2209* | 2235* | 2270* | 2312* | 2360* | 2414* | 2474* | 2538* | 2607* | 2679: |
| 104: | 2272* | 2299* | 2333* | 2375* | 2423* | 2477* | 2537* | 2601* | 2670* | 2742* |
| 106: | 2334* | 2361* | 2395* | 2437* | 2485* | 2540* | 2599* | 2664* | 2732* | 2805* |
| 108: | 2395* | 2422* | 2457* | 2498* | 2547* | 2601* | 2661* | 2725* | 2794* | 2866* |
| 110* | 2456* | 2483* | 2517* | 2559* | 2607* | 2661* | 2721* | 2785* | 2854* | 2926* |
| 112* | 2515* | 2542* | 2576* | 2618* | 2666* | 2721* | 2780* | 2845* | 2913* | 2986* |
| 114* | 2573* | 2600* | 2634* | 2676* | 2724* | 2779* | 2838* | 2903* | 2971* | 3044* |
| 116* | 2630* | 2657* | 2691* | 2733* | 2781* | 2836* | 2895* | 2960* | 3028* | 3100* |
| 118* | 2685* | 2712* | 2747* | 2788* | 2837* | 2891* | 2951* | 3015* | 3084* | 3156* |
| 120* | 2740* | 2766* | 2801* | 2843* | 2891* | 2945* | 3005* | 3069* | 3138* | 3210* |
| 122* | 2792* | 2819* | 2853* | 2895* | 2944* | 2998* | 3057* | 3122* | 3190* | 3263* |
| 124* | 2843* | 2870* | 2905* | 2946* | 2995* | 3049* | 3108* | 3173* | 3241* | 3314* |
| 126* | 2893* | 2919* | 2954* | 2996* | 3044* | 3098* | 3158* | 3222* | 3291* | 3363* |
| 128* | 2940* | 2967* | 3002* | 3043* | 3092* | 3146* | 3205* | 3270* | 3338* | 3411* |
| 130* | 2986* | 3013* | 3047* | 3089* | 3137* | 3192* | 3251* | 3316* | 3384* | 3457* |
| 132* | 3030* | 3057* | 3091* | 3133* | 3181* | 3236* | 3295* | 3360* | 3428* | 3500* |

| BIP← THQ\ | 92 | 94. | 96. | 98: | 100: | 102* | 104* | 106* | 108* | BIP← THQ\ |
|---|---|---|---|---|---|---|---|---|---|---|
| 36* | 717* | 754* | 874* | 954* | 1036* | 1117* | 1198* | 1278* | 1356* | 36* |
| 38* | 763* | 841* | 920* | 1001* | 1082* | 1164* | 1245* | 1324* | 1402* | 38* |
| 40* | 811* | 889* | 968* | 1049* | 1130* | 1212* | 1293* | 1373* | 1451* | 40* |
| 42* | 861* | 939* | 1018* | 1099* | 1180* | 1262* | 1343* | 1422* | 1500* | 42* |
| 44* | 912* | 990* | 1070* | 1150* | 1232* | 1313* | 1394* | 1474* | 1552* | 44* |
| 46* | 965* | 1043* | 1123* | 1203* | 1285* | 1366* | 1447* | 1527* | 1605* | 46* |
| 48* | 1020* | 1098* | 1177* | 1258* | 1339* | 1421* | 1502* | 1581* | 1659* | 48* |
| 50* | 1076* | 1154* | 1233* | 1314* | 1395* | 1477* | 1558* | 1637* | 1715* | 50* |
| 52* | 1133* | 1211* | 1290* | 1371* | 1452* | 1534* | 1615* | 1695* | 1773* | 52* |
| 54* | 1192* | 1269* | 1349* | 1429* | 1511* | 1592* | 1673* | 1753* | 1831* | 54* |
| 56* | 1251* | 1329* | 1408* | 1489* | 1570* | 1652* | 1733* | 1812* | 1891* | 56* |
| 58* | 1312* | 1389* | 1469* | 1550* | 1631* | 1712* | 1793* | 1873* | 1951* | 58* |
| 60: | 1373* | 1451* | 1531* | 1611* | 1693* | 1774* | 1855* | 1935* | 2013* | 60: |
| 62: | 1436* | 1514* | 1593* | 1674* | 1755* | 1837* | 1918* | 1997* | 2075* | 62: |
| 64: | 1499* | 1577* | 1656* | 1737* | 1819* | 1900* | 1981* | 2061* | 2139* | 64: |
| 66: | 1563* | 1641* | 1721* | 1801* | 1883* | 1964* | 2045* | 2125* | 2203* | 66: |
| 68: | 1628* | 1706* | 1785* | 1866* | 1947* | 2029* | 2110* | 2190* | 2268* | 68: |
| 70. | 1694* | 1771* | 1851* | 1931* | 2013* | 2094* | 2175* | 2255* | 2333* | 70. |
| 72. | 1759* | 1837* | 1917* | 1997* | 2079* | 2160* | 2241* | 2321* | 2399* | 72. |
| 74. | 1826: | 1903* | 1983* | 2064* | 2145* | 2227* | 2307* | 2387* | 2465* | 74. |
| 76. | 1892: | 1970: | 2050: | 2130* | 2212* | 2293* | 2374* | 2454* | 2532* | 76. |
| 78 | 1959. | 2037: | 2116: | 2197: | 2279* | 2360* | 2441* | 2521* | 2599* | 78 |
| 80 | 2027. | 2104. | 2184: | 2264: | 2346: | 2427* | 2508* | 2588* | 2666* | 80 |
| 82 | 2094 | 2171. | 2251. | 2332: | 2413: | 2494* | 2575* | 2655* | 2733* | 82 |
| 84 | 2161 | 2239. | 2318. | 2399: | 2480: | 2562* | 2643* | 2722* | 2800* | 84 |
| 86 | 2228 | 2306. | 2385. | 2466: | 2547: | 2629* | 2710* | 2790* | 2868* | 86 |
| 88 | 2295 | 2373. | 2452. | 2533: | 2615: | 2696* | 2777* | 2857* | 2935* | 88 |
| 90 | 2362 | 2440. | 2519. | 2600: | 2681: | 2763* | 2844* | 2924* | 3002* | 90 |
| 92 | 2429. | 2506. | 2586. | 2667: | 2748: | 2829* | 2910* | 2990* | 3068* | 92 |
| 94. | 2495. | 2573. | 2652. | 2733: | 2814: | 2896* | 2977* | 3056* | 3134* | 94. |
| 96. | 2561. | 2638. | 2718. | 2798: | 2880: | 2961* | 3042* | 3122* | 3200* | 96. |
| 98. | 2626. | 2703. | 2783. | 2864: | 2945: | 3027* | 3107* | 3187* | 3265* | 98. |
| 100. | 2690: | 2768. | 2848. | 2928: | 3010: | 3091* | 3172* | 3252* | 3330* | 100. |
| 102: | 2754: | 2832: | 2912: | 2992: | 3074: | 3155* | 3236* | 3316* | 3394* | 102: |
| 104: | 2818: | 2895: | 2975: | 3055: | 3137: | 3218* | 3299* | 3379* | 3457* | 104: |
| 106: | 2880* | 2957: | 3037: | 3118: | 3199: | 3281* | 3361* | 3441* | 3519* | 106: |
| 108: | 2941* | 3019* | 3098: | 3179: | 3260: | 3342* | 3423* | 3503* | 3581* | 108: |
| 110* | 3002* | 3079* | 3159* | 3239* | 3321* | 3402* | 3483* | 3563* | 3641* | 110* |
| 112* | 3061* | 3138* | 3218* | 3299* | 3380* | 3462* | 3542* | 3622* | 3700* | 112* |
| 114* | 3119* | 3196* | 3276* | 3357* | 3438* | 3520* | 3600* | 3680* | 3758* | 114* |
| 116* | 3176* | 3253* | 3333* | 3414* | 3495* | 3576* | 3657* | 3737* | 3815* | 116* |
| 118* | 3231* | 3309* | 3388* | 3469* | 3550* | 3632* | 3713* | 3793* | 3871* | 118* |
| 120* | 3285* | 3363* | 3442* | 3523* | 3605* | 3686* | 3767* | 3847* | 3925* | 120* |
| 122* | 3338* | 3416* | 3495* | 3576* | 3657* | 3739* | 3820* | 38[illegible]9* | 3977* | 122* |
| 124* | 3389* | 3467* | 3546* | 3627* | 3708* | 3790* | 3871* | 3950* | 4028* | 124* |
| 126* | 3438* | 3516* | 3595* | 3676* | 3758* | 3839* | 3920* | 4000* | 4078* | 126* |
| 128* | 3486* | 3564* | 3643* | 3724* | 3805* | 3887* | 3968* | 4047* | 4125* | 128* |
| 130* | 3532* | 3609* | 3689* | 3770* | 3851* | 3933* | 4013* | 4093* | 4171* | 130* |
| 132* | 3576* | 3653* | 3733* | 3814* | 3895* | 3976* | 4057* | 4137* | 4215* | 132* |

ZEICHENERKLAERUNG .\:* = MINDESTENS EIN ULTRASCHALLPARAMETER AUSSERHALB DER 1.\2.\3. STANDARDABWEICHUNG (SCHUHMACHER 1977)

ULTRASCHALLPARAMETER DER 34.WOCHE

| | | | | | | | |
|---|---|---|---|---|---|---|---|
| NORMBEREICHE | -3STD* | -2STD: | -1STD. | AM | 1STD. | 2STD: | 3STD* |
| PERZENTILE | 0,13% | 2,28% | 15,87% | 50,00% | 84,13% | 97,72% | 99,87% |
| BIPARIETALER DURCHMESSER=BIP (MM) | 77,5* | 81,5: | 85,5. | 89,5 | 93,5. | 97,5: | 101,5* |
| THORAXQUERDURCHMESSER=THQ (MM) | 59,7* | 68,0: | 76,2. | 84,5 | 92,7. | 101,0: | 109,2* |
| KOPF-THORAX-INDEX=BIP/THQ | 0,8717* | 0,9370: | 1,0022. | 1,0675 | 1,1328. | 1,1980: | 1,2633* |
| FETALES GEWICHT=GEW (GRAMM) | 760* | 1180: | 1600. | 2020 | 2440. | 2860: | 3280* |

**Abb. 7.112.** Tabulation der 3parametrischen Schätzformel zur Bestimmung des Fetalgewichts. (Nach Hansmann u. Schuhmacher 1977; s. auch Tabellen im Anhang)

gen bereits über dem Termin, ist die Schätzvorhersage 2582 g. Im ersten Fall ist das Kind beurteilungsgemäß LGA (für sein Alter zu groß), im letzteren Fall SGA (für sein Alter zu klein), obwohl die Körpermaße identisch sind! Abschließend soll nicht verschwiegen werden, daß auch diese hier zuletzt vorgestellte Methode nicht voll befriedigt.

Bernaschek u. Kratochwil (1981) haben – auf der Suche nach der besten Methode – an 123 Fällen die wichtigsten „gängigen" Methoden verglichen. Dabei kamen sie zu dem Ergebnis, daß bei „normaler" Kindesentwicklung am Termin die einfache Gewichtsschätzung aus BPD und Abdominaldurchmesser die genauesten Resultate liefert. Bei makrosomen Kindern erwiesen sich Schädel- und Abdominalumfang als präziser. Bei Frühgeborenen und SGA-Kindern lagen hingegen die Schätzergebnisse mit der von Campbell u. Wilkin (1975) stammenden Methode, die nur die Abdominalzirkumferenz berücksichtigt, am günstigsten. Die Bonner 3parametrische Schätzung wurde leider nicht mitüberprüft.

Eik-Ness (1980) legte in seiner Habilitationsschrift eine Fluchtentafel (Abb. 7.111) mit folgender Formel vor:

$$G = \mathrm{BPD}^{1{,}856628} \cdot \mathrm{ATD}^{1{,}34008} \cdot 1{,}43149 \cdot 10^{-3}$$

Das Gewicht ist hier in Gramm, der BPD und Abdomendurchmesser (ATD) sind in Millimetern einzusetzen.

In den Ergebnissen von Eik-Ness betrug der relative Schätzfehler bis 2000 g +12%, von 2001 bis über 4000 g +7,3%. Holländer (1984) hat, nachdem er mit unserer 2parametrischen Gewichtsschätzung (Hansmann 1975, 1976) insbesondere die Gewichte der wachstumsretardierten Kinder überschätzt hatte, seine 1972 angegebene Formel

$$G = 7{,}344\,(\mathrm{BPD}) + 17{,}525\,(\mathrm{BU}) - 3270$$

mit Ersatz des Bauchumfangs (BU) durch das

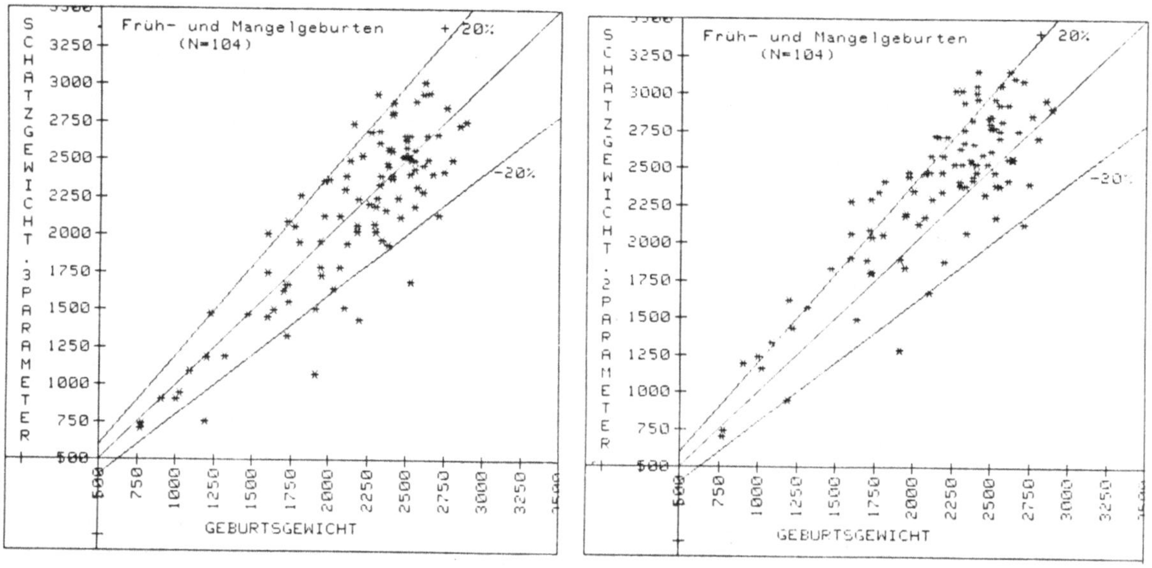


a b

**Abb. 7.113. a** Korrelation der Schätzgewichte von 104 Früh- und Mangelgeborenen zum Geburtsgewicht bei Anwendung der 2parametrischen Schätzung (nach Hansmann u. Vogt 1973; Hansmann 1975). **b** Korrelation der Schätzgewichte zum Geburtsgewicht bei Anwendung der 3parametrischen Methode (nach Hansmann u. Schuhmacher 1977; Schuhmacher 1979). Die Zahl der Überschätzungen ist geringer (gleiches Kollektiv wie bei **a**)

Produkt $\pi \cdot BU = BD$ (BD = mittlerer Bauchdurchmesser) modifiziert. Er erhielt dabei die Gleichung

$$G = 7{,}344\ (BPD) + 55{,}056\ (BD) - 3\,270.$$

Aus dieser Gleichung geht hervor, daß dem mittleren Bauchdurchmesser eine wesentlich höhere Wichtung zufällt als dem BPD. Holländer (1984) erreichte mit dieser Methode unter klinischen Bedingungen eine Standardabweichung (SD) von 384,3 g. Der relative Fehler betrug bei 8,2% nicht mehr als ±10%, bei 90,7% der Schätzungen ($n = 323$) nicht über ±20%. In dem Formelvergleich von Holländer (1984) schnitt die Formel von Warsoff et al. (1977) etwa gleich gut ab wie seine eigene, nachdem er den Bauchumfang durch $\pi$ mal Bauchdurchmesser ersetzt hatte. Die Formel von Schillinger et al. (1975) ergab die ungünstigsten Schätzergebnisse. Leider wurde auch in diesem Formelvergleich die von uns seit nunmehr über viele Jahre benutzte Schätzmethode unter Berücksichtigung des Gestationsalters nicht geprüft. Es liegt wohl in der Natur der Sache, daß letztlich jeder Untersucher zu beweisen versucht, daß seine Methode die beste ist. Ein objektiver Vergleich scheint uns aber aufgrund der unterschiedlichen Kollektive und Auswertmethoden nur bedingt möglich.

Wir wollen unsere eigene Methode nicht etwa als „unübertroffen" bezeichnen, da wir wissen, daß damit das leidige Problem der Fehlschätzungen im klinischen Betrieb auch nicht aus der Welt zu schaffen ist. In Zukunft wird es von Bedeutung sein, das Hauptinteresse auf die möglichst richtige Schätzung der Gewichte wirklich „kleiner" Kinder (≦1 500 g) zu legen, da für diese der Inhalt der Schätzung für ihre Prognose wirklich noch relevant ist. Mit Gewichten über 2 000 g werden unsere inzwischen so leistungsfähig gewordenen Neonatologen sowieso fertig.

Zusammenfassend lassen sich folgende Schlußfolgerungen ziehen:

1) Ultraschall ist die geeignete Methode, Alter und Gewicht eines Kindes präpartal zu schätzen.
2) Klinisch befriedigende Schätzresultate lassen sich nur erlangen, wenn Alter und Gewicht getrennt betrachtet werden.
3) Die Gestationsaltersicherung setzt ein „Massenscreening" in der 1. Hälfte der Schwangerschaft voraus.
4) Die Analyse von Wachstumsstörungen erfordert eine „erweiterte" Ultraschallbiometrie sowie eine detaillierte sonoanatomische Betrachtung des Fetus mit Verlaufsbeobachtung.

5) Zufriedenstellende Ergebnisse der Gewichtsschätzung lassen sich nur unter Einbeziehung oder unter ausschließender Berücksichtigung fetaler Rumpfmaße erzielen. Dies gilt insbesondere für Früh-, Frühmangel- und Mangelgeborene.

## Literatur

Beazley JM, Kurjak A (1973) Predecition of foetal maturity and birthweight by abdominal palpation. Nurs Times, June 14

Bernaschek G, Kratochwil A (1981) Vergleich von Gewichtsschätzungsmethoden aus Kephalo- und Abdominometrie. Geburtshilfe Frauenheilkd 41:114

Boog G, Lierde M van, Schuhmacher JC, Kirstetter L, Gandar R (1974) Céphalométrie et thoracométrie foetales au cours des grossesses pathologiques. Rev Fr Gynécol 69:19

Campbell S, Wilkin D (1975) Ultrasonic measurement of fetal abdomen circumference in the estimination of fetal weight. Br J Obstet Gynaecol 82:689

Dornan KJ, Hansmann M, Redford DHA, Wittmann BK (1982) Fetal weight estimination by real-time ultrasound measurement of biparietal and transverse trunk diameter. Am J Obstet Gynecol 142:652

Eik Nes SH (1980) Ultrasonic assessment of human fetal weight, growth and blood flow. Habilitationsschrift

Eik Nes SH, Gröttum P, Andersson NJ (1981) Clinical evaluation of two formulas for ultrasonic estimation of fetal weight. Acta Obstet Gynecol Scand 60:567

Eik Nes SH, Gröttum P (1982) Estimation of fetal weight by ultrasound measurement I. Development of a new formula. Acta Obstet Gynecol Scand 61:299

Eik Nes SH, Gröttum P, Andersson NJ (1982) Estimation of fetal weight by ultrasound measurement II. Clinical application of a new formula. Acta Obstet Gynecol Scand 61:307

Hansmann M, Voigt U (1973) Ultrasonic fetal thoracometry. An additional parameter for determing fetal growth. (Abstr) Excerpta Medica, 2nd World Congress of Ultrasonics in Medicine, Rotterdam

Hansmann M (1975) Ultraschallkephalo- und Thorakometrie zur Kontrolle des fetalen Wachstums unter besonderer Berücksichtigung der praepartalen Gewichtsschätzung. Habilitationsschrift, Med Fakultät Bonn

Hansmann M (1976) Ultraschallbiometrie im II. und III. Trimester der Schwangerschaft. Gynäkologe 9:133

Hansmann M, Schuhmacher H, Voigt U (1978) Mehrparametrische nicht lineare Gewichtsschätzung mittels Ultraschall unter Berücksichtigung des Gestationsalters. In: A Kratochwil, E Reinold, Ultraschalldiagnostik pp 69. Stuttgart: Georg Thieme Verlag

Hansmann M (1982) Thorakoabdominometrie als Grundlage für die Gewichtsschätzung. Swiss Med 4:110

Hellmann LM, Kobayashi M, Fillisti L, Lavenhar M (1967) Sources for error in sonographic fetal mensuration and estimination of growth. Am J Obstet Gynecol 99:662

Holländer HJ (1972) Die Ultraschalldiagnostik in der Schwangerschaft, 1. Aufl. Urban & Schwarzenberg, München Berlin Wien

Holländer HJ (1984) Die Ultraschalldiagnostik in der Schwangerschaft, 3. Aufl. Urban & Schwarzenberg, München Berlin Wien

Kohorn EI (1967) A evaluation of ultrasonic fetal cephalometry. Am J Obstet Gynecol 97:553

Kratochwil A (1968) Ultraschalldiagnostik in Geburtshilfe und Gynäkologie. Thieme, Stuttgart New York

Levi S (1970) Ultrasonodiagnostic en obstétrique: Intérêt clinique de la mesure du diamètre bipariétal du foetus. Gynécol Obstét (Paris) 69:227

Loeffler FE (1967) Clinical foetal weight prediction. Br J Obstet Gynaecol 74:675

Ong HC, Sen DK (1972) Clinical estimination of fetal weight. Am J Obstet Gynecol 112:877

Schillinger H, Müller R, Kretzschmar M, Wade J (1975) Gewichtsbestimmung des Feten durch Ultraschall. Geburtshilfe Frauenheilkd 35:866

Schlensker KH, Decker I (1973) Voraussagen des kindlichen Geburtsgewichtes aufgrund der Ultraschallkephalometrie und – Thorakometrie am Feten. Geburtshilfe Frauenheilkd 33:859

Schumacher H (1979) Mehrparametrische nichtlineare fetale Gewichtsschätzung aus Ultraschallmeßwerten unter Berücksichtigung des Gestationsalters. Inaugural Dissertation, Med Fakultät Bonn

Thompson HE, Holmes JH, Gottesfeld KR, Taylor ES (1965) Fetal development as determined by ultrasonic pulse echo techniques. Am J Obstet Gynecol 92:44

Warsof SL, Gohari P, Berkowitz RL, Hobbins JC (1977) The estimination of fetal weight by computer-assisted analysis. Am J Obstet Gynecol 128:881

Willocks J, Donald I, Duggan TC, Day N (1964) Foetal cephalometry by ultrasound. Br J Obstet Gynaecol 71:11

# 8 Entwicklungsstörungen

## 8.1 Hinweiszeichen für das Vorliegen einer Entwicklungsstörung

Während in den ersten 10 Anwendungsjahren der Ultraschalldiagnostik die Fetalbiometrie zur Gestationsalterssicherung und Kontrolle der somatischen Entwicklung im Vordergrund stand, hat sich in den vergangenen 5 Jahren (1979–1984) die Mißbildungsdiagnostik als neuer Schwerpunkt etabliert. Die Voraussetzungen hierfür wurden einerseits durch den technischen Fortschritt in dem bildgebenden Verfahren „Impulsechographie“ und andererseits durch Integration des „Ultraschalls“ als Screeningmethode in die Schwangerenvorsorge (seit 1. Januar 1980) geschaffen.

In diesem Kapitel sollen die mit den gegenwärtigen technischen Voraussetzungen und Richtlinien der Mutterschaftsvorsorge gegebenen Möglichkeiten der Ultraschalldiagnostik so dargelegt werden, daß es möglich wird, die potentielle Leistungsfähigkeit der Sonographie für die Mißbildungsdiagnostik besser zu nutzen, als dies bis heute der Fall ist. Dazu wird ein Mehrstufenkonzept vorgeschlagen. Der Zeitpunkt der Diagnosestellung, ihre Spezifität und die Frage der Verläßlichkeit stehen im Mittelpunkt der Betrachtungen. Es soll nur das Grundsätzliche hervorgehoben werden. Auf die Aneinanderreihung unzähliger Zitate wird weitgehend verzichtet. Es soll auch klargestellt werden, daß sich das Konzept der pränatalen Mißbildungsdiagnostik nicht in der Terminierung entwicklungsgestörter Schwangerschaften erschöpft.

Die Bundesrepublik Deutschland hat als erstes Land der Welt ein Ultraschallscreening aller Schwangeren in die Mutterschaftsvorsorgeuntersuchungen aufgenommen (veröffentlicht in der Beilage Nr. 4/80 zum Bundesanzeiger Nr. 22 vom 01.02.1980). Damit ist erstmals die Möglichkeit gegeben, bei *allen* Schwangeren nach Hinweiszeichen für das eventuelle Vorliegen einer Mißbildung zu fahnden. Der Einsatz der Ultraschalldiagnostik als risikofreies Instrument zum Ausschluß bzw. Nachweis fetaler Entwicklungsstörungen stellt zwar nur einen Teilaspekt des gesamten diagnostischen Spektrums der geburtshilflichen Sonographie dar, ist jedoch aus Sicht der Eltern ein wesentlicher Motivationsfaktor für die Durchführung dieser Untersuchung. So steht die Angst vor Mißbildung in einer von Stauber publizierten Skala an der Spitze subjektiver Angstgefühle bei schwangeren Frauen.

Die Angst der zukünftigen Eltern ist nicht unbegründet, beträgt doch der Anteil Lebendgeborener mit Mißbildungen 2%. Bezogen auf 500000 Geburten in der BRD/Jahr entspricht dies 10000 betroffenen Familien.

Dem Untersucher wird somit die Aufgabe gestellt, im allgemeinen diese Angst durch ein exaktes Screening wesentlich abzubauen oder im besonderen bei berechtigtem Mißbildungsverdacht, sobald er auftritt, die richtige Konsequenz zu ziehen. Der Schlüssel für eine erfolgreiche Mißbildungsdiagnostik liegt in detailliert dargestellten sonoanatomischen Organbefunden. Effektives Arbeiten auf diesem Gebiet setzt voraus, daß der Untersucher das weite Spektrum des „Normalen“ der Fetalanatomie im Ultraschallbild kennt und die Ultraschallbiometrie im Sinne „weiterführender“ Untersuchungen beherrscht. Grundsätzlich sollte jede Ultraschalluntersuchung einer Schwangeren – egal ob im Screening der Stufe I oder bei gezielter Suche nach Symptomen – mit einer sorgfältigen Inspektion des sonoanatomischen Gesamtbildes des Fetus und seiner Umgebung beginnen.

Die Erfahrung hat gezeigt, daß in einem hohen Prozentsatz die folgenden, einfach diagnostizierbaren, indirekten Hinweise zur Diagnostik fetaler Entwicklungsanomalien beitragen:

1) An- bzw. Oligohydramnie im 1. Screening,
2) Polyhydramnie unabhängig vom Alter

3) Frühe Wachstumsretardierung bei gesichertem Gestationsalter (z.B. durch BTK, Test, Ultraschall),
4) anomale Formen im Körperumrißbild (z.B. Kopf nicht als Ovoid darstellbar),
5) Strukturanomalie im Fetus bzw. aus Organen (z.B. „echofreie Räume“: Zysten, Ergüsse),
6) Disproportionen im Größenverhältnis einzelner Körperabschnitte oder -maße,
7) voluminöse Plazenta, nur 2 Nabelschnurgefäße,
8) Fehlen einer Nabelarterie,
9) anomales Bewegungsverhalten des Fetus (z.B. „Regungslosigkeit“, „Hektik“).

*ad 1):* Die Fruchtwassermenge nimmt zwischen der 16. und 20. SSW durchschnittlich um 50 ml pro Woche zu und erreicht in der 20. Woche etwa ein Volumen von 400 ml (Queenan u. Thompson 1972).

Da derzeit eine praktikable quantitative Bestimmung des Fruchtwasservolumens nicht möglich ist, muß der – durch Erfahrung geschärfte – optische Gesamteindruck dazu beitragen, Abweichungen von der Norm zu erkennen.

Im allgemeinen kann man dann von einem Hydramnion sprechen, wenn ein zweiter Fetus bequem im Uterus Platz hätte (Definition nach Holländer 1972). Von einem Oligohydramnion spricht man dann, wenn zwischen Fetus, Plazenta und Uteruswand keine echofreien Areale erkennbar sind, die Exkursionsmöglichkeiten der fetalen Extremitäten zulassen. Hinzu kommt, daß mit abnehmender Fruchtwassermenge die Bildqualität zunehmend schlechter wird.

Wird der Zustand einer Oligo- bzw. Anhydramnie bereits im 1. Screening angetroffen, ist dies nach unseren bisherigen Erfahrungen zumeist als Folge einer fehlenden oder zu geringen Urinausscheidung zu werten. Das Symptom einer verminderten Fruchtwassermenge weist demgemäß auf Störungen im Urogenitalsystem hin. Teilweise verbergen sich aber auch komplexe Syndrome wie chromosomale Aberrationen hinter diesem Zustandsbild. Nur in seltenen Ausnahmen kann ein vorausgegangener Blasensprung als Ursache verifiziert werden. Das Festlegen einer verbindlichen Diagnose ist in den meisten Fällen schwierig, da eine Schichtentrennung fehlt und Organdiagnostik nur bedingt möglich ist (Abb. 8.1). Da der Zustand

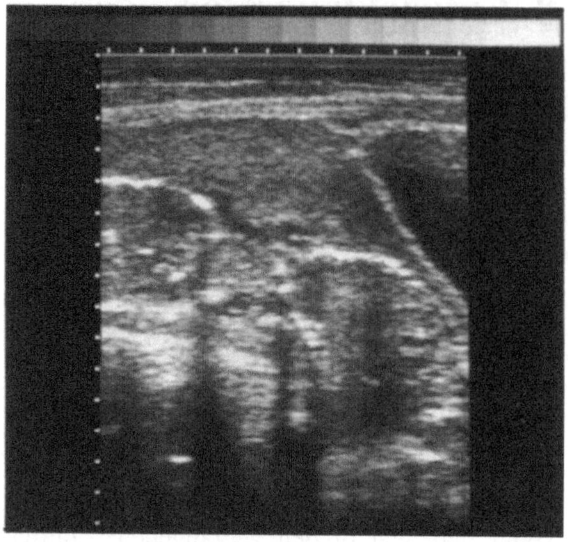

**Abb. 8.1.** Anhydramnie, 19. SSW

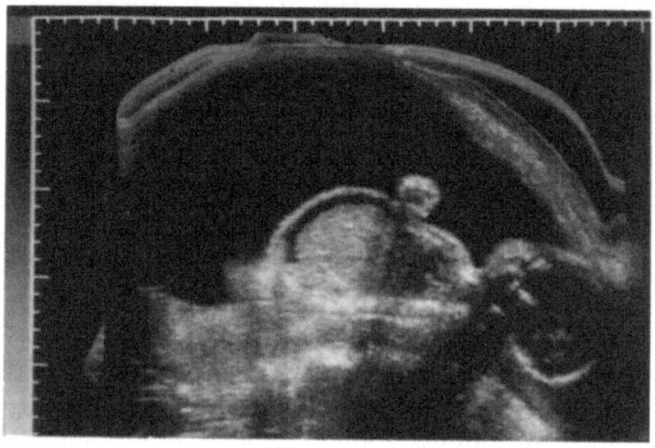

**Abb. 8.2.** Polyhydramnie, 25. SSW

an sich schon Pathologie bedeutet, muß eine Abklärung so rasch wie möglich an einem in der Problematik erfahrenen Zentrum erfolgen.

*ad 2):* Die Polyhydramnie (Abb. 8.2) ist demgegenüber nur in 30% der Fälle mit faßbaren fetalen Entwicklungsanomalien verbunden (Ramzin et al. 1973).

Klinisch relevant tritt sie so gut wie ausschließlich nur in der 2. Schwangerschaftshälfte auf. Grundsätzlich ist das Spektrum möglicher Ätiologien bei diesem Zustand sehr viel weiter zu fassen.

Das Stellen einer endgültigen Diagnose wird demgemäß nicht einfacher, obgleich meist infolge der idealen Schallbedingungen (große Wasservorlaufstrecke) eine besonders hohe Bilderqualität erreicht wird. In bezug auf die Ätio-

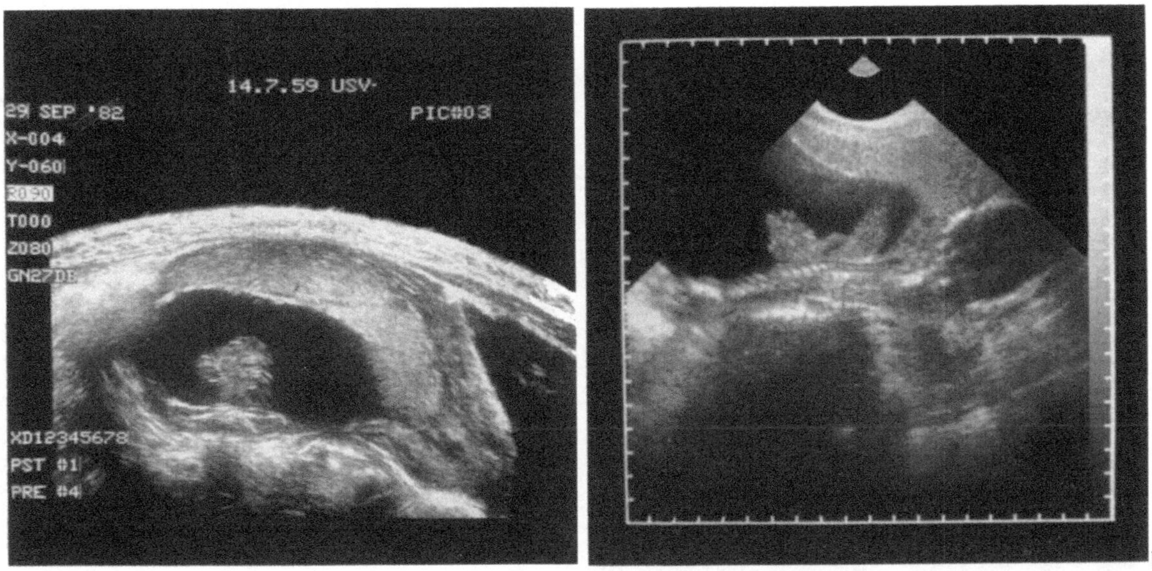


a b

**Abb. 8.3a, b.** Überweisung wegen Polyhydramnie, 20. SSW. Im Längsschnitt (**a**) stellen sich lediglich die Vorderwandplazenta sowie eine große Flüssigkeitsmenge mit einem fetalen Echokomplex dar. Im Bild **b** wird klar, daß es sich nicht um eine Polyhydramnie, sondern um fetalen Aszites bei Anhydramnie handelt. Es lag ein Prune-belly-Syndrom mit urinösem Aszites vor

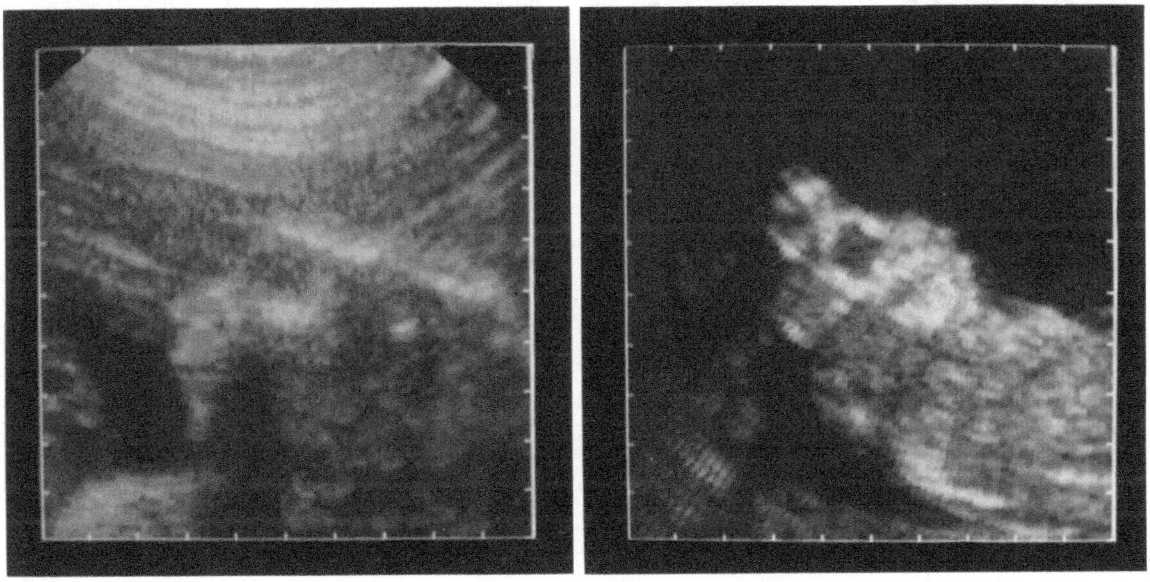

a b

**Abb. 8.4. a** Auffälliges Körperumrißbild am Kopf, Mikrozephalie. **b** Auffälliges Kopfprofil, 21. SSW. Diagnose: Anenzephalus

logie lassen vorrangig 2 Gruppen Kausalzusammenhänge erkennen:

a) Dekompensationen des Herz-Kreislauf-Systems (z.B. Anämie bei Rh-Inkompatibilität, fetomaternalem Transfusionssyndrom, fetofetalem Transfusionssyndrom bei Mehrlingen, Herzvitien, vorzeitigem Verschluß der fetalen Blutwege, Rhythmusstörungen u.v.a., Abb. 8.7 und 8.8),

b) Obstruktive Fehlentwicklungen im Bereich des Verdauungstraktes, die vor dem Ileum liegen; in erster Linie Ösophagus- und Duodenalatresien.

Letztere sind aber nicht selten Teilsymptom

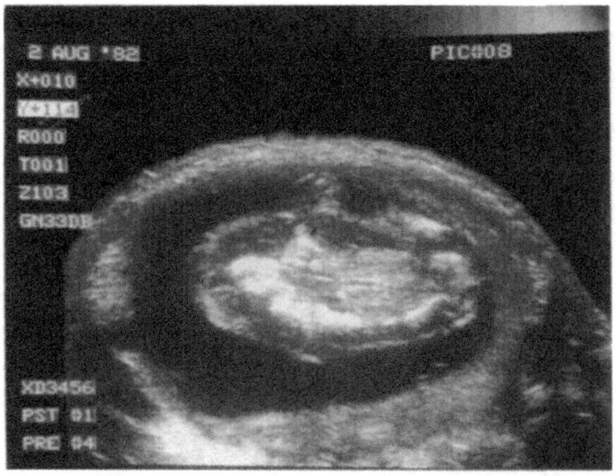


**Abb. 8.5.** Auffälliges Körperumrißbild, 24. SSW. Diagnose: Akranius mit Hautödem

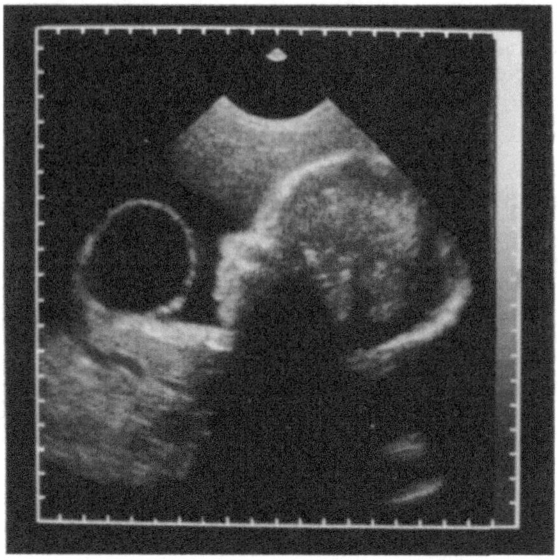

**Abb. 8.6.** Strukturauffälligkeit im fetalen Thoraxbereich. Diagnose: Omphalozele

wesentlich komplexerer Störungen bis hin zu Chromosomenanomalien.

Die Diagnose Polyhydramnie ist in der Regel einfach und leicht zu stellen. Zu beachten ist allerdings, daß die Flüssigkeitsansammlung sicher außerhalb der Körpergrenzen des Feten liegt.

Wir haben mehrfach erlebt, daß extreme Rumpfauftreibungen infolge obstruktiver Uropathie (Prune-belly-Syndrom) als Polyhydramnie eingewiesen wurden (Abb 8.3a, b).

*ad 3):* Wie in dem Kapitel über die Frühschwangerschaft begründet, sind die Schwan-

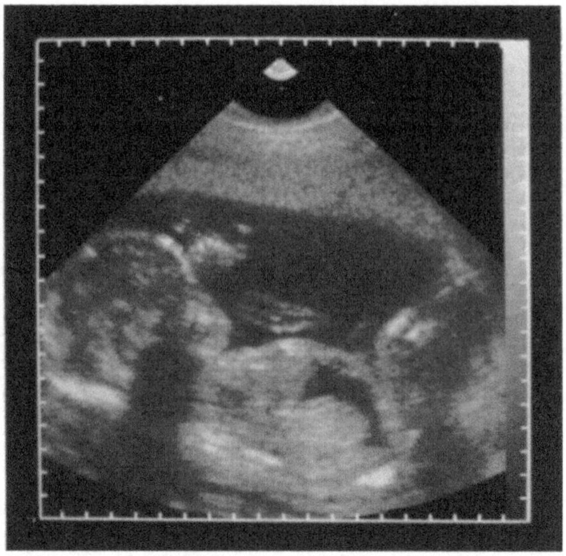

**Abb. 8.7.** Freie Flüssigkeit im Abdomen. Diagnose: Aszites bei komplettem AV-Block

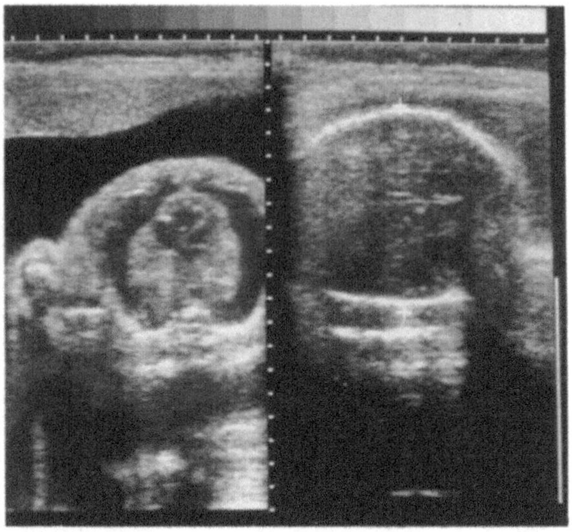

**Abb. 8.8.** Flüssigkeit im Thorax. Diagnose: Pleuraergüsse bei kardialer Dekompensation

kungen in der Körpergröße der Feten um so geringer, je jünger diese sind. Findet man bereits im *1. Screening* Untermaßigkeit der Körpergröße, bezogen auf ein gesichertes Gestationsalter, so ergibt sich daraus der Verdacht auf schwerwiegende Entwicklungsanomalien mit einem generalisiert gestörten Wachstumspotential. An erster Stelle sind in diesem Zusammenhang chromosomale *Anomalien* zu erwähnen (s. Kap. 10).

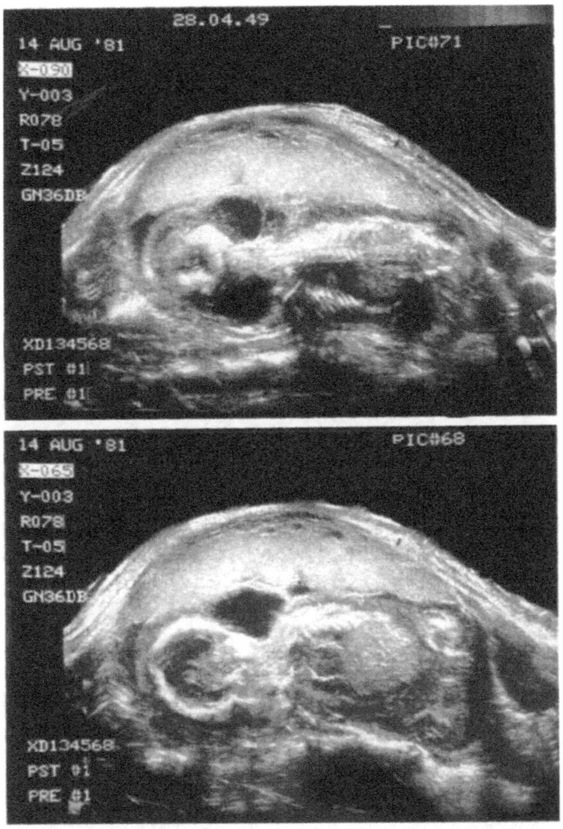


**Abb. 8.9.** Auffälliges Körperumrißbild, hyperreflektorische Plazenta und Flüssigkeit im fetalen Thorax bei Oligohydramnie. Diagnose: Hygroma colli, Pleuraergüsse bei Noonan-Syndrom

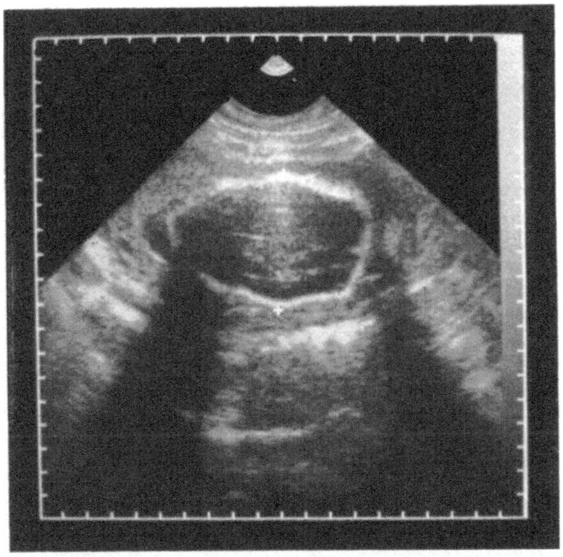

**Abb. 8.10.** Polygonales Schädelumrißbild bei intrauterinem Fruchttod, 29. SSW (BPD: 23. Woche)

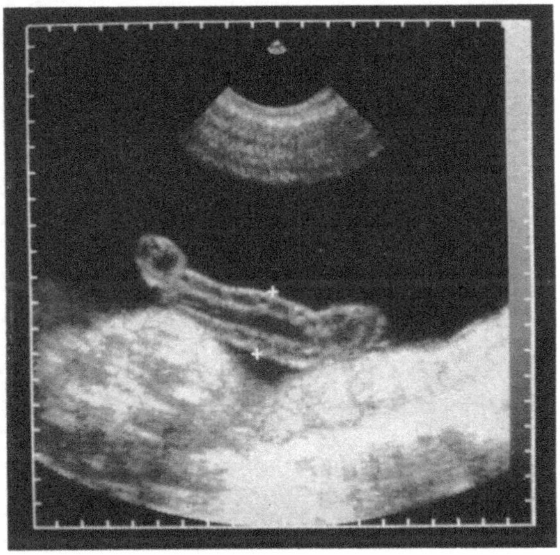

**Abb. 8.11.** Nabelschnur normal; Längsschnitt mit Darstellung beider Arterien und der V. umbilicalis

*ad 4) und 5):* Es versteht sich von selbst, daß aus Formanomalien im Körperumrißbild sowie aus intrafetalen Morphologieauffälligkeiten (Parenchymdefekte, Verdrängungen, Flüssigkeitsansammlungen in Körperhöhlen oder in Organen) der Verdacht auf Vorliegen einer Mißbildung resultiert (Abb. 8.3–8.10).

*ad 6):* Dysproportionen im Verhältnis einzelner Körperabschnitte fallen um so eher auf, je mehr Referenzebenen eingestellt werden. Wesentliche Hinweise ergeben sich bereits aus Diskrepanzen zwischen Kopf- und Rumpfgröße. Eine dritte Bezugsgröße, z.B. die Diaphyse eines langen Röhrenknochens (Femur) erleichtert die Zuordnung der Dysproportion.

*ad 7):* In Zusammenhang mit anomalen Fruchtwassermengen sind auch Volumen und Strukturauffälligkeiten der Plazenta als Hinweiszeichen auf Mißbildungen zu werten. So sind z.B. eine Plazentadicke über 6 cm (gemessen am Scheitelpunkt), eine verstärkte Echogenität und/oder ein in ausgedehnten Bereichen zu beobachtendes „Lochmuster" als Hinweiskriterien für das Vorliegen einer Entwicklungsstörung zu werten (Abb. 8.14). Schließlich kann auch der Nachweis einer fehlenden Nabelschnurarterie zu einer weiterführenden Diagnostik Veranlassung geben (Abb. 8.11–8.13).

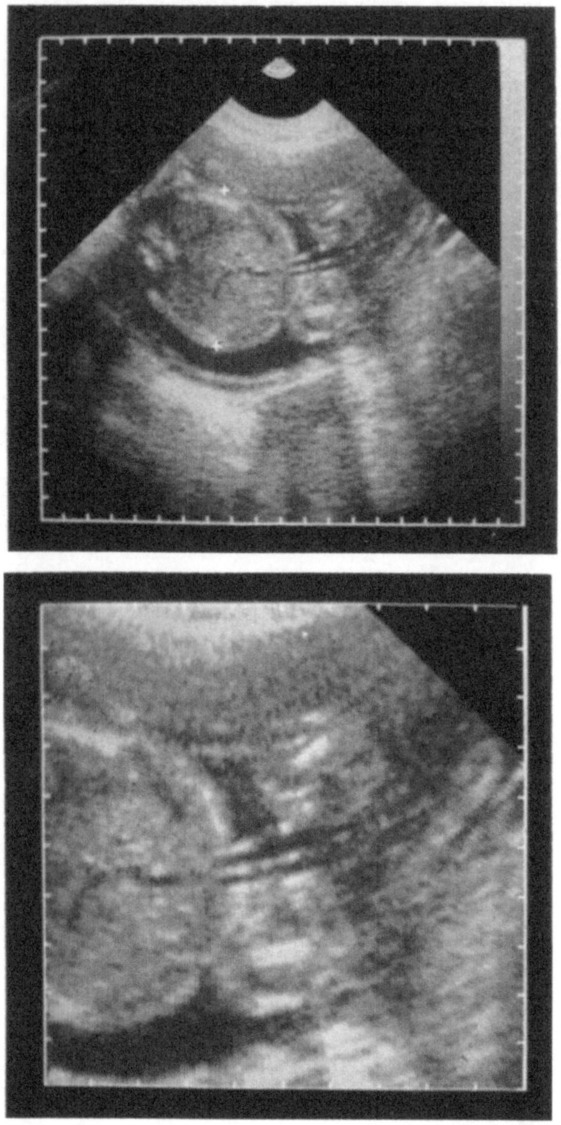

a

b

**Abb. 8.12a, b.** Nabelschnur pathologisch, **a** Rumpfquerschnitt mit Einmündung der Nabelschnur zwischen den unteren Extremitäten. **b** Ausschnittvergrößerung. Die Nabelschnur enthält nur 2 Gefäße (eine Vene und eine Arterie)

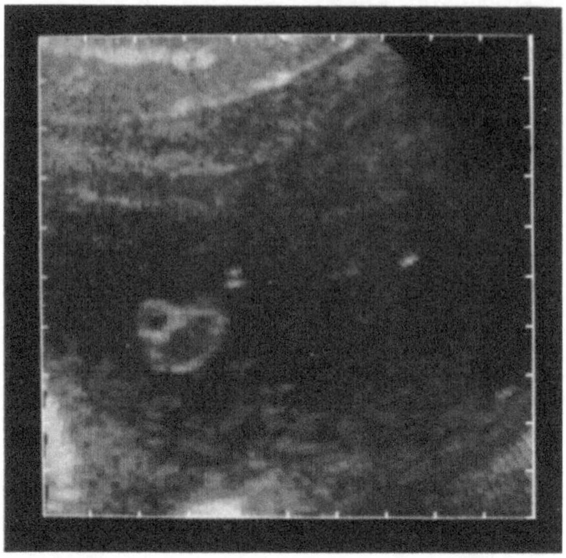

**Abb. 8.13.** Nabelschnur pathologisch; „Siegelringstruktur“, nur eine Nabelschnurarterie neben der Vene

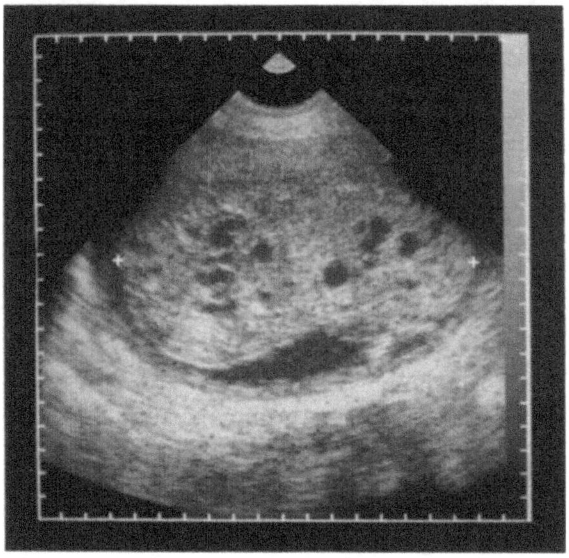

**Abb. 8.14.** Plazentastruktur bei Triploidie

*ad 8):* Seit Einführung der Real-time-Untersuchungstechnik ist das „Mitsehen“ fetaler Bewegungsabläufe ein integrierter Bestandteil des gesamten Untersuchungsvorgangs. In der Vergangenheit hat man versucht, insbesonders durch Quantifizieren von Bewegungsabläufen Beurteilungskriterien von diagnostischem Wert zu finden. In die tägliche Praxis haben die Untersuchungsergebnisse bislang kaum Eingang gefunden, da sie einen zu hohen methodischen Aufwand erfordern. Vielversprechend scheint nach eigener Erfahrung die qualitative Analyse der Bewegungsformen – z.B. harmonische Handführung zum Kopf, Daumenlutschen, Kratzbewegungen, Schlucken und sich Räkeln. Ist man mit dem Normalbild dieses fetalen Verhaltens vertraut, lassen sich sehr schnelle, zuckende, unkoordiniert ablaufende Bewegungen der Extremitäten, die auch krampfartigen Charakter haben können, zumindest als auffällig unterscheiden, insbesondere dann, wenn sich ein phasenweiser Wechsel zwischen Hektik und absoluter Regungslosigkeit wiederholt einstellt.

Wird beim Screening zunächst auch nur *ein* Hinweiszeichen wahrgenommen, sollte dies jeden Untersucher veranlassen, nach weiteren Hinweisen zu fahnden, da diese häufig in Kombinationen zu finden sind.

Verallgemeinernd kann man davon ausgehen, daß mit der zunehmenden Anzahl von Hinweiszeichen auch die Wahrscheinlichkeit für das tatsächliche Vorliegen einer Mißbildung steigt.

Kann der Erstuntersucher keine eindeutige, schlüssige Enddiagnose stellen, darf er auf keinen Fall auf die Veranlassung einer weiterführenden Diagnostik an einem Zentrum der Stufe II oder III verzichten.

Die Erfahrungen der letzten Jahre haben bewiesen, daß die Aufgabe der Mißbildungsdiagnostik nur in einem Mehrstufenkonzept lösbar ist, d.h. Screeninguntersuchungen werden allerorten durchgeführt, Verdachtsbefunde bedürfen aber einer Bestätigung und Spezifizierung an spezialisierten Zentren der Stufe II und III (Hansmann 1981); *Begründung:* Nach eigenen Ergebnissen lagen bislang in 50% der Verdachtsfälle, die für das Vorliegen einer Mißbildung überwiesen wurden, letztlich keine vor, und bei den „positiven" Fällen stimmte in über 50% der Fälle die Enddiagnose nicht mit der ursprünglichen Verdachtsdiagnose überein. Es steht aber außer Frage, daß für die Prognose und Therapieplanung die Spezifität der Diagnose und die Kenntnis ihrer Zuverlässigkeit unerläßliche Voraussetzung sind und bleiben müssen.

### Literatur


Hansmann M (1981) Nachweis und Ausschluß fetaler Entwicklungsstörungen mittels Ultraschallscreening und gezielter Untersuchung – ein Mehrstufenkonzept. Ultraschall 2:206

Hepp H (1982) Schwangerschaftsabbruch aus kindlicher Indikation – anthropologisch – philosophische Aspekte des Arzt-Patienten-Konfliktes. In: Boland P, Krone HA, Pfeiffer RA (Hrsg) Wissenschaftliche Informationen, Bamberger Symposium. Milupa, Friedrichsdorf

Holländer HJ (1972, [2]1975, [3]1984) Die Ultraschalldiagnostik in der Schwangerschaft. Urban & Schwarzenberg, München Wien Baltimore

Queenan JT, Thompson W (1972) Amniotic fluid volumes in normal pregnancies. Am J Obstet Gynecol 114:34

Ramzin MS, Meudt RO, Hinselmann JJ (1973) Prognostic significance of abnormal ultrasonographic findings during the second trimester of gestation. J Perinat Med 1:60


## 8.2 Neuralrohrdefekte (NTD)

Fehlbildungen des zentralen Nervensystems im Sinne von Dysraphien umfassen an erster Stelle Anenzephalus, Spina bifida und Meningomyelozelen. Ihr Vorkommen wird für Deutschland auf 1:1000 Geburten geschätzt (Warkany 1971). Weitzel (1983) hat in seiner Feldstudie im Raum Hannover/Niedersachsen allerdings nur eine Inzidenz von 0,4 pro Tausend gefunden, während in England über eine Häufigkeit von 4,5 pro Tausend Schwangerschaften berichtet wird (*Report of the U.K. Collaborative Study 1977*). Das Wiederholungsrisiko nach Geburt eines Kindes mit NTD beträgt in England ca. 5% (Brock 1979) und wird in Deutschland mit ca. 3% erwartet; es steigt nach der Geburt zweier „kranker" Kinder auf 10% an. Im Vergleich zu anderen Fehlbildungen ist das NTD-Vorkommen also relativ häufig und somit von allgemeiner klinischer Relevanz.

### 8.2.1 Anenzephalus

In der Gesamtheit aller NTD bildet der Anenzephalus mit 50–65% die größte Gruppe. Sein sonoanatomisches Hauptmerkmal liegt in der Abwesenheit der Großhirnhemisphären (Telenzephalon). Damit erklärt sich auch das Fehlen eines rundovalen Schädeldachs. Natürlich sind – entgegen der nicht ganz korrekten Bezeichnung „Anenzephalus" – ein Hirnstamm und oft auch Teile des Mittelhirns (Mesenzephalon) vorhanden. Der Defekt wird als Folge einer Verschlußstörung des Neuralrohrs an seinem kranialen Pol beschrieben und entsteht „früh" in der 4.–5. Woche der Embryonalentwicklung post menstruationem (p.m.). Gedeckt wird er von einer Membran gefäßhaltigen Stromas, im Regelfall aber nie durch Knochen oder Haut. Berücksichtigt man, daß der gesunde Schädel bei normaler Entwicklung bereits ab der 8.–9. Woche p.m. sonographisch als ovale Figur mit Mittelecho darstellbar ist (Abb. 8.15), so ergibt sich die „Frühdiagnose" Anenzephalus als logische Konsequenz. Sie resultiert aus dem Fehlen der Schädeldecke, der Nichteinstellbar-

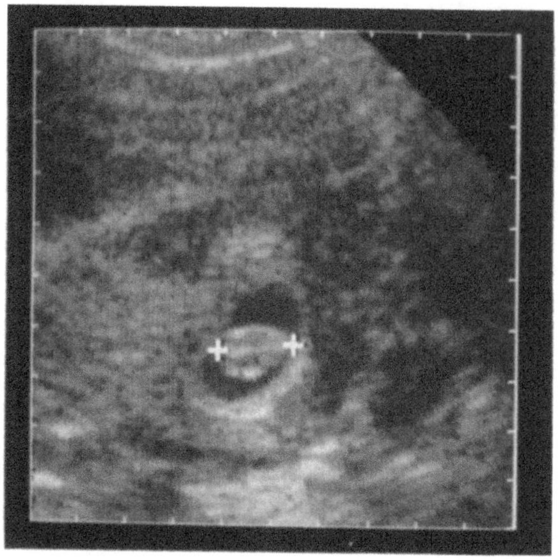

**Abb. 8.15.** Kopf eines Fetus, 9. SSW, Tag 6 (BTK). Meßstrecke FROD 12 mm, der BPD betrug 10 mm (Fetus I einer Sechslingsschwangerschaft)

keit einer Referenzebene für den BPD und die „brillenförmig" imponierenden großen Orbitae (Abb. 8.16–8.22). Durch die gesteigerte Sekretion der Area vasculosa findet sich bei der Anenzephalie zusätzlich häufig eine Polyhydramnie. Bei tief im Becken stehendem Kopf kann es u.U. etwas schwieriger sein, die Diagnose zu stellen. In solchen Fällen ist es ratsam, bei zunehmendem Füllungszustand der mütterlichen Blase „mehrzeitig" zu untersuchen. Entweder wird dabei der evtl. im Schallschatten liegende Kopfpol durch das „Blasenfenster" frei oder – und das trifft in ganz besonderem Maß für den Anenzephalus zu – die „Hektik" der Bewegungsabläufe führt zu einem die Untersuchung begünstigenden Lagewechsel. Bei einem anscheinend „tiefstehenden" Kopf ist es auch ratsam, mit einem Sektorscanner bei unterschiedlichen Füllungszuständen der mütterlichen Blase zu untersuchen, ehe man den Verdacht auf das Vorliegen eines Anenzephalus äußert.

Ist die Diagnose sichergestellt, ist es – nicht zuletzt aus Gründen der eigenen Fortbildung – ratsam, bei dem Fetus nach anderen Fehlbildungen zu suchen und sein Bewegungsverhalten zu beobachten. Immerhin lassen sich in bis zu 50% der Fälle auch Wirbelsäulendefekte erwarten, deren Diagnose weitaus schwieriger sein kann. Ein weiter fortgebildeter Untersucher

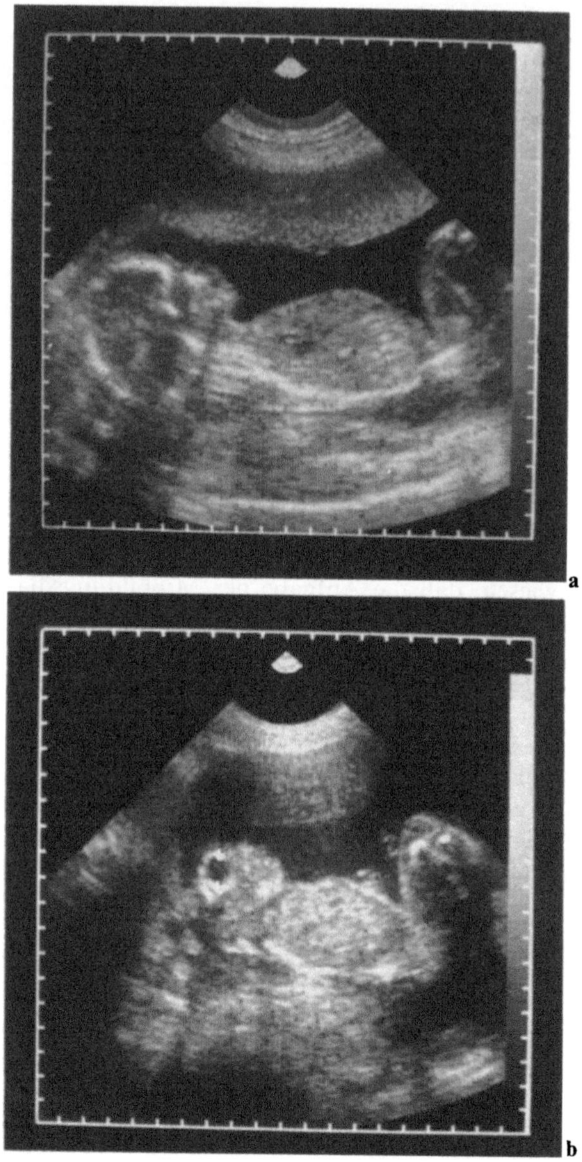

**Abb. 8.16 a, b.** Gegenüberstellung eines „normozephalen" (**a**) und eines anenzephalen (**b**) Fetus (19. SSW) im Längsschnitt. Über den Orbitae (Durchmesser 12 mm) fehlt die Schädelkalotte

sollte es auch nicht unterlassen, die beim Anenzephalus gehäuft vorkommende Lippen-Kiefer-Gaumen-Spalte auszuschließen bzw. nachzuweisen (Abb. 8.21 und 8.22).

Schließlich lassen sich auch Omphalozelen oder gar komplette Eventrationen beim Anenzephalus häufiger als im Normozephalonkollektiv finden. In bezug auf das Bewegungsverhalten ist der abrupte Wechsel zwischen Phasen absoluter Bewegungslosigkeit und extremer

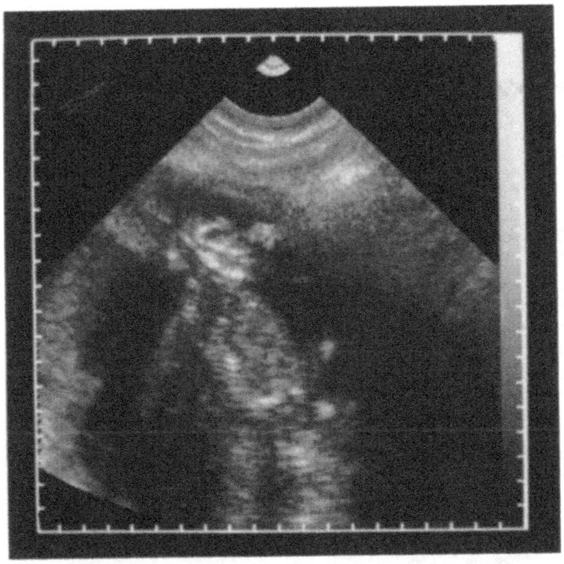

**Abb. 8.17.** Anenzephalus, 18. SSW, hier in Beckenendlage „sitzend“

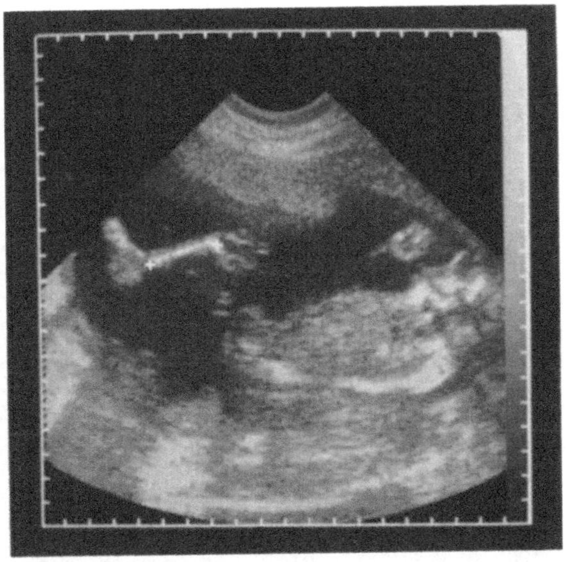

**Abb. 8.19.** Anenzephalus, 21. SSW. (*links:* Tibia 27 mm)

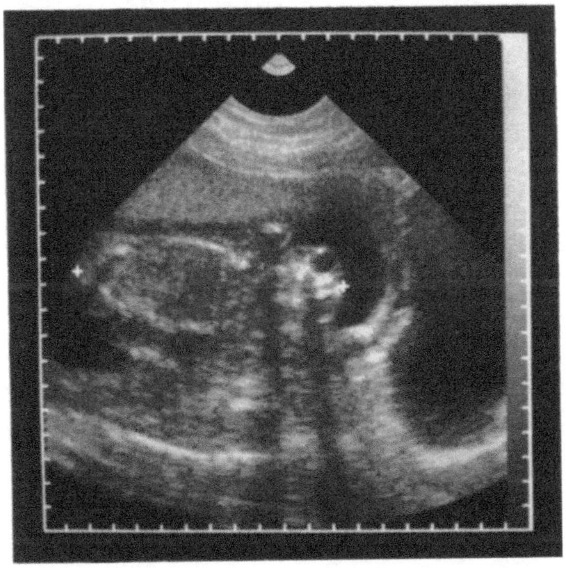

**Abb. 8.18.** Anenzephalus, 20. SSW. Der Kopf liegt *rechts* im Bild. Die Scheitel-Steiß-Länge beträgt nur 107 mm

Hektik ins Auge fallend. Letztere läßt sich auch durch den Untersucher mittels Stoßpalpation provozieren. Die zuckenden, schnellenden, völlig unkoordiniert erscheinenden „Bewegungsstürme“ unterscheiden sich deutlich vom harmonischen Bewegungsablauf eines gesunden Fetus, der offensichtlich schon ab der 14.–15. SSW „ahnt“, was er vorhat (z.B. die Hand zum Mund führen, eine bequeme Stellung und Haltung einnehmen etc.). Zwillingsschwangerschaften, bei denen ein Anenzephaler mit einem „Gesunden“ lebt, lassen die Unterschiede des Verhaltens besonders deutlich erkennen. In einem von 3 eigenen Fällen dieser Art, der longitudial beobachtet werden konnte, war schließlich zu befürchten, daß das ständige Gestoßen- und Getretenwerden beim Gesunden zu einer Verhaltensstörung führen könne.

Differentialdiagnostisch können sich Probleme bei der Unterscheidung einer extremen Mikrozephalie vom Anenzephalus ergeben. Das flache Schädeldach kann sich in einem solchen Fall zwar bei Frontalschnitten entziehen, stellt sich aber im Profil schließlich doch deutlich dar (Abb. 8.4). Im vorliegenden Fall betrug das gesamte Hirngewicht nur 30 g, wovon 15 g auf die rudimentäre Großhirnanlage entfielen. Im klinischen Sinne ergab sich für diesen Fall demgemäß unabhängig von der richtigen Enddiagnose nur eine sehr schlechte Prognose. Daran können schließlich auch die beim Bild geradezu zu erwartenden „normalen“ AFP-Werte nichts ändern. Für das betroffene Elternpaar resultierte aus den differentialdiagnostischen Überlegungen aber ein 6wöchiger Leidensweg. Bei Amnionstrangsyndromen kann normalerweise auch eine Abgrenzung vom klassischen Anenzephalus erfolgen, sofern sich eine deutliche Asymmetrie der Restschädelkalotte darstellen läßt. Das Zustandsbild ist vergleichsweise selten. Schließlich sei auf die Unterscheidung zwi-

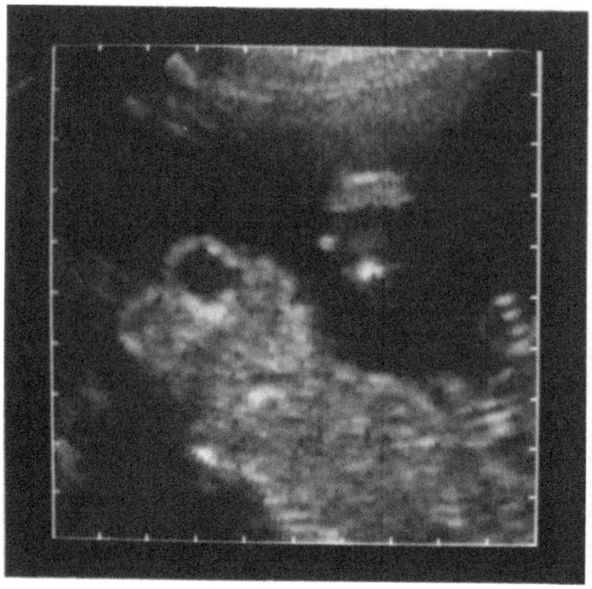

a

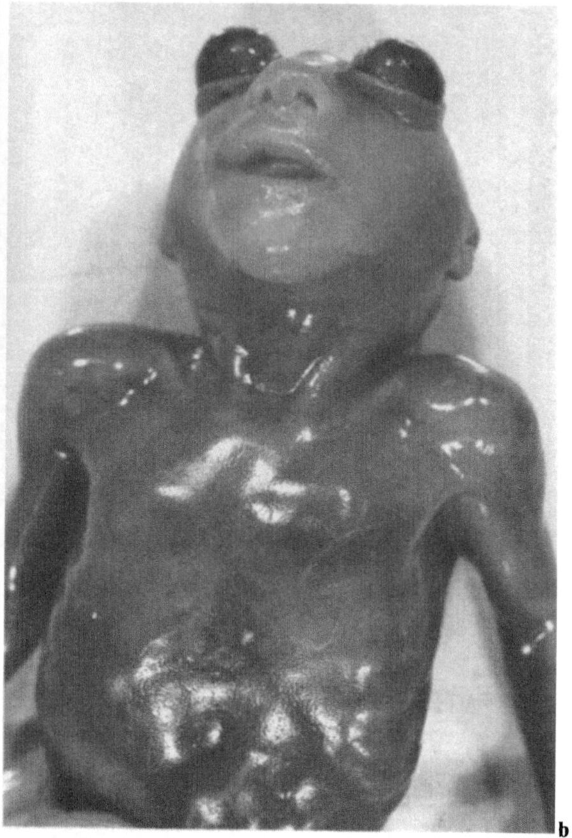

b

**Abb. 8.20a, b.** Anenzephalus, 21. SSW mit Protrusio bulbi (elektronisch gezoomt)

schen Anenzephalus und Akranius hingewiesen.

Letztere kommt nur bei eineiigen Zwillingen vor und ist noch seltener als der Anenzephalus bei Gemini. In einem der beiden selbst beobachteten Fälle (Abb. 8.5) führte der Akranioakardius zu einer therapiebedürftigen kardialen Dekompensation des gesunden Kindes, da er es wie ein großer, schnell wachsender Tumor belastete.

Die Ultraschalldiagnose eines Anenzephalus sollte bereits heute als erwartetes Resultat des ersten Ultraschallscreening (zwischen der 16. und 20. SSW) für die Mehrzahl der Fälle erwartet werden. An der Universitätsfrauenklinik Bonn wurde seit 1968 in keinem Fall die Diagnose verpaßt. Unter 50 Anenzephalen wurde die Diagnose 32mal vor der 24. SSW gestellt. Eine „späte" Diagnose war in allen Fällen die Folge der „späten" Überweisungen. Die früheste Diagnose eines Anenzephalus wurde in der 13. SSW gestellt. Im Prinzip kann man heute die pränatale Diagnose des Anenzephalus als Kriterium der Qualitätskontrolle für die Ultraschalldiagnostik auffassen. Wenn ein Ultraschalluntersucher einen Anenzephalus als „normalen" Befund registriert, ist entweder das Gerät defekt oder (wahrscheinlicher) er selbst nicht ausreichend ausgebildet. Wird vom Untersucher bemerkt, daß er kein „normales" Bild vom fetalen Schädel erhält und der BPD nicht wie üblich meßbar ist, so sollte hierin eine zwingende Indikation für die unmittelbare Überweisung an ein Zentrum gesehen werden. Es muß als unerträglicher Mißstand bezeichnet werden, wenn heutzutage noch Ultraschalluntersucher dem „Do-it-yourself-Prinzip" folgend eine Patientin 5- bis 6mal einbestellen, ohne eine schlüssige Diagnose zu stellen. Hierbei werden nicht nur Zeit und Geld verschwendet, sondern auch seelische Strapazen unsagbaren Ausmaßes den betroffenen Eltern zugemutet. Allgemein kann man sagen, daß außer Ultraschall keine andere Methode benötigt wird, um die Diagnose „Anenzephalus" zu stellen. Diese Aussage bezieht sich aber ausschließlich auf den Anenzephalus. In bezug auf das ganze Spektrum der Neuralrohrmißbildungen steht

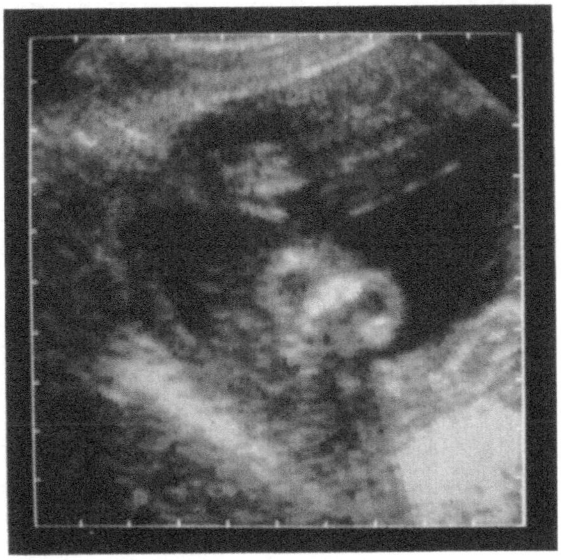

**Abb. 8.21.** Aufsicht auf das Gesicht eines Anenzephalus, 17. SSW, mit „Brillenphänomen"

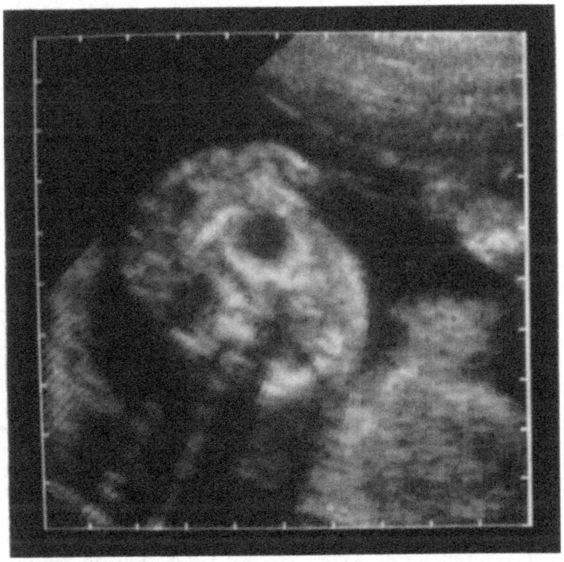

**Abb. 8.22.** Aufsicht auf das Gesicht eines Anenzephalus, 23. SSW, mit Lippen-Kiefer-Gaumen-Spalte

die große Bedeutung des Alpha-Fetoproteins als Suchmethode außer Frage (*U.K. Collaborative Study 1977*). Kurjak (1980) berichtet über 37 Fälle Anenzephaler ohne falsches Ergebnis. Robinson (1979) diagnostizierte innerhalb von 3 Jahren in einer Gruppe von 321 Risikofällen 33mal einen Anenzephalus ohne Fehler. Amniozentesen zur Fruchtwasser-AFP-Bestim-

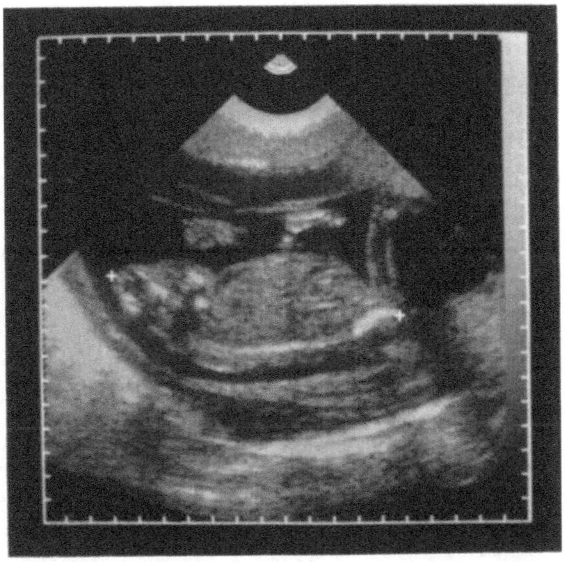

**Abb. 8.23.** Anenzephalus bei Zwillingsgravidität, 20. SSW. (Das Neugeborene wurde reanimiert, um es als Nierenspender zu verlegen. Dr. Schell, persönliche Mitteilung 1984)

mung wurden mehr oder weniger nur aus akademischem Interesse durchgeführt. In Campbells Serie (1979) wurden 17 Anenzephale unter 409 Risikoschwangerschaften festgestellt. Kürzlich (1981) hat Campbell über 114 NTD berichtet, die vor der 26. SSW diagnostiziert wurden. Unter diesen wurden allerdings nur 14 durch eine Routineultraschalluntersuchung erfaßt. All die anderen waren Risikopatienten, d.h. entweder anamnestisch belastet, oder es war ein signifikant erhöhter AFP-Wert im Serum der Patientinnen im Rahmen des in England üblichen AFP-Screening erfaßt worden (Ferguson-Smith et al. 1978).

Bei gesicherter Diagnose „Anenzephalie" verlangen die Eltern in der Regel die vorzeitige Beendigung der Schwangerschaft. Da seit Einführung des Screening das Zustandsbild auch in zunehmendem Maße rechtzeitig diagnostiziert wird (UFK Bonn Jan. 82/Sept. 83 in 30 von 35 Fällen vor der 24. SSW), ergeben sich daraus auch kaum Probleme. Daß bei Austragen einer Schwangerschaft mit Anenzephalus die Geburt schließlich doch eingeleitet werden muß, da infolge Fehlens einer Neurohypophyse häufig keine spontane Wehentätigkeit in Gang kommt, sollte in die Überlegungen über das geburtshilfliche Vorgehen einbezogen werden. Einen neuen Aspekt bei ausgetragenem Anenzephalus (z.B. bei Mehrlingsschwangerschaft)

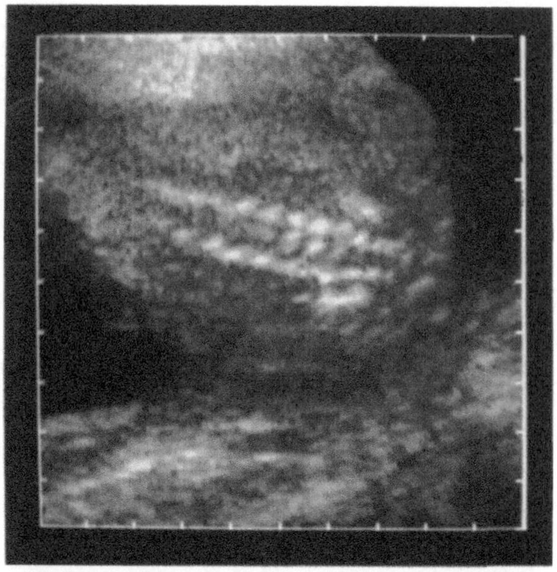

a

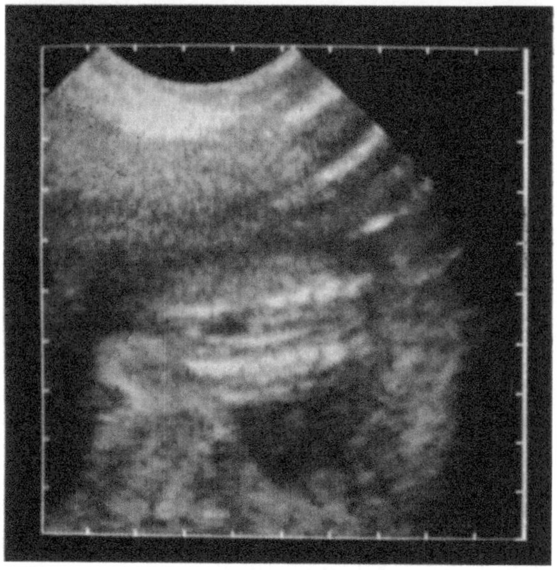

b

**Abb. 8.24. a** Darstellung des lumbosakralen Wirbelsäulenbereichs im Längsschnitt bei einem „gesunden" Fetus. (Beachte die Segmentierung im Bereich des Os sacrum, sowie die bleistiftspitzenförmige Verjüngung nach kaudal.) Die Beckenschaufeln imponieren „akzentförmig". **b** Etwas weiter dorsal liegender Längsschnitt bei lumbaler Spina bifida. Mittig fehlen die Processus spinosi

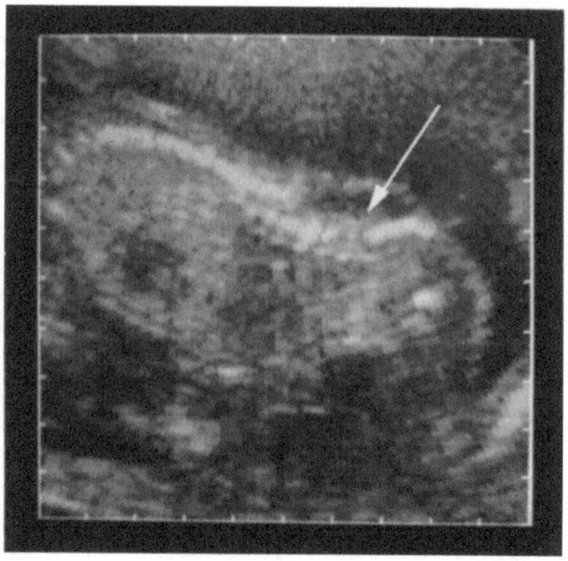

**Abb. 8.25.** „Aufsicht" von dorsal auf eine größere lumbale Spina bifida, 23. SSW

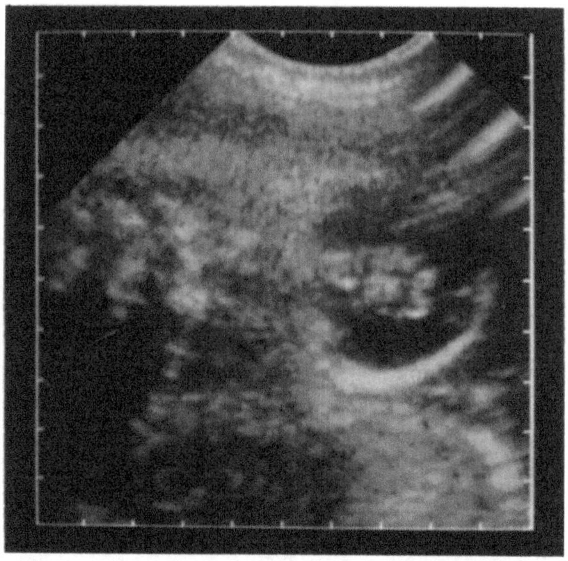

**Abb. 8.26.** Darstellung einer lumbosakralen Meningozele (Durchmesser 4 cm, 39. SSW). Die Läsion wurde aufgrund erhöhter AFP-Werte in der 18. Woche entdeckt. Aufgrund der „günstigen" Befunde entschloß sich die Patientin zum Austragen der Schwangerschaft

stellt die Möglichkeit dar, ihn als Organspender dienen zu lassen (Dr. Scheel, persönliche Mitteilung 1984).

### 8.2.2 Spina bifida

Die Spina bifida ist eine Neuralrohrverschlußstörung, bei der ein oder (meist) mehrere Wirbelbögen dorsal nicht geschlossen sind (Abb. 8.24 und 8.25). Zwischen den Extremen einer Rhachischisis und der Spina bifida occulta gibt es stufenlos jeden Ausprägungsgrad. Am häufigsten und von größtem klinischen Interesse ist die Spina bifida aperta (cystica) (Abb. 8.26). Bei dieser Form prolabieren die Hirnhäute (Arachnoideae) aus dem defekten Bereich und lassen einen zystischen Tumor unterschiedlichster Größe entstehen. Je nach Inhalt bezeichnet man sie als Meningozelen, sofern kein eigentliches Nervengewebe prolabiert ist, oder als Myelomeningozelen. Bei letzteren ist die Prognose natürlich schlechter. Rund 90% der Läsionen liegen lumbal bzw. lumbosakral, nur 6% thorakal und 3% zervikal (Abb. 8.30a, b). In der Regel ist die Prognose hinsichtlich der zu erwartenden Ausfallserscheinungen um so ungünstiger, je höher der Defekt sitzt. Das heißt aber nicht, daß eine „tief" sitzende Spina bifida grundsätzlich eine gute Prognose hat. Immerhin werden in der Erhebung von Ferguson-Smith et al. (1978) noch 70% der NTD-Fälle mit „minor defects" als „severely handicaped" eingestuft. Das heißt auch, in der von Sitz und Größe der Läsion her günstigsten Gruppe läßt sich nicht sicher abschätzen, ob ein Kind überhaupt laufen lernt und ob es kontinent sein wird. Der Nachweis einer offensichtlich ungestörten fetalen Beinmotorik und Blasendynamik ist in diesem Zusammenhang auch kein zuverlässiges Kriterium für die Prognose (Campbell 1983, persönliche Mitteilung). Umgekehrt läßt der Eindruck einer intrauterinen Querschnittslähmung bei NTD für den Patienten keine gute Prognose zu. Nach eigener Erfahrung spielen auch der zeitabhängige Ausprägungsgrad und die Progredienz des so gut wie in allen Fällen vorhandenen Hydrozephalus internus für die Prognoseeinschätzung eine wichtige Rolle. Ebenso ist auf die Form und Stellung der Füße zu achten.

Lassen sich z.B. „früh" Klumpfüße in Vergesellschaftung mit einem NTD nachweisen, verschlechtert sich, wie wir meinen, die Prognose erheblich.

Entsprechend dem bisher Gesagten ist es an sich von vornherein klar, daß für den sonographischen Nachweis oder Ausschluß eines NTD im Sinne einer Spina bifida aperta Schwierigkeiten zu erwarten sind. Sie resultieren zum einen aus dem Reichtum der unterschiedlichen Formvariationen und zum anderen aus dem Umfang des Untersuchungsaufwands, der erforderlich ist. So nimmt es nicht wunder, daß im Gegensatz zu der erfolgreichen Bilanz der Ultraschalldiagnostik beim Anenzephalus die alleinige sonographische Diagnose einer Spina bifida aus dem Screening bis heute eine Ausnahme ist. Daran wird sich nichts ändern, solange es kein bundesweites AFP-Serumscreening gibt. Überzeugende Zahlen in bezug auf die Trefferquote der Spina-bifida-Fälle mittels Ultraschall wurden bislang nur aus England berichtet, wo die Risikoträgerinnen durch Ultraschallexperten untersucht wurden. Campbell (1979) hat nur 3 von 19 Spina-bifida-Fällen im 2. Trimenon übersehen. Eine falsch-positive Diagnose wurde in keinem Fall gestellt. Aber unter den 19 Spina-bifida-Fällen waren 8, bei denen gleichzeitig ein Hydrozephalus bestand, und 2 mit Enzephalozelen.

Beides sind leichter entdeckbare Hinweiszeichen für das Vorliegen eines NTD. Robinson (1979) hatte in seinem Kollektiv von 321 Risikopatientinnen 15mal eine Spina bifida. In 11 Fällen fühlte er sich sicher genug, die Diagnose zu stellen, bevor eine Amniozentese durchgeführt war. In 4 Fällen hat er die Ultraschalluntersuchung wiederholt, nachdem erhöhte AFP-Werte gefunden waren. In 3 der 4 Fälle wurde der Defekt dann auch erkannt. Nur eine kleine lumbosakrale Läsion wurde übersehen.

Die eigene Erfahrung umfaßt bis Ende 1983 35 Spina-bifida-Fälle (UFK Bonn). 27mal wurde die Läsion richtig diagnostiziert. Unter diesen fanden sich 14 Schwangerschaften vor der 24. Woche; 8 waren wegen erhöhter AFP-Werte überwiesen, 3 hatten ein vorhergehendes Kind mit Spina bifida und wurden dementsprechend „gezielt" untersucht, und die 14. wurde schließlich im Screening erfaßt. Unter den „frühen" Fällen war bislang nur ein Versager. Bei dieser Patientin wurde die Diagnose der lumbalen Spina bifida erst in der 32. SSW gestellt, obwohl bereits ab der 19. Woche wegen erhöht gefundener AFP-Werte im Fruchtwasser intensiv danach gesucht wurde (1979). In Abb. 7.94 sind Verlaufsbeobachtungen von Feten mit Spina bifida zusammengefaßt, die ein typisches Muster erkennen lassen; dieses besteht in einer passageren Mikrozephalie, die sich in der Graphik in den kleinen BPD ausdrückt. Später zeigt sich „Aufholwachstum", das nach unseren Beobachtungen aus der Entwicklung des Hydrozephalus resultierte. 9 von 19 der selbst beobachteten „späten" Spina-bifida-Fälle wurden unter Verdacht auf Vorliegen einer Wachstumsretardierung zur Ultraschalluntersuchung überwiesen. Jedesmal konnten wir feststellen, daß die BPD zum Zeitpunkt der Überweisung deutlich zu klein waren, die Abdomendurchmesser aber im Bereich der mittleren Norm lagen. Wachstumsverläufe dieser und ähnlicher Art

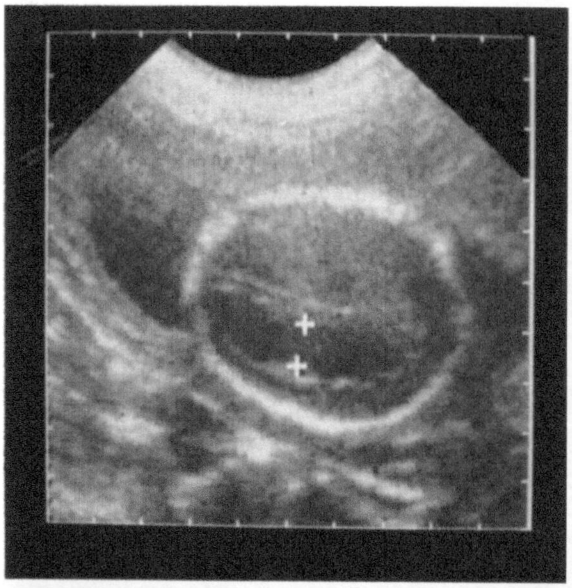

a

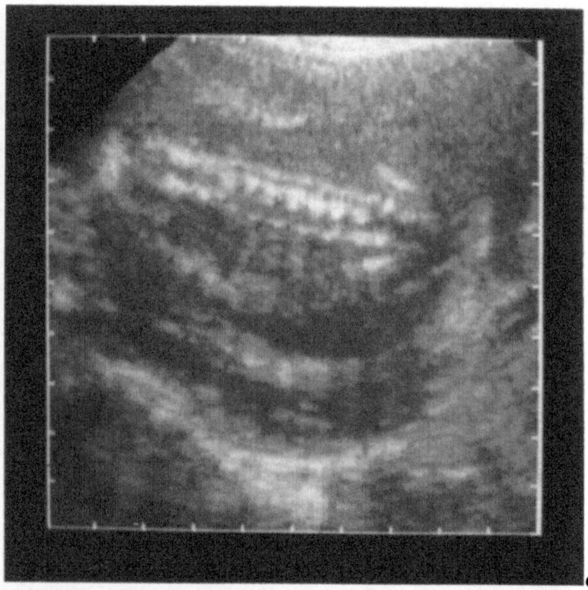

c

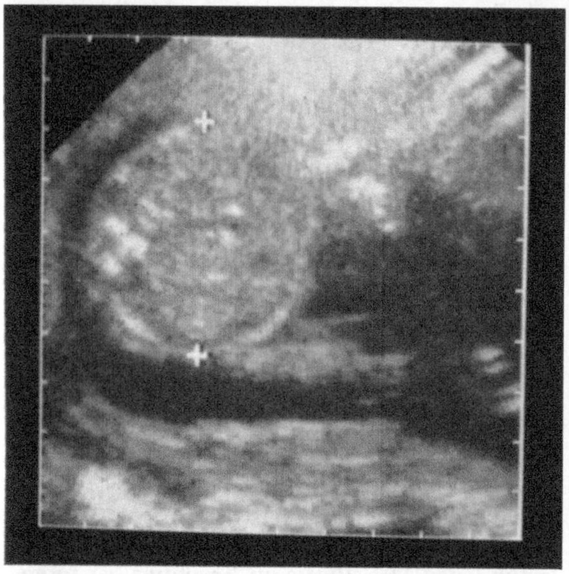

b

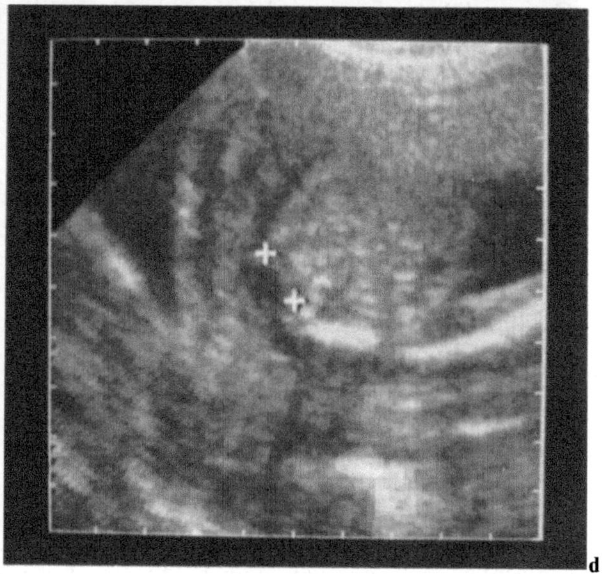

d

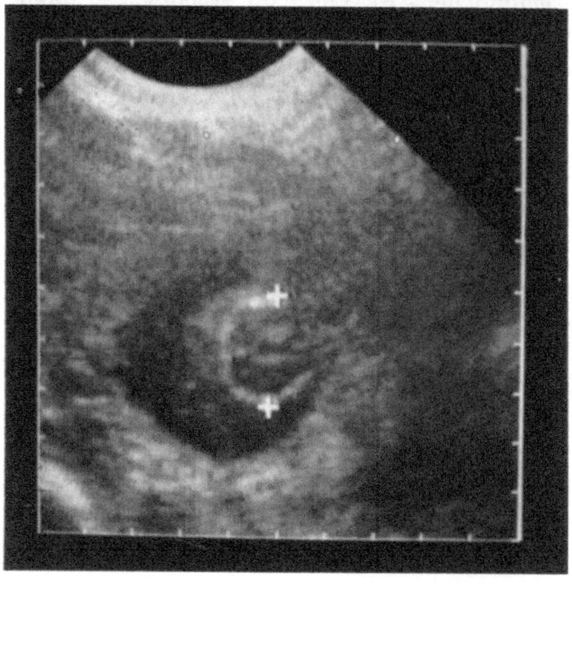

e

**Abb. 8.27a–e.** Sakrale Spina bifida, 21. SSW. Zustand nach Amniozentese. Überweisung wegen erhöhter AFP-Werte im Serum und im Fruchtwasser. Andernorts erhobener Ultraschallbefund unauffällig. **a** Erweiterung eines Seitenventrikels bei zeitgerechter Kopfgröße (BPD 5,0 cm). **b** Abdomenquerschnitt (4,5 cm) mit unauffälligem Wirbelsäulenprofil bei 9 Uhr. **c** Wirbelsäulenlängsschnitt, im LWS-Bereich kein Defekt erkennbar (vgl. Abb. 8.24a). **d** Im Querschnitt Hinweis für einen offenen Defekt im Bereich des Os sacrum (10 mm). **e** Nach Abwarten eines Lagewechsels des Fetus wird eine zugehörige Zele (22 mm) erkennbar

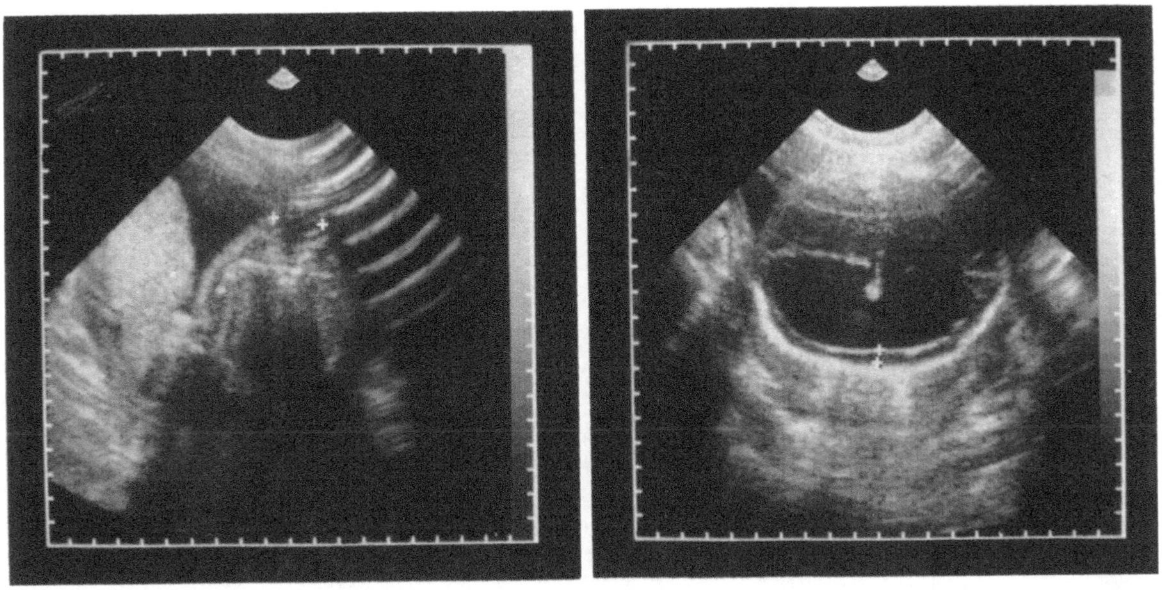

a b

**Abb. 8.28. a** Spina bifida im Rumpfquerschnitt. Typisch ist die V-förmig nach dorsal offene Wirbelsäule bei 12 Uhr. **b** Der zugehörige Kopf zeigt einen Hydrocephalus internus mit nur noch 5 mm Hirnmanteldicke

sollten als Hinweiszeichen für das Vorliegen einer Spina bifida aufgefaßt werden.

Das bei weitem wichtigste Hinweiszeichen ist eine Erweiterung des Hirnventrikelsystems, d.h. der Hydrocephalus internus, unabhängig vom Ausprägungsgrad (Abb. 8.27 und 8.28). Das Symptom „Hydrozephalus" sollte dementsprechend immer Anlaß sein, die Wirbelsäule des Fetus mit jedem nur vertretbaren Aufwand zu untersuchen oder – und das wird für viele Leser der richtige Weg sein – an einem Zentrum, das sich mit Mißbildungsdiagnostik befaßt, untersuchen zu lassen.

Bei der gezielten Untersuchung wird die fetale Wirbelsäule in Längs- und Querschnitte abschnitts- bzw. segmentweise untersucht. Wie oben beschrieben, findet sich dabei im Normalfall die parallele Doppelkontur der lateralen Wirbelbögen. Verbreiterungen und/oder Y-förmiges Auseinanderweichen der lateralen Begrenzungslinien sind bei Vorliegen eines NTD die typischen Befunde im Längsschnitt (Abb. 8.29). Im Querschnitt müßten sich dazu die beweisenden U- oder V-förmigen Anschnitte der defekten Wirbel finden lassen.

Wichtig ist in diesem Zusammenhang, daß der fetale Rücken „frei" liegt, denn bei Auf- und Anliegen lassen sich die oft nur diskreten Unterbrechungen der „Rundkontur" u.E. nicht darstellen (Abb. 8.27e). Hier werden natürlich

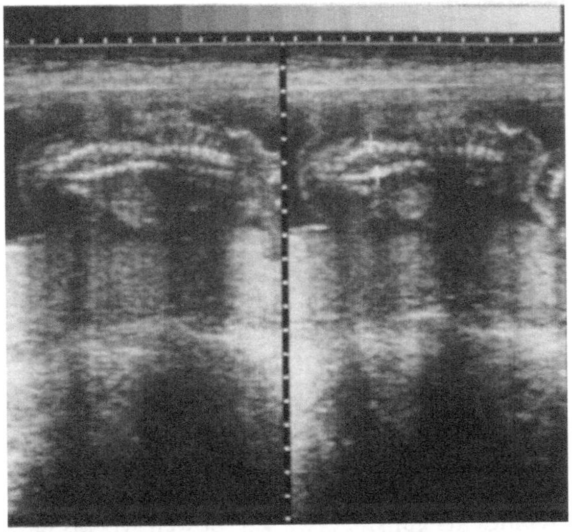

**Abb. 8.29.** Typisches Y-förmiges Auseinanderweichen der Wirbelsäulenkonturen im Längsschnitt bei einer lumbalen Spina bifida

Sorgfalt und Geduld des Untersuchers stark gefordert. Durch Stoßpalpation provozierte Lagewechsel und/oder mehrzeitiges Untersuchen haben sich auch bei dieser Problematik bewährt. Besteht nun gleichzeitig eine Oligohydramnie, kann es auch vertretbar sein, durch Instillation einer isotonen Lösung (z.B. 50–200 ml Normofundin SK) zunächst die Vorbe-

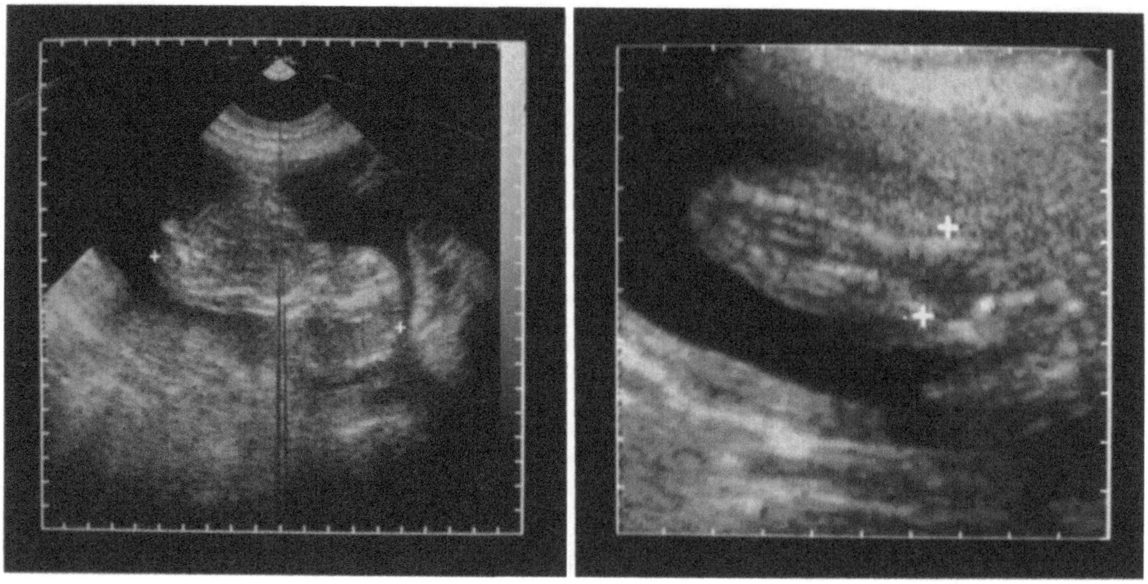

a b

**Abb. 8.30 a, b.** Zervikale Spina bifida bei einem Inienzephalus, 21. SSW. (Die Patientin wurde wegen einer „frühen" Wachstumsretardierung überwiesen.) **a** Darstellung des halslosen Fetus im Längsschnitt (*oben*) mit einer Scheitel-Steiß-Länge von nur 103 mm. **b** Zervikale Spina bifida in Längsschnitt, elektronisch gezoomt

dingungen für eine Untersuchung zu verbessern. Natürlich muß man sich dabei auch auf die mit einem solchen Eingriff verbundenen Risiken einstellen und im Einzelfall – gemeinsam mit den Eltern – abwägen, ob sie vertretbar sind (Infektion, Wehenauslösung, Blasensprung, Frühgeburt).

Es steht außer Frage, daß auch eine „späte" Diagnose einer Spina bifida für die Patientin von Bedeutung ist. Die Vorteile liegen auf der Hand: Wahl des Zeitpunkts und der Art der Entbindung. Eine Notsectio kann in Fällen mit schlechter Prognose vermieden werden, und nicht zuletzt hat sich die psychologische Vorbereitung der Eltern auf die Geburt eines kranken Kindes als günstig erwiesen. Soweit wir bis jetzt die Resultate der pränatal diagnostizierten und geplant durch Sectio entbundenen Spina-bifida-Kinder übersehen, sind diese überraschend gut. Positiv wirken sich wahrscheinlich die Vermeidung der bakteriellen Kontamination und der Schutz vor Traumatisierung aus, die bei vaginaler Entbindung zu befürchten sind.

Das in England eingeführte AFP-Serumscreening hat die „frühe" NTD-Diagnose als Ziel; dies nicht zuletzt in Hinblick darauf, bei positiven Befunden die Schwangerschaft rechtzeitig (dort vor Ende der 26. Woche) abzubrechen. Im eigenen Klientel hat es inzwischen 3 Fälle gegeben, bei denen sich die Eltern trotz „früher" Diagnose einer Spina bifida im Sakral- und Lumbosakralbereich – auf der Basis einer detaillierten Befunderhebung – zum Austragen der Schwangerschaft entschieden haben. Alle 3 Kinder haben sich nach geplant durchgeführter operativer Versorgung bislang zufriedenstellend bis gut entwickelt. Es steht außer Frage, daß anhand einer so kleinen Gruppe keine verallgemeinernde Schlußfolgerungen gezogen werden können. Andererseits ist aber auch klar, daß wir mit zunehmender Erfahrung Entwicklungsstörungen hinsichtlich ihrer Prognose individueller einschätzen können und damit die Grundlage gewinnen, ein Risiko zum Wohle des Betroffenen kalkulierbar zu machen.

### 8.2.3 Enzephalozele

Enzephalozelen kommen seltener vor. Die eigene Erfahrung umfaßt bislang 12 Fälle. 10 wurden durch Screeninguntersuchungen nach der 20. SSW entdeckt. Fast immer bestand eine Kombination mit einer Hydrozephalie (Abb. 8.31 und 8.32), zweimal waren die Feten mikrozephal, und es bestand eine Polyhydramnie. 11 der 12 Enzephalozelen waren okzipital bzw. dorsonuchal lokalisiert. Zur Abschätzung der Prognose sollte ein möglichst kompletter sono-

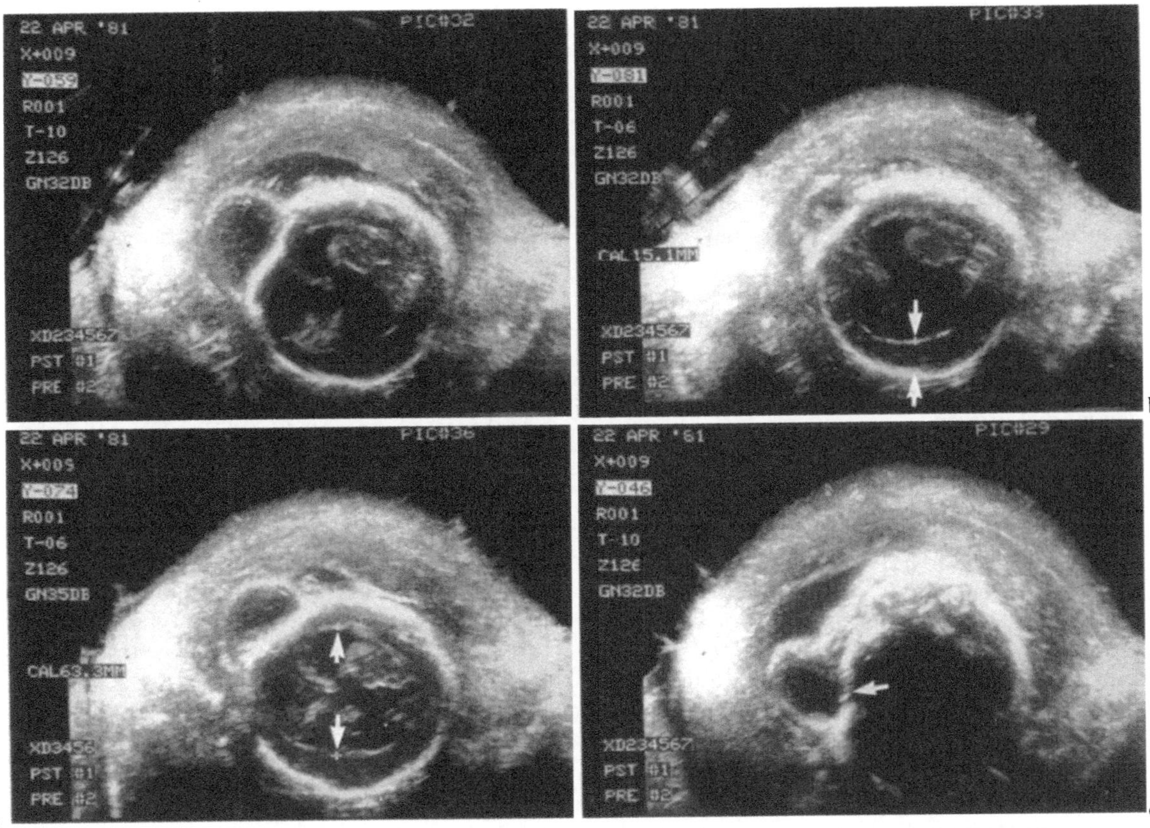

Abb. 8.31 a–d. Hydrozephalus mit okzipitaler infratentorieller Enzephalozele, 35. SSW. **a** Übersicht, **b** lateraler Hirnmantel 15 mm, **c** hydrozephaler Hinterhornbereich, **d** Defekt in der Hinterhauptsschuppe (*Pfeil*)

graphischer „Hirnstatus" erhoben werden. Er umfaßt in erster Linie die Darstellung des Ventrikelsystems, die Kontrolle der Symmetrie größerer Hirnabschnitte und die Darstellung des Kleinhirns. Dabei scheint es von Bedeutung, die topographische Zuordnung der Bruchpforte, d.h. des knöchernen Defekts in der Kalotte, „richtig" zu treffen; liegt sie supratentoriell, so wird sie in der Regel vom Großhirn ausgehen. Liegt der Defekt infratentoriell, so kann es sich bei soliden Tumorabschnitten eher um Kleinhirnteile handeln. Bewahrheitet sich dies, ist die Prognose dann eher schlechter. Häufiger ist aber auch gar kein Hirngewebe im Zystensack enthalten, obgleich im Ultraschallbild „Weichgewebe" darstellbar ist. Es handelt sich dabei meist um Venenplexus. Der absoluten Größe einer rein „zystischen" Zele kommt nur sekundär Bedeutung zu. Natürlich ist es auch wichtig, bei Entdecken einer Enzephalomeningozele ein

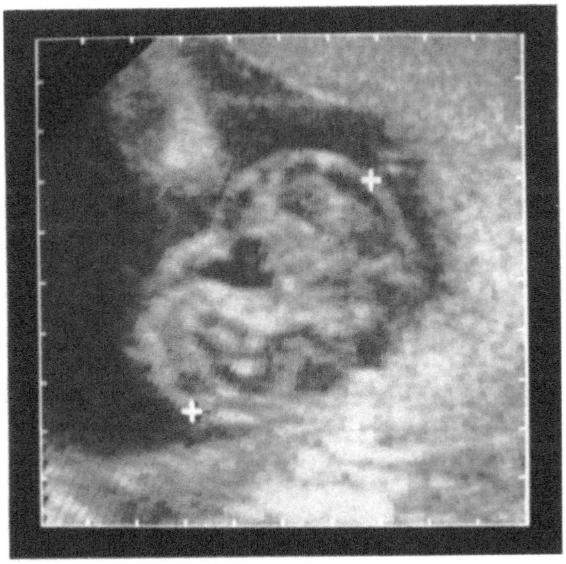

**Abb. 8.32.** Exenzephalie, 24. SSW. Das gesamte Großhirn liegt als Weichtumor außerhalb des Schädels

komplexes Mißbildungssyndrom (wie z.B. das Meckel-Gruber-Syndrom mit infauster Prognose) auszuschließen, d.h. es muß – wie nahezu bei allen symptomatischen Befunden – ein Komplettuntersuchung im Sinne der Ausschlußdiagnostik (s. unter 8.9) erfolgen. Differentialdiagnostisch können ein Hygroma colli (häufig) oder ein Hämangiom (selten) Schwierigkeiten bereiten.

Nach eigener Erfahrung erweist es sich als zweckmäßig, vor geburtshilflichen Entscheidungen die Befunde – am besten über eine Videodokumentation – mit einem Neurochirurgen zu diskutieren.

## 8.3 Mißbildungen des Gehirns

### 8.3.1 Hydrozephalus

Der angeborene Hydrozephalus, ohne zusätzliche andere Neuralrohrdefekte, findet sich etwa bei einem von 2000 Lebendgeborenen. Für den kommunizierenden Hydrozephalus beträgt die Wiederholungsrate etwa 0,5–1%. Ist eine Aquäduktstenose Ursache für die Veränderungen, so muß an die X-chromosomal vererbbare Form mit einem Wiederholungsrisiko von 50% für Knaben gedacht werden. Beim Dandy-Walker-Syndrom besteht aufgrund des in Einzelfällen autosomal-rezessiven Erbgangs ein Wiederholungsrisiko von bis zu 25%.

Bis 1975 war die Ultraschalldiagnostik nur dann in der Lage, einen Hydrozephalus zu diagnostizieren, wenn bereits abnorme Kopfmaße vorlagen. Hobbins et al. (1983) stellten bei einem Fall von obstruktivem Hydrozephalus fest, daß es bereits in der 24. SSW zu einer deutlichen Ventrikelerweiterung kam, der BPD jedoch erst nach der 28. SSW abnorm groß wurde. Es ist daher verständlich, daß alle vor 1975 gestellten Diagnosen in den Zeitraum des 3. Trimenons fielen. Die verbesserte Auflösung und Grautondarstellung moderner Geräte bedingte in der Folge eine zunehmend deutlichere Darstellbarkeit intrakraniell-zerebraler Strukturen. Sie bilden die Grundlage der nunmehr möglichen frühzeitigen Diagnose des Hydrozephalus durch Nachweis der Ventrikelerweiterung.

Zur Bewertung der Ventrikelgröße wurde von zahlreichen Autoren der Ventrikel-Hemisphären-Index eingeführt (Garret 1979, Denkhaus u. Winsberg 1979; Campbell et al. 1981). Nach Garret (1979) ist ein V/H-Index über 0,5 nach der 18. SSW ein beweisendes Kriterium für die Diagnose eines Hydrozephalus. Sowohl Jeanty u. Romero (1984) als auch Hobbins (1981) wiesen darauf hin, daß für eine richtige Bewertung dieser Größe eine exakte Einstellung der richtigen Meßebene die absolute Voraussetzung bildet. Die dazu erforderliche Schnittebene muß die Seitenventrikel in richtiger Höhe treffen und zusätzlich absolut symmetrisch gelegt sein. Sie entspricht der unter 7.1.2 in Abb. 7.17 (S. 102f.) dargestellten Schnittebene.

Mehrere Argumente lassen den Einsatz dieser Methode zur Diagnostik des Hydrozephalus in der Routine problematisch erscheinen. So führt nur geringes Verkanten der Schnittebene zu absolut falschen Meßwerten. Hinzu kommt, daß die bislang angegebenen Werte eine große individuelle Streubreite zeigen. Jeanty u. Romero (1984) geben z.B. für die 24. SSW einen normalen Indexwert von 0,34 an, die 10. Perzentile liegt bei 26 und reicht bis 42 bei der 90. Perzentile. Hydrozephalie ist ein Symptom und resultiert aus sehr verschiedenen Ursachen. Dementsprechend ist es gar nicht überraschend, daß ein Hydrozephalus sich in verschiedenen Stadien der Schwangerschaft sehr unterschiedlich entwickeln kann. Campbell (1979) hat über 14 Fälle im mittleren Trimenon berichtet. Dabei bestand bei 10 der 14 Fälle gleichzeitig eine Spina bifida. Campbell hob als wichtige Beobachtung hervor, daß in keinem seiner „frühen" Fälle die Kopfumfänge vergrößert waren. Hieraus läßt sich ableiten, daß die Diagnose des Hydrozephalus im mittleren Trimenon direkt an die sonographische Darstellbarkeit des Hirnventrikelsystems gebunden ist. Ausführliche Angaben zur intrakranialen Ultraschallanatomie wurden kürzlich durch Hadlock et al. (1981) gegeben. Sie wiesen auf die Vorteile der Real-time-Technik hin, mit deren Hilfe Gefäßpulsationen erkannt und dementsprechend zur Orientierung benutzt werden können.

Nach eigener Erfahrung läßt sich eine beginnende Hydrozephalusentwicklung am frühesten im Schwellungszustand der Hinter- und Vorderhornbereiche erkennen (Abb. 8.36; 8.37a, 8.40b). Bei fortgeschrittenem Hydrozephalus weist zusätzlich das Profilbild durch die vorgewölbte Stirn auf den hydrozephalen Kopf hin (Abb. 8.34). Zu bedenken ist dabei jedoch, daß sich über die Norm hinausgehende Kopfmaße

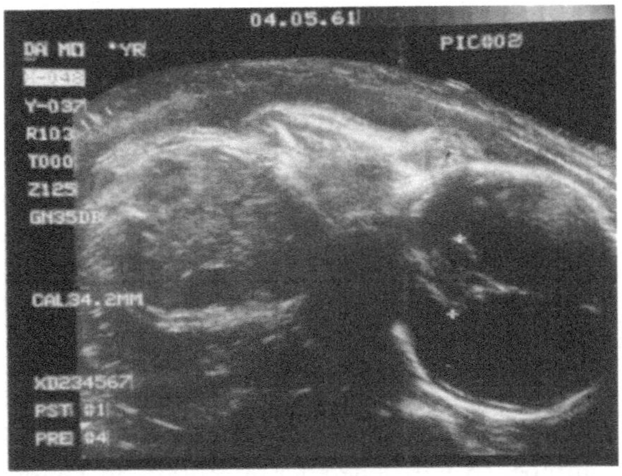


Abb. 8.33. Hydranenzephalie, in der 35. SSW (Längsschnitt)

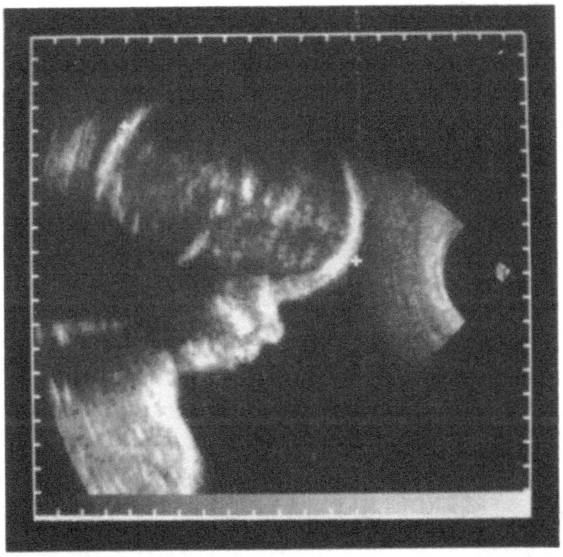

Abb. 8.34. Typisches Profil eines Hydrozephalus, 28. SSW. Vorgewölbte Stirn, eingesunkene Nasenwurzel, FROD 10,4 cm

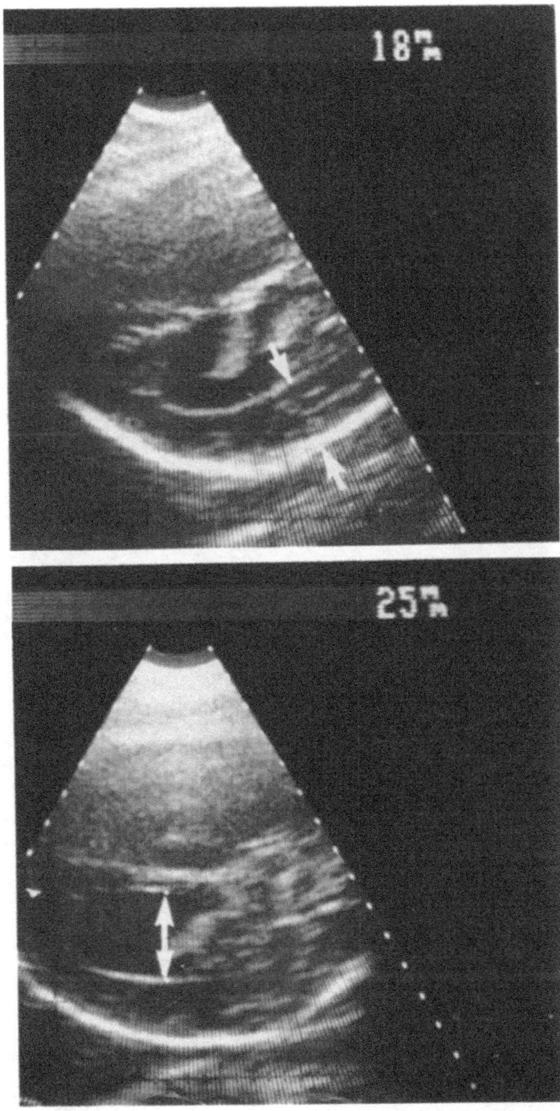

a

b

**Abb. 8.35 a, b.** Mäßiggradiger Hydrocephalus internus. **a** lateraler Hirnmantel 18 mm, **b** Seitenventrikelweite 25 mm

auch beim thanatophoren Zwerg und beim „Kleeblatt"schädelsyndrom finden, in diesen Fällen jedoch eindeutige zusätzliche diagnostische Kriterien die Abgrenzung ermöglichen. Denkhaus u. Winsberg (1979) halten die bifrontale Hornweite für den wichtigsten Parameter zur Beurteilung der Hydrozephalusentwicklung. Sie soll bei normalem Wachstum von 11 mm in der 13. SSW auf ca. 25 mm am Geburtstermin linear zunehmen. Sobald das Symptom „Hydrozephalus" sonographisch entdeckt wird, sollte zur Abschätzung der Gesamtprognose eine intensive Suche nach weiteren Mißbildungen (z.B. Meningomyelozelen, Spina bifida, Omphalozele u.a.) an einem Zentrum für Ultraschalldiagnostik der Stufe II veranlaßt werden.

Im Hinblick auf eine intrauterine Therapie haben Birnholz u. Frigoletto (1981) die Möglichkeiten einer wiederholten „atraumatischen" Zephalozentese unter Ultraschallkontrolle diskutiert. In ihrem Fallbericht wurde die Zephalozentese 5mal ab der 26. SSW wiederholt. Das Kind wurde durch Kaiserschnitt in der 35. SSW entbunden. Nach Angaben der Autoren fanden sich am Skalp keinerlei Verletzungszeichen. Es ist klar, daß positive Effekte eines solchen Therapieweges nur in wenigen speziellen Fällen zu erwarten sind. Kürzlich haben Jeanty u. Rodesch (1981) den Prototyp eines kleinen Katheters vorgestellt, mit dessen Hilfe eine kontinuierliche intrauterine Drainage der Zerebrospinalflüssigkeit in das Fruchtwasser möglich sein soll. Es handelte sich dabei um einen 3–4 cm langen Polyäthylenkatheter, der unter Ultraschallsicht in einen Hirnvertrikel eingeführt wurde. Dies geschah mit Hilfe einer speziellen Nadel. (Sobald diese zurückgezogen wird, biegt der Katheter seine Enden selbsttätig, so daß ein weiteres Vordringen bzw. Herausrutschen aus dem Ventrikel nicht möglich sein soll). In der Mitte des Katheters war ein Klappenventil eingebaut, das nur ein unidirektionale Flußrichtung zuließ. Unter den bislang beschriebenen Versuchen der intrauterinen Therapie des Hydrozephalus scheint dem Verfasser Jeantys Weg am ehesten erfolgversprechend.

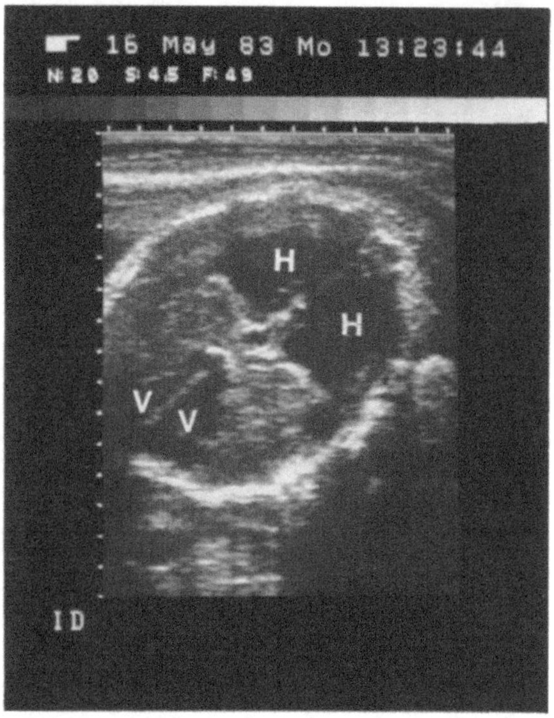


**Abb. 8.36.** Mäßiggrader Hydrozephalus, 35. SSW. Der Hinterhornbereich (*H*) ist stärker als der Vorderhornbereich (*V*) betroffen

## Sonderformen

Ergänzend sollen einige Sonderformen von intrazerebraler Pathologie erwähnt werden, die je nach Zuordnung eine unterschiedliche Prognose haben und sonoanatomisch typische Diagnosekriterien aufweisen. Ihre richtige Einordnung ist von Bedeutung, weil sich unterschiedliche Konsequenzen in Abhängigkeit von der Prognose ergeben.

Abbildung 8.33 zeigt das typische Bild einer Hydranenzephalie. Die Hirnstruktur der Hemisphären fehlt in diesen Fällen, und der gesamte Großhirnbereich ist bis zur Schädelkapsel mit Flüssigkeit gefüllt. Nur im Bereich der

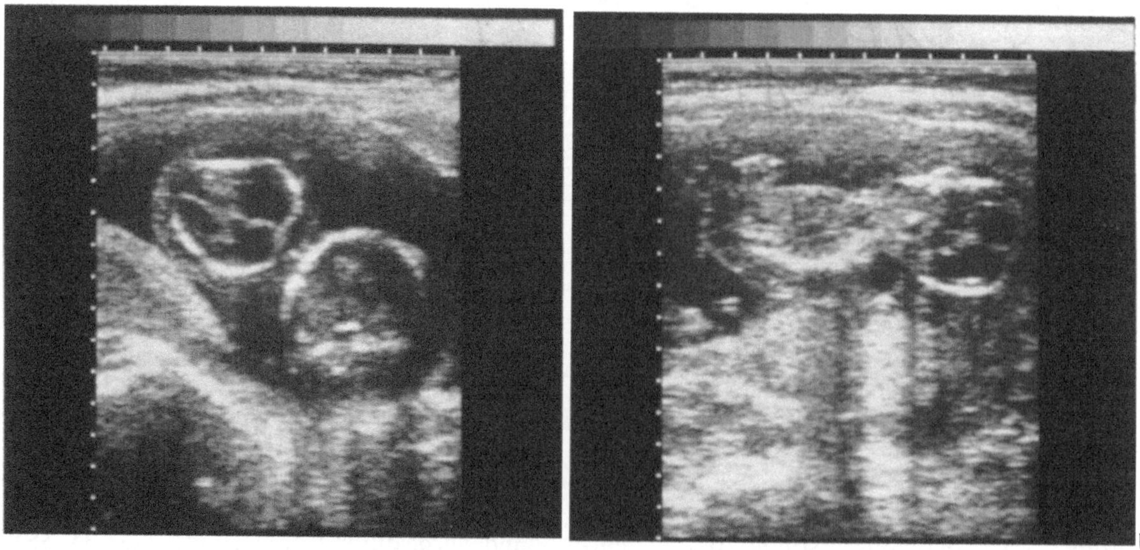

a b

**Abb. 8.37 a, b.** Geminigravidität, 19. SSW. **a** Querschnitt über beiden etwa gleich großen Köpfen zeigt den Hydrocephalus internus (*links*). **b** *Rechts* der betroffene Fetus im Längsschnitt mit zusätzlichem Körperödem

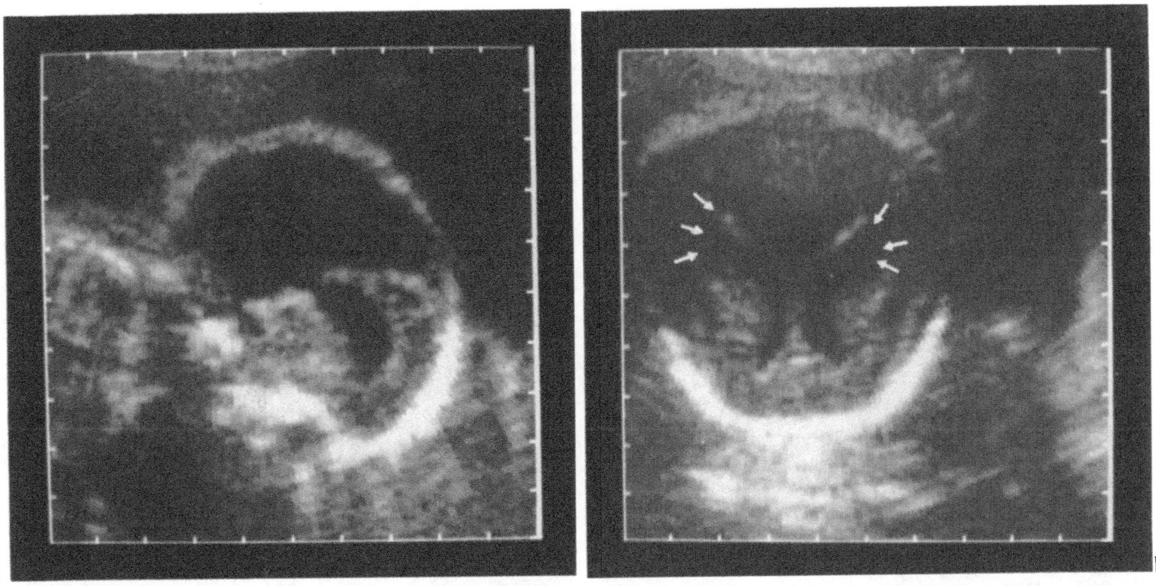

a b

**Abb. 8.38 a, b.** Sonderform eine Hydrozephalus in der 25. SSW, mit Erweiterung des IV. Ventrikels (Dandy-Walker-Syndrom). **a** Sagittalschnitt mit Darstellung des echofreien Okzipitalbereichs. **b** Horizontalschnitt mit nicht erweitertem Seitenventrikelsystem (*Pfeile* im Hinterhornbereich)

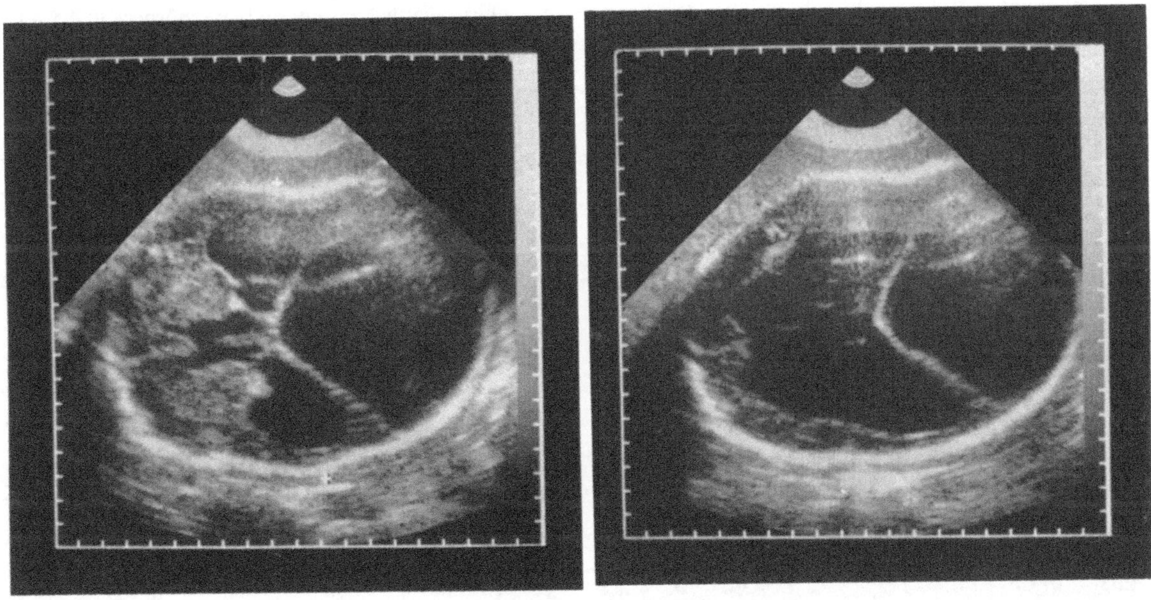

a b

**Abb. 8.39. a** Dandy-Walker-Syndrom. Das Tentorium ist durch den erweiterten IV. Ventrikel deutlich abgegrenzt und dargestellt, auch der III. Ventrikel ist wesentlich erweitert. **b** Schnitt etwas weiter kranial gelegt; durch die Abflußbehinderung sind auch schon die Seitenventrikel erweitert

Schädelbasis bleiben das Stammhirn, das Tentorium und das Kleinhirn erhalten. Als mögliche Ursache für diese Mißbildungsform wird ein sich schon in der frühen Entwicklung ausbildender Verschluß der A. carotis interna diskutiert (Lee u. Warren 1977). Die Entwicklungsprognose der betroffenen Kinder ist infaust.

Ein weiteres, klares sonopathognomonisches Bild bietet das Dandy-Walker-Syndrom (Abb. 8.38 und 8.39). Neuropathologisch findet sich dabei die Kombination eines Hydrozephalus

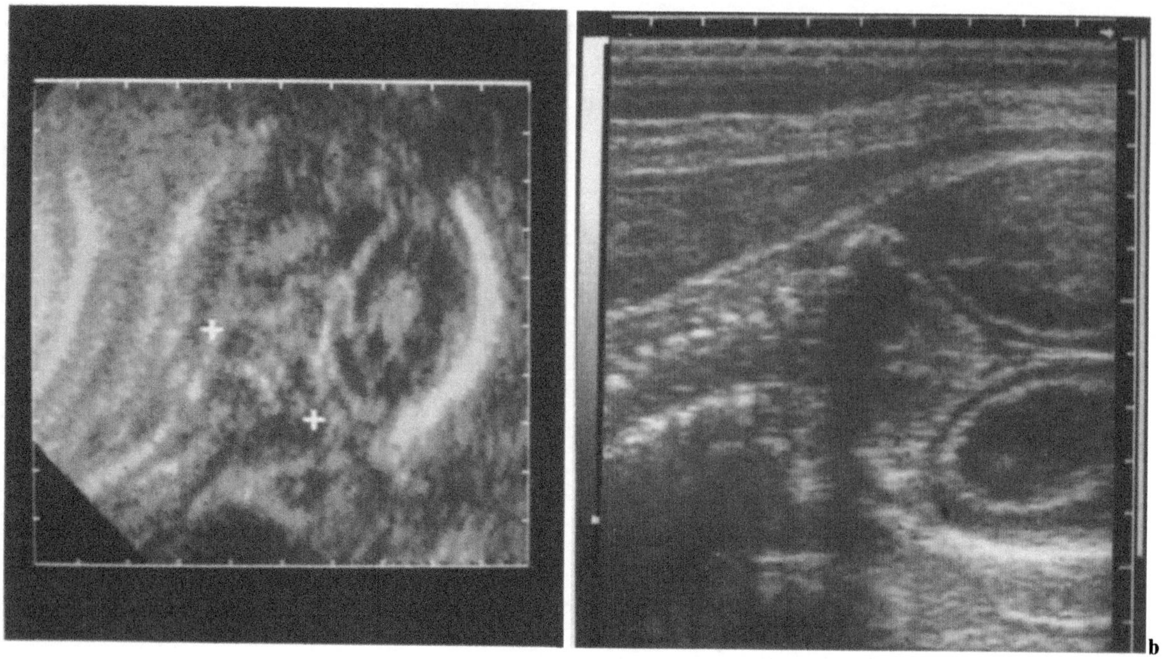

a b

**Abb. 8.40.** **a** Frontalschnitt durch den Kopf in Höhe der Wirbelsäule. Die *Kreuze* kennzeichnen das Kleinhirn über dem Tentorium, für das Gestationsalter normal weit; in den Ventrikeln die Plexusechos. **b** Hydrozephalus. Frontalschnitt in Höhe der Wirbelsäule über dem normalen Kleinhirn; deutlich erweiterte Hinterhörner (30. SSW)

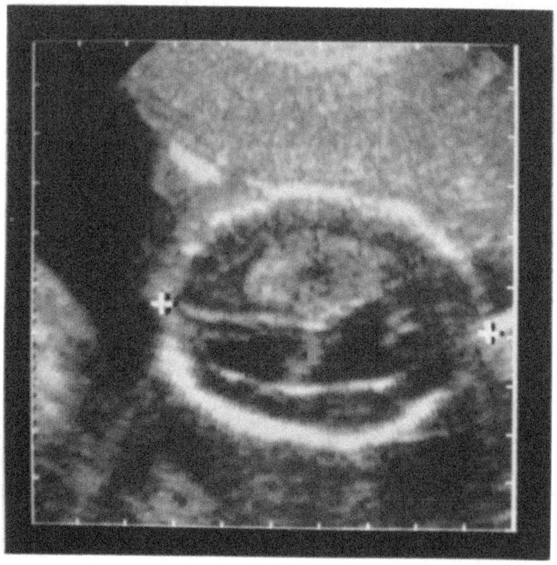

**Abb. 8.41.** Einseitige Ventrikelerweiterung. Die auffällige Struktur des Plexus im schallkopfnahen Bereich ist noch nicht geklärt

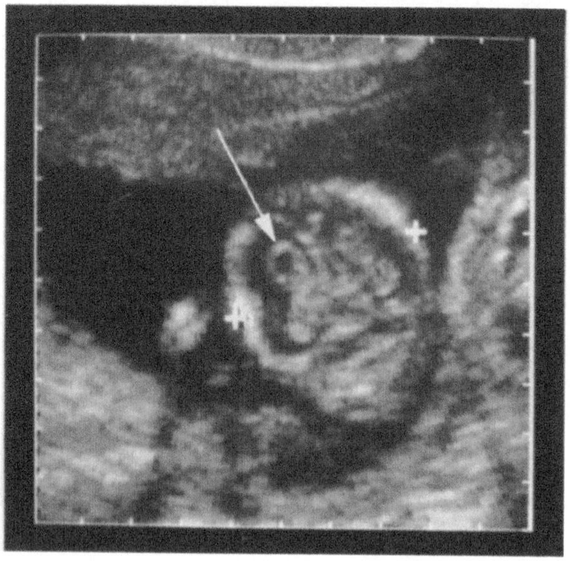

**Abb. 8.42.** Zyste im Plexus chorioideus, 18. SSW

mit zystenartiger Erweiterung des IV. Ventrikels, eine defekte Kleinhirnentwicklung und einer Erweiterung der hinteren Schädelgrube (Fischer 1973). Wesentlich erscheint es, diese Mißbildung gegen isolierte Zysten in der hinteren Schädelgrube abzugrenzen. Da solche die Hirnanatomie nicht wesentlich zerstören, sind sie prognostisch günstiger zu bewerten (Dempsy et al. 1981).

Selten, doch deutlich unterscheidbar, findet

sich eine einseitige Ventrikelerweiterung (Hartung u. Yiu-Chiu 1983). Ein von uns beobachteter Fall ist in Abb. 8.41 dargestellt.

Nochmals betont werden muß, daß mit der Diagnose eines Hydrozephalus das Screening nach weiteren Mißbildungen nicht unterbleiben darf. Es muß im Gegenteil ganz intensiv nach weiteren Fehlbildungen gesucht werden, beeinflußt doch der Nachweis zusätzlicher multipler Störungen das individuelle geburtshilfliche Management entscheidend.

Ohne pathologische Bedeutung ist der Nachweis von zystischen Strukturen im Bereich des Plexus chorioideus (Abb. 8.42). Abzugrenzen sind solche Defekte gegen Bilder der Makroporenzephalie (Abb. 8.43). Hier finden sich glattwandige Defekte in den Hemisphären, die gelegentlich mit dem Ventrikelsystem kommunizieren. Sie werden i.allg. als Folge hypoxischer Schäden angesehen, und ihre Diagnose wurde im Zusammenhang mit der Ultraschalldiagnostik am Neugeborenen ausführlich beschrieben (Bliesener 1984).

Völlig neue Aspekte ergeben sich aus den Hinweisen auf die Möglichkeit der präpartalen Diagnose zerebraler Blutungen durch die geburtshilfliche Sonographie.

Kim u. Elyaderani (1982) berichteten über die intrauterine Diagnose einer Ventrikelblutung mit nachfolgendem fetalem Tod in der 29. SSW. Dann et al. (1983) sowie Chinn u. Fill (1983) berichteten kasuistisch über unmittelbar postpartal diagnostizierte intrakranielle Blutungen, die aufgrund ihrer Morphologie und ihres zeitlichen Zusammenhangs eindeutig schon präpartal entstanden waren. Hiermit öffnet sich der geburtshilflichen Ultraschalldiagnostik ein weiteres großes Aufgabenfeld, auch bei der Aufklärung weiterer bedeutsamer Kausalzusammenhänge für die Perinatologie.

Das verbesserte Auflösungsvermögen moderner Geräte ermöglicht zwar einerseits über die Beurteilung der Schädelkontur hinaus eine verbesserte Darstellbarkeit intrazerebraler Strukturen, andererseits können v.a. bei Anschaffung eines neuen Gerätes in der Anfangsphase dadurch Fehlbefunde zustande kommen. Wer in seinem Ultraschallbild bislang nur die Schädelkontur und das Mittelecho gesehen hat, muß bei verbesserter Bildqualität wissen, welche Strukturen in welchem Gestationsalter auch physiologischerweise ihre Normgrößen haben. Abbildung 8.44 zeigt einen anatomischen Gefrierschnitt durch ein völlig normales fetales Gehirn in der 21. SSW. Der Schnitt trifft das Hirn im Bereich der Seitenventrikel. Die Ventrikelräume sind zu diesem Zeitpunkt physiologischerweise noch relativ weit, und auch die Fissura cerebri lateralis ist durch umliegende Gyri noch nicht entsprechend eingeengt. Hinzu kommt, daß physikalische Besonderheiten in Abhängigkeit vom Gerätetyp zu falsch-positiven Fehldiagnosen führen können. Wird der Schädel im senkrechten Strahlengang biparietal

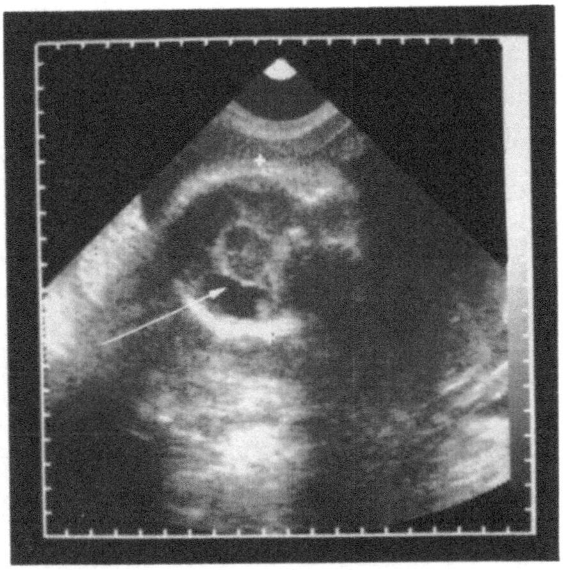

**Abb. 8.43.** Porenzephalie. Die Hirnstruktur ist durch eine isolierte scharf begrenzte Lücke ersetzt (*Pfeil*)

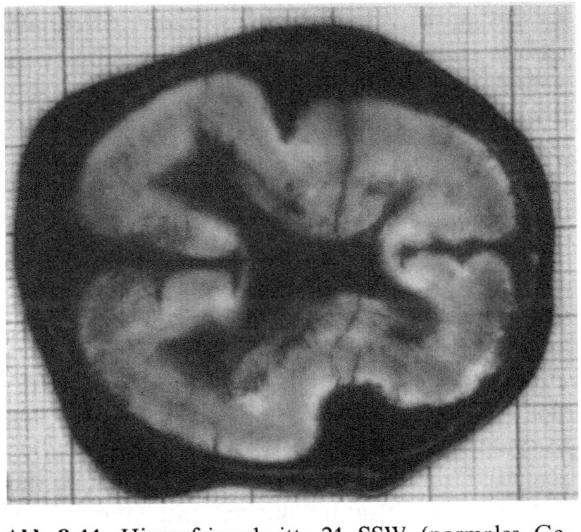

**Abb. 8.44.** Hirngefrierschnitt, 21. SSW (normales Gehirn). Der Schnitt trifft die noch physiologisch weiten Seitenventrikel; die Insel ist durch Gyri noch nicht eingeengt

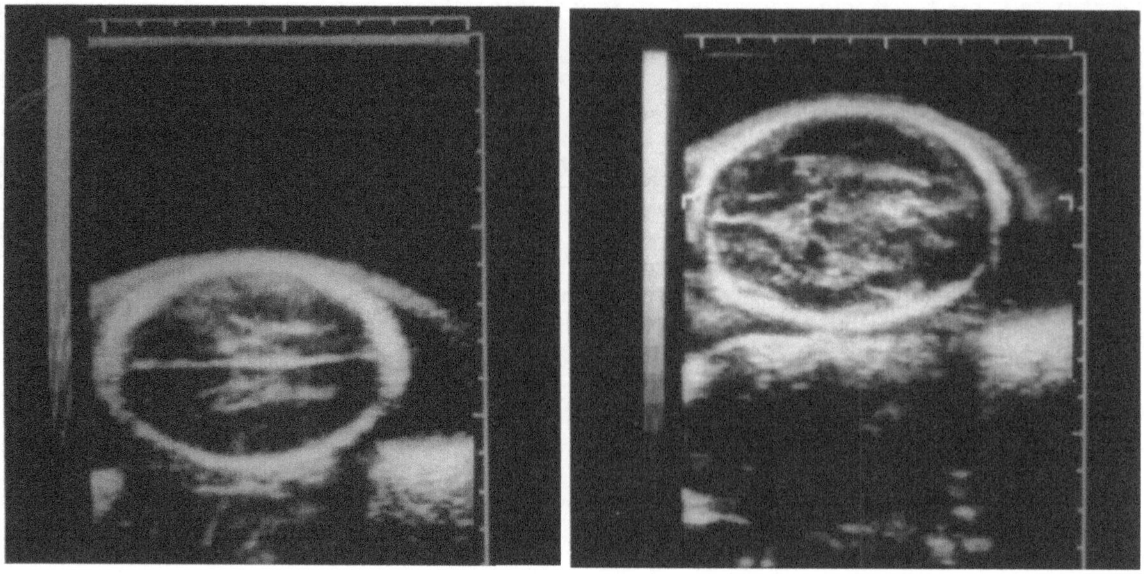

a b

**Abb. 8.45. a** Pseudohydrozephalus im tiefen Ventrikel. **b** Pseudohydrozephalus im schallkopfnahem Ventrikel. Durch die Annäherung des Schallkopfes ändern sich die durch Artefakte bedingten Strukturbilder

getroffen, so können die dargestellten Hirnhälften in Abhängigkeit ihrer Entfernung vom Schallkopf scheinbar unterschiedlich dichte Strukturen aufweisen. Dabei entsteht meist der Eindruck, die tieferliegende Hirnhälfte wäre ärmer an Hirnstruktur. Nähert man im Schallexperiment das Köpfchen dem Schallkopf über die sonst üblichen Annäherungsgrenzen hinaus, so „wandert" der strukturdichte Bereich aus der schallkopfnahen scheinbar in die schallkopfferne Hirnhälfte (Abb. 8.45). Durch Veränderung des Gainreglers kann dieses artifizielle Phänomen teilweise ausgeglichen werden (Staudach u. Laßmann 1984). In Zweifelsfällen ist jedoch immer die zusätzliche Kontrolle des Befundes in Zusammenarbeit mit einem Zentrum der Stufe II oder III dem übersehenen falsch-negativen Befund vorzuziehen.

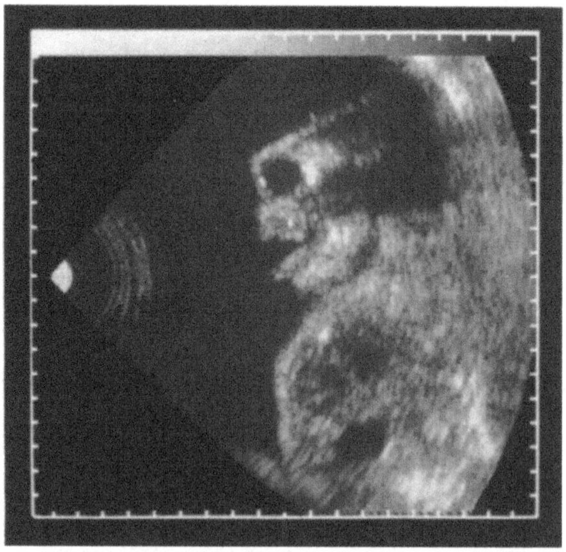

**Abb. 8.46.** Mikrozephalus

### 8.3.2 Mikrozephalie

Mikrozephalie wird definiert als eine abnorme Verkleinerung des Kopfes (Abb. 8.46). Dies kann einerseits Folge abnormer Veränderungen der knöchernen Strukturen sein, wobei die Hirnanatomie in ihrem Aufbau nicht gestört erscheint (Kraniosynostose), andererseits kann die Mikrozephalie kombiniert mit einer Mikrenzephalie auftreten. Klinisch bedeutet dies immer geistige Retardierung des betroffenen Kindes.

Die Häufigkeit der Mikrenzephalie wird mit 1:6200–1:8000 angegeben (Book et al. 1953; Koch 1959). Als kausale Faktoren werden eine erbliche autosomal-rezessive Form im Zusammenhang mit dem Meckel-Gruber-Syndrom diskutiert, hinzu kommen die erhöhte Disposition bei Konsanguinität der Eltern und exogene Noxen während der Entwicklung. Betont werden muß die nicht seltene Kombination mit chromosomalen Störungen, was eine Karyotypisierung im Zweifelsfalle erforderlich erscheinen läßt. Biometrisch soll die Diagnose nicht gestellt werden, solange der BPD die 2s-Grenze nicht unterschreitet, von vielen Autoren wird sogar empfohlen die 3s-Grenze als Kriterium heranzuziehen. Basis für eine derartige Bewertung muß selbstverständlich ein exakt bestimmtes Gestationsalter sein. Aufgrund der Seltenheit sind in der Literatur relativ wenige pränatal diagnostizierte Fälle beschrieben worden (Rose 1977; Garret et al. 1975).

Eine übersichtliche Problemdarstellung findet sich bei Kurtz et al. (1980). Primär fällt bei der Biometrie auf, daß den für die Tragzeit normalen Rumpfmaßen ein deutlich kleinerer BPD gegenübersteht. Zwingend ist in diesem Fällen die Messung des FROD und die Bestimmung des Kopfumfangs zu fordern. Des weiteren sollte die Femurlänge in solchen Zweifelsfällen mitgemessen werden. Finden sich für den Rumpf und den Femur zur Tragzeit konkordante Meßstrecken und fallen alle Kopfmaße unter die 2s-Grenze, so muß basierend auf der Verdachtsdiagnose Mikrozephalie eine weiterführende Diagnostik in Stufe II und bei nicht ausreichender Erfahrung mit dieser Problematik in Stufe III gefordert werden. Wie schon zuvor erwähnt, macht der mögliche Zusammenhang der Mikrozephalie mit chromosomalen Störungen (Trisomie 13, Trisomie 18) eine genetische Zusatzbefundung erforderlich. Bei der weiterführenden Diagnostik wird neben der Kontrolle der Biometrie ein exaktes Screening der intrazerebralen Strukturen, des knöchernen Gesichtsschädels und des „Weichteilgesichts" durchgeführt. Die echte Mikrozephalie ist so gut wie immer mit einer Proportionsverschiebung zwischen Hirn- und Gesichtsschädel verbunden. In häufigen mehrzeitigen Untersuchungen müssen Profildarstellungen, Kontrolle der Gesichtsdynamik, Orbitaemessungen usw. in die Bewertung mit einbezogen werden. Daraus geht hervor, daß die Mikrozephalie keine isolierte Diagnose der Stufe I sein darf und unter Beachtung der forensischen Problematik auch in Stufe II nur mit extremer Vorsicht behandelt werden sollte.

## Literatur


Birnholz JC, Frigoletto FD (1981) Antenatal treatment of hydrocephalus. N Engl J Med 30:1021

Bliesener JA (1984) Sonographie der normalen und pathologischen Hirnanatomie bei Neugeborenen und Säugling. Habilitationsschrift, Köln

Book JA, Schult JW, Reed SC (1953) A clinical and genetical study of microcephaly. Am J Ment Defic 57:637

Campbell S (1979) Early prenatal diagnosis of fetal abnormality by ultrasound B-scanning. In: Murken JD, Stengel-Rutkowski S, Schwinger E (eds) Renetal diagnosis. Enke, Stuttgart, S 183

Campbell S, Griffin D, Little D (1981) Ultrasonic diagnosis of cranial spinal defects. In: Kurjak A, Kratochwill A (eds) Recent advances in ultrasound diagnosis. 3. Excerpta Medica International Congress Series 553, Amsterdam

Chinn DH, Fill RA (1983) Extensive intracranial hemorrhage in utero. J Ultrasound Med 2:285

Dann StM, Di Pietro MA, Faix RG, Bowermann RA (1983) The sonographic appearance of old intraventricular hemorrhage present a birth. J Ultrasound Med 2:283

Dempsey PJ, Koch HJ (1981) In utero diagnosis of Dandy-Walker-Syndrome: Differentiation from extra-axial posterior fossa cyst. J Clin Ultrasound 9: 403

Denkhaus H, Winsberg F (1979) Ultrasonic measurement of the fetal ventricular system. Radiology 131:781

Fischer EG (1973) Dandy-Walker-Syndrome: an evaluation of surgical treatment. J Neurosurg 39:615

Garret WJ (1979) Ultrasound in discerning normal fetal anatomy. In: Hobbins JC (ed) Diagnostic ultrasound in obstetrics. Churchill Livingstone, New York Edinburgh London

Garret WJ, Fisher CC, Kosoff G (1975) Hydrocephaly, microcephaly and anencephaly diagnosed in pregnancy by ultrasonic echography. Med J Aust 2:587

Hadlock FP, Deter RL, Park SK (1981) Real-time sonography: Ventricular and vascular anatomy of the fetal brain in utero. AJR 136:137

Hartung RW, Yiu-Chiu V (1983) Demonstration of unilateral hydrocephalus in utero. J Ultrasound Med 2:369

Hobbins JC, Winsberg F, Berkowitz RL (1983) Ultrasonography in obstetrics and gynecology. Wiliams & Wilkins, Baltimore London

Jeanty P, Rodesch F (1981) Is antenatal diagnosis enough? Free lecture: 4[th] European congress on ultrasonics in medicine, Dubrovnik

Jeanty P, Romero R (1984) Obstetrical ultrasound. McGraw-Hill, New York

Kim MS, Elyaderani MK (1982) Sonographic diagnosis of cerebro-ventricular hemorrhagic in utero. Radiology 142:479

Koch G (1959) Genetics of microcephaly in man. Acta Genet Med Gemellol (Roma) 8:75

Kurtz AB, Wappner RJ, Rubin CS, Cole-Beuglet C, Ross RD, Goldberg BB (1980) Ultrasound criteria for in utero diagnosis of microcephaly. J Clin Ultrasound 8:11

Lee TG, Warren BH (1977) Antenatal diagnosis of hydranencephaly by ultrasound: Correlation with ventriculography and computed tomography. J Clin Ultrasound 5:271

Rose JS (1977) The ultrasound diagnosis of fetal neural tube abnormalities. Ann Radiol 1:19

Staudach A, Laßmann R (1984) Ultraschalldiagnostik von fetalen Mißbildungen. Oester Aerztetg 39/7:476

V.K. Collaborative Study (1977) On alpha-fetoprotein in relation to neural tube defects. Maternal serum-alpha-fetoprotein measurement in antenatal screening for anencephaly and spina bifida in early pregnancy. Lancet I:1323

Warkany J (1971) Congenital malformation. Year Book Medical Publishers, Chicago

## 8.4 Mißbildungen im Bereich des Abdomens und Gastrointestinaltraktes

Aus der Sicht der pathologischen Anatomie erscheint es zwar sinnvoll, in diesem Bereich ebenfalls eine Organsystematisierung einzuhalten, aus der Sicht der Ultraschalldiagnostik ist es jedoch zweckmäßig, bei der Diagnosefindung primär von der sonographischen Morphologie auszugehen. Dabei ist in erster Linie zwischen Kontinuitätsstörungen an der fetalen Oberfläche und intrafetalen Strukturauffälligkeiten zu unterscheiden. Kontinuitätsstörungen an der Oberfläche zeigen sowohl bei medianen Sagittalschnitten von der ventralen Seite her, als auch bei Querschnitten aufgrund der aus dem Rumpf austretenden Organe typische Bilder. Bei der Beurteilung intrafetaler Entwicklungsstörungen steht die Zuordnung zystischer Strukturen im Vordergrund. Dabei ist primär eine Organgruppentrennung zwischen Urogenitaltrakt und Intestinaltrakt anzustreben. Es ist zu empfehlen, primär den Urogenitaltrakt zu überprüfen (s. 8.5).

### 8.4.1 Oberflächendefekte

Bei den Oberflächendefekten ist primär zu unterscheiden zwischen Omphalozelen und der Gastroschisis. *Omphalozelen* finden sich in unterschiedlicher Häufigkeit (1:2280–1:10000). Ätiopathogenetisch handelt es sich um Hemmungsmißbildungen. Der Dünndarm wurde bei der Drehung der Nabelschleife nicht vollständig ins Abdomen zurückverlagert. Solche Nabelhernien können eine Darmschlinge, aber auch Leber, Milz und Pankreas enthalten. Dementsprechend wird auch zwischen kleinen Omphalozelen (Hernia funiculi umbilicalis) und großen (Hepatompholos) unterschieden. Der Bruchsack wird in allen Fällen vom Amnionephithel des Nabelstrangs überzogen.

Die *Gastroschisis* – auch Paraomphalozele oder im angelsächsischen sinnvoll „omphalocele without a sac" genannt – unterscheidet sich von der Omphalocele durch einen bruchsackfreien meist rechts paramedian gelegenen Defekt. Die Nabelschnur mündet von der Bruchpforte getrennt ein, die ausgetretenen Baucheingeweide flottieren frei in der Amnioflüssigkeit.

Eine Sonderform stellt die *Eventeration* dar. Hier steht der Inhalt, der aus einem großen zentralen Defekt ausgetreten ist, nur durch ein kurzes Stück Nabelschnur bedeckt direkt mit dem Chorion der Plazenta in Kontakt. Die Morphologie der 3 unterschiedlichen Strukturdefekte ist in Abb. 8.47a–c dargestellt.

#### Omphalozele

Die sonographische Diagnostizierbarkeit der Omphalozele steht außer Zweifel, wenngleich sie bislang meist nur in Form von Kasuistiken beschrieben wurde (Roberts 1978; Lomar et al. 1979; Zaleski et al. 1978; Meyenburg u. Maaßen 1979; Niesen u. Hansmann 1979). Eine übersichtliche Darstellung gaben Schaffer et al. (1983). Unsere eigenen gesammelten Erfahrungen werden unter 8.9 zusammengefaßt. Der früheste Zeitpunkt der Diagnostikzierbarkeit liegt in der 13. SSW (Abb. 8.48a, b; Schmidt et al. 1981; Hansmann 1983). Über den Zusammenhang zwischen der Diagnose und alternativen Konsequenzen wurde ausführlich berichtet (Niesen u. Hansmann 1979; Staudach et al. 1984). Prinzipiell hat sich unsere Auffassung nicht wesentlich geändert. Bei einer in der Frühschwangerschaft gestellten Diagnose einer Omphalozele ist hinsichtlich der häufig begleitenden Mißbildungen (30–60%) und der verringerten Überlebenschancen dieser Kinder die Frage der Interruptio zu diskutieren. Die nicht selten zu beobachtende Kombination einer Omphalozele mit Chromosomenanomalien (Staudach et al. 1981) läßt eine genetische Abklärung zwingend notwendig erscheinen. Der Nachweis einer Omphalozele zu einem späteren Zeitpunkt der Schwangerschaft erfordert andere Entscheidungskriterien. Die Entbindung sollte dann zu einem Zeitpunkt erfolgen, der die zusätzlichen Probleme der Frühgeburt berücksichtigt. Große Omphalozelen (Abb. 8.49–8.51) können ein geburtsmechanisches Hindernis darstellen und bei der Geburt rupturieren. Die Gefahr der Infektion durch bakterielle Kontamination und die eventuelle Notwendigkeit einer baldigen operativen Versorgung beeinträchtigen zusätzlich die Prognose. Bei entsprechenden Befunden

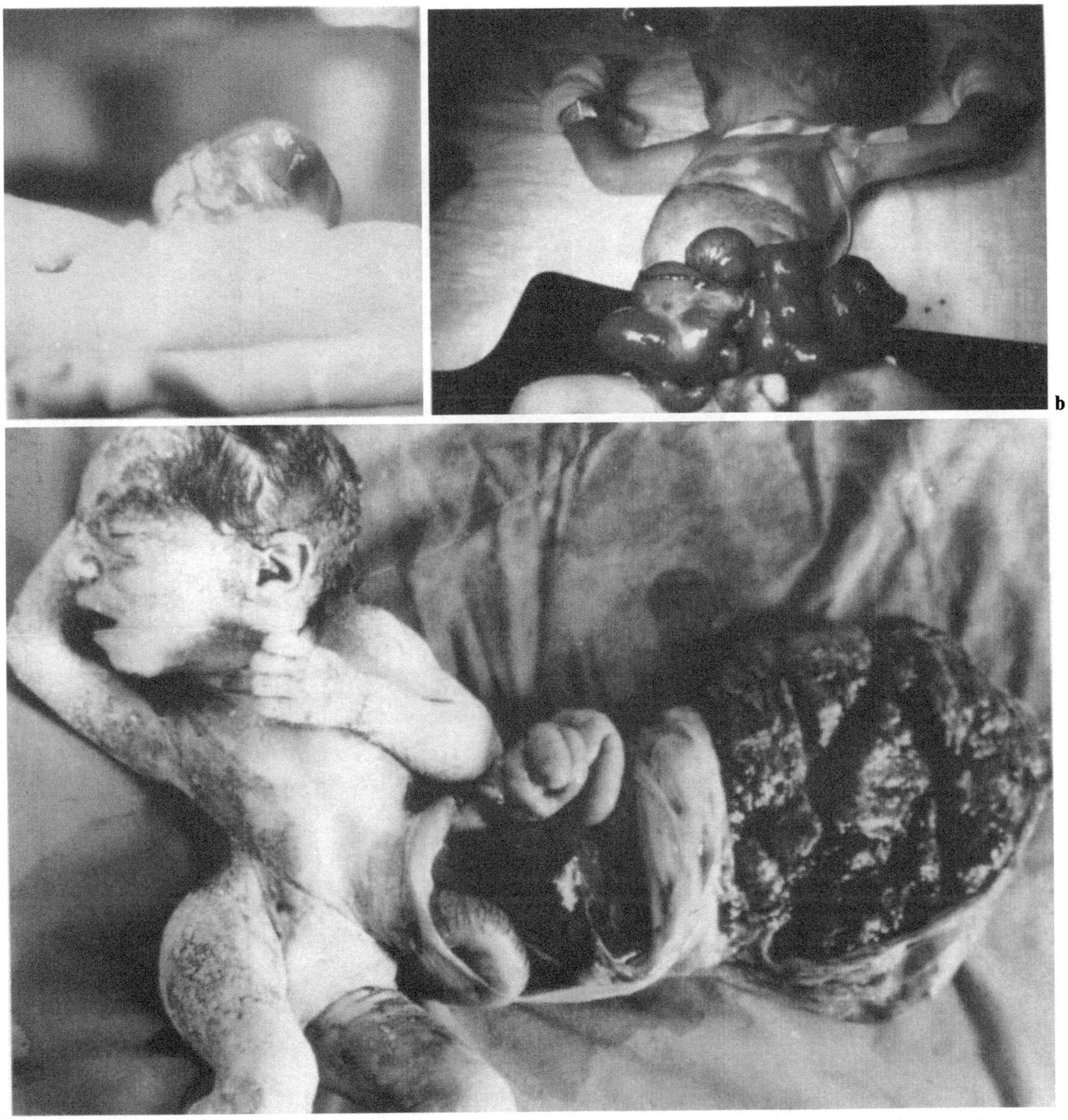

a b c

Abb. 8.47a–c. Phänotypen: **a** Omphalozele, **b** Gastroschisis, **c** Eventration

ist deshalb die Sectio abdominalis als Entbindungsmodus indiziert. Die Primärversorgung der Omphalozele im Kreißsaal ist vorzubereiten und die Weiterbetreuung durch einen Kinderchirurgen zu gewährleisten.

Das Wiederholungsrisiko dieser Mißbildung ist gering, es sind nur sporadische Fälle beschrieben. Bei einer belastenden Anamnese ist dieses mit den Eltern zu diskutieren und besonders zu erwähnen, daß bei gezielter Untersuchung mittels Ultraschall bereits in der ersten Schwangerschaftshälfte eine Omphalozele sicher ausgeschlossen werden kann. Der günstigste Untersuchungszeitraum ist die 16.–22. SSW.

**Gastroschisis**

Dieser Bauchwanddefekt findet sich seltener und ist, sofern der Spalt klein ist, nicht immer leicht zu diagnostizieren. Im allgemeinen ist es nicht der Defekt der Bauchwand, der primär ins Auge fällt, sondern es sind die schlingenför-

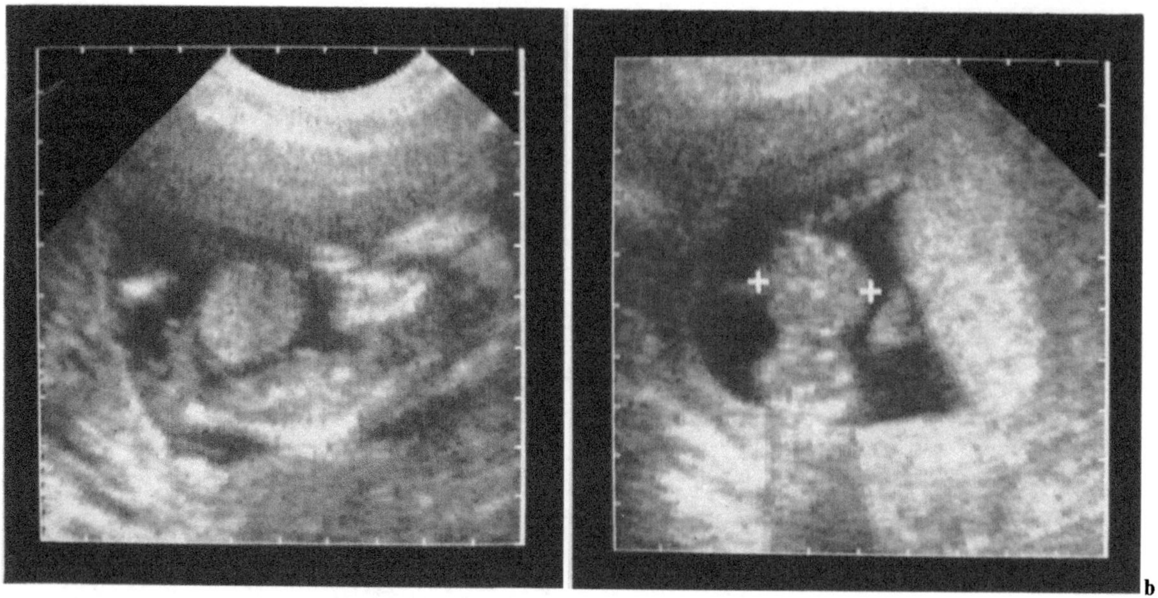

a b

**Abb. 8.48 a, b.** Omphalozele: **a** Längsschnitt, 13. SSW; vor dem Abdomen liegt eine kugelige echodichte Struktur; **b** Querschnitt, 13. SSW. Der Tumor (2 cm Durchmesser) liegt vor dem Bauch des Fetus (Wirbelsäule bei 6 Uhr)

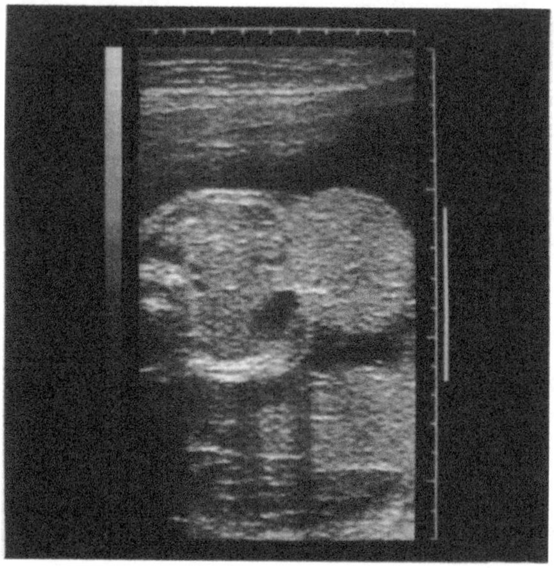

**Abb. 8.49.** Omphalozele, 29. SSW; Lebergewebe im Bruchsack, der Magen liegt intraabdominell

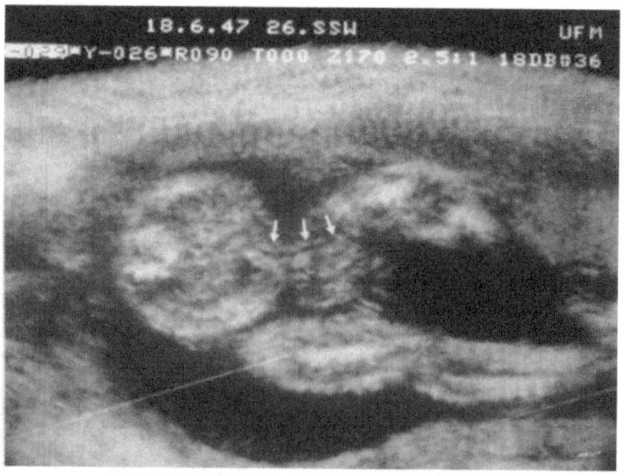


**Abb. 8.50.** Omphalozele, 26. SSW. *Pfeile*: V. umbilicalis, die durch die Omphalozele zieht (es handelte sich um eine Trisomie 13)

migen Darmstrukturen die je nach Schnittebene multiple, kreisrunde Echos in der Amnionhöhle bilden (Abb. 8.52e). In manchen Fällen können diese auch als konvolutartige, weit vom fetalen Rumpf entfernte Strukturen in Erscheinung treten (Abb. 8.52a–d). Verfolgt man diese Strukturen bis zur Abdominalwand, so ist häufig auch der direkte Austritt durch die Bruchpforte zu beobachten (Abb. 8.52a).

Bei angewinkelten Extremitäten können kleine Schlingen der direkten Sicht entzogen bleiben. In diesen Fällen muß die Diagnose in mehrzeitigen Untersuchungen nach primärem Hinweis durch indirekte Alarmhinweise gesichert werden. Solche indirekten Alarmhinweise sind:

Die Proportion zwischen Thorax und Abdomen ist verschoben, der Bauch erscheint relativ

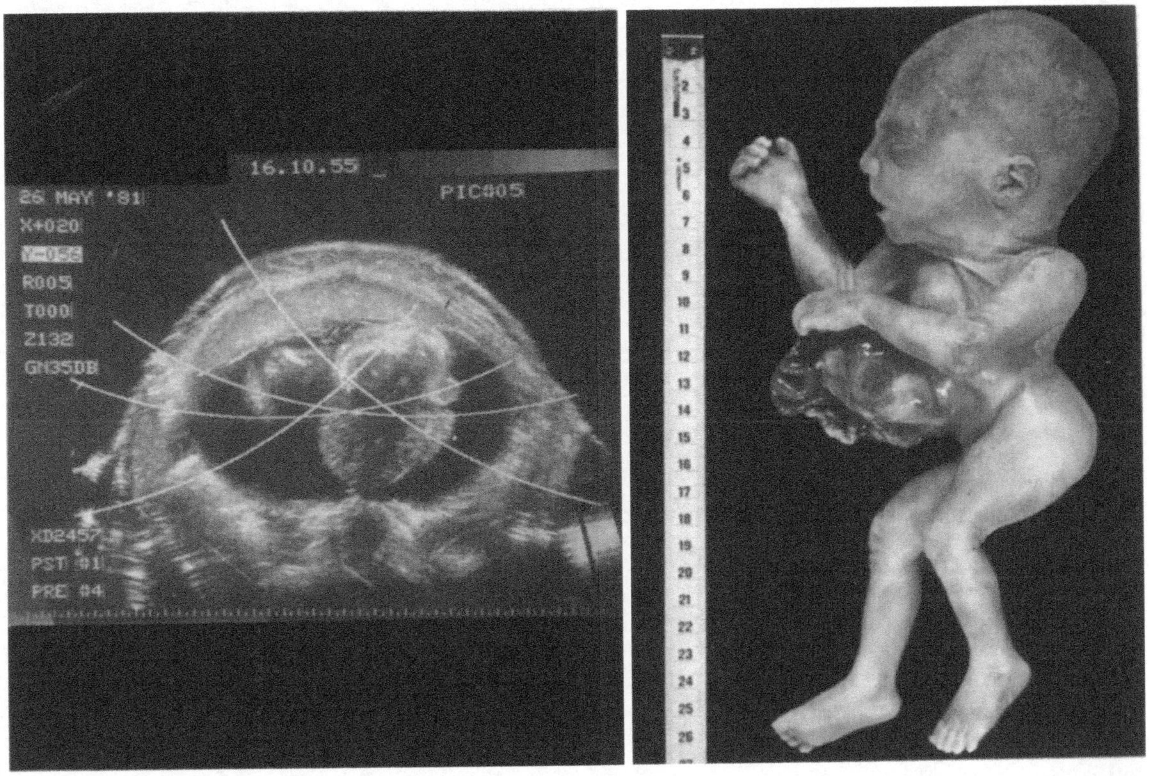


a b

**Abb. 8.51 a, b.** Eventeration, 29. SSW. **a** Querschnitt. Die Wirbelsäule liegt bei 12 Uhr; die ventrale Bauchfläche ist breitflächig geöffnet; **b** Phänotyp

klein. Dieser Hinweis wird durch die kleineren Meßstrecken bei der Thorakoabdominometrie bestätigt. Finden sich bei sagittalen und frontalen Längsschnitten Deviationen der Aorta im Abdomen (seitliche oder ventrale Verkrümmungen auf kurzer Strecke), so ist dies als weiteres indirektes Hinweiszeichen zu werten. Durch die Bauchwand ausgetretene Darmschlingen führen durch den Zug an den Mesenterialgefäßen so gut wie immer zu einer Aortendeviation.

Auch bei der Gastroschisis sollte bei später Diagnose nach Ausschluß von Zusatzmißbildungen die Entbindung durch Sectio bevorzugt werden. Die prospektive Organisation der postpartalen Versorgung in Zusammenarbeit mit der Kinderchirurgie ist Grund genug für dieses Argument, hinzu kommen noch das erhöhte Risiko der Traumatisierung und Infektion bei vaginaler Entbindung (Dunne u. Johnson 1979; Giulian u. Alvear 1978; Lomar et al. 1979). Nicht völlig ausdiskutiert ist die Frage, ob eine vorzeitige Entbindung die Prognose der betroffenen Kinder verbessert. Zu beachten ist in jedem Fall, daß mit zunehmender Annäherung an den Geburtstermin und abnehmender Fruchtwassermenge das Risiko der intrauterinen Kompression von Darmschlingen steigt.

### 8.4.2 Intraabdominale Strukturauffälligkeiten

Finden sich intraabdominal flüssigkeitsgefüllte, nicht orthotop liegende, „zystische" Strukturen und ist das Urogenitalsystem unauffällig, so müssen die nachfolgenden differentialdiagnostischen Möglichkeiten in Erwägung gezogen werden:

- Atresien der oberen Darmabschnitte,
- Rotationsanomalien (Malrotation),
- Choledochuszysten,
- Mesenterialzysten,
- Mekoniumileus.
- Mikrokolon,
- Analatresie,
- Ovarialzysten.

Obstruktive Veränderungen des oberen Verdauungstrakts sind im Unterschied zu schweren Urogenitalmißbildungen und im Gegensatz zur

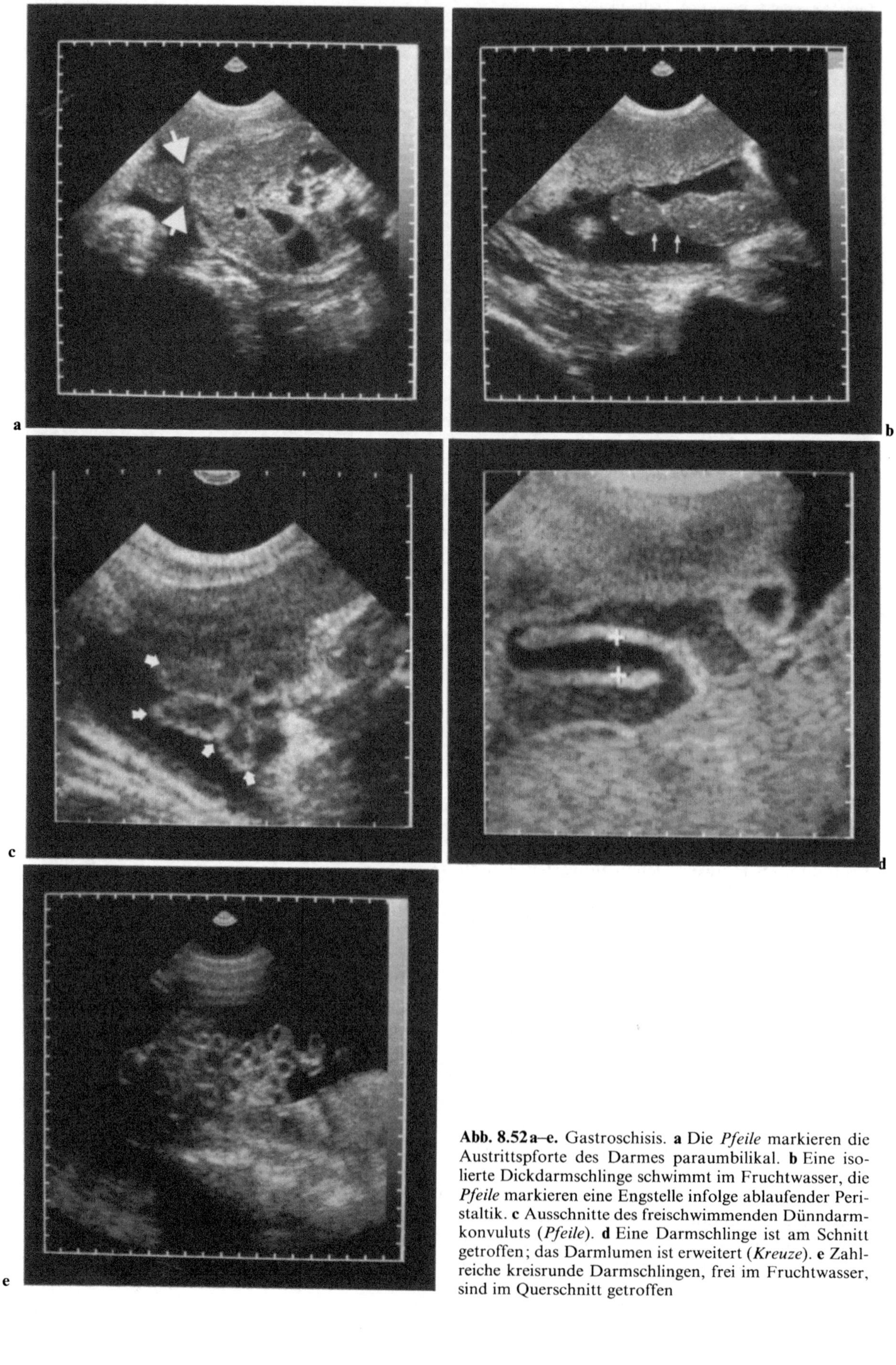

**Abb. 8.52 a–e.** Gastroschisis. **a** Die *Pfeile* markieren die Austrittspforte des Darmes paraumbilikal. **b** Eine isolierte Dickdarmschlinge schwimmt im Fruchtwasser, die *Pfeile* markieren eine Engstelle infolge ablaufender Peristaltik. **c** Ausschnitte des freischwimmenden Dünndarmkonvuluts (*Pfeile*). **d** Eine Darmschlinge ist am Schnitt getroffen; das Darmlumen ist erweitert (*Kreuze*). **e** Zahlreiche kreisrunde Darmschlingen, frei im Fruchtwasser, sind im Querschnitt getroffen

Analatresie i.allg. mit einem Polyhydramnion vergesellschaftet, bei rein zystischen Veränderungen (Choledochuszysten, Mesenterialzysten und Ovarialzysten) ist dies meist nicht der Fall. Die Duodenalatresie bildet das typische Bild eines „double-bubble" (Abb. 8.53). Die eine der beiden Blasen wird von dem durch die Obstruktion übervollen Magen gebildet, die zweite entsteht durch die Stauung des Duodenuums zwischen Stenose und Pylorus (Abb. 8.53c). Dabei ist zu beachten, daß dieses doppelte Strukturbild in allen Schnittebenen angetroffen wird, da ein ähnliches Phänomen bei tangentialem Schnitt am Magen vorgetäuscht werden kann. Auch bei der Duodenalatresie ist an den möglichen Zusammenhang mit chromosomalen Aberrationen (Trisomie 21) zu denken und die Karyotypisierung zu fordern. Über die präpartale Diagnose eines Mekoniumileus wurde von Winter (1981) berichtet. Bei Analatresien (Abb. 8.54 und 8.55) können die vor der Obstruktion liegenden Darmschlingen massiv gestaut sein (Abb. 8.54a, b). Im Falle der Abb. 8.54c lag zusätzlich ein Megakolon vor. Bei Kloakenbildungen (Abb. 8.55) finden sich im Unterbauch keine Trennungen zwischen Blase und Rektum, sondern lediglich eine große, gemeinsame flüssigkeitsgefüllte Höhle.

## Zwerchfellmißbildungen

Die primäre Verbindung zwischen Thorax und Abdominalhöhle wird im Laufe der Entwicklung erst sekundär durch die Ausbildung von 2 Pleuroperitonealmembranen gedeckt, in die Muskelelemente einwandern. Kommt es zu Störungen dieser Entwicklung, so entstehen Defekte unterschiedlicher Größe und Lokalisation. Dabei sind solche Defekte vorrangig links zu finden, nach Brandesky (1983) zu 80%. Die Häufigkeit von Zwerchfellmißbildungen liegt etwa bei 1:2200 (Moore 1980). Von perinatalem Interesse sind große Zwerchfelldefekte in erster Linie wegen der postpartal einsetzenden akuten Symptomatik. Aber auch kleine Defekte können oft über Tage unklare Symptome bieten. Im Falle großer Defekte – bei thorakaler Eventration von Magen, Darm, Milz und bisweilen auch Leberanteilen – kommt es zu einer Verdrängung der Mediastinalorgane und zur Lungenkompression. Dies ist auch die Ursache für die postpartale Symptomatik eines Atemnotsyndroms. Die Verdrängung des Herzens erfolgt meist nach rechts. Durch die Kompression der Lunge kann es zu einer ausgeprägten Lungenhypoplasie kommen. Diese ist trotz der geringen operationstechnischen Probleme beim

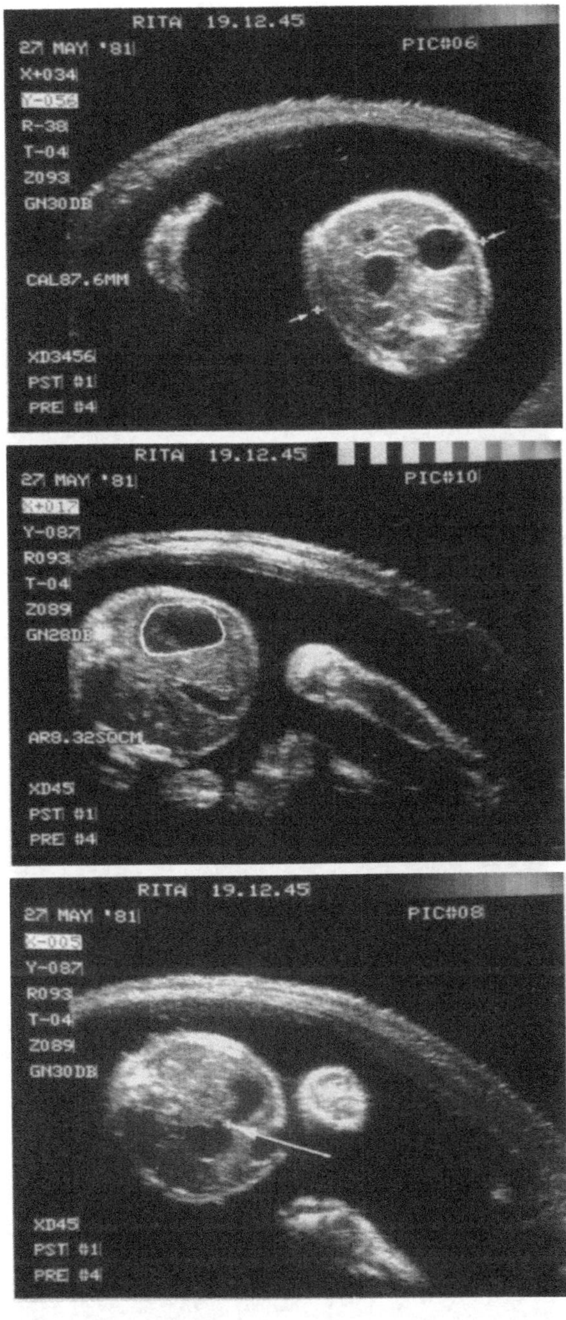

a b c

**Abb. 8.53a–c.** Duodenalatresie. **a** Deutlich sichtbar das Hydramnion; im Abdomenquerschnitt ist das „Double-bubble-Phänomen" dargestellt; die Wirbelsäule liegt bei 5 Uhr. **b** Rumpfquerschnitt mit markierter Flächenmessung des Magenquerschnitts (32 $cm^2$); Wirbelsäule bei 10 Uhr. **c** Der *Pfeil* markiert den Übergang vom Magen zum Duodenum (Pylorus)

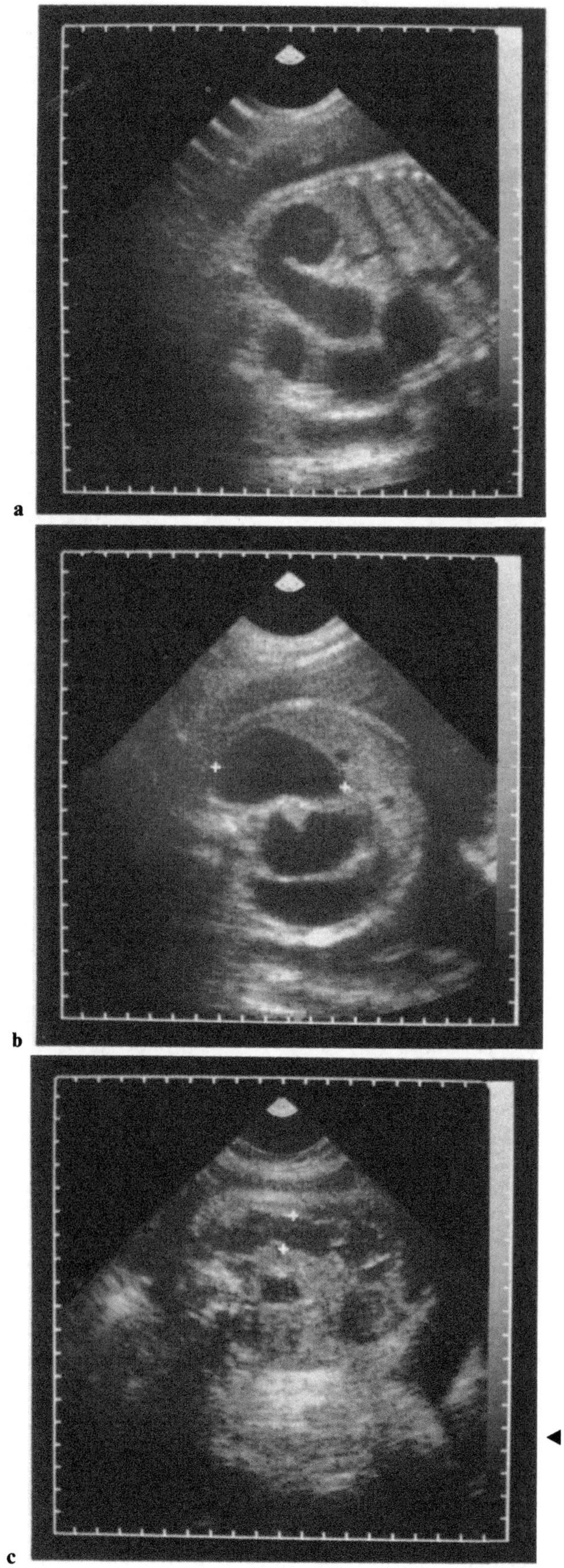


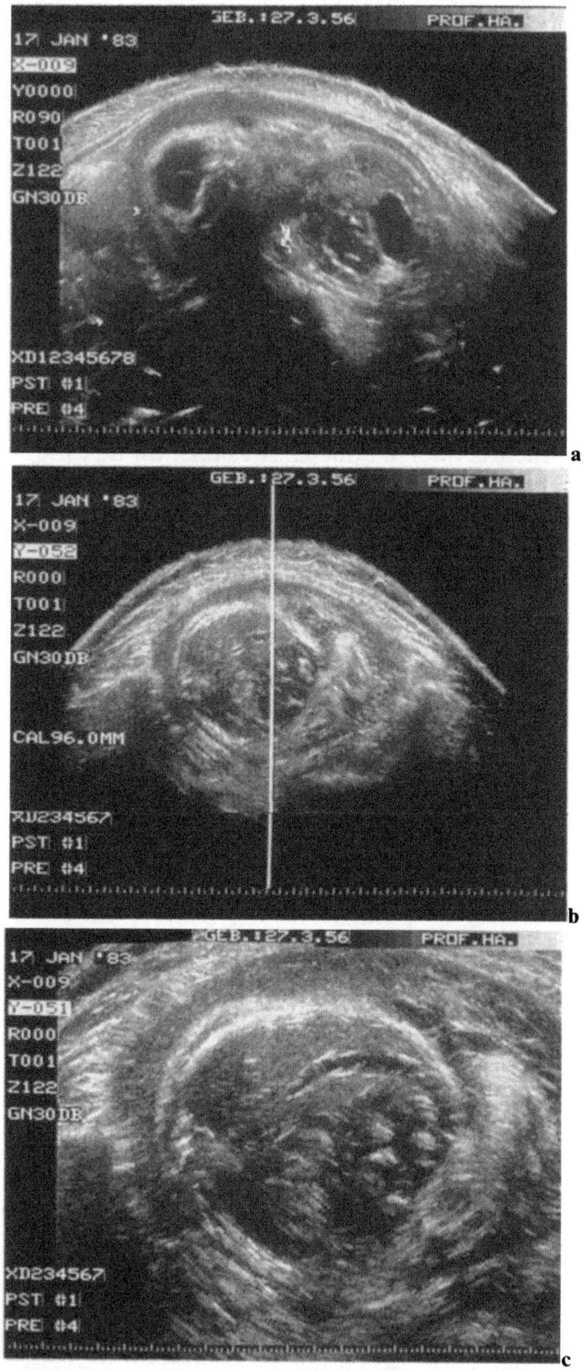


**Abb. 8.55a–c.** Analatresie, Kloakenbildung und Anhydramnie. **a** Längsschnitt, bei Beckenendlage; im Unterbauch ist die Kloake sichtbar. **b** Querschnitt; Wirbelsäule bei 9 Uhr. **c** Kloakenausschnitt vergrößert

◄ **Abb. 8.54a–c.** Analatresie (33. SSW). **a** Im Längsschnitt sind im Unterbauch die massig gestauten Dickdarmschlingen sichtbar. **b** Querschnitt (gleicher Fall). Der übervolle Magen (*Kreuze*) und stark erweiterte Darmschlingen sind dargestellt. **c** Analatresie und Megakolon (*Kreuze*: erweitertes Kolon)

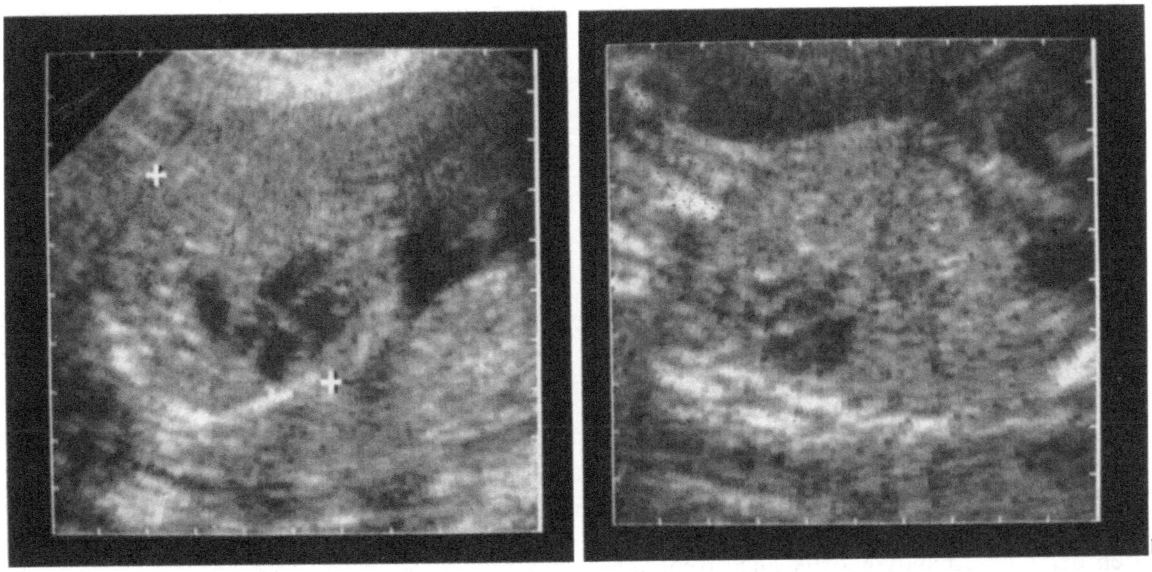

a b

**Abb. 8.56a, b.** Zwerchfellhernie. **a** Im Querschnitt ist das Herz durch links hochgedrängte Darmschlingen nach rechts verdrängt. **b** Längsschnitt. Die Zwerchfellkontur bricht in Abdomenmitte ab; vor der Wirbelsäule sind die intrathorakal liegenden Darmschlingen sichtbar

Verschluß von Zwerchfellhernien Ursache für eine Mortalität von 50–90% (Harrison u. Lorimier 1981).

Es ist sonographisch möglich, Zwerchfelldefekte präpartal zu diagnostizieren (Jeanty u. Romero 1984). Wir haben bislang diese Diagnose sonographisch in 4 Fällen gestellt. Das typische Bild eines Defekts zeigt Abb. 8.56. Durch die intrathorakale Verlagerung der Darmanteile kommt es fast immer zur Verdrängung des Herzens. In Abb. 8.56a sind in einem schrägen Horizontalschnitt Magen und Herz gleichzeitig getroffen. Während der Magen topographisch richtig, links im Oberbauch liegt, ist das im „Vierkammerschnitt" dargestellte Herz nach rechts verdrängt. Die Echos hinter dem Magen entsprechen nicht dem üblichen Lungenbild, sondern stellen die nach kranial verdrängten Darmschlingen dar. Auch am dorsoposterioren Sagittalschnitt bricht die Kontur des Zwerchfells, etwa in Thoraxmitte ab, und man sieht vor der Wirbelsäule die teilweise flüssigkeitsgefüllten Darmschlingen (Abb. 8.56b).

Die Möglichkeit der präpartalen Diagnose solcher Defekte und die hohe postpartale Mortalität haben dazu veranlaßt, im Tierexperiment zu prüfen, ob eine präpartale Korrektur des Defekts (durch die beseitigte Lungenkompression) das Entstehen einer Lungenhypoplasie verhindern kann. Harrison et al. (1980) gelang es an Schaffeten nach intrauteriner Korrektur solcher experimentell erzeugter Defekte, die Hypoplasie zu verhindern. Zur Sicherung der sonographischen Diagnose wurde von Harrison (1983) bei erhobenem Verdacht die zusätzliche Fetamniographie empfohlen. Inwieweit die bisherigen Tierexperimente auch in der Humanmedizin zur Anwendung kommen werden, bleibt offen.

Allein schon die Verdachtsdiagnose und die dadurch ermöglichte prospektive Organisation der Primärversorgung kann die Prognose betroffener Kinder deutlich verbessern.

Die präpartale Diagnose aller obengenannten Störungen hat letzlich nicht die Zielsetzung, daraus den Abbruch der Schwangerschaft abzuleiten, sondern es verbessern sich die Chancen für eine gezielte, organisierte, adäquate, postpartale Therapie. Vor allem in jenen Fällen, wo eine notwendige kinderchirurgische Intervention zu erwarten ist, sollte ein Entbindungszentrum mit einer entsprechenden Infrastruktur als Entbindungsort ausgewählt werden.

## Ösophagusatresie

Die Diagnostik der Ösophagusatresie (Häufigkeit 1:1500, bezogen auf Lebendgeborene) bereitet sonographisch präpartal Schwierigkeiten. 90% der Kinder mit dieser Mißbildung haben neben der Atresie Ösophagotrachealfisteln, die eine Flüssigkeitspassage in den Magen ermöglichen (Scott u. Wilson 1957). Ein gefüllter Magen bedeutet somit nicht den Ausschluß einer Ösophagusatresie. Findet sich jedoch ein Hydramnion und ist der Magen auch bei mehrzeitigen Untersuchungen kaum oder nur selten gefüllt und werden des weiteren keine Schluckbewegungen beobachtet, so muß unter dem Verdacht auf Atresie eine entsprechend intensive postpartale Kontrolle durchgeführt werden.

Ist eine differentialdiagnostische Abklärung intraabdominaler Veränderungen – primär ist die Trennung zwischen urogenitalen und intestinalen Auffälligkeiten gemeint – in der Screeningstufe I nicht möglich, so sollte ohne zeitlich Verzögerung eine klare Differenzierung der Befunde in Zusammenarbeit mit den Zentren der Ultraschalldiagnostik angestrebt werden.

### Literatur

Brandesky G (1973) Zwerchfell. In: Kunz H (Hrsg) Operationen im Kindesalter. Thieme, Stuttgart

Dunne MG, Johnson ML (1979) The ultrasonic demonstration of fetal abnormalities in utero. J Reprod Med 23:195

Giulian BB, Alvear DT (1978) Prenatal ultrasonographic diagnosis of fetal gastroschisis. Radiology 129:473

Hansmann M (1984) Möglichkeiten und Grenzen sonographischer Diagnostik bei fetalen Erkrankungen und Mißbildungen. In: Kowalewski (Hrsg) Pädiatrische Intensivmedizin VI. Thieme, Stuttgart New York

Harrison MR (1983) Perinatal management of the fetus with a caretable defect. In: Callen PW (ed) Ultrasonography in obstetrics and gynecology. Sounders, Philadelphia London Toronto

Harrison MR, De Lorimier AA (1981) Congenital diaphragmatic hernia. Surg Clin North Am 61:1023

Harrison MR, Bressack MA, Churg AM (1980) Correction of congenital diaphragmatic hernia in utero. II. Simulated correction permits fetal lung growth with survival at birth. Surgery 88:260

Jeanty P, Romero R (1984) Obstetrical ultrasound. Mc Graw, New York

Lomar F, Stattford-Bell M, Tymms A (1979) Prenatal ultrasound in diagnosis and management of fetal exomphalos case reports. Br J Obstet Gynecol 86:581

Meyenburg M, Maaßen V (1979) Praepartale Erkennung einer Omphalocele. Geburtshilfe Frauenheilkd 39:1021

Moore KL (1980) Embryologie. Schattauer, Stuttgart New York

Niesen M, Hansmann M (1979) Omphalocele, praepartale Ultraschalldiagnostik und Konsequenzen. Gynäkologe 12:80

Roberts C (1978) Intrauterine diagnosis of omphalocele. Radiology 127:762

Schaffer RM, Barone C, Friedman A (1983) The ultrasonographic spectrum of fetal omphalocele. J Ultrasound Med 2:219

Schmidt W, Gabelmann J, Garoff L, Kubli F (1981) Ultrasonographische Diagnose einer Omphalocele im ersten Schwangerschaftsdrittel. Geburtshilfe Frauenheilkd 41:562

Scott JS, Wilson JK (1957) Hydramnions as an early sign of oesophageal atresia. Lancet II:569

Staudach A, Laßmann R, Menzel C (1982) Mißbildungsdiagnostik vor der 24. Woche. In: Kratochwill A, Reinold R (Hrsg) Ultraschalldiagnostik 1981. Thieme, Stuttgart New York

Staudach A, Laßmann R, Rosenkranz W, Engels M, Joos H, Rücker J (1984) Praenatale Diagnose fetaler Entwicklungsstörungen, das Modell eines interdisziplinären Teams. In: Kowalewski (Hrsg) Pädiatrische Intensivmedizin VI. Thieme, Stuttgart New York

Warkany J (1971) Congenital malformation. Year Book Medical Publishers, Chicago

Winter R (1981) Die Diagnose angeborener Mißbildungen mittels Ultraschall. Ultraschall 2:235

Zaleski AM, Cooperberg PL, Kliman MR (1979) Ultrasonic diagnosis of extrafetal masses. J Can Assoc Radiol 30:55

## 8.5 Mißbildungen des Urogenitalsystems

Unter Einsatz eines modernen Ultraschallgerätes mit ausreichender Auflösung und der heute üblichen Grautondarstellung sind im Normalfall die fetalen Nieren und die Blase darstellbar. Bei normaler Fruchtwassermenge gelingt dies bereits ab der 13. SSW. Dementsprechend ist es auch nicht überraschend, daß bis heute viele Fallberichte mit Beschreibung pathologischer Befunde aus dem Urogenitalsystem (polyzystische Nieren, Hydronephrosen und Urethralverschlüsse mit überdehnten Blasen) erschienen sind. In der Praxis wird die sonoanatomische Differenzierung pathologischer Befunde am Urogenitalsystem in der Regel durch die begleitende bzw. resultierende An- bzw. Oligohydramnie erheblich erschwert.

Die sonographische Darstellung der fetalen Nieren, die Möglichkeit zwischen Parenchym und Nierenbecken zu unterscheiden, die Bewertbarkeit des Füllungszustands der Harnblase und die Beurteilung der Fruchtwassermenge bilden die Grundlagen der präpartalen Diagnostik am fetalen Urogenitaltrakt. Voraussetzung für die richtige Bewertung von auffälligen Befunden sind Basiskenntnisse der Nierenentwicklung (McCrory 1972; Oliver 1968), der Normgrößen im Verlauf der intrauterinen Entwicklung (Grannum et al. 1980), der fetalen

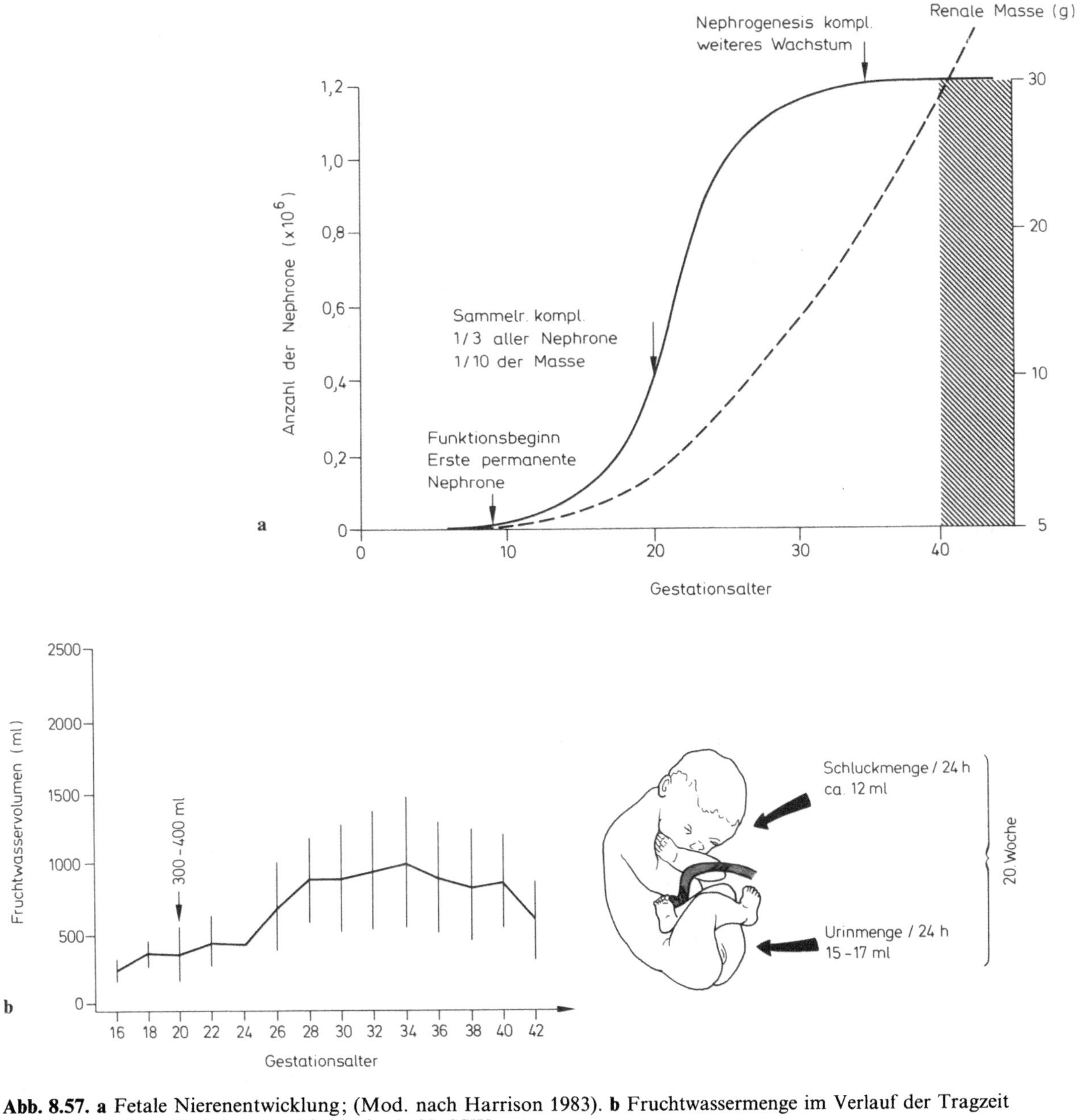


**Abb. 8.57. a** Fetale Nierenentwicklung; (Mod. nach Harrison 1983). **b** Fruchtwassermenge im Verlauf der Tragzeit und fetaler Beitrag (Urinieren und Schlucken), 20. SSW

Urinproduktion (Campbell et al. 1973) und der Streubreite der Fruchtwassermenge (Queenan u. Thompson 1972). Wesentliche Grundlagen sind in Abb. 8.57a, b zusammengefaßt:

Abbildung 8.57a zeigt deutlich, daß die Entwicklung der Niere mit der Embryogenese nicht abgeschlossen und daß zwischen 20. und 30. SSW der steilste Entwicklungsverlauf zu vermerken ist. Schwere, angeborene Anomalien (beidseitige Agenesien und multizystische Dysplasien) müssen durch den völligen renalen Funktionsausfall bereits früh (22. SSW; Hansmann et al. 1979) zur Oligo- bzw. Anhydramnie führen, da die Urinproduktion beeinflußt wird. Partielle Anomalien zeigen als Folge von Obstruktionen hingegen oft erst zu einem späteren Zeitpunkt sonographische Auffälligkeiten. Da das Schicksal der kindlichen Nieren in vielen Fällen vom Zeitintervall zwischen Diagnose und Therapie abhängt, ist eine sonographische

Kontrolle des Urogenitalsystems bei allen späteren Untersuchungen zu empfehlen.

Bei Aufsuchen schematisch genormter Schnittebenen ist der erforderliche Zeitaufwand bei hoher Aussagekraft gering; diese Forderung ist daher auch beim Screening in Stufe I erfüllbar:

1) Horizontalschnitt durch den Oberbauch (wenn möglich dorsoanterior oder dorsoposterior) zur Beurteilung der Nierenbecken.
2) Vergleichender paravertebraler Schnitt links und rechts zur Kontrolle der renalen Topographie, ihrer Größe und Zahl.
3) Prävertebraler Frontalschnitt unmittelbar vor der Wirbelsäule (in Höhe der Aorta) zum direkten Vergleich beider Nieren. Wird der Schnitt kaudal nach ventral gekippt kommt gleichzeitig die Blase zur Darstellung, auch evtl. gestaute Ureteren sind an diesem Schnitt am ehesten erkennbar.

Wesentlich ist das Erkennen von auffälligen Befunden bei Routinekontrollen im Rahmen von Basisuntersuchungen. Die weitere exakte Differenzierung und Wertung von suspekten Befunden sollte aufgrund der dazu notwendigen Erfahrung und Ausstattung und des erforderlichen Zeitaufwands generell in Zusammenarbeit mit einem spezialisierten Zentrum erfolgen. Vor „Experimenten" ohne ausreichende Erfahrung ist zu warnen.

So dürfte z.B. der Versuch einer intrauterinen Drainage und Einbringen eines Katheters bei einseitigem Befund einer subpelvinen Stenose mit mäßiggradigem Stauvolumen (also noch ohne Rumpfauftreibung) vor der 28. SSW meist problematisch sein. Einerseits ist nicht erwiesen, ob die Drainage bei diesem Bild überhaupt nützlich ist (der Druck führt im Regelfall ja nur zur Aussackung des proximalen Ureters ohne sichtbare Kelcherweiterung), andererseits wird durch den Eingriff die Gefahr eines vorzeitigen Blasensprungs mit eventuellem Verlust des Fetus in Kauf genommen. In diesem Zusammenhang (beim Abwägen zwischen therapeutischem Ziel und Risiko) sollte nie außer acht gelassen werden, daß der Mensch auch mit nur einer Niere leben kann.

Die Erfahrung von Zentren mit einer großen Fallzahl hat gezeigt, daß für alternative Konsequenzen, abhängig von Befund, Dynamik und Gestationsalter, derzeit noch kein allgemein gültiges Therapieschema festzulegen ist (Harrison, 1983). Die rechtzeitige intrauterine Diagnostik korrigierbarer Entwicklungsanomalien kann die Zahl kinderurologischer Problemfälle senken, bei denen die Diagnose sonst erst spät (nach bereits manifesten Organschäden aufgrund von Sekundärsymptomen) erfolgt (Straub, 1983).

Die theoretisch schon vor der 22. SSW mögliche Diagnostik nicht lebensfähiger Mißbildungen im Bereich des Urogenitalsystems entlastet die perinatale Medizin. Um die Übersicht über das komplexe Gebiet der Pathologien im Urogenitaltrakt zu erleichtern haben wir die wesentlichen Diagnosen funktionell geordnet und wie folgt zusammengefaßt:

Diagnostizierbare Pathologien im Bereich des Urogenitaltraktes

- Bilaterale Agenesie (originäres Potter-Syndrom)
- Zystische Nierenerkrankungen (Typen I–IV nach Potter)
- Isolierte Nierenzysten
- Veränderungen als Folge von Obstruktion:
  subpelvine Obstruktionen,
  prävesikale Obstruktionen,
  infravesikale Obstruktionen
- Funktionelle Dilatationen

### 8.5.1 Potter-Syndrom („renale Agenesie")

Vor fast 40 Jahren hat Edith Potter das inzwischen nach ihr benannte kongenitale Mißbildungssyndrom der renofazialen Dysplasie detailliert beschrieben (Potter 1946). Sie stellte fest, daß bei Neugeborenen mit einem charakteristischen, auffällig greisenhaften Gesicht (erweiterter Augenabstand, mediale Epikanthusfalte, Abflachung und Verbreiterung der Nasenwurzel, Mikrognathie und großen, tiefsitzenden, abnorm gelappten knorpelarmen Ohren, Abb. 8.58b) in der Mehrzahl der Fälle auch eine doppelseitige Nierenagenesie vorliegt. Weitere Hauptmerkmale sind: Cutis laxa, breite schaufelartige Hände, Fußdeformitäten unterschiedlichster Art, Kontrakturen der großen Gelenke sowie Mißbildungen des Genitaltrakts, des Zentralnervensystems, des Gastrointestinaltrakts, des Herzens und anderer innerer Organe. Die Prognose dieser Kinder, unter denen 70% Jungen sind, ist infaust (Potter 1965; Ratten 1973). Die Mehrzahl der Lebendgeborenen stehen bereits innerhalb der ersten 4 h unter den Zeichen einer respiratorischen Insuffizienz

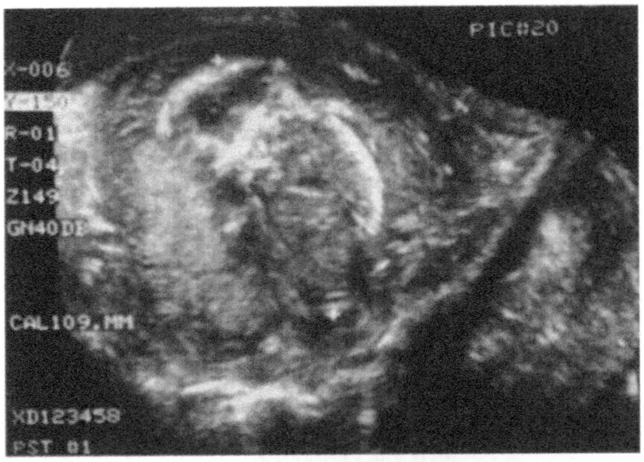


a

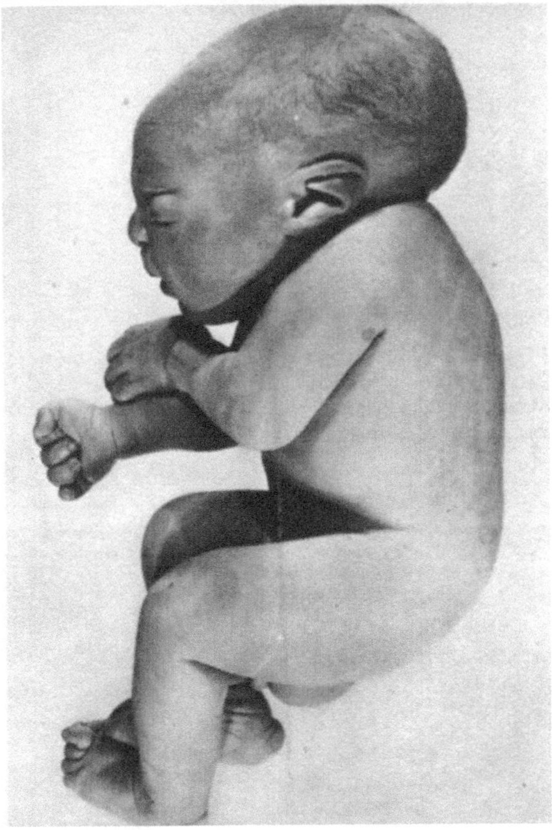

b

**Abb. 8.58a, b.** Potter-Syndrom, 18. SSW; doppelseitige Nierenagenesie. **a** Fetus in Beckenendlage mit Fundushinterwandplazenta bei Anhydramnie (Scheitel-Steiß-Länge 100 mm), **b** typischer Phänotyp

als Folge der so gut wie immer vorhandenen Lungenhypoplasie (Potter 1965; Warkany 1971; Harrison et al. 1979). Numerische und/oder grob strukturelle Chromosomenanomalien wurden bislang nicht beobachtet.

Die Häufigkeit des Vorkommens des Potter-Syndroms variiert. Im Mittel wird sie mit 1:3000 bis 1:4000 angegeben (Bain 1960; Potter 1965). Seit 1969 wurden an der Universitätsfrauenklinik Bonn 6 Fälle mit diesem Mißbildungssyndrom beobachtet. Die ersten imponierten klinisch als schwere intrauterine Wachstumsretardierungen (Abb. 8.59). Die beiden letzten Fälle sollen hier ausführlich besprochen werden, weil sie neue Aspekte zur pränatalen Diagnostik bieten.

Das Potter-Syndrom (renofaziale Dysplasie) ist nicht therapiefähig. Übereinstimmend besteht bei allen Fällen exzessive Oligo- bzw. Anhydramnie (Abb. 8.58a). Da diese bereits in der ersten Schwangerschaftshälfte zu bestehen scheint, ist sie als wichtigstes Hinweiszeichen zu werten (Hansmann et al. 1979). Da die starke Oligo- bzw. Anhydramnie bereits im Screening der Stufe I als erkennbar vorauszusetzen ist, sollte die Chance bestehen, in Zukunft mehr dieser Fälle vor der 24. SSW zu diagnostizieren.

Die endgültige Diagnosestellung ist im Regelfall aber nicht einfach und sollte dementsprechend durch Zentren der Stufe II oder III bestätigt sein, bevor klinische Konsequenzen gezogen (oder auch *nicht* gezogen) werden. Die beim Potter-Syndrom oft vergrößert gefundenen Nebennieren können u.U. das Vorhandensein von Nieren vortäuschen (Abb. 8.62 und 8.63), und nicht jeder echofreie Tumor im Unterbauch des Fetus ist seine Blase! Ein zystischer Tumor sollte nur dann als Blase angesprochen werden, wenn er die Funktion des Auffüllens und der Entleerung zeigt. Um diese nachzuweisen oder auszuschließen, sind mehrzeitige Untersuchungen erforderlich. Ob die Gabe von Furosemid an die Mutter wirklich weiterhilft, mag dahingestellt bleiben. Im eigenen Beobachtungsgut wurde die Diagnose „Potter-Syndrom“ auch einmal aufgrund eines falsch-positiven Befundes gestellt; es handelte sich um eine Triploidie (69 XXX). Auch in diesem Fall bestanden Anhydramnie und eine frühe Wachstumsretardierung. Bemerkenswert scheint noch der Sachverhalt, daß der Fetus beim Potter-Syndrom meistens in der gleichen Lage so gut wie unbeweglich angetroffen wird. Viel der Feten haben Mißbildungen im Bereich der Extremitäten oder zumindest versteifte große Gelenke. Letzteres wurde rein hypothetisch als sekundärer Effekt der Anhydramnie, die zu einer Langzeitimmobilisation des Fetus führt, gedeutet (Hansmann et al. 1979). Die auffälligste Fehlbildung im Bereich der unteren Extremitäten ist ohne

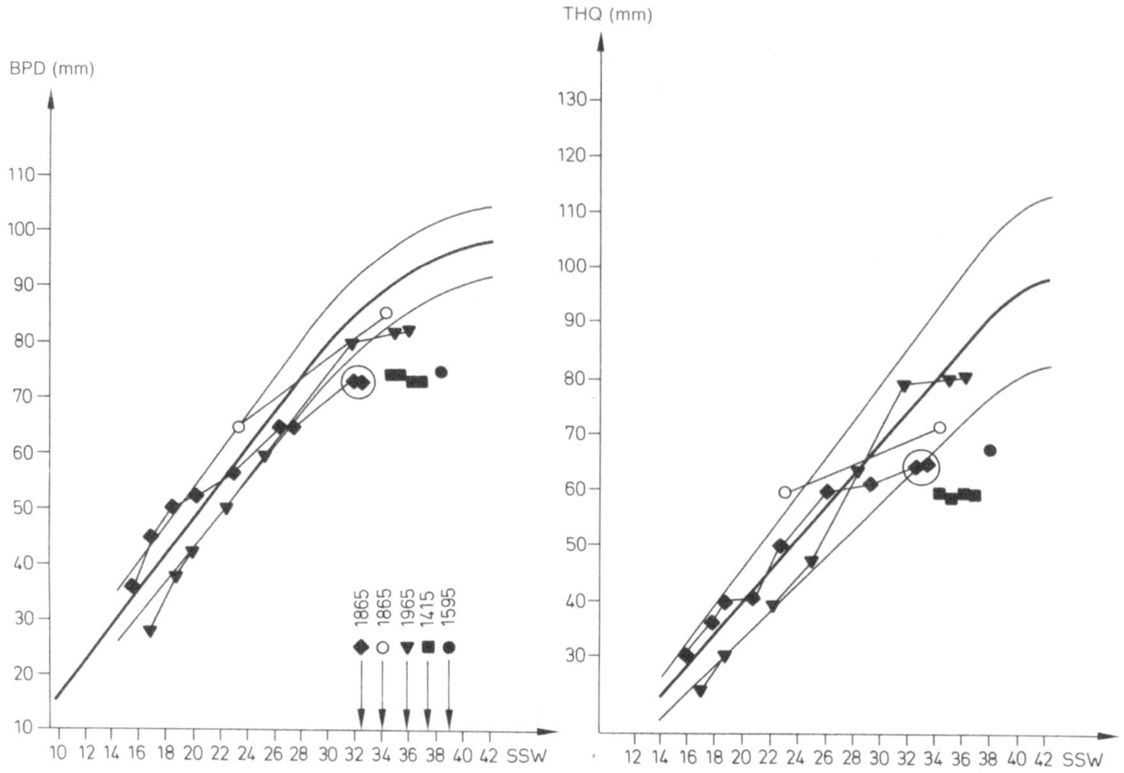


**Abb. 8.59.** Verlaufsbeobachtungen bei 5 Fällen mit Potter-Syndrom. *Links*: BPD, *rechts*: Thoraxdurchmesser in Höhe der kaudalen Apertur. Gemeinsames Merkmal: Wachstumsretardierung im 3. Trimenon. (Aus Hansmann et al. 1979)

a 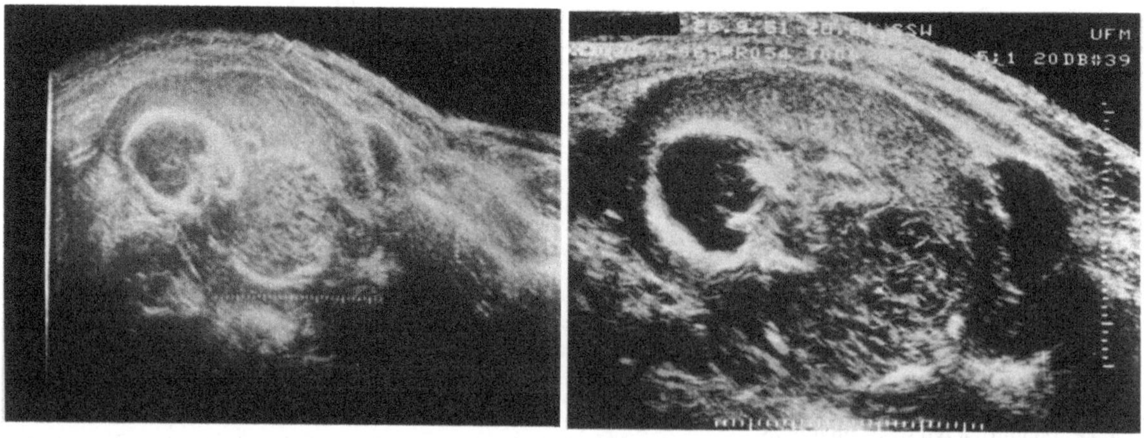 b

**Abb. 8.60 a, b.** Potter-Syndrom, 21. SSW, Längsschnitt. Anhydramnie, doppelseitige Zystennieren (Potter-Typ II)

Zweifel die Sirenomelie, die – wenn sie vorliegt – auch als sonographisches Kriterium der Diagnostik genutzt werden kann (Abb. 8.61). Dabei muß sich der Untersucher natürlich darüber im klaren sein, daß eine Formenvielfalt bezüglich des Verschmelzungsgrades zu erwarten ist. Desgleichen sind nicht selten auch Fehlbildungen des Genitales beim Potter-Syndrom vorhanden. Sie betreffen in besonders auffälliger Form den Penis (70% der Feten mit Potter-Syndrom sind männlich) und können z.T. auch schon im Rahmen einer Mosaikdiagnostik als sonographische Diagnosehilfen genutzt werden. Da infolge der syndrom-obligaten Anhydramnie ab der 14. SSW so gut wie immer sehr schlechte Sichtverhältnisse bei der Ultraschall-

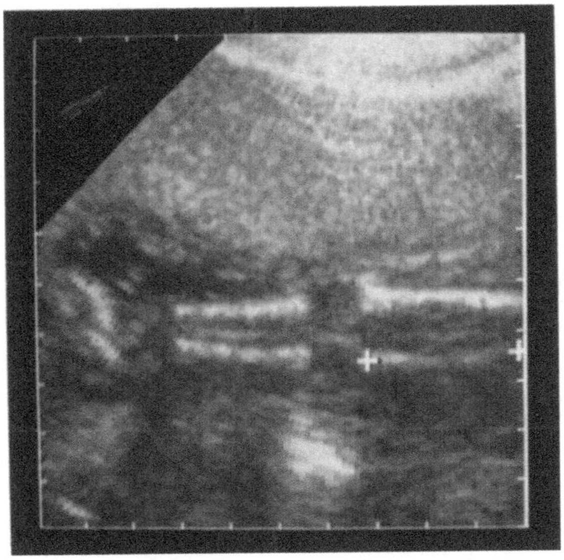

**Abb. 8.61.** Sirenomelie bei Potter-Syndrom, 19. SSW. Meßstreckenabgriff am linken Femur (*Kreuze*)

untersuchung vorliegen, füllen wir seit 1983 in zweifelhaften Fällen die Fruchthöhle künstlich auf. Dazu werden nach einer Initialdosis von 50–100 ml Normofundin-SK je nach Sichtverhältnis, Schwangerschaftsalter und Uterusgröße bis zu 300 ml instilliert. Nachfolgend kann dann der Phänotyp des Fetus wesentlich besser beurteilt werden, und auch in bezug auf die Ausschlußdiagnostik können die Verhältnisse klarer werden. Im Regelfall läßt sich kurz nach der Instillation beobachten, daß der Fetus trinkt. Die Flüssigkeit erscheint dann im Magen. Wenig später konnten wir mehrfach eine außerordentlich starke Hyperperistaltik in den von Flüssigkeit aufgetriebenen Darmschlingen beobachten und z.T. später auch eine Blasenfüllung, sofern zumindest eine ausscheidungsfähige Niere vorhanden war (Abb. 8.62b).

In anderen Fällen haben wir das Auffüllen der unregelmäßig begrenzten Kloaken beobachtet. Nach Angaben in der Literatur finden sich als Begleitmißbildung ja immerhin in 50% der Fälle Anal- und Rektumatresien mit oder ohne Kloakenbildung (Knöpfle et al. 1982). Bei der schwierigen Diagnostik des Potter-Syndroms muß man sich auch darüber im klaren sein, daß eine bilaterale Nierenagenesie – also das eigentliche klassische Potter-Syndrom – nur in der Minderzahl vorliegt.

Im eigenen Untersuchungsgut waren es 10 unter 32 Fällen. Bei den übrigen lagen ein- oder doppelseitige zystisch-dysplastische Nieren vom Potter-Typ II B oder II A vor. Ganz schwierig hinsichtlich der Prognoseeinschätzung wird die Diagnostik natürlich dann, wenn beidseits hypoplastische Nieren vorliegen, die in begrenztem Umfang ausscheidungsfähig sind und nach dem direkten Flüssigkeitsangebot an den Fetus

a

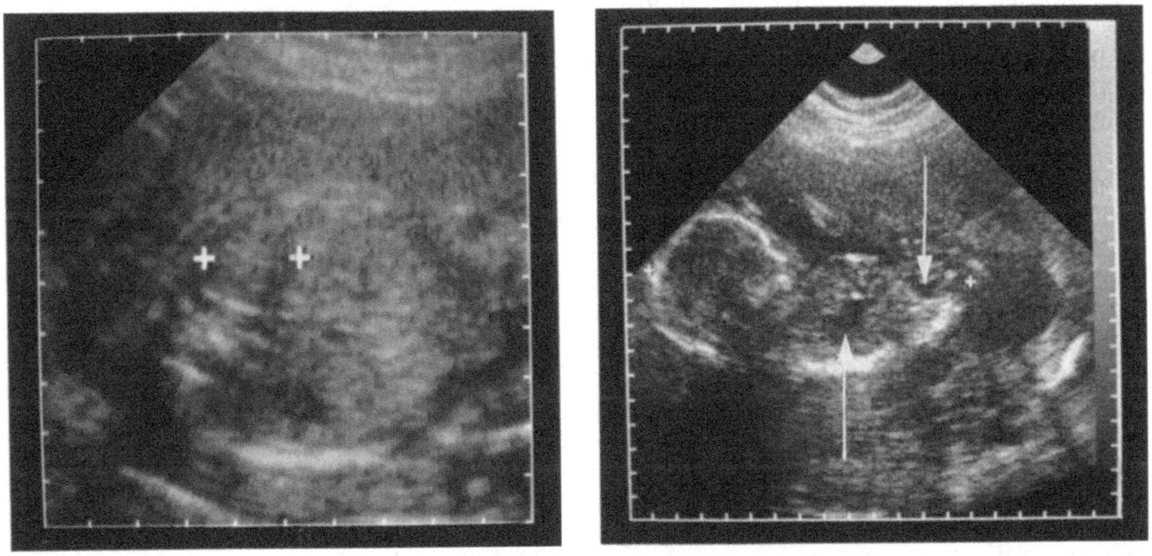

b

**Abb. 8.62. a** Fehldiagnose bei Vorliegen eines Potter-Syndroms. Die hyporeflektorischen Areale (*Kreuze*) stellen die Nebennieren dar und wurden als Nieren fehlgedeutet; typisch für Potter-Syndrom. **b** Zustand nach Normofundin-Instillation (180 ml in der 19. SSW). Neben der Verbesserung der Sichtverhältnisse stellen sich nun der Magen (↑) und die Blase (↓) des Feten deutlich dar

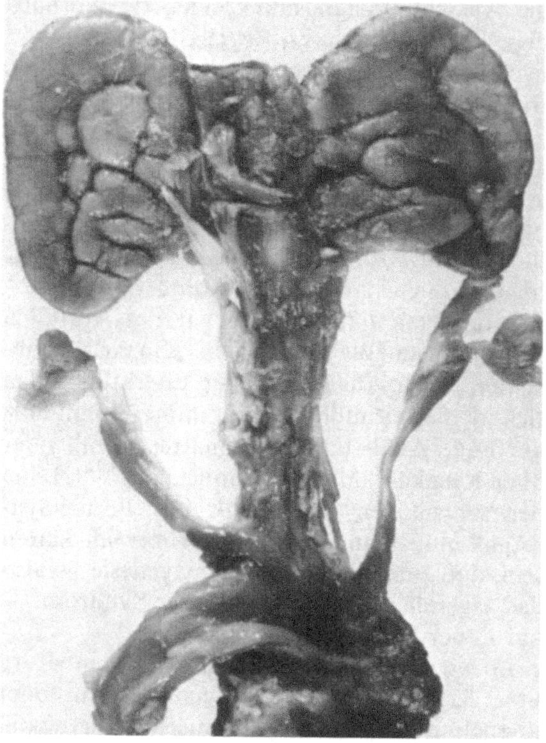

Abb. 8.63. Pathologisch-anatomisches Präparat bei Potter-Syndrom. Durch die fehlende Nierenentwicklung wurde der gesamte Platz von der Nebenniere eingenommen

zu einer eindeutigen Urodynamik führen. In einem solchen Fall haben wir u.a. auch beobachtet, daß nach Mehrfachinstillationen unter Erhaltung eines adäquaten Flüssigkeitspools über 3 Monate das Kind phänotypisch völlig unauffällig geboren wurde und keine Lungenhypoplasie aufwies, die im Regelfall eine Beatmung post partum unmöglich macht. Das betroffene Kind ließ sich nach seiner Geburt ohne Schwierigkeiten beatmen und überlebte mit seinen hypoplastischen Nieren immerhin 8 Wochen. Aus dem Gesagten wird klar, daß es sich beim Potter-Syndrom keineswegs um einen einheitlichen Symptomenkomplex handelt und der von Bain u. Scott (1960) vorgeschlagene Begriff des „renal non-function syndrome" dem Formenreichtum des Zustandsbildes gerechter wird. Knöpfle et al. (1982) weisen deshalb mit Recht auf die Problematik hin, die dieser Syndrombegriff macht, der Symptome ätiologischer und formalgenetischer Heterogenität impliziert.

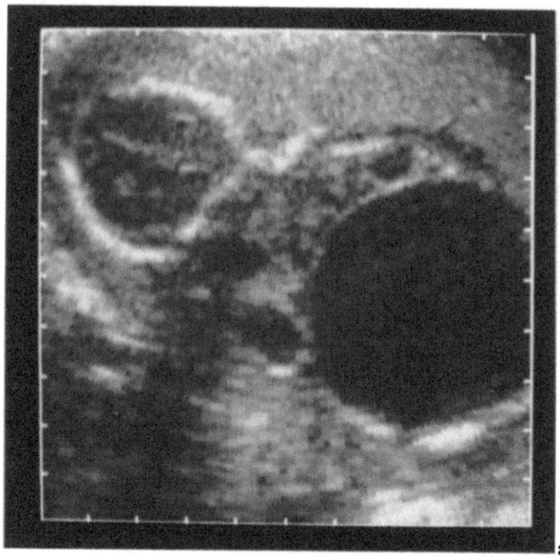

a

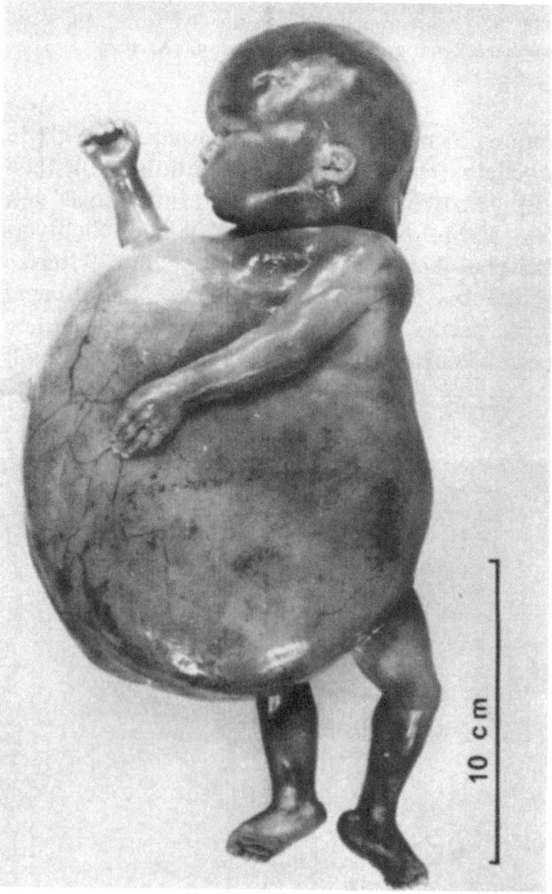


b

**Abb. 8.64a, b.** Prune-belly-Syndrom, 16. SSW. **a** Längsschnitt. Fetus in Beckenendlage mit Fundusvorderwandplazenta; großer zystischer Tumor; Anhydramnie. **b** Phänotyp (anderer Fall)

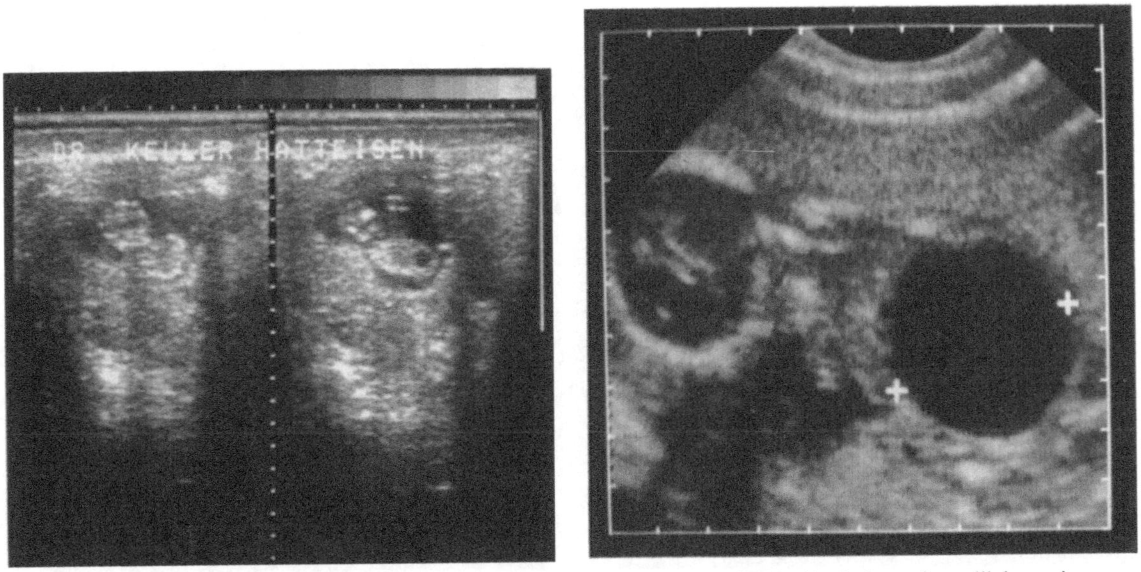

a b

Abb. 8.65. **a** Fetus mit auffallend großer Blase, als Hinweiszeichen, 13. SSW. (Aufnahme freundlicherweise von Frau Dr. Keller-Hateisen zur Verfügung gestellt). **b** Gleicher Fetus wie **a**, 19. SSW, mit dem vollentwickelten Bild der obstruktiven Uropathie

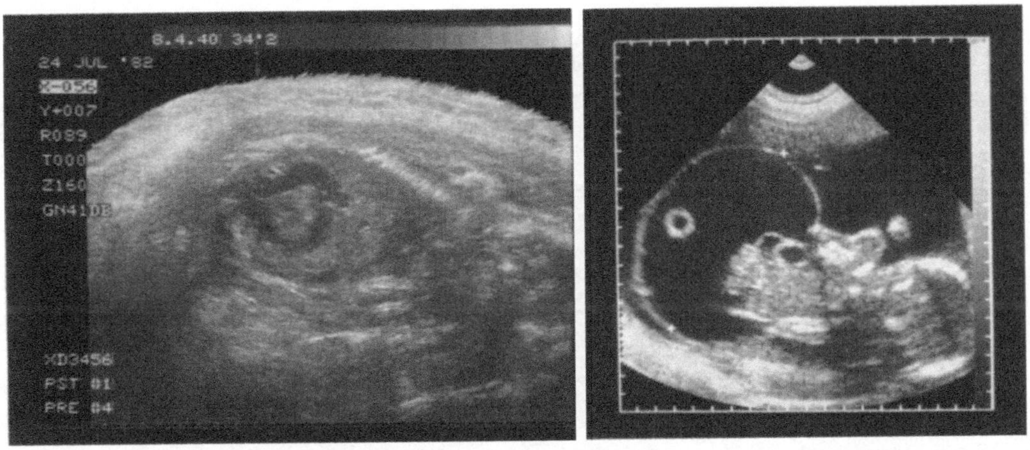


a b

**Abb. 8.66. a** Längsschnitt, 34. SSW. Obstruktive Uropathie, Darstellung der Hydrouretheren. **b** Zustand nach Blasenruptur bei obstruktiver Myopathie (22. SSW)

## 8.5.2 Zystische Nierenerweiterungen (Potter-Typ I)

Hierbei liegt eine sekundäre Störung der normal geformten Sammelrohre vor. Die Zysten entstehen aus einer Erweiterung der Sammelrohre. Die Anzahl und Gestalt der Nephrone ist normal. Es findet sich keine übermäßige Bindegewebsproduktion.

*Synonyme Bezeichnung:* infantile Form der polyzystischen Nierenerkrankung.

Der Erbgang dieser Erkrankung ist autosomal-rezessiv, die Häufigkeit wird mit 1:6000–1:14000 angegeben.

Im Falle der zystischen Nierenfehlbildung (Potter-Typ I) sind beide Nieren symmetrisch betroffen (Knöpfle et al. 1982). Typisch ist eine vorhandene fetale Lappung der Niere (Potter 1972), die auch im Ultraschallbild nachweisbar ist. Die zystischen Veränderungen im Rahmen der polyzystischen Niere (Potter-Typ I) lassen sich naturgemäß nicht als Einzelzyste sonographisch nachweisen (Abb. 8.71 b). Die Zysten haben einen Durchmesser von 1–2 mm. Dabei handelt es sich um erweiterte Tubuli, die in dieser Größe sonographisch isoliert nicht nachweisbar sind. Da die fetale Nierenentwicklung zumindest in der ersten Schwangerschaftshälfte wahrscheinlich nicht gestört ist (Zerres 1981),

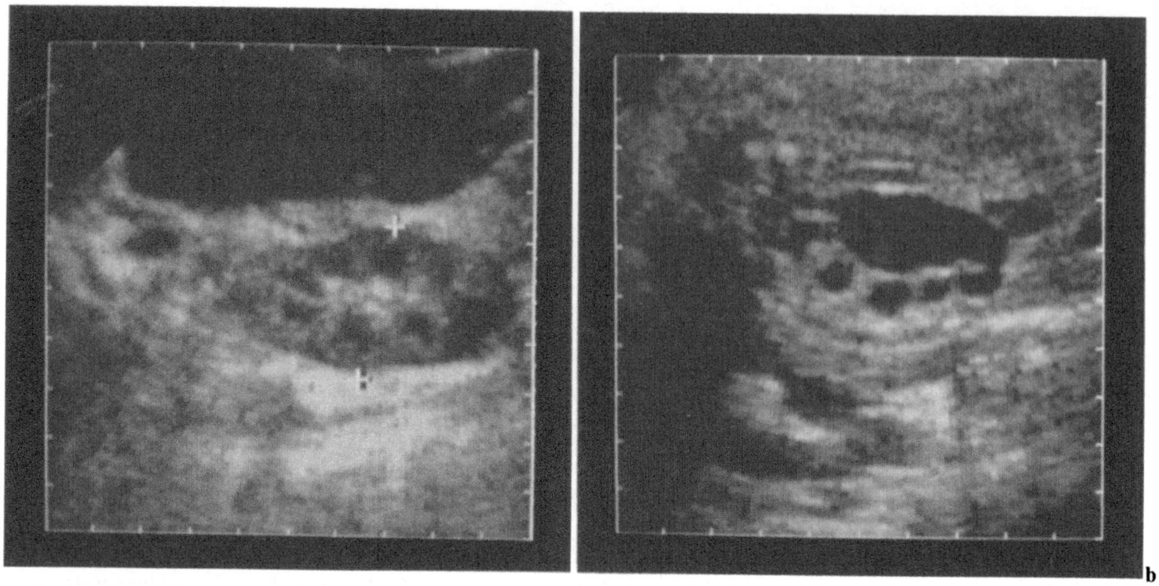
a b

**Abb. 8.67 a, b.** Organdarstellung der fetalen Niere, 35. SSW. **a** Normalbefund, **b** mäßige Hydronephrose mit Kelcherweiterung

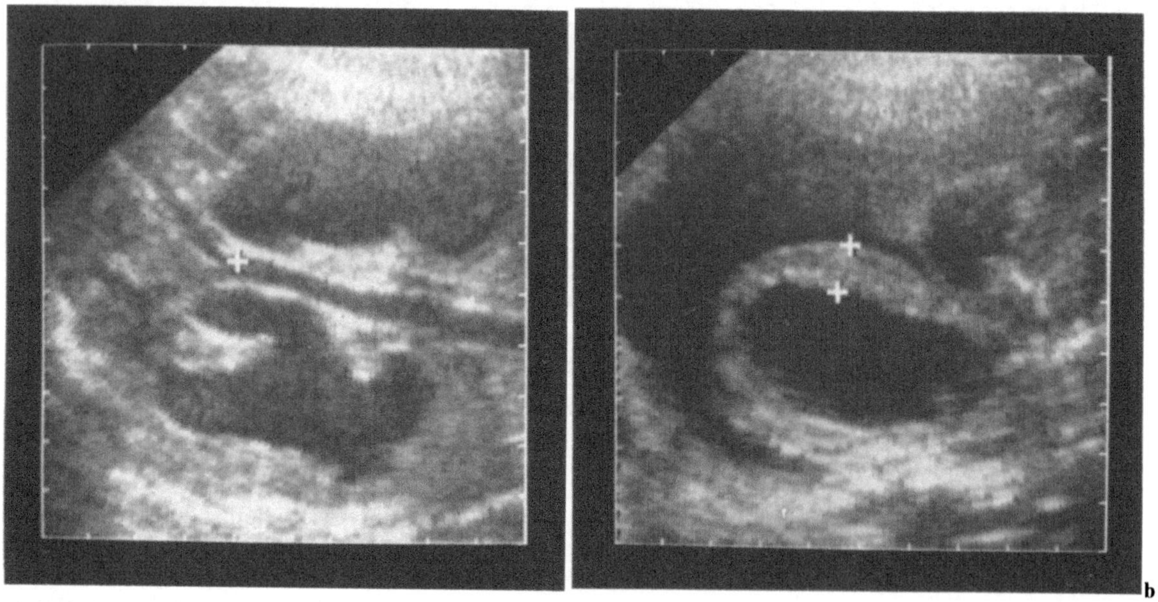
a b

**Abb. 8.68 a, b.** Fortgeschrittene Hydronephrose bei Urethralklappen. **a** Längsschnitt, mittelständige Aorta mit Bifurkation (*Kreuz*); **b** Muskelhypertrophe Blase (*Kreuze*). Nach Fistelung mit urinösem Aszites umgeben

ist hier der Nachweis einer Oligohydramnie bei Vorliegen einer polyzystischen Nierenfehlbildung vom Typ I nach Potter nicht unbedingt zu erwarten. Als typisch für das sonographische Bild polyzystischer Nieren vom Typ I kann der fehlende Nachweis einzelner Nierenzysten bei allgemein vergrößerten Nieren angesehen werden, ferner die fleckförmige Verdichtung der Nierenstruktur (Abb. 8.71 a–c). Für das Vorliegen fetaler polyzystischer Nieren mag ein frühzeitiger Nachweis bis zum Ende der ersten Schwangerschaftshälfte nur in Ausnahmefällen möglich sein, da die Harnfunktion noch nicht gestört ist und das Leitsymptom der Oligo- bzw. Anhydramnie zu diesem Zeitpunkt fehlt. Bei entsprechend belastender Anamnese dürfte

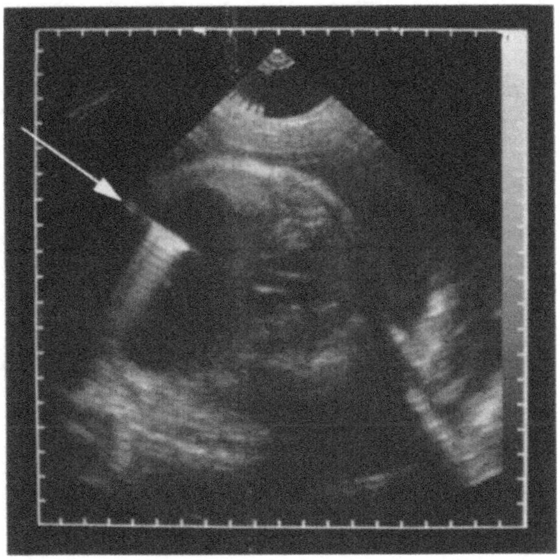

**Abb. 8.69.** Blasenpunktion bei Megacystis, Nadel in situ (*Pfeil*)

die einzige Möglichkeit einer späteren Ultraschalldiagnose ohne Vorliegen einer Oligohydramnie die allgemeine Vergrößerung beider Nieren sein. Der Zusammenhang von erhöhten AFP-Werten und Zystennieren ist bislang nicht erwiesen. Ob die von Merin et al. (1981) in einem Fall nachgewiesene Erhöhung der Trehalaseaktivität ein Hinweis für das Vorliegen infantil polyzystischer Nierenveränderungen ist, müssen weitere Untersuchungen zunächst erweisen.

### 8.5.3 Zystische Veränderungen (Potter-Typ II)

Es handelt sich um eine vollständige Abnormität aller Sammelrohre und Nephrone im betroffenen Gebiet. Dabei kommt es zu einer starken Vermehrung des Bindegewebes.

*Synonyme Bezeichnung:* multizystische Nierendysplasie; diese ist selten. Bei den zystischen Veränderungen vom Potter-Typ II finden sich multizystische Veränderungen im Bereich beider Nieren mit Zysten über 1 cm Durchmesser (Abb. 8.60a, b). Auch nach Gabe von Furosemid läßt sich eine fetale Harnblase nicht darstellen. Beim Potter-Typ II A sind die betroffenen Nieren (bzw. die betroffene Niere) vergrößert. Im Gegensatz dazu sind sie beim Potter-Typ II B kleiner als normal. Daher ist die Ultraschalldiagnose in diesen Fällen schwierig, kann sogar unmöglich sein, wenn ausreichend Harn produziert wird.

Die in der Literatur häufiger beschriebene Pränataldiagnose des Potter-Typs II A gelingt in der Regel im 2. Trimenon der Schwangerschaft, da die zugrundeliegenden Störungen der früheren embryonalen Entwicklung bereits vor der 12. SSW wirksam sein muß.

Häufiger treten diese Veränderungen einseitig auf (Abb. 8.70a, b). Entgegen der vorherrschenden Meinung ist jedoch bei einem hohen Prozentsatz die kontralaterale Niere funktionell ebenfalls gestört, z.B. Klappenbildung, Hydronephrose, Ureterozele. Eine sorgfältige Kontrolle der Fruchtwasserverhältnisse und der kontralateralen Niere ist daher bei Nachweis einseitiger multizystischer Nieren erforderlich. In gleicher Weise finden sich bei bis zu 50% Fehlbildungen anderer Organsysteme. Sind beide Nieren betroffen, so ist die Prognose infaust.

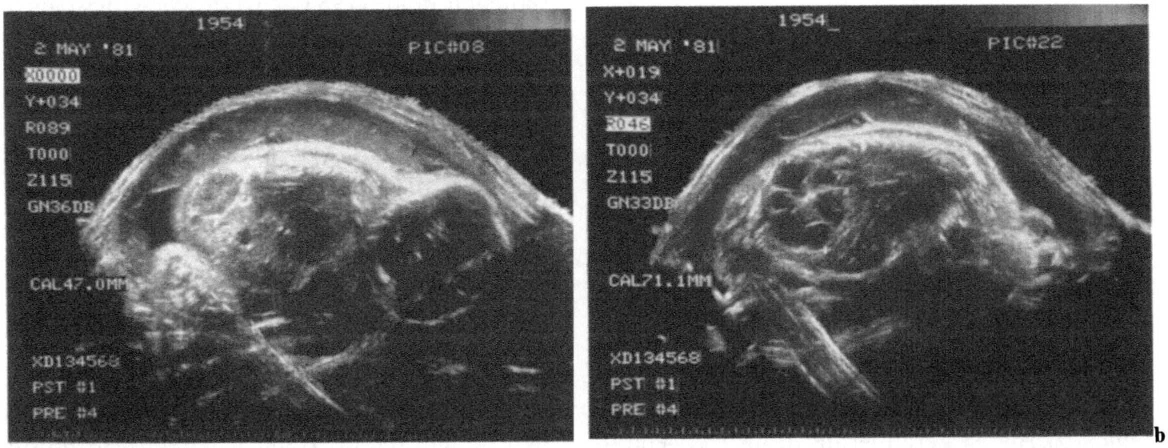


a b

**Abb. 8.70a, b.** Zystisch-dysplastische Niere, einseitig; **a** Längsschnitt mit gesunder Niere, **b** zystisch-dysplastische Niere kontralateral, normale Fruchtwassermenge

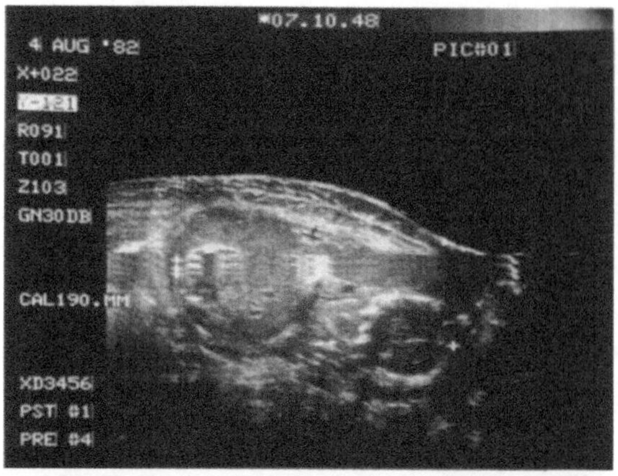

a

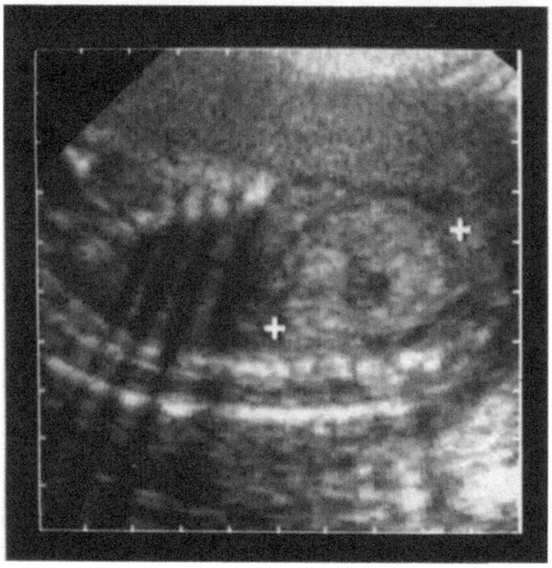
b

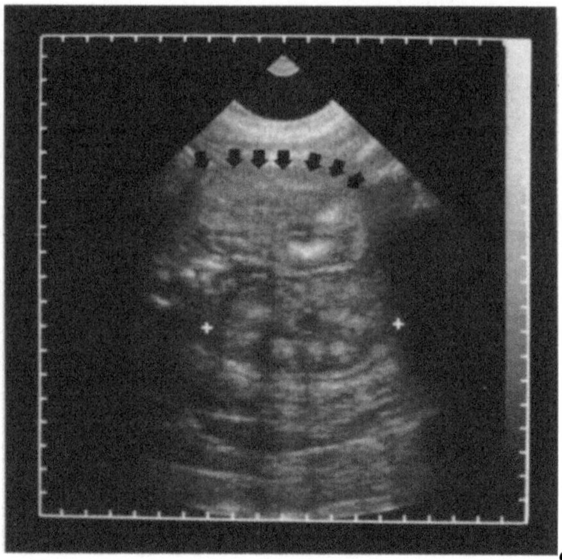
c

**Abb. 8.71a–c.** Zystennieren, infantiler Typ (Potter-Typ I), Verlaufsbeobachtungen. **a** Nach unauffälligen Befunden bis zur 24. SSW fand sich in der 26. Woche eine Anhydramnie. **b** Die Organdarstellung zeigte hyporeflektorisch volumenvergrößerte Nieren. Die erweiterten kleinzystischen Veränderungen ließen sich nicht darstellen. **c** Gleicher Fall 8 Wochen später, nunmehr enorm vergrößerte Nieren. Längsdurchmesser 7,5 cm, Querdurchmesser 4 cm. Wiederum kleine Zysten darstellbar (Erläuterung s. Text)

### 8.5.4 Nierenveränderungen (Potter-Typ III)

Im wesentlichen handelt es sich dabei um die Erwachsenenform der polyzystischen Nierenerkrankungen. Bei Kindern treten diese Formen selten auf. Wir haben jedoch in einem Fall mit familiärer Belastung die pränatale Diagnostik des Typs III beschrieben (Weiß et al. 1981; Abb. 8.72a, b). Die Seltenheit einer präpartalen Diagnostizierbarkeit bedingt, daß wir in diesem Zusammenhang auf die ausführliche Übersichtsdarstellung der Thematik verweisen (Zerres 1981).

### 8.5.5 Erweiterungen am Urogenitaltrakt

Eine ausführliche Beschreibung präpartal diagnostizierbarer Veränderungen im Urogenitaltrakt im Zusammenhang mit obstruktiven Veränderungen wurde von Harrison (Callen 1983) zusammengestellt. Die Sonomorphologie der subpelvinen und urethralen Stenose wurde von Staudach et al. (1983) an typischen Beispielen dargestellt. Das wesentliche diesen Veränderungen gemeinsame Hauptkriterium ist die Erweiterung der ableitenden Harnwege proximal von der Stenose (Abb. 8.73). Daraus ergibt sich in logischer Konsequenz, daß bei der subpelvinen Stenose lediglich das Nierenbecken der betroffenen Seite erweitert ist, es bei Obstruktionen prävesikaler Lokalisation zu einer Erweiterung des Ureters (Abb. 8.66a, b) und des Nierenbeckens kommt und bei Obstruktionen der Urethra – welche Genese auch immer – die Blase, die Ureteren und die Nierenbecken betroffen sein müssen. Während die subpelvine Stenose und die prävesikale Ureterobstruktion isoliert einseitig auftreten können (Abb. 8.67a, b), muß eine Verengung der Harnröhre letztlich

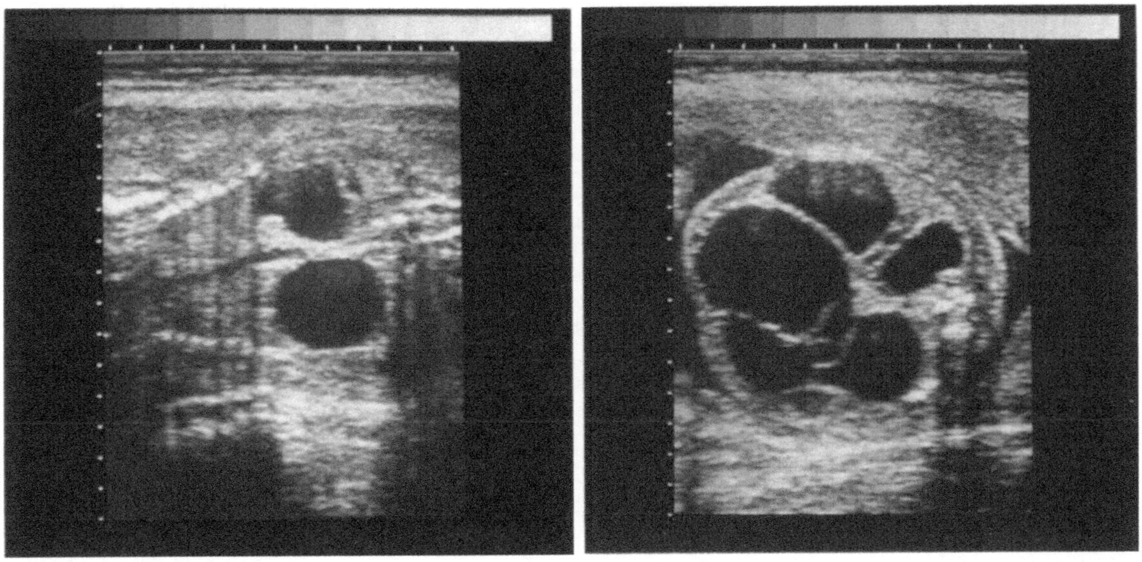

a b

**Abb. 8.72a, b.** Doppelseitig dysplastische Nieren (Potter-Typ III), 22. SSW; **a** Längsschnitt. **b** Querschnitt über dem enorm aufgetriebenen Abdomen

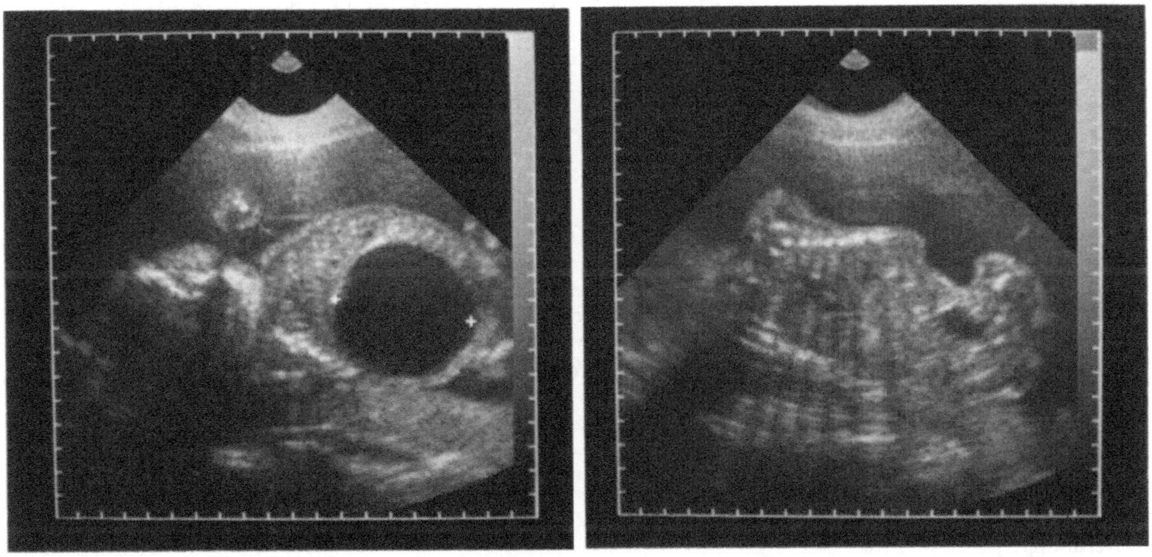

a b

**Abb. 8.73a, b.** Sackniere infolge einseitiger Ureterabgangsstenose. **a** Fetus im Längsschnitt vor Punktion. **b** Fetus nach diagnostischer Punktion (70 ml). Die Flanke erscheint nunmehr eingefallen, und die Harnblase stellt sich leicht gefüllt dar. Ein Ausgleich der Körperdeformität erfolgte innerhalb weniger Stunden

beide ableitenden Systeme treffen. Dabei kann es jedoch zu einer Prävalenz einer Seite kommen und das Zustandsbild der Erweiterung an der anderen Seite nur diskret auftreten. Je früher solche Veränderungen auftreten und je funktioneller wirksamer die Obstruktion ist, desto ausgeprägter sind die Veränderungen (Abb. 8.68a, b).

Rein sonographisch kann die durch Obstruktion bedingte, mit Überdruck einhergehende Erweiterung von der adynamischen Form, die keine Drucksteigerung zeigt, ohne invasive Zusatzabklärung nicht unterschieden werden (Abb. 8.73a, b). Die durch Obstruktion überfüllte Blase (Abb. 8.68b) zeigt eine Wandhypertrophie, bei einer neurogenen Entleerungsstö-

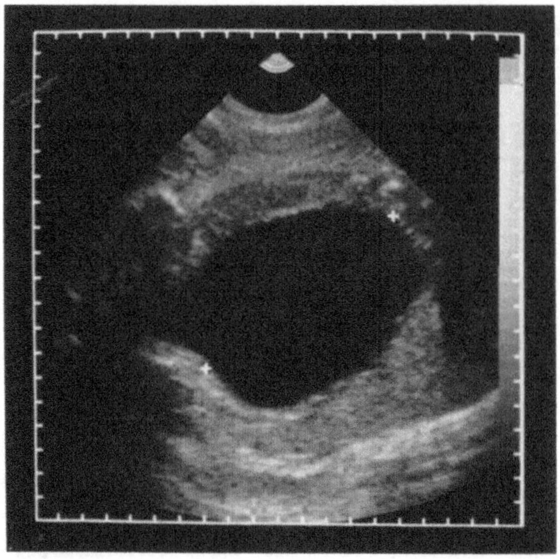

**Abb. 8.74.** Megazystis bei neurogener Blasenentleerungsstörung ohne Wandhypertrophie am Ende der Schwangerschaft. Postpartal kam eine Spontanmiktion in Gang; keine operativen Maßnahmen erforderlich

rung (Abb. 8.74) zeigt die Blase diese Veränderungen nicht. Zu erwähnen ist auch, daß es bisweilen zu passageren Erweiterungen der Nierenhohlsysteme kommen kann, die bei entsprechenden Kontrolluntersuchungen nicht mehr nachweisbar sind. Die endgültige Bewertung sollte in keinem Fall in der Stufe I erfolgen. Solange ausreichende Fruchtwassermengen nachgewiesen werden, das erweiterte Hohlsystem auch von einem deutlich sichtbaren Nierenparenchymmantel umgeben ist und die Nierenfunktion durch die nachweisbare Blasendynamik zusätzlich als intakt gelten muß, ist vor voreiligen invasiven Interventionen zu warnen. Die übersichtliche Darstellung von Harrison (1983) anhand einer großen Zahl von Fällen zeigt, daß ab einem gewissen Ausbildungsgrad von Erweiterungen auch die intrauterine Entlastung und vorzeitige Entbindung nicht immer ausreichende Maßnahmen sind, um das Problem zu lösen.

Das Spektrum diagnostizierter Pathologie im Bereich des Urogenitalsystems bei der Aufgabenstellung einer gezielten Ausschlußdiagnostik ist unter 8.9 übersichtlich dargestellt.

Um nach den ausführlichen Erläuterungen für unsere Leser die Übersichtlichkeit zu erhalten, wurden die wesentlichsten Gesichtspunkte der Pathologie im Urogenitalsystem, ihrer Sonomorphologie und der sich ergebenden alternativen Konsequenzen in den Tabellen 8.1 und 8.2 zusammengefaßt. Des weiteren soll darauf

**Tabelle 8.1.** Sonomorphologie bei Urogenitalmißbildungen (I: lebensfähig)

| Niere, Nierenbecken | Harnblase, Ureteren | Fruchtwasser | Diagnose, Konsequenzen |
|---|---|---|---|
| Niere darstellbar, Parenchym nachweisbar, Becken isoliert darstellbar und nicht erweitert, Kelche nicht erweitert, isolierte Zyste, Parenchym mondförmig verdrängt | Unauffällig | Normal | Nierenzyste, urologische und radiologische postpartale Kontrolle, *cave*: Fehldiagnose durch Darstellung des Colon descendens links |
| Niere vergrößert, Parenchym nachweisbar, Kelche und Becken erweitert | Harnblase normal, Ureteren nicht gestaut | Normal | Subpelvine Stenose, kurzfristige Kontrollen, bei Progression vorzeitige Entbindung, urologische Kontrolle und Therapie |
| Niere vergrößert, Parenchym nachweisbar, Kelche und Becken erweitert | Harnblase vergrößert, Ureteren gestaut | Normal | Infravesikale Obstruktion (i. O.) |
| | | Verringert | i. O. dekompensierende |
| | | Verringert und extrem dünne Bauchdecke | Prune-belly-Syndrom |
| | | Zusätzlich Enzephalozele und Polydaktylie | Meckel-Gruber-Syndrom |

**Tabelle 8.2.** Sonomorphologie bei Urogenitalmißbildungen (II: nicht lebensfähig)

| Niere, Nierenbecken | Harnblase | Fruchtwasser | Diagnose | Vorkommen |
|---|---|---|---|---|
| Beidseits nicht darstellbar | Nicht darstellbar | Oligo- bzw. Anhydramnie | Bilaterale Agenesie, Potter-Syndrom, 1:4800 Geburten, 4:1000 Totgeburten | Nicht erblich, familiäre Häufung |
| Niere beidseits vergrößert, Parenchym ersetzt durch große Zysten (∅ cm), Becken nicht gestaut, nicht darstellbar | Nicht darstellbar | Oligo- bzw. Anhydramnie | Multizystische Nierendysplasie (Potter-Typ II) (sehr selten) | Nicht familiär |
| Niere ersetzt durch „eine große Zyste", kein Parenchym | Nicht darstellbar | Oligo- bzw. Anhydramnie | Komplette Agenesie ableitender Strukturen | |

**Tabelle 8.3.** Entwicklungsanomalien am Urogenitaltrakt und Syndrome

| Urogenitaltrakt | Syndrom (S.) | Heredität (1: chromosomal, 2: autosomal-dominant, 3: autosomal-rezessiv) |
|---|---|---|
| Obstruktive Uropathie, zystische Dysplasie, Hufeisenniere | Trisomie 18 | |
| Obstruktive Uropathie, Hufeisenniere, Doppelbildungen | Turner-S. (XO) | 1 |
| Obstruktive Uropathie, zystische Dysplasie | Trisomie 21 | |
| Obstruktive Uropathie, zystische Dysplasie | Trisomie 13 | |
| Obstruktive Uropathie | Apert-S. | |
| Nierendysplasie | Holt-Oram-S. | 2 |
| Obstruktive Uropathie, unilaterale Agenesie | Leopard-S. | |
| Nierendysplasie | Beckwith-Wiedemann-S. | |
| Obstruktive Uropathie, zystische Nierendysplasie | Ektromelie mit Ichthyosis | |
| Obstruktive Uropathie, Nierendysplasie | Laurence-Moon-Biedl-S. | |
| Zystische Nierendysplasie | Meckel-Gruber-S. | |
| Zystische Nierendysplasie | Roberts-S. | 3 |
| Zystische Nierendysplasie | Zellweger-S. | |
| Obstruktive Uropathie | Johanson-Blizzard-S. | |
| Bilaterale Agenesie | Potter-S. | |
| Primäre Ektasie, Adynamie | Prune-belly-S. | |

verwiesen werden, daß unterschiedliche Formen von Urogenitaltraktmißbildungen häufig Teilaspekte komplexer Syndrome oder Teilsymptome chromosomaler Störungen sind. Tabelle 8.3 zeigt den Zusammenhang zwischen chromosomalen Störungen und Mißbildungssyndromen mit unterschiedlicher Pathologie im Urogenitalsystem für die wesentlichsten auch sonographisch faßbaren Bereiche.

Wie schon unter 8.4 erwähnt, muß bei intraabdominellen zystisch imponierenden Veränderungen immer primär eine Trennung der beiden Organsysteme erfolgen. Vor allem im Bereich der linken Niere kann bei nicht ausreichend exakter Analyse des Schallbildes eine gefüllte Kolonschlinge Pathologie vortäuschen. Klarheit schafft in jedem Fall das Einhalten der mehrmals beschriebenen systematischen Schnittebenen.

### Literatur


Bain AD, Scott JS (1960) Renal agenesis and severe urinary tract dysplasia. Br Med J I:841

Campbell S, Wladimiroff JW, Dewhurst CJ (1973) The antenatal measurement of fetal urine production. Br J Obstet Gynecol 80:680

Grannum P, Bracken M, Silverman R, Hobbins JC (1980) Assessment of kidney size in normal gestation by comparison of ratio od kidney circumference to abdominal circumference. Am J Obstet Gynecol 136:249

Hansmann M, Niesen M, Födisch J (1979) Praenatale Ultraschalldiagnose des Potter-Syndroms. Gynäkologe 12:69

Harrison MR (1983) Perinatal management of the fetus with a correctable defect. In: Callen PW (ed) Ultrasonography in obstetrics and gynecology. Sounders, Philadelphia

Knöpfle G, Födisch HJ, Hansmann M (1982) Das Potter-Syndrom. Prä- und postnatale Diagnostik. Verh Dtsch Ges Pathol 66:278

Mc Crory WW (1972) Developmental nephrology. Harvard University, Cambridge, p 40

Merin PR, Portter M, Dallaire L, Melancon SB, Boisuert J (1981) Prenatal detection of the autosomal recessive type of polycystic kidney disease by trehalase assay in amniotic fluid. Prenat Diagn 1:75

Oliver J (1968) Nephrons and kidneys. Harper & Row, New York, p 1

Potter EL (1946a) Bilateral renal agenesis. J Pediatr 29:68

Potter EL (1946b) Facial characteristics of infants with bilateral renal angenesis. Am J Obstet Gynecol 51:885

Potter EL (1965) Bilateral absence of ureters and kidneys. A report of 50 cases. Obstet Gynecol 25:3

Potter EL (1972) Normal and abnormal development of the kidney. Chicago

Queenan JT, Thompson W (1972) Amniotic fluid volumes in normal pregnancies. Am J Obstet Gynecol 114:34

Ratten GJ, Beischer NA, Fortune DW, Path MRC (1973) Obstetric complications when the fetus has Potter's syndrome. Am J Obstet Gynecol 115:890

Staudach A, Laßmann R, Rosenkranz W, Engels M, Joos H, Rücker J (1984) Pränatale Diagnose fetaler Entwicklungsstörungen, das Modell eines interdisziplinären Teams. In: Kowalewski (Hrsg) Pädiatrische Intensivmedizin VI. Thieme, Stuttgart New York

Straub E (1983) Pädiatrisch-urologische Gesichtspunkte. In: Hohenfellner R, Zingg EJ (Hrsg) Urologie in Klinik und Praxis. Thieme, Stuttgart New York

Warkany J (1971) Congenital malformations. Year Book Medical Publishers, Chicago, p 1036

Weiß H, Zerres K, Hansmann M (1981) Pränatale Diagnose zystischer Nierenveränderungen mit Hilfe der Ultraschalltechnik. Ultraschall 2:244

Zerres K (1981) Zystennieren, klinische, pathologisch anatomische und genetische Gesichtspunkte. Dissertation, Bonn


## 8.6 Skelettmißbildungen

Auf die sonographische Darstellbarkeit des Skeletts wurde unter 4.1 und 7.1 hingewiesen. Im Zusammenhang mit der Mißbildungsdiagnostik im Skelettbereich muß nochmals betont werden, daß die fortschreitende Ossifikation Grundlage der bildlichen Darstellbarkeit ist. Dabei sind entwicklungsgeschichtlich Unterschiede in einzelnen Knochenabschnitten zu berücksichtigen. Während z.B. die Klavikula ein Ossifikationszentrum schon in der 8. SSW zeigt, bilden sich solche in den Handwurzelknochen erst postpartal aus. Wesentlich für die Mißbildungsdiagnostik sind in erster Linie die Ossifikationsvorgänge im Bereich der langen Röhrenknochen, der Wirbelsäule, des Thorax (Rippen) und des Kopfskeletts.

Eine komplexe Darstellung der gesamten – theoretisch diagnostizierbaren – Pathologie im Skelettbereich würde über die Aufgabenstellung dieses Buches hinausgehen. Wir nehmen daher im wesentlichen Bezug auf jene Hinweiszeichen die beim Screening in Stufe I – ohne anamnestische Belastung – diagnostizierbar sind. Über das Gebiet des gezielten Mißbildungsausschlusses bei Risikobelastung wird unter 8.9 noch ausführlich eingegangen.

Prinzipiell sind 3 Hauptgruppen von Skelettmißbildungen zu unterscheiden:

1) Defekte, die nur einzelne Extemitätenabschnitte betreffen.

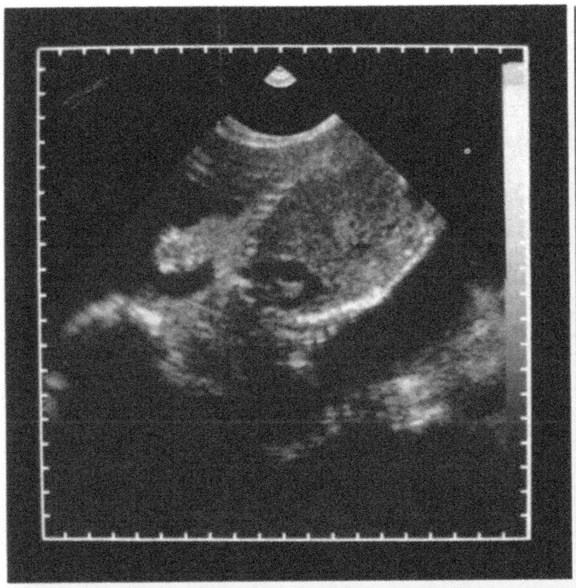

a

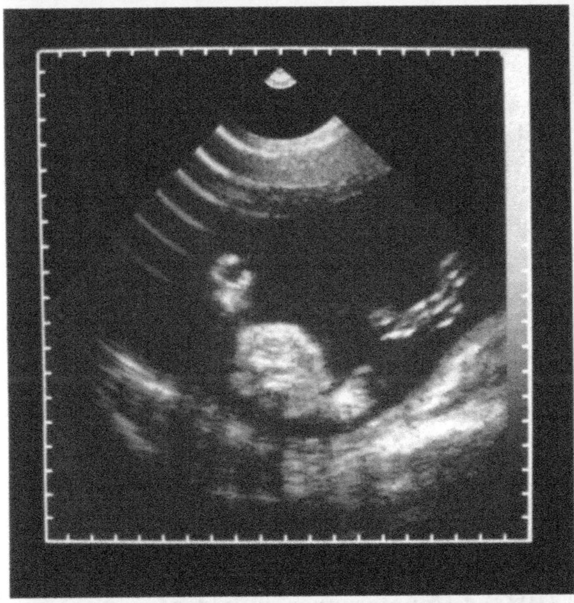

b

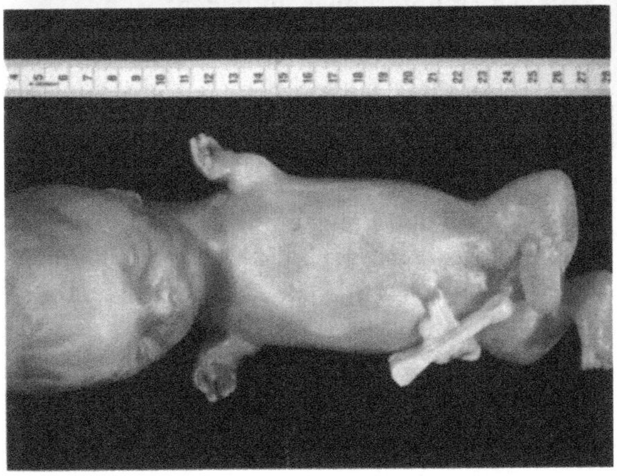

c

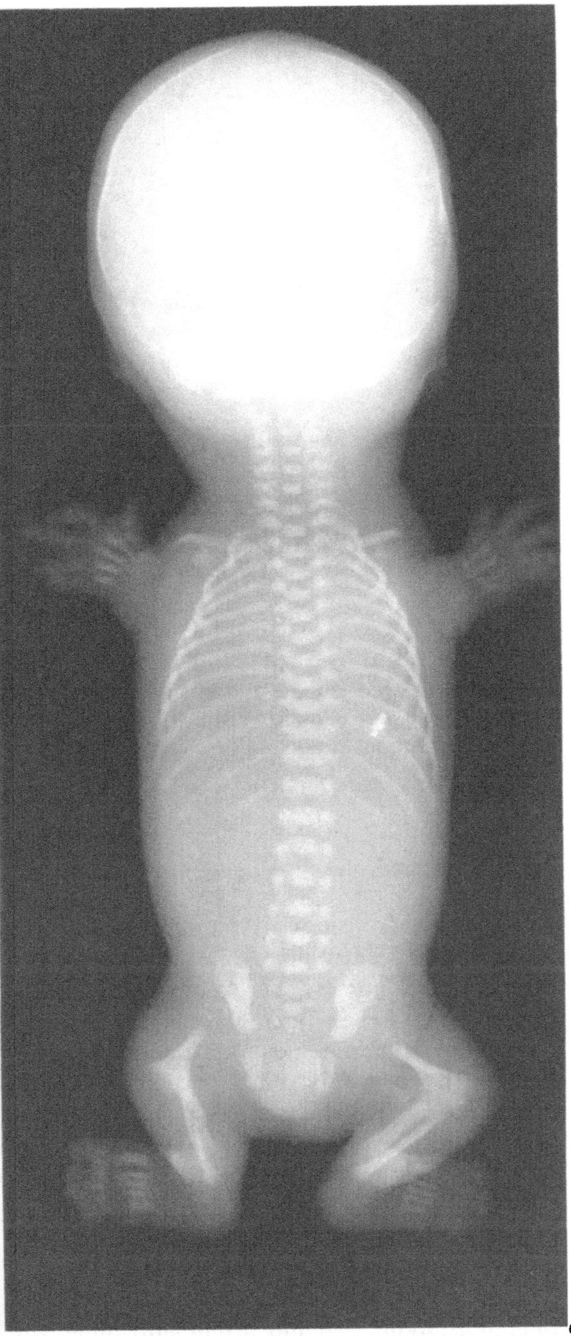

d

**Abb. 8.75 a–f.** Extremitätenfehlbildung, 26. SSW. Überweisung wegen Polyhydramnie. **a** Thorax im Längsschnitt. Die obere Extremität zeigt deutlich die Phokomelie. **b** Derselbe Fall. Querschnitt durch den Thorax; die Hände mit den Fingern gehen direkt vom Thorax aus. **c** Phänotyp. **d** Röntgenabbildung der Phokomelie. **e** Darstellung des Fußes. Die Femurmessung zeigt eine extreme Verkürzung (16 mm). **f** Auch die Meßstrecke der Tibia (29 mm) ist für das Gestationsalter wesentlich zu kurz

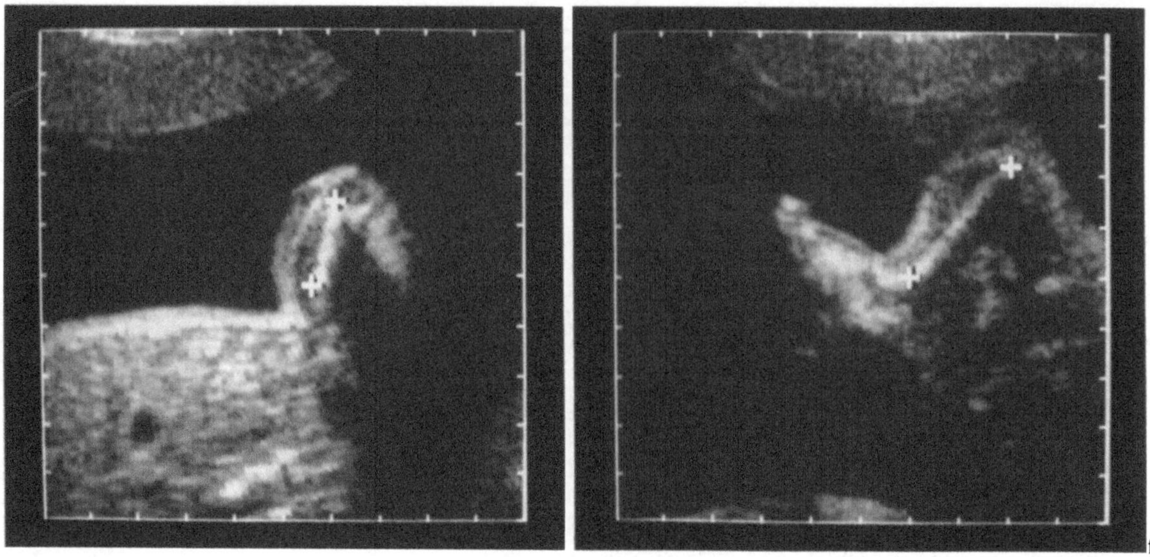

e f

**Abb. 8.75e, f**

2) Komplexe, jedoch die Lebensfähigkeit nicht in Frage stellende Skelettmißbildungen.
3) Skelettmißbildungen, die die postpartale Lebensfähigkeit ausschließen.

### 8.6.1 Radiusaplasie

Defekte, die lokalisierte Extremitätenabschnitte betreffen, sind entweder Teilaspekte von Syndromen (v.a. numerische Anomalien an den Fingern und Zehen oder Haltungsanomalien) oder Effekte häufig nicht klärbarer exogener Noxen. In jedem Falle einer partiellen Skelettmißbildung sollte die Karyotypisierung erfolgen und die weiterführende Diagnostik in Zusammenarbeit mit einem Zentrum angestrebt werden.

Das Beispiel einer partiellen Skelettmißbildung zeigt Abb. 8.75a–f. In diesem Falle fanden sich ein Hydramnion und im Bereich der oberen Extremitäten nur stummelförmige, direkt aus dem Thorax entspringende Handabschnitte (Abb. 8.75a, b). Im Bereich der unteren Extremität waren Oberschenkel und Unterschenkel zwar darstellbar, zeigten jedoch eine deutliche Fehlhaltung und wesentlich verkürzte Diaphysenlängen (Abb. 8.75e, f). Der Phänotyp dieses Falles ist in Abb. 8.75c dargestellt. Ein weiteres Beispiel für eine partielle, jedoch ausgeprägte Skelettmißbildung zeigt Abb. 8.76. Bei völlig normaler Länge des Humerus war in allen Schnittebenen die distale obere Extremität nicht auffindbar (Abb. 8.76a). Beim weiteren Screening zeigte sich dasselbe Bild im Bereich der unteren Extremitäten (Abb. 8.76b). In solchen Fällen ist es extrem schwierig, die Grenzen zwischen der Beurteilung der „Lebenswertigkeit" zu diskutieren. Auf die damit verbundenen ethischen Fragen soll in diesem Zusammenhang nicht eingegangen werden.

Ein besonderer Zusammenhang besteht zwischen Aplasie des Radius und komplexen Erkrankungen. Das typische sonographische Bild der Radiusaplasie zeigt Abb. 8.77. Das Leitsymptom Radiusaplasie läßt sich bei rund 25 Syndromen beobachten. Bei kausalgenetischer Einteilung sind dabei nach Hamburg et al. (1982) 4 Hauptgruppen zu bilden:

1) Genbedingte Syndrome, die mit einer Radiusaplasie einhergehen: Acheiropodie, Arias- und Baller-Gerold-Syndrom, Fanconi-Panmyelopathie, Goldenhar- und Harris-Osborne-Syndrom, Hemidysplasie mit Psoriasis, Holt-Oram- und kongenitales Thrombozytopeniesyndrom, ferner: Ladd-, Nager- Reynier-Syndrom sowie Roberts-, SC- und Thomson-Syndrom.
2) Quantitative und qualitative Chromosomenaberrationen in Kombination mit Radiusaplasien: Trisomien 13, 18 und 22 sowie Deletion des langen Arms vom Chromosom 4 (4q oder 4r).

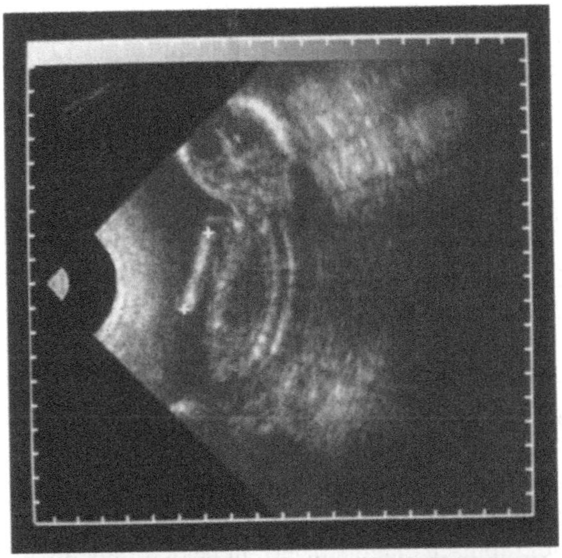

a

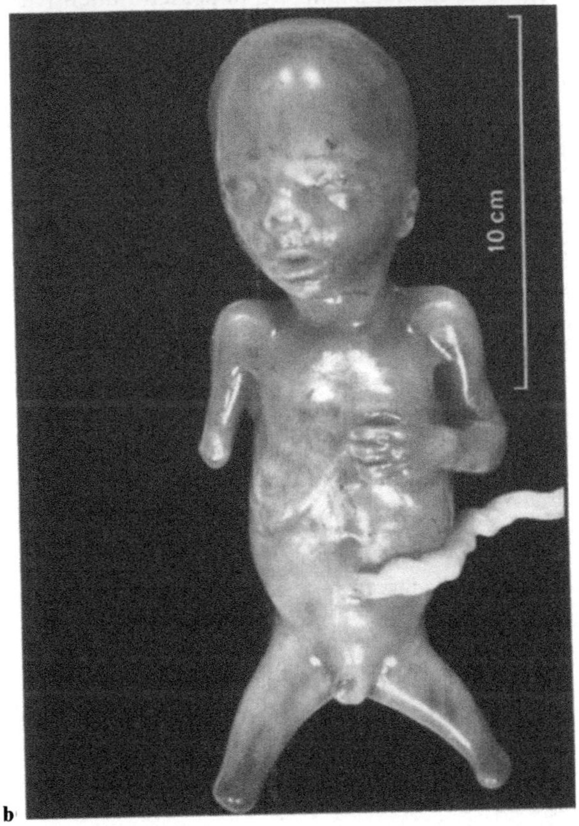


b

**Abb. 8.76a, b.** Extremitätenmißbildung vom Typ einer partiellen Amelie (21. SSW) bei familiärer Belastung. **a** Der Meßstreckenabgriff am Humerus entspricht zwar der Norm, dieser läuft jedoch konisch aus, der Unterarm fehlt. **b** Phänotyp, auch die Unterschenkel fehlen beidseits

3) Radiusaplasien unklarer Ätiologie: Adam-Komplex, Anenzephalie und Spina bifida, in sehr seltenen Fällen einseitige Lungenagenesie, verschiedene Peromeliesyndrome, Ulnaverdoppelung sowie Vacterl-Syndrom.
4) Radiusaplasie bei exogener Schädigung, z.B. Thalidomid.

Die Radiusaplasie ist somit ein klassisches Beispiel für den gerade vom Ultraschalldiagnostiker häufig einzuschlagenden Weg vom Symptom zur Diagnose. Dabei ist naturgemäß eine außerordentlich weite Differentialdiagnose zu stellen und die Syndromlehre einzubeziehen. Es ist klar, daß in der Mehrzahl der Fälle erst die mobile pathoanatomische Diagnose durch einen Kinderpathologen sowie die zytogenetische Einzelfallanalyse eine Enddiagnose sichern können.

### 8.6.2 Mißbildungen, die die Lebensfähigkeit ausschließen

Finden sich beim Screening in Stufe I die Kombination von auffälliger Dysproportion zwischen Thorax und Abdomen (auffallend kleiner Thorax, schmaler Thorax, schlecht darstellbare Rippen) mit auffallend kurzen Meßstrecken am Femur, so bedeutet dies meist ein Alarmhinweiszeichen für Mißbildungen des Skelettsystems, die die Lebensfähigkeit wesentlich beeinträchtigen. Der Begriff „nicht lebensfähig" bezieht sich dabei i.allg. auf die Unfähigkeit des Neugeborenen, eine normale Atmung zu entwickeln. Grund dafür ist zumeist der durch die Knochenmißbildung zu kleine oder zu enge Thorax, der eine normale Lungenfunktion nicht zuläßt. Die wesentlichsten in diesem Zusammenhang zu erwähnenden Mißbildungen sind:

- Achondrogenesis Typ I (nach Saldino-Noonan), Short-rib-Polydaktyliesyndrom,
- Achondrogenesis Typ II,
- thanatophorer Zwerg,
- kongenitale, rezessive Form der Osteogenesis imperfecta,
- kampomele Dysplasie,
- asphyxierende Thoraxdysplasie,
- kongenitale Hypophosphatasie.

#### Achondrogenesis Typ I (nach Saldino-Noonan)

Bislang wurde über einzelne Fälle berichtet, bei denen diese Mißbildung als präpartale Ultra-

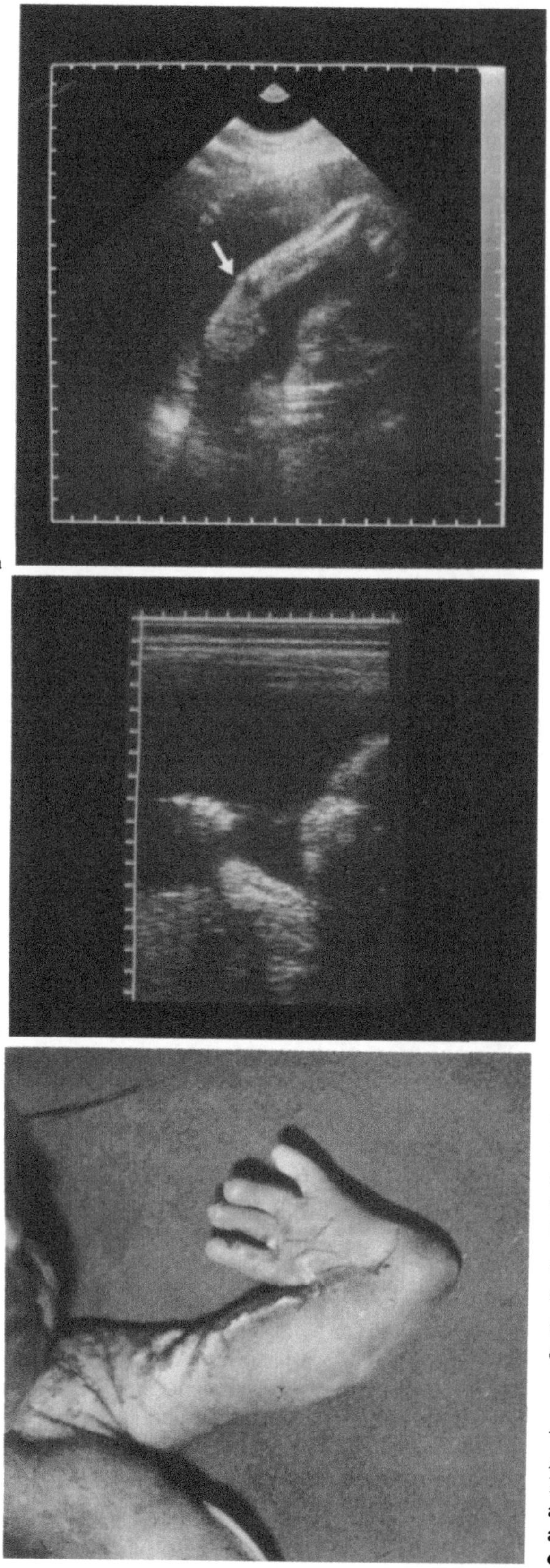

a

b

c

schallverdachtsdiagnose gestellt wurde und sich postpartal bestätigte (Richardson et al. 1977; Smith et al. 1981). Wir selbst haben einen solchen Fall in der 20. SSW diagnostiziert (Abb. 8.78). Die gemeinsamen sonographischen Kriterien zur Diagnose sind:

1) schmaler Thorax mit extrem kurzen Rippen (Abb. 8.78b, c),
2) deutlich verkürzte Diaphysen (Abb. 8.78a),
3) Polydaktylie (Abb. 8.78d).

**Achondrogenesis Typ II**

Es handelt sich um eine der schwersten angeborenen Skelettdysplasien, die bislang nur in seltenen Fällen beobachtet wurde. Ihre Prognose ist absolut infaust. Wir haben bislang 2 Fälle sonographisch diagnostiziert, in beiden Fällen vor der 24. SSW (Abb. 8.79). Die typischen Kriterien zur Ultraschalldiagnose dieses Syndroms sind:

1) kurzer Stamm mit aufgetriebenem Abdomen (Abb. 8.79a),
2) Makrozephalie (Abb. 8.79a),
3) extrem kurze Extremitäten, in denen die Diaphysen nur als plumpe, extrem kurze Reste darstellbar sind (Abb. 8.79b).

Nicht selten ist mit diesem Krankheitsbild ein Hydrops assoziiert (Abb. 8.79 d). Die postpartale röntgenologische Kontrolle (Abb. 8.79c) bestätigt, daß von den Diaphysen der Extremitäten nur Rudimente nachweisbar sind.

**Thanatophorer Zwerg**

Unter den schweren fetalen Mißbildungssyndromen stellt der thanatophore Zwergwuchs ein seltenes Ereignis dar. Sein Vorkommen wird auf 1:100000 Geburten geschätzt (Thompson u. Parmley 1971). Da er einerseits bei gezielter Untersuchung mit großer Sicherheit präpartal diagnostiziert werden kann und durch eine geeignete Geburtsleitung größere Risiken einschließlich schwerster seelischer Belastung für die Mutter vermieden werden können, ist seine

**Abb. 8.77a–c.** Radiusaplasie bei VATER-Assoziation. Die plumpe Hand schließt unmittelbar an den Ellbogen an (*Pfeil*). **b** Derselbe Fall. Unmittelbar im Anschluß an den Humerus stellen sich die Finger der Hand dar. **c** Phänotyp

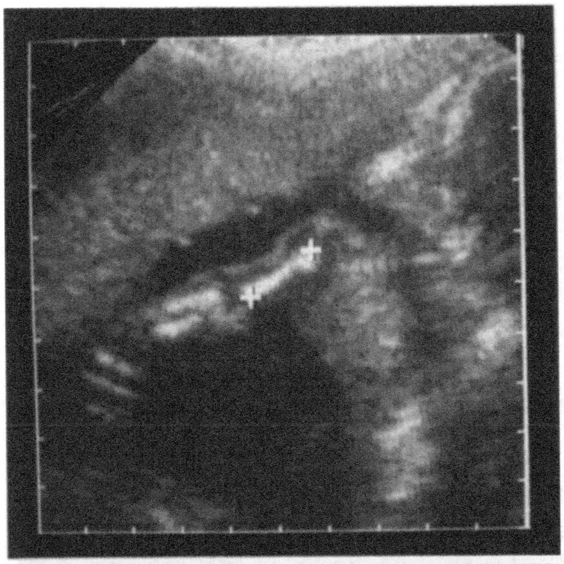

a

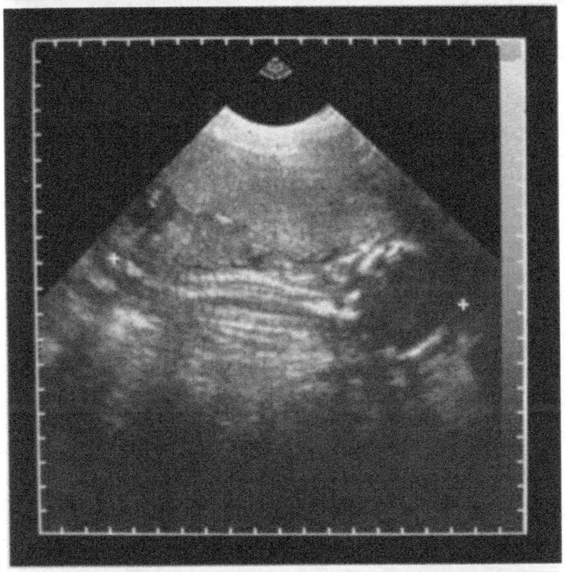

b

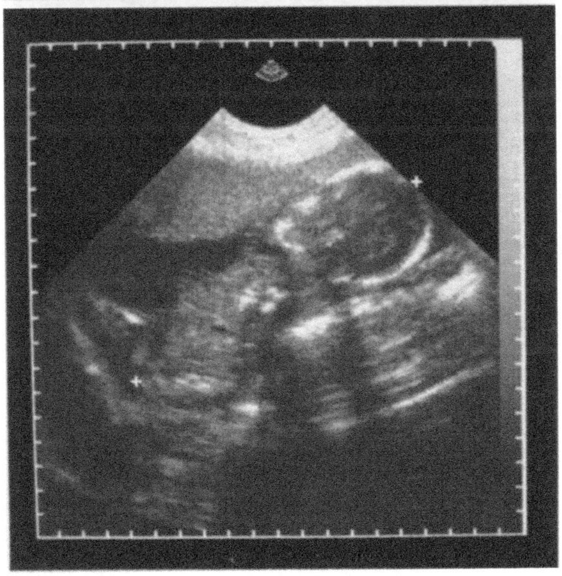

c

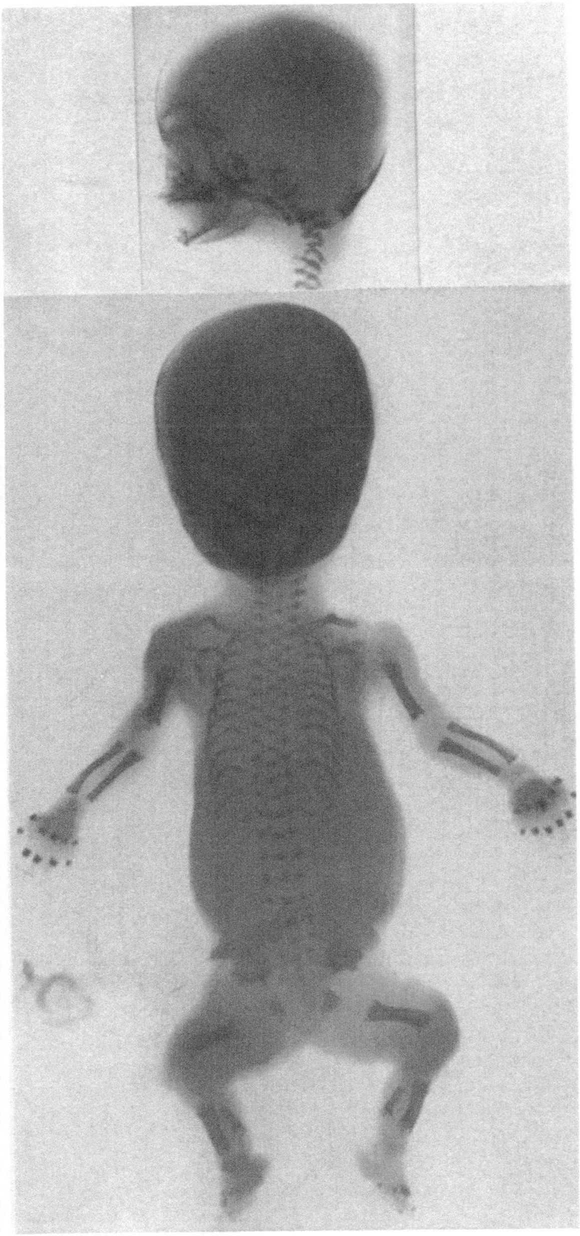

d

**Abb. 8.78 a–d.** Achondrogenesis Typ I (nach Saldino-Noonan), 20. SSW. **a** Die langen Röhrenknochen, in diesem Fall der Humerus, sind stark verkürzt (Humerus 15 mm anstatt 30 mm). **b** Darstellung im Sagittalschnitt. Im Thoraxbereich sind nur vereinzelt deformierte Rippenstrukturen dargestellt. **c** Nur rudimentartige Knochenstrukturen im Thoraxbereich. **d** Röntgenaufnahme. Die Extremitätenverkürzung sowie die Polydaktylie links sind deutlich sichtbar

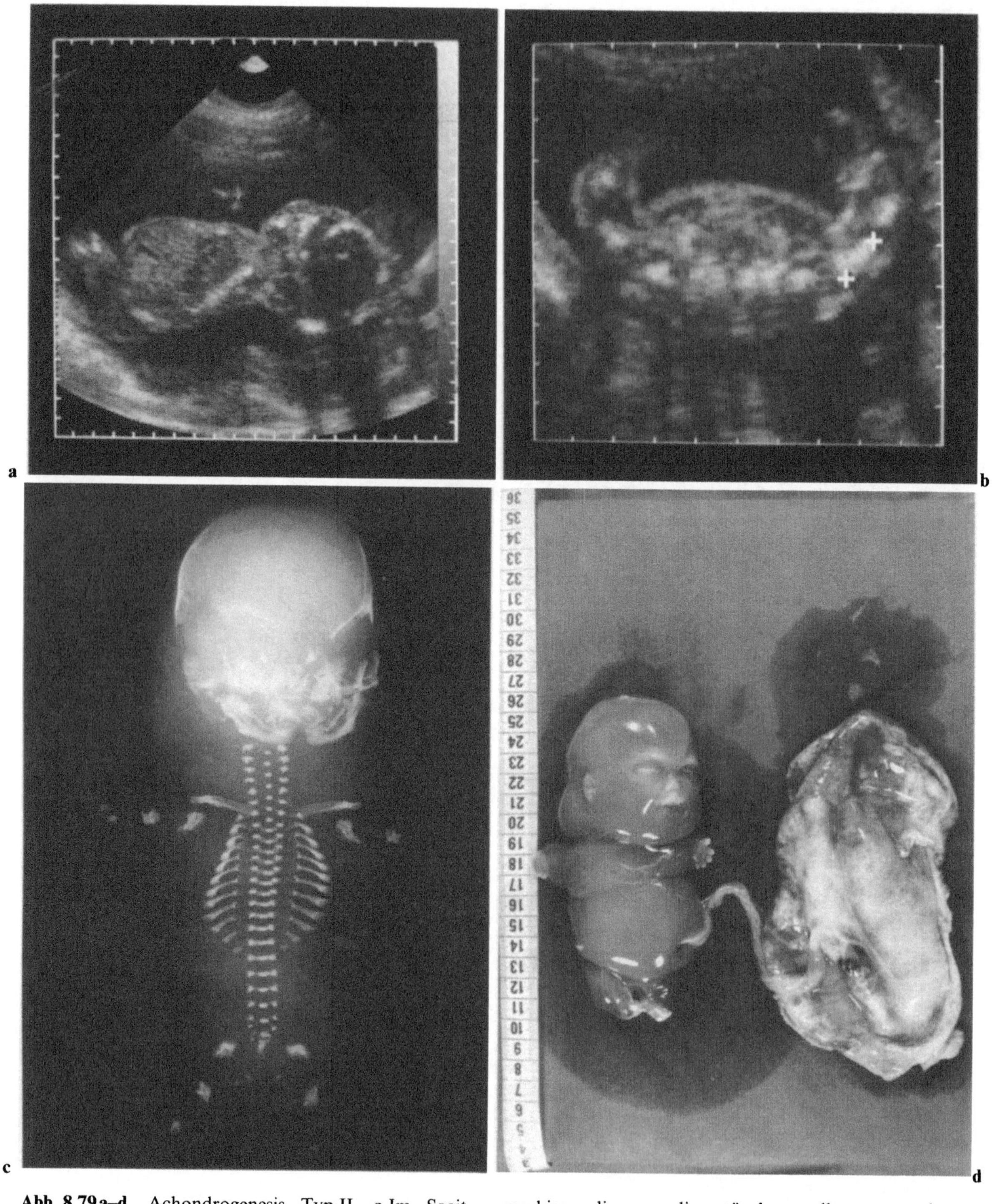

**Abb. 8.79 a–d.** Achondrogenesis Typ II. **a** Im Sagittalschnitt sind der kurze deformierte Thorax und die relative Makrozephalie deutlich sichtbar. **b** Querschnitt durch das Becken und die Oberschenkel. Die Kreuze markieren die nur rudimentär dargestellten, extrem kurzen (1 cm) Anteile des Femurs. **c** Röntgenbild. **d** Phänotyp

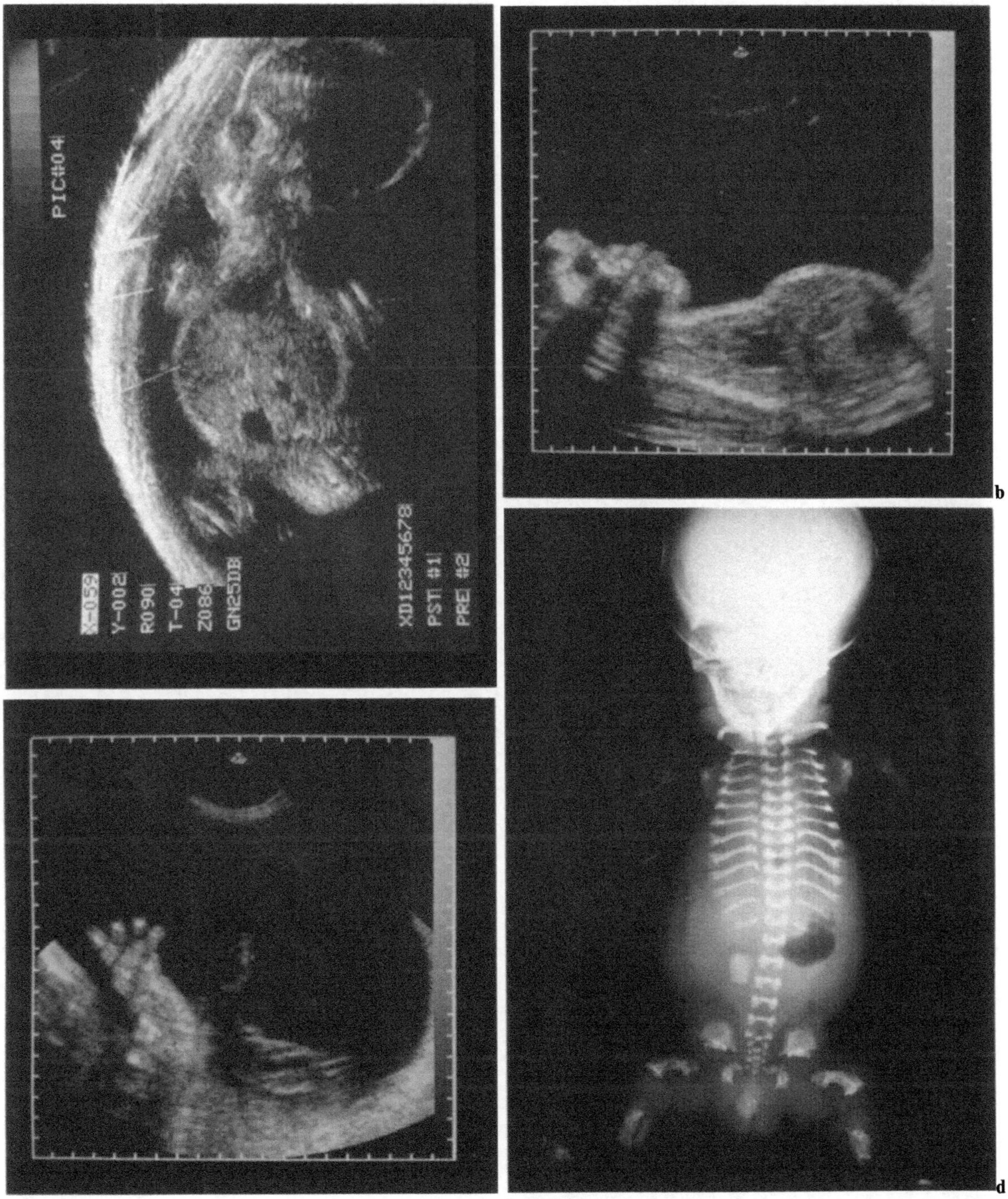


a b c d

**Abb. 8.80 a–d.** Thanatophorer Zwerg. **a** Im Längsschnitt (32. SSW) ist das typische „Sektkorkenphänomen" deutlich sichtbar, der Thorax ist schmal, das Abdomen aufgetrieben, der Kopf deutlich vergrößert. **b** Sagittalschnitt im Profil, 29. SSW. Kleiner Thorax, großes Abdomen, im Profilschnitt die eingesunkene Nasenwurzel. **c** Extrem verkürzter Arm und plumpe kurze Finger. **d** Röntgenbild

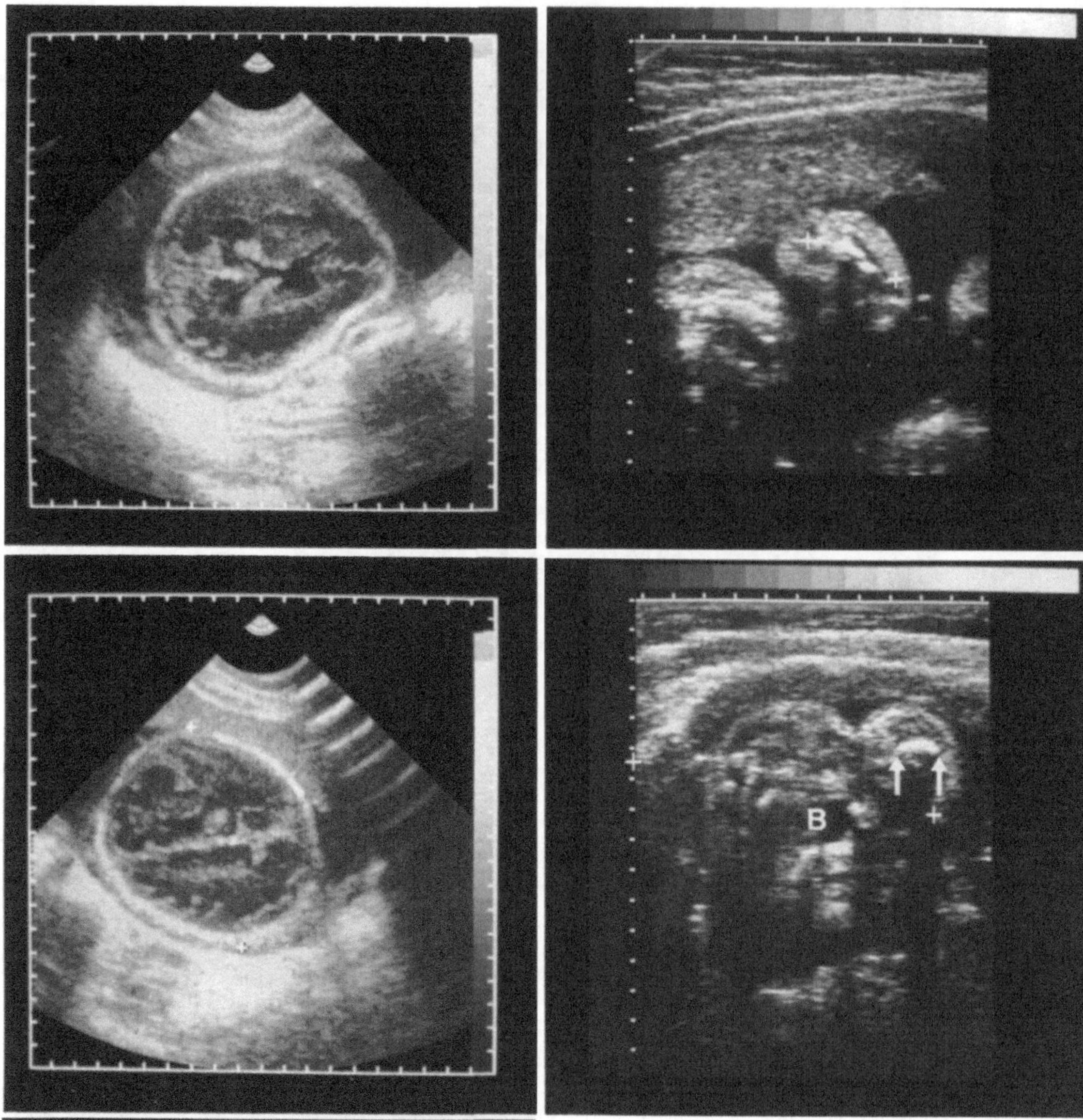


a b d e

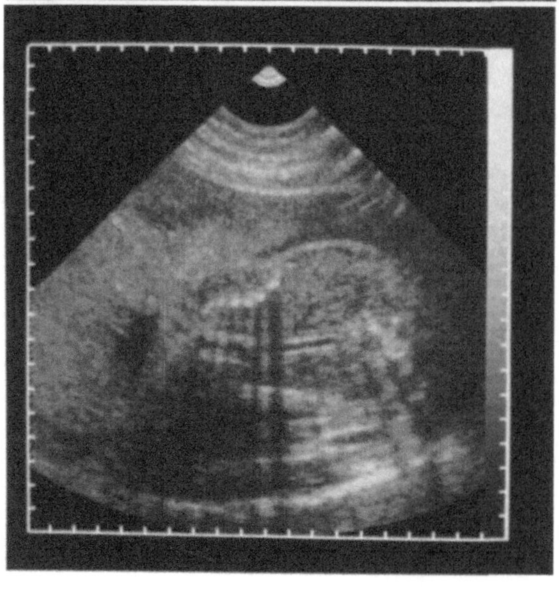

c

**Abb. 8.81 a–h.** Osteogenesis imperfecta (Typ Vrolik). **a** Deformierter Schädel mit auffallend guter Schallpenetranz, daher ungewöhnlich gute Hirnstrukturdarstellung; geringe Kompression führt zur Verformung („Wackelpuddingphänomen"). **b** Ungewöhnlich gut dargestellte Hirnstruktur. **c** Rumpflängsschnitt mit deutlich erkennbarer Deformität der Rippen (Glockenthorax). **d** Extrem verkürzter Humerus. Die Lücken in der Diaphyse sind durch Frakturen bedingt. **e** Kaudales Körperende und extrem verkürzter plumper Femur (*Pfeile*) sind sichtbar. **f** Am Sagittalschnitt (18. SSW) ist das Profil getroffen, im Hirn entsteht durch die gute Darstellbarkeit aufgrund der membranartigen Schädelknochen das Bild eines Pseudohydrozephalus. **g** Die Extremitäten (18. SSW) sind deformiert, auffallend kurz, die Diaphysen sind nur „fleckförmig" darstellbar. **h** Röntgenbild, 18. SSW

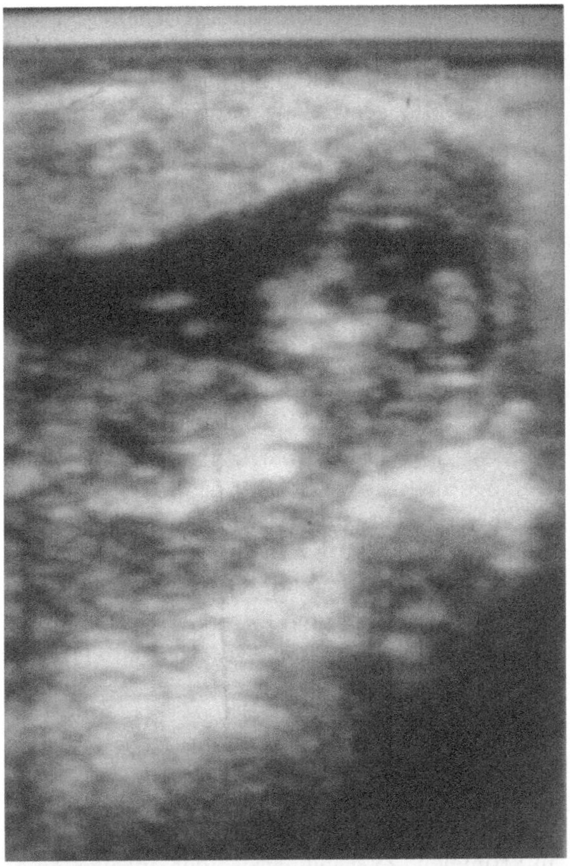
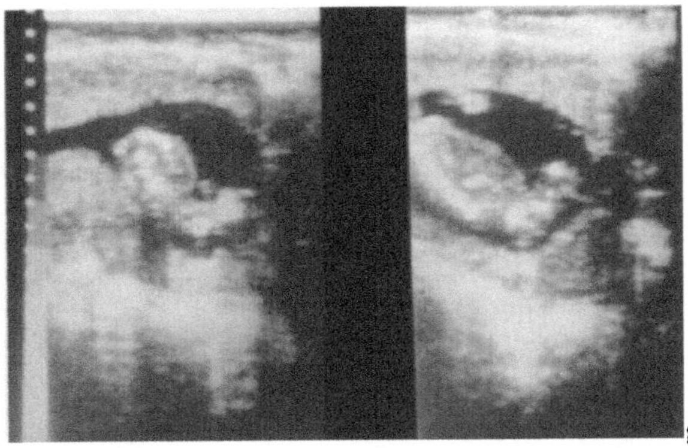

g

f

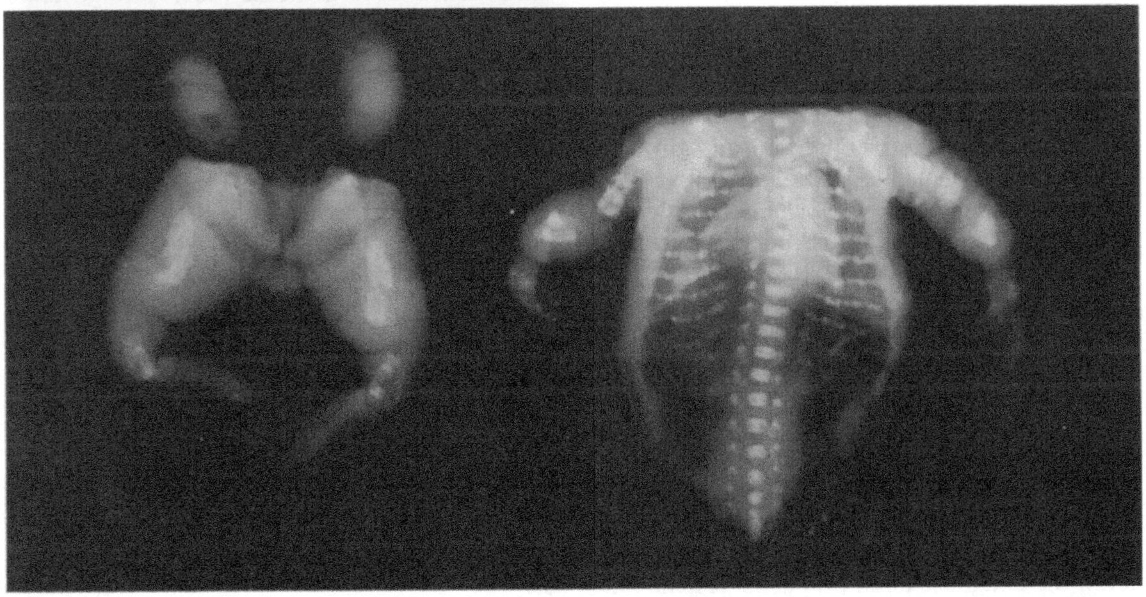

h

**Abb. 8.81 f–h**

Einbeziehung in die differentialdiagnostischen Überlegungen bei der pränatalen Abklärung eines Mißbildungsverdachts notwendig. Die diagnostischen Hauptkriterien sind:

1) schmaler enger Thorax, ausladendes Abdomen („Sektkorkenphänomen", Abb. 8.80a, b, d),
2) kurze Diaphysen (Abb. 8.80c),
3) Makrozephalie, tiefliegende Nasenwurzel, z.T. auch Hydrozephalus (Abb. 8.80a, b),
4) Hydramnion (Abb. 8.80b, c).

Insgesamt wurden bislang rund 100 Fälle beschrieben. Im Zusammenhang mit der Ultraschalldiagnostik haben Hobbins u. Mahoney (1980) einen Fall beschrieben. Im eigenen Untersuchungsgut wurden bislang 7mal Feten mit thanatophorem Zwergwuchs beobachtet, und alle 6 nach dem ersten Fall 1974 (publiziert 1979) auf Anhieb richtig diagnostiziert. Das Leitsymptom war in allen Fällen eine exzessive Polyhydramnie am Ende des 2. Trimenons. Die früheste Diagnose wurde in der 26. SSW gestellt, dies aber wohl nur, weil uns die Patientinnen nicht früher zugewiesen wurden (s. auch 8.9).

Maroteaux et al. (1967) haben den thanatophoren Zwergwuchs aufgrund klinischer und röntgenologischer Befunde von anderen Formen chondrodysplastischer Störungen des Skelettwachstums abgegrenzt. Als charakteristisches Merkmal dieser Erkrankungen fielen ihnen typische Skelettveränderungen auf, die durch eine allgemeine Verkürzung und Verkrümmung der Röhrenknochen mit Verdikkung der enchondralen Verknöcherungszonen gekennzeichnet sind. Diese fallen besonders an den Rippen sowie an den Röhrenknochen der Extremitäten auf. Als weiteres Charakteristikum gilt die extreme Abflachung der Wirbelkörper mit starker Verbreiterung der Zwischenwirbelsäume (Abb. 8.80d). Diese Veränderungen führen zu so charakteristischen röntgenologischen Merkmalen, daß allein aufgrund dieser Untersuchung die Diagnose gestellt werden kann. Bei ausreichender technischer Qualität kann die Diagnose auch präpartal gestellt werden, sobald die Grundlagen der Diagnostizierbarkeit durch eine ausreichende Kalzifizierung des Skeletts gelegt sind (20.–22. SSW).

Für die differentialdiagnostische Abgrenzung des thanatophoren Zwergwuchses gegenüber der Achondroplasie, der sie früher zugeordnet war, ist neben der röntgenologischen Abgrenzung von Bedeutung, daß die Eltern gesund und phänotypisch unauffällig sind. Schließlich ist für alle Fälle des thanatophoren Zwergwuchses typisch, daß sie nach der Entbindung nicht überleben können. Die meisten der beschriebenen Kinder verstarben innerhalb der ersten 48 h. Die längste Überlebensdauer wurde mit 25 Tagen beobachtet (Langer et al. 1969). Als Todesursache wird eine schwere respiratorische Insuffizienz angenommen, die sowohl durch die besondere Thoraxform wie auch durch die angeborene Lungenhypoplasie erklärt werden kann.

Wird die Thorakometrie in richtiger Weise durchgeführt, so kann die für den thanatophoren Zwergwuchs typische extreme Verschmälerung des Thorax erkannt werden. Die Folge ist eine Dysproportion des Körpers, deren Grad auch an der Zunahme des Kopf-Thorax-Index erkennbar ist. Bei eindeutiger pränataler Diagnose dieses Zwergwuchses ist ein frühzeitiger Abbruch der Schwangerschaft gerechtfertigt, da diese Form der Mißbildung nicht mit dem Leben vereinbar ist.

Zusammenfassend läßt sich sagen: Der thanatophore Zwergwuchs ist eine Sonderform des mikromelen Zwergwuchses, der infolge einer Lungenhypoplasie typischerweise in den ersten Lebensstunden zum Tode führt. Er kann bei gezielter sonographischer Untersuchung aufgrund seiner typischen Veränderungen bereits präpartal diagnostiziert werden.

**Osteogenesis imperfecta**

Dieses Krankheitsbild (Abb. 8.81) zeigt eine große Formenvielfalt; die schwerste Form – die Osteogenesis imperfecta congenita – wird autosomal-rezessiv vererbt. Die Kinder werden häufig totgeboren und zeigen multiple Frakturen, daher findet sich immer eine wesentliche Verkürzung der Extremitäten. Wir haben bislang diese Mißbildungsform in 3 Fällen beobachtet, davon einmal in der 18. SSW (Staudach et al. 1982). Die gemeinsamen diagnostischen Hinweise waren:

1) glockenförmiger Thorax (Abb. 8.81c),
2) extrem verkürzte Extremitäten mit nur fragmentartig darstellbaren Diaphysen (Abb. 8.81d, e, g, h),
3) auffallend gute Schalltransparenz durch die

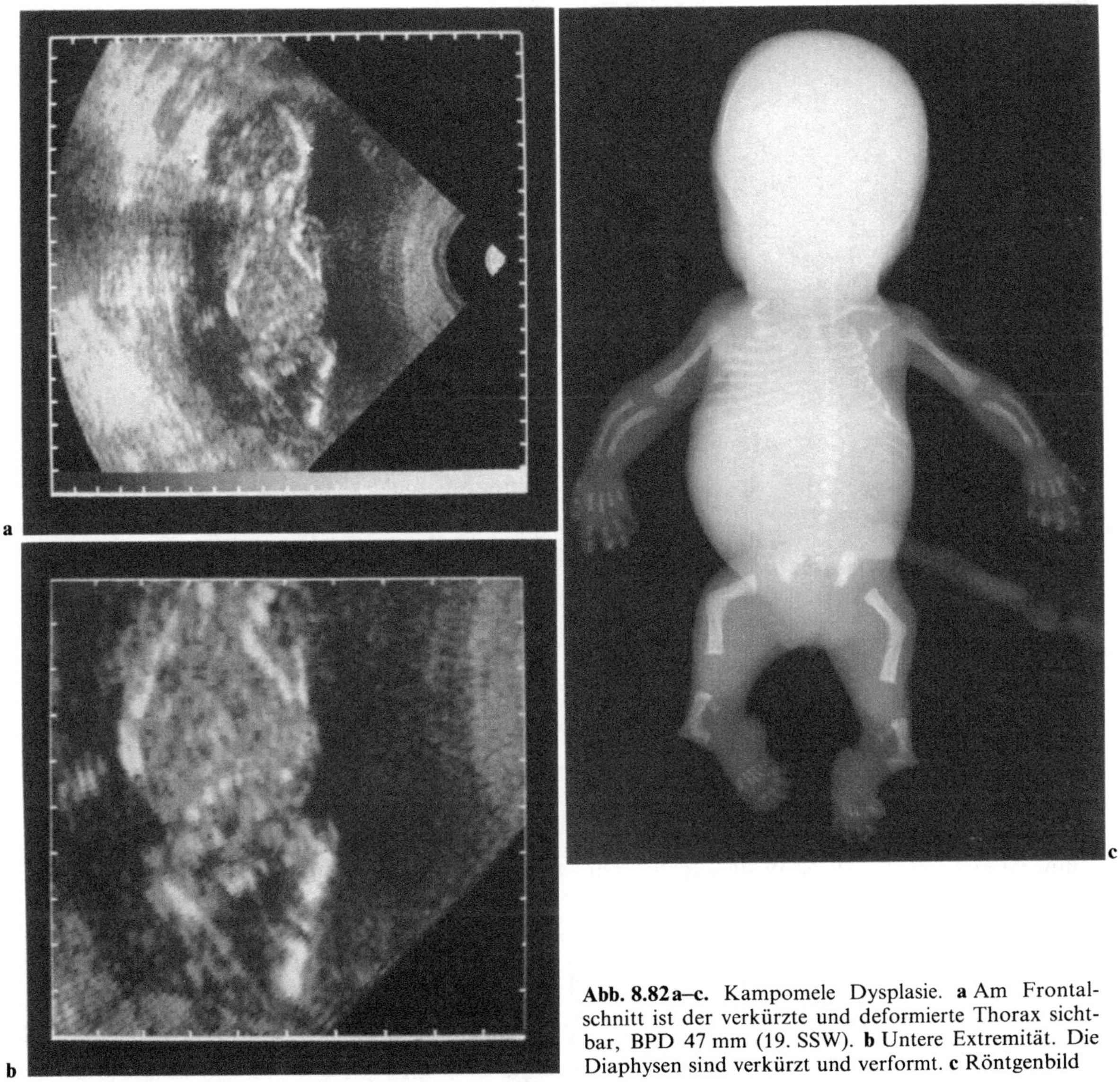


**Abb. 8.82a–c.** Kampomele Dysplasie. **a** Am Frontalschnitt ist der verkürzte und deformierte Thorax sichtbar, BPD 47 mm (19. SSW). **b** Untere Extremität. Die Diaphysen sind verkürzt und verformt. **c** Röntgenbild

nur membranartig angelegten Knochen des Hirnschädels (Abb. 8.81a, b, f).
4) Die nur membranartige Hülle bedingt bei geringster Kompression des Kopfes – z.B. durch Stoßpalpation – eine Verformung des Kopfes und Bewegbarkeit des Gehirns; dies kann am besten als „Wackelpuddingphänomen" beschrieben werden (Abb. 8.81a, b).

Zwei Fälle wurden in der 29. SSW diagnostiziert. Der früh diagnostizierte Fall fiel schon in der 15. SSW durch eine auffallend deutlich sichtbare Hirnstruktur auf. Bei weiteren Kontrollen lag primär der Verdacht auf einen Hydrozephalus vor. Tatsächlich war es lediglich die dünne Membran der Schädelknochen, die eine besonders deutliche – sonst nicht in dieser klaren Form übliche – Darstellung der Hirnstrukturen ermöglichte (Abb. 8.81f). Beim weiteren Screening fanden sich die Extremitäten extrem kurz und die Diaphysen nur plump rudimentartig darstellbar (Abb. 8.81 g). Der Befund nach Schwangerschaftsabbruch in der 18. Woche wurde postpartal bestätigt (Priv.-Doz. Rehder, Pathologisches Institut Lübeck). Das postpartale Röntgenbild zeigt Abb. 8.81h.

## Kampomele Dysplasie

Es handelt sich hier um ein typisches, wenngleich ebenfalls seltenes Krankheitsbild

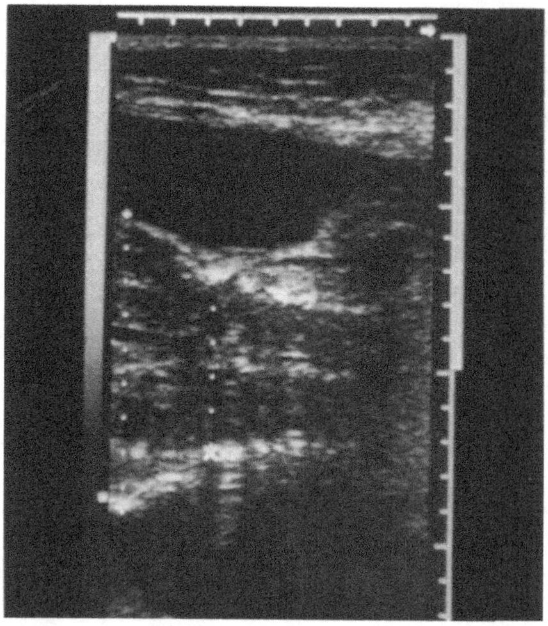

**Abb. 8.83.** Asphyxierende Thoraxdysplasie. Am Frontalschnitt ist median die im Rumpf liegende Aorta getroffen. Der Thorax erscheint im Vergleich zum Abdomen extrem schmal

(Abb. 8.82). Bis 1980 wurden insgesamt nur 50 Fälle beschrieben. Die präpartale Diagnose der kampomelen Dysplasie beschrieben Winter u. Rosenkranz (1984). Wir konnten einen Fall sonographisch in der 19. SSW diagnostizieren. Die Prognose dieses Krankheitsbildes ist infaust, es kommt bereits in der 1. Lebenswoche zum Tod. Die Kriterien zur sonographischen Diagnose sind:

1) schmaler glockenförmiger Thorax (Abb. 8.82a);
2) die unteren Extremitäten sind kurz und nach innen verbogen, sie zeigen des weiteren Klumpfußstellung (Abb. 8.82b, c),
3) im Gesichtsschädel findet sich eine Mikrognathie sowie eine Ohrdysplasie.

### Asphyxierende Thoraxdysplasie

Abbildung 8.83 zeigt das typische sonographische Bild dieses Krankheitszustandes. Der knöcherne Thorax ist im Vergleich zum Abdomen extrem schmal.

### Kongenitale Hypophosphatasie

Bei dieser Erkrankung handelt es sich um ein autosomal-rezessives Leiden mit fataler Prognose. Wladimiroff et al. (1984) berichteten über die Möglichkeiten der sonographischen präpartalen Diagnose bereits in der 16. SSW. Als wesentliche diagnostische Hinweise wurden beschrieben:

1) eine fehlende klare Darstellbarkeit der Schädeldecke schon ab der 12. SSW,
2) eine Verkrümmung und Verkürzung der Extremitäten.

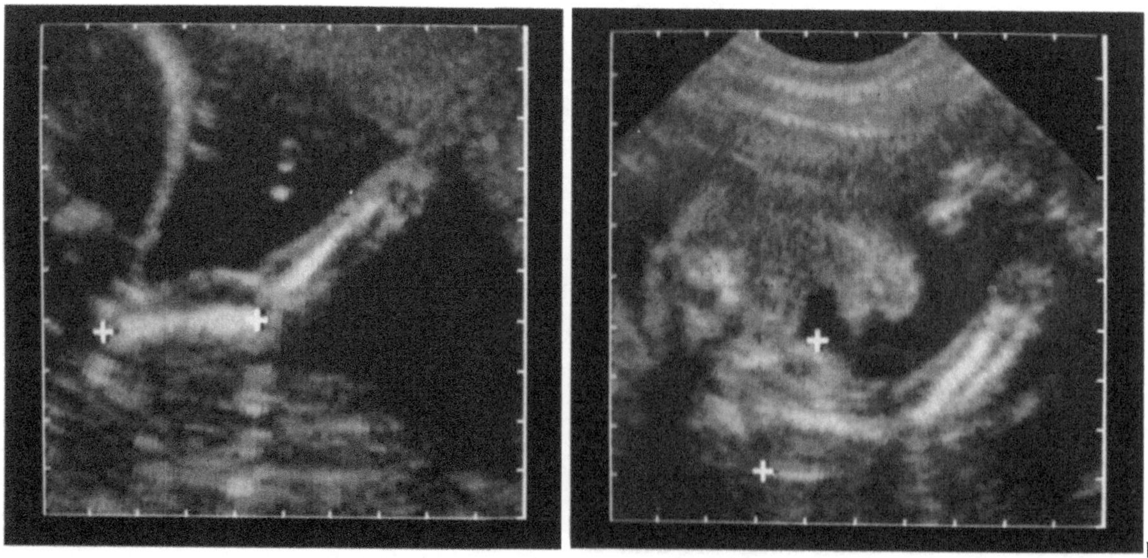

a b

**Abb. 8.84a, b.** Chondrodystrophia punctata ossificans, 23. SSW. **a** Die Humerusmessung entspricht mit 28 mm nur der 19. SSW. **b** Darstellung der unteren Extremität. Der Oberschenkel ist deutlich verkürzt, die Kreuze weisen auf die Dysproportion hin (gezielte Diagnose bei anamnestischer Belastung)

In Abb. 8.84 ist ein Fall von Extremitätenverkürzung bei Chondrodystrophia punctata ossificans in der 23. SSW diagnostiziert dargestellt. Auf dieses Krankheitsbild wird im Zusammenhang mit der gezielten Ausschlußdiagnostik noch hingewiesen.

### Literatur


Hamburg K, Grossheim M, Födisch JH, Schwanitz G (1982) Leitsymptom: Radiusaplasie. Verh Dtsch Ges Pathol 66:475

Hobbins JC, Mahoney MJ (1980) The diagnosis of skeletal dysplasis with ultrasound. In: Sanders RC, James AE (eds) The principles and pratice of ultrasonography in obstetrics and gynecology, 2nd edn. Appleton-Century-Crofts, New York, pp 191, 203

Lang M, Hansmann M, Bellmann O, Azubuike J (1979) Thanatophorer Zwergwuchs – pränatale Diagnostik und Geburtsleitung. Gynäkologe 12:84

Langer LO, Spranger JW, Greinacker I, Herdmann RC (1969) Thanatophoric dwarfism. Radiology 92:285

Maroteaux P, Lainy M, Robert JM (1967) Le nanisme thanatophore. Presse Med 75:2519

Richardson MM, Beaudet AL, Wagner ML, Malini S, Rosenberg HS, Lucci JA (1977) Prenatal diagnosis of reccurence of saldino-noonan dwarfism. J Pediat 91:467

Smith WL, Breitweiser TD, Dinno N (1981) In utero diagnosis of achondrogenesis typ I. Clin Genet 19:51

Staudach A, Laßmann R, Menzel C (1982) Mißbildungsdiagnostik vor der 24. Woche. In: Kratochwill A, Reinold E (Hrsg) Ultraschalldiagnostik 81. Thieme, Stuttgart New York

Thompson BH, Parmley TH (1971) Obstetric features of thanatophoric dwarfism. Am J Obstet Gynecol 109:396

Winter R, Rosenkranz W (1984) Kampomele Dysplasie. In: Kowalewski (Hrsg) Perinatale Intensivmedizin VI. Thieme, Stuttgart New York


## 8.7 Tumoren

Die gesonderte Behandlung präpartal diagnostizierbarer Tumorstrukturen am Fetus basiert nicht auf einer formalen Unterscheidung zu sonstigen Mißbildungen, sondern aus didaktischen Überlegungen. So kann es einerseits vorkommen, daß im Fetus oder an seiner Oberfläche Strukturen sichtbar werden, die zu keinem Krankheitsbild passen und auch nicht mit dem Phänotyp eines Syndroms übereinstimmen. Die Zielsetzung der pränatalen Sonographie sollte es sein, aus der Struktur des Tumors einerseits und mit Hilfe gezielter Punktionen andererseits, die Dignität solcher Strukturen abzuklären. Bisweilen kann die Punktion allein schon kausale Therapie bedeuten.

Angeborene Tumoren stellen seltene Befunde dar, können jedoch teilweise durch organspezifische Lokalisation schon präpartal zugeordnet werden. Die Bedeutung der Tumordiagnostik soll anhand von 3 praktischen Beispielen unterstrichen werden:

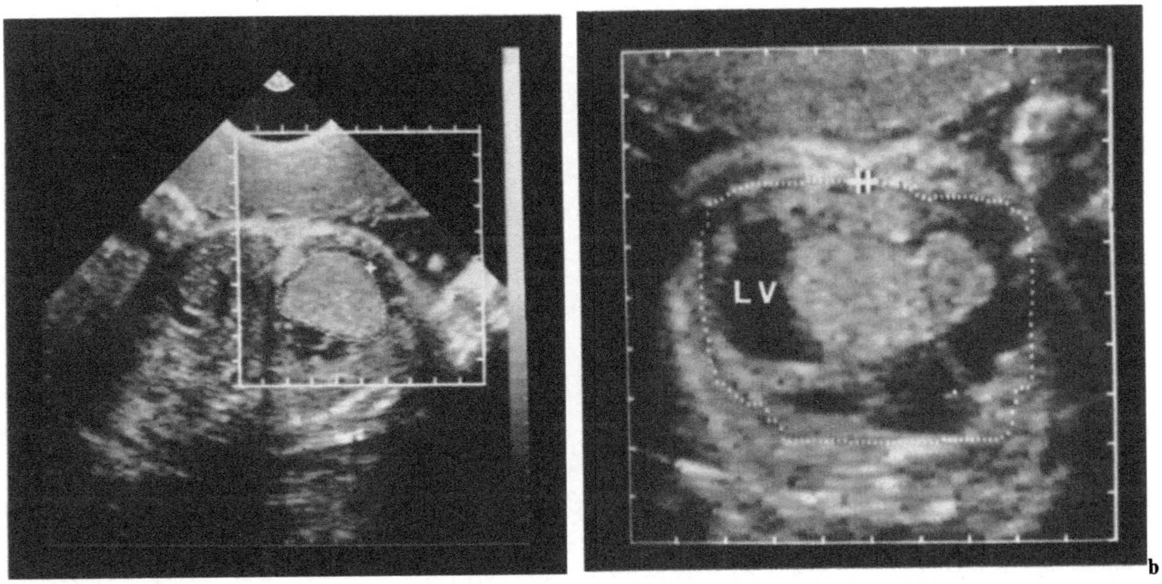


a b

**Abb. 8.85 a, b.** Rhabdomyom des Herzens, 37. SSW. **a** Der Herztumor wurde im Screening entdeckt und zeigt einen Umfang von 112 mm. **b** Ausschnittvergrößerung. Der Tumor stellt sich als stark echogene kugelige Struktur am Rande des linken Ventrikels dar. Wirbelsäule bei 6 Uhr

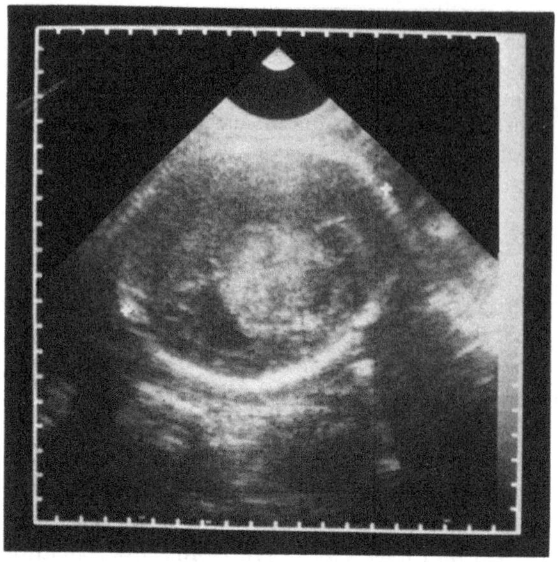

**Abb. 8.86.** Horizontalschnitt durch den Kopf. Im rechten Stammganglienbereich ein großer echoreicher Tumor, der erst unmittelbar vor der geplanten Entbindung entdeckt wurde (s. Text)

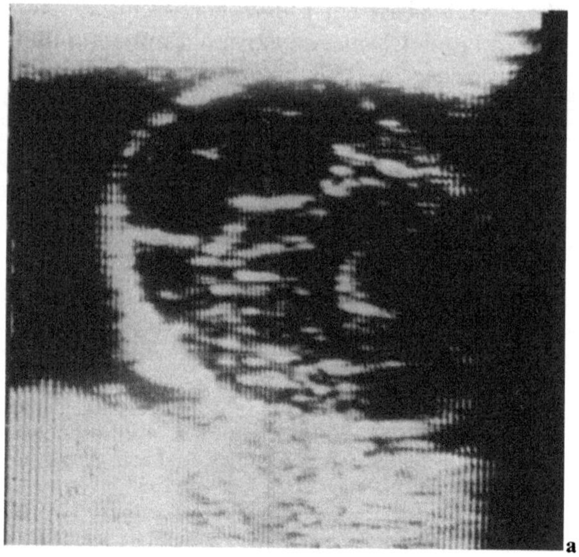

**Abb. 8.87. a** Intrakranielles Teratom: Die gesamte Hirnstruktur ist durch teils zystische, teils solide Strukturen ersetzt. **b** Pathologisches subpartales CTG (silenter Oszillationstyp und Dezelerationen bei intrakraniellem Teratom)

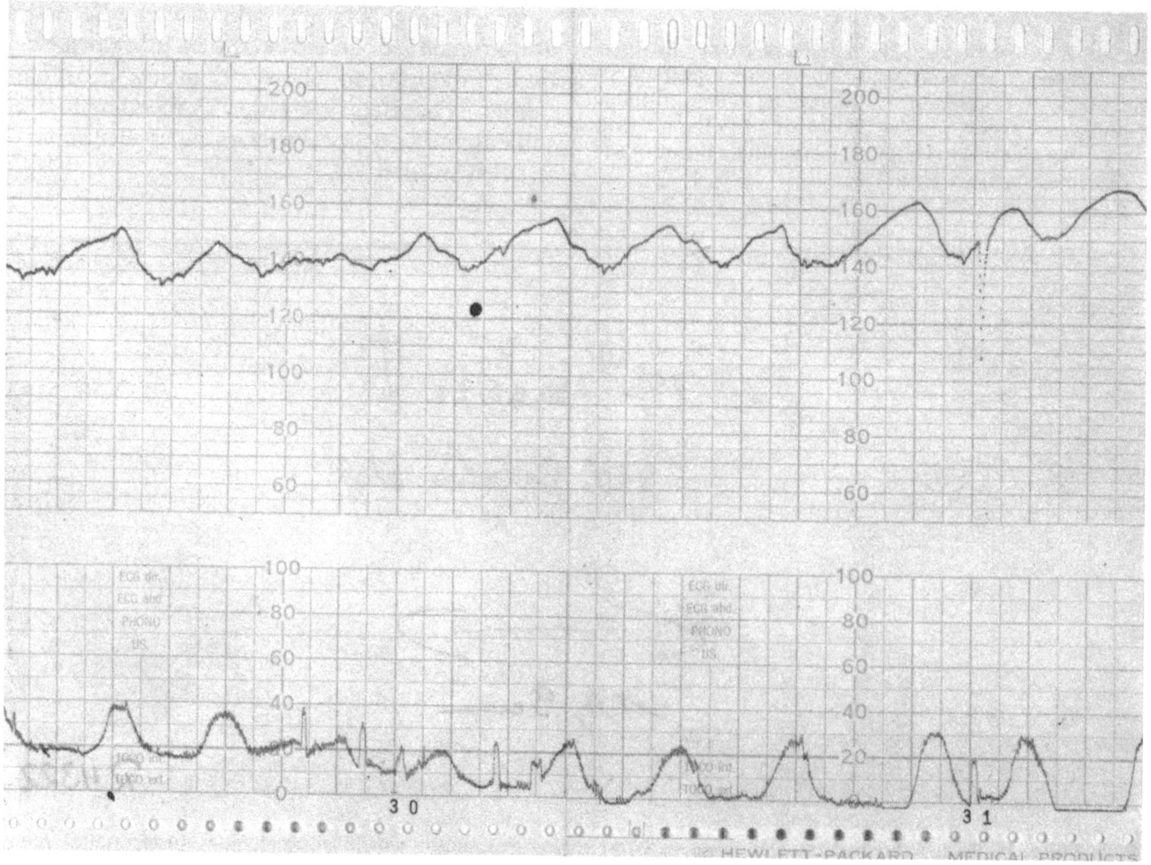


**Abb. 8.87 b**

*Fall 1:* In der 37. SSW wurde beim Routinescreening im fetalen Herzen eine auffällige Struktur entdeckt und der Verdacht auf einen Herztumor (Rhabdomyom) gestellt (Abb. 8.85). Nach interdisziplinärer Diskussion der Problematik wurde die Schnittentbindung geplant, um eine Tumoroperation postpartal vorzunehmen. Beim nochmaligen Screening unmittelbar vor der geplanten Sectio fiel im Bereiche des Kopfes ein weiterer Tumor auf (Abb. 8.86). Nach Hinzuziehung des Neurochirurgen ergab sich der Verdacht auf einen malignen intrakraniellen Tumor. Auf die geplante Schnittentbindung wurde verzichtet, und die Autopsie bestätigte einerseits den Befund des Rhabdomyoms, andererseits wurde der intrakranielle Tumor als Astrozytom befundet, beides im Rahmen einer tuberösen Sklerose.

*Fall 2:* Nach geburtshilflicher Aufnahme einer Patientin ohne vorangegangene sonographische Untersuchung (1974) traten bereits bei Überwachungsbeginn durch Kardiotokographie (CTG) hochpathologische Frequenzmuster auf (silenter Oszillationstyp und Dezelerationen). Aufgrund der beschriebenen Zusammenhänge zwischen dieser CTG-Pathologie (Abb. 8.87a) und Mißbildungen im zentralen Nervensystem (Fischer 1982) wurde eine sonographische Kontrolle durchgeführt. Dabei fanden sich intrakraniell teils zystische, teils solide Strukturen. Eine normale Hirnanatomie lag in keinem Abschnitt vor, und es wurde der Verdacht auf ein intrakranielles Teratom geäußert (Abb. 8.87b). Trotz des pathologischen Frequenzmusters wurde auf eine Schnittentbindung verzichtet. Die Autopsie bestätigte die präpartal gestellte Diagnose.

*Fall 3:* In der 17. SSW wurde beim Screening ein zystischer, nicht zuzuordnender Tumor im Abdomen entdeckt. Das Urogenitalsystem war strukturell unauffällig, die Fruchtwassermenge normal. Nach einer Punktion verkleinerte sich der Tumor, eine Beeinträchtigung des fetalen Vitalität war nicht zu beobachten. Es wurde daher durch eine zweite Punktion der gesamte Inhalt (seröse Flüssigkeit) abpunktiert. Alle weiteren Beobachtungen zeigten durchgehend normale sonographische Befunde. Ein Tumorrezidiv trat nicht auf. Die Diskussion einer punktierten Ovarialzyste erübrigte sich, da es sich um einen Knaben handelte. Das Kind wurde gesund geboren und entwickelte sich völlig unauffällig. Da kein Grund zur invasiven Abklärung bestand, konnte auch die kausale Genese dieses Befundes nie geklärt werden (zusammenfassende Darstellung; Abb. 8.88a–c).

Diese Fälle demonstrieren deutlich, daß die richtige Diagnose und der Versuch einer invasiven Klärung die Prognose und die Geburtsleitung entscheidend beeinflussen können. Des

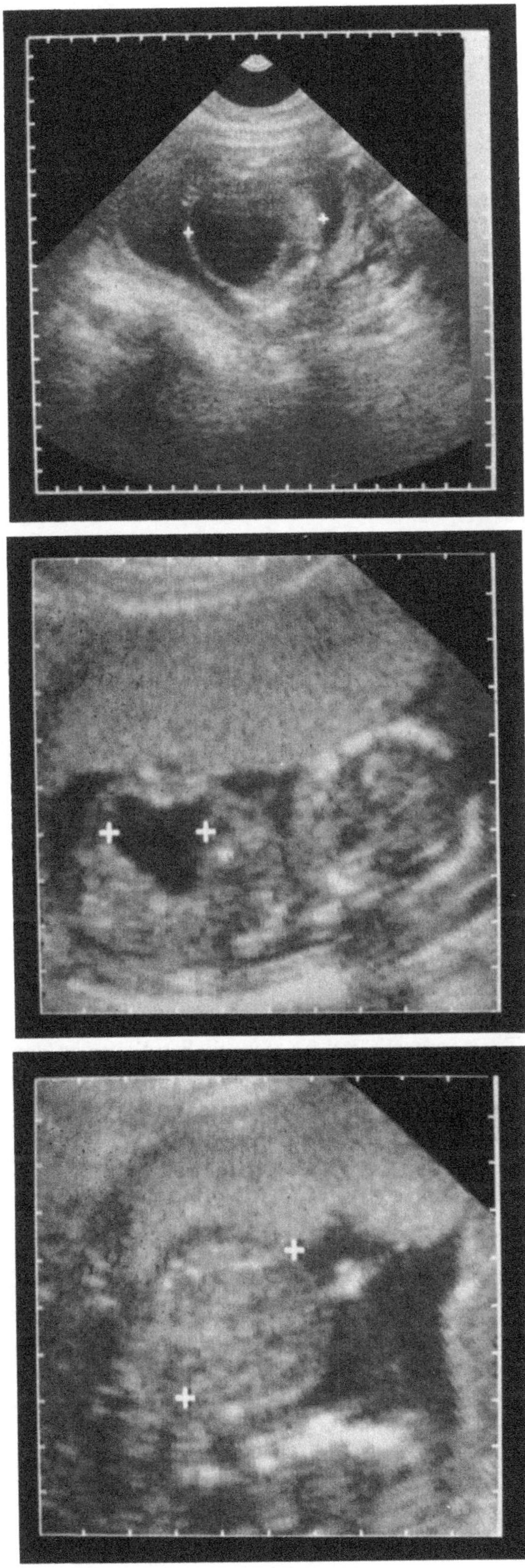


**Abb. 8.88. a** Zystischer Tumor unklarer Genese im kindlichen Oberbauch. **b** Nach der 1. Punktion (Menge 30 ml) fällt die Tumorwand deutlich ein; keine Änderung der Vitalitätskriterien. **c** Strukturbild des Abdomens völlig unauffällig (2 h nach 2. Punktion). Das Kind wurde lebensfrisch geboren und zeigte in der Folge keine weiteren Auffälligkeiten

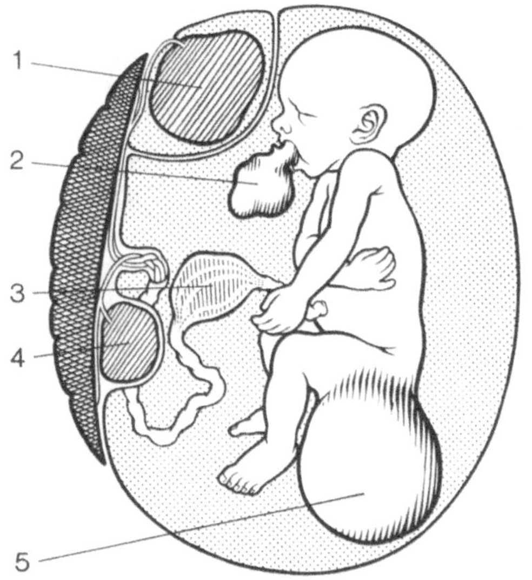


**Abb. 8.89.** Schematische Darstellung der Lokalisationsmöglichkeiten von Teratomen, *2* Epignathus, *5* Steißteratom, *3* Teratom der Nabelschnur und *4* der Plazenta. Differentialdiagnose Acardius amorphus mit eigenem Amnion und eigenem Fruchtwasser (*1*) gegenüber Plazentateratom (*4*). (Aus Schaller 1975)

weiteren kann aus solchen Befunden abgeleitet werden – manche Tumorformen werden erst nach dem 2. Screening darstellbar –, daß die Sonographie auch als Routinemethode bei der geburtshilflichen Aufnahme ihren Stellenwert hat.

## 8.7.1 Teratome

Teratome gehören im eigentlichen Sinne zu den Doppelmißbildungen (Schaller 1975). Die häufigste Lokalisation angeborener Teratome sind der kraniale und der kaudale Kindespol. Dabei werden Teratome, die aus der Mundhöhle ragen, als Epignathi bezeichnet, solche am kaudalen Fetuspol als Steißteratome (Sakralparasiten). Die Ätiopathogenese wird nach Goerttler (1964) mit der Aufsprengung des Furchungskeims durch partielle Nekrose in den Frühstadien der Entwicklung erklärt. Sie können jedoch auch in vielen anderen Bereichen vorkommen (Abb. 8.89), dabei enthalten sie immer Abkömmlinge aller 3 Keimblätter. Es finden sich daher sonographisch häufig Tumorstrukturen, in denen solide und zystische Anteile parallel vorkommen. Ein kraniales Teratom wurde von Callen (1983) beschrieben.

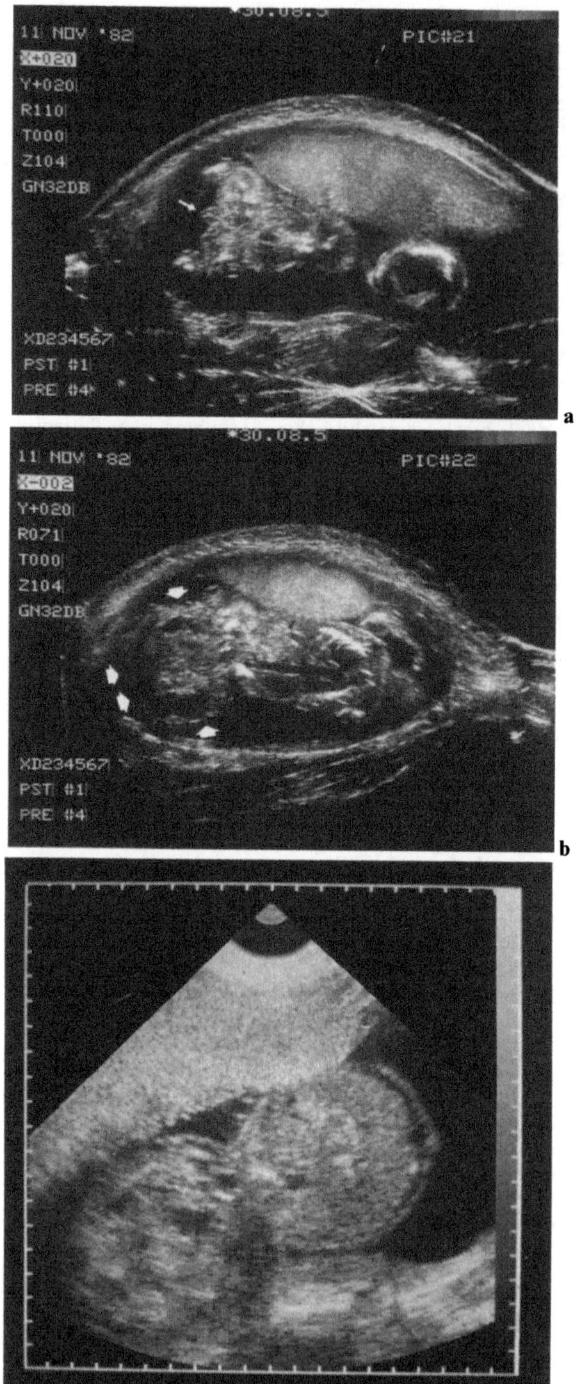


**Abb. 8.90 a–c.** Steißbeinteratom, 32. SSW. **a** Frontalschnitt. Die Oberschenkel sind in „Froschhaltung" abgespreizt, zwischen den Oberschenkeln ist das männliche Genitale sichtbar. **b** Frontalschnitt etwas weiter dorsal als in **a**. Der Tumor (*Pfeile*) am kaudalen Kindspol kommt nun deutlich zur Darstellung. **c** Querschnittdarstellung. Der Tumor entwickelt sich bei 7–8 Uhr aus dem Steißbeinbereich

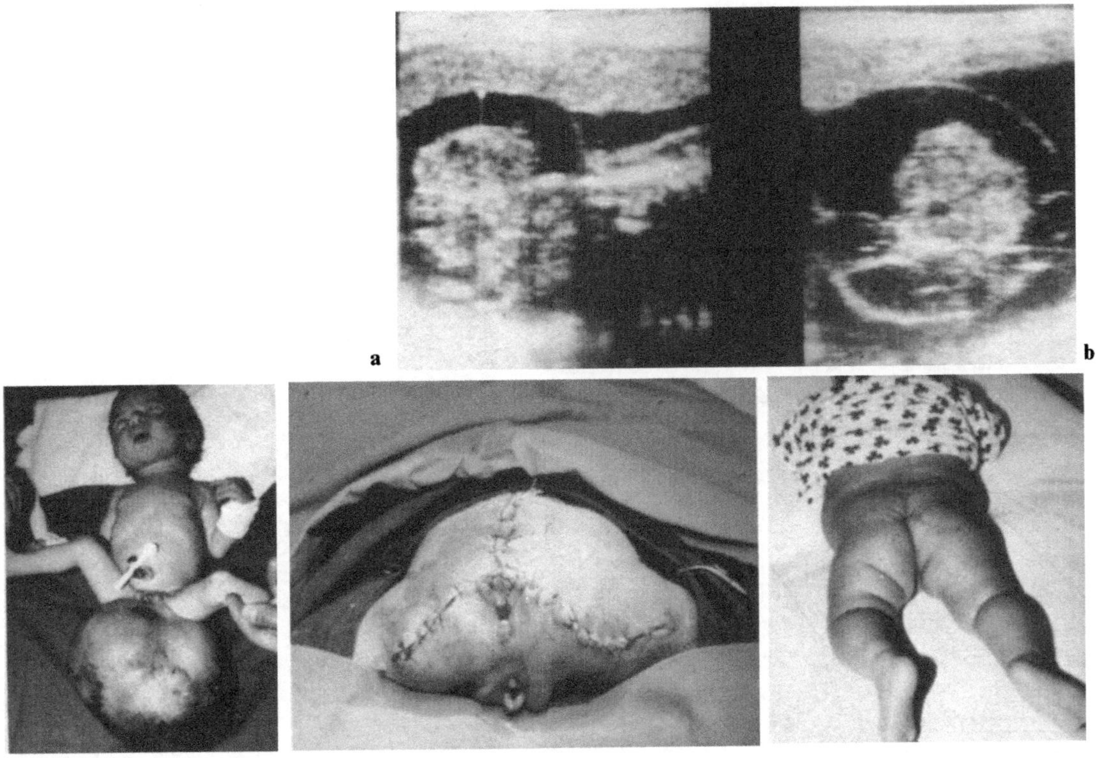

a b c d e

**Abb. 8.91. a** Steißbeinteratom im Längsschnitt. Der Tumor geht aus dem kaudalen Kindspol hervor und ist vom Neuralrohr abgesetzt. **b** Derselbe Tumor auf dem Querschnittsbild. Zystische und solide Strukturen füllen den Tumor. **c** Erscheinungsbild eines Steißteratoms beim Neugeborenen. **d** Der korrigierte Bereich unmittelbar nach der Operation. **e** Nach einem Jahr sind lediglich geringe Narbenbildungen zu erkennen

Steißteratome haben eine geburtshilfliche Relevanz. Einerseits kann die Geburtsleitung bei nicht erkannten Teratomen schwierig sein, andererseits soll der massive Befund eines Steißteratoms keine „fatalistischen“ Aussagen über die Prognose auslösen. Der oft „dramatisch“ imponierenden Morphologie steht eine gute Prognose bei rascher chirurgischer Kinderversorgung gegenüber. Die Abbildungen 8.90 und 8.91 a, b zeigen die typische Sonomorphologie von Steißteratomen. Wie die Abbildungsserie 8.91 a–e belegt, kann der massive Befund bei adäquater chirurgischer Versorgung zu guten kosmetischen und funktionellen Ergebnissen führen (Staudach 1982).

Wesentlich für die Beurteilung der Prognose solcher Teratome ist die Klärung, ob das kaudale Neuralrohr in die Tumorstruktur mit einbezogen ist.

### 8.7.2 Lungentumoren

Eine weitere typische, präpartal differenzierbare Tumorform findet sich intrathorakal und betrifft die Lungenstruktur. Abbildung 8.92 demonstriert die Diagnose einer adenomatoid-zystischen Lungendysplasie. Durch die Gefäßkompression kann ein massiver Hydrothorax entstehen, der die Strukturanalyse erleichtert. Die präpartale Diagnostik dieses Befundes wurde von Callen (1983), Don et al. (1981) sowie Garrett et al. (1975) beschrieben. Einen weiteren Lungentumor zeigt Abb. 8.93. Es handelte sich um ein Hamartom der Lunge. Präpartal war einerseits der ausgeprägte Aszites aufgefallen, andererseits zeigte die Lunge eine deutliche Vergrößerung und Strukturverdichtung.

Abbildung 8.94 zeigt einen zystischen Unterbauchtumor. Bei weiblichem Genitale und unauffälliger Struktur des Urogenitalsystems muß in solchen Fällen an eine präpartal entstandene Ovarialzyste gedacht werden. Wir haben eine zusätzliche diagnostische Punktion durchgeführt. Auch dieser Tumor füllte sich im Anschluß an die Punktion nicht mehr.

Über die präpartale Diagnose weiterer selte-

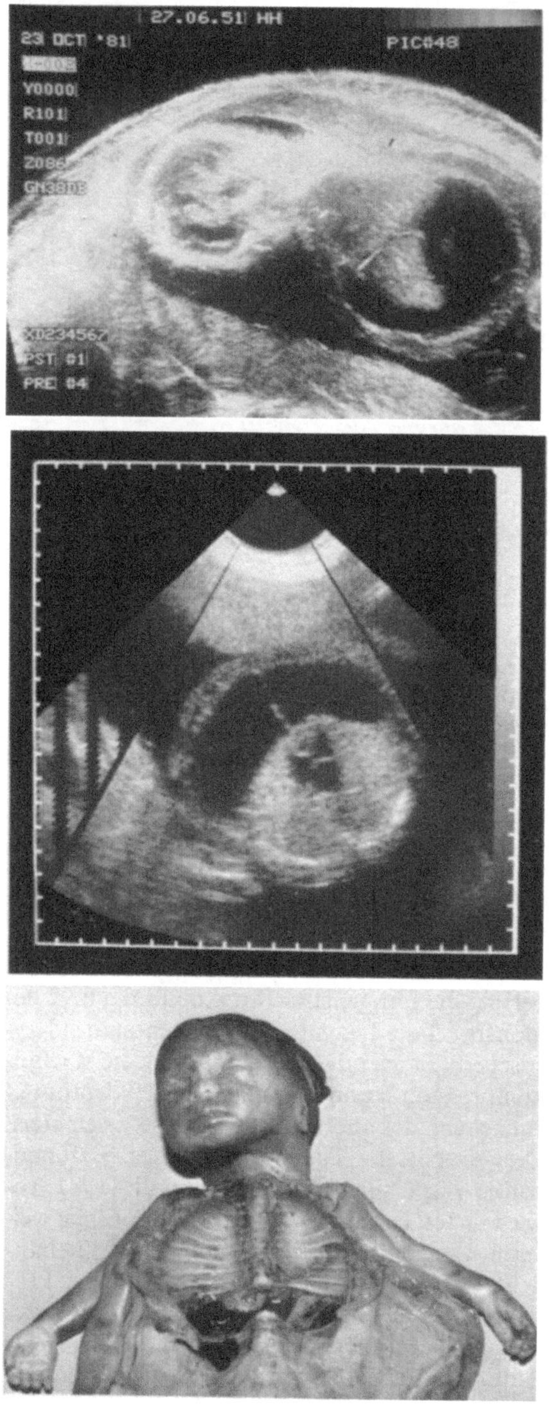


a

b

c

Abb. 8.92 a–c. Adenomatoide-zystische Dysplasie der Lungen mit Aszites. **a** Fetus im Längsschnitt, **b** Querschnitt, Wirbelsäule bei 5 Uhr. Das in hyperreflektorisches Lungengewebe eingebettete Herz stellt sich im verkürzten Vierkammerblick dar. **c** Autopsiebefund

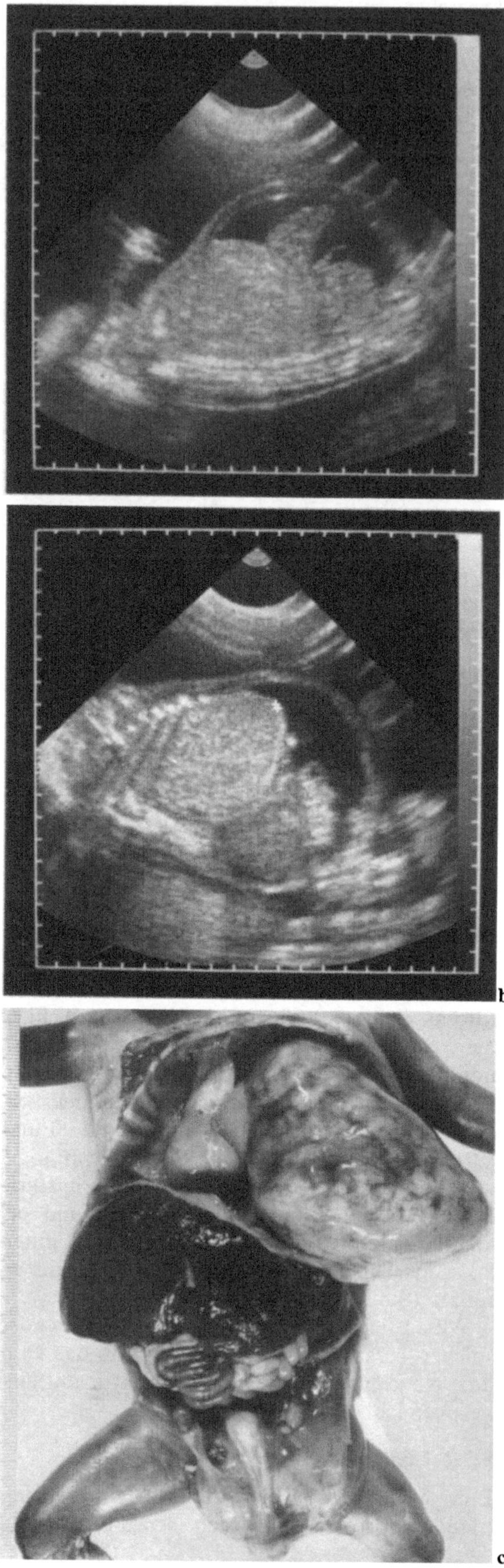

a

b

c

Abb. 8.93 a–c. Lungentumor (Hamartom). **a** Längsschnitt. Der Thorax ist mit einem hyperreflektorischen Tumor ausgefüllt, der das Zwerchfell konvex nach kaudal ausbeult. Mäßiger Aszites. **b** Schnittebene nach links versetzt. Tumorfläche und Umfang (19,2 cm). **c** Autopsiebefund

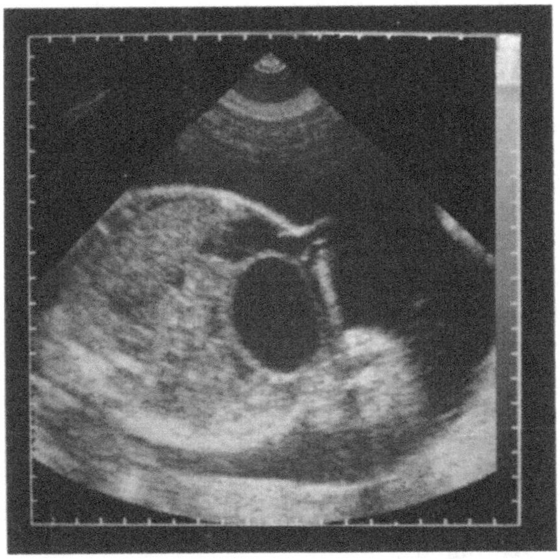

**Abb. 8.94.** Zystischer Unterbauchtumor (Ovarialzyste). Nach diagnostischer Punktion keine Wiederauffüllung

ner Tumorformen berichten Ehman et al. (1983). Dabei wurde ein angeborenes, malignes mesoplastisches Nephron entdeckt. Nakamoto et al. (1983) diagnostizierte intrauterin ein Hämangiom der Leber.

In Zukunft könnte die gezielte invasive Punktion und Gewebsgewinnung einen Beitrag zur sicheren Dignitätsbeurteilung solcher Tumorformen leisten.

### Literatur


Donn SM, Martin JN, White SJ (1981) Antenatal ultrasound findings in cystic adenomatoid malformation. Pediatr Radiol 10:180

Ehmann RL, Nicholson StF, Machin GA (1983) Prenatal sonographic detection of congenital mesoblastic nephrome in a monozygotic twin pregnancy. J Ultrasound Med 2:555

Garret WJ, Kossoff F, Lawrence R (1975) Gray scale echography in the diagnosis of hydrops due to fetal lung tumor. J Clin Ultrasound 3:45

Goerttler KI (1964) Kyematopathien. In: Becker PE (Hrsg) Humangenetik, Bd II. Thieme, Stuttgart

Knochel JQ, Lee TG, Melendez MG, Henderson SC (1983) Fetal anomalies involving the thorax and abdomen. In: Callen PW (ed) Ultrasonography in obstetrics and gynecology. Sounders, Philadelphia London Toronto

Nakamoto StK, Dreilinger A, Dattel B, Mattrey RF, Key TC (1983) The sonographic appearance of hepatic hemangioma in utero. J Ultrasound Med 2:239

Schaller A (1975) Geburtsmedizinische Teratologie. Urban & Schwarzenberg, München Berlin Wien

Staudach A (1982) Möglichkeit und Grenzen der Mißbildungsdiagnostik. Swiss Med 4:67, 6a


## 8.8 Herzfehler und kardiovaskuläre Erkrankungen

Angeborene Herzfehler treten mit einer Häufigkeit von 0,7–0,8% auf. Das Wiederholungsrisiko solcher Fehler und der Zusammenhang mit Syndromen wird unter 8.9 eingehend behandelt. Voraussetzung für das Verständnis dieses Unterkapitels ist die Kenntnis der normal darstellbaren Anatomie.

Die Abbildungen 8.95a–c zeigen deutlich, daß bei entsprechender Schnittführung und Geduld die physiologischen dynamischen Vorgänge am Herzen auch mit Linearscannern exakt kontrolliert werden könne. Dies gilt für den Füllungszustand der Arterien und Kammern, die Bewegungen des Septum sedundum der Trikuspidal- und Mitralklappe sowie für die Beurteilung der Herzwand und des Kammerseptums. Hinzu kommt die Vermessung des Querdurchmessers des gesamten Herzens in Höhe der AV-Klappen (kurze Achse; Abb. 8.95–8.97).

Nach unseren bisherigen Erfahrungen werden dabei schon die meisten schweren kongenitalen Vitien zumindest als von der Norm abweichender Befund „auffällig“ und in der Regel richtig beschrieben. Die geburtshilfliche Untersuchung erfolgt meist mit handelsüblichen B-mode-Geräten, die Untersuchung durch den Kinderkardiologen kann nur unter Zuhilfenahme von Geräten mit integrierter M-mode- und Doppler-Flußanalyse weitergeführt werden.

Eine Zusammenfassung der sonographischen Parameter zur qualitativen und quantitativen Diagnostik der fetalen Herzinsuffizienz zeigt folgende Übersicht.

*Fetale kardiovaskuläre Erkrankungen, die zur fetalen Herzinsuffizienz bzw. zum Hydrops fetalis führen können*

1. *Dysrhythmien*
   a) Tachyarrhythmien: paroxysmale supraventrikuläre Tachykardie, Vorhofflattern, Vorhofflimmern.
   b) Bradyarrhythmien: kompletter AV-Block
   c) Komplexe Dysrhythmien
2. *Prämature Obstruktionen fetaler Blutwege* (Foramen ovale und Ductus arteriosus Botalli)

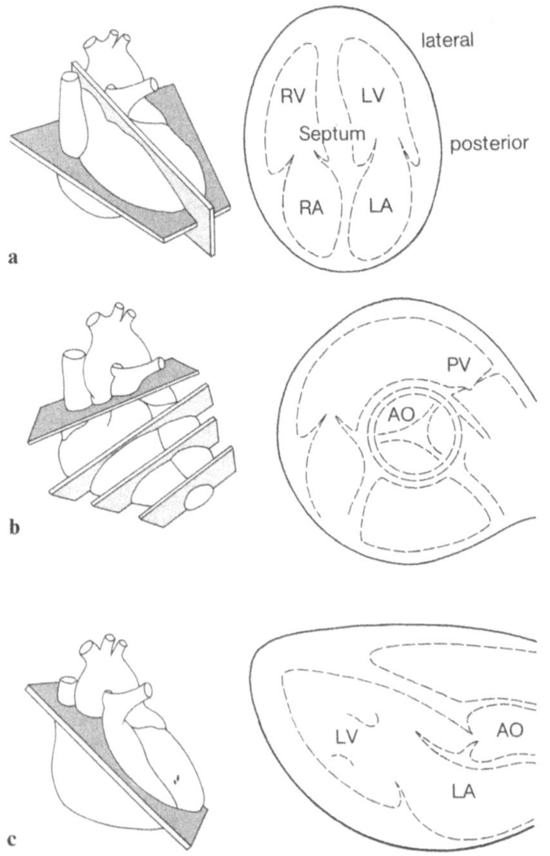


**Abb. 8.95 a–c.** Schematische Darstellung: **a** Vierkammerblick, **b** „kurze Achse", **c** „lange Achse"

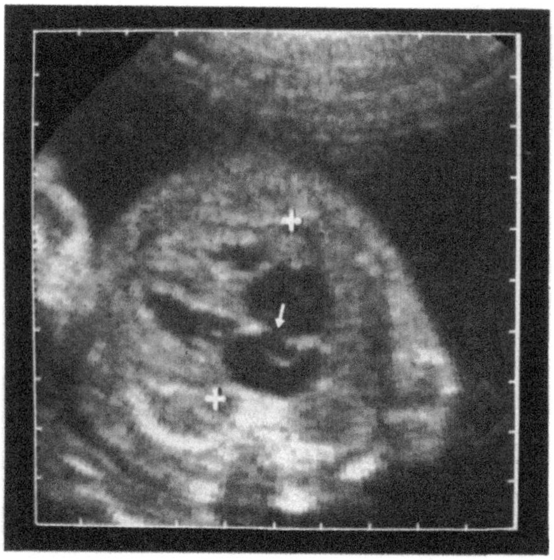

**Abb. 8.96.** Vierkammerblick; Herzquerdurchmesser 38 mm. Das geöffnete Foramen ovale mit Kulisse ist erkennbar (*Pfeil*)

3. *Myokardiale Funktionsminderungen*
   a) Endokardfibroelastose
   b) Kardiomyopathien (z.B. diabetische Kardiomyopathie)
   c) Myokardinfarkt bei Thrombus in Koronararterie
   d) Intrauterine Myokarditis (z.B. Zytomegalie)
4. *Kardiale Malformationen*
   a) AV-Kanal mit Mitralregurgitation
   b) Insuffizienz oder Fehlen der Pulmonalklappe
   c) Insuffizienz der Trikuspidalklappe
   d) Ebstein-Anomalie
   e) Komplexe kardiale Malformationen
5. *Intrakavitäre Raumforderungen* (z.B. Tumor, Thrombus)
6. *Idiopathische generalisierte Arteriosklerose*
7. *Generell jedes Vitium in Verbindung mit den obenstehenden Ursachen (1.–6.)*
   besonders häufig mit Dysrhythmien (z.B. AV-Kanal, „single ventricle", Fallot's-Tetralogie)

## Untersuchung des Herzens

1) Einstellen des typischen Vierkammerblicks unter Berücksichtigung von Lage, Form und Größe des Herzens.
2) Abgriff der sog. „kurzen Achse" (Querdurchmesser in AV-Klappenhöhe)
3) weiterführende Diagnostik: Durchmesser beider Ventrikel in Systole und Diastole;
Durchmesser des rechten Vorhofs,
Durchmesser der großen Gefäße,
Dicke von Septum und Ventrikelwänden,
ggf. quantitative Abschätzung der Funktion beider Ventrikel, Messung der systolischen Zeitintervalle beider Ventrikel (in Verbindung mit fetalem EKG) u.a.

## Untersuchung anderer Organe

1) Durchmesser der intra- bzw. subhepatischen Venen.
2) Durchmesser der V. umbilicalis.
3) Qualitative und quantitative Erfassung von
- Perikarderguß,
- Aszites,
- Pleuraerguß,
- Hautödem,
- Hydramnion,

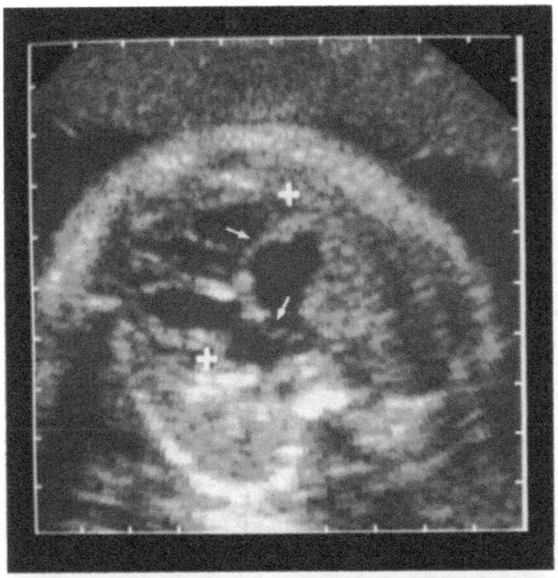

a

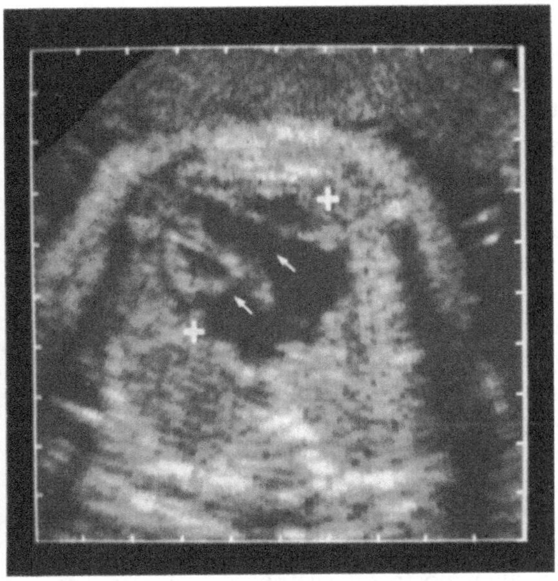

c

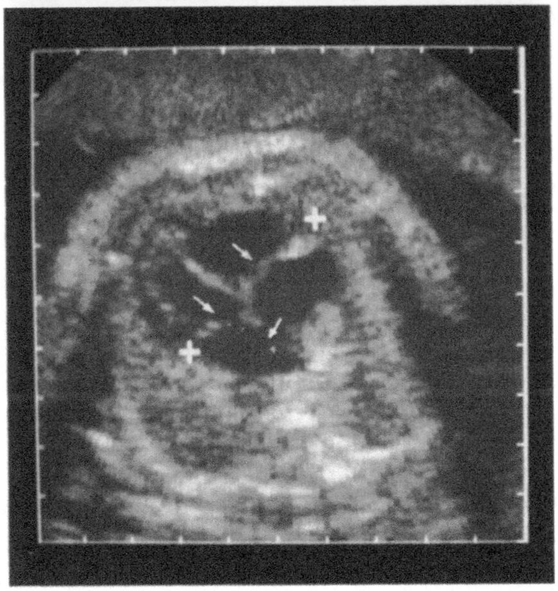

b

**Abb. 8.97 a–c.** Darstellung der Herzanatomie in verschiedenen Phasen. **a** Thoraxquerschnitt mit Darstellung des fetalen Herzens, 34. SSW; die Wirbelsäule liegt bei 5 Uhr. – 1. Vierkammerblick: Die Markierungs*kreuze* begrenzen die sog. „kurze Achse"; sie liegen im Ansatzbereich der großen Segelklappen. Ventral links liegt der rechte Ventrikel. Der *Pfeil* weist auf die geschlossene Trikuspidalklappe. Ein zweiter *Pfeil* weist auf die Valvula foraminis ovalis (Enddiastole). **b** 2. Vierkammerblick ähnlich wie **a**. Rechts liegt der nach unten gerichtete *Pfeil* im Foramen ovale. **c** 3. Vierkammerblick; die großen Segelklappen sind jetzt geöffnet (beginnende Diastole)

– Plazentaödem bzw. -dicke,
– Zahl der Nabelschnurarterien.

### 8.8.1 Kardiovaskuläre Erkrankungen

Die pränatale Diagnostik kardiovaskulärer Erkrankungen wird seit 1980 von mehreren Arbeitsgruppen intensiv vorangetrieben (Allan et al. 1980; Kleinman et al. 1980; Hansmann u. Redel 1982; Redel u. Hansmann 1984; Sahn et al. 1980). Entscheidend hierfür ist das Vorhandensein hochauflösender Real-time-Sektorscanner unter Einschluß von M-mode- und gepulster Doppler-Blutflußanalyse in das zweidimensionale Bild. Mit Hilfe der qualitativen und quantitativen Echokardiographie können in zunehmendem Maße die Anatomie und die Funktion des fetalen Herzens kontrolliert, kardiale Fehlbildungen intrauterin diagnostiziert und die Effizienz kardiotherapeutischer Maßnahmen am Fetus überprüft werden. Ferner eröffnen die Ultraschalltechniken neue Wege, um Erkenntnisse über Physiologie und Pathophysiologie der fetalen Hämodynamik zu gewinnen.

Die bisherigen Ergebnisse zeigen, daß kardiovaskuläre Erkrankungen des Fetus unterschiedliche Auswirkungen auf dessen Hämodynamik haben und hiernach differenziert werden können:

Die 1. Gruppe umfaßt alle kardialen Fehlbildungen, die mit der fetalen Zirkulation vereinbar sind und sich erst nach der postnatal erfolgten Kreislaufumstellung symptomatisch manifestieren. Die Mehrzahl der kongenitalen Vitien ist hier einzuordnen, wie Fallot-Tetralogie, Truncus arteriosus, Transposition der großen Arterien u.v.a.m. In der 2. Gruppe werden fetale Erkrankungszustände zusammengefaßt, die intrauterin unter dem Bild der Herzinsuffizienz bis hin zum Vollbild des Hydrops fetalis symptomatisch verlaufen. Zu diesen in die Dekompensation führenden fetalen Herzerkrankungen gehören z.B. Dysrhythmien, die prämature Obstruktionen der fetalen Blutwege und Myokarderkrankungen. Erste und letztere können auch postnatal symptomatisch verlaufen, während prämature Obstruktionen des Foramen ovale und Ductus arteriosus Botalli wegen des physiologisch erfolgenden postnatalen Verschlusses dieser Blutwege mit der Geburt asymptomatisch werden.

Die Mehrzahl der Patienten mit fetalen Herzerkrankungen werden zur sonographischen Untersuchung an die Universitätsfrauenklinik Bonn als Zentrum der Stufe III des Mehrstufenkonzepts überwiesen, nachdem im Ultraschallscreening (Stufe I und II) Dysrhythmien, Polyhydramnie und/oder Zeichen des Hydrops fetalis festgestellt wurden (Hansmann 1981). Eine zweite, zahlenmäßig stärkere Gruppe mit gewöhnlich anamnestisch begründetem Verdacht auf ein höheres Risiko kongenitaler Herzfehlbildungen und Erkrankungen wurde „gezielt“ im Sinne einer Ausschlußdiagnostik zwischen 20.–23. Woche p.m. untersucht (s. Kap. 8.9).

Bislang werden folgende therapeutische Maßnahmen zur Kompensation der fetalen Herzinsuffizienz eingesetzt:

1) medikamentöse Therapie des Fetus mit Methyldigoxin, Propafenon, Verapamil, Flecainid, und zwar

a) transplazentar durch maternale Applikation und

b) direkt in den Fetus durch intravaskuläre (V. umbilicalis), intramuskuläre und intrakavitäre Injektion unter Ultraschallsichtkontrolle;

2) ultraschallgeleitete Entlastungspunktionen von Pleura-, Perikardergüssen, Aszites und Hydramnion;

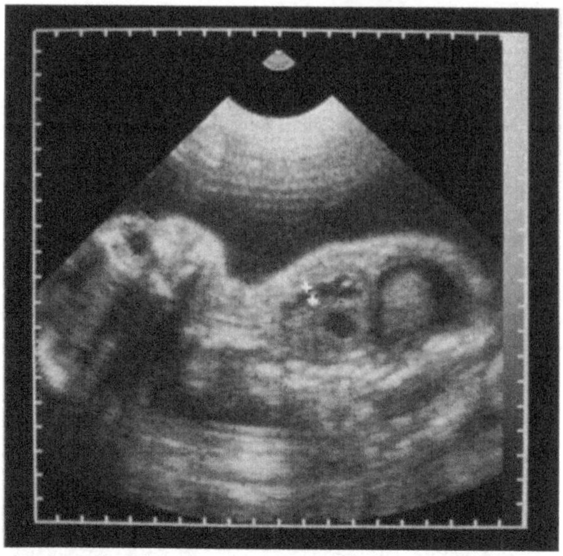

**Abb. 8.98.** Perikarderguß. Fetus im Längsschnitt. Dekompensiertes, univentrikuläres Herz

3) elektive vorzeitige Entbindung (soweit möglich nach abgeschlossener Lungenreifung).

### 8.8.2 Herzerkrankungen

Die bereits pränatal symptomatisch verlaufenden fetalen Herzerkrankungen führen oft bis zum Vollbild des Hydrops fetalis universalis (Aszites, Pleura-, Perikarderguß, Hautödem, Kardio-, Hepato- und Splenomegalie; Abb. 8.98) mit begleitender Polyhydramnie und Plazentaödem. Sie sind für rund 50% der Fälle des nicht immunologisch bedingten Hydrops fetalis kausal von Bedeutung (Hansmann u. Redel 1982; Kleinman et al. 1982). Differentialdiagnostisch muß aber immer eine breitere Palette weiterer möglicher fetaler Erkrankungen bei der Genese des nicht immunologisch bedingten Hydrops fetalis berücksichtigt und ausgeschlossen werden (z.B. chromosomale Aberrationen, insbesondere bei „frühem“ Auftreten vor der 24. SSW). Malformationen im Bereich von Organsystemen (z.B. Urogenitaltrakt, Zwerchfelldefekte sowie tumorösen Erkrankungen u.v.a.), Infektionen, das Chorionangiom der Plazenta usw. sind als ebenfalls mögliche Ursachen (Etches u. Lemons 1979; Hansmann 1981; Maidman et al. 1980; Perlin et al. 1981; Davis 1982) in Betracht zu ziehen.

Die fetale Herzinsuffizienz, gleichgültig ob kardialer oder extrakardialer Genese (AV-Fistel, fetales Transfusionssyndrom, chronische

Anämie), manifestiert sich in der Regel als Rechtsherzinsuffizienz. Dies ist auf die besonderen Verhältnisse des fetalen Kreislaufs zurückzuführen. Bei intrauterin hohem pulmonalem Gefäßwiderstand, niedrigem pulmonalem Blutfluß (nur 5–10% des Auswurfvolumens beider Ventrikel) und funktioneller Parallelschaltung beider Ventrikel (Rudolph 1974) entwikkelt sich intrauterin kein Lungenödem, auch nicht bei Erkrankungen des linken Herzens. Als gemeinsamer Mechanismus aller zur fetalen Herzinsuffizienz führender Erkrankungen ist die Volumen- und Druckbelastung des rechten Vorhofs anzusehen. Neben den eigentlichen fetalen Herzkrankheiten (Verlegung der fetalen Blutwege, Dysrhythmien, Myokarderkrankungen) können weitere kardiale Fehlbildungen zum Hydrops fetalis führen, so auch ein AV-Kanal beim Vorliegen eines linksventrikulärenrechtsatrialen Shunts über eine insuffiziente Mitralklappe. Die wiederholt beobachtete Manifestation eines Hydrops fetalis bei hypoplastischem Linksherzsyndrom kann so allerdings nicht erklärt werden. Zwei dieser Fälle waren Zwillinge, bei denen eine fetofetale Transfusion als Ursache des Hydrops anzusehen ist (Hansmann u. Redel 1982; Leake et al. 1979). Sahn et al. (1982) vermuten bei dem von ihnen beobachteten Einzelkind mit hypoplastischem Linksherzsyndrom und Hydrops fetalis im Vorliegen einer Einengung des Foramen ovale und/oder eines ca. ein Drittel der linken Herzkammer ausfüllenden Thrombus die eigentliche Ursache der fetalen Herzinsuffizienz.

Die Kompensationsmechanismen des fetalen Herzens bei Druck- und Volumenbelastungen scheinen schwächer als bei Erwachsenen ausgeprägt zu sein (Rudolph 1974; Kleinman et al. 1982), weshalb bereits vergleichsweise geringe Störungen der fetalen Zirkulation, wie die paroxysmalen supraventrikulären Tachykardien, zur fetalen Herzinsuffizienz, ja zum intrauterinen Tod führen können. Auch der oft rasante Verlauf einer Manifestation der Rechtsherzinsuffizienz bis zum Vollbild des Hydrops fetalis innerhalb weniger Tage ist ebenso eine Eigenart der fetalen Pathophysiologie wie die völlige Rückbildungsfähigkeit der fetalen Wassereinlagerungen nach Beseitigung der zugrundeliegenden Störung, z.B. nach spontaner oder medikamentös induzierter Kardioversion fetaler Tachyarrhythmien. Dies dauert manchmal ebenfalls nur wenige Tage, bei weiter fortgeschrittenen Hydropszuständen u.U. aber auch mehrere Wochen oder sogar Monate.

Als Beispiel hierfür mag ein Fetus dienen, der uns zur Abklärung und Therapie eines schon in der 22. SSW nachweisbaren Hydrops fetalis mit massivem Aszites und Hautödem bei fetaler Tachyarrhythmie mit einer Herzfrequenz von 200–300/min überwiesen wurde (Dr. Paulski, St.-Joseph-Krankenhaus, Heidelberg; Abb. 8.99a–e). Die fetale Echokardiographie ließ keine schwerwiegende kardiale Fehlbildung erkennen. Die medikamentöse Kardioversion erfolgte „langzeitig" über die Mutter mittels Digitalisierung (Methyldigoxin: nach Aufsättigung Erhaltungsdosis von 0,3 mg/Tag unter Kontrolle des maternalen Serumdigoxinspiegels) und Antiarrhythmikagabe (Verapamil: 5mal 80 mg/Tag). Der im Zusammenhang mit einer Amniozentese zur Chromosomenanalyse unternommene Versuch der direkten antiarrhythmischen Therapie des Fetus durch intravaskuläre Injektion von Propafenon hatte gezeigt, daß eine Kardioversion möglich war, ihr Erfolg hielt allerdings nur kurzfristig an. Endgültig kam es erst nach der 24. SSW unter der fortgesetzten transplazentaren Gabe von Methyldigoxin nach einem Wechsel auf Verapamil (Isoptin) unter Steigerung der Dosierung bis auf 5mal 80 mg/Tag zur Kardioversion. Dabei verschoben sich die anfänglich häufigen und nur kurzen Phasenwechsel über z.T. auch bradyarrhythmischen Phasen schließlich immer mehr zugunsten eines anhaltenden normfrequenten Sinusrhythmus. Unter konstantem Sinusrhythmus um 140/min nahm das Ausmaß der fetalen Wassereinlagerungen erst nach Wochen, dann aber stetig ab, so daß das Hautödem in der 27. SSW und der Aszites in der 34. SSW nicht mehr vorhanden waren (Abb. 8.99a–e). Unter Beibehaltung der antiarrhythmischen Medikation wurde in der 38. SSW ein gesundes weibliches Neugeborenes spontan entbunden.

Eine weitere Besonderheit des fetalen Herzens ist die Unreife des Reizleitungssystems, die die hohen Frequenzen von Dysrhythmien, insbesondere von Reentry-Tachykardien, erklärt (Gembruch et al. 1982). Andererseits muß bei jeder auch hämodynamisch bedeutungslosen Dysrhythmie nach assoziierten kardialen Malformationen gefahndet werden, insbesondere nach AV-Kanal, „single ventricle", Fallot's-Tetralogie und Ebstein-Anomalie (Hansmann u. Redel 1984).

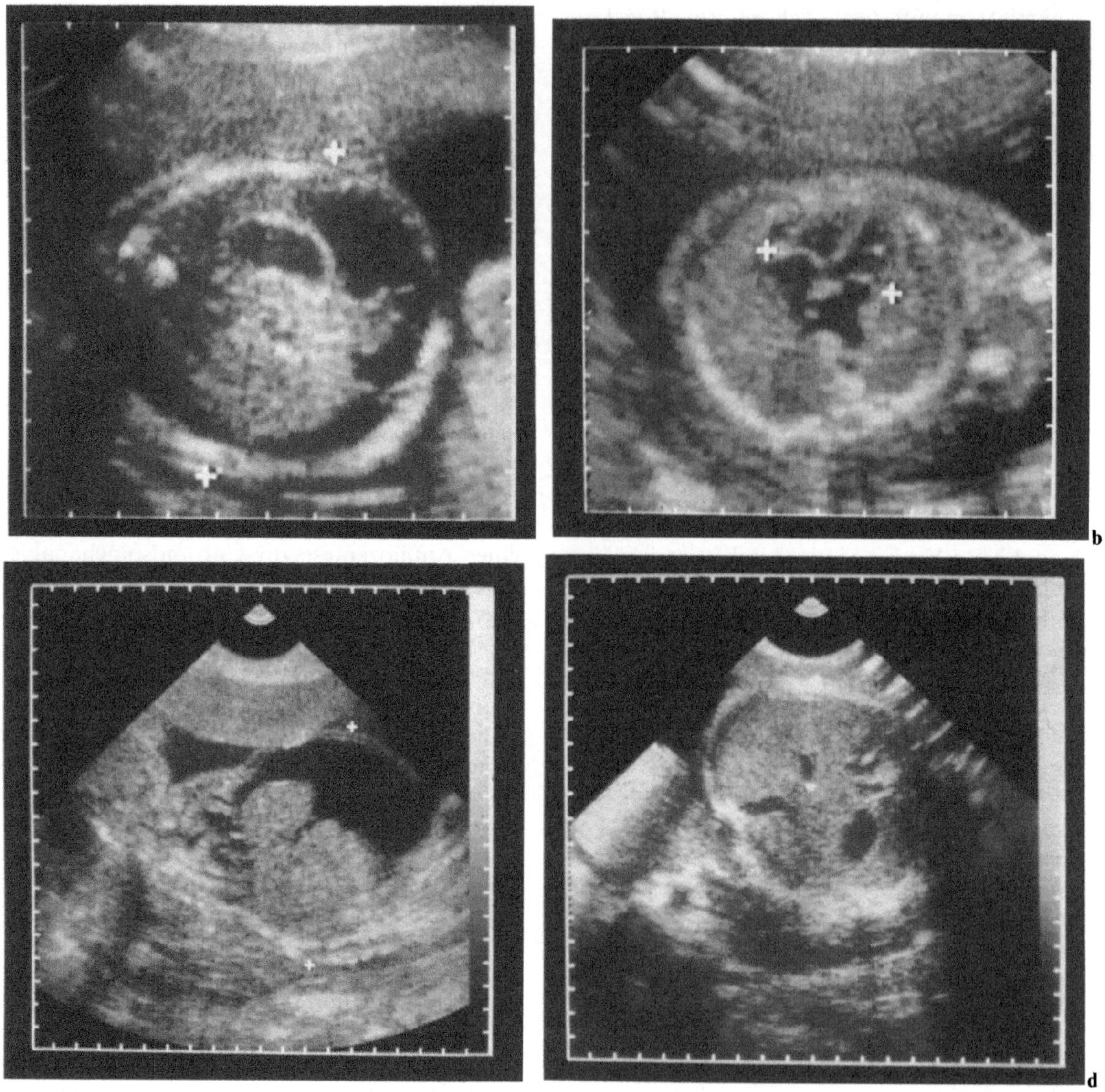

a b c d

**Abb. 8.99 a–e.** Fetaler Hydrops in der 22. SSW (**a** Abdomenquerschnitt, Wirbelsäule bei 10 Uhr, Durchmesser 6,8 cm). Dem allgemeinen Hydrops lag ursächlich eine Tachykardie mit einer Frequenz von 280–300/min zugrunde. **b** Darstellung des fetalen Herzens im Vierkammerblick 14 Tage nach Therapiebeginn (24. SSW). **c** Nach Kardioversion in einen normalen Sinusrhythmus bleibt der Aszites zunächst noch bestehen (27. SSW). **d** Unter Beibehaltung der Therapie (Digitalis und Antiarrhythmika) wird eine vollständige Ausschwemmung des Aszites erreicht. Das Kind wurde in der 38. Woche spontan geboren und war gesund. **e** Verhalten des BPD und Abdominalquerdurchmessers (ADT) im Therapiezeitraum

Die sonographische Diagnostik der fetalen Herzinsuffizienz, deren wichtigsten Parameter auf S. 279 zusammengefaßt sind, basiert schwerpunktmäßig auf den Zeichen des Hydrops fetalis universalis. Dabei spielen Detailbefunde, wie z.B. das Bestehen eines Hautödems oder sein Fehlen bei Aszites, die Größe der Leber und Weite ihrer Venen, eine wichtige Rolle. So kann z.B. anhand der pathognomonisch anzusehenden, auf die obere Körperhälfte beschränkten Wassereinlagerungen (Hydrothorax, Hautödem) die vorzeitige Obstruktion des Foramen ovale vermutet werden (Hansmann et al. 1982; Redel u. Hansmann 1981). Die gezielte Echokardiographie kann weitere anatomische Anomalien des Herzens und der fetalen Blutwege aufdecken, aber auch Funktionsstörungen einzelner Herzabschnitte z.B. bei Brady-

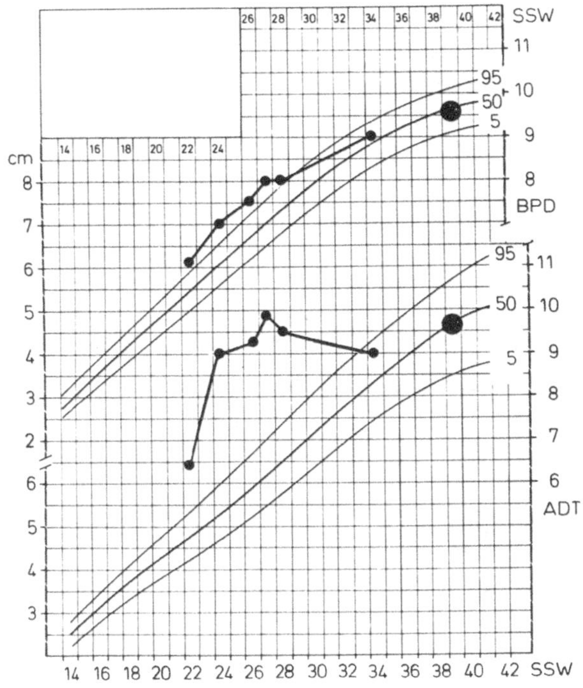


**Abb. 8.99e**

sowie Tachyarrhythmien, zu deren weiterer Differenzierung (paroxysmale supraventrikuläre Tachykardie, Vorhofflattern oder -flimmer) die M-mode-Aufzeichnung detaillierte Informationen liefert (DeVore et al. 1983).

*Indikationen zur fetalen Echokardiographie*

*A. Anamnestische Belastungen*

1. Familiäre (genetische) Belastung durch:
   a) kardiale Vitien,
   b) andere mit kardialen Vitien assoziierte Malformationen
2. Einflüsse in der Schwangerschaft durch:
   a) exogene Noxen (Alkohol, Hydantoin, Trimethadion, Lithium, Phenothiazide, Amphetamin u.a.),
   b) hohe Dosen ionisierender Strahlen,
   c) (Verdacht auf Infektionen (Röteln, Zytomegalie, Coxsackie-Virus u.a.),
   d) maternale Erkrankungen (Diabetes mellitus, Phenylketourie, Lupus erythematodes disseminatus)

*B. Nachgewiesene Auffälligkeiten beim Fetus*

1. Kardiovaskuläre Symptome:
   a) Dysrhythmien,
   b) nicht immunologisch bedingter Hydrops fetalis
2. Möglicherweise mit kardialen Fehlbildungen assoziierte fetale Malformation (chromosomale Aberrationen, viele Syndrome, Omphalozele, VATER-Assoziation)
3. Intrauterine Wachstumsretardierung

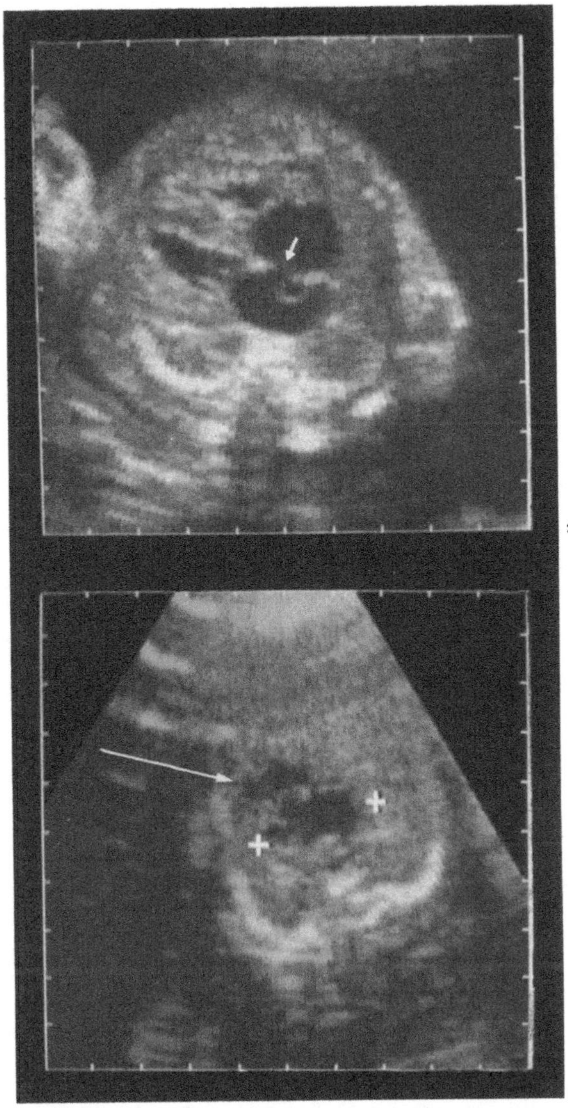

a

b

**Abb. 8.100. a** Normaler Vierkammerblick mit Darstellung des Foramen ovale (*Pfeil*; Thoraxquerschnitt, Wirbelsäule bei 6 Uhr, 29. SSW). **b** Kompletter AV-Kanal, 23. SSW. Die *Kreuze* markieren den gemeinsamen Vorhof, der *Pfeil* weist auf den ventrikulären Anteil. Dazwischen ist die gemeinsame AV-Klappe zu erkennen

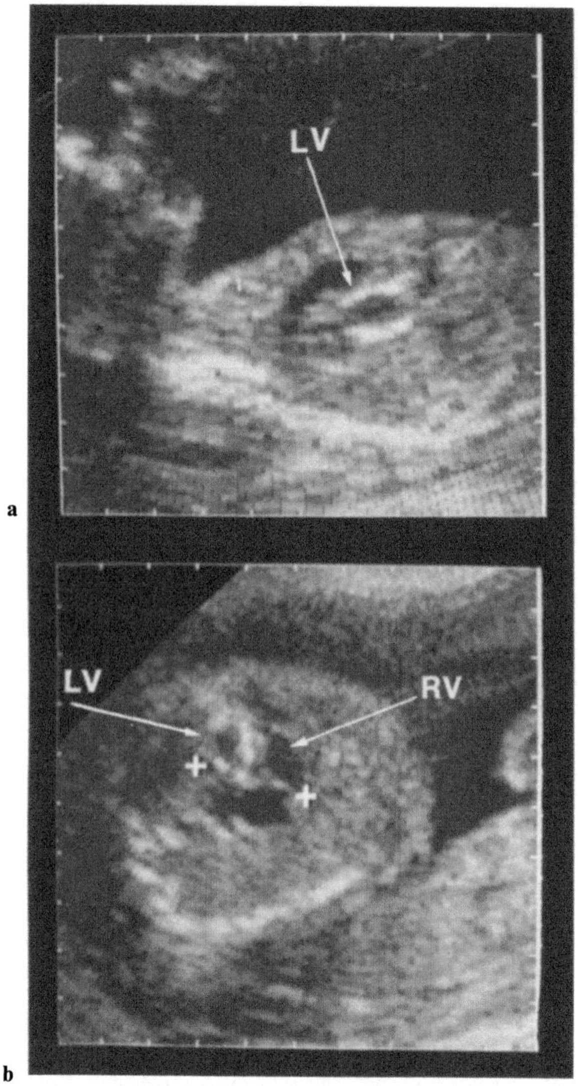


Abb. 8.101 a, b. Linksventrikuläre Endokardfibroelastose, 23. SSW. **a** Längsschnitt, Kopf-Hals-Region links, der *Pfeil* weist auf den dorsal liegenden, kleinen, starren linken Ventrikel (*LV*). **b** Vierkammerblick mit Darstellung der Endokardfibroelastose des linken Ventrikels (*LV*). Zwischen den *Kreuzen* liegt die AV-Klappenebene

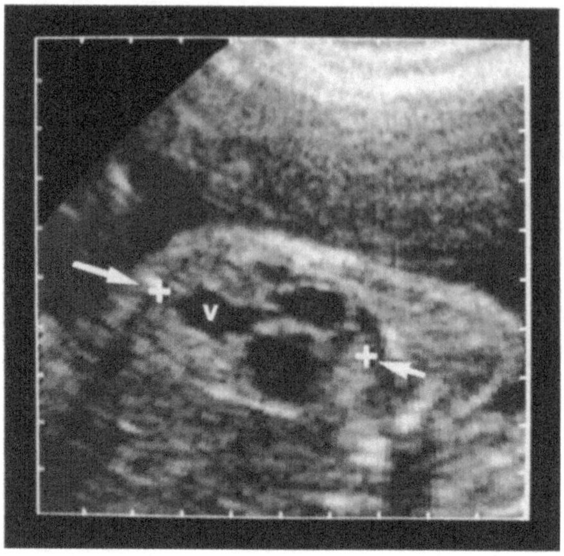


**Abb. 8.102.** Univentrikuläres Herz mit Meßstreckenabgriff der „langen Achse" (*V* Ventrikel)

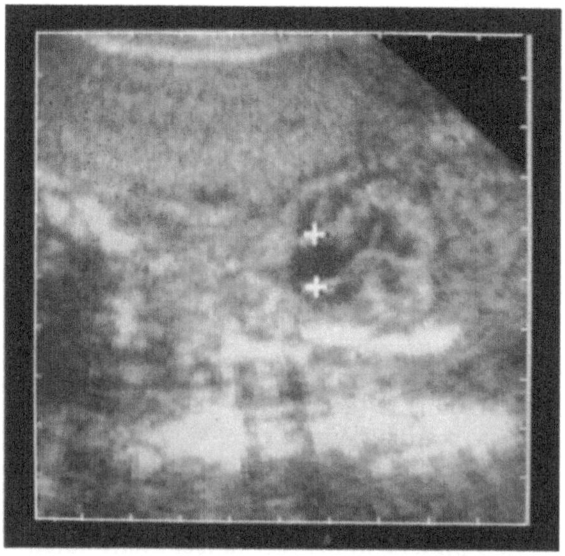

**Abb. 8.103.** Hypoplastisches Linksherz mit Pseudotruncus arteriosus (*Kreuze*, 10 mm)

Erst die genaue Diagnose der zugrundeliegenden kardiovaskulären Erkrankung und der damit verbundenen Prognose liefert die nötige Information zur Entwicklung individueller Konzepte zur weiteren Schwangerschaftsbetreuung im allgemeinen, wie zur intrauterinen Therapie im besonderen. Ihre Grundsätze lassen sich wie folgt zusammenfassen:

1) Die transplazentare Kardioversion fetaler Tachyarrhythmien kann durch Medikamentengabe an die Mutter erreicht werden (Redel u. Hansmann 1982, 1984; Kleinman et al. 1983). Nur in Fällen mit unmittelbar drohender vitaler Gefährdung des Fetus scheint (ggf. in Verbindung mit anderen Maßnahmen, wie Zellgewinnung zur Chromosomenbestimmung, Ausschluß einer Anämie oder Entlastungspunktion) die direkte ultraschallkontrollierte Applikation der Medikamente in den Fetus gerechtfertigt zu sein. Primär wird Methyldigoxin ein-

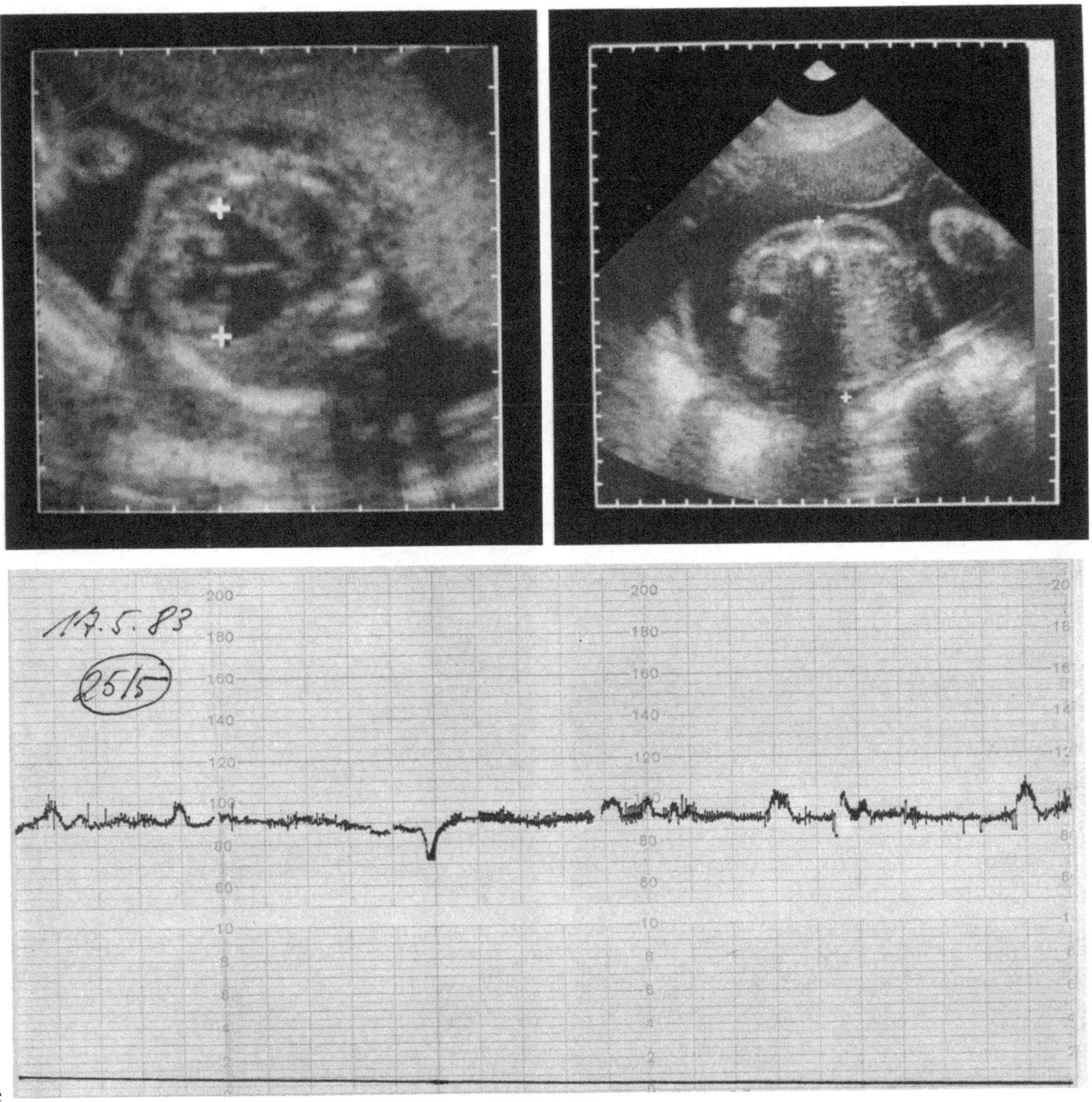


a b c

**Abb. 8.104.** **a** Rumpfquerschnitt, 25. SSW, Tag 5, mit „auffälligen" Vierkammerblick. Der rechtsseitige Ventrikel (linker Ventrikel bei Situs inversus ambiguus) ist auffallend klein. Das Ventrikelseptum ist unterbrochen. Kompletter AV-Kanal. **b** Rumpfquerschnitt, Magen rechts, Situs inversus ambiguus. **c** CTG aus der 25. SSW

gesetzt. Bei Ausbleiben der Kardioversion werden zusätzlich Antiarrhythmika, nämlich Propafenon, Verapamil und Flecainid gegeben. Auch Procainamid kann therapeutisch genutzt werden (Dumesic et al. 1982). Wegen der unerwünschten Nebenwirkungen von $\beta$-Rezeptorenblockern (z.B. Propanolol) beim Neugeborenen (deprimierte) APGAR-Werte, Hypoglykämien und Bradykardien in den ersten 72 Lebensstunden) (Tamari et al. 1982) verzichten wir, wenn möglich, auf deren Einsatz.

2. Auch beim kompletten AV-Block kann es nach Digitalisierung des Fetus bei unveränderter Herzfrequenz zur kardialen Rekompensation mit Verschwinden der Wassereinlagerungen kommen (Hansmann u. Redel 1982).

3) Einzelpunktionen zur Entlastung der Ergüsse in Bauch-, Pleura- und Perikardraum haben ein schnelles Nachlaufen zur Folge und sind ggf. nur bei „Greifen" einer medikamentösen Therapie im Sinne der Entlastung oder unmittelbar präpartal indiziert, um optimale Vor-

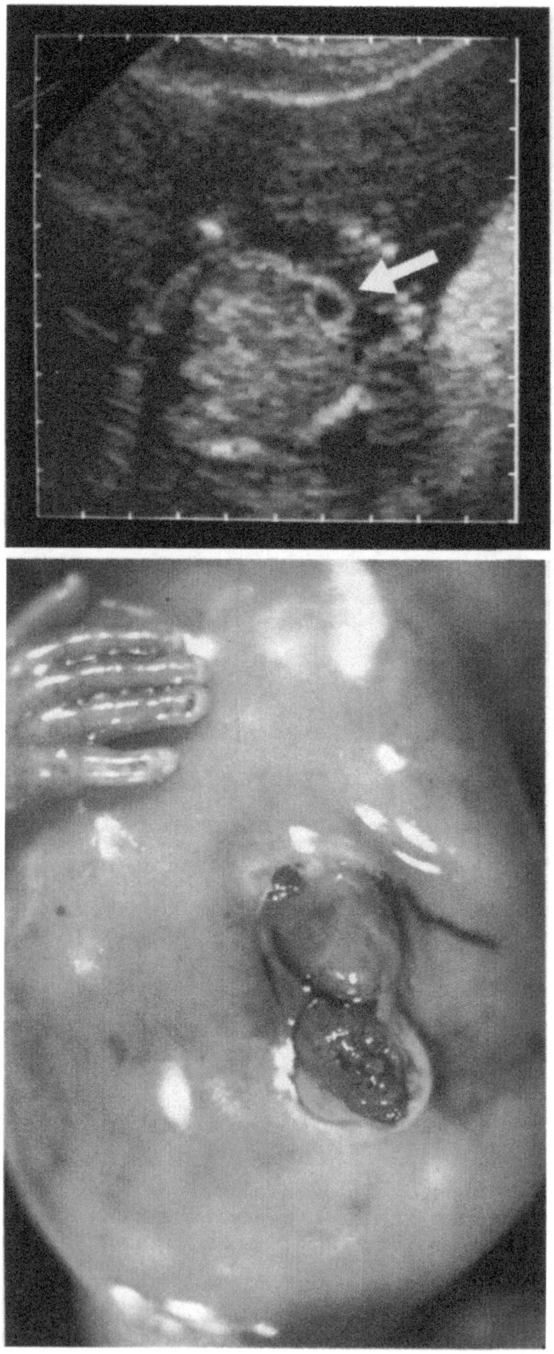

a

b

Abb. 8.105. a Partiell ektop liegendes univentrikuläres Herz (*Pfeil*). Rumpfquerschnitt; Wirbelsäule bei 7 Uhr; b morphologischer Befund

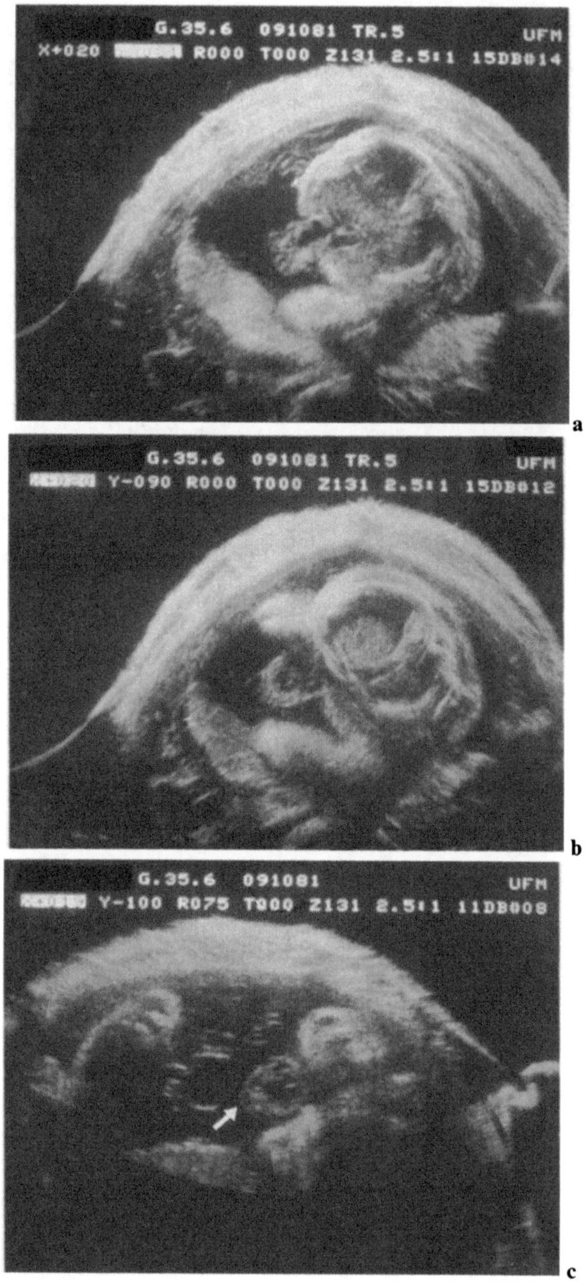


a

b

c

**Abb. 8.106a–c.** Ektopes Herz, 35. SSW. Rumpfquerschnitte von kaudal nach kranial, Wirbelsäule bei 2 Uhr. **a** Thoraxwanddefekt, **b** nach außen verlagerter Aortenanteil sowie **c** vollständig ektopes Herz (*Pfeil*)

aussetzungen für die erfolgreiche postnatale Reanimation zu schaffen (Lungenentfaltung; Hansmann et al. 1982).

4) Die elektive vorzeitige Entbindung gilt als Therapie der Wahl der pämaturen Obstruktion der fetalen Blutwege (Hansmann et al. 1982). Ferner kann sie bei Hydrops fetalis und/oder intrauteriner Wachstumsretardierung aufgrund medikamentös unbeeinflußbarer Dysrhythmien indiziert sein, um die Neugeborenen postnatal

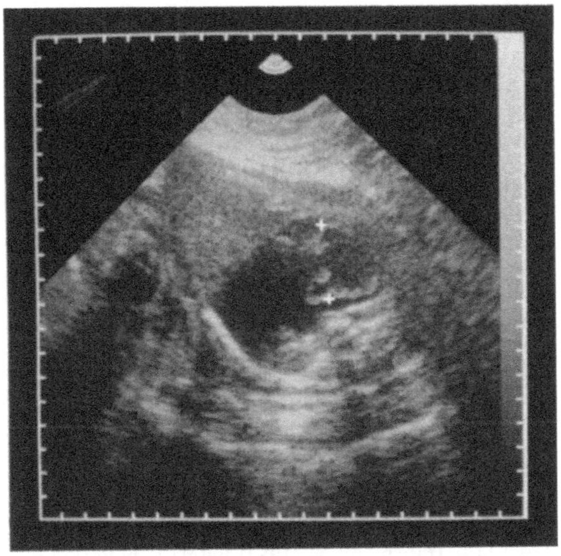

**Abb. 8.107.** Linksherzdilatation (Ventrikelbreite 29 mm!). Der rechte Ventrikel ist bis auf einen Spalt komprimiert, der Vorhofbereich aneurysmatisch erweitert

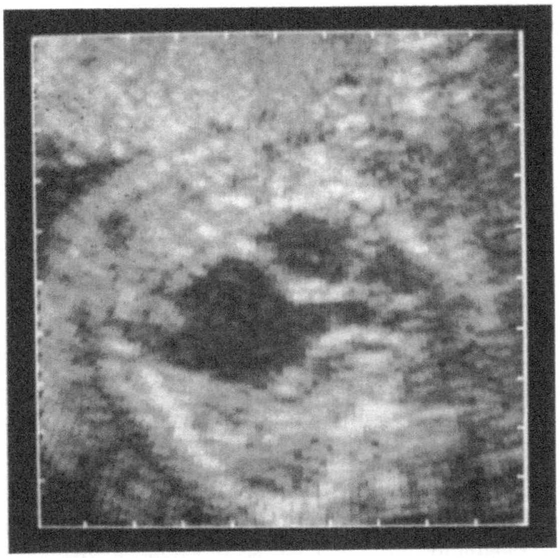

**Abb. 8.108.** Starke Erweiterung der linken Herzkammer bei myogener Dilatation

intensivmedizinisch durch intravenöse Medikation, elektrische Kardioversion, temporäre oder permanente Schrittmacherimplantation zu therapieren (Kleinman et al. 1983; DeVore et al. 1983).

In unserem Kollektiv haben wir wegen kardialer Genese eines Hydrops fetalis bisher keine Schwangerschaftsunterbrechung durchführen müssen. Sie verbietet sich in der Regel auch durch den Gegensatz zum Hydrops bei chromosomalen Aberrationen späten Manifestationszeitpunkt, seltenst vor der 24. SSW (Hansmann u. Redel 1982).

Hingegen mußten 2 Schwangerschaftsabbrüche allein aufgrund kardialer Fehlbildungen nach interdisziplinärem Konsil unter Einbeziehung von Kardiochirurgen und Kinderpathologen vorgenommen werden. Die aufgrund anamnestischer Belastungen durchgeführten Untersuchungen (gezielte Ausschlußdiagnostik) in Zusammenarbeit mit Prof. Redel hatten in der 23. SSW zur Diagnose nicht therapiefähiger schwerer Vitien geführt (*Fall 1:* kompletter AV-Kanal mit gemeinsamem Vorhof, singulärer AV-Klappe und nur angedeutetem Ventrikelseptum; Abb. 8.100); *Fall 2:* ausgeprägte linksventrikuläre Endokardfibroelastose mit Mitral- und Aortenhypoplasie; Abb. 8.101). Beide Schwangerschaften waren bis zum Zeitpunkt der Diagnose symptomlos verlaufen. Die sonographischen Untersuchungen erfolgten ausschließlich wegen der Risikobelastung für kardiale Malformationen, da Verwandte 1. und 2. Grades (in diesen beiden Fällen Kinder vorhergehender Schwangerschaften) Herzfehler aufwiesen.

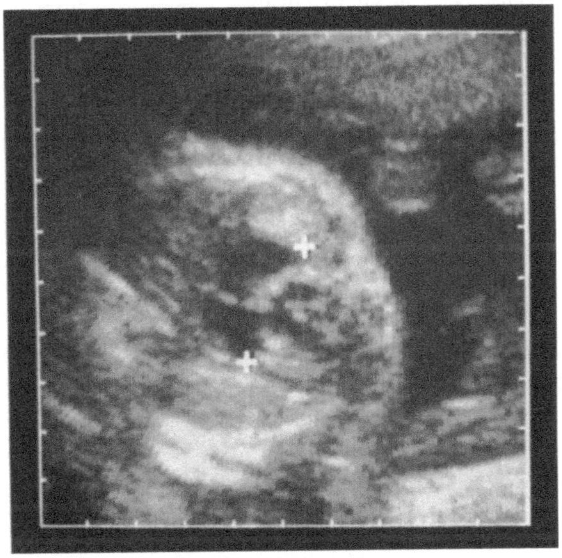

**Abb. 8.109.** Trikuspidalatresie

Die präpartale Diagnostik von Vitien wird sicherlich auch weiterhin durch Zentren mit einer gut funktionierenden Zusammenarbeit zwischen spezifisch geschulter geburtshilflicher Sonographie und speziell mit der intrauterinen Echokardiographie vertrauten Kinderkardiologie bleiben. Das primäre Screening unter Beachtung der auffälligen Hinweiszeichen in der Stufe I bildet jedoch die Grundlage für den Einsatz der weiterführenden Diagnostik (Abb. 8.102–8.109).

### Literatur


Allan LD, Tynan MJ, Campbell S, Wilkinson JL, Anderson RH (1980) Echocardiographic and anatomical correlates in the fetus. Br Heart J 44:444

Davis CL (1982) Diagnosis and management of nonimmune hydrops fetalis. J Reprod Med 27:594

DeVore GR, Siassi B, Platt LD (1983) Fetal echocardiography. III. The diagnosis of cardiac arrhythmias using real-time-directed M-Mode ultrasound. Am J Obstet Gynecol 146:792

Dumesic DA, Silverman NH, Tobias S, Golbus MS (1982) Transplacental cardioversion of fetal supraventricular tachycardia with procainamide. N Engl J Med 307:1128

Etches PC, Lemons JA (1979) Nonimmune hydrops fetalis: Report of 22 cases including three siblings. Pediatrics 64:326

Gembruch U, Venn HJ, Redel DA, Hansmann M (1982) Wolff-Parkinson-White-Syndrom mit paroxysmalen supraventrikulären Tachykardien des Feten und des Neugeborenen – Fallbeschreibung. Klin Pädiat 194:320

Hansmann M (1981) Nachweis und Ausschluß fetaler Entwicklungsstörungen mittels Ultraschallscreening und gezielter Untersuchung – ein Mehrstufenkonzept. Ultraschall 2:206

Hansmann M, Gembruch U (1984) Gezielte sonographische Ausschlußdiagnostik fetaler Fehlbildungen in Risikogruppen. Gynäkologe 17:19

Hansmann M, Redel DA (1982) Prenatal symptoms and clinical management of heart disease. In: 1[er] symposium international d'echocardiologie foetale, Strasbourg 1982, p 137

Hansmann M, Redel DA, Födisch HJ (1982) Premature obstruction of the foramen ovale detected, treated and reconfirmed by help of ultrasound. In: Burruto F, Hansmann M, Wladimiroff JW (eds) Fetal ultrasonography: The secret prenatal life. Wiley, Chichester New York, p 151

Kleinman CS, Hobbins JC, Jaffe CC, Lynch DC, Talner NS (1980) Echocardiographic studies of the human fetus: prenatal diagnosis of congenital heart disease and cardiac dysrhythmias. Pediatrics 65:1059

Kleinman CS, Donnerstein RL, DeVore GR, Jaffe CC, Lynch DC, Berkowitz RL, Talner NS, Hobbins JC (1982) Fetal echocardiography for evaluation of in utero congestive heart failure. N Engl J Med 306:568

Kleinman CS, Donnerstein RL, Jaffe CC, DeVore GR, Weinstein EM, Lynch DC, Talner NS, Berkowitz RL, Hobbins JC (1983) Fetal echocardiography. A tool for evaluation of in utero cardiac arrhythmias and monitoring of in utero therapy: Analysis of 71 patients. Am J Cardiol 51:237

Leake RD, Strimling B, Emmanouilides GC (1973) Intrauterine cardiac failure with hydrops fetalis, Case report in a twin with the hypoplastic left heart syndrome and review of the literature. Clin Pediatr 12:649

Maidman JE, Yeager C, Anderson V, Makabali G, O'Grady P, Arce J, Tishler DM (1980) Prenatal diagnosis and management of nonimmunologic hydrops fetalis. Obstet Gynecol 56:571

Nora JJ, Nora AH (1978) The evolution of specific genetic and environment counseling in congenital heart diseases. Circulation 57:205

Perlin BM, Pomerance JJ, Schifrin BS (1981) Nonimmunologic hydrops fetalis. Obstet Gynecol 57:584

Redel DA, Hansmann M (1981) Fetal obstruction of the foramen ovale detected by two-dimensional doppler echocardiography. In: Rijsterborgh H (ed) Echocardiology. Nijhoff, The Hague Boston London, p 425

Redel DA, Hansmann M (1984) Fetale Echokardiographie – ihre Anwendung in Diagnostik und Therapie. Gynäkologe 17:41

Rudolph A (1974) Congenital diseases of the heart. Year Book Medical Publishers, Chicago

Sahn DJ, Lange LW, Allen HD, Goldberg SJ, Anderson C, Giles H, Haber K (1980) Quantitative real-time cross-sectional echocardiography in the developing normal human fetus and newborn. Circulation 62:588

Sahn DJ, Shenker L, Reed KL, Valdes-Cruz LM, Sobonya R, Anderson C (1982) Prenatal ultrasound diagnosis of hypoplastic left heart syndrome in utero associated with hydrops fetalis. Am Heart J 104:1368

Tamari I, Eldar M, Rabinowitz B, Neufeld HN (1982) Medical treatment of cardiovascular disorders during pregnancy. Am Heart J 104:1357


## 8.9 Gezielte Ausschlußdiagnostik

Während in den bisherigen Kapiteln die Gesichtspunkte der Mißbildungsausschlußdiagnostik primär aus dem Blickwinkel des allgemeinen Screenings ohne spezifischen anamnestischen Verdacht dargestellt wurden und dabei eigene Erfahrungen nur in Form „typischer Fälle" zur Erläuterung der charakteristischen, für die jeweilige Diagnose berechnenden Sonomorphologiedarstellungen einflossen, soll nun die Problematik aus der Sicht des gezielt geforderten Ausschlusses abgehandelt werden. Dabei ergeben sich zwangsläufig Überschneidungen. Wir halten dies jedoch für didaktisch sinnvoll, da speziell Untersucher der Stufe II die Problematik der Mißbildungsdiagnostik zunehmend von dieser Seite aus betrachten müssen und somit in diesem Kapitel eine abgerundete Information der derzeitigen Möglichkeiten und

Grenzen der Ausschlußdiagnostik erhalten sollen.

Schwangeren, bei denen das Risiko der Geburt eines Kindes mit Mißbildungen relativ hoch ist, kann heute eine gezielte „frühe“, pränatale, immer mehr Defekte erfassende, sonographische Ausschlußdiagnostik offeriert werden (Hansmann u. Gembruch 1984). Wird sie rechtzeitig (vor Ende der 24. SSW) durchgeführt, so können die betroffenen Eltern sich beim Nachweis bestimmter Fehlbildungen entsprechenden Schweregrades auch noch für einen Schwangerschaftsabbruch entscheiden. Demgemäß bietet diese Diagnostik Familien die Chance, gesunde Kinder zu bekommen, denen zuvor wegen des familiär gegebenen hohen Wiederholungsrisikos einer schweren Mißbildung des Fetus bzw. Neugeborenen von seiten der Humangenetiker von weiteren Schwangerschaften abgeraten werden mußte. Schließlich bietet die Diagnose fetaler Anomalien und Erkrankungen auch die Möglichkeit, im Einzelfall gezielt neue Konzepte zur intrauterinen Therapie zu entwickeln (Golbus et al. 1984). Für andere ist die Wahl des Entbindungszeitpunkts und -modus sowie die sofortige Versorgung des Neugeborenen durch Spezialisten (z.B. Neonatologen, Neurochirurgen, Kinderchirurgen, -kardiologen) der entscheidende Vorteil. Man kann erwarten, daß bei diesen Neugeborenen durch die „frühe“ Diagnose Mortalität und Morbidität gesenkt werden (Kowalewski 1984).

Wegen der oft schwierigen Differentialdiagnose bei der Zuordnung von Symptomen, der unterschiedlichen Expressivität von Symptomen bei Syndromen und offenen Fragen der Prognosestellung sollte immer die umsichtige Zusammenarbeit mit anderen Disziplinen gewährleistet sein. In vielen Fällen ist zur Umschreibung des jeweiligen familiären Risikos ein ausführliches humangenetisches Gutachten und Beratungsgespräch erforderlich. Hierbei ist wiederum die genaue pädiatrische oder kinderpathologische Diagnose der eine Familie belastenden Risiken (z.B. Mißbildungen in vorangegangenen Schwangerschaften) von entscheidender Bedeutung (Födisch 1982; Rehder 1982). Häufig bleibt sie unzureichend, wenn, was nicht selten der Fall ist, Familienanamnese, Obduktionsprotokolle bzw. genaue Diagnosen bei Lebenden überhaupt fehlen oder fehlerhaft und unvollständig sind (Födisch u. Knöpfle 1984). In Auswertung der Ergebnisse unserer bisherigen Untersuchungen sollen die derzeitigen Möglichkeiten und Grenzen der Sonographie bei der gezielten Ausschlußdiagnostik fetaler Mißbildungen beschrieben und ein Indikationsspektrum dargestellt werden, das bei der genetischen Beratung sowie bei Planung und Betreuung spezieller Risikoschwangerschaften hilfreich sein kann.

Die Ansprüche an die apparative Ausstattung müssen für die Stufe II und III deutlich höher liegen als für die Stufe I. Die Anzahl vorhandener Geräte muß die kontinuierliche Diagnostik auch bei Ausfällen sichern. Kein Zweifel besteht an der Forderung, daß sowohl Sektor- als auch Linearsysteme zur Verfügung stehen sollen. Dabei ist nochmals zu betonen, daß ein Gerät eine Mindestbildbreite von 10 cm in 6 cm Tiefe aufweisen soll. Neben der in Stufe I schon obligaten Photodokumentation sollte die Möglichkeit zur Videodokumentation bestehen. Dabei ist 3/4-Zoll-Bändern aus Gründen der besseren Bildqualität der Vorzug zu geben.

Auch die personelle Ausstattung muß den Möglichkeiten eines kontinuierlichen Screenings gerecht werden. Ist eine Abteilung bei Urlaub eines Mitarbeiters nicht mehr in der Lage, Kontrollaufgaben durchzuführen, kann man sie im eigentlichen Sinne nicht der Stufe II zurechnen.

Der optimale Zeitpunkt der gezielten Ausschlußdiagnostik fetaler Fehlbildungen liegt zwischen der 18. und 22. SSW. Einerseits ist dann die Anlage der Organe abgeschlossen und ihr Wachstum schon so fortgeschritten, daß anatomische Details und Normabweichungen sonographisch schon verifizierbar sind, andererseits besteht bis Ende der 24. SSW (22. Lebenswoche) – der gesetzlichen Grenze eines Schwangerschaftsabbruchs bei kindlicher Indikation – noch genügend Zeit, suspekte Befunde weiter abzuklären. Dies kann durch mehrmalige Untersuchungen, Organfunktionsanalysen, sonographische Spezialuntersuchungen unter Einsatz anderer Gerätetypen, z.B. der zweidimensionalen gepulsten Doppler-Echokardiographie oder durch den Einsatz ergänzender diagnostischer Methoden, wie Fetoskopie oder Amniozentese zur Chromosomenbestimmung und biochemischen Fruchtwasseranalyse erfolgen. Oft sind auch interdisziplinäre Beratungen (z.B. mit Neonatologen, Kinder- und Neurochirurgen, Kinderkardiologen, Urologen und Kinderradiologen) von Nutzen.

Grundsätzlich erfordert eine gezielte sonographische Mißbildungsdiagnostik nicht nur den Nachweis oder Ausschluß einer aufgrund der Anamnese als möglich erachteten Organanomalie, sondern auch die Darstellung der fetalen Gesamtentwicklung, einschließlich eines positiven bzw. negativen Befundes über die sonstigen Organsysteme. Das verlangt ein planmäßiges Vorgehen bei der Ultraschalluntersuchung:

1) Topographische Übersicht unter Abschätzung der Fruchtwassermenge sowie der Größe, Beschaffenheit und Lokalisation der Plazenta.
2) Erfassung möglichst vieler Körpermaße (BPD und FROD, Kopfumfang, Abdomendurchmesser und -umfang, Diaphysenlängen der langen Röhrenknochen etc.).
3) Überprüfung des Hirnstrukturbildes unter Berücksichtigung der Symmetrie der Hirnanteile sowie Vermessung des Ventrikelsystems.
4) Inspektion des Gesichtsschädels in Aufsicht und Profil mit Darstellung von Augen, Nase, Mund, Ohren, Ober- und Unterkieferregion sowie Abgreifen von Meßstrecken (z.B. des intraorbitalen Abstands).
5) Überprüfung aller Wirbelsäulenabschnitte in Längs- und segmentweise in Transversalschnitten.
6) Darstellung der Lage des Herzens und Einstellung des „Vierkammerblicks" mit Vermessung des Querdurchmessers in Höhe der AV-Klappen („kurze Achse").
7) Ausschluß von Fremdinhalt im Thoraxraum (Flüssigkeit, Zysten, Magen, Darm).
8) Profildarstellung der Zwerchfellkuppeln, der Leber und des Magens (falls „leer", mehrzeitige Untersuchungen).
9) Darstellung von Nieren und Blase (bei Oligo- oder Anhydramnie Überprüfen der Urodynamik).
10. Überprüfung aller 4 Extremitäten mit Darstellung von Händen und Füßen.
11) Beurteilung des fetalen Bewegungsverhaltens (z.B. „harmonische" Handführung zum Kopf, Daumenlutschen, Schlucken, Gähnen und „sich Räkeln".

Für eine derartige Untersuchung zur Mißbildungsausschlußdiagnostik sind durchschnittlich 30–60 min zu veranschlagen, bei Vorliegen spezieller Fragestellungen oft mehrere Stunden an verscheidenen Tagen.

Seit 1978 versuchen wir, mittels Ultraschall gezielt fetale Mißbildungen vor Ende der 24. SSW auszuschließen bzw. nachzuweisen, und zwar bei Risikogruppen, d.h. Patientinnen, bei denen die Wahrscheinlichkeit, ein mißgebildetes Kind zu gebären, relativ erhöht ist (frühere Ergebnisse s. Gembruch et al. 1983). Unter dieser spezifischen Fragestellung wurden mittlerweile über 1500 Risikopatientinnen untersucht. Von 878 Fällen lagen bis Oktober 1983 die Informationen über den Ausgang der Schwangerschaften wieder vor. Daraus ließen sich 4 Risikogruppen bilden:

1) 616 Patientinnen (70,2%) mit familiären Belastungen durch Mißbildungen verschiedenster Organsysteme (Tabelle 8.4). Es handelt sich hierbei in 96% der Fälle um Verwandte 1. Gra-

**Tabelle 8.4.** Risikogruppe 1: Übersicht der familiären Vorbelastungen, die Anlaß zur Ausschlußdiagnostik gaben

| | | *n* |
|---|---|---|
| *1) Neuralrohrdefekte* | | 127 |
| Anenzephalus | 20 | |
| Spina bifida | 86 | |
| Enzephalozele | 6 | |
| „NTD" ohne nähere Definition | 15 | |
| Hydrozephalus | | 37 |
| Hydranzephalus | | 2 |
| Dandy-Walker-Syndrom | | 2 |
| Mikrozephalus | | 11 |
| Arnold-Chiari-Komplex | | 1 |
| Kongenitales AV-Aneurysma | | 2 |
| *Gesamt:* | | *182* |
| *2) Gastrointestinaltrakt u. ventrale Bauchwand* | | |
| Omphalozele | | 15 |
| Gastroschisis | | 5 |
| Zwerchfellatresie mit Enterothorax | | 7 |
| Ösophagusatresie | | 3 |
| Dünndarmatresie | | 2 |
| Duodenalstenose | | 1 |
| Malrotation I | | 1 |
| *Gesamt:* | | *34* |
| *3) Urogenitalsystem* | | |
| Potter-Syndrom | | 35 |
| Zystennieren (Potter-Typ I) | | 15 |
| Zystennieren (Potter-Typ II) | | 7 |
| „Beidseitige Zystennieren" | | 1 |
| Prune-belly-Syndrom | | 7 |
| Hydroureteren und Hydronephrosen bds. | | 1 |
| Urethraatresie | | 2 |
| Wilms-Tumor | | 2 |
| Blasenektopie | | 1 |
| *Gesamt:* | | *71* |

**Tabelle 8.4.** (Fortsetzung)

| | | *n* |
|---|---|---|
| *4) Vitium cordis* | | |
| a) Linksobstruktionen | | 39 |
| Aortenstenose | 3 | |
| Supravalvuläre Aortenstenose | 1 | |
| Aortenbogenatresie | 2 | |
| Aortenisthmusstenose | 7 | |
| Williams-Beuren-Syndrom | 1 | |
| Mitralstenose | 1 | |
| Shone-Komplex | 1 | |
| Hypoplastisches Linksherz | 23 | |
| b) Rechtsobstruktionen | | 18 |
| Fallot-Tetralogie | 13 | |
| Trikuspitalatresie | 3 | |
| Pulmonalatresie | 1 | |
| Hypoplastisches Rechtsherz | 1 | |
| c) Shuntvitien | | 31 |
| Vorhofseptumdefekt | 1 | |
| „single atrium" | 1 | |
| Truncus arteriosus | 5 | |
| Ventrikelseptumdefekt | 17 | |
| „single ventricle" | 7 | |
| d) Fehlursprung der großen Arterien | 21 | 22 |
| Transposition der großen Arterien | 1 | |
| „double outlet right ventricle" | | |
| e) Verschiedenes | | 16 |
| Komplexes Vitium | 2 | |
| Endokardfibroelastose | 3 | |
| Prämature Obstruktion des Foramen ovale | 2 | |
| „Kritische Vitien" ohne nähere Definition | 9 | |
| *Gesamt* | | *126* |
| *5) Skelettsystem* | | |
| Extremitätenmißbildungen | | 35 |
| Lippen-Kiefer-Gaumen-Spalte | | 27 |
| Osteogenesis imperfecta congenitalis | | 11 |
| Arthrogryposis multiplex congenitalis | | 2 |
| Achondroplasie | | 5 |
| Achondrogenesis Typ II | | 2 |
| Chondrodysplasia (rezessiver Typ) | | 1 |
| Diastrophe Dysplasie | | 1 |
| Kampomele Dysplasie | | 2 |
| Ellis-van-Creveld-Syndrom | | 1 |
| Léri-Weill-Syndrom | | 1 |
| M. Ribbing | | 2 |
| Thanatophorer Zwergwuchs | | 9 |
| Pseudoachondroplasie | | 1 |
| Hypophosphatasie | | 3 |
| Kraniostenose | | 1 |
| *Gesamt:* | | *104* |
| *6) Syndrome* | | |
| Jeune | | 6 |
| Meckel-Gruber | | 5 |
| C. de Lange | | 3 |
| P. Robin | | 4 |
| Wiedemann-Beckwith | | 1 |
| Smith-Lemli-Opitz | | 1 |

| | *n* |
|---|---|
| Laurence-Moon-Biedl-Bardet | 1 |
| Nagel-Patella | 1 |
| Nager | 1 |
| TAR | 3 |
| Klippel-Feil | 3 |
| EEC | 1 |
| Anophthalmie | 1 |
| Joubert | 2 |
| Lenz | 1 |
| Mohr (OFD II) | 1 |
| Fanconi | 1 |
| Arhinenzephalie | 1 |
| Holoprosenzephalie | 3 |
| Unklares Syndrom mit LKG-Spalte | 1 |
| Basalzellnävussyndrom | 1 |
| Ivemark | 2 |
| Goldenhar | 1 |
| Roberts | 1 |
| COFS | 1 |
| Akrozephalosyndaktylie Typ III | 1 |
| M. Recklinghausen | 1 |
| VATER-Assoziation | 4 |
| *Gesamt:* | *53* |

des – größtenteils Kinder aus vorhergehenden Schwangerschaften – die Träger einer Anomalie waren.
2) 205 Patientinnen (23,3%) mit Einwirkungen möglicher exogener Noxen in der Frühschwangerschaft, und zwar bei 165 Patientinnen (80,5%) durch Medikamente, bei 21 (10,2%) durch Röntgenstrahlen und bei 19 (9,3%) durch Infektionen oder Impfungen.
3) 13 Patientinnen (1,5%) mit maternalem Diabetes mellitus.
4) 44 Patientinnen (5,0%) mit erhöhten Alpha-Fetoproteinkonzentrationen (AFP) im Serum und/oder Fruchtwasser. Die AFP-Bestimmungen erfolgten in der Regel „zufällig" im Rahmen von Frühamniozentesen aus anderer Indikation an auswärtigen Krankenhäusern. Auswärtige Ultraschalluntersuchungen hatten keine Ursachen der AFP-Erhöhungen feststellen können.

### 8.9.1 Risikogruppe 1: Familiäre Belastung durch Mißbildungen

Bei den 616 Feten dieses Kollektivs waren in 25 Fällen (4,1%) Mißbildungen vorhanden (Tabelle 8.5). Die richtige sonographische Diagnose wurde bei 15 dieser Feten intrauterin gestellt, und zwar bei 13 vor Ende der 24. SSW. Bei 11 der rechtzeitig diagnostizierten mißgebildeten Feten wurde ein Schwangerschaftsabbruch durchgeführt. In 2 Fällen (1 Fetus mit Spina bifida aperta und 1 Fetus mit Pseudoachondroplasie) wurden die Schwangerschaften unter Akzeptierung der Entwicklungsstörung bewußt ausgetragen. In 10 Fällen wurden Fehlbildungen nicht erkannt, wobei zumindest 3 dieser Anomalien als nicht „folgenschwer“ und 2 weitere als pränatal sonographisch nicht diagnostizierbar einzustufen sind. Bei 591 Feten (96%) wurden Mißbildungen „richtig“ ausgeschlossen.

Bezogen auf die einzelnen Organsysteme werden im folgenden anhand der eigenen Ergebnisse Möglichkeiten und Grenzen der gezielten sonographischen Diagnostik zum Nachweis bzw. Ausschluß fetaler Mißbildungen dargelegt.

## Fehlbildungen des zentralen Nervensystems

*Neuralrohrdefekte.* Bei 127 der 182 uns zum Ausschluß fetaler Anomalien des ZNS überwiesenen Patientinnen waren familiäre Belastungen durch Neuralrohrdefekte (NTD), wie Anenzephalie, Spina bifida und Enzephalozele, gegeben (Tabelle 8.4). Das Wiederholungsrisiko nach Geburt eines Kindes mit NTD beträgt in Großbritannien ca. 5% (Brock 1979). Es ist in Deutschland wegen der allgemein niedrigeren Prävalenz von NTD (1:1000 nach Warkany 1971 bzw. 0,4:1000 nach Weitzel 1983, gegenüber 4,5:1000 in Großbritannien lt. *Report of the U.K. Collaborative Study* 1977) geringer anzusetzen. In unserem Kollektiv konnte das er-

**Tabelle 8.5.** (25 von 616 untersuchten) Feten mit Mißbildungen

| Nr. | Anamnestische Belastung | Defekt bei Geburt | Ultraschalldiagnose richtig-positiv | Ultraschalldiagnose falsch-negativ | Interruptio (× ja, – nein) |
|---|---|---|---|---|---|
| 1 | Anenzephalus | Anenzephalus | 17. SSW | | × |
| 2 | Spina bifida aperta | Anenzephalus | 15. SSW | | × |
| 3 | Spina bifida aperta | Anenzephalus | 15. SSW | | × |
| 4 | Spina bifida aperta | Spina bifida aperta | 21. SSW | | – |
| 5 | Zystennieren (Potter-Typ I) | Spina bifida aperta | | 1 | – |
| 6 | Zystennieren (Potter-Typ I) | Zystennieren (Potter-Typ I) | Nach 24. SSW | | – |
| 7 | Zystennieren (Potter-Typ I) | Zystennieren (Potter-Typ I) | Nach 24. SSW | | – |
| 8 | Zystennieren (Potter-Typ I) | Valvuläre Pulmonalstenose | | 1[a] | – |
| 9 | Ventrikelseptumdefekt | Valvuläre Pulmonalstenose | | 1[a] | – |
| 10 | Transposition der großen Arterien | Kleiner Ventrikelseptumdefekt | | 1[a] | – |
| 11 | Hypoplastisches Linksherz | Totalle Lungenvenenfehlmündung | | 1[b] | – |
| 12 | Transposition der großen Arterien | Endokardfibroelastose | 23. SSW | | × |
| 13 | Komplexes Herzvitium | Komplexes Herzvitium | 23. SSW | | × |
| 14 | Hypoplastisches Linsherz | Kompletter AV-Kanal | | 1 | – |
| 15 | Multiple Extremitätenfehlbildungen | Gallengangsatresie | | 1[b] | – |
| 16 | Spalthände | Spalthände | | 1 | – |
| 17 | Multiple Extrem.-Fehlb. | Achondrogenesis Typ I | 20. SSW | | × |
| 18 | Pseudoachondroplasie | Pseudoachondroplasie | 19. SSW | | – |
| 19 | Chondrodysplasia punctata | Chondrodysplasia punctata | 19. SSW | | × |
| 20 | Ellis-van-Creveld-Syndrom | Ellis-van-Creveld-Syndrom | 20. SSW | | × |
| 21 | Jeune-Syndrom | Jeune-Syndrom | | 1 | – |
| 22 | Meckel-Gruber-Syndrom | Meckel-Gruber-Syndrom | 19. SSW | | × |
| 23 | COFS-Syndrom | COFS-Syndrom | | 1 | – |
| 24 | Arhinenzephalie-Syndrom | Arhinenzephalie-Syndrom | 24. SSW | | × |
| 25 | Unklares Syndrom mit LKG-Spalte | Unklares Syndrom mit LKG-Spalte | 23. SSW | | × |
| | *Gesamt* | | 15 | 5+3[a] +2[b] | 11 |

[a] In diesen Fällen liegen keine schwerwiegenden, lebensbeeinträchtigenden Fehlbildungen vor
[b] In diesen Fällen ist eine pränatale Ultraschalldiagnose nicht möglich

neute Auftreten eines NTD (3mal Anenzephalie, 1mal Spina bifida aperta) bei allen 4 der 127 Patientinnen (3,1%) sonographisch vor Ende der 24. SSW diagnostiziert werden. Die Diagnose einer Spina bifida, die zur Anenzephalie in einem Verhältnis von 1:1 auftritt (*Report of the U.K. Collaborative Study* 1977), wird offensichtlich so gut wie nie bei Ultraschalluntersuchungen im Rahmen des Schwangerschaftsscreenings, also in Stufe 1 des Mehrstufenkonzepts gestellt.

In unserem Kollektiv wurde bei gezielter Suche eine lumbosakrale Spina bifida aperta richtig diagnostiziert; in allen anderen Fällen ($n=181$) wurden derartige Anomalien richtig ausgeschlossen. Die falsch-negativen Diagnosen einer lumbosakralen und einer sakralen Spina bifida aperta bei Patientinnen, die im ersten Fall zum Ausschluß von Zystennieren vom Potter-Typ I und im zweiten Fall wegen des Verdachtes auf eine Rötelninfektion in der Frühschwangerschaft (s. unten, Risikogruppe 2) untersucht wurden, verdeutlichen die diagnostischen Schwierigkeiten.

Es sollte deswegen bei allen Patientinnen mit familiärer Belastung durch Neuralrohrdefekte eine Serum-AFP-Bestimmung erfolgen. Auf eine Amniozentese zur biochemischen Fruchtwasseruntersuchung kann allerdings verzichtet werden, sofern das Serum-AFP normal ist *und* eine gezielte Ultraschalluntersuchung unter „guten" Bedingungen (ausreichende Fruchtwassermenge, keine Adipositas) von einem erfahrenen Untersucher ebenfalls keinen Hinweis ergibt (Gembruch et al. 1984).

*Hydrozephalus.* Die Prävalenz des kongenitalen, unkomplizierten – d.h. nicht mit Spina bifida oder anderen Malformationen assoziierten – Hydrozephalus beträgt 0,22–1,8:1000, sein Wiederholungsrisiko 0,5–1,0% (Shannon u. Nadler 1968). Ausnahmen sind der extrem seltene autosomal-rezessiv vererbte Hydrozephalus und die X-chromosomal vererbte Äquaduktstenose. Höher ist das Wiederholungsrisiko auch beim Dandy-Walker-Syndrom anzusetzen (Lehman 1981; Taybi 1983). Grundsätzlich ist zu beachten, daß bei Verwandten 1. Grades mit Hydrozephalus das Risiko eines NTD 2- bis 5fach erhöht ist (Cohen et al. 1979). Umgekehrt wurde bei familiärer Belastung durch NTD auch ein gehäuftes Auftreten eines Hydrozephalus registriert (Robertson et al. 1981). In unserem Ausschlußkollektiv ($n=37$) fand sich bislang kein „Wiederholer".

### Fehlbildungen der ventralen Bauchwand und des Gastrointestinaltrakts

*Ventrale Bauchwanddefekte.* Die Inzidenz der Omphalozele liegt zwischen 1:2280 und 1:10000 Lebendgeborenen, die Gastroschisis ist noch seltener (Kirk u. Wah 1983). Das Wiederholungsrisiko für diese Bauchwanddefekte ist gering, nur sporadisch wird ihr gehäuftes familiäres Auftreten beobachtet, es sei denn, sie sind Teil eines Syndroms, dessen Vererbungsmodus sie dann folgen (z.B. Wiedemann-Beckwith-Syndrom). Im bisherigen Gesamtkollektiv konnten inzwischen 20 von 22 Omphalozelen erkannt werden, davon 13 vor Ende der 24. SSW, der früheste Fall in der 13. SSW (Hansmann 1984). Bei allen Patientinnen des Ausschlußkollektivs konnten hingegen ventrale Bauchwanddefekte sicher ausgeschlossen werden.

*Intestinale Obstruktionen.* Die Ösophagusatresie ist sonographisch nur indirekt über die Polyhydramnie und in der Regel fehlende Darstellbarkeit von Magen und Darmschlingen zu vermuten. Duodenalobstruktion, z.B. bei Duodenalatresie, Pancreas anulare oder peritonealen Strängen, lassen sich demgegenüber durch das fast als pathognomonisch zu bezeichnende „Double-bubble-Phänomen" erkennen (Hansmann 1981a). Atresien anderer Darmabschnitte und des Anus lassen sich ebenfalls sonographisch diagnostizieren (Bean et al. 1978; Hobbins et al. 1979). Bei Duodenalatresie sollte eine Chromosomenanalyse erfolgen, da sie in 30% der Fälle im Rahmen der Trisomie 21 auftritt (Jassani et al. 1982). Bei keinem der 34 Neugeborenen des hier vorgestellten Risikokollektivs lagen erneut Mißbildungen vor. Alle gezielten Ausschlußdiagnosen in dieser Gruppe waren richtig-negativ.

### Fehlbildungen des Urogenitalsystems

Typische Indikationen zum Ausschluß von Mißbildungen des fetalen Urintraktes sind: Zustand nach Geburt eines Kindes mit Potter- oder Prune-belly-Syndrom sowie die familiäre Belastung mit Zystennieren.

Das Potter-Syndrom hat eine Inzidenz von

1:3000 bis 1:4000 (Hansmann et al. 1979) bei allgemein geringem Wiederholungsrisiko (Carter et al. 1979). Es tritt in der Regel sporadisch auf. Familiarität mit Mendelschen Erbgängen wurden aber auch beschrieben (Knöpfle et al. 1982). Ursache sind beidseitig nicht funktionsfähige Nieren, nicht nur infolge bilateraler Nierenagenesien, sondern auch als Folge zystischer Nierendysplasien und komplexer urogenitaler Fehlbildungen (Knöpfle et al. 1982).

Die autosomal-rezessiv vererbbaren beidseitigen Zystennieren (Potter-Typ I) können – nach den Erfahrungen mit 2 positiven Fällen unseres Risikokollektivs – offensichtlich erst nach der 24. SSW „sicher" ausgeschlossen werden. Das Auflösungsvermögen der Ultraschallgeräte reicht noch nicht aus, um schon im 2. Trimenon die kleinen (1–2 mm Durchmesser), sehr dicht liegenden tubulären Zysten darzustellen. Die Fruchtwassermenge kann hierbei zunächst durchaus normal sein (Weiß et al. 1981). Bislang führten die im 3. Trimenon z.T. hochgradigen Organvergrößerungen mit fleckförmigen Strukturverdichtungen zur pränatalen Diagnose; so auch in einem der Ausschlußfälle in der 28. SSW, im anderen kurz vor Geburt, da hier nach der 23. SSW bis hin zu diesem Termin vom auswärtigen Überweiser die vorgesehenen Kontrollen an der Universitätsfrauenklinik Bonn als „überflüssig" erklärt wurden. Als besonders sensitiv zur Feststellung abnormer Nierengrößen und somit der Zystennieren vom Potter-Typ I gilt der Quotient aus Nieren- und Abdominalumfang (Grannum et al. 1980).

Hingegen werden Zystennieren vom Potter-Typ II, die als solche nicht erblich sind und in ca. 50% der Fälle bilateral sowie in ähnlicher Größenordnung in Kombination mit Fehlbildungen anderer Organsysteme auftreten, anhand der größeren Zysten schon im 2. Trimenon diagnostizierbar. Die Nieren selbst können hypoplastisch bis multizystisch vergrößert sein. Zystennieren (Potter-Typ II) treten auch im Rahmen von Syndromen auf, wie Meckel-Gruber-, Dandy-Walker-, Prune-belly- und Ivemark-Syndrom, und unterliegen dann deren Vererbungsmodi (Zerres u. Födisch 1982).

Die autosomal-dominant vererbbaren polyzystischen Nieren vom Potter-Typ III führen nur selten schon pränatal zur sonographisch erkennbaren Zystenbildung und stellen somit kaum eine Indikation zur frühen Ausschlußdiagnostik dar (Weiß et al. 1981).

Das bei allgemein geringem Wiederholungsrisiko (Rehder 1982) selten auch familiär auftretende Prune-belly-Syndrom bezeichnet die Triade Fehlen der Bauchdeckenmuskulatur, Urintraktdysplasie und Kryptorchismus. Obwohl eine primäre Aplasie der Bauchmuskulatur – wie für das Eagle-Barrett-Syndrom beschrieben – nicht immer auszuschließen ist, scheint diese doch in der großen Mehrzahl der Fälle sekundärer Natur zu sein. So können verschiedenartige abdominale Raumforderungen zum Prune-belly-Syndrom führen: z.B. alle Formen der obstruktiven Uropathien, polyzystische Nieren, kongenitale zystische adenomatoide Lungenfehlbildung, Hirschsprung-Erkrankung. Der häufigste Mechanismus bei der Entstehung des Prune-belly-Syndroms ist der „Urethraobstruktions-/-malformationskomplex", hervorgerufen durch Urethraobstruktionen in Form von Klappen, Atresien, seltener in Form von anterioren Strukturen und Divertikeln. Blasendilatation und -hyperthrophie, dilatierte Ureteren, Hydronephrosen bis hin zu dysplastischen Nieren kennzeichnen hierbei das sonographische Bild. Außerdem werden Darm- und Skelettanomalien bei bis zu 50% der Feten mit dem „Urethraobstruktions-/-malformationskomplex" beobachtet (Pagon et al. 1979). Nach eigenen Erfahrungen (n = 15) umfaßt das Prune-belly-Syndrom eine Vielzahl obstruktiver Uropathien, die je nach Obstruktionsgrad und Nierenfunktion zu unterschiedlichen Ausprägungen des Syndroms führen (Hansmann 1984). So konnten wir bereits in der 16. SSW bei einer aufgrund eines sonographischen Verdachtes überwiesenen Patientin die volle Ausprägung dieses Krankheitsbildes beobachten. Bei einem anderen Fetus wurden in der 22. SSW zur Verkleinerung des abdominalen Durchmessers vor der medikamentösen Aborteinleitung 1,5 l Urin abgelassen. In einem weiteren Fall wurde in der 13. SSW die fetale Harnblase als „auffallend" (1,5 cm Durchmesser) dokumentiert, in der 18. SSW war das Krankheitsbild voll ausgeprägt. Diese und andere Beobachtungen (Pagon et al. 1979) sprechen für eine schleichende Genese, die einerseits von dem Ausmaß und der Lokalisation der Obstruktion, andererseits von der fetalen Urinproduktionsrate abhängt. Dies impliziert die Möglichkeit der intrauterinen Therapie (wiederholte Einzelpunktionen, Einlegen eines von der Blase ins Fruchtwasser drainierenden Katheters, operative Eingriffe am Fetus), die allerdings nur unter der Voraussetzung, daß eine Basis für eine postpartale Korrektur gegeben ist, sinnvoll erscheint. Voraussetzungen derartiger Eingriffe sind sonographische Untersuchungen und Verlaufsbeobachtungen, die die ursächliche Läsion, deren Ausmaß und die Funktion beider Nieren umfassen und ferner zusätzliche Malformationen (z.B. chromosomale Aberrationen) ausschließen. Einseitige Involution von Niere und/oder Ureter sowie eine normale Fruchtwassermenge sind prognostisch günstig und in der Regel auch nicht pränatal therapiebedürftig.

## Kardiale Fehlbildungen

Kongenitale kardiale Fehlbildungen treten mit einer Häufigkeit von 0,7–0,8% auf, ihr Wiederholungsrisiko liegt bei 1–4,4%, je nach Typ und Frequenz der Läsion in der Gesamtbevölkerung (Keith et al. 1978). Bei 8% der Fälle dominieren genetische Ursachen, bei 2% Umweltfaktoren, bei 90% liegt ein multifaktorieller Erbgang vor – mit Interaktion genetischer und exogener Einflüsse (Nora u. Nora 1978). In dieser Gruppe muß zwischen Familien bzw. Patientinnen mit niedrigem und hohem Risiko unterschieden werden, wobei letztere zur Entwicklung von Herzfehlern bei Einwirkung bestimmter Umwelteinflüsse prädisponiert sind und vielleicht in Zukunft durch biochemische oder immunologische Parameter identifiziert werden können. Als Teil eines Syndroms (Holt-Oram-, Treacher-Collins-, Goldenhar-, Ellis-van-Creveld-, Smith-Lemli-Opitz-Syndrom, Chondrodysplasia punctata etc.) folgen Herzfehler dessen Vererbungsmodus, allerdings mit unterschiedlicher Penetranz. Besonders hoch ist die Wahrscheinlichkeit des Wiederauftretens von Herzfehlern in Familien, bei denen ein einzelnes Gen mit autosomal-rezessivem oder autosomal-dominantem Erbgang Auslöser ist. Das gilt besonders für einige Fälle von supravalvulärer Aortenstenose, Atriumseptumdefekt, familiärer Kardiomyopathie, Dextrokardie, Situs inversus, Endokardfibroelastose und hypoplastischem Linksherz (Keith et al. 1978).

Die komplexe embryonale Entwicklung des Herzens erklärt bei multifaktoriellem Erbgang und zusätzlichem, zeitlich determiniertem Einwirken von Umweltfaktoren, warum einerseits Vitiengruppen familiär gehäuft auftreten, andererseits aber auch differente Vitien in der gleichen Familie beobachtet werden. Beispielsweise müssen beim Verschluß des Ventrikelseptums Endokardkissen, Konus und interventrikulares Septum zu einem festen Zeitpunkt genau zusammentreffen. Dementsprechend haben 30–60% der affektierten Verwandten 1. Grades einen Ventrikelseptumdefekt, 40–70% aber andere, oft embryologisch verwandte Herzfehler (Nora u. Nora 1978). In der eigenen Gruppe mit familiärer Belastung durch Herzfehler wurden in Zusammenarbeit mit Herrn Prof. Redel 2 schwere Vitien in der 23. SSW diagnostiziert (*Fall 1:* Familiäre Vorbelastung durch Atriumseptumdefekt und partielle Lungenvenenfehlmündung beim 1. Kind sowie letalem komplexen Vitium beim 2. Kind; jetzt Diagnose eines kompletten AV-Kanals mit gemeinsamem Vorhof, gemeinsamer AV-Klappe und eines großen Ventrikelseptumdefekts mit nur angedeutetem interventrikulärem Septum. *Fall 2:* Familiäre Vorbelastung durch Transposition der großen Arterien beim ersten Kind; jetzt Diagnose einer ausgeprägten linksventrikulären Endokardfibroelastose sowie Hypoplasie des Mitralklappenapparats und der aszendierenden Aorta). Beide bis dahin symptomlosen Schwangerschaften wurden nach interdisziplinärem Konsil unter Einbeziehung eines Kardiochirurgen und eines Kinderpathologen auf Wunsch der Eltern unterbrochen, die pränatalen Diagnosen bei der Obduktion bestätigt. Übersehen wurde bei einer Patientin, deren erstes Kind an einem hypoplastischen Linksherz verstorben war, eine totale Lungenvenenfehlmündung. Dieses postnatal hämodynamisch bedeutsame Vitium ist sonographisch auch nach Geburt äußerst schwierig darzustellen. Pränatal scheint diese Entwicklungsstörung der Echokardiographie prinzipiell nicht zugänglich, da wegen der Parallelschaltung der Ventrikel unter Umgehung des Lungenkreislaufs nur 5–10% des Herzzeitvolumens diese Gefäße durchströmen, ferner die postnatal vorhandenen indirekten Zeichen einer Rechtsherzüberlastung fehlen. Zudem sind die Lungenvenen auch einer pränatalen Doppler-Flußanalyse nur schwer zugänglich. Demgemäß wurde eine Lungenvenenfehlmündung bisher auch noch nie pränatal diagnostiziert. Ein kleiner hämodynamisch unbedeutender Ventrikelseptumdefekt in einer Schwangerschaft nach Geburt eines Kindes mit Pulmonalstenose wurde ebenfalls nicht diagnostiziert. Derartige Defekte sind – im Gegensatz zu den postnatalen Verhältnissen – wegen der Parallelschaltung beider Ventrikel und der damit verbundenen Druckgleichheit auch durch die Doppler-Flußanalyse kaum verifizierbar. Ebenfalls schwierig ist offensichtlich die pränatale Diagnose einer Pulmonalstenose, insbesondere wenn sie leicht ist. Dies war bei 2 Feten der Fall, wobei anzumerken ist, daß bei einem von ihnen keine spezielle Untersuchung des Herzens erfolgte, da Nachweis bzw. Ausschluß von Zystennieren vom Potter-Typ I Ziel der Untersuchung war. Schließlich konnte ein kompletter AV-Kanal pränatal nicht verbindlich diagnostiziert werden, obwohl pränatal einzelne Hinweise erkannt wurden (Verdacht auf eine gemeinsame AV-Klappe und einen Septum-primum-Defekt bei der 1. Untersuchung bzw. eine Insertion beider AV-Klappen auf gleicher Ebene des Septums mit Verdacht auf eine Spaltbildung des anterioren Mitralsegels und auf einen Septum-primum-Defekt bei der 2. Untersuchung durch Prof. Redel).

Insgesamt läßt sich feststellen, daß wahrscheinlich viele der schweren, nicht oder nur unzureichend korrigierbaren kardialen Vitien pränatal diagnostizierbar sind, obwohl ihre hämodynamischen Auswirkungen im Sinne einer Druck- und/oder Volumenbelastung einzelner Kreislaufabschnitte mit deren konsekutiven Hypertrophie und/oder Dilatation wegen der fetalen Kreislaufverhältnisse mit Parallelschaltung beider Ventrikel fast immer erst postnatal eintreten. Hingegen entziehen sich leichte, mit nur minimalen anatomischen Veränderungen einhergehende Herzfehler bei den bisher zur Verfügung stehenden Untersuchungsmethoden der pränatalen Diagnose. Dazu gehören Pulmonal- und Aortenstenose, kleine Atrium- und Ventrikelseptumdefekte.

### Fehlbildungen des Skelettsystems

Mit den modernen Real-time-Scannern lassen sich die Diaphysen der langen Röhrenknochen bereits ab der 12. SSW vermessen (Schlensker 1981). Die unterschiedlichsten Formen der Dysmelie (Amelie, Phokomelie, Mikromelie, isolierte Radius- und Tibiaaplasie, Spalthand und -fuß, Oligo- und Polydaktylie) können sonographisch diagnostiziert werden (Hansmann 1981a, 1984). Doch schon die Messung der Diaphysenlängen erfordert große Erfahrung, u.a. wegen der physiologischen Biegung der fetalen Extremitätenknochen. Zudem bestehen beträchtliche Variationen bei externer Messung an Aborten, sonographischer Messung in vitro (Wasserbad) und in vivo (intrauterin). Dies alles kann die Unterschiede in den von verschiedenen Autoren publizierten Nomogrammen erklären (Schlensker 1981; Queenan et al. 1980; Filly et al. 1981; Hobbins et al. 1982a). Jedes größere Zentrum sollte daher seine eigenen Normdaten erarbeiten. Diese Forderung muß um so mehr für die „frühe“ Ausschlußdiagnostik gelten, da sie eine extreme Meßgenauigkeit verlangt. Die Schwierigkeiten hierbei verdeutlichen folgende Beobachtungen: Hobbins et al. (1982a) haben bei einer chondroektodermalen Dysplasie (Ellis-van-Creveld-Syndrom) und bei einer Osteogenesis imperfecta vom autosomal-dominant vererbten Typ in der 18. bzw. 19. SSW zwar „kurze“, aber noch innerhalb des 95%igen Vertrauensbereich gelegene Femurlängen gemessen. Filly et al. (1981) beschrieben sogar bei einer Achondroplasie bis ins 3. Trimenon Femurlängen, die nur knapp unterhalb des gestationsalterspezifischen Mittelwerts lagen. Demgegenüber wiesen die kampomele und die diastrophe Dysplasie – zwei autosomal-rezessiv vererbte Zwergwuchsformen – schon vor Ende der 24. SSW signifikante Verkürzungen der Diaphysen der Röhrenknochen auf, zumindest bei den von Hobbins et al. (1982a) diagnostizierten Fällen. Gleiches gilt für das Saldino-Noonan-Syndrom (Johnson et al. 1982). Im eigenen Risikokollektiv konnte das erneute Auftreten folgender Krankheitsbilder mit autosomal-rezessivem Vererbungsmodus gesichert werden: 1) eine Chondrodysplasia punctata vom rhizomelen Typ in der 19. SSW; 2) eine Pseudoachondroplasie in der 19. SSW bei einem Ehepaar, das schon 2 Kinder mit dieser Anomalie hatte und sich in diesem Fall entgegen ihrer ursprünglichen Absicht für das Austragen der Schwangerschaft entschied; 3) eine Achondrogenesis Typ I in der 20. SSW und 4) eine chondroektodermale Dysplasie (Ellis-van-Creveld-Syndrom) in der 20. SSW bei einer Patientin, die bereits 2 postpartal an diesem Syndrom verstorbene Kinder geboren hatte. In allen 4 Fällen basierte die pränatale Diagnose auf dem Nachweis „kurzer“ Diaphysen. Dies galt nicht nur in bezug auf das Gestationsalter, sondern insbesondere unter Berücksichtigung der Relation der Diaphysenlängen zu den Maßen von Kopf und Rumpf. Die Diskrepanz war im

Falle der Achondrogenesis Typ I am größten (20. SSW: Humerus 12 mm, Femur 14 mm, Radius 17 mm, Tibia 17 mm, BPD 43 mm, THQ 41 mm), am geringsten beim Fetus mit Ellis-van-Creveld-Syndrom (20. SSW: Humerus 20 mm, Femur 23 mm, Ulna 19 mm, Tibia 20 mm, BPD 44 mm, THQ 40 mm). Bei diesem Fall lagen die Diaphysenlängen in der 17. SSW noch an der unteren Grenze der Normalwerte. Bei 100 anderen in Hinblick auf Fehlbildungen des Skelettsystems vorbelasteten Patientinnen wurde einmal das erneute Auftreten einer Spalthand übersehen. Bei allen übrigen wurden erneute Fehlbildungen sonographisch „richtig" ausgeschlossen. Erstaunlicherweise befanden sich bei den 11 Patientinnen, die laut humangenetischem Gutachten Kinder mit Osteogenesis imperfecta congenita Typ II (Sillence et al. 1979) geboren hatten, keine erneut affektierten Feten – trotz des autosomal-rezessiven Erbgangs dieser Erkrankung. Auch Hobbins et al. (1982a) beobachteten nur einen Fetus mit Osteogenesis imperfecta bei 13 Patientinnen mit einer derartigen Belastung. Es könnte sein, daß manche der mißgebildeten Feten früherer Schwangerschaften nicht „richtig" diesem Krankheitsbild zugeordnet wurden. Hinzu kommt, daß mittlerweile beim letalen Typ der Osteogenesis imperfecta mehrere Subtypen beschrieben wurden, die möglicherweise keinen autosomal-rezessiven Erbgang aufweisen.

Eine weitere große Gruppe wurde zum Ausschluß des erneuten Auftretens einer Lippen-Kiefer-Gaumen-Spalte (Wiederholungsrisiko bei Verwandten 1. Grades: ca. 5%) untersucht, wobei diese Anomalie in allen 27 Fällen richtig ausgeschlossen wurde (Claussen u. Hansmann 1984).

### 8.9.2 Risikogruppe 2: Exogene, möglicherweise teratogene Einflüsse in der Frühschwangerschaft

Eine sonographische Mißbildungsdiagnostik erfolgte bei 205 Schwangeren, die in der Frühschwangerschaft exogenen, möglicherweise teratogenen Einflüssen ausgesetzt waren. Bei 204 Feten wurden Anomalien richtig ausgeschlossen. Nur ein Neugeborenes dieses Kollektivs (0,5%) wies schließlich eine Malformation auf, nämlich eine Spina bifida aperta mit kleiner Zele im lumbosakralen Bereich, was bei der sonographischen Untersuchung, die wegen des Verdachts auf eine durchgemachte Rötelninfektion erfolgte, übersehen wurde. Diese sehr niedrige, ja unter dem allgemeinen Mißbildungsrisiko von ca. 2% liegende Frequenz überrascht zunächst, ist insgesamt aber wohl noch als Folge der kleinen Zahl zu werten.

#### Medikamente

Das bisherige Fehlen von Mißbildungen in dieser Gruppe wird teilweise dadurch erklärt, daß die Mehrzahl unserer Patientinnen in der Frühschwangerschaft lediglich Laxantien, Antiemetika, Grippemittel, Antitussiva, Psychopharmaka, Hypnotika und Antibiotika eingenommen hatte, zudem oft einmalig oder nur kurzzeitig und manchmal nicht sicher in der sensiblen Phase der Embryonalentwicklung, deren vulnerable Phase zwischen der 4.–8. Woche post conceptionem liegen dürfte. Bei den obengenannten Medikamenten war laut humangenetischer Gutachten, die teilweise vorlagen, allenfalls eine minimale Risikoerhöhung infolge der Medikamenteneinnahme gegeben (weiterführende Literatur: Kleinebrecht 1982). Die Schwierigkeiten bei der Definition des Mißbildungsrisikos basieren auf dem Zusammenwirken mehrerer Faktoren (Agens, Dosis, Applikationsdauer, Zusammenwirken mit anderen Agenzien, Genotyp, sensible Phase) bei der Entstehung von embryonalen Entwicklungsentgleisungen. Dies gilt auch für die weiblichen Sexualsteroide, die bei einigen Patientinnen zur hormonalen Kontrazeption bei noch unbekannter Schwangerschaft oder zur Abortprophylaxe eingesetzt wurden. Die in einigen Studien hergestellte statistische Korrellation zwischen diesen Medikamenten und verschiedenen Mißbildungen (kardiovaskuläre Defekte, Neuralrohrdefekte, Extremitätenmißbildungen, VATER- oder VACTERL-Syndrom) hält einer kritischen Überprüfung nicht stand, zumal die Gesamtmißbildungsrate hierbei nicht meßbar erhöht ist (Nocke 1978). Bewiesene und wahrscheinliche teratogene Substanzen (Ramzin 1982) wurden nur von einer Minderheit der Patientinnen ($n=$ 29) in Form von Alkohol, Zytostatika, Immunsuppressiva, Antiepileptika und Cumarinderivaten in der Frühschwangerschaft konsumiert.

#### Röntgenstrahlen

Der Einsatz strahlendiagnostischer Maßnahmen während der Schwangerschaft muß stets sorgfältig abgewogen werden, da aufgrund der biologischen Strahleneinwirkung generell keine Minimal- oder Schwellendosis anzusetzen ist, die eine radiologische Untersuchung ohne Gefährdung des Konzeptionsprodukts gestattet. Andererseits ist dank der Repairmechanismen auf molekularer Ebene die Grenze der Teratogenität bei einer embryonalen Dosis von 0,1 Gy anzusetzen, eine deutliche Erhöhung der Mißbildungsrate aber erst ab 0,2 Gy. Die mittleren Dosen für den Embryo oder Fetus liegen bei röntgendiagnostischen Maßnahmen in der Schwangerschaft zumeist unter 0,01 Gy. Gleiches gilt für die Anwendung radioaktiver Isotopen in der Schwangerschaft, wobei $^{131}$Jod wegen seiner Anreicherung in der fetalen Schilddrüse durch andere Stoffe zu ersetzen ist (weiterführende Literatur bei Knörr 1983). Bei keiner unserer 21 Patientinnen mit Exposition gegenüber ionisierender Strahlung wurde der Wert von 0,01 Gy überschritten. Bei allen wurde sonographisch vor Ende der 24. SSW Mißbildungen richtig ausgeschlossen.

#### Infektionen

Das Mißbildungsrisiko bei viralen Infektionen und sehr hohem Fieber in der Frühschwangerschaft ist gegenüber der Gesamtpopulation als erhöht einzustufen, besonders bei Rötelninfektion (Gregg-Syndrom). Der in unserem Kollektiv übersehene Fall einer lumbosakralen Spina bifida aperta wurde uns wegen des nicht näher einzugrenzenden Verdachts auf eine Rötelninfektion überwiesen. In allen anderen Fällen — zwei von ihnen wurden in der Frühschwangerschaft gegen Poliomyelitis bzw. Gelbfieber geimpft — wurden fetale Anomalien richtig ausgeschlossen.

Zusammenfassend bleibt bei dem Kollektiv der Patientinnen mit exogenen, möglicherweise teratogenen Einflüssen in der Frühschwangerschaft festzustellen:

1) Die Indikation zu einer gezielten Mißbildungsausschlußdiagnostik ist in vielen Fällen — bei kritischer Betrachtung — zu weit gefaßt worden bzw. sie war nicht gegeben.

2) Zur Umschreibung des Risikos sind kompetente Fachleute zu Rate zu ziehen, obwohl wegen der multifaktoriellen Genese der embryonalen Entwicklungsentgleisungen die numerische Definition des Mißbildungsrisikos im Einzelfall meist nur unzureichend gelingt. (Im Zweifelsfall ist Pragmatismus besser.)

3) Hintergründig ist der sonographische Ausschluß fetaler Mißbildungen im Rahmen der Schwangerenbetreuung mehr als Psychotherapie für die Schwangere wie für ihr psychosoziales Umfeld zu werten. Die bei einigen Patientinnen vorhandenen Ängste hatten nach unseren Beobachtungen echten Krankheitswert. Sie ließen sich oft vollständig, zumindest aber teilweise, durch eine „überzeugend erlebte" Ultraschallbegegnung mit ihrem Kind auf dem Bildschirm abbauen.

### 8.9.3 Risikogruppe 3: Maternaler Diabetes mellitus

Die Inzidenzrate kongenitaler Malformationen bei Neugeborenen von Frauen mit Diabetes mellitus ist erhöht und liegt zwischen 4,5% und 9% (Kucera 1981; Malins 1978; Pedersen u. Molsted-Pedersen 1981). Ähnlich wie die Häufigkeit der Spontanaborte nimmt auch hier die der fetalen Malformationen in Abhängigkeit von Dauer und Schweregrad des Diabetes zu; dies gilt besonders für Schwangere der Gruppen D und F nach White mit lange bestehendem insulinpflichtigem Diabetes und/oder vaskulären Komplikationen (Artner et al. 1981).

Verbesserte Schwangerenbetreuung und neonatale Versorgung führten zwar zu einer deutlichen Senkung der perinatalen Mortalität und Morbidität, wie Atemnotsyndrom, neonatale Hypoglykämie, Makrosomie, Kardiomegalie, konnten aber die Inzidenzrate kongenitaler Malformationen bisher nicht im gleichen Maße senken (Artner et al. 1981; Pedersen u. Molsted-Pedersen 1981).

Unbekannt ist nach wie vor das teratogene Agens — diskutiert werden vaskuläre Veränderungen, Hypoglykämien und andere metabolische Störungen —, das zwischen der 4. und 7. SSW nach Konzeption einwirken muß, also in der kritischen Phase der Teratogenese (Mills et al. 1979). Obwohl Insulin im Tierexperiment kongenitale Anomalien provozieren kann, ist nach allen Untersuchungen eine teratogene Wirkung therapeutischer Insulindosen beim menschlichen Fetus unwahrscheinlich (Malins 1978; Mills et al. 1979; Kleinebrecht 1982).

Die von Pedersen u. Molsted-Pedersen (1981) bei sonographischen Messungen der Scheitel-Steiß-Längen zwischen der 7. und 14. SSW bei schwangeren Diabetikerinnen registrierte Wachstumsverzögerung, ihr gehäuftes Zusammentreffen mit schwerem maternalem Diabetes der Gruppen D und F nach White sowie das erhöhte Risiko dieser Feten zu Malformationen sprechen für einen gemeinsamen Mechanismus der Genese von früher Wachstumsverzögerung, abnormaler Embryogenese und vielleicht auch spontanem Abort.

Die Mehrzahl der bei Neugeborenen von Diabetikerinnen beobachteten Malformationen betreffen das Herz, wobei leichte, schwere und Lebensfähigkeit ausschließende Vitien vorkommen können. Andere gehäuft auftretende Fehlbildungen sind Neuralrohrdefekte. Bei jeder schwangeren Diabetikerin sollte deshalb auch eine AFP-Konzentrationsbestimmung im Serum erfolgen. Renale Anomalien, das kaudale Regressionssyndrom (Agenesie oder Hypoplasie der Femurae und Agenesie der unteren Wirbelkörper) sowie ein Situs inversus sind einer sonographischen Frühdiagnose sicher zugänglich. Bei den von uns untersuchten 13 Schwangeren mit Diabetes mellitus (2 Patientinnen der Gruppe A, 5 der Gruppe B und 6 der Gruppe C nach White) wurden fetale Malformationen „richtig" ausgeschlossen.

Neben der Bestimmung des AFP im maternalen Serum kann also bei allen schwangeren Diabetikerinnen eine gezielte sonographische Diagnostik zum Nachweis bzw. Ausschluß fetaler Mißbildungen an einem Zentrum der Stufe III (Hansmann 1981a, b) empfohlen werden. Sie kann wesentlicher Bestandteil der Beratung und Betreuung dieser Risikoschwangeren sein; dies gilt um so mehr, als durch gute Stoffwechseleinstellung zwar alle anderen Faktoren der perinatalen Mortalität und Morbidität – wahrscheinlich auch der kongenitalen Malformation – gesenkt werden können (Plotz et al. 1978), in den kritischen Wochen der Teratogenese aber das verspätete Erkennen einer neu aufgetretenen oder verstärkten Stoffwechselstörung dies in einigen Fällen verhindern kann.

### 8.9.4 Risikogruppe 4: Erhöhte AFP-Konzentrationen im Serum und/oder Fruchtwasser

Erhöhte Konzentrationen des Alpha-Fetoproteins (AFP) im maternalen Serum und Fruchtwasser sprechen für das Vorliegen von Neuralrohrdefekten (NTD), werden aber auch bei anderen Mißbildungen beobachtet (Brock 1979; Weitzel 1983). Da über 90% der Neugeborenen mit NTD keine anamnestische Vorbelastung aufwiesen, wurde in Großbritannien bei einer Inzidenz von 4,5:1000 für NTD mittels Bestimmung des maternalen Serum-AFP ein pränatales Massenscreening zur Feststellung fetaler NTD eingeführt (*Report of U.K. Collaborative Study* 1977). In der BRD [Inzidenzrate 1:1000 (Warkany 1971), nach Weitzel (1983) 0,4:1000] wurden bislang nur regionale Studien durchgeführt (Fuhrmann 1983; Weitzel 1983). Generell üblich und allgemein akzeptiert ist der Einsatz eines AFP-Screenings im maternalen Serum bei schwangeren Patientinnen mit familiärer Belastung durch NTD, da hier das Risiko des Auftretens eines NTD deutlich erhöht ist (Brock 1979).

Grundsätzlich folgte im AFP-Screening-Protokoll (Leonard 1981; *Second Report of U.K. Collaborative Study* 1979) nach der Feststellung zweimal pathologisch erhöhter AFP-Werte im maternalen Serum eine Ultraschalluntersuchung, die falsches Gestationsalter, Zwillingsschwangerschaft, intrauterine Mangelentwicklung und Fruchttod, aber teilweise auch grobe fetale Mißbildungen wie Anenzephalus und große Bauchwanddefekte diagnostizierte. Wird keine Ursache der AFP-Erhöhung erkannt, erfolgt die Amniozentese zur Fruchtwasserbestimmung, ggf. mit Bestimmung des neuralrohrspezifischen Isoenzyms der Azetylcholinesterase (*Report of the Collaborative Acetylcholinesterase Study* 1981).

Durch gezielte sonographische Untersuchungen zum Nachweis oder Ausschluß fetaler Mißbildungen können bei hohen Konzentrationen der obengenannten biochemischen Parameter in Serum und Fruchtwasser verursachende Defekte nachgewiesen, aber auch ausgeschlossen werden (Gembruch et al. 1984; Hobbins et al. 1982b). Im eigenen Klientel wurden vor Ende der 24. SSW 44 Patientinnen untersucht, die zur Abklärung zufällig oder im Rahmen von AFP-Feldstudien (Fuhrmann, Gießen; Weitzel, Hannover) erhöht gefundener AFP-Konzentrationen im Serum und/oder Fruchtwasser an die Ultraschallabteilung der Universitätsfrauenklinik Bonn überwiesen waren. Allen gemeinsam war, daß bei auswärts durchgeführten Ultraschalluntersuchungen keine Ursachen der AFP-Erhöhungen gefunden werden konnten. Bei 15 Patientinnen war die Bestimmung des

Serum-AFP als Screening eingesetzt worden. Bei 29 Patientinnen erfolgte eine Fruchtwasser-AFP-Bestimmung im Rahmen einer Amniozentese zur Chromosomenanalyse. Bei 11 Patientinnen mit alleiniger Erhöhung der AFP-Konzentrationen im maternalen Serum waren alle sonographischen Diagnosen „richtig-negativ". Bei 33 Patientinnen mit als pathologisch geltender Erhöhung der Fruchtwasser-AFP-Werte hatten 12 Feten Mißbildungen. Alle wurden sonographisch „richtig" diagnostiziert, und zwar bei 8 Feten eine Spina bifida aperta, bei 3 Feten eine Omphalozele und bei einem Fetus eine Gastroschisis. Die bei einigen Patientinnen durchgeführten Reamniozentesen und zusätzlichen Azetylcholinesterasebestimmungen im Fruchtwasser wiesen z. T. ebenfalls falsch-positive Ergebnisse auf (Gembruch et al. 1984). Alle 21 sonographisch als „normal" beurteilten Feten der Gruppe „AFP erhöht" hatten bei der Geburt auch keine Mißbildungen.

Diese Ergebnisse zeigen, daß biochemische Untersuchungen im Serum und Fruchtwasser – obgleich anerkannt für das Screening auf fetale Mißbildungen – keine Entscheidung über Fortbestehen oder Abbruch einer Schwangerschaft erlauben. Bevor wegen erhöhter AFP-Konzentrationen im Fruchtwasser ein Schwangerschaftsabbruch diskutiert werden kann, sollte eine gezielte Ultraschalluntersuchung an einem Zentrum der Stufe III erfolgt sein (Hansmann 1981a, b).

Die rechtzeitige Überweisung der Patientinnen an ein solches Zentrum macht eine Reamniozentese in den meisten Fällen überflüssig. Neben der Spina bifida aperta und Anenzephalus kann auch die große Zahl der anderen mit AFP-Erhöhung einhergehenden Mißbildungen sonographisch diagnostiziert werden (Omphalozele, Gastroschisis, Meckel-Gruber-Syndrom, polyzystische Nieren und Potter-Syndrom, mit Einschränkungen auch Atresien des Gastrointestinaltrakts). Nicht auszuschließen ist sonographisch die bei uns extrem seltene, autosomal-rezessiv vererbbare kongenitale Nephrose vom finnischen Typ (Aula et al. 1978).

Seit der Neufassung der Mutterschaftsrichtlinien (veröffentlicht in der Beilage Nr. 4/80 zum Bundesanzeiger Nr. 22 vom 01.02.1980) wird in der Bundesrepublik Deutschland als erstem Land der Welt ein Ultraschallscreening aller Schwangeren durchgeführt. Seither hat die Mißbildungsdiagnostik bemerkenswerte Fortschritte erzielt. Dies resultiert daraus, daß in zunehmender Zahl Verdachtsfälle aus den Screeninguntersuchungen (Stufe I) auch tatsächlich an Zentren der Stufe II und III geschickt werden. Bemerkenswert ist, daß im eigenen Kollektiv über 90% aller pränatal diagnostizierten Mißbildungen aus dem Screening stammen. Es stellt sich somit die Frage, ob überhaupt gezielt Ausschlußdiagnostik förderlich ist. Wir meinen ja – ohne Einschränkung –, da sie andere Ziele verfolgt als das Screening und jedes Patientenschicksal individuell gesehen werden muß.

## Literatur


Artner J, Irsigler K, Ogris E, Rosenkranz A et al. (1981) Diabetes und Schwangerschaft. Z Geburtshilfe Perinatol 185:125

Aula P, Rapola J, Karjalainen O, Lindgren J, Hartikainen A, Seppälä M (1978) Prenatal diagnosis of congenital nephrosis in 23 high-risk families. Am J Dis Child 132:984

Bean WJ, Calonje MA, Aprill CN, Geshner J (1978) Anal atresia: A prenatal ultrasound diagnosis. J Clin Ultrasound 6:111

Brock DJH (1979) Prenatal diagnosis of neural tube defects. In: Weitzel HK, Schneider J (eds) Alpha-Fetoprotein in clinical medicine. Thieme, Stuttgart New York, pp 1–7

Carter CO, Evans K, Pescia G (1979) A family study of renal agenesis. J Med Genet 16:176

Claussen U, Hansmann M (1984) Die „Pipettenmethode" zur schnellen Karyotypisierung bei sonographischen Verdachtskriterien für eine Chromosomenanomalie. Gynäkologe 17:

Cohen T, Stern E, Rosenmann A (1979) Sib risk of neural tube defect: Is prenatal diagnosis indicated in prognancies following the birth of a hydrocephalic child? J Med Genet 16:14

Filly RA, Golbus MS, Carey JC, Hall JG (1981) Shortlimbed dwarfism: Ultrasonographic diagnosis by mensuration of fetal femoral length. Radiology 138:653

Födisch HJ (1982) Pathologisch-anatomische Mißbildungsdiagnostik – Heute. Verh Dtsch Ges Pathol 66:37

Födisch HJ, Knöpfle G (1984) Patho-anatomische Teratologie – eine aktuelle Herausforderung. Gynäkologe 17:2–12

Fuhrmann W (1983) Die Alpha-Fetoproteinbestimmung in der pränatalen Diagnostik und Vorsorge. Diagn Intensivther 6:1

Gembruch U, Venn HJ, Gembruch G, Hansmann M (1983) Ergebnisse der gezielten „frühen" pränatalen Ausschlußdiagnostik von Mißbildungen mittels Ultraschall. In: Otto RC, Jann FX (Hrsg) Ulttraschalldiagnostik 82, Interventionelle Sonographie. Thieme, Stuttgart New York, S 159–161

Gembruch U, Bellmann O, Hansmann M (1984) Die gezielte sonographische Mißbildungsdiagnostik bei

Feten mit erhöhten Alpha-Fetoprotein-Konzentrationen. In: Lutz H, Reichel L (Hrsg) Ultraschalldiagnostik 83, Drei-Länder-Treffen Erlangen 1983. Thieme, Stuttgart New York (im Druck)

Golbus MS, Holzgreve W, Harrison NR (1984) Intrauterine Direktbehandlung des Feten. Gynäkologe 17:62

Grannum P, Bracken M, Silverman R, Hobbins JC (1980) Assessment of fetal kidney size in normal gestation by comparison of ratio of kidney circumference to abdominal circumference. Am J Obstet Gynecol 136:249

Hansmann M (1981a) Nachweis und Ausschluß fetaler Entwicklungsstörungen mittels Ultraschallscreening und gezielter Untersuchung – ein Mehrstufenkonzept. Ultraschall 2:206

Hansmann M (1981b) Ultraschallscreening in der Schwangerschaft – Vorsicht vor übertriebenen Forderungen. Geburtshilfe Frauenheilkd 41:725

Hansmann M (1984) Möglichkeiten und Grenzen sonographischer Diagnostik bei fetalen Erkrankungen und Mißbildungen. In: INA 47: Kowalewski S (Hrsg) 6. Symp. Pädiatr. Intensivmedizin. Thieme, Stuttgart New York

Hansmann M, Gembruch U (1984) Gezielte sonographische Ausschlußdiagnostik fetaler Fehlbildungen in Risikogruppen. Gynäkologe 17:19

Hansmann M, Niesen M, Födisch HJ (1979) Pränatale Ultraschalldiagnose des Potter-Syndroms. Gynäkologe 12:69

Hobbins JC, Grannum PAT, Berkowitz RL, Silverman R, Mahoney MJ (1979) Ultrasound in the diagnosis of congenital anomalies. Am J Obstet Gynecol 134:331

Hobbins JC, Bracken MB, Mahoney MJ (1982a) Diagnosis of fetal skeletal dysplasias with ultrasound. Am J Obstet Gynecol 142:306

Hobbins JC, Venus I, Tortora M, Mayden K, Mahoney MJ (1982b) Stage II ultrasound examination for the diagnosis of fetal abnormalities with an elevated amniotic fluid alpha-fetoprotein concentration. Am J Obstet Gynecol 142:1026

Jassani MN, Gauderer MWL, Fanaroff AA, Fletcher B, Merkatz IR (1982) A perinatal approach to the diagnosis and management of gastrointestinal malformations. Obstet Gynecol 59:33

Johnson VP, Petersen LP, Hozwarth DR, Messner FD (1982) Midtrimester prenatal diagnosis of short-limb dwarfism (Saldino-Noonan-syndrome). Birth Defects 18:133

Keith JD, Rowe RD, Vlad P (1978) Heart disease in infancy and childhood. Macmillan, New York

Kirk EP, Wah RM (1983) Obstetric management of the fetus with omphalocele or gastroschisis: A review and report of one hundred twelve cases. Am J Obstet Gynecol 146:512

Kleinebrecht J (1982) Arzneimittel in der Schwangerschaft. Deutscher Apotheker Verlag, Stuttgart

Knöpfle G, Födisch HJ, Hansmann M (1982) Das Potter-Syndrom. Prä- und postnatale Diagnostik. Verh Dtsch Ges Pathol 66:278

Knörr K (1983) Schwangerenvorsorge: Prävention für Mutter und Kind. Urban & Schwarzenberg, München Wien Baltimore

Kowalewski S (1984) Pränatale Diagnostik und symptomatische Therapie aus neonatologischer Sicht. Gynäkologe 17:56–61

Kucera J (1971) Rate and type of congenital anomalies among offspring of diabetic women. J Reprod Med 7:61

Lehman RM (1981) Dandy-Walker syndrome in consecutive siblings: Femilial hindbrain malformation. Neurosurgery 8:717

Leonard CO (1981) Serum AFP screening for neural tube defects. Clin Obstet Gynecol 24:1121

Malins JM (1979) Congenital malformations and fetal mortality in diabetic prognancy. J R Soc. Med 71: 205

Mills JL, Baker L, Goldman AS (1979) Malformations in infants of diabetic mothers occur before the seventh gestational week. Implications for treatment. Diabetes 28:292

Nocke W (1978) Sind weibliche Sexualsteroide teratogen? Rückblick – Zwischenbilanz – Konsequenzen. Gynäkologe 11:119

Nora JJ, Nora AH (1978) The evolution of specific genetic and environmental counseling in congenital heart diseases. Circulation 57:205

Pagon RA, Smith DW, Shepard TH (1979) Urethral obstruction malformation complex: A cause of abdominal muscle deficiency and the "prune belly". J Pediatr 94:900

Pedersen JF, Molsted-Pedersen L (1981) Early fetal growth delay detected by ultrasound marks increased risk of congenital malformation in diabetic pregnancy. Br Med J 283:269

Plotz EJ, Lang N, Hansmann M, Hinkers HJ, Garstka G, Niesen M, Bellmann O (1978) Diabetes mellitus und Schwangerschaft. Gynäkologe 11:67

Queenan JT, O'Brien GD, Campbell S (1980) Ultrasound measurement of fetal limb bones. Am J Obstet Gynecol 138:297

Ramzin MS (1982) Teratogene Wirkung von Medikamenten. Gynäkologe 15:136

Rehder H (1982) Fetalpathologie im Rahmen pränataler Diagnostik. Verh Dtsch Ges Pathol 66:58

Report of U.K. Collaborative Study (1977) on alpha-fetoprotein in relation to neural-tube defects. Maternal serum-alpha-fetoprotein measurement in antenatal screening for anencephaly and spina bifida in early pregnancy. Lancet I:1323

Report of the Collaborative Acetylcholinesterase Study (1981) Amniotic fluid acetylcholinesterase electrophoresis as a secondary test in the diagnosis of anencephaly and open spina bifida in early pregnancy. Lancet II:321

Robertson RD, Sarti DA, Brown WJ, Crandall BF (1981) Congenital hydrocephalus in two pregnancies following the birth of a child with neural tube defect: aetiology and management. J Med Genet 18:105

Schlensker KH (1981) Die sonographische Darstellung der fetalen Extremitäten im mittleren Trimenon. Geburtshilfe Frauenheilkd 41:366

Second report of the U.K. Collaborative Study (1979) on alpha-fetoprotein in relation to neural-tube defects. Amniotic fluid alpha-fetoprotein measurement in antenatal diagnosis of anencephaly and open spina bifida in early pregnancy. Lancet II:651

Shannon MW, Nadler HL (1968) X-linked hydrocephalus. J Med Genet 5:326

Sillence DO, Senn A, Danks DM (1979) Genetic heterogenity in osteogenesis imperfecta. J Med Genet 16:101
Taybi H (1983) Radiology of syndromes and metabolic disorders. Year Book Medical Publishers, Chicago London
Warkany J (1971) Congenital malformations. Year Book Medical Publishers, Chicago London
Weiß H, Zerres K, Hansmann M (1981) Pränatale Diagnose zystischer Nierenveränderungen mit Hilfe der Ultraschalltechnik. Ultraschall 2:205
Weitzel H (1983) Alpha-Fetoprotein in der Geburtshilfe. Gynäkologe 16:148
Zerres K, Födisch HJ (1982) Kongenitale Zystennieren. Probleme der Klassifikation aus morphologischer und humangenetischer Sicht. Verh Dtsch Ges Pathol 66:285

**Tabelle 8.6.** Synopsis der Mißbildungsdiagnostik an der UFK-Bonn (Stand: Oktober 1983). Die Tabelle enthält nicht die Gruppe der kardialen Vitien ($N>30$), der chromosomalen Anomalien ($N>45$) und der nicht immunologisch bedingten Hydropsfälle ($N>70$).

| Diagnose | gesamt | richtig | vor 24.SSW | F.+ | F.− |
|---|---|---|---|---|---|
| An-, Ex-, Inienzephalus | 48 | 48 | 30 | 0 | 0 |
| Spina bifida | 30 | 23 | 12 | 0 | 7 |
| Men.-Myelo-Enzephalozele | 14 | 11 | 3 | 0 | (3) |
| Hydrozeph. (ohne Spina bifida) | 27 | 27 | 8 | 0 | 0 |
| Mikrozephalus | 11 | 11 | 2 | 0 | 0 |
| Omphalozelen | 22 | 20 | 13 | 0 | (2) |
| Eventerationen | 7 | 7 | 3 | 0 | 0 |
| Gastroschisis | 4 | 4 | 2 | 0 | 0 |
| Gastro.-Intest. Stenosen | 7 | 5 | 0 | 0 | 2 |
| Darmperforationen | 2 | 1 | 0 | 0 | (1) |
| Gallengangsatresie | 1 | 0 | 0 | 0 | 1 |
| Potter-Syndrom | 30 | 24 | 12 | (1) | 6 |
| Prune-belly-Syndrom | 15 | 14 | 12 | 0 | (1) |
| Zystennieren (Typ I–IV) | 15 | 12 | 2 | 1 | (2) |
| Hydronephrosen | 15 | 15 | 1 | (1) | (2) |
| Andere Uropathien | 12 | 10 | 0 | 0 | 1 |
| Solide Tumoren: Astrozytom, Rhabdomyom, Hamartom u.v.a. | 5 | (5) | 3 | 0 | 0 |
| Steißteratom | 5 | 5 | 1 | 0 | 0 |
| Zyst. Tumoren (z.B. Ovarial) | 6 | (6) | 3 | 0 | 0 |
| Dysmelie/Amelie | 2 | 2 | 1 | 0 | 0 |
| Achondrogenese | 3 | 2 | 1 | 0 | 1 |
| Pseudoachondroplasie | 1 | 1 | 1 | 0 | 0 |
| Thanatophorer Zwergwuchs | 5 | 4 | 0 | 0 | (1) |
| Thoracophagus | 2 | 2 | 1 | 0 | 0 |
| Arhinenzephalie | 1 | 1 | 1 | 0 | 0 |
| Wiedemann-Beckwith-Syndrom | 2 | 1 | 0 | 0 | (1) |
| Chondrodysplasia punctata | 1 | 1 | 1 | 0 | 0 |
| COFS-Syndrom | 1 | 0 | 0 | 0 | 1 |
| Dandy-Walker-Syndrom | 1 | 1 | 1 | 0 | 0 |
| Ellis v. Crefeld-Syndrom | 1 | 1 | 1 | 0 | 0 |
| Jeune-Syndrom | 1 | 0 | 0 | 0 | 1 |
| Meckel-Gruber-Syndrom | 3 | 2 | 2 | 0 | 1 |
| Osteogenesis imperfecta | 1 | 1 | 0 | 0 | 0 |
| Spalthand | 1 | 0 | 0 | 0 | 1 |
| Vater-Assoziation | 2 | 1 | 0 | 0 | 1 |
| Summe: (UFK Bonn 10.83) | 304 | 270 | 117 | (3) | 21+(13) |

# 9 Rhesusinkompatibilität und nicht immunologischer Hydrops fetalis

## 9.1 Rh-Inkompatibilität

Die Rh-Inkompatibilität als geburtshilfliches Problem kann als gutes Beispiel dafür gelten, wie durch interdisziplinäre Zusammenarbeit von Spezialisten – in diesem Fall von Geburtshelfern, Pädiatern und Serologen – ein komplettes Krankheitsgeschehen aufgeklärt und (mit der notwendigen Einschränkung) auch beherrscht werden kann. Innerhalb von 30 Jahren wurde die Pathogenese erkannt, es gelang, ausreichend sichere diagnostische Methoden zu entwickeln und wirksame therapeutische Maßnahmen zu finden.

### 9.1.1 Definition und pathogenetisches Prinzip

Mit dem Begriff Rh-Inkompatibilität, Erythroblastose oder Morbus haemolyticus fetalis bzw. neonatorum wird eine familiär auftretende Erkrankung des Fetus und des Neugeborenen bezeichnet, die durch Einwirkung mütterlicher Immunantikörper auf die Erythrozyten des Kindes hervorgerufen wird. Voraussetzung ist eine Sensibilisierung, d.h. Antikörperbildung bei der Mutter, die meist nach diaplazentarem Übertritt fetaler Erythrozyten in einer vorhergehenden Schwangerschaft mit Rh-positivem Kind ausgelöst ist. Das Rh-Isoantigen wird vom Vater auf den Fetus vererbt. Die von der Mutter gebildeten IgG-Antikörper können diaplazentar in den kindlichen Kreislauf gelangen. Die resultierenden Krankheitssymptome sind mannigfaltig, lassen sich jedoch weitgehend auf die Zerstörung fetaler Erythrozyten zurückführen. Man ist der Ansicht, daß antikörperbesetzte Erythrozyten im RES durch Phagozytose abgefangen werden.

Im Vordergrund stehen Anämie, Ikterus gravis und der Hydrops congenitus universalis. Die Entstehung des Hydrops fetalis beruht wahrscheinlich auf einer intrauterinen Herzinsuffizienz infolge der chronischen Anämie. Eine Hypoproteinämie (mögliche Ursachen sind: verminderte Albuminproduktion bei massiv gesteigerter Erythropoese in der Leber, Eiweißverlust aus dem Gefäßsystem bei Hypoxie der Kapillaren, sekundär bei symptomatischer Herzinsuffizienz durch Transsudation in Gewebe und Höhlenergüsse) scheint als zusätzlicher pathophysiologischer Mechanismus bei der Hydropsentstehung bedeutsam zu sein. Ohne Behandlung führt die Erkrankung in rund 20% der Fälle zum Tode, oder es kommt zu bleibenden Hirnschäden. Die Pathogenese wurde bereits 1939 von Levine u. Stetson postuliert und nach Entdeckung des Rhesusfaktors durch Landsteiner u. Wiener (1940) kurze Zeit später durch Levine et al. (1941) bewiesen.

### 9.1.2 Diagnostisches und therapeutisches Vorgehen

Klassifiziert man die heute vorhandenen prophylaktisch-therapeutischen Möglichkeiten entsprechend ihrer tatsächlichen Bedeutung für die Herabsetzung der Rh-bedingten kindlichen Mortalität und Morbidität, so ergibt sich folgende Rangordnung:

1) Sensibilisierungsprophylaxe (durch Verabreichung von Rh-Antikörpern).
2) Austauschtransfusion beim Neugeborenen.
3) Elektive vorzeitige Entbindung, sofern der erreichte Reifegrad des Kindes dies zuläßt.
4) Intrauterine Behandlung in Form der intraperitonealen oder, bei frühen schweren Verlaufsfällen, der intravasalen Transfusion.

Weitere Behandlungsmaßnahmen während der Schwangerschaft sind die intensive Plasmapherese zur Verminderung des Antikörpergehalts im mütterlichen Blut (Hauth et al. 1981; Bowman u. Manning 1983), die Gabe von Immunsuppressiva (Charles u. Blumenthal 1982) oder von Erythrozytenextrakten mit Rh-antigenen Stoffen (Bierme et al. 1979) an die Mutter. Ihr therapeutischer Effekt bei notwendiger intrauteriner Behandlung ist weitaus niedriger als der einer intrauterinen Transfusion (IUT) einzuordnen, obwohl sie als unterstützende Maßnahmen von Nutzen sein können (Bowman u. Manning 1983).

Der Weg zur Prophylaxe der Rh-Inkompatibilität wurde durch die grundlegenden Arbeiten von Finn und Clarke in England (1961–1963), Freda, Gorman und Pollack in den USA sowie Schneider und Preisler (1962–1969) in Deutschland eröffnet. Die genannten Autoren haben erstmals versucht, die antigene Wirkung fremder Rh-positiver Erythrozyten bei Rh-negativen Personen durch Injektion von Rh-Antikörper-haltigen Seren zu verhindern (Schneider u. Maas 1978).

Nach Bowman (1984) können wir heute davon ausgehen, daß durch konsequente Anwendung dieser Anti-Rh-Gammaglobulinprophylaxe die Sensibilisierungsrate auf etwa 1/10 zurückgedrängt werden kann. Bis zu 10% der Rh-negativen Frauen bilden jedoch schon in der ersten Schwangerschaft Rh-Antikörper. Beim derzeitigen Stand der Durchführung der Anti-Rh-Gammaglobulinprophylaxe werden etwa noch 20% aller Rh-negativen Frauen im Vergleich zu früher sensibilisiert.

Geht man von einer jährlichen Geburtenzahl von 600000 in der BRD aus, so läßt sich unter Zugrundelegung der Genfrequenzen berechnen, daß bei 60000 Neugeborenen die Konstellation Mutter Rh-negativ–Kind Rh-positiv besteht und rund 5% dieser Kinder (also etwa 3000) erkranken könnten, davon 1/5 (600) so schwer, daß, soll ein letaler Ausgang verhindert werden, Diagnostik und Therapie bereits vor der Geburt erforderlich sind. In der Praxis wurde die Zahl der Todesfälle durch die Prophylaxe um 80% gesenkt. Damit verbleiben noch rund 100 schwere Krankheitsfälle pro Jahr in der BRD.

Grundlage einer erfolgreichen individuellen Therapie bei Rh-Inkompatibilität ist eine exakte Diagnose, die soweit als möglich eine Abschätzung des Schweregrades der fetalen Erkrankung erlaubt. Die hierzu gegenwärtig zur Verfügung stehenden wichtigsten diagnostischen Kriterien sind:

- Anamnese und klinischer Befund,
- wiederholte Titrierung der mütterlichen Antikörper,
- Bilirubinoidbestimmung im Fruchtwasser,
- Ultraschalldiagnostik,
- Kardiotokographie (CTG).

Wichtigstes Element der Anamnese ist die Frage nach vorausgegangenen Rh-bedingten Totgeburten oder schweren Fetalerkrankungen. Dabei gilt die Regel, daß in einer nachfolgenden Schwangerschaft ein Rh-positives Kind keine Chance hat, den Zeitpunkt zu überleben, zu welchem in der vorangegangenen Schwangerschaft der Fetus abgestorben ist.

Während die Bestimmung des Antikörpertiters im Blut der Mutter die Grundlage zur Erkennung der Sensibilisierung darstellt, ist ihr Wert zur Beurteilung des Schweregrades der fetalen Erkrankung kaum geeignet. Titeranstiege können auch bei Rh-negativem Kind vorkommen, und Titerabfall kann auch dann erfolgen, wenn der Fetus schwer erkrankt ist.

Werden Rh-Antikörper bei Schwangeren nachgewiesen, sollte in jedem Fall die intrauterine Gefährdung des Kindes durch die Untersuchung des Fruchtwassers auf Bilirubinoide geprüft werden. Die Gewinnung des Fruchtwassers durch Amniozentese ist heute relativ risikoarm durchführbar, sofern der transabdominale Weg benutzt und die Lokalisation von Plazenta und Fetus sichergestellt ist. Hierfür ist die Ultraschalluntersuchung unverzichtbar, wobei es gleichgültig ist, ob sie vor der Amniozentese („Free-hand-needle"-Technik) oder diese unter kontinuierlicher sonographischer Kontrolle erfolgt. Keine andere Methode ermöglicht eine so randscharfe Darstellung der Plazenta, was ihre topographische Zuordnung betrifft, wie die Ultraschalldiagnostik. Dieser Gesichtspunkt ist wichtig, da nach eigenen Untersuchungen in rund 50% der Fälle zumindest mit einer teilweisen Insertion der Plazenta an der Vorderwand zu rechnen ist. Es kommt erschwerend hinzu, daß bei Durchführung der Amniozentese im 2. Trimenon – also in der 14.–28. SSW – die Plazenta im Verhältnis zum Uterus relativ groß ist und dementsprechend die Zugangsmöglichkeiten erschwert sind (Holzgreve u. Hansmann 1984). Jede transplazentare Punktion birgt das Risiko einer fetomaternalen Transfusion, nach der es meist zu einem deutlichen Titeranstieg kommt. Bei Amniozentesen ohne vorherige Plazentalokalisation ist dies bei 10% der Patientinnen zu beobachten (Bowman 1984). Dieser sog. Boostereffekt mit dem provozierten Titeranstieg kann auch bei der bestehenden Schwangerschaft zu einer Verschlechterung der Fetalerkrankung führen. Zur Kontrolle der Amniozentesetechnik empfiehlt es sich dementsprechend, bei der Mutter vor und 6 h nach jeder Amniozentese nach der Einschwemmung fetaler Erythrozyten zu fahnden.

Bei der eigentlichen Fruchtwasseruntersuchung handelt es sich um die Bestimmung der Bilirubinoide im Fruchtwasser, aus deren Konzentration indirekt auf das Ausmaß der Zerstörung der fetalen Erythrozyten geschlossen werden kann. Da die Bilirubinoidkonzentration im Fruchtwasser sehr niedrig ist, haben biochemische Nachweismethoden zunächst enttäuscht. Den entscheidendsten Fortschritt erbrachte erst die 1961 von Liley angegebene Spektrophotometrie. Bei der Bilirubinoidbestimmung findet sich die typische Absorptionsbande bei 450 nm. Die Auswertung erfolgt durch Anlegen einer Basistangente bei 365 und 550 nm und Errechnung der relativen Extinktion oder des $\Delta$E-Wertes bei 450 nm. Liley (1961) hat zusätzlich ein Schema angegeben, in das die relative Extinktion auf die Ordinate gegen die Schwangerschaftsdauer in Wochen eingetragen wird (Abb. 9.11a–c). Das Schema ist empirisch in 3 Zonen, einer leichten (C), mittelschweren (B) und schweren (A) zu erwartenden kindlichen Erkrankung entsprechend, eingeteilt. Dabei spiegeln die fallenden Trennlinien den physiologischen Abfall des Bilirubinoidgehalts des Fruchtwassers in der 2. Schwangerschaftshälfte wider. Die Richtigkeit der Vorhersage nach diesem Schema wird zwischen 64% (Liley) und 91% (Mast 1969) angegeben. Insgesamt ist aber festzustellen, daß die Prognose bei schwer erkrankten Kindern am zutreffendsten gefunden wurde (Kopecky 1971). Den größten Prozentsatz falscher Prognosen fand Kopecky bei den leicht erkrankten und Rh-negativen Kindern (bei 55 Analysen 22 Fehlbeurteilungen). Das deckt sich (mit Einschränkung) auch mit den eigenen Erfahrungen. Für die klinische Diagnostik ist die Berücksichtigung der Fehlermöglichkeiten bei der spektrophotometrischen Fruchtwasseranalyse von größter Bedeutung, da die therapeutischen Konsequenzen, nämlich der Entschluß zur vorzeitigen Entbindung oder die Indikation zur intrauterinen Transfusion für den Fetus mit Risiken behaftet sind. In diesem Zusammenhang ist davor zu warnen, bei sog. Mekoniumkontamination des Fruchtwassers mit einem Sekundärpeak bei 403 nm eine Korrektur des $\Delta$E-450-Wertes unkritisch vorzunehmen, was auch bei Verunreinigung des Fruchtwassers mit Blut (Peaks bei 580 nm und 415 nm) gilt (Bowman 1984). Bei der Beurteilung der Schwere des Krankheitsbildes ist es besser, vom ungünstigeren Wert auszugehen.

Die Wahl für den Zeitpunkt zur vorzeitigen Schwangerschaftsbeendigung ist deshalb so schwierig, weil einerseits die Gefahr des intrauterinen Fruchttodes um so geringer ist, je früher die Geburtseinleitung erfolgt, aber andererseits Mortalität und Morbilität durch Frühgeburt rapide ansteigen. Erschwerend kommt hinzu, daß nach Dewhurst et al. (1972) in 20–25% der Fälle das Gestationsalter aus anamnestischen Daten und in allgemein klinischen Untersuchungsbefunden nicht mit der notwendigen Genauigkeit bestimmbar ist. In diesen Fällen kann heute der frühestmögliche Entbindungstermin nach Ultraschallmeßdaten bestimmt werden, für die ein ausreichendes Gestationsalter genügend sicher erscheint. Dieses Problem ist durch die Gestationsaltersicherung im Rahmen des Screenings (s. Kap. 14) für die Mehrzahl der Fälle heute gelöst. Läßt sich so sagen, wann das Kind frühestens mit befriedigenden Lebenschancen geboren werden kann, so gibt die Kardiotokographie zusammen mit dem Fruchtwasserbefund die Zeit an, die der Fetus noch in utero bleiben kann.

Die Bedeutung der Ultraschalldiagnostik im Rahmen der pränatalen Überwachung bei Rh-Inkompatibilität geht über die Plazentalokalisation, die Bestimmung der Plazentadicke (Abb. 9.5a, b) und die Messung der Größe des Fetus weit hinaus. Sie liefert direkte Informationen über die Schwere der kindlichen Erkrankung, die für das weitere therapeutische Management entscheidend sind. Eine Hepato- und Splenomegalie (Abb. 9.4), eine Dilatation der präkardialen Venen (Abb. 9.3) die Darstellung von Aszites (Abb. 9.1), Perikard- und Pleuraergüssen (bei Rh-Inkompatibilität ist ein Pleuraerguß erst im Endstadium nachweisbar) sowie eines Hautödems, welches bei voll ausgeprägtem Hydrops fetalis (Abb. 9.5c) das von Röntgenbilder bekannte Halozeichen im Ultraschallbild hervorruft (Abb. 9.2), sind Zeichen der kardialen Dekompensation bei schwerer Anämie. Als früheste Form fetaler Wassereinlagerung gelten bei der Rh-Inkompatibilität, ähnlich wie bei nicht immunologisch bedingtem

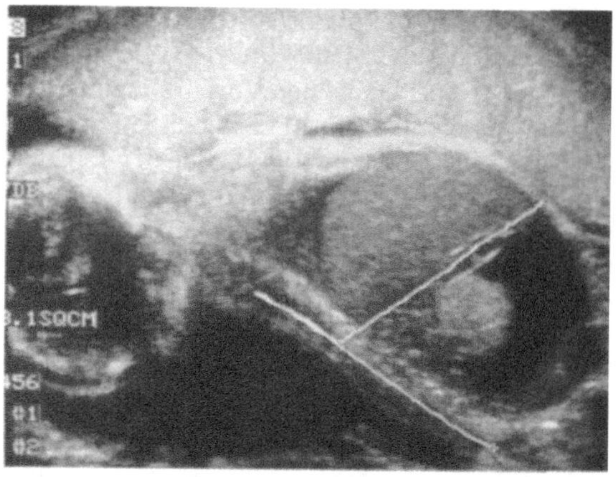

**Abb. 9.1.** Hydrops fetalis bei Rh-Inkompatibilität. Längsschnitt in der 30. SSW mit 1) stark echogener hydropischer Vorderwandplazenta, 2) Heptatomegalie, 3) Aszites

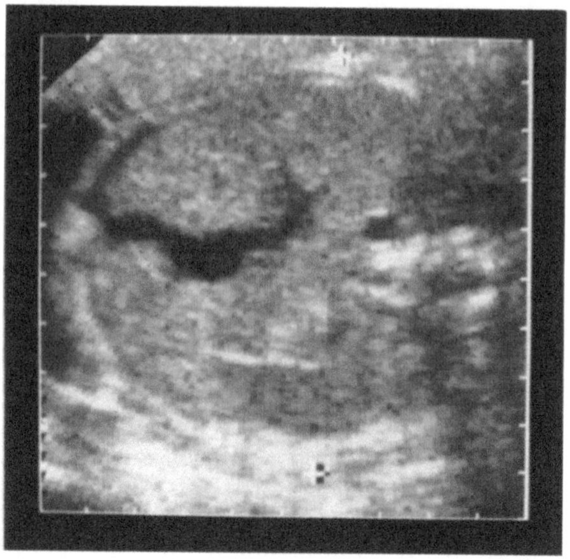

**Abb. 9.3.** Gestaute V. umbilicalis als Symptom einer Rechtsherzinsuffizienz bei Rh-Inkompatibilität, 28.SSW

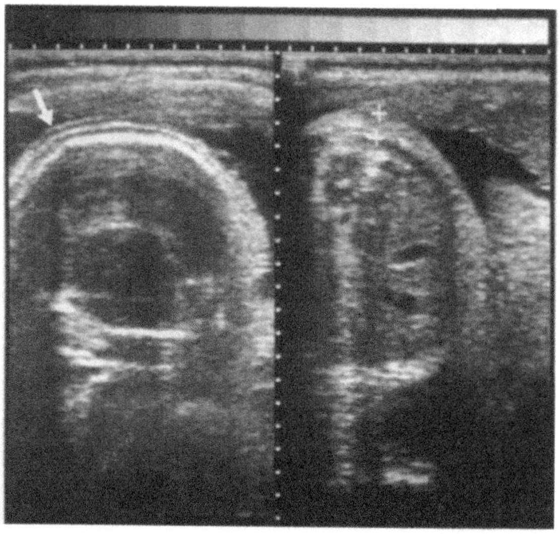

**Abb. 9.2.** Beginnender Hydrops fetalis bei Rh-Inkompatibilität. Der *Pfeil* (*links*) weist auf das Skalpödem. Die Haut (*rechts*) zeigt eine Dicke von 10 mm (Marker); es besteht eine diskrete Aszitessichel zwischen Bauchwand und Leber

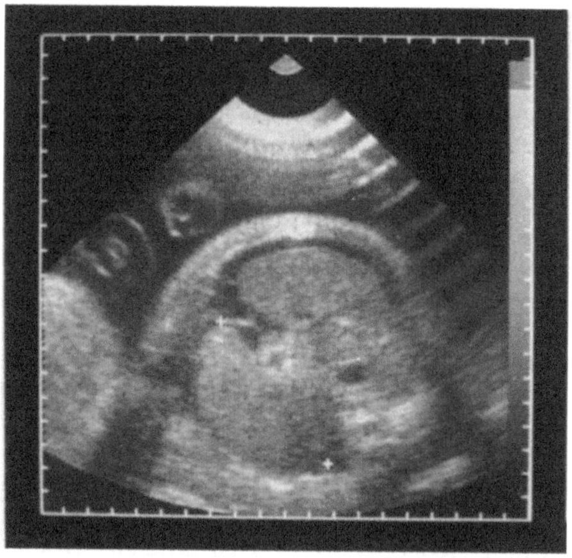

**Abb. 9.4.** Splenomegalie bei Rh-Inkompatibilität. Rumpfquerschnitt, 32. SSW. Die Milz liegt zwischen den Markern; Wirbelsäule bei 5 Uhr

Hydrops fetalis, der Aszites und insbesondere der Perikarderguß. Schon minimale Flüssigkeitsansammlungen führen zur Dehnung der Perikardhöhle und können durch den Einsatz der fetalen M-mode-Echokardiographie noch vor ihrem Sichtbarwerden im B-Bild nachgewiesen werden (De Vore et al. 1982). Noch bevor überhaupt Wassereinlagerungen auftreten, gelingt durch die fetale Echokardiographie schon im B-Bild die Darstellung einer Kardiomegalie, einer verminderten Wandkontraktilität sowie eines vermehrten endsystolischen Restvolumens. Im M-Mode-Echokardiogramm können die Weite der Herzen und seiner einzelnen Kammern, die Wanddicke und -beweglichkeit quantifiziert werden (Weiteres hierzu s.

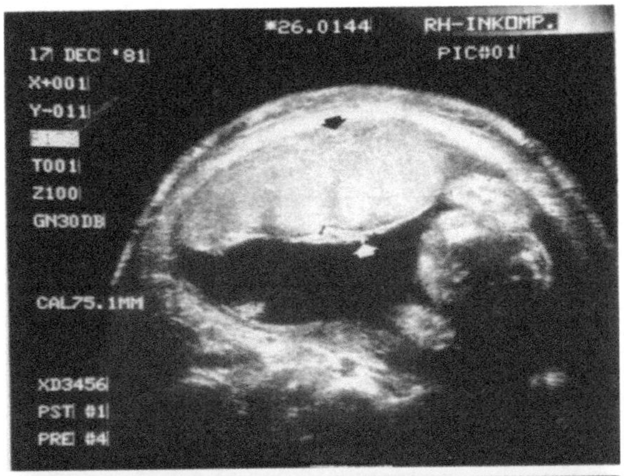


a

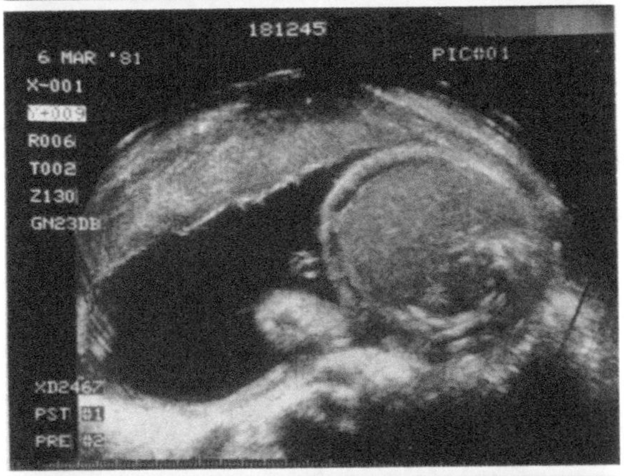


b

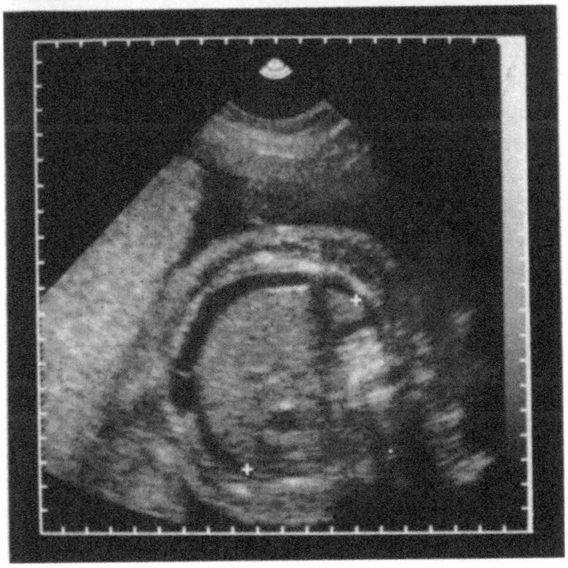

c

**Abb. 9.5. a** Stark echogene hydropische Vorderwandplazenta bei Rh-Inkompatibilität (Dicke 7,5 cm) im Querschnitt. **b** Normal erscheinende Vorderwandplazenta bei Rh-Inkompatibilität mit beginnender Dekompensation. Möglicherweise verhindert der infolge Polyhydramnie erhöhte intraamniale Druck das Anschwellen der Plazenta. Eine diskrete Aszitessichel und das Hautödem sind deutlich. **c** Vollbild des Hydrops fetalis bei Rh-Inkompatibilität, 27. SSW. Leberdurchmesser 8 cm (Hepatomegalie), Gesamtrumpfdurchmesser über 12 cm, Rumpfwanddicke 2 cm. In einem solchen Fall kann nur eine Direkttransfusion (intravasal, evtl. auch intrakardial) noch von Nutzen sein

in Kap. 8.8 und 9.2). Anzufügen wäre, daß auch das Auftreten einer Polyhydramnie als Ausdruck einer beginnenden Dekompensation zu werten ist.

Insgesamt liefert die sonographische Diagnostik ein breites Spektrum wichtiger Informationen über die Schwere des Krankheitsbildes und der Gefahr des intrauterinen Fruchttodes, die über die Aussagemöglichkeiten der Bilirubinoidbestimmungen im Fruchtwasser hinausgehen und für die im Einzelfall richtige therapeutische Entscheidung notwendig sind. Das gilt insbesondere dann, wenn der $\Delta$E-Wert im oberen Bereich der Zone B (mittelschwere Fetalerkrankung) oder in der Zone A (schwere Fetalerkrankung) des Liley-Diagramms liegt. Denn die Bilirubinoidkonzentration im Fruchtwasser ist nur ein indirekter Parameter des Ausmaßes der fetalen Anämie durch Hämolyse. Sie ist z.B. bei einer Polyhydramnie, die oft bei einer Rh-Inkompatibilität vorhanden ist, durch den Dilutionseffekt nicht so verbindlich, wie das Liley-Schema zunächst annehmen läßt. Außerdem korreliert die Anämie nicht immer mit der Schwere des Krankheitsbildes bzw. des Hydrops fetalis (Frigoletto et al. 1981), da andere pathophysiologische Mechanismen, wie sekundäre Herzinsuffizienz und Hypoproteinämie, bei der Rh-Inkompatibilität wirksam werden und den Verlauf der Krankheit entscheidend mitbeeinflussen. Nach einmal erfolgter IUT kann der $\Delta$E-450-Wert die Schwere der Krankheit und auch der Anämie nicht mehr widerspiegeln, da die Eigenblutbildung von Rh-positivem Blut durch den Fetus unterdrückt und somit die sofortige Hämolyse und Bilirubinoidproduktion reduziert werden. Auch bei schwerer fetaler Anämie und Hydrops können dann die $\Delta$E-450-Werte unterhalb der „action line" im Liley-Diagramm liegen (Frigoletto et al. 1981). In diesen Fällen bieten nur die sonographische Untersuchung und das Kardiotokogramm die Chance der kontinuierlichen Überwachung des Fetus.

Bei Rh-Inkompatibilität sind ca. 20–25% aller Kinder mit Entwicklung eines Hydrops

**Tabelle 9.1.** Seit 1980 publizierte Ergebnisse größerer Zentren bei der intrauterinen intraperitonealen Transfusion

| Autoren/Zeitraum | *n* (gesamt) | IUT *n* | Überlebend *n* | (%) | Ohne Hydrops vor 1. IUT *n* | Ohne Hydrops Überlebend *n* | (%) | Mit Hydrops vor 1. IUT *n* | Mit Hydrops Überlebend *n* | (%) |
|---|---|---|---|---|---|---|---|---|---|---|
| Frigoletto et al. (1981) | | | | | | | | | | |
| Mai 64–Dez. 79 | 330 | –[b] | 142 | (43) | 258 | 137 | (53) | 72 | 5 | (7) |
| davon: | | | | | | | | | | |
| Jan. 78–Dez. 79[a] | 35 | 87 | 17 | (49) | 21 | 13 | (62) | 14 | 4 | (29) |
| Berkowitz u. Hobbins (1981) | | | | | | | | | | |
| Juni 76–März 80 | 17 | 37 | 12 | (71) | 10 | 8 | (80) | 7 | 4 | (57) |
| Larkin et al. (1982) | 16 | 36 | 12 | (75) | 11 | 9 | (82) | 5 | 3 | (60) |
| Bowman u. Manning (1983) | | | | | | | | | | |
| Febr. 78–Juni 80 | 21 | 53 | 11 | (52) | 14 | 8 | (57) | 7 | 3 | (43) |
| Juli 80–Juni 82[a] | 24 | 64 | 22 | (92) | 16 | 16 | (100) | 8 | 6 | (75) |
| UFK Bonn | | | | | | | | | | |
| Jan. 78–April 83 | 40 | 141 | 26 | (65) | 30 | 24 | (80) | 10 | 2 | (20) |

[a] Nach Einführung der routinemäßigen Ultraschallkontrolle bei der intrauterinen Transfusion
[b] Keine Zahlenangabe

durch intrauterinen Fruchttod gefährdet (Bowman 1984). Knapp die Hälfte dieser Kinder kann durch eine vorzeitige Entbindung gerettet werden. Fortschritte der intensivmedizinischen Behandlung Frühgeborener senkten deren Morbidität und Mortalität in den letzten Jahren beträchtlich, so daß an der Universitätsfrauenklinik Bonn 48–72 h nach Betamethasongabe zur Induktion der fetalen Lungenreifung eine elektive Entbindung, je nach Schwere der Krankheit, schon ab der 30.–32. SSW durchgeführt wird. Eine enge Kooperation zwischen neonatologischer und geburtshilflicher Abteilung ist für die richtige Wahl der Entbindungszeitpunkte und für die optimale perinatale Versorgung dieser Neugeborenen entscheidende Voraussetzung.

Kinder, die bereits vor diesem Termin vom intrauterinen Fruchttod bedroht scheinen – und das sind mehr als die Hälfte aller schwer erkrankten Feten –, können heute durch die intrauterine Transfusion (IUT), die intraperitoneal (IPT) und ggf. auch intravaskulär (IVT) erfolgen kann, in deutlich über 50% der Fälle gerettet werden (Tabelle 9.1). Es handelt sich hierbei um ein Behandlungsverfahren, das 1963 von Liley, einem Gynäkologen aus Neuseeland, erstmals und noch dazu gleich mit Erfolg als IPT durchgeführt werden konnte. Die theoretischen Grundlagen hierfür wurden schon lange vorher entwickelt:

Bereits 1863 hat v. Recklinghausen über die Resorption defibrinierten Blutes aus der Peritonealhöhle des Kaninchens berichtet. 1921 wiederholte Zimmermann diesen Versuch und fand unter Benutzung kernhaltiger Vogelerythrozyten, daß das Intervall zwischen Injektion und Erscheinen in der peripheren Blutbahn nur 15 min betrug. 1944 zeigte Hahn, daß markierte Erythrozyten mit radioaktiv markiertem Hämoglobin beim Menschen vorzugsweise in der Gegend des Diaphragma über die Peritonealoberfläche resorbiert werden. Später konnte vielfach nachgewiesen werden, daß die Erythrozyten über die Lymphspalten in den Ductus thoracicus und so schließlich unversehrt in die Blutbahn gelangen. Der erste Bericht über eine intraabdominale Transfusion am Menschen stammt von Golgi u. Raggi aus dem Jahre 1888, die nach intraperitonealer Transfusion auch einen Hämoglobinanstieg nachweisen konnten. Nach Lileys Orginaltechnik (1963), die auch heute noch zur Anwendung kommt, wird zunächst ein wasserlösliches Kontrastmittel (z.B. 10–20 ml Urovison) in die Amnionhöhle injiziert. Dies wird vom Fetus mit dem Fruchtwasser getrunken (ca. 500 ml/24 h) und reichert sich nachfolgend im Darm an. Damit wird das Zielgebiet, die Peritonealhöhle des Fetus, nach 24–48 h röntgenologisch darstellbar, und es gelingt, unter Röntgenkontrolle das kindliche Abdomen zu punktieren. Zur Kontrolle werden nachfolgend wenige Milliliter Kontrastmittel durch die in situ liegende Nadel bzw. einen ein-

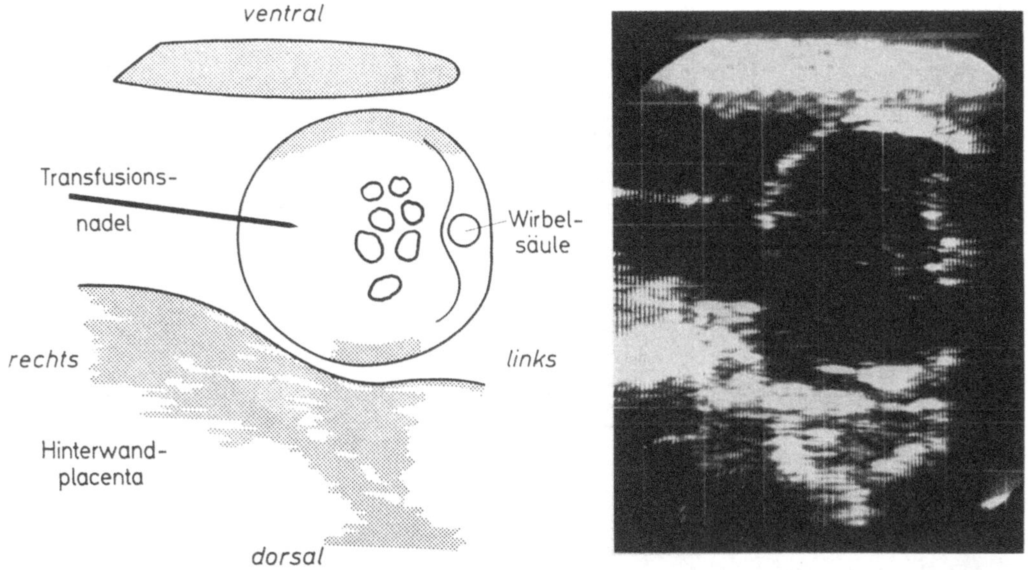


**Abb. 9.6.** Querschnitt. Transfusionsnadel in situ; dorsalwärts findet sich im Rumpfquerschnitt des Fetus das Paket der Darmschlingen. Ventral am Fetus ist die in situ liegende Transfusionsnadel zu erkennen. Sie ist ca. 2 cm tief eingedrungen und liegt in einer echoarmen Zone (Aszites- bzw. Transfusionssichel). (Aus Hansmann u. Lang 1972)

geschobenen Katheter injiziert, die sich bei dessen richtiger Lage typisch verteilen. Ist dies der Fall, werden je nach Alter des Fetus zwischen 10 und 100 ml 0-Rh-negatives Erythrozytenkonzentrat mit einem durchschnittlichen Fluß von 2 ml/min instilliert.

Bislang wurden zahlreiche Modifikationen zur Methode der IPT in die Bauchhöhle des Fetus publiziert [Transfusion über Katheter (Queenan u. Wyatt 1965); 2-Nadel-Technik (Queenan et al. 1966); Durchleuchtung unter Bildverstärker (Kwi u. High 1974) u.v.a.]. Der Nachteil all dieser Verfahren ist die Strahlenbelastung des Fetus (genetische Mutationen, Induktion maligner Erkrankungen), die 0,44–6,6 rd bzw. 0,0044–0,066 Gy (Peddle u. Campbell 1968; Hamilton 1977) pro Transfusion beträgt.

Hansmann u. Lang beschrieben 1972 erstmals den Ultraschalleinsatz zur Kontrolle der Nadelführung und -lage (Abb. 9.6). Das war der Beginn des Wegs zur Aufhebung der Strahlenbelastung. Es hat aber nochmals fast 5 Jahre gedauert, bis Hobbins et al. (1976) sowie Cooperberg u. Carpenter (1977) erneut über die ultraschallkontrollierte intrauterine Transfusion im Sinne von Neuerfindungen berichtet haben. Heute führen die meisten großen Zentren eine IPT allein unter Ultraschallkontrolle aus. Einige allerdings benutzen zur Lagekontrolle der eingeführten Nadel eine einzige Röntgenaufnahme nach Kontrastmittelinjektion (ca. 0,002 Gy; vgl. Berkowitz u. Hobbins 1981; Clewell et al. 1981; Frigoletto et al. 1981; Harmann et al. 1983), wieder andere (Universitätsfrauenklinik Bonn; Larkin et al. 1982) verzichten ganz auf den Einsatz von Röntgenstrahlen, indem sie als Parameter zur Beurteilung der richtigen Lage der Nadel den geringen Widerstand beim Spritzen und den sonographischen Nachweis von „microbubbles" bei Injektion von steriler Kochsalzlösung und/oder Kohlendioxid nutzen (Abb. 9.7).

Transfundiert werden „gewaschene", d.h. leukozytenarme Erythrozytenkonzentrate, deren Hämatokrit zwischen 80–85% beträgt. Das ermöglicht es, viele rote Blutkörperchen bei niedrigem Volumen zu applizieren und die Absorptionszeit zu verkürzen (Harmann et al. 1983). Eine langsame Transfusion (1,5–2,5 ml/min) erlaubt – verglichen mit einer Bolusinjektion in 5–10 min – eine bessere Anpassung des fetalen intraabdominalen Druckes, der Kerntemperatur und des Nabelvenenblutflusses. Die benötigten Erythrozytenmenge wird allgemein nach folgender Faustregel (nach Bowman 1975) errechnet: „(Gestationsalter in Wochen minus 20) mal 10 ml" (z.B. in der 28. SSW: $8 \cdot 10$ ml =

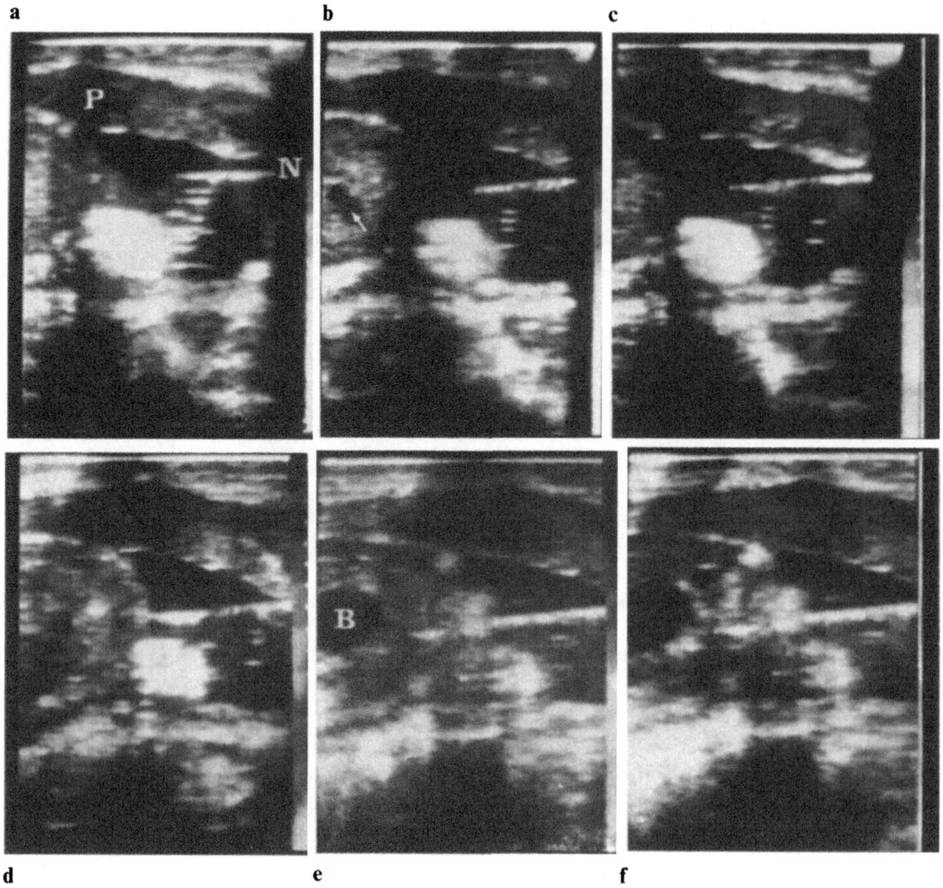


**Abb. 9.7 a–f.** Momentaufnahmen aus einer Videoaufzeichnung einer IPT unter Ultraschallkontrolle. (Aus Hansmann et al. 1980). **a** und **c** Einführen der Nadel von links nach lateral (*rechts* im Bild) unterhalb der Vorderwandplazenta, **b** *Pfeil:* Gallenblase, **d** die Bauchwand ist erreicht, **e** Stichrichtung Blase (*B*), **f** Phase der Instillation

80 ml); in schweren Hydropsfällen sollten bis zu 25% mehr Erythrozytenkonzentrat, als nach dieser Formel berechnet, transfundiert werden. Bei der gesamten Transfusion erfolgt eine Kontrolle der fetalen Herzfrequenz. Das Auftreten einer fetalen Bradykardie gegen Ende der Transfusion gilt als Indikation zu deren sofortigem Abbruch (Bowman 1978). Eine „Übertransfusion", die zur Unterbrechung des Blutflusses in der Nabelvene führen kann, ist vermeidbar, wenn bei kontinuierlicher Herzfrequenzüberwachung entsprechend langsam und u.U. auch weniger Blut transfundiert wird. Die Einführung der Ultraschallkontrolle gewährleistet ein kontinuierliches Betrachten des Fetus. Die Frequenz fetaler Verletzungen konnte seitdem deutlich gesenkt werden (Bowman u. Manning 1983).

Das mütterliche Morbiditätsrisiko ist sehr gering, wobei Infektionen das Hauptrisiko sind. Bei aseptischer Technik treten sie bei weniger als 1% auf. Die Notwendigkeit einer prophylaktischen Antibiotikagabe wird allgemein verneint. Ferner können vorzeitige Wehen, vorzeitiger Blasensprung, Abruptio placentae, maternale Hepatitis und Fehllage der Transfusionsnadel durch eine IPT induziert werden.

Die fetale Mortalität innerhalb 48 h nach Transfusion ist meist deren direkte Folge, gewöhnlich die einer Verletzung. Sie liegt in den neueren Arbeiten zwischen 3,6% und 9,3% (Berkowitz u. Hobbins 1981; Clewell et al. 1981).

Der Anstieg der Frequenz maligner Erkrankungen in der Kindheit als Langzeiteffekt der Röntgenbestrahlung ist nach der Einführung der Ultraschallkontrolle nicht mehr zu befürchten. Fetale „Graft-versus-host"-Erkrankungen (Parkman et al. 1974) sind extrem selten (Benutzung lymphozytenarmer und/oder vorbestrahlter Erythrozytenkonzentrate) (Frigoletto et al. 1981; Larkin et al. 1982).

Die Lebensqualität der durch IPT behandelten und überlebenden Kinder wurde in mehreren Arbeiten (White et al. 1978; Knobbe et al. 1979; Hardyment et al. 1979) – auch an der Universitätsfrauenklinik Bonn (Kowalewski et al. 1981) – untersucht. Im Vergleich zu Kindern mit gleichem Geburtsgewicht, Gestationsalter und Entbindungsmodus fanden alle Autoren keinerlei signifikante Unterschiede in der geistigen und motorischen Entwicklung zwischen beiden Gruppen, bis auf eine deutliche erhöhte Inzidenz umbilikaler und inguinaler Hernien unter den mit IPT behandelten Kindern (White et al. 1978). Ein Vergleich der Erfolgsraten der IPT verschiedener Zentren ist sehr schwierig. Sie scheitert heute meist an den zu kleinen Patientenzahlen, die ein Operateur betreut hat. Größere Zahlen über längere Zeitabschnitte (Jahrzehnte) können in der Regel die sich verändernden Bedingungen in der neonatologischen Versorgung nicht berücksichtigen und lassen nicht erkennen, welche Erfahrung die jeweils Ausführenden hatten. Einige Autoren führen Fälle mit Hydrops fetalis in ihren Statistiken gesondert auf, andere betrachten das Vorliegen eines Hydrops als Kontraindikation zu einer IPT. In einigen Zentren (Bonn, London King's College) werden auch Feten vor der 20. SSW mit von vornherein schlechter Prognose behandelt; in anderen wird dies abgelehnt.

Neben der Einführung der Ultraschallkontrolle und der Verbesserung des Nadel- bzw. Kathetermaterials (Bowman u. Manning 1983), der Nutzung höher konzentrierter und somit schneller absorbierbarer Erythrozytenkonzentrate (Bowman u. Manning 1983) lehren die Erfahrungen vergangener Jahre, daß die Überlebensrate bei Rh-Inkompatiblität nur durch ein aggressives, konsequentes Management zu er-

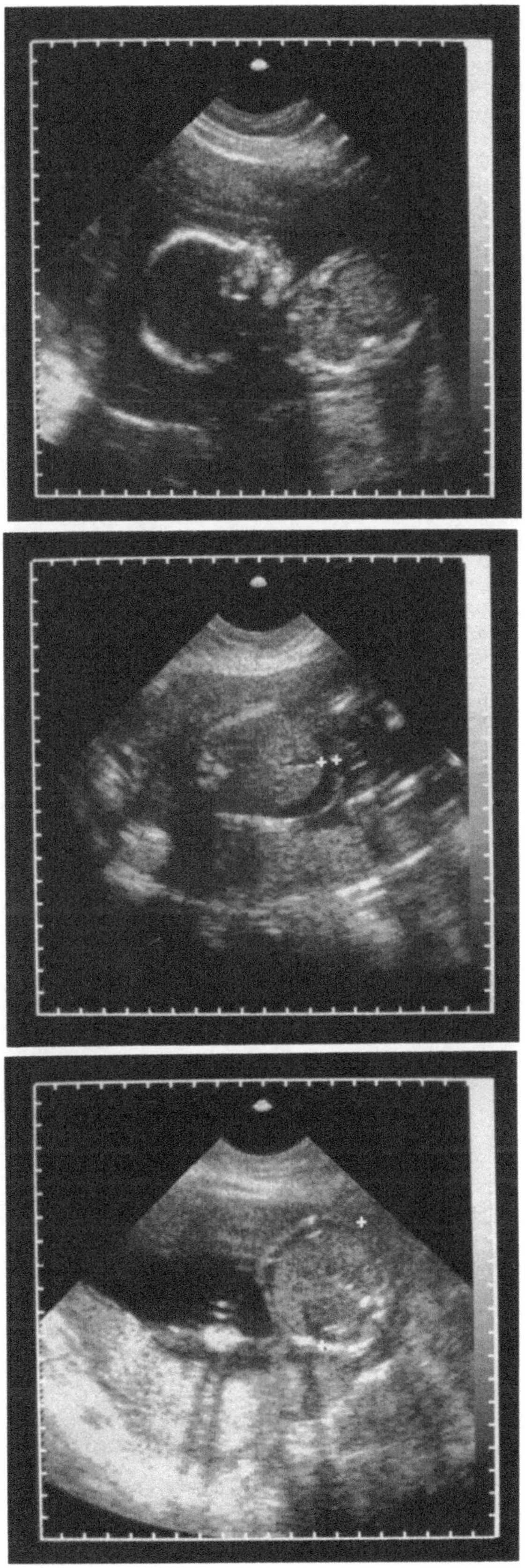

a

b

c

**Abb. 9.8a–c.** Zustand nach intraperitonealer Transfusion von 15 ml Erythrozytenkonzentrat, 21. SSW. **a** Längsschnitt mit Darstellung des Kopfes, **b** Rumpfquerschnitt unmittelbar nach der Transfusion, **c** Rumpfquerschnitt, 48 h nach der Transfusion

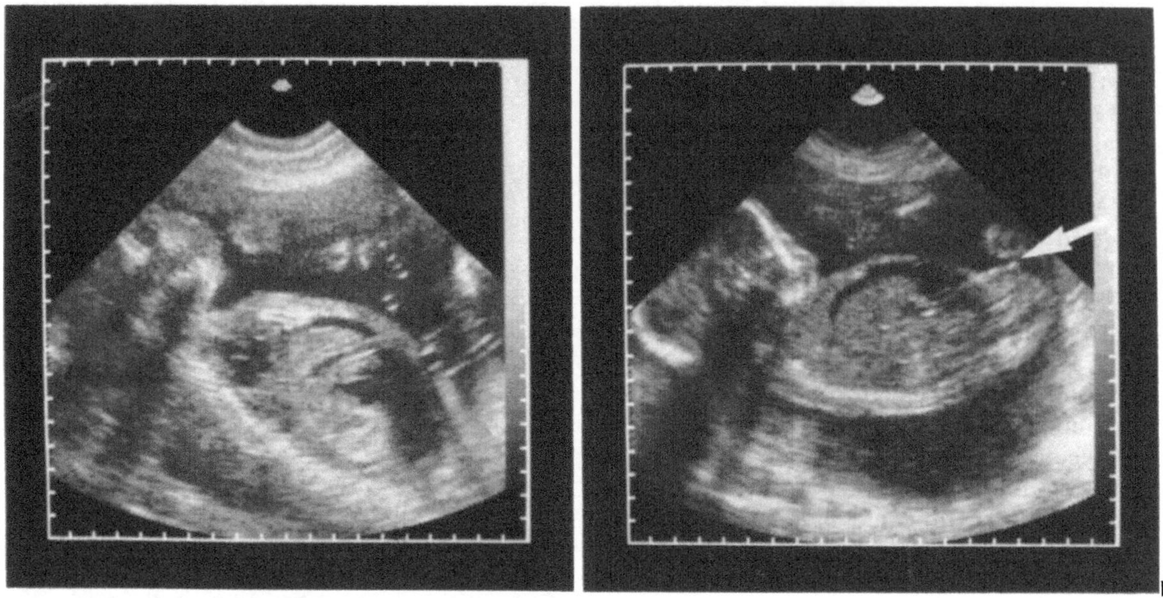

a b

**Abb. 9.9.** **a** Manifester Hydrops bei schwerer Rh-Inkompatibilität, 24. SSW (Längsschnitt). **b** Zustand nach 2. IPT (40 ml), 23. SSW (Längsschnitt). Während der Fetus mit Hydrops (**a**) ein deutliches Hautödem zeigt, fehlt dieses beim Zustand nach IPT

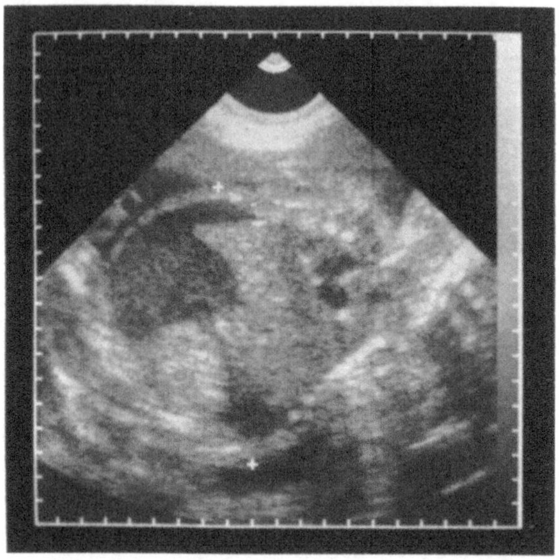

**Abb. 9.10.** 48 h nach IPT, 30. SSW, bei vorbestehendem Hydrops. Das Gemisch aus Erythrozytenkonzentrat und Aszites ist deutlich echogen. Eine Resorption ist nicht mehr zu erwarten

höhen ist. Dies wurde in unserem Behandlungsprotokoll berücksichtigt:

Die besten Ergebnisse werden erzielt, wenn die Kontrolle des Krankheitsverlaufs frühzeitig einsetzt, d.h. wenn bei bestehender Rh-Inkompatibilität die erste Amniozentese zur Bilirubinoidbestimmung im Fruchtwasser vor der 20. SSW erfolgt und durch eine Wiederholungsamniozentese in 1–2 Wochen die Tendenz eines Anstiegs des Bilirubinoids erkannt wird (Abb. 9.11 a–c). Bei nicht gegebener extrauteriner Lebensfähigkeit gilt unabhängig vom Schwangerschaftsalter jeder $\Delta$E-450-Wert über 0,2 als Indikation zur IUT, die ohne Verzögerung durchgeführt werden sollte. Nach eigenen Erfahrungen kann das Vollbild eines Hydrops innerhalb 24–48 h bei zuvor fehlenden Wassereinlagerungen entstehen. Die von anderen Autoren (Bowman u. Manning 1983; Larkin et al. 1982; Berkowitz u. Hobbins 1981) benutzten teilweise modifizierten „action lines" im Liley-Diagramm unterscheiden sich nur unwesentlich von unserem Vorgehen. Einschränkend ist hinzuzufügen, daß früh in der 21.–23. SSW gelegentlich bei Rh-negativen unaffektierten Feten $\Delta$E-450-Werte von 0,20–0,25 gemessen wurden. Eine Reamniozentese zur Verlaufskontrolle innerhalb 7–10 Tagen kann hier zur Klärung beitragen (Bowman 1984). Ferner erfolgt bei sonographischen Zeichen beginnender fetaler Wassereinlagerung im Sinne eines Hydrops fetalis bei nachgewiesener Rh-Inkompatibilität eine IUT, unabhängig vom Ergebnis der Bilirubinoidbestimmung, auf deren oft unzureichende

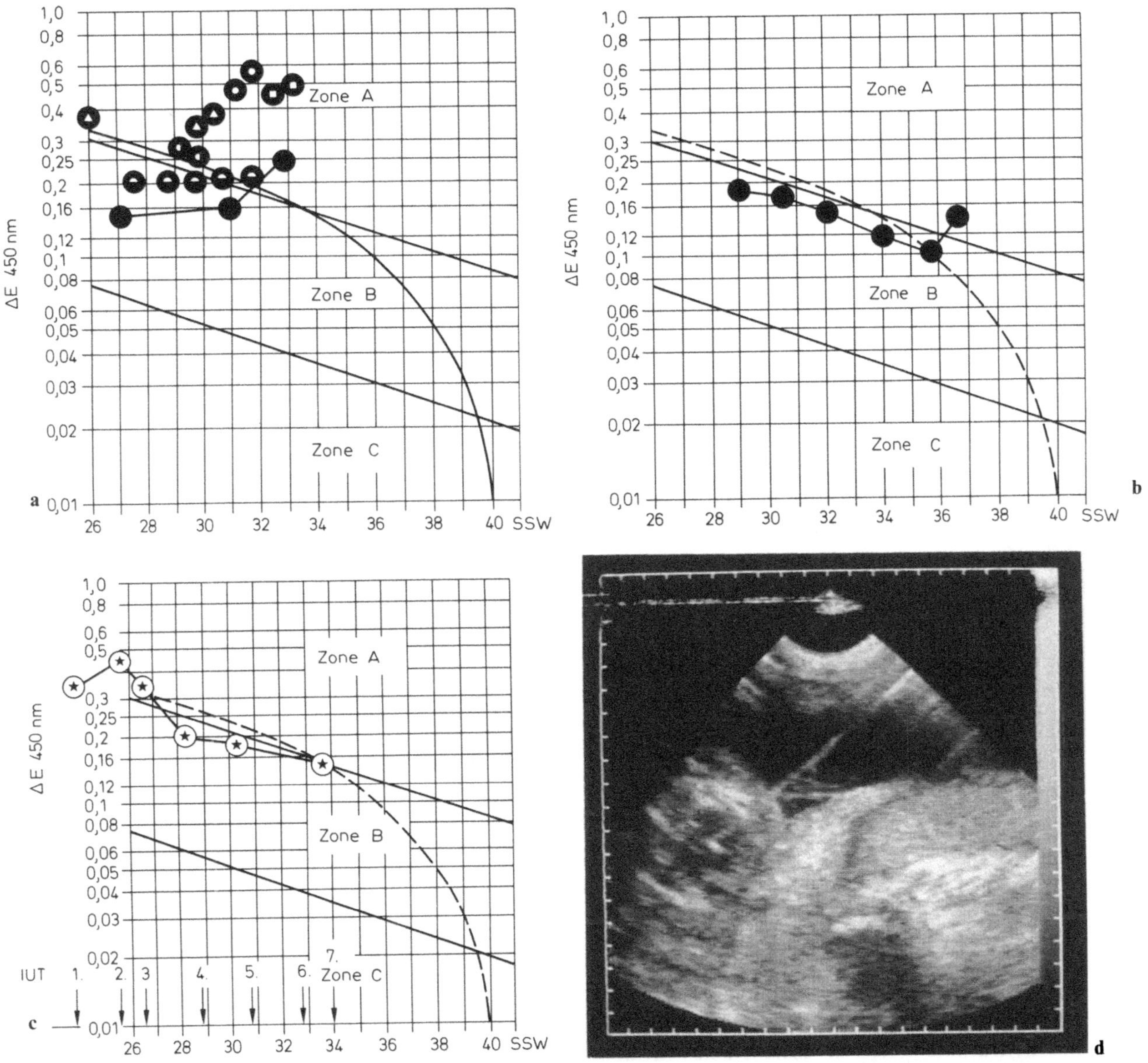


**Abb. 9.11.** **a** Liley-Schema mit $\Delta$E-Werten von 6 transfusionsbedürftigen Feten. **b** Liley-Schema mit Verlaufsbeobachtung; in der 36. SSW liegt der 5. $\Delta$E-Wert auf der „action line" nach Whitfield et al. (1972). Nachfolgend steigt er überraschend steil an. Der Antikörpertiter stieg in dieser Phase von 1:128 auf 1:4096 an. Das Neugeborene hatte eine Anämie von 8,4 g%. **c** Liley-Schema mit Verlaufsbeobachtung bei 7 intrauterinen Transfusionen. Der $\Delta$E-Wert fällt kontinuierlich ab. Das Fruchtwasser war bei der Geburt des Kindes „klar". Die Hämoglobinkonzentration des Neugeborenen betrug 16,4 g%, der Hb-A-Anteil lag über 99,8%. **d** Intracardiale Transfusion (ICT) Nadel in situ (Spitze im rechten Ventrikel)

Korrelation zur Schwere des Krankheitsbildes (Frigoletto et al. 1981; Harman et al. 1983) schon an anderer Stelle dieses Kapitels hingewiesen wurde. Im Einklang mit unserem Vorgehen wird in den neuen Arbeiten der frühe Einsatz der IUT ab der 20. SSW propagiert (Abb. 9.8), was auch uneingeschränkt für Feten mit Hydrops fetalis gilt (Frigoletto et al. 1981; Berkowitz u. Hobbins 1981; Larkin et al. 1982; Harmann et al. 1983).

Die sonographischen Kontrolluntersuchungen sind entscheidend für die weitere Betreuung nach erfolgter Transfusion und sollten für nichthydropische Feten in 2- bis 3tägigen Intervallen, für hydropische Feten täglich erfolgen. Während die Transfusionsintervalle bei nichthydropischen Feten bis auf kleine Variationen relativ fixiert bleiben (10–14 Tage bis zur 2. IPT und 26–30 Tage bis zur 3. IPT), werden sie beim Vorliegen eines Hydrops fetalis einzig durch die

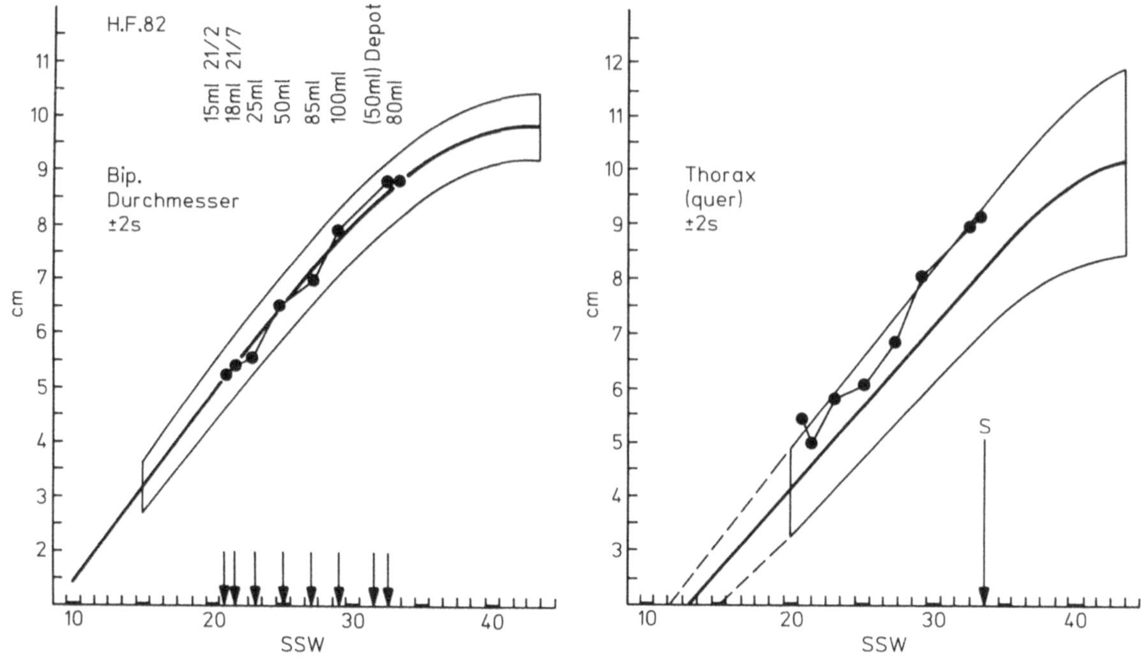


**Abb. 9.12.** Wachstumsdiagramm eines Fetus mit 8 intraperitonealen Transfusionen ab der 21. SSW
*Zur Anamnese:*
Mutter: 45 Jahre alt, geb. am 26.3.1937,
Blutgruppe: A 1 Rh-negativ ccdee;
Vater: B Rh-positiv.
1961 Totgeburt bei Hydrops fetalis.
1966 Sectio in der 36. SSW, das Neugeborene verstarb nach 30 min.
1975 Spontanabort.
1979 Interruptio auf Anraten eines Gynäkologen.
1982 Geburt des intrauterin behandelten Kindes in der 34. SSW (2300 g/44 cm),
APGAR: 1′=4, 10′=10,
Hämoglobin: 16,5 g%, HbA: 99,8%.
Weitere Entwicklung „prächtig".

Ergebnisse der sonographischen Untersuchung bestimmt (Abb. 9.12). Zunahme des Aszites bzw. des abdominalen Umfanges sowie des Hautödems, verminderte fetale Mobilität und Polyhydramnie gelten als Zeichen des drohenden intrauterinen Todes. Treten sie auf, wird – ggf. nach Abpunktion des Aszites – schon innerhalb von 3–5 Tagen die 2. IPT durchgeführt. Erst sie bringt in vielen Fällen des Hydrops fetalis den erwünschten therapeutischen Effekt, der sonographisch anhand der partiellen oder kompletten Reduktion fetaler Wassereinlagerungen und der Zunahme der fetalen Mobilität in Verbindung mit der Absorption des transfundierten Blutes auch beim schweren Hydrops innerhalb 2–5 Tagen dokumentierbar ist (Abb. 9.9a, b).

Im Gegensatz zu Bowman u. Manning (1983) bzw. Harmann et al. (1983), die – aufgrund ihrer guten Resultate der IPT auch bei hydropischen Feten – andere Methoden augenblicklich ablehnen, scheint uns die Behandlung des schweren Hydrops fetalis durch die IPT oft unzureichend zu sein. Insbesondere die zumindest verzögerte, teilweise auch ausbleibende Absorption der Erythrozyten (Abb. 9.10) bei vorhandenem und progredientem Hydrops sowie das hohe Traumatisierungsrisiko bei IPT vor der 22. SSW sind entscheidende Nachteile dieser Methode.

Die intrauterine Austauschtransfusion nach Hysterotomie über V. femoralis (Freda u. Adamson 1964), V. saphena und Vv. jugulares (Asensio et al. 1966) und ein venöses Choriongefäß (Seelen et al. 1962) mußte wegen der Induktion von Wehen und der sehr schlechten Überlebensrate (nur 5 der 30 so behandelten Feten überlebten) wieder aufgegeben werden.

Hingegen hat sich die von Rodeck et al. (1981) inaugurierte direkte intravaskuläre Transfusion (IVT) unter fetoskopischer Kontrolle bewährt. Hierbei wird im Bereich der plazentaren oder fetalen Insertionsstelle des Nabelstrangs die A. umbilicalis punktiert und zunächst Blut zur biochemischen Analyse gewonnen (Bestimmung der Blutgruppe, falls möglich auch des Hämatokrits, der Retikulozytenzahl, des Antikörperspiegels und des Bilirubins). Ausgehend vom gemessenen Hämatokrit wird soviel Rh-negatives Blut der Gruppe 0 (Hkt: 60–80%) transfundiert, bis ein Hämatokritwert zwischen 35–40% erreicht wird. Die neuesten Ergebnisse der Londoner Arbeitsgruppe (Rodeck u. Nicolaides 1984) sind ermutigend. Die IVT wird, falls erforderlich, ab der 18. SSW durchgeführt. Von 24 vor der 25. SSW so behandelten Feten (15 mit Hydrops fetalis) überlebten 21 (88%), wobei der Hydrops in 7 Fällen in utero rekompensiert wurde.

Wir selbst haben kürzlich einem Fetus in der 26. SSW durch eine intrakardiale Transfusion erfolgreich behandelt. Der Fetus lag bewegungslos so ungünstig (Bauchlage), daß weder die V. umbilicalis noch die V. cava inferior punktierbar waren. Da das unmittelbare Absterben bevorstand, wurde der Entschluß gefaßt, als Ultima ratio eine intrakardiale Transfusion durchzuführen. Dabei wurde die Nadel unter Ultraschallkontrolle über die Herzspitze in den rechten Ventrikel eingeführt. Das Ausgangshämoglobin betrug 4,4 g% und war nach der Transfusion von 60 ml Erythrozytenkonzentrat (Hkt: 80%) auf 14,5 g% angstiegen. Obgleich die Nadel 30 min intrakardial lag, kam es zu keiner Alteration der Herzfrequenz. Der klinische Zustand des Fetus verbesserte sich unmittelbar. Bei dem Neugeborenen, das überlebt hat, ließen sich keine Verletzungen erkennen.

Zusammenfassend haben sich unsere Erfahrungen und die anderer Autoren in folgenden wesentlichen Änderungen bei der Behandlung der Rh-Inkompatibilität niedergeschlagen:

1) Ein aggressives und erfolgreiches Behandlungsregime setzt die frühe Amniozentese zur Bestimmung des $\Delta$E-450-Wertes voraus, die spätestens in der 20. SSW erfolgen muß.
2) Frühzeitige intrauterine Transfusionen sind wegen der oft unzureichenden Korrelation zwischen $\Delta$E-450-Wert und Schwere der Krankheit auch in „Grenzfällen" indiziert.
3) Ein Gestationsalter unter der 26. SSW und/oder das Vorliegen eines Hydrops fetalis sind keine Kontraindikation zur IUT.
4) In schweren Hydropsfällen und/oder vor der 22. SSW bietet die IVT entscheidende Vorteile gegenüber der IPT. Zur endgültigen Beurteilung dieser Technik müssen allerdings Ergebnisse weiterer Untersuchungen abgewartet werden, ebenso wie zur intrakardialen Transfusion als Ultima ratio.
5) Die Ultraschallkontrolle bei der intrauterinen intraperitonealen Transfusion kann das Strahlenrisiko für den Fetus beseitigen und die Frequenz fetaler Verletzungen reduzieren. Die Nadelführung unter Röntgenkontrolle ist somit als überholt anzusehen.

## Literatur


Asensio SH, Figueroa-Longo JG, Pelegrina IA (1966) Intrauterine exchange transfusion. Am J Obstet Gynecol 95:1128

Berkowitz RL, Hobbins JC (1981) Intrauterine transfusion utilizing ultrasound. Obstet Gynecol 57:33

Bierme SJ, Blanc M, Abbal M, Fournie A (1979) Oral Rh-treatment for severely immunised mothers. Lancet I:604

Bowman JM (1975) Rh erythroblastosis 1975. Semin Hematol 12:189

Bowman JM (1978) The management of Rh-isoimmunization. Obstet Gynecol 52:1

Bowman JM (1984) Rhesus haemolytic disease. In: Wald N (ed) Antenatal and neonatal screening. Oxford University Press, Oxford New York Tokyo, p 314

Bowman JM, Manning FA (1983) Intrauterine fetal transfusions: Winnipeg 1982. Obstet Gynecol 61:203

Charles AG, Blumenthal LS (1982) Promethazine hydrochloride therapy in severely Rh-sensitesed pregnancies. Obstet Gynecol 60:627

Clewell WH, Dunne MG, Johnson ML, Bowes WA (1981) Fetal transfusion with real time ultrasound guidance. Obstet Gynecol 57:516

Cooperberg PL, Carpenter CW (1977) Ultrasound as an aid in intrauterine transfusion. Am J Obstet Gynecol 128:239

De Vore GR, Donnerstein RL, Kleinman CS, Platt LD, Hobbins JC (1982) Fetal echocardiography. II. The diagnosis and significance of a pericardial effusion in the fetus using real-time-directed M-mode ultrasound. Am J Obstet Gynecol 144:693

Dewhurst CJ, Beazly JM, Campbell S (1972) Assessment of fetal maturity and dysmaturity. Am J Obstet Gynecol 113:141

Finn R, Clarke CA, Donohoe WTA, Connel RB, Sheppard PM, Lehane D, Kulke W (1961) Experimental studies on the prevention of Rh hemolytic disease. Br Med J I:1486

Freda VJ, Adamsons K (1964) Exchange transfusion in utero. Am J Obstet Gynecol 89:817

Freda VJ, Gorman JG, Pollack W (1964) Successful prevention of experimental Rh sensitization in man with an anti-Rh gamma 2 – globulin antibody preparation: A preliminary report. Transfusion 4:26

Frigoletto FD, Umansky I, Birnholz J, Acker D, Easterday CL, Harris GBC, Griscom NT (1981) Intrauterine

fetal transfusion in 365 fetuses during fifteen years. Am J Obstet Gynecol 139:781
Hamilton EG (1977) Intrauterine transfusion. Safeguard or penil? Obstet Gynecol 50:255
Hansmann M, Lang N (1972) Intrauterine Transfusion unter Ultraschallkontrolle. Klin Wochenschr 50:930
Hansmann M, Paulussen F, Weiß H, Niesen M, Lang N, Plotz E-J (1980) Intrauterine Transfusion unter Real-Time-Ultraschall-Kontrolle. In: Hinselmann M, Anliker M, Meudt R (Hrsg) Ultraschalldiagnostik in der Medizin, Thieme, Stuttgart New York, S 159
Hardyment AF, Salvador HS, Towell ME, Carpenter CW, Jan FE, Tingle AJ (1979) Follow-up of intrauterine transfused surviving children. Am J Obstet Gynecol 133:235
Harman CR, Manning FA, Bowman JM, Lange IR (1983) Severe Rh disease – Poor outcome is not inevitable. Am J Obstet Gynecol 145:823
Hauth JC, Brekken AL, Pollack W (1981) Plasmapheresis as am adjunct to management of Rh isoimmunization. Obstet Gynecol 57:132
Hobbins JC, Davis ED, Webster J (1976) A new technique utilizing ultrasound to aid in intrauterine transfusion. J Clin Ultrasound 4:135
Holzgreve W, Hansmann M (1984) Erfahrungen mit der „Free hand needle" – Technik bei 3215 Amniozentesen im II. Trimenon zur pränatalen Diagnostik. Gynäkologe 17:77
Knobbe T, Meier P, Wenar C, Cordero L (1979) Psychological development of children who received intrauterine transfusion. Am J Obstet Gynecol 133:877
Kopecky P (1971) Zur Diagnostik und Therapie der Rhesus-Inkompatibilität und Untersuchungen zum fetalen Bilirubin-Metabolismus. Habilitationsschrift, RWTH Aachen
Kowalewski S, Kochs G, Kartheiser C, Hansmann M (1981) Untersuchungen zur Spätprognose von Kindern mit M. haemolyticus neonatorum (Rh) nach intratuterinen Transfusionen. 77. Tagung der Dtsch Ges Kinderheilk, Düsseldorf, 20.–23.09.1981
Kwi NK, High NK (1974) A simple technique of intrauterine transfusion of fetus in University Hospital. Kuala Lumpur. Med J Malaysia 28:287
Landsteiner K, Wiener AS (1940) An agglutinable factor in human blood recognized by immune sera for rhesus blood. Proc Soc Exp Biol Med 43:223
Larkin RM, Knochel JQ, Lee TG (1982) Intrauterine transfusions: New techniques and results. Clin Obstet Gynecol 25:303
Levine P, Stetson R (1939) An unusual cease of intragroup agglutination. JAMA 113:126
Levine P, Katzin EM, Burnham L (1941) Isoimmunization in pregnancy: its possible bearing on the etiology of erythroblastosis fetalis. JAMA 116:825
Liley AW (1961) Liquor amnii analysis in the management of pregnancy complicated by rhesus sensitization. Am J Obstet Gynecol 82:1359
Mast H (1969) Morbus haemolyticus neonatorum. Z Geburtshilfe 170 (Beilageheft)
Parkman R, Mosier D, Umansky I, Cochran W, Carpenter CB, Rosen FS (1974) Graft-versus-host disease after intrauterine and exchange transfusions for hemolytic disease of the newborn. N Engl J Med 290:359
Peddle LJ, Campbell EM (1968) Radiation to the fetus in intratuterine transfusion. Am J Obstet Gynecol 100:366
Preisler O, Schneider J (1964) Versuche der Sensibilisierung Rh-negativen Frauen durch antikörperhaltige Seren zu verhindern. Geburtshilfe Frauenheilkd 24:124
Queenan JT, Wyatt RH (1965) Intrauterine transfusion of fetus for severe erythroblastosis fetalis. Am J Obstet Gynecol 92:375
Queenan JT, Anderson GG, Mead PB (1966) Intrauterine transfusion by the multiple needle technique. JAMA 196:664
Rodeck CH, Nicolaides KH (1984) Anwendung der Fetoskopie bei fetaler Therapie. Gynäkologe 17:52
Rodeck CH, Holman CA, Karnicki J, Kemp JR, Whitmore DN, Austin MA (1981) Direct intravascular fetal blood transfusion by fetoscopy in severe rhesus isoimmunisation. Lancet I:625
Schneider J, Maas DHA (1978) Rhesuserythroblastose. Klin Frauenheilkd III:164/1 (Ergänzung 1978)
Seelen J, Kessel, Hiam V, Eskes T, Leusden H v, Been K, Evers J, Gent D v, Peeters L, Velden W, Zonderland F vd (1966) A new method of exchange transfusion in utero. Am J Obstet Gynecol 95:872
White CA, Goplerud CP, Kisker CT, Stehbens JA, Kitchell M, Taylor JC (1978) Intrauterine fetal transfusion, 1965–1976, with an assessment of the surviving children. Am J Obstet Gynecol 130:933
Whitfield CR, Thompson W, Armstrong M, Reid McC (1972) Intrauterine fetal transfusion for severe rhesus haemolytic disease. Br J Obstet Gynaecol 79:931

## 9.2 Nicht immunologischer Hydrops fetalis (NIHF)

Exzessive fetale Wassereinlagerungen in Form von Höhlenergüssen und Weichteilödemen werden als „Hydrops fetalis" bezeichnet. Liegen ihnen andere Ursachen als eine fetomaternale Blutgruppenunverträglichkeit (Isoimmunisation) zugrunde, werden sie in Abgrenzung hierzu unter dem Begriff „nicht immunologischer Hydrops fetalis" (NIHF) zusammengefaßt.

Die in den westlichen Industrienationen seit den 60er Jahren konsequent durchgeführte Anti-D-Immunprophylaxe führte zur Reduktion der Frequenz der Rh-Isoimmunisation, so daß der NIHF nun zur prädominanten Form des fetalen Hydrops geworden ist (Senft et al. 1982; Andersen et al. 1983). Die Inzidenz des NIHF liegt zwischen 1:2566 (Maidman et al. 1980) und 1:3538 Geburten (Macafee et al. 1970), seine perinatale Mortalität zwischen 50% (Etches u. Lemons 1979) und 98% (Hutchison et al. 1982). Frühe intrauterine Diagnose und gezielte Therapie der Feten und Neugeborenen haben die Überlebenschancen bei Vorliegen eines NIHF zumindest für einzelne seiner ätiologischen Untergruppen gebessert. Neue diagnostische und therapeutische Konzepte können diese günstige Entwicklung der perinatalen NIHF-Mortalität fortsetzen.

## 9.2.1 Ätiopathogenese

### Ätiologie

Seit der Erstbeschreibung eines nicht durch Isoimmunisation hervorgerufenen Hydropsfalles durch Potter (1943) wurde eine Vielzahl fetaler, plazentarer und maternaler Krankheitsbilder zusammengestellt, die zu Perikarderguß, Aszites, Pleuraerguß und Weichteilödemen bis hin zum gemeinsamen Endbild des Hydrops fetalis universalis führen können (z.B. Macafee et al. 1970; Etches u. Lemons 1979; Maidman et al. 1980; Schwartz et al. 1981; Perlin et al. 1981; Davis 1982; Hutchison et al. 1982; Hansmann u. Redel 1982):

*Krankheiten in Verbindung mit NIHF.* (Mod. nach Hutchison et al. 1982; Davis 1982; Hansmann u. Redel 1982; Hansmann u. Gembruch 1984)

*A. Fetal*

1) *Hämatologie (Anämie)*
- chronische Transfusion
  - fetomaternal
  - fetofetal
- Homozygote α-Thalassämie
- Glucose-6-Phosphat-Dehydrogenase-Mangel

2) *Kardiovaskulär*
- Dysrhythmien
  - Tachyarrhythmien (SVT, Vorhofflattern, -flimmern)
  - Bradyarrhythmien (AV-Block 3. Grades)
  - komplexe Dysrhythmien
- Prämature Obstruktion fetaler Blutwege
  - des Foramen ovale
  - des Ductus anteriosus Botalli
- Myokardiale Funktionsminderungen
  - Endokardfibroelastose
  - Kardiomyopathien (z.B. diabetische Kardiomyopathie)
  - Myokardinfarkt bei Thrombus in Koronararterie
  - intrauterine Myokarditis (z.B. Zytomegalie)
- kardiale Malformationen (z.B. AV-Kanal mit Mitralregurgitation, Insuffizienz oder Fehlen der Pulmonalklappe, Insuffizienz der Trikuspidalklappe, Ebstein-Anomalie, komplexe kardiale Malformationen)
- intrakavitäre Raumforderungen (z.B. Tumor, Thrombus)
- generalisierte arterielle Kalzifikation
- generell jedes Vitium in Verbindung mit oben genannten Ursachen, besonders häufig mit Dysrhythmien (z.B. AV-Kanal, Fallot's-Tetralogie, „single ventricle", Ebstein's-Anomalie)

3) *Pulmonal*
- zystische-adenomatoide Lungenfehlbildung
- pulmonale Lymphangiektasie
- Hämangiom der Lunge
- pulmonale Hypoplasie (diaphragmale Hernie)

4) *Gastrointestinal*
- Darmperforation (z.B. Mekoniumperitonitis)
- Zirrhose und portale Hypertension
- Leberzirrhose

5) *Urogenital*
- kongenitale Nephrose
- renale Dysplasie
- Prune-belly-Syndrom
- Nierenvenenthrombose
- Ovarialzyste

6) *Intrauterine Infektion*
- TORCH
- Leptospirose
- kongenitale Hepatitis
- Chagas-Krankheit
- Syphilis

7) *Neurologisch*
- Tuberöse Sklerose
- Speicherkrankheiten (z.B. M. Gaucher)
- Neuroblastom

8) *Multiple Schwangerschaft*
- Parasitärer Fetus
- Fetofetale Transfusion

9) *Chromosomale Anomalien*
- Turner-Syndrom
- Trisomie 18, 21
- XX/XY-Mosaik
- Triploidie (69 XXX)

10) *Verschiedenes*
- Steißbeinteratom
- AV-Shunt
- DIC
- Saldino-Noonan-Syndrom
- François-Syndrom Typ III
- Osteogenesis imperfecta
- Asphyxierende Thoraxdysplasie

*B. Maternal*
- Diabetes mellitus
- EPH-Gestose

*C. Plazentar*
- Nabelvenenthrombose
- Choriale Venenthrombose
- Chorionangiom
- Nabelokklusion oder -stenose
- AV-Shunt

*D. Idiopathisch*

Einige dieser Grunderkrankungen sind mit dem extrauterinen Leben unvereinbar, andere einer medikamentösen und/oder chirurgischen intra- und/oder extrauterinen Therapie zugänglich, wieder andere nur intrauterin von Krankheitswert (z.B. Plazenta- und Nabelschnurveränderungen, prämature Obstruktion fetaler Blutwege). In der Mehrzahl der nicht immunologischen Hydropsfälle sind kardiovaskuläre Grunderkrankungen Ursache der fetalen Wassereinlagerungen. So konnten Kleinman et al. (1982) bei 10 von 13 Feten mit NIHF kardiovaskuläre Anomalien nachweisen. In der Zusammenstellung der nicht immunologisch bedingten Hydropsfälle an der Universitätsfrauenklinik Bonn (Jan. 1979–April 1982) waren bei 20 der 40 Feten kardiovaskuläre Erkrankungen vorhanden (Hansmann u. Redel 1982); bei den bis Juni 1984 untersuchten 115 Fällen eines NIHF sind bei 25% (n = 29) kardiovaskuläre und bei 16% (n = 18) chromosomale Anomalien als Ursache des NIHF anzusehen.

## Pathogenese

Nicht immer sind die fetalen Wassereinlagerungen kausal-genetisch durch die „Grunderkrankungen" erklärbar (z.B. Mißbildungssyndrome, Nierenvenenthrombose u.v.a.), weil die vermuteten Mechanismen bei der Ödementstehung selten isoliert auftreten und auch nicht uniform zur Ausbildung eins Hydrops fetalis führen. Die Ödeme können Folge eines verminderten onkotischen Drucks, einer chronischen Anämie, einer Obstruktion des venösen Rückflusses, einer intrauterinen Infektion, einer Fehlbildung im Bereich des lymphatischen Systems und/oder einer Herzinsuffizienz zu sein. Ein verminderter kolloidosmotischer Druck des Plasmas tritt bei Hypoproteinämien auf, z.B. bei kongenitaler Nephrose mit nephrotischem Syndrom (Senft et al. 1980) oder bei hepatozellulären Proteinsynthesedefekten (Turski et al. 1975). Anämie und Infektionen können über eine chronische Gewebshypoxie zu einer erhöhten Permeabilität im Kapillarsystem und somit zu fetalen Wassereinlagerungen führen. Obstruktionen im Bereich der Nabelvene, des Ductus venosus oder der V. cava treten bei fetalen Raumforderungen (z.B. Neuroblastom, zystische adenomatoide Lungenfehlbildung) oder Thrombosen dieser Gefäße auf. Neben einer chronischen Gewebshypoxie könnten die Wassereinlagerungen bei intrauterinen Infektionen auch durch Myokarditis, Hepatitis oder nephrotisches Syndrom verursacht werden. Fetale zystische Hygrome, zumeist im Halsbereich, werden als Folge einer Malformation des lymphatischen Systems angesehen. Möglicherweise beruhen sie z.T. auf dem Fehlen einer Kommunikation zwischen lymphatischem und venösem System im Halsbereich. Die so entstehenden Flüssigkeitsansammlungen können lokalisiert bleiben oder bis zum Hydrops fetalis universalis fortschreiten. Gewinnen die jugularen Lymphsäcke des Fetus noch intrauterin Anschluß an die jugularen Venen, könnten sich, dieser Hypothese folgend, Hygroma colli und Ödeme völlig oder teilweise (Pterygium colli, Hand- und Fußrückenödeme bei Neugeborenen mit Turner-Syndrom) zurückbilden (Chervenak et al. 1983). Unter den eigenen Fällen wurde dies allerdings bislang niemals beobachtet. Als rückbildungsfähig erwiesen sich hingegen mehrfach Höhlenergüsse aller Ausprägungsgrade und das generalisierte Hautödem. In der Mehrzahl der Fälle ist die fetale Herzinsuffizienz als entscheidender pathophysiologischer Mechanismus bei der Ödementstehung anzusehen, obwohl sekundär Hypoproteinämie und Anämie hinzutreten können. Die fetale Herzinsuffizienz, gleichgültig ob kardialer oder extrakardialer Genese (chronische Anämie, Transfusionssyndrom, arteriovenöse Fistel, Steißbeinteratom), manifestiert sich in der Regel als Rechtsherzinsuffizienz. Dies ist auf die besonderen Verhältnisse des fetalen Kreislaufs zurückzuführen. Bei hohem pulmonalem Gefäßwiderstand, niedrigem pulmonalem Blutfluß (nur 5–10% des Auswurfvolumens beider Ventrikel) und funktioneller Parallelschaltung beider Ventrikel (Rudolph 1974) entwickelt sich intrauterin kein Lungenödem, auch nicht bei Erkrankungen des linken Herzens. Als gemeinsamer Mechanismus aller zur fetalen Herzinsuffizienz führenden Erkrankungen ist die Volumen- und Druckbelastung des rechten Vorhofs anzusehen (Kleinman et al. 1982). Neben den eigentlichen fetalen Herzkrankheiten (Verlegung der fetalen Blutwege, Dysrhythmien, Myokarderkrankungen) können weitere (oben S. 277 zusammengestellte) kardiale Fehlbildungen zum Hydrops fetalis führen, so auch ein AV-Kanal beim Vorliegen eines linksventrikulären-rechtsatrialen Shunts über eine insuffiziente Mitralklappe. Hingegen sind andere kardiale Malformationen mit der fetalen Zirkulation vereinbar und werden erst nach der postnatal erfolgten Kreislaufumstellung symptomatisch, wie meist Fallot's-Tetralogie, der Truncus ateriosus, die Transposition der großen Arterien, das hypoplastische Linksherz u.v.a. (Hansmann u. Gembruch 1984). Die Kompensationsmechanismen des fetalen Herzens bei Druck- und Volumenblastung scheinen schwächer als bei Erwachsenen ausgeprägt zu sein (Rudolph 1974; Kleinman et al. 1982), weshalb bereits vergleichsweise geringe Störungen der fetalen Zirkulation, wie paroxysmale supraventrikuläre Tachykardien, zur Herzinsuffizienz, ja zum intrauterinen Tod führen können. Auch der oft rasante Verlauf von der Manifestation der Rechtsherzinsuffizienz bis zum Vollbild des Hydrops innerhalb von 1–3 Tagen ist eine Eigenart der fetalen Pathophysiologie. Die völlige Rückbildungsfähigkeit der Wassereinlagerungen nach Beseitigung der zugrundeliegenden Störung, z.B. nach Kardioversion fetaler Tachyarrhythmien, hat zunächst überrascht; sie entspricht aber im Grunde den Erfahrungen bei Neugeborenen. Dabei dauert es manchmal nur wenige Tage, bei fortgeschrittenen Hydropsfällen meist aber Wochen bis Monate bis zur kompletten Rekompensation, d.h. völligen Ödemausschwemmung.

### 9.2.2 Diagnostisches und therapeutisches Vorgehen

#### Diagnose

Klinische Hinweiszeichen für das Vorliegen eines NIHF sind Polyhydramnie, nachlassende Kindsbewegungen (Hansmann u. Redel 1982; Hutchinson et al. 1982; Kleinman et al. 1982) und fetale Dysrhythmien (Hansmann u. Redel 1982), seltener maternale Anämie und Präeklampsie (Macafee et al. 1970; Hutchison et al. 1982). Die pränatale Diagnose des Hydrops fetalis beruht heute allein auf der Ultraschalluntersuchung (Fleischer et al. 1981; Hutchison et al. 1982; Davis 1982; Hansmann u. Redel 1982). Dabei sind das fetale Hautödem und die Höhlenergüsse, an erster Stelle der fetale Aszites, als die wichtigsten sonographischen Kriterien des Hydrops fetalis festzustellen (Abb. 9.13 und 9.14). Ein Hydramnion und ein Plazentaödem sind häufig begleitende Befunde.

Basierend auf dem pathophysiologischen Konzept der Hydropsgenese als Folge einer primären oder sekundären Herzinsuffizienz kann unter Anwendung verschiedener sonographischer Parameter (B-mode- und M-mode-Messungen) neben qualitativen Aussagen eine quantitative Beurteilung der kardialen Dekompensation und der fetalen Wassereinlagerungen erfolgen (s. nachfolgende Übersicht). Diese Quantifizierung der fetalen Herzinsuffizienz erweist sich immer mehr als eine wesentliche Voraussetzung zur Einschätzung der Prognose, wie bei der Entscheidung, ob, welche und wann Behandlungsmaßnahmen eingesetzt werden sollen. Auch bei der Beurteilung des Therapieerfolgs sind quantifizierende Ergebnisse von Nutzen.

*Sonographische Parameter zu qualitativen und quantitativen Diagnostik der fetalen Herzinsuffizienz*

*A. Untersuchung des Herzens*

1) Einstellen des typischen Vierkammerblicks unter Berücksichtigung der Lage, Form und Größe des Herzens.
2) Abgriff der sog. „kurzen Achse" = Querdurchmesser in AV-Klappenhöhe.
3) Durchmesser beider Ventrikel in Systole und Diastole,
Durchmesser des rechten Vorhofs,
Durchmesser der großen Gefäße,
Dicke von Septum und Ventrikelwänden,
ggf. quantitative Abschätzung der Funktion beider Ventrikel, Messung der systolischen Zeitintervalle beider Ventrikel (in Verbindung mit fetalem EKG) u.a.

*B. Untersuchung anderer Organe*

1) Durchmesser der intra- bzw. subhepatischen Venen.
2) Durchmesser der V. umbilicalis.
3) Qualitative und quantitative Erfassung von
   - Perikarderguß,
   - Aszites,
   - Pleuraerguß,
   - Heptatomegalie,
   - Splenomegalie,
   - Hautödem,
   - Hydramnion,
   - Plazentaödem bzw. -dicke.

Nach der qualitativen und quantitativen Diagnose eines Hydrops fetalis folgt die Suche nach seiner Ätiologie. Hierzu sollen die diagno-

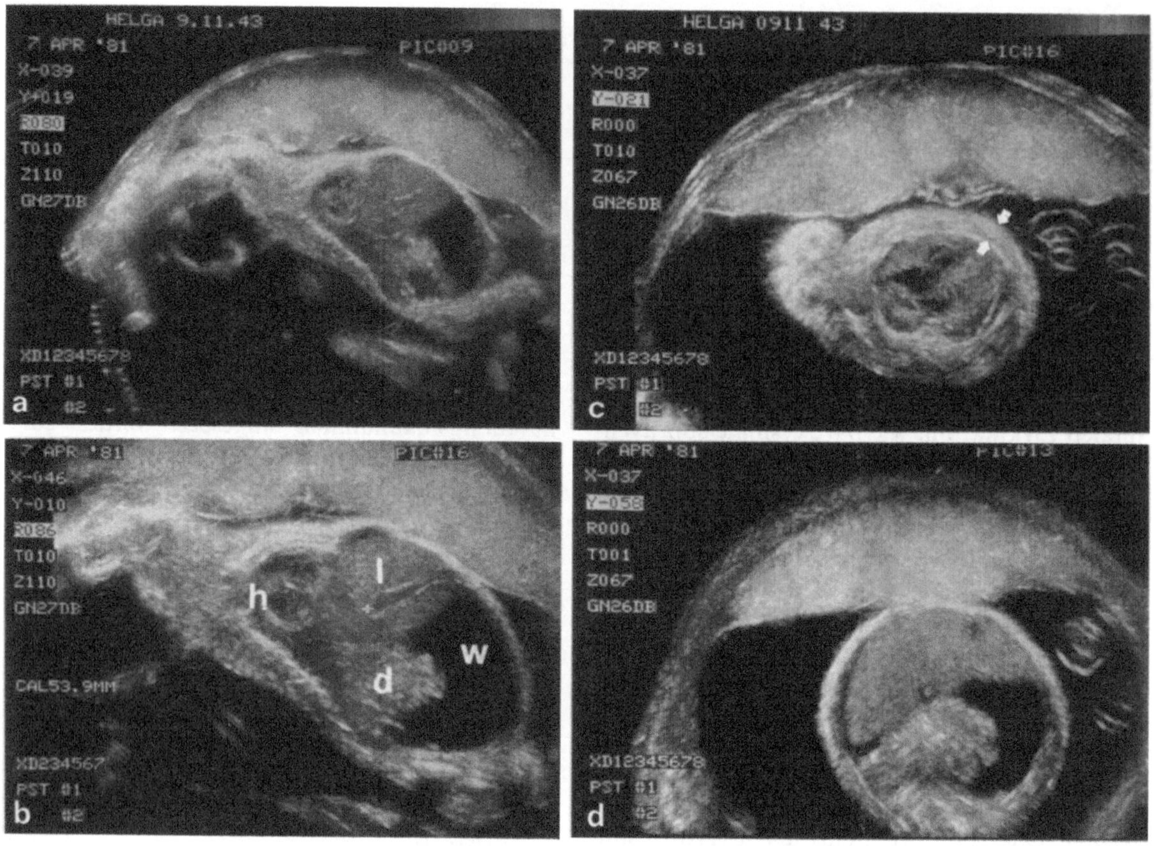


**Abb. 9.13a–d.** Hydrops fetus et placentae, 34. SSW, bei Anämie unklarer Ätiologie (Hb 5,1 g%). **a** Längsschnitt; Fetus in Beckenendlage mit hyperreflektorischer, voluminöser Plazenta. **b** Ausschnittvergrößerung (*h* Herz, *l* Leber, *d* Darm, *w* Aszites). **c** Querschnitt; Hautödem im Thoraxbereich (*Pfeil*). **d** Querschnitt; Hepatomegalie und Aszites (Wirbelsäule bei 6 Uhr)

a 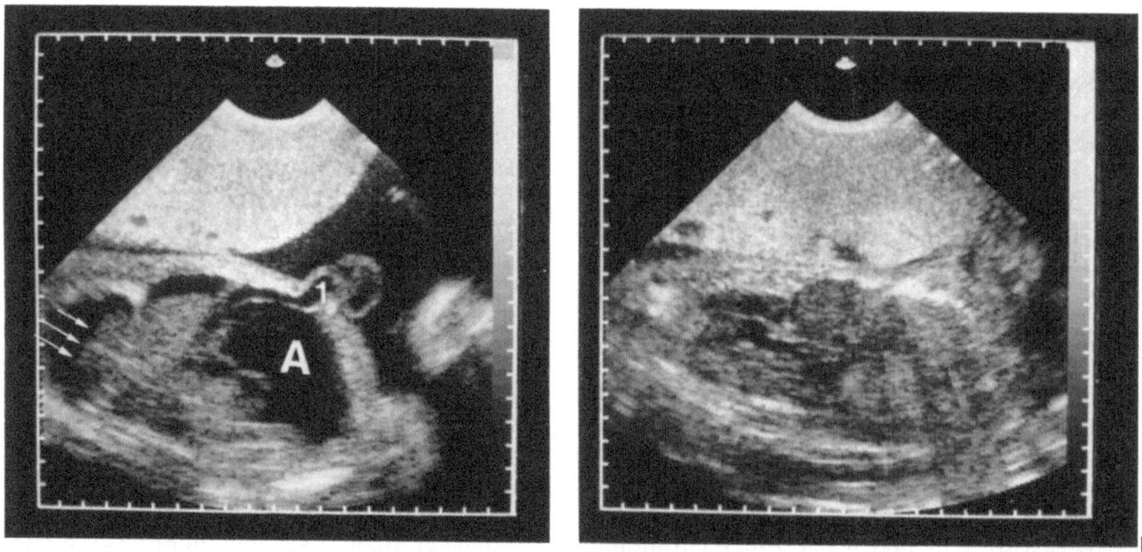 b


**Abb. 9.14a, b.** Hydrops fetalis bei Zwerchfelldefekt. **a** Längsschnitt, 30. SSW (*A* Aszites, *Pfeile:* Leber partiell im Hydrothorax, *1* V. umbilicalis). **b** Gleicher Schnitt nach ultraschallkontrollierter Aszitespunktion (220 ml)

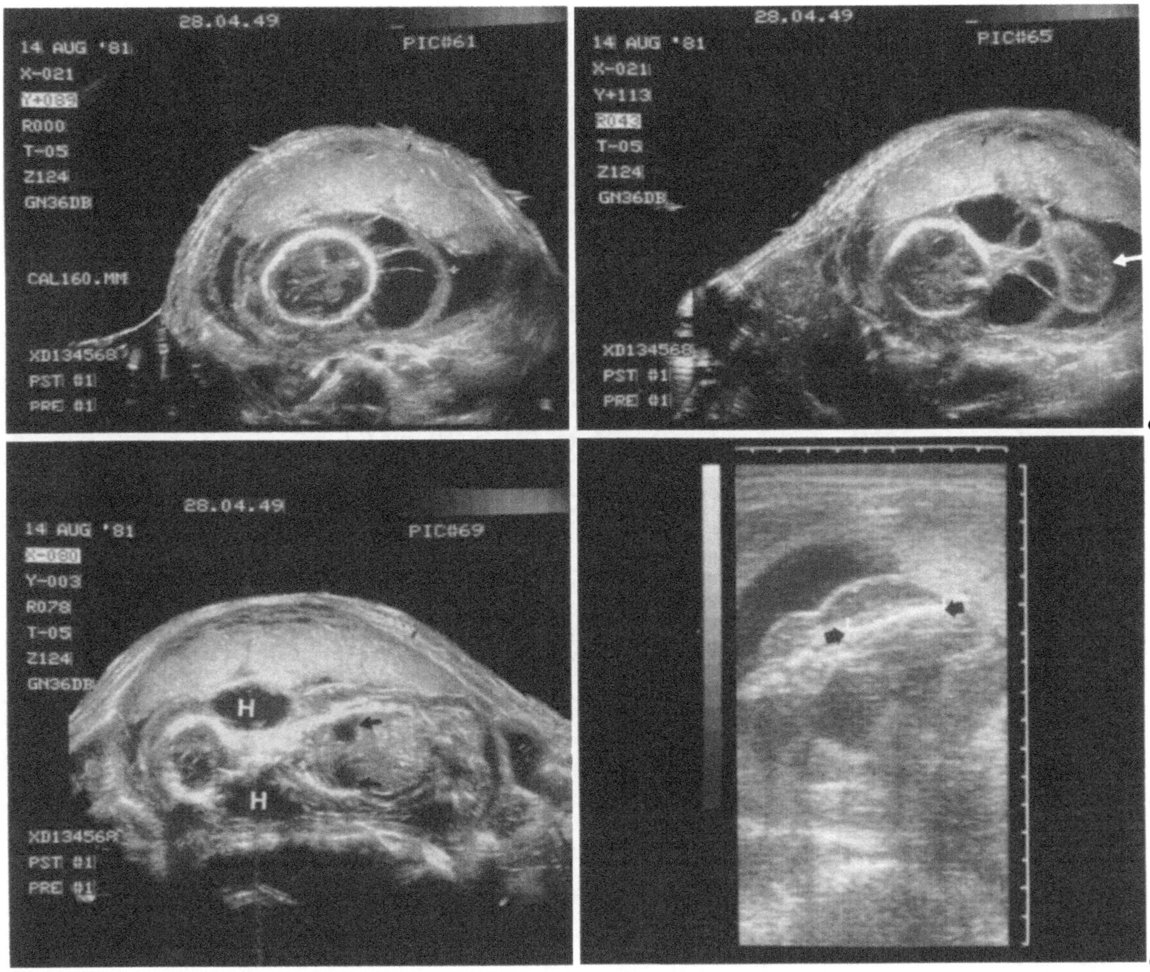


a c b d

**Abb. 9.15a–d.** Hydrops fetus et placentae bei Noonan-Syndrom, 26. SSW, Chromosomen: 46 XY. **a** Kranialer Querschnitt. Der Kopf ist von einem exzessiven Hautödem und einem Hygroma colli umgeben. **b** Längsschnitt mit Darstellung des Gesamtkörperhautödems, des Hygroma colli (*H*) und beidseitigen Pleuraergüssen (*Pfeil*). **c** Querschnitt. Kopf-Hals-Bereich mit Darstellung der typischen Septierung des Hygroma colli sowie des extremen Hautödems im Nacken (*Pfeil*). **d** Gleicher Fall. Darstellung des Hautödems an Unterarm und Hand (Ulna 35 mm)

stischen Schritte in einer festen Reihenfolge eingesetzt werden:

*Untersuchungskatalog beim Vorliegen eines Hydrops fetalis*

*1) Untersuchungen im mütterlichen Blut*
- a) Blutgruppe und Antikörpersuchtest
- b) Serologie
- c) TORCH (Infektionen)
- e) AFP
- e) HbF-Zellen (Kleihauer-Technik)
- f) oraler Glukosetoleranztest (100 g Glukose)
- g) Hb-Elektrophorese (heterozygote α-Thalassämie)
- h) Erythrozytenenzyme (heterozygoter G-6-PD-Mangel)

*2) Ultraschall*
- a) fetale Mißbildungsdiagnostik (Stufe III)
- b) fetale Echokardiographie (zweidimensionale gepulste Doppler-Echokardiographie mit integriertem M-mode)

*3) Amniozentese zur Chromosomenanalyse, ggf. schnelle Karyotypisierung und biochemischen Fruchtwasseranalyse*

*4) Gegebenenfalls fetale Blutentnahme (Hämoglobin, Eiweiß, Hämoglobinstruktur, spezifisches IgM, Enzymbestimmung in Erythrozyten (G-6-PD, etc.), Blutgruppe (Rh))*

*5) Gegebenenfalls Fetoskopie (Mißbildungsdiagnostik, Aspiration von fetalem Blut)*

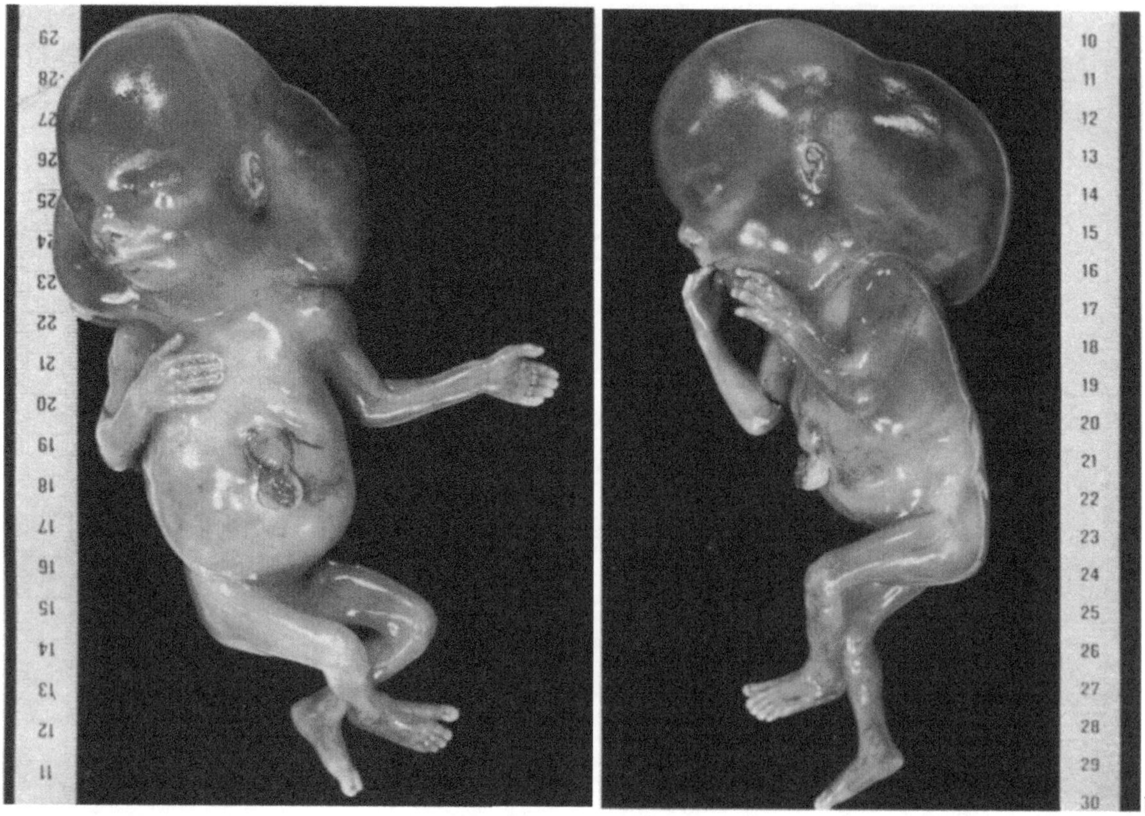

**Abb. 9.16. a** Phänotyp eines Fetus mit Hygroma colli und partieller Ektopie des Herzens (24. SSW). **b** Normaler Karyotyp, 46 XX

Dabei dienen die Bestimmung der maternalen Blutgruppe und ein kompletter Antikörpersuchtest zum Ausschluß eines Isoimmunitätshydrops bzw. zur Sicherung der Diagnose des NIHF. Anschließend sind weitere Laboruntersuchungen im mütterlichen Blut durchzuführen: z.B. der Ausschluß infektiöser Erkrankungen (TORCH = „**t**oxoplasmosis, **o**ther infections microorganisms, **r**ubella, **c**ytomegaly, **h**erpes simplex"), die AFP-Bestimmung (z.B. Chorionangiom), HbF-Zellzählung bei der Mutter (fetomaternale Transfusion), Hb-Elektrophorese (heterozygote $\alpha$-Thalassämie), Erythrozytenenzyme (heterozygoter Glukose-6-Dehydrogenase-Mangel) u.v.a. Vor allem kann aber die sonographische Untersuchung im Sinne einer „weiterführenden" gezielten Mißbildungsdiagnostik – einschließlich der fetalen Echokardiographie – viele der möglichen fetalen und plazentaren Grunderkrankungen aufdecken. Bei ca. 2/3 der Fälle ist so die Ätiologie des NIHF verifizierbar (Hansmann u. Redel 1982; Kleinman et al. 1982).

Die Quantifizierung der fetalen Wassereinlagerungen und Herzfunktion (s. oben), der Zeitpunkt der intrauterinen Dekompensation und deren Progression in Verlaufsstadien gelten als wichtige prognostische Kriterien: Ein frühes Auftreten des Hydrops fetalis vor der 24. SSW wird am häufigsten bei chromosomalen Aberrationen beobachtet, z.B. Turner-Syndrom und Trisomien (18, 21); weniger bei der Triploidie. Demgegenüber traten fetale Dysrhythmien meist erst später auf, d.h. nach der 24 SSW. Wir haben allerdings bei einer an unsere Klinik- (Bonn) überwiesenen Patientin bereits in der 22. SSW das Vollbild eines Hydrops fetalis bei Tachyarrhythmien von 280–300 Schlägen/min festgestellt und erfolgreich behandelt (s. Kap. 8.8). Zur weiteren Differenzierung fetaler Brady- und Tachyarrhythmien (paroxysmale supraventrikuläre Tachykardie, Vorhofflattern und -flimmern) liefert die M-mode-Aufzeichnung detaillierte Informationen (De Vore et al. 1983). Bei jeder fetalen, auch hämodynamisch bedeutungslosen Dysrhythmie muß nach

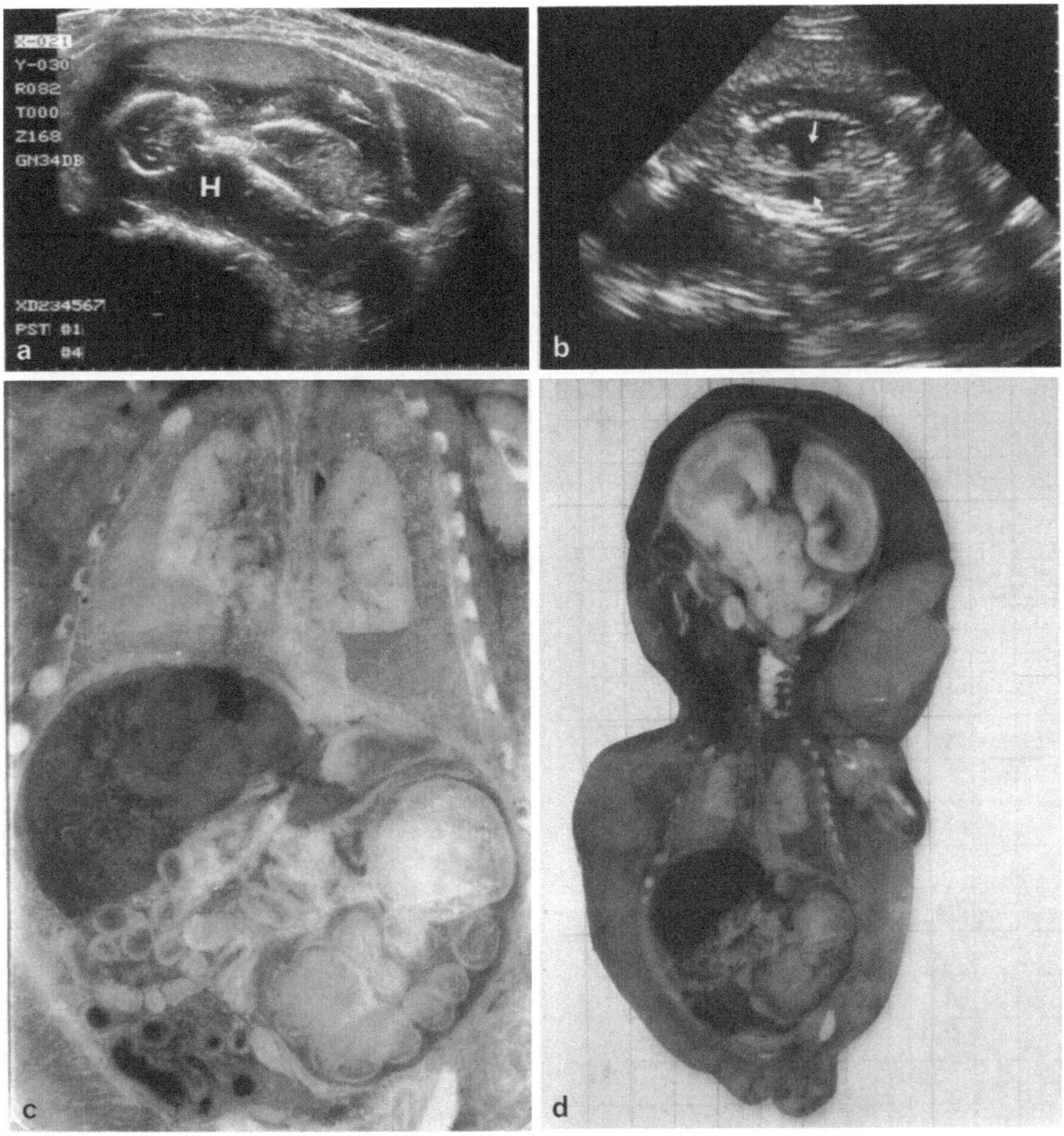


**Abb. 9.17a–d.** Lymphangiektatisches Ödem mit Hygroma colli bei Anhydramnie, 21. SSW, bei Turner-Syndrom (45 XO). **a** Längsschnitt. Ödem des gesamten Körpers und Hygroma colli (*H*). **b** Ausschnitt aus dem Thorax mit beiseitigen Pleuraergüssen (*Pfeil*). **c** Ganzkörperfrontalschnitt mit Darstellung des exzessiven Hautödems. **d** Hervorhebung der Pleuraergüsse im Gefrierschnitt

assoziierten kardialen Malformationen gefahndet werden, insbesondere nach einem AV-Kanal, univentrikulärem Herz, Fallot-Tetralogie und Ebstein-Anomalie (Redel u. Hansmann 1984).

Der Nachweis eines Hygroma colli läßt eine chromosomale Aberration, insbesondere ein Turner-Syndrom (45 X oder 45 X/46 XX), erwarten, obwohl dieses Symptom isoliert oder in Verbindung mit anderen Malformationen auch bei allen Trisomien sowie bei normalem Karyotyp zu beobachten ist (Abb. 9.15–9.17).

Weitere differentialdiagnostische Hinweise liefert die Verteilung der fetalen Wassereinlagerungen. So kann z.B. anhand der auf die obere Körperhälfte beschränkten Flüssigkeitsansammlung (Hydrothorax, Hautödem) die prämature Obstruktion des Foramen ovale vermu-

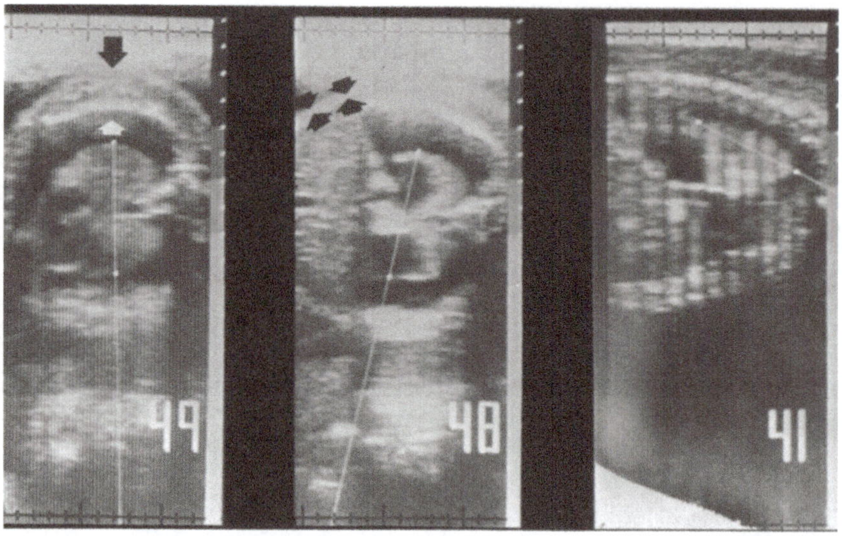


**Abb. 9.18.** Doppelseitiger Hydrothorax bei vorzeitigem Verschluß des Foramen ovale, 32. SSW (Fall 1). *Links:* Thoraxquerschnitt mit Herz-Lungen-Paket; exzessives Hautödem (*Pfeile*). *Mitte:* Querschnitt weiter kaudal, basale Lungenflügel und Darstellung eines Leberanteils. Kein Aszites! V. umbilicalis bei 9 Uhr. Kein Hautödem (*Pfeile*) *Rechts:* Längsschnitt mit Lungenflügel (41 mm)

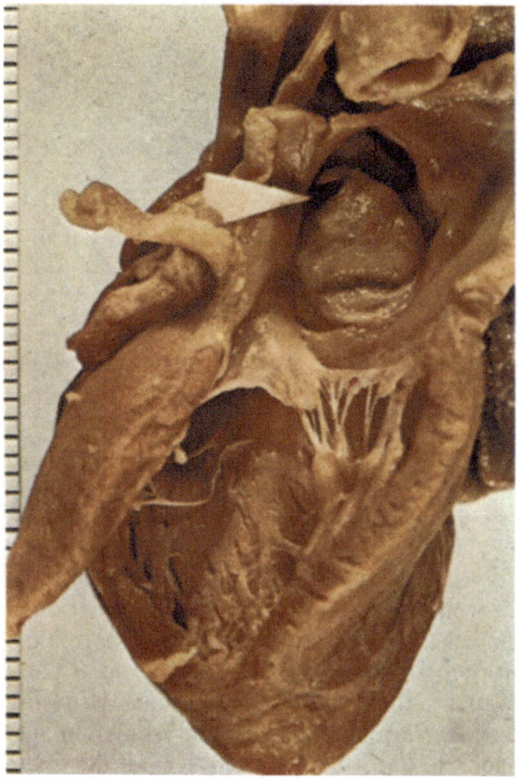

**Abb. 9.19.** Einblick in die linke Herzhälfte. Der *Pfeil* weist auf das bis auf 2 mm verengte Foramen ovale. (Aus Hansmann et al. 1982)

tet werden (Hansmann et al. 1982; Redel u. Hansmann 1981) (Abb. 9.18–9.21). Ein isolierter Aszites gilt neben dem Perikarderguß als frühes Symptom einer kardialen Dekompensation (Abb. 9.22; De Vore et al. 1982). Die Weitstellung der V. cava und der intrahepatischen Venen spricht für eine Rechtsherzinsuffizienz (Abb. 9.23). Ein isolierter Aszites kommt bei vielen anderen Erkrankungen, so auch bei Infektionen, gastrointestinalen Perforationen in Zusammenhang mit der Mukoviszidose (Staab et al. 1984) (Abb. 9.24 und 9.25) und Erkrankungen des Urogenitaltrakts oder in Zusammenhang mit Tumoren, vor. Obwohl diese Form des isolierten Aszites im strengen Sinne kein Hydrops fetalis ist, empfiehlt es sich, wegen der oft unzureichenden Abgrenzbarkeit die gleichen diagnostischen Schritte wie beim „echten" NIHF zu vollziehen.

In Zwillingsschwangerschaften ist fast immer eine fetofetale Transfusion über plazentare Gefäßanastomosen Ursache eines NIHF. Beide Zwillinge können kardial dekompensieren, und zwar der Akzeptor infolge einer volumenbedingten Kreislaufüberlastung, der Donator infolge einer chronischen Anämie. Selten ist der Fall eines parasitären Fetus (z.B. eines Akardius et Akranius), wobei durch ähnliche Me-

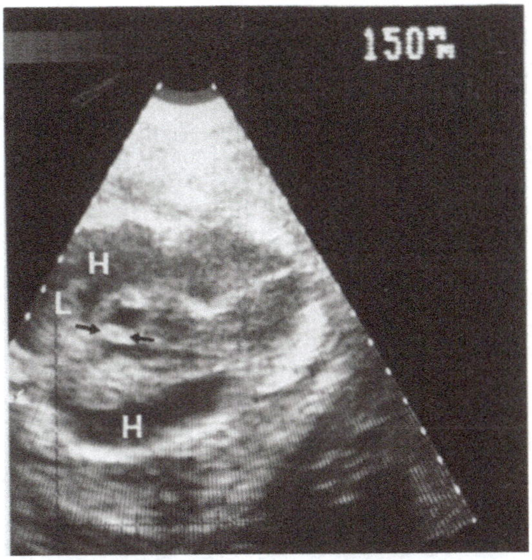


a

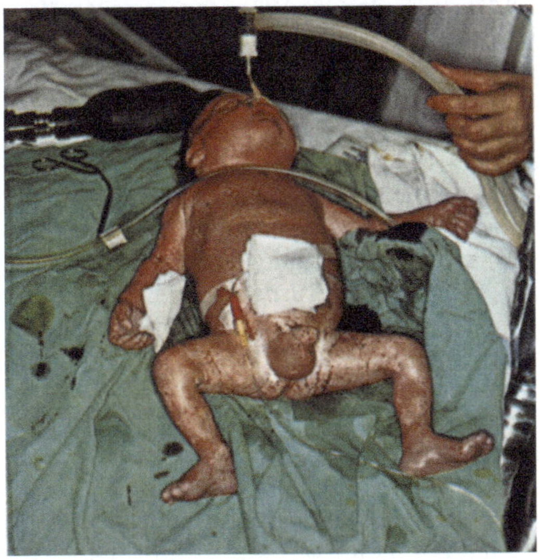

b

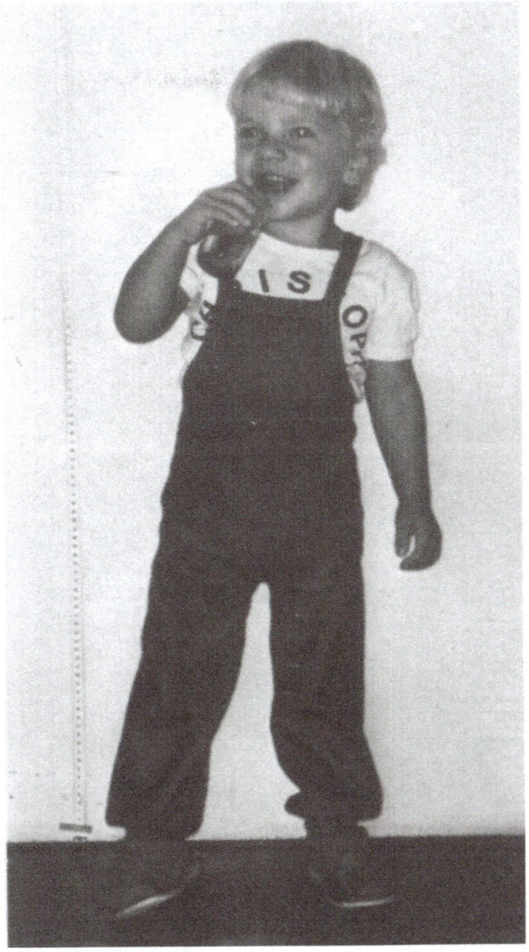

c

**Abb. 9.20.** **a** Hydrothorax bei vorzeitigem Verschluß des Foramen ovale, 34. SSW (Fall 2). Abnormale, starre und dicke Trennwand zwischen beiden Vorhöfen (*Pfeile*; *L* Lunge, *H* Hydrothorax). **b** Neugeborenes nach intrauteriner Pleurapunktion (120 ml), 34. SSW (3450 g, 43 cm; nach Ödemausschwemmung 2350 g!). **c** Das Kind im Alter von 2 Jahren

chanismen wie beim fetofetalen Transfusionssyndrom beide Feten hydropisch werden können.

Ein wichtiger diagnostischer Schritt ist die Amniozentese zur Chromosomenanalyse und zur Kontrolle der biochemischen Fruchtwasserparameter. Hierbei bietet die Pipettenmethode (Claussen u. Hansmann 1984) den entsprechenden Vorteil der „schnellen" Karyotypisierung (5–6 Tage). Sie gewährleistet somit die Möglichkeit klinisch sinnvoller Entscheidungen auch bei „später" Manifestation. Steht die Pipettenmethode nicht zur Verfügung oder ist die Genese des NIHF weiter unklar, kann die Entnahme fetalen Blutes (Nabelvene) unter Sichtkontrollen mittels Sono- und/oder Fetoskopie erfolgen (Daffos et al. 1983; Rodeck u. Nicolaides 1984; Golbus 1984). Nur so können $\alpha$-Thalassämie und Glukose-6-Phosphat-Dehydrogenase-Mangel, chronische Anämie oder Hypo-

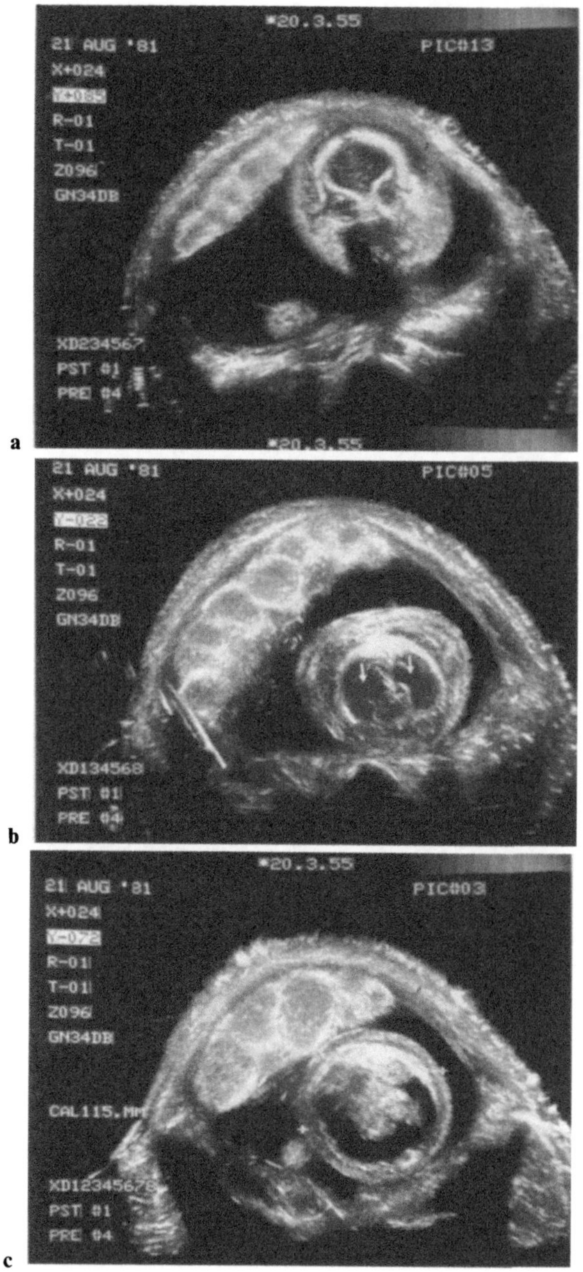


**Abb. 9.21 a–c.** Hydrops bei vorzeitigem Verschluß des Foramen ovale, 34. SSW (Fall 3). **a** Kopf in Frontalsicht mit einem pelzkragenartigen Hautödem. **b** Thorax mit exzessivem Hautödem sowie beidseitigen Pleuraergüssen (*Pfeile*). **c** Abdomen mit nur geringem Hautödem und Aszites; Nebenbefund: auffällige Plazentastruktur mit Mikrokalzifikationen

proteinämie des Fetus sicher erkannt werden. Auch könnte durch den Nachweis von spezifischem IgM im fetalen Blut eine Infektion diagnostiziert werden. Die Bestimmung des Karyotyps aus fetalen Lymphozyten ist schon innerhalb von 3 Tagen durchführbar (Rodeck u. Nicolaides 1984).

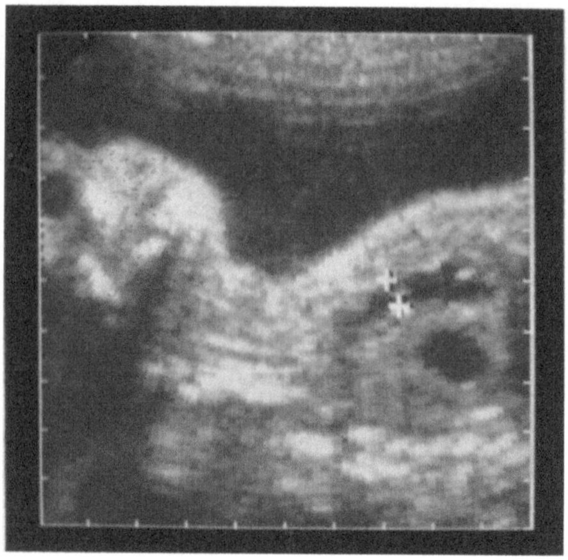

**Abb. 9.22.** Perikarderguß als Symptom einer kardialen Dekompensation (Schichtdicke 5 mm)

Der komplette Einsatz aller diagnostischer Schritte dieses Untersuchungskatalogs führt fast immer zur Klärung der Ätiologie des NIHF. Nur noch in Ausnahmefällen muß dann von einem idiopathischen Hydrops fetalis gesprochen werden.

## Therapie

Erst die genaue Diagnose der Grunderkrankung und der damit verbundenen Prognose liefert die nötige Information zur Erstellung individueller Konzepte zur weiteren Schwangerschaftsbetreuung im allgemeinen, wie zur intrauterinen Therapie im besonderen.

Die Beurteilung der Effektivität intrauteriner Behandlungsmaßnahmen gelingt sonographisch anhand der oben auf S. 279 zusammengestellten Parameter, wobei insbesondere quantitative Veränderungen des Aszites, der Hautödeme, Pleura- und Perikardergüsse sensibel reagieren und leicht meßbar sind (Abb. 9.26). Als prognostisch wichtig ist in diesem Zusammenhang „Becken-" oder Beulenform des Abdomens zu betrachten (Abb. 9.26). Sie entsteht, wenn der intraabdominelle Druck bei Abnahme des Aszites nachläßt. Sie weist also auf die Rekompensation hin.

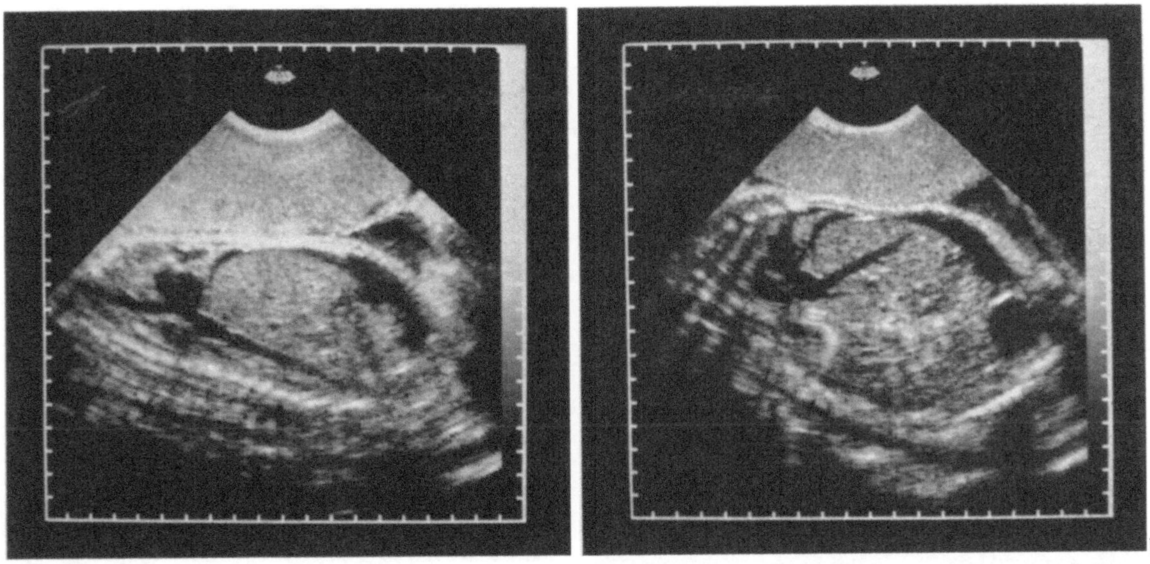

a b

**Abb. 9.23a, b.** Symptomatik bei Rechtsherzinsuffizienz. **a** Trompetenartig erweiterte Einmündung der V. cava inferior in den rechten Vorhof (im Längsschnitt, *Pfeil*). **b** Weitstellung der hepatischen Venen vor ihrer Einmündung in die V. cava inferior

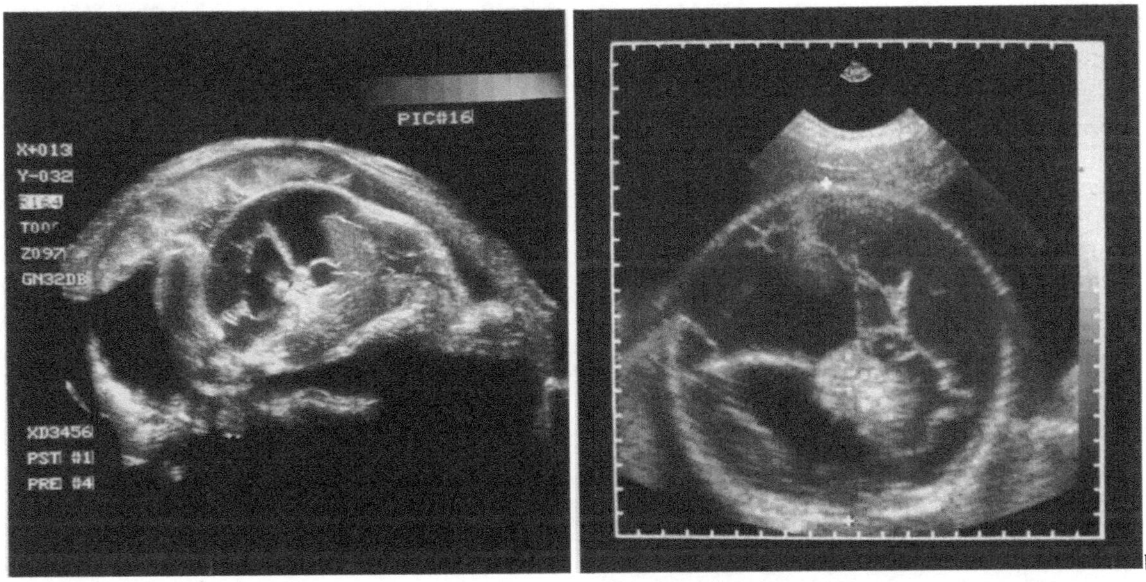


a b

**Abb. 9.24a, b.** Fetaler Aszites bei Zustand nach Darmperforation als Folge einer Mukoviszidose (Fall 1). Beachte die Septierung infolge fibrinöser Strangbildung bei Mekoniumperitonitis. Zur Reduktion des Leibesumfangs (54 cm) wurden präpartal 1100 ml Aszites abpunktiert. Operative Versorgung am 1. Lebenstag

Die Grundsätze der intrauterinen Therapie beim NIHF lassen sich wie folgt zusammenfassen:

1) Nur in Fällen mit unmittelbar drohender vitaler Gefährdung des Fetus scheint (ggf. in Verbindung mit anderen Maßnahmen, wie eine Zellgewinnung zur Chromosomenanalyse, Ausschluß einer Anämie oder Hypoproteinämie oder Entlastungspunktionen) die direkte ultraschallkontrollierte Applikation von Medikamenten in den Fetus (intravenös, intramuskulär, intrakavitär oder intrakardial) vertretbar zu sein. In der Mehrzahl der Fälle genügt die

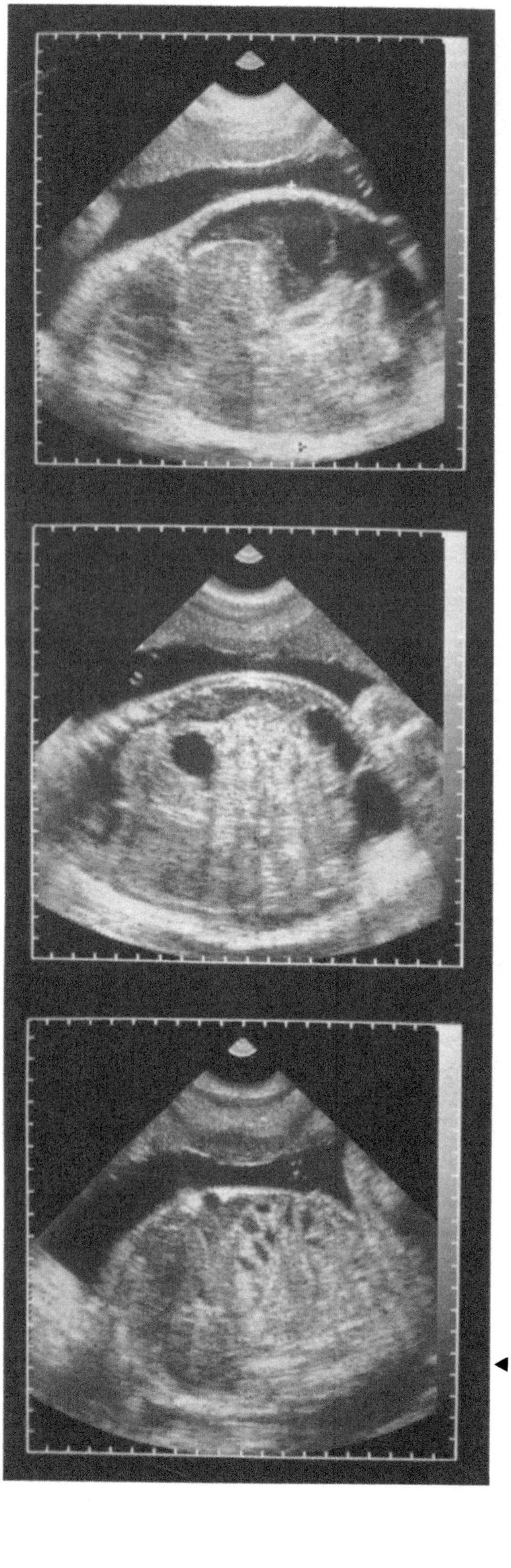

a

b

c

◀ **Abb. 9.25a–c.** Mukoviszidose (Fall 2) mit intrauteriner Darmperforation und Mekoniumperitonitis. **a** Fetus im Längsschnitt mit retroventraler Septierung (vor Punktion), **b** nach Punktion. **c** Beachte die für den Ileus typischen Dünndarmschlingen. Operative Versorgung unmittelbar postpartal

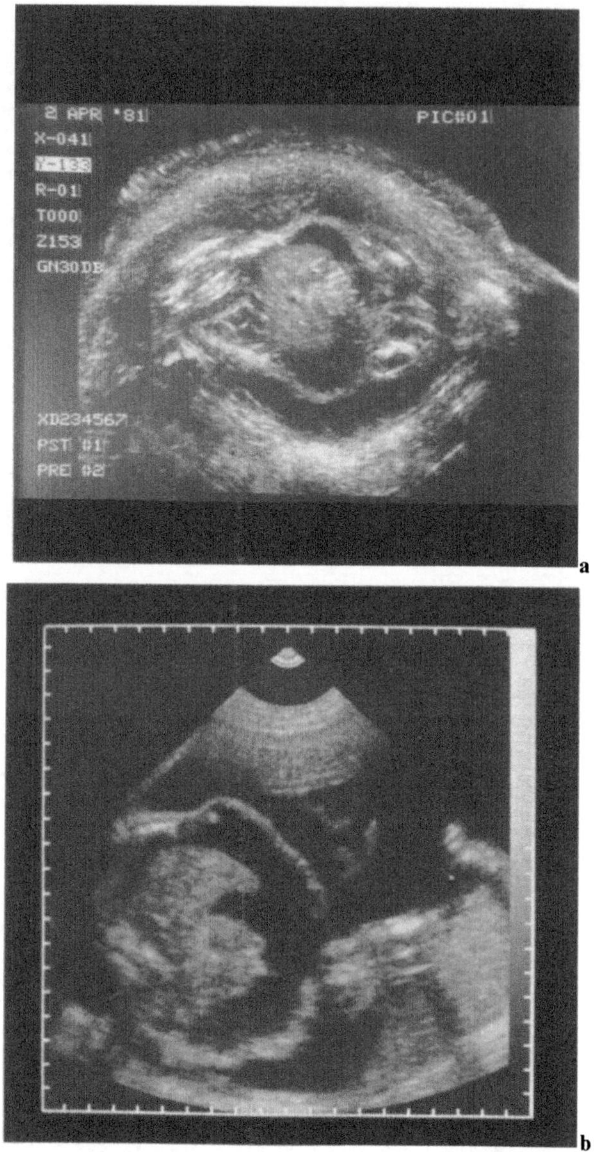


a

b

**Abb. 9.26a, b.** Fetaler Aszites im Stadium der Rekompensation; beachte die Beulenform des Abdomens

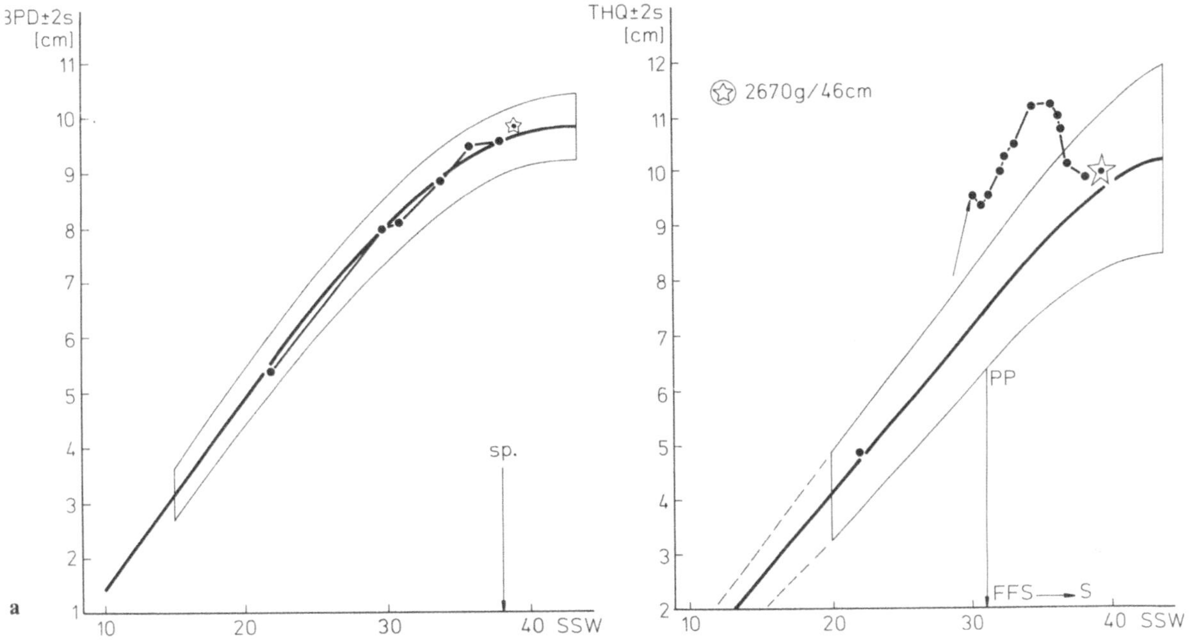


a

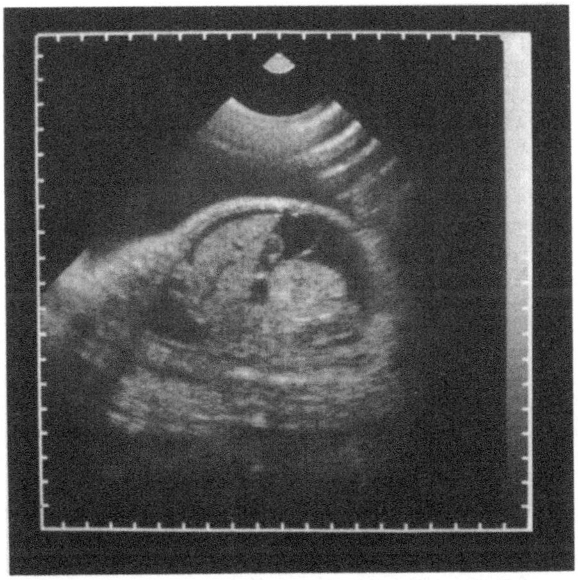

b

**Abb. 9.27. a** Wachstumsdiagramm, 30. SSW: fetale Tachykardie (300/min); zu diesem Zeitpunkt starker Aszites. Nach Digitalisierung und Propafenonmedikation zunächst direkt, später über die Mutter, ließ sich eine Konversion in die Normokardie erreichen (*S*). Die vollständige Ausschwemmung des Aszites spiegelt sich in der Abnahme des Abdomendurchmessers in den mittleren Normbereich wider. **b** Darstellung des Fetus im Längsschnitt bei Therapiebeginn

transplazentare Behandlung des Fetus durch Medikamentengabe an die Mutter, z.B. zur Kardioversion fetaler Dysrhythmien mit Methyldigoxin und verschiedenen Antiarrhythmika oder zur Kompensation einer primär kardial oder extrakardial bedingten Herzinsuffizienz (kompletter AV-Block, fetale Anämie, Steißbeinteratom, fetofetales Transfusionssyndrom) mit Methyldigoxin (Kleinman et al. 1983; Redel u. Hansmann 1984; Weiteres hierzu unter 8.8).

2) Einzelpunktionen zur Entlastung der Ergüsse im Bauch-, Pleura- und Perikardraum sowie des Hydramnions haben ein schnelles Nachlaufen zur Folge und sind nur bei „Greifen" einer medikamentösen Therapie mit dem Ziel einer Entlastung oder unmittelbarer präpartal indiziert, um optimale Voraussetzungen für diese erfolgreiche postnatale Reanimitation zu schaffen (Lungenentfaltung; Hansmann u. Redel 1982). Sie können sonst die ohnehin oft bestehende Hypoproteinämie noch erheblich verstärken.

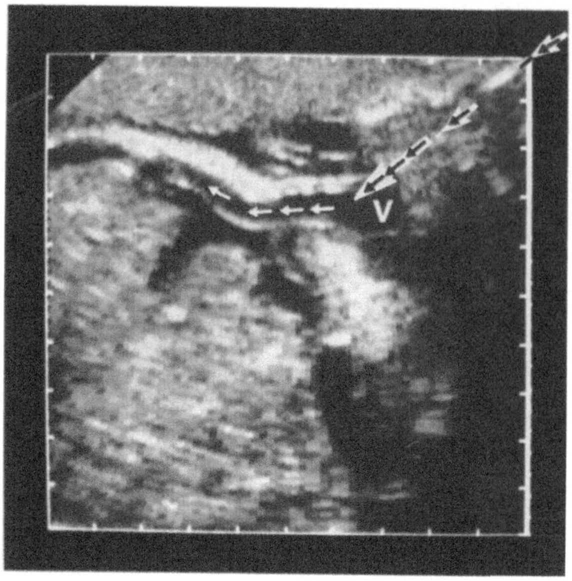


**Abb. 9.28.** Darstellung der V. umbilicalis im Bereich des Nabelschnuransatzes. Die Fixation der Vene im Eintrittsbereich ermöglicht die direkte i.v.-Injektion von Medikamenten unter Ultraschallsicht (*Pfeile*)

3) Eine intrauterine Bluttransfusion in die Bauchhöhle oder besser direkt in ein Gefäß des Fetus ist die kausale Therapie bei chronischer Anämie, z.B. nach fetomaternaler Transfusion.
4) Fetoskopisch kontrollierte intravasale Albumininfusionen wurden bei nachgewiesenen Hypoalbuminämie erfolgreich zur Therapie des Hydrops fetalis eingesetzt (Rodeck u. Nicolaides 1984).
5) Die elektive vorzeitige Entbindung ist zu erwägen, wenn das unmittelbare intrauterine Absterben des Fetus zu befürchten ist, d.h. bei starker Progredienz.
Generell ist bei potentieller Lebensfähigkeit des Fetus bei der Wahl des Entbindungsmodus die elektive Sectio caesarea der vaginalen Entbindung vorzuziehen, und zwar wegen der meist drohenden Asphyxie des Fetus bei einer u.U. extrem ödematösen Plazenta, die bei Einwirkung von Wehen keine ausreichende Versorgung mehr gewährleistet.
6) Eine Schwangerschaftsunterbrechung wegen eines NIHF ist nur beim Nachweis fetaler Fehlbildungen entsprechenden Schweregrades vor Ende der 24. SSW vertretbar. In diese Gruppe fallen wegen des frühzeitigen Auftretens der fetalen Wassereinlagerungen insbesondere die Fälle chromosomaler Anomalien.

Neben der Ursache des NIHF sind auch Verteilung und Ausmaß der Wassereinlagerung sowie das Gestationsalter die Prognose beeinflussende Parameter. Während ein NIHF aufgrund fetaler Dysrhythmien auch bei massiven Ausmaßen intrauterin therapiert werden kann und sollte, sind andere Ursachen nur in Ausnahmefällen therapierbar. Bei der oft schwierigen Differentialdiagnose des NIHF, seiner intra- und extrauterinen Therapie ist die interdisziplinäre Beratung und Zusammenarbeit (z.B. mit Neonatologen, Kinderkardiologen, radiologen, -chirurgen und -pathologen) sehr zu empfehlen.
Für die Zukunft ist zu hoffen, daß durch weitere Erkenntnisse bzw. Fortschritte auf den Gebieten der Ätiologie, Pathogenese, Diagnostik und Therapie des NIHF dessen hohe perinatale Mortalität noch weiter gesenkt werden kann (Abb. 9.27 und 9.28).

## Literatur

Andersen HM, Drew JH, Beischer NA, Hutchison AA, Fortune DW (1983) Non-immune hydrops fetalis: Changing contribution to perinatal mortality. Br J Obstet Gynaecol 90:636

Chervenak FA, Isaacson G, Blakemore KJ, Breg WR, Hobbins JC, Berkowitz RL, Tortora M, Mayden K, Mahoney MJ (1983) Fetal cystic hygroma. Cause and natural history. N Engl J Med 309:822

Clausen U, Hansmann M (1984) Die „Pipettenmethode" zur schnellen Karyotypisierung bei sonographischen Verdachtskriterien für eine Chromosomenanomalie. Gynäkologe 17:33

Daffos F, Capella-Pavlovsky M, Forestier F (1983) Fetal blood sampling via the umbilical cord using a needle guided by ultrasound: Report of 66 cases. Prenat Diagn 3:271

Davis CL (1982) Diagnosis and management of nonimmune hydrops fetalis. J Reprod Med 27:594

DeVore GR, Donnerstein RL, Kleinmann CS, Platt LD, Hobbins JC (1982) Fetal echocardiography. II. The diagnosis and significance of a pericardial effusion in the fetus using real-time-directed M-mode ultrasound. Am J Obstet Gynecol 144:693

DeVore GR, Siassi B, Platt LD (1983) Fetal echocardiography. III. The diagnosis of cardiac arrhythmias using real-time-directed M-mode ultrasound. Am J Obstet Gynecol 146:792

Etches PC, Lemons JA (1979) Nonimmune hydrops fetalis: Report of 22 cases including three siblings. Pediatrics 64:326

Fleischer AC, Killam AP, Boehm FH, Hutchison AA, Jones TB, Shaff MI, Barrett JM, Lindsey AM, James AE (1981) Hydrops fetalis: Sonographic evaluation and clinical implications. Radiology 141:163

Golbus MS (1984) The status of fetoscopy and fetal tissue sampling. Prenat Diagn 4:79

Hansmann M (1981) Nachweis und Ausschluß fetaler Entwicklungsstörungen mittels Ultraschallscreening

und gezielter Untersuchung – ein Mehrstufenkonzept. Ultraschall 2:206
Hansmann M, Gembruch U (1984) Symptome und Behandlung möglicher fetaler Herzkrankheiten. 93. Tagung der Nordwestdeutschen Gesellschaft für Gynäkologie und Geburtshilfe. Alete Wissenschaftlicher Dienst, München, S. 56
Hansmann M, Redel DA (1982) Prenatal symptoms and clinical management of heart disease. In: 1er symposium international d'echocardiologie foetale, Strasbourg 1982, p 137
Hansmann M, Redel DA, Födisch HJ (1982) Premature obstruction of the foramen ovale detected, treated and reconfirmed by help of ultrasound. In: Burruto F, Hansmann M, Wladimiroff JW (eds) Fetal ultrasonography: The secret prenatal life. Wiley, Chichester New York, p 151
Hutchison AA, Drew JH, Yu VYH, Williams ML, Fortune DW, Beischer NA (1982) Nonimmunologic hydrops fetalis: a review of 61 cases. Obstet Gynecol 59:347
Kleinman CS, Donnerstein RL, DeVore GR, Jaffe CC, Lynch DC, Berkowitz RL, Talner NS, Hobbins JC (1982) Fetal echocardiography for evaluation of in utero congestive heart failure. N Engl J Med 306:568
Kleinman CS, Donnerstein RL, Jaffe CC, DeVore GR, Weinstein EM, Lynch DC, Talner NS, Berkowitz RL, Hobbins JC (1983) Fetal echocardiography. A tool for evaluation of in utero cardiac arrhythmias and monitoring of in utero therapy: Analysis of 71 patients. Am J Cardiol 51:237
Macafee CAJ, Fortune DW, Beischer NA (1970) Nonimmunological hydrops fetalis. Br J Obstet Gynaecol 77:226
Machin GA (1981) Differential diagnosis of hydrops fetalis. Am J Med Genet 9:341
Maidman JE, Yeager C, Anderson V, Makabali G, O'Grady P, Arce J, Tishler DM (1980) Prenatal diagnosis and management of nonimmunologic hydrops fetalis. Obstet Gynecol 56:571
Perlin BM, Pomerance JJ, Schifrin BS (1981) Nonimmunologic hydrops fetalis. Obstet Gynecol 57:584
Potter EL (1983) Universal edema of the fetus unassociated with erythroblastosis. Am J Obstet Gynecol 46:130
Redel DA, Hansmann M (1981) Fetal obstruction of the foramen ovale detected by two-dimensional doppler echocardiography. In: Rijsterborgh H (ed) Echocardiology. Nijhoff, The Hague Boston London, p 425
Redel DA, Hansmann M (1982) Prenatal diagnosis and treatment of heart disease. In: 1er symposium international d'echocardiologie foetale, Strasbourg 1982, p 137
Redel DA, Hansmann M (1984) Fetale Echokardiographie – ihre Anwendung in Diagnostik und Therapie. Gynäkologe 17:41
Rodeck CH, Nicolaides KH (1984) Die Anwendung der Fetoskopie bei fetaler Therapie. Gynäkologe 17:52
Rudolph A (1974) Congenital diseases of the heart. Year Book Medical Publishers, Chicago
Schwartz SM, Viseskul C, Laxova R, McPherson EW, Gilbert EF (1981) Idiopathic hydrops fetalis. Report of 4 patients including 2 affected sibs. Am J Med Genet 8:59
Senft HH, Födisch HJ, Hansmann M (1982) Hydrops fetalis. Fragen der prä- und postnatalen Diagnostik sowie der Pathogenese. Verh Dtsch Ges Pathol 66:164
Staab D, Schlemminger R, Emons D, Hansmann M, Kowalewski S (1984) Darmperforation als Ursache des fetalen Aszites. INA Bd 47. Kowalewski S (Hrsg) Pädiatrische Intensivmedizin VI. Thieme, Stuttgart New York, S. 86
Turski DM, Shahadi N, Viseskul C, Gilbert E (1978) Non-immunologic hydrops fetalis. Am J Obstet Gynecol 131:586

# 10 Phänotyp und seltene Syndrome

Auch auf dem Gebiet der sonographischen Syndromdiagnostik sind durch die Entwicklung hochauflösender Ultraschallgeräte bedeutsame Forschritte eingetreten. Gerade bei familiärer Belastung und hohem Wiederholungsrisiko kann heute gezielt auch nach seltenen oder nur fakultativ auftretenden Anomalien gefahndet werden. Zusätzlich können Studien des fetalen Verhaltens, der fetalen Bewegungsabläufe und insbesondere der fetalen Physiognomie – umsichtig bewertet – zur richtigen Diagnose beitragen. Voraussetzung dafür ist die durch Übung erworbene Fähigkeit der Darstellung und Beurteilung eines normalen Gesichtsprofiles (Abb. 10.1 a, b).

Diese Grundvoraussetzungen werfen die Frage auf, ob nicht auch die Möglichkeit besteht, jene – für einige chromosomalen Störungen typischen Veränderungen des Phänotyps und Verhaltensmusters – bereits präpartal zu diagnostizieren.

Dabei ist es nicht die primäre Zielsetzung der Ultraschalldiagnostik, die Karyotypisierung in Risikogruppen zu ersetzen, sondern in Zusammenarbeit mit der Humangenetik jene Fälle präpartal zu klären, die ohne jegliche spezielle Belastung sonographische Verdachtsmomente für eine Chromosomenanomalie aufweisen.

Sonographisch ermittelte Auffälligkeiten bei Feten verlangen in jedem Fall bei entsprechendem Verdacht eine möglichst schnelle Überprüfung des fetalen Karyotyps. In diesen Fällen kommen weniger Frauen zur Untersuchung, für die von vornherein Gründe für eine vorgeburtliche zytogenetische Untersuchung bestanden haben, sondern vielmehr Schwangere, bei denen Ultraschallbefunde wesentliche Abweichungen von der Norm gezeigt haben. Häufig sind hierbei die Schwangerschaften älter als 22 Wochen. Auf eine Chromosomenanalyse aus angezüchteten Fruchtwasserzellen wurde daher meistens von vornherein verzichtet. Aus einer rechtzeiti-

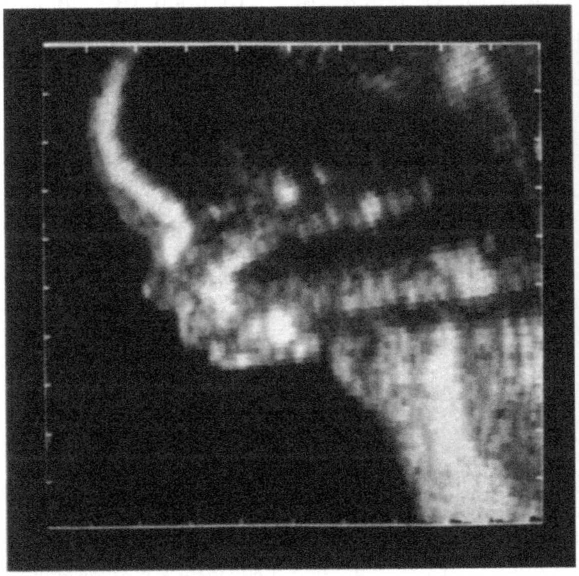
a

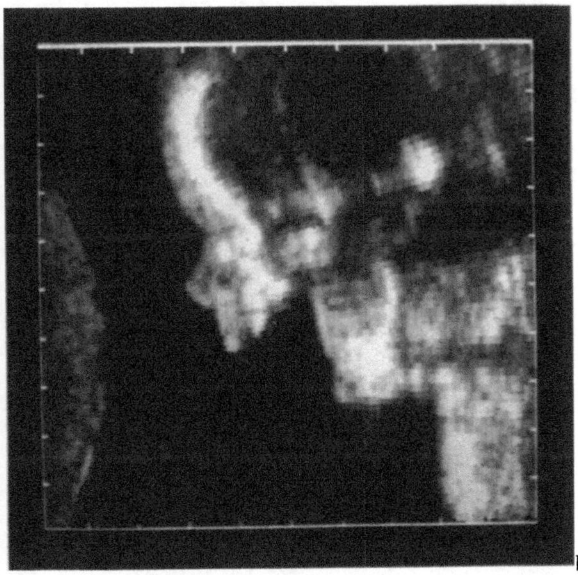
b

**Abb. 10.1 a, b.** Normales Gesicht (Profil) **a** Mund geschlossen, **b** Mund geöffnet

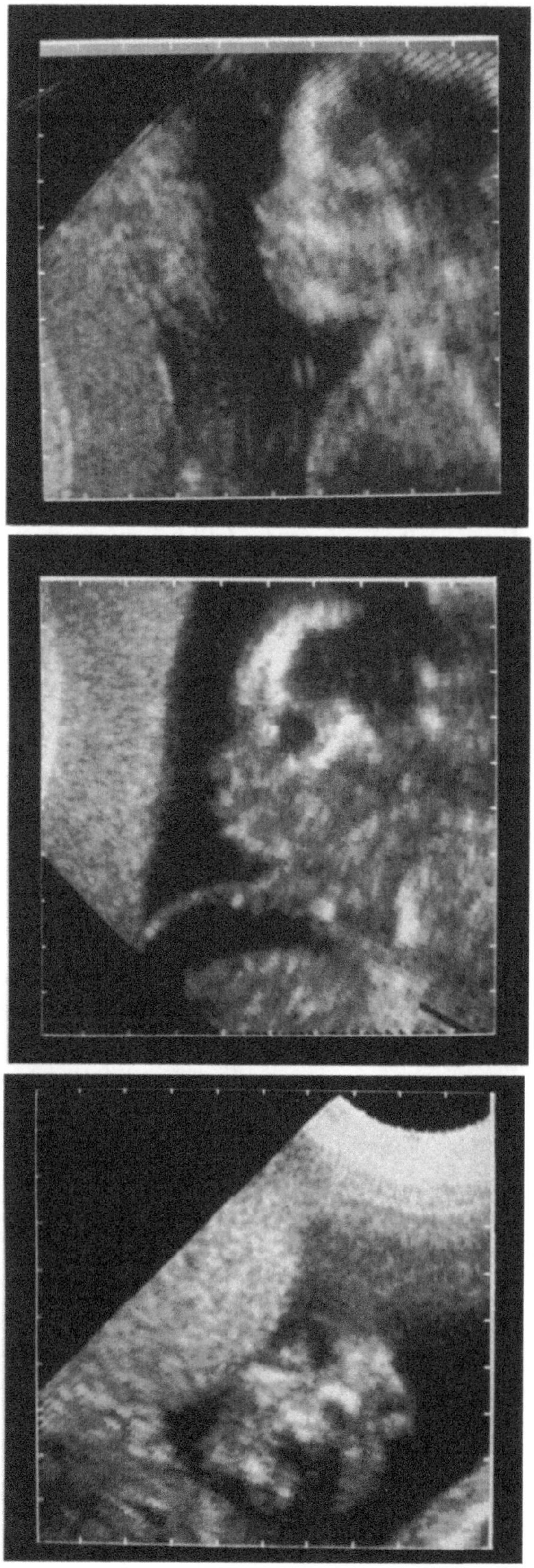

a

b

c

gen Kenntnis des fetalen Karyotyps können sich aber auch jenseits der 22. SSW sinnvolle Konsequenzen für die Betreuung einer Schwangerschaft ergeben. So kann beispielsweise bei vorzeitigen Wehen und pathologischem Karyotyp des Fetus auf langwierige schwangerschaftserhaltende Maßnahmen verzichtet werden. Zur Verkürzung der Zeit zwischen Amniozentese und Ergebnis der Chromosomenanalyse wurde von Claussen die Pipettenmethode entwickelt (Claussen 1980). Sie ist heute ausreichend standarisiert und kann sowohl in Einzelfällen als auch in der Routinediagnostik eingesetzt werden. Bei sonographischen Verdachtskriterien für eine Chromosomenanomalie beim Fetus wurde im Rahmen einer Pilotstudie zwischen der Universitätsfrauenklinik Bonn und dem Humangenetischen Institut der Universität Düsseldorf die Pipettenmethode in 13 Fällen zur schnellen Chromosomenanalyse eingesetzt (Claussen u. Hansmann 1984).

Die sonographischen Hinweiszeichen, das Gestationsalter bei der Punktion, die Latenzzeit zwischen Fruchtwasseransatz und Mitteilung des Ergebnisses, der jeweilige Befund und die Konsequenzen sind in Tabelle 10.1 zusammengefaßt.

Bei dem in Tabelle 10.1 vorgestellten Kollektiv betrug das Intervall bis zur Befundübermittlung nur 5,8 Tage. Damit ermöglicht die Pipettenmethode die Routinediagnostik auch über die 22. SSW hinaus. In Grenzfällen können also auch im Hinblick auf § 218 noch Frauen zur Untersuchung angenommen werden, die sich gegen Ende der 23. SSW befinden. Hierbei empfiehlt sich jedoch, parallel zum Fruchtwasser auch Blut beider Eltern zur Chromosomenanalyse anzusetzen. Die Bewertung bestimmter Auffälligkeiten des fetalen Karyotyps können dann ohne Zeitverlust vorgenommen werden. Die relativ kurze Zeit zwischen Amniozentese und Chromosomenanalyse eröffnet der Pipettenmethode neue Einsatzgebiete. Bei Risikofällen, die erst „spät" in ärztliche Betreuung ka-

**Abb. 10.2. a** Profil eines „Gesunden" mit gerader, „hoher" Stirn, gut modellierter Nase und ausgeprägtem Kinn (22. SSW). **b** Profil bei Trisomie 21 (22. SSW; Fall 1 aus Tabelle 10.1), mit nur mäßig hoher Stirn, „runder", platter Nase und fliehendem Kinn; zusätzlich Pleuraerguß. **c** Trisomie 21. Aufsicht auf das „plump" erscheinende Hautgesicht mit „schrägen" Lidachsen men, sowie bei sonographischem Verdacht auf das Vorliegen einer Chromosomenanomalie beim Fetus wurde bisher in vielen Fällen nach der 22. SSW entweder auf eine Chromosomenanalyse ganz verzichtet oder aber eine Chromosomenanalyse aus fetalem Blut versucht. Die Pipettenmethode kann hier als Alternative angesehen werden. Die Chromosomenanalyse aus dem fetalen Blut kann zwar 2–3 Tage nach der Blutgewinnung zum Ergebnis führen, sie beinhaltet jedoch im Vergleich zur Amniozentese mit in der Regel über 2% Risiko für einen durch den Eingriff provozierten Schwangerschaftsabbruch einen schwerwiegenden Nachteil. Darüber hinaus kann die Fetalblutgewinnung bislang lediglich in wenigen europäischen Zentren routiniert vorgenommen werden. Ein Zeitverlust durch Terminabsprache und Reise muß also einberechnet werden. Er relativiert den rechnerischen Zeitvorteil gegenüber dem Einsatz der Pipettenmethode.

Gegenüber der Zuweisungsdiagnose ergab sich bei den Ultraschalluntersuchungen an der Universitätsfrauenklinik Bonn in allen Fällen eine wesentliche Differenzierung der Befunde (s. Tabelle 10.1). In den Fällen 1, 6, 8, 9 und 13 konnte anhand der Ultraschallbefunde der Verdacht auf das Vorliegen einer spezifischen Chromosomenanomalie geäußert werden. Die Verdachtsdiagnose bestätigte sich jeweils durch den Karyotyp. An dieser Stelle sei hervorgehoben, daß es nicht das Ziel der Ultraschalldiagnostik ist, durch weiterführende Untersuchungen die Chromosomenanalyse zu ersetzen. Die Diagnose bleibt in jedem Fall der Analyse des Karyotyps vorbehalten. Ziel ist vielmehr, erfahrene Untersucher darauf hinzuweisen, daß bei subtiler Untersuchungstechnik mittels Ultraschall die Möglichkeit besteht, über die Erkennung von groben Auffälligkeiten hinaus, auch relativ diskrete Befunde, die von der Norm abweichen, diagnostisch genutzt werden können.

Bei den Chromosomenanomalien gilt dies besonders für die *Trisomie 21* (Down-Syndrom). Mehrere Veränderungen im Feinbereich, z.B. auffälliges Profil (Abb. 10.2b, c) bei rundem Schädel und plumpen Händen mit kurzen oder

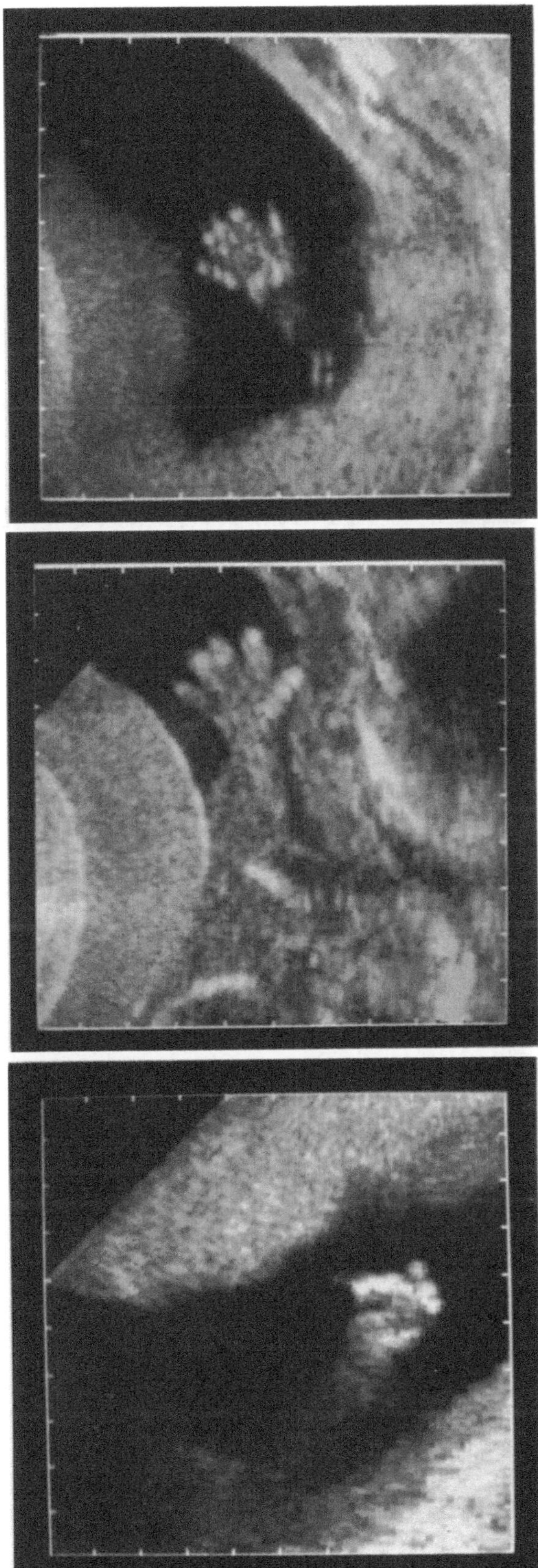

a

b

c

**Abb. 10.3. a** „Normale" schlanke Hand. **b** Trisomie 21. Breite, tatzenartige Hand mit relativ kurzen Fingern (20. SSW; Fall 10 aus Tabelle 10.1). **c** Trisomie 21. „Überworfene Finger"

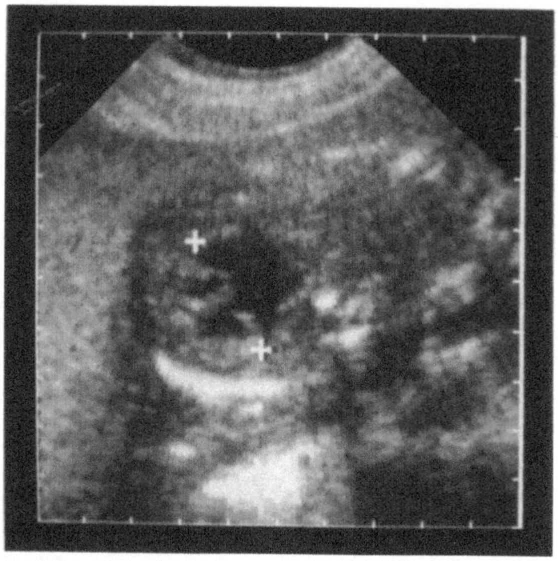

**Abb. 10.4.** Trisomie 21. Herzdarstellung; der Vierkammerblick ist abnormal. Die Einstellung zeigt einen Canalis atrioventricularecommunis (typischer Herzfehler bei Trisomie 21)

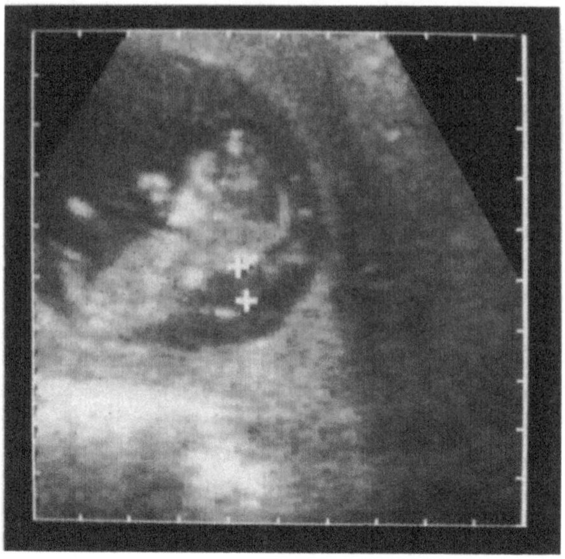

**Abb. 10.5.** Trisomie 18 (15. SSW), Hygroma colli. Der Fetus ist wachstumsretardiert. Als weitere Auffälligkeit fand sich Bewegungsarmut

auch überkreuzten Fingern (Abb. 10.3b, 10.3c), evtl. vergesellschaftet mit einem typischen Herzfehler (Abb. 10.4) (Ventrikelseptumdefekt, AV-Kanal), sollten im Zusammenhang gesehen werden. Dabei muß man sich darüber im klaren sein, daß bei Trisomie 21 die sonographischen Befunde durchaus sehr unterschiedlich sein können. So liegt z.B. eine Wachstumsretardierung nur selten vor. In den hier vorgestellten 5 Fällen (s. Tabelle 10.1) bestand sie lediglich bei 2 Feten (Fälle 9 und 10). Alle 5 Feten mit Trisomie 21 wiesen hingegen sonographisch erkennbare Herzfehler auf. Bei Neugeborenen mit Trisomie 21 beträgt die Wahrscheinlichkeit für das Vorliegen eines Herzfehlers ca. 40%. Dieser Prozentsatz kann jedoch für jüngere Schwangerschaften noch höher liegen. Feten mit einer Trisomie 21 unterliegen intrauterin verstärkt einem Selektionsprozeß, der in Abhängigkeit von den vorliegenden Fehlbildungen noch intrauterin zum Tode führen kann. Dies bedeutet, daß gerade Feten mit Herzfehlern auch mit erhöhter Wahrscheinlichkeit intrauterin absterben. Bei einer Trisomie 21 dürften Vitien im 2. Trimenon also noch sehr viel häufiger vorliegen als im Neugeborenenalter. Verläßliche Zahlen zur Häufigkeit von Fehlbildungen im jeweiligen Schwangerschaftsalter sind für die Chromosomenanomalien von den Fetal- bzw. Kinderpathologen in naher Zukunft zu erwarten. Das hier vorgestellte Kollektiv von Feten mit Trisomie 21 ist natürlich zu klein, um repräsentativ sein zu können; darüber hinaus besteht die Möglichkeit, daß Feten mit Trisomie 21 ohne erkennbare Symptomatik keinen Eingang in unser Kollektiv gefunden haben.

Die sonographisch stellbare Verdachtsdiagnose einer *Trisomie 18* oder *13* bereitet im Vergleich zur Verdachtsdiagnose Trisomie 21 weniger Schwierigkeiten. Dies liegt an der größeren Zahl auffälliger Hinweiszeichen.

Bei der *Trisomie 18* (Abb. 10.5–10.9) ergeben sich jedoch Schwierigkeiten für eine spezifische Diagnostik durch die hohe Variabilität im Mißbildungsspektrum. Bei beiden Trisomien kann die sonographisch erfaßbare Symptomcharakteristik durchaus Ähnlichkeiten aufweisen. Die vergleichbar schlechte Prognose führt die beiden Trisomien aber schließlich zu ähnlichen Konsequenzen. Über die präpartale sonographische Diagnose einer Trisomie 18, resultierend aus der Kombination von Hydramnion, Mikrognathie, tiefem Ohransatz, Handfehlhaltungen, gekreuzten Fingern, einer fehlenden Nabelarterie und mäßiger Retardierung, wurde auch von Staudach et al. (1984) berichtet (Abb. 10.9, 10.10). Eine sonographisch gestellte

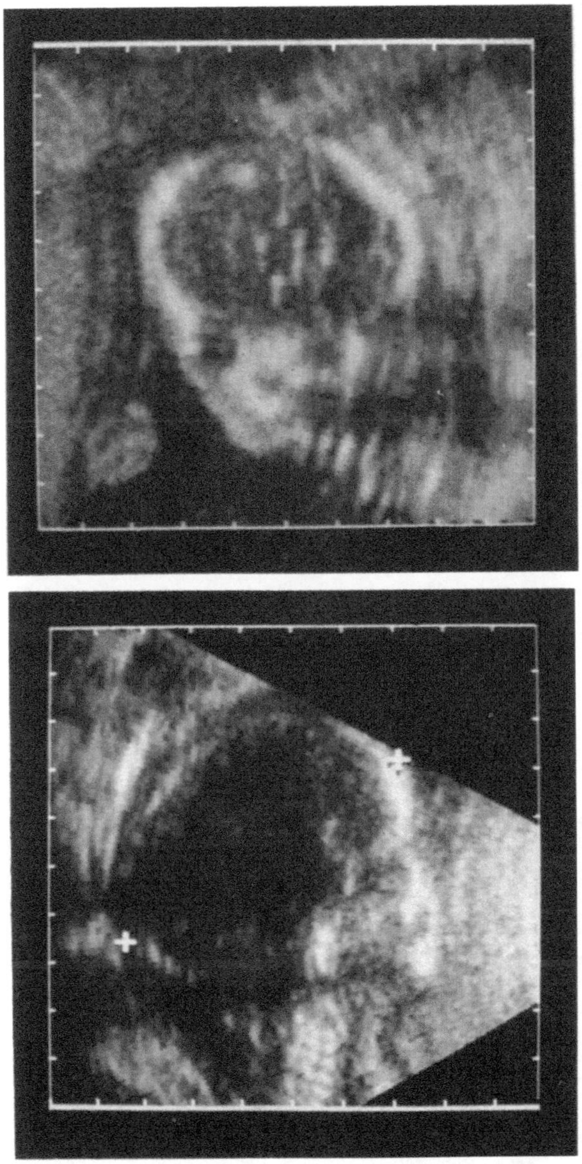

a

b

**Abb. 10.6 a, b.** Trisomie 18. **a** Aufsicht auf das typisch kleine Gesicht. **b** Profil; das Gesicht ist „flach", zusätzlich besteht eine Retrognathie

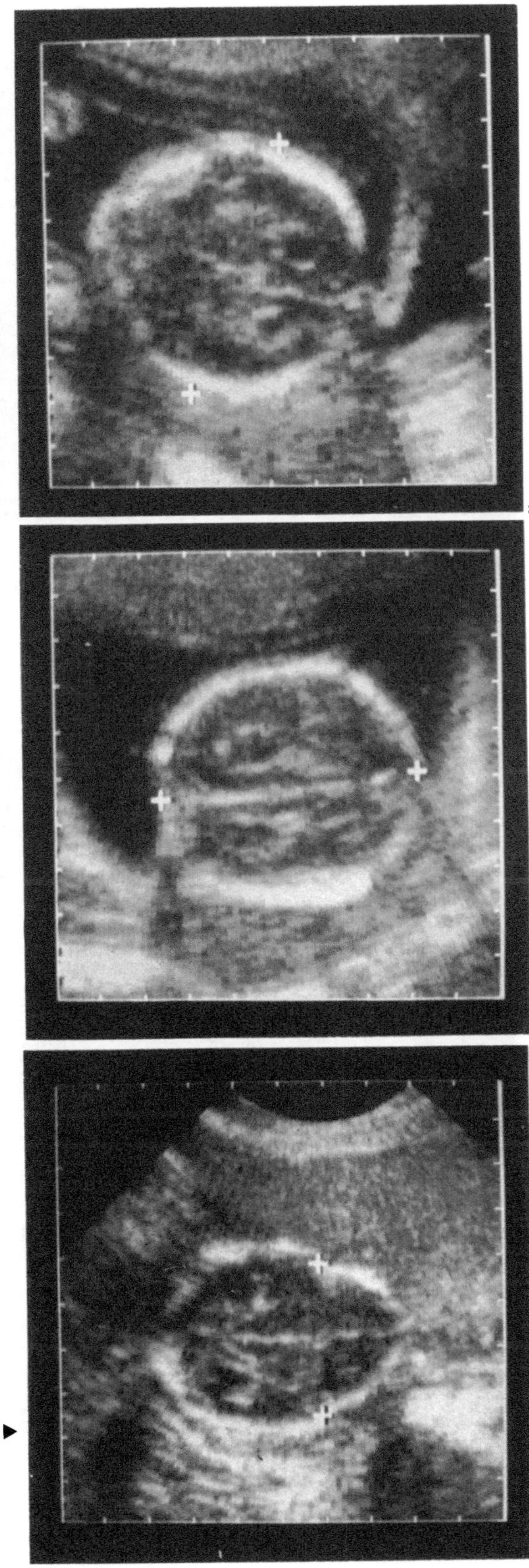

a

b

c

**Abb. 10.7 a–c.** Trisomie 18. **a** Brachyzephalie, BPD ▶ 5,7 cm (26. SSW). **b** Gleicher Kopf, gleiche Schnittebene, auch der FROD beträgt nur 5,7 cm. **c** Typischer „Kahnschädel" – frontal liegt rechts im Bild

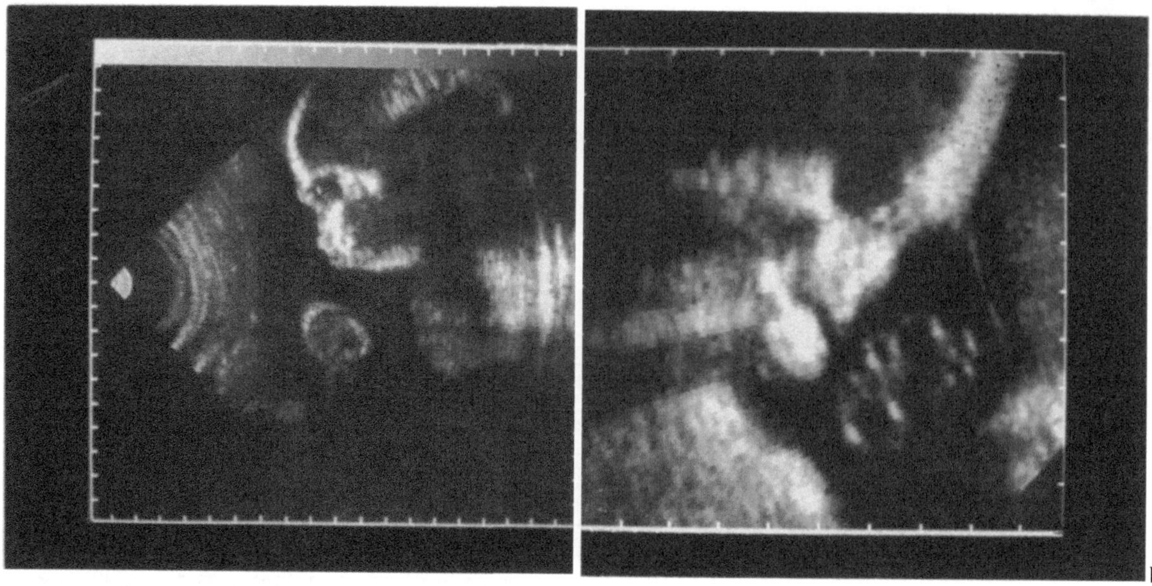

a b

**Abb. 10.8. a** Trisomie 18 (Fall 6 aus Tabelle 10.1). Die Nasenwurzel ist eingesunken, das Kinn kaum ausgeprägt. **b** Trisomie 13. Gesichtsprofil, 36. SSW. Die Nase fehlt fast vollständig, das Kinn ist kaum ausgeprägt – das Profil wirkt „entstellt"

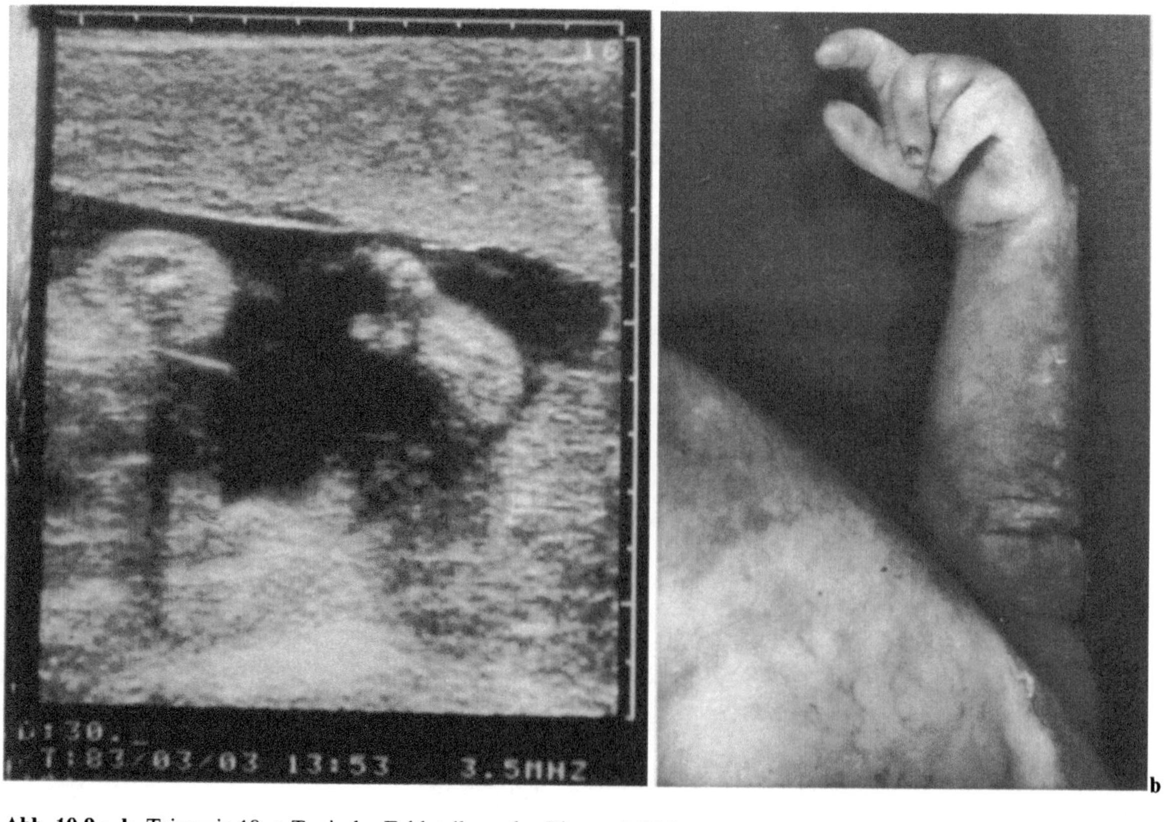


a b

**Abb. 10.9 a, b.** Trisomie 18. **a** Typische Fehlstellung der Finger. **b** Phänotyp

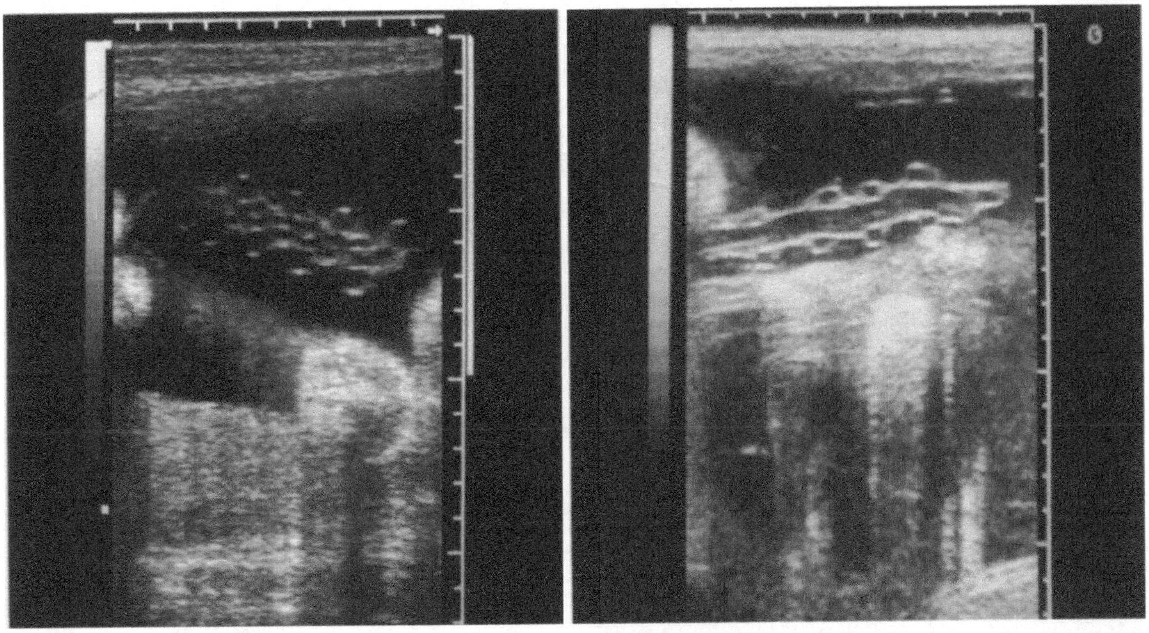

a b

**Abb. 10.10. a** Normale Nabelschnur mit einer Vene und 2 Arterien. **b** Trisomie 18. Um die Nabelvene windet sich nur eine Nabelarterie

Verdachtsdiagnose „Chromosomenanomalie" sollte jedoch in jedem Fall zur schnellen Abklärung des fetalen Karyotyps führen. Die *Trisomie 13* führt bei Neugeborenen in 60–80% der Fälle zu Fehlbildungen im Lippen-Kiefer-Gaumen-Bereich (Abb. 10.11a, b) (Smith 1982). Diese lassen sich durchaus überzeugend sonographisch darstellen (Abb. 10.12a–e; Hansmann 1984). Die Wahl einer geeigneten Schnittbildebene ist hier entscheidend. Wird im Rahmen einer Ultraschalluntersuchung „zufällig" eine Lippen-Kiefer-Gaumen-Spalte (LKG-Spalte) entdeckt, so ist eine weiterführende Untersuchung an einem Zentrum der Stufe III notwendig. Das Vorliegen weiterer Fehlbildungen muß weitgehend ausgeschlossen werden. Sofern gesichert werden kann, daß ausschließlich eine LKG-Spalte vorliegt – hierzu gehört auch die Überprüfung der Karyotyps –, ergibt sich für das weitere Vorgehen eine günstigere Perspektive. Sie wird in aller Regel darauf abzielen, eine positive Motivation zur Akzeptanz der Schwangerschaft zu erhalten bzw. herbeizuführen. In diesem Zusammenhang kann auch darauf verwiesen werden, daß der gezielte Ausschluß einer LKG-Spalte heute exklusiv durch die Ultraschalluntersuchung übernommen werden kann. Wichtig ist hierbei nur, daß die Untersuchung zu einem geeigneten Zeitpunkt (2. Trimenon) vorgenommen wird. Der Einsatz

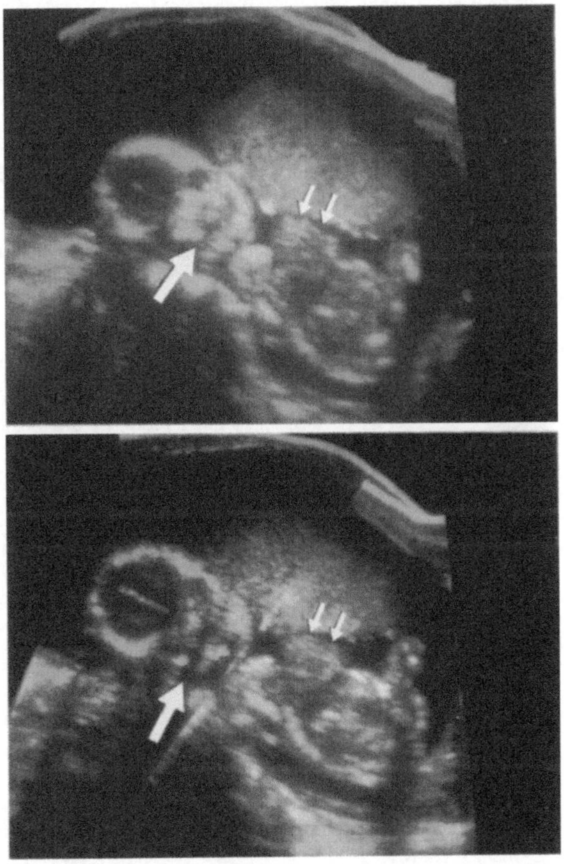

a

b

**Abb. 10.11 a, b.** Trisomie 13. Längsschnitte (26. SSW). Wachstumsretardierung, Lippen-Kiefer-Gaumen-Spalte (*Pfeil*) und Omphalozele (*Pfeile*)

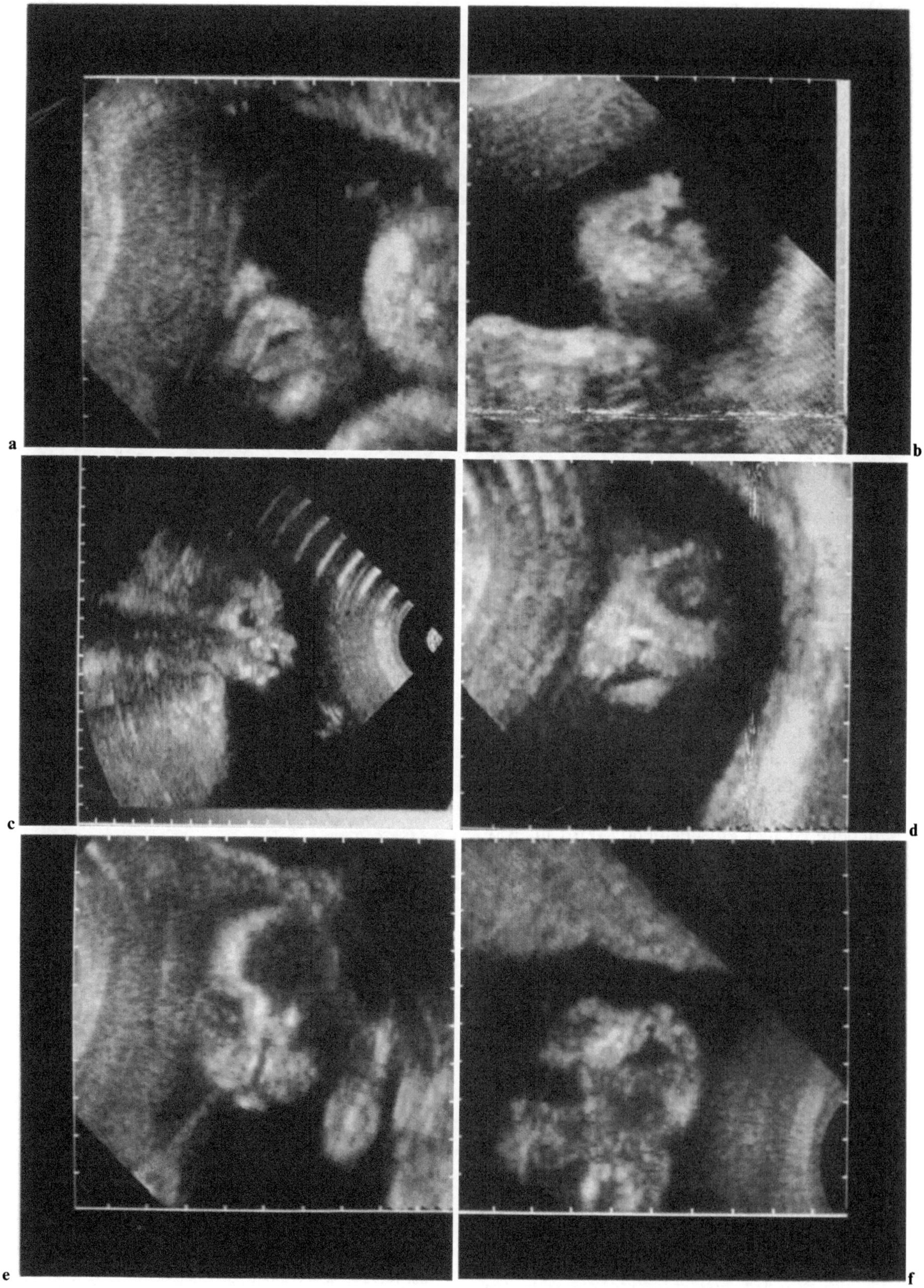

**Abb. 10.12. a** Tangentialschnitt durch ein normales Gesicht. Beide Nasenflügel sind getroffen, die Oberlippenkontur ist durchgehend dargestellt. **b** Typisches Bild einer Lippen-Kiefer-Gaumen-Spalte (durch Zoom vergrößert). Die Oberlippenkontur bricht zentral ein. **c–f** Trisomie 18, Lippen-Kiefer-Gaumenspalte: **c, d** Profil und Aufsicht, **e, f** in verschiedenen Schnittebenen

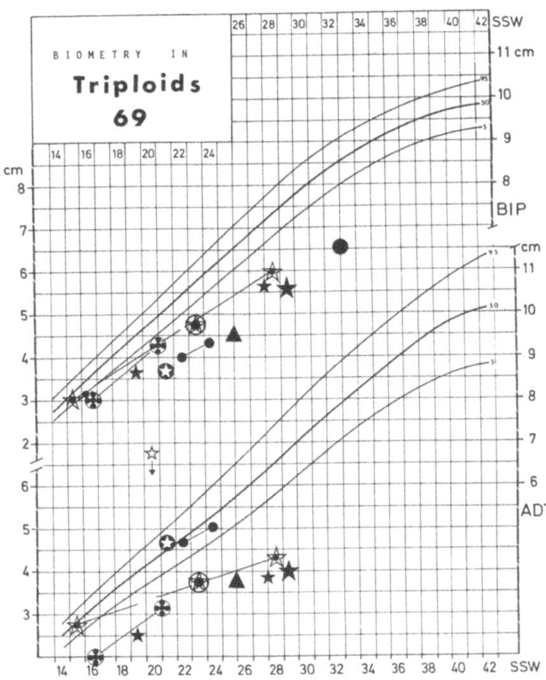


**Abb. 10.14.** Triploidie. Die Biometrie zeigt die extreme, frühe Wachstumsretardierung

der invasiven Fetoskopie kann für diese Aufgabe nicht mehr vertreten werden.

Die sonographisch gestellte Verdachtsdiagnose einer Triploidie kann sich weitgehend auf 2 Hauptsysteme stützen. Dies sind 1) die frühe exzessive Wachstumsretardierung mit Disproportionen und 2) die hypervoluminöse vakuolige Plazenta bei Oligo- bzw. Anhydramnie (s. Tabelle 10.1, Abb. 10.13 und 10.14). Wie aus der Übersicht hervorgeht, resultierte der sonographisch erhobene Verdacht auf eine Chromosomenanomalie beim Fetus immer auf mehreren Symptomen.

Die Verdachtskriterien für einer Chromosomenanomalie können wie folgt zusammengefaßt werden:

1) „Frühe" Wachstumsretardierung.
2) Disproportionen (z.B. Schädelform, Mikrozephalie, verkürzte Diaphysen; Abb. 10.6a, b; 10.7a–c).
3) Gesichtsdysmorphien (Profil, Retrognathie, Mikrophtalmie, LKG-Spalte; Abb. 10.18a, b).

a b c

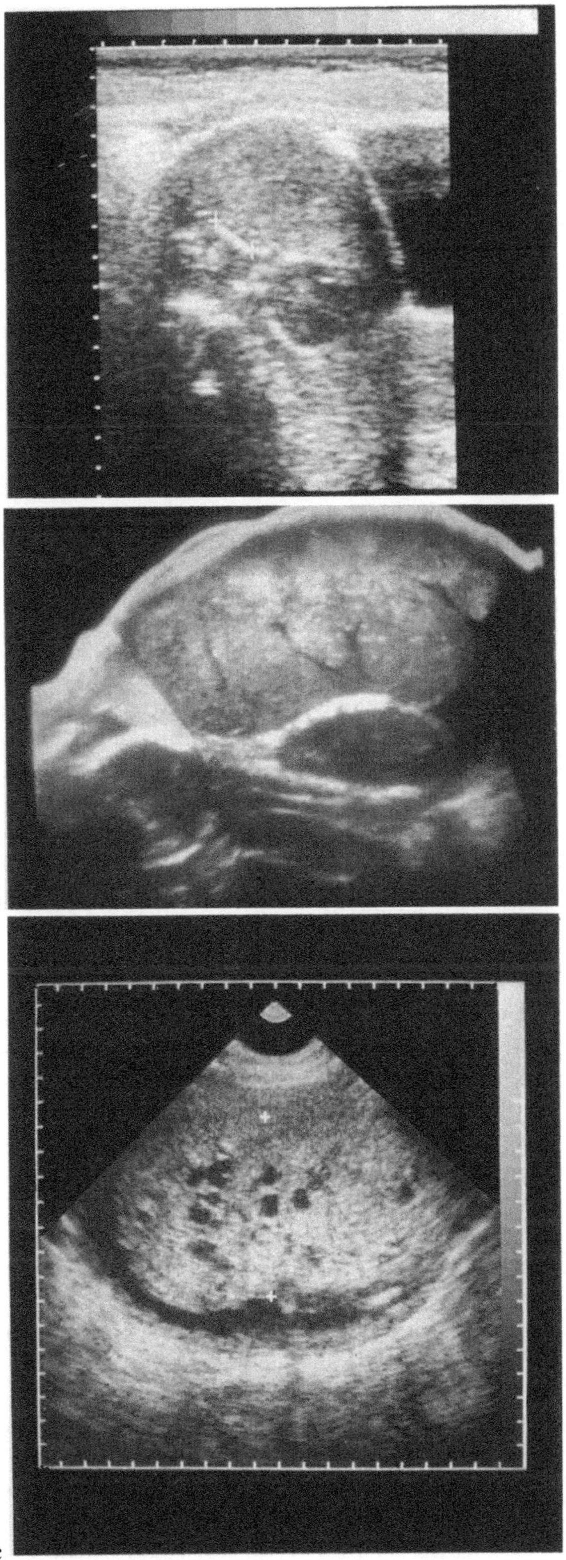

**Abb. 10.13a–c.** Triploidie. **a** 69 XXX, 20. SSW. Anhydramnie und frühe Wachstumsretardierung. **b** Auffälliges Plazentastrukturbild, verstärkte Echogenität, Dicke 12 cm! **c** Auffällige Plazentastruktur; voluminöse, verstärkt echogene Plazenta, „vakuolig" durchsetzt („Lochmuster")

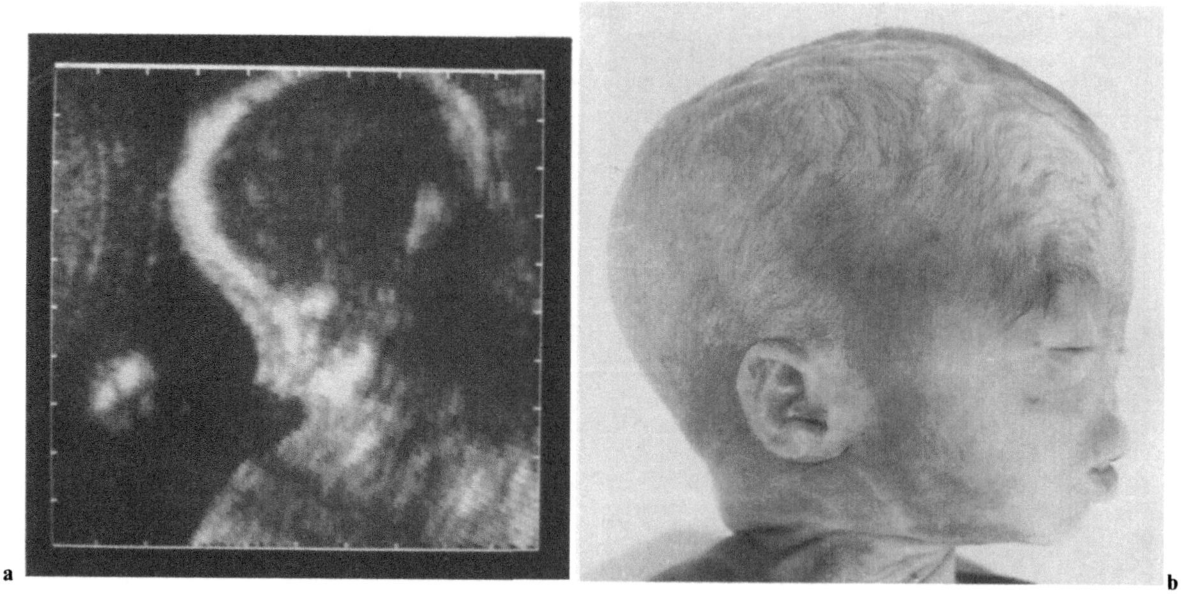

**Abb. 10.15 a, b.** Arhinenzephalie. **a** Am medianen Gesichtsschnitt fehlt die Nase. **b** Phänotyp

4) Hydrops fetalis (Hautödem, Hygroma colli, Aszites) (Abb. 10.5).

5) Kardiovaskuläre Besonderheiten (z.B. nur eine Nabelschnurarterie, Ventrikelseptumdefekt, Truncus, AV-Kanal, univentrikuläres Herz, Ektopie).

6) Extremitätenfehlbildungen (z.B. Polydaktylie; Abb. 10.19) sowie Fehlbildungen innerer Organe und Systeme (Abb. 10.11 a, b; 10.20).

7) Voluminöse Plazenta mit inhomogener Struktur, z.B. „wabig" (Abb. 10.13 a–c).

8) Anomale Fruchtwassermenge (Oligo- bzw. Anhydramnie oder Polyhydramnie).

9) Auffälligkeiten im Verhalten (Ruhe–Hektik–Ruhe).

Die Besonderheiten der klinischen Umstände, an erster Stelle ist hier das späte Erkennen einer Symptomatik zu nennen, ließen bisher häufig den Kliniker auf die Durchführung einer Chromosomenanalyse verzichten. Die Ursache hierfür lag beim Einsatz der konventionellen Aufarbeitungstechniken in der langen Wartezeit, die im Sinne klinischer Entscheidungen oft nicht in Kauf genommen werden konnte. Von ihr war dann auch kaum eine klinisch relevante Konsequenz zu erwarten. Unsere bisherigen Erfahrungen zeigen aber, daß eine rasche Chromosomenanalyse, die im Regelfall auch eine eindeutige Prognosestellung zuläßt, für klinische Entscheidungsabläufe doch von hohem Wert ist. So konnte beispielsweise auf späte Cerclagen und Langzeittokolysen bei anomalem Karyotyp und infauster Prognose verzichtet werden. Unsere Erfahrungen zeigen auch, daß manche Notsectio bei Kenntnis des entsprechenden Karyotyps vermeidbar ist. Die enge Zusammenarbeit zwischen Humangenetik und Frauenklinik lassen auf diesem Gebiet für die Zukunft klinikbezogen eine differenziertere Betreuung der Risikoschwangerschaft erwarten.

Die besonderen Schwierigkeiten und Grenzen der sonographischen Mißbildungsdiagnostik ließen sich bei einer Patientin erkennen, deren Kind zum Ausschluß des autosomal vererbbaren COFS- (zerebro-okulo-fazio-skelettäres) Syndrom untersucht wurde. Zeitversetzte dreimalige Untersuchungen zwischen der 18. und 24. SSW konnten bis auf den Nachweis „kleiner", aber nicht „sehr kleiner" Orbitae (Jeanty et al. 1982) keine Mißbildungen konstatieren. Bei der kinderärztlichen Untersuchung am 1. Lebenstag wurde das männliche Neugeborene als unauffällig beurteilt. Erst bei einer späteren äugenärztlichen Untersuchung wurden Mikroophtalmie und Cataracta matura diagnostiziert und somit das erneute Auftreten des COFS-Syndroms, obwohl andere zu diesem Syndrom gehörige Anomalien nicht vorlagen, insbesondere keine pränatale Wachstumsretardierung (Geburtsgewicht 3850 g, Länge 51 cm, Kopfumfang 36 cm). Gerade dieser Fall belegt

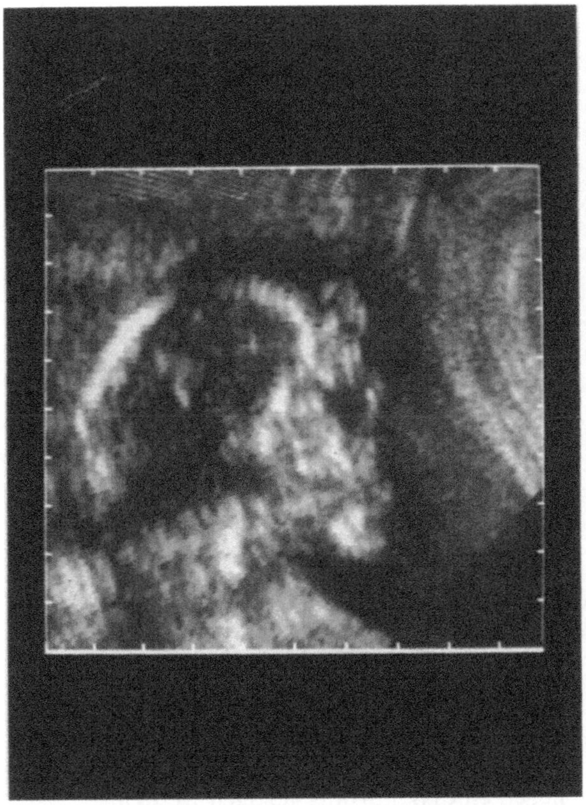
a
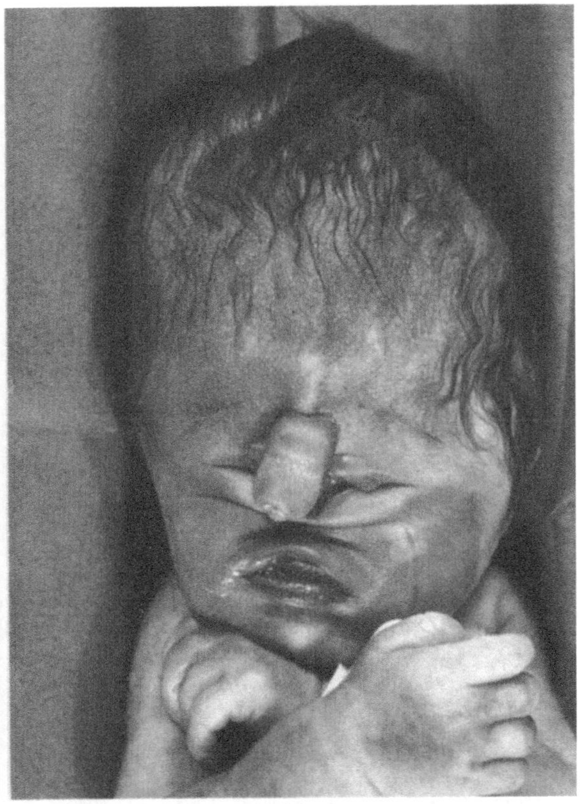
b

**Abb. 10.16a, b.** Zyklopie. **a** Medianer Profilschnitt; auffallend die am Schnitt getroffene Orbita, die fehlende Nase und die tumorartige Struktur im Stirnbereich. **b** Phänotyp

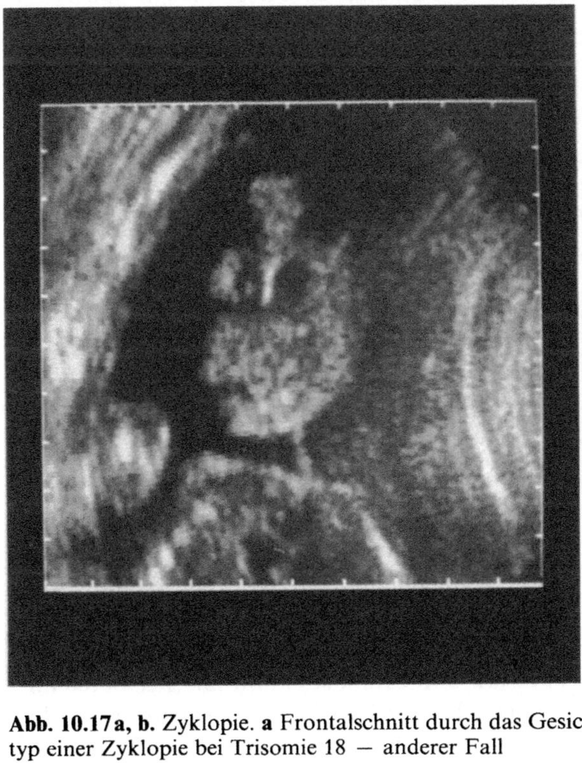
a
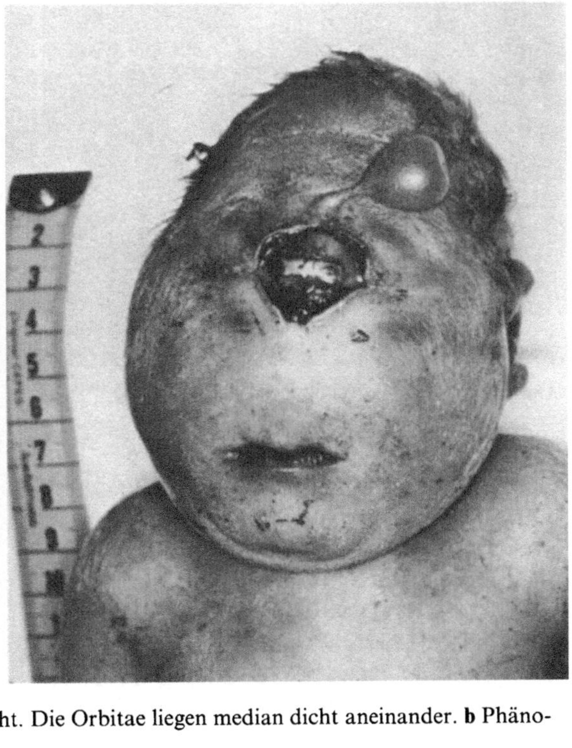
b

**Abb. 10.17a, b.** Zyklopie. **a** Frontalschnitt durch das Gesicht. Die Orbitae liegen median dicht aneinander. **b** Phänotyp einer Zyklopie bei Trisomie 18 — anderer Fall

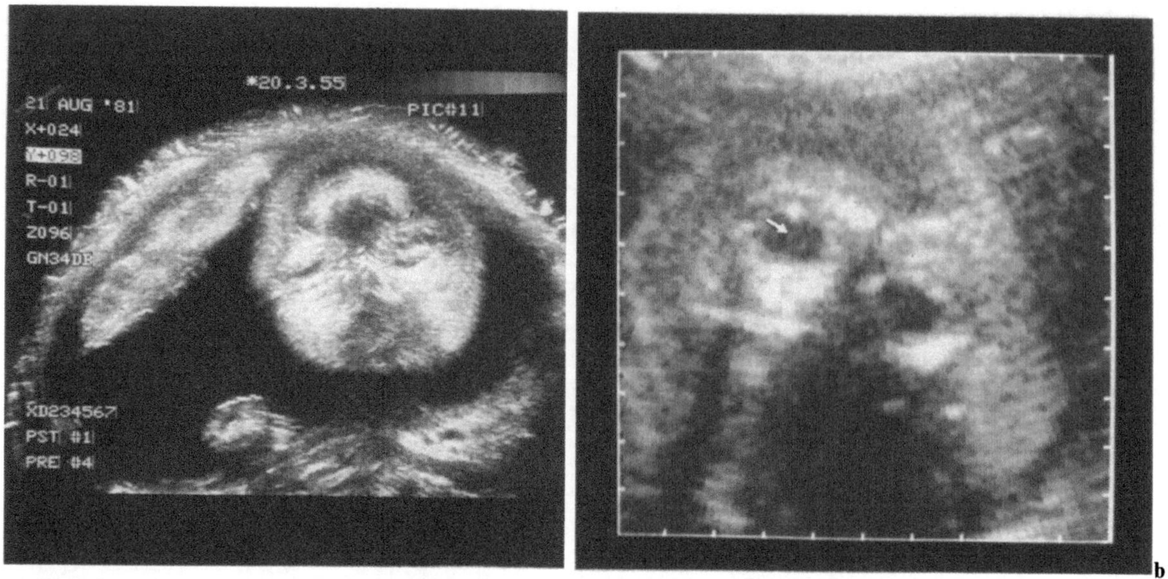


a b

**Abb. 10.18 a, b.** Hydrops. **a** Frontalschnitt durch das Hautgesicht. Das Gesicht erscheint „vollmondartig", im Stirnbereich stellt sich das Hautödem deutlich dar. **b** Frontalschnitt durch den oberen Gesichtsbereich. In der rechten Orbita ist das Auge (*Pfeil*) dargestellt

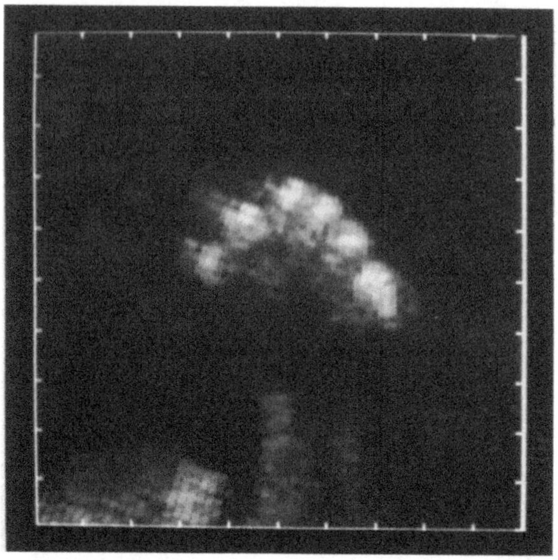

**Abb. 10.19.** Hexadaktylie bei Hydramnion

eindrucksvoll, daß bei der Beratung von Eltern nicht nur die potentiellen Möglichkeiten der Sonographie zum Nachweis bzw. Ausschluß eines Syndroms bzw. einzelner Symptome, sondern auch ihre Grenzen aufgezeigt werden müssen.

Diese sind insbesondere durch die unterschiedliche Penetranz und Expressivität einzelner Symptome bedingt. Nur unter Berücksichtigung dieser Sachverhalte ist es vermeidbar, daß aus dem Ausschluß von Symptomen bei der Ultraschalluntersuchung voreilig bindende Schlüsse im Hinblick auf das Nichtwiedervorliegen eines Syndroms gezogen werden.

Nicht erkannt wurde das Wiederauftreten des autosomal-rezessiv vererbten Jeune-Syndroms (asphyxierende Thoraxdysplasie). Diese Fragestellung liegt jedoch schon Jahre zurück. Unklar ist, ob der lange schmale Thorax und/oder die kurzen Extremitäten schon vor der 24. SSW so ausgeprägt sind, daß sie als sonographische Kriterien dieses Syndroms den Ausschluß zulassen. Zusätzlich erschwerend ist die Tatsache, daß die Expressivität der einzelnen Symtome variiert. Auch hier kann bei Risikofällen der Nachweis fakultativ auftretender Anomalien hilfreich sein, beim Jeune-Syndrom beispielsweise zystische Nierenveränderungen oder ein Situs inversus (Taybi 1983). Bei vielen anderen Syndromen, bei denen u.E. in Risikofällen durch den gezielten sonographischen Nachweis eines oder mehrerer, fakultativ oder obligat zugehöriger Symptome die pränatale Diagnose vor der 24. SSW möglich ist, schlossen wir durch die „frühe" Ultraschalluntersuchung ein Wiederauftreten richtig aus. Liegt keine anamnestische Belastung vor, so können Syndrome und seltene Mißbildungen nur durch ein exaktes lückenloses anatomisches Screening aufgedeckt werden. Nochmals betont werden muß dabei, die Beurteilung des „Hautgesichts".

**Tabelle 10.1.** Ergebnisse der chromosomalen Überprüfung bei sonographisch begründetem Verdacht auf eine Chromosomenanomalie (ChrA) beim Fetus

| Fall-Nr., Initialen und Alter der Schwangeren, überwiesen wegen ... (SSW/Tag) | Befunde bei der Ultraschall-untersuchung in der UFK Bonn | Zeitpunkt der Punktion (SSW/Tag) | Zeit zwischen Fruchtwasser-ansatz und Mitteilung des Ergebnisses (Tage) | Ergebnis der Chromo-somen-analyse | Bemerkungen und Maßnahmen |
|---|---|---|---|---|---|
| 1. (K.R.) 40<br>Zustand nach externer Amniozentese in der 21. SSW;<br>Hydrops;<br>Aszites<br>(22/3) | 1) Aszites (massiv)<br>2) Hautödem<br>3) Vitium cordis (AV-Kanal)<br>4) verkürzte Diaphysen, proximal stärker als distal<br>5) runder Schädel<br>6) auffälliges Gesicht im Profil<br>*Beurteilung:*<br>Verdacht auf Trisomie 21 | (22/3) | 5 | 47 XX, +21 | Interruptio;<br>das Ergebnis der Chromosomenanalyse mit konventioneller Technik lag nicht vor |
| 2. (U.B.) 36<br>Plazenta auffällig<br>(21/6) | 1) Plazenta voluminös vakuolig<br>2) Oligohydramnie<br>3) disproportionierte Wachstumsretardierung<br>4) Spina bifida mit kleiner Zele im Lumbosakralbereich<br>*Beurteilung:*<br>Verdacht auf ChrA | (21/6) | 4 | 69 XXX | Interruptio |
| 3. (C.F.) 20<br>Hydramnion<br>(34/6) | 1) Polyhydramnie<br>2) extreme Wachstumsretardierung<br>3) kein Magen darstellbar<br>4) Vitium cordis (Ventrikelseptumdefekt)<br>5) Verdacht auf Ösophagusatresie<br>6) enger Augenabstand<br>7) Radiusaplasie<br>*Beurteilung:*<br>Verdacht auf ChrA | (35/4) | 5 | 47 XY, +18 | Vorzeitiger Blasensprung;<br>keine Sectio;<br>spontane Totgeburt aus Beckenendlage |
| 4. (J.P.) 27<br>Oligohydramnie;<br>Verdacht auf Potter-Syndrom<br>(19/2) | 1) extreme Wachstumsretardierung<br>2) voluminöse Plazenta<br>3) Anhydramnie<br>4) Spina bifida im Lumbalbereich<br>*Beurteilung:*<br>Verdacht auf ChrA | (19/2) | 7 | 69 XXX | Interruptio |

**Tabelle 10.1** (Fortsetzung)

| Fall-Nr., Initialen und Alter der Schwangeren, überwiesen wegen ... (SSW/Tag) | Befunde bei der Ultraschalluntersuchung in der UFK Bonn | Zeitpunkt der Punktion (SSW/Tag) | Zeit zwischen Fruchtwasseransatz und Mitteilung des Ergebnisses (Tage) | Ergebnis der Chromosomenanalyse | Bemerkungen und Maßnahmen |
|---|---|---|---|---|---|
| 5. (U.D.) 23<br>Bradykardie<br>(25/5) | 1) Sinusbradykardie 80/min<br>2) Verdacht auf hypoplastistisches Linksherz bei Mitralatresie<br>3) Situs inversus ambiguus<br>*Schlußfolgerung:*<br>Ausschluß einer ChrA | (26/4) | 6 | 46 XY | Elektive Sectio in der 38. SSW; im Alter von 8 Wochen an den Folgen des Herzfehlers verstorben |
| 6. (H.H.) 36<br>Polyhydramnie;<br>Wachstumsretardierung<br>(32/3) | 1) Polyhydramnie<br>2) mittelgradige Wachstumsretardierung<br>3) Magen nicht darstellbar<br>4) V. auf Ösophagusatresie<br>*Beurteilung:*<br>Verdacht auf Trisomie 18 | (32/– Amniographie) | 6 | 47 XX, +18 | Vorzeitiger Blasensprung; Spontangeburt in der 34. SSW |
| 7. (A.O.) 34<br>Gestationsalter?<br>Doppelblase im kleinen Becken<br>(26/7) | 1) hochgradige disproportionierte Wachstumsretardierung<br>2) Mikrozephalie<br>3) Mikrophtalmie<br>4) Gesichtsmorphie<br>5) Hydronephrose beidseits bei Ureterabgangsstenose<br>6) Bewegungen hektisch und unkoordiniert<br>*Beurteilung:*<br>Verdacht auf komplexes Mißbildungssyndrom, evtl. ChrA | (26/7) | 8 | 46 XX, inv. | Spätabort nach Blasensprung in der 28. SSW; komplexes Mißbildungssyndrom unklarer Genese |
| 8. (G.K.) 26<br>Wachstumsretardierung<br>(23/2) | 1) disproportionierte Wachstumsretardierung Diaphysen proximal stärker als distal verkürzt<br>2) Vitium cordis (AV-Kanal)<br>3) LKG-Spalte<br>*Beurteilung:*<br>Verdacht auf Trisomie 13 | (23/5) | 8 | 47 XX, +13 | Interruptio |

**Tabelle 10.1** (Fortsetzung)

| Fall-Nr., Initialen und Alter der Schwangeren, überwiesen wegen ... (SSW/Tag) | Befunde bei der Ultraschall-untersuchung in der UFK Bonn | Zeitpunkt der Punktion (SSW/Tag) | Zeit zwischen Fruchtwasser-ansatz und Mitteilung des Ergebnisses (Tage) | Ergebnis der Chromo-somen-analyse | Bemerkungen und Maßnahmen |
|---|---|---|---|---|---|
| 9. (M.K.) 38<br>Erhöhtes Alter<br>(16/1) | 1) Wachstumsretardierung<br>2) diskretes Hygroma colli<br>3) Vitium cordis (AV-Kanal)<br>*Beurteilung:*<br>Verdacht auf Trisomie 21 | (16/4) | 6 | 47 XY, +21 | Interruptio |
| 10. (G.V.) 32<br>Verdacht auf Enzephalozele<br>(20/1) | 1) mäßiggradige Wachstumsretardierung<br>2) Hydrops fetalis<br>3) Pleuraerguß<br>4) exzessives Hautödem<br>5) Verdacht auf Vitium cordis<br>*Beurteilung:*<br>Verdacht auf ChrA | (20/4) | 6 | 47 XY, +2 | Intrauteriner Fruchttod in der 21. SSW |
| 11. (S.B.) 36<br>Hydrops fetalis<br>(22/1) | 1) Hydrops fetalis<br>2) Diaphysen diskret verkürzt<br>3) rechte Lunge hypervoluminös, stark echogen<br>4) Verdacht auf Vitium cordis<br>*Beurteilung:*<br>Verdacht auf ChrA | (22/1) | 6 | 47 XY, +21 | Interruptio |
| 12. (I.L.) 24<br>Gemini, ein Fetus mit Wachstumsretardierungen<br>(26/1) | Fetus I: unauffällig;<br>Fetus II:<br>1) Wachstumsretardierung<br>2) Vitium cordis<br>3) Hydrozephalus<br>*Schlußfolgerung:*<br>Ausschluß einer ChrA | (26/1)<br>(26/1) | 5<br>5 | 46 XX<br>46 XX | Schwangerschaft noch intakt |
| 13. (G.H.) 28<br>Polyhydramnie;<br>Hydrothorax<br>(31/1) | 1) Polyhydramnie<br>2) Vitium cordis<br>3) Herzverlagerung<br>4) Pleuraerguß<br>5) Verdacht auf Ösophagusatresie<br>*Beurteilung:*<br>Verdacht auf Trisomie 21 | (31/1) | 4 | 47 XX, +21 | Intrauteriner Fruchttod in der 31. SSW/Tag 7 |

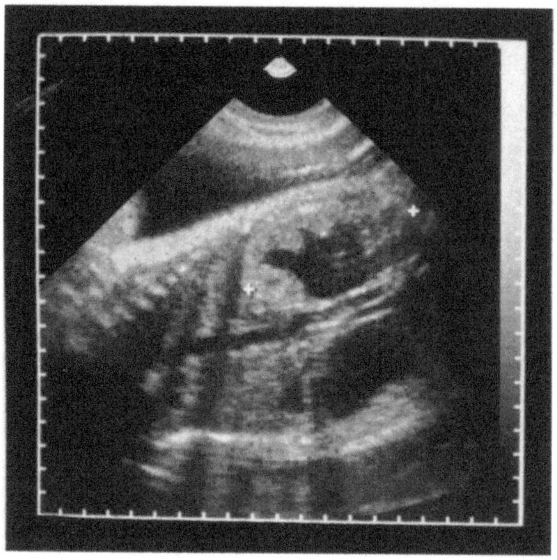

**Abb. 10.20.** Hydronephrose bei Trisomie 21

Arhinenzephalie (Abb. 10.15a, b) oder Zyklopie (Abb. 10.16 und 10.17) sind aufgrund ihrer besonderen Pathomorphologie theoretisch zwar „leicht" diagnostizierbar, dies jedoch nur dann, wenn die Beurteilung des Gesichts tatsächlich in die Kontrolle der fetalen Anatomie mit einbezogen wird. Wie schon unter 8.5 (Tabelle 8.5.III, S. 217) aufgezeigt, finden sich bei chromosomalen Defekten häufig auch Mißbildungen des Urogenitaltrakts. In dem in Abb. 10.20 dargestellten Fall fand sich primär das typische Bild einer Hydronephrose. Da sonomorphologisch kein Substrat für die Hydronephrose gefunden werden konnte, wurde eine Karyotypisierung durchgeführt, wobei sich eine Trisomie 21 fand.

Die Darstellung des gesamten Komplexes diagnostizierbarer Syndrome würde über die Aufgabenstellung dieses Buches hinausgehen. Wesentliche Syndrome wurden des weiteren schon unter 8.9 dargestellt und beschrieben.

## Literatur

Claussen U (1980) The pipette method: a new rapid technique for chromosome analysis in prenatal diagnosis. Hum Genet 54:277

Claussen U, Hansmann M (1984) Die „Pipettenmethode" zur schnellen Karyotypisierung bei sonographischen Verdachtskriterien für eine Chromosomenanomalie. Gynäkologe 17

Hansmann M (1984) Möglichkeiten und Grenzen sonographischer Diagnostik fetaler Erkrankungen und Mißbildungen. In: Kowalewski S (Hrsg) Pädiatrische Intensivmedizin VI. Thieme, Stuttgart New York

Jeanty P, Dramaix-Wilmet M, Gansbecke D van, Regemorter N van, Rodesch F (1982) Fetal ocular biometry by ultrasound. Radiology 143:513

Smith DW (1982) Recognizable patterns of human malformations. Sounders, London Toronto Mexico City Rio de Janeiro Sydney Tokio

Staudach A, Laßmann R, Rosenkranz W, Engels M, Joos H, Rücker J (1984) Pränatale Diagnose fetaler Entwicklungsstörungen – das Modell eines interdisziplinären Reams. In: Kowalewski S (Hrsg) Pädiatrische Intensivmedizin VI. Thieme, Stuttgart New York

Taybi H (1983) Radiology of syndromes and metabolic disorders. Year Book Medical Publishers, Chicago London

# 11 Plazenta

Unter Mitarbeit von R. Terinde

Die Darstellung der Plazenta im Ultraschallschnittbild ist allen anderen Verfahren (Doppler-Methode, röntgenologische Plazentographie oder Arteriographie, Thermographie, Szintigraphie) überlegen. Sie bietet unter einfachster Handhabung die topographische Beziehung zur Uteruswand und zur Cervix uteri. Die Sonographie der Plazenta kann damit als das Verfahren der Wahl zur Lokalisation der Plazenta (Ausschluß oder Nachweis einer Placenta praevia) und der Beurteilung einer vorzeitigen Lösung der normal sitzenden Plazenta bezeichnet werden. Die Beschreibung der Plazentalokalisation gehört zur Basisdiagnostik in der Schwangerschaft. Nach Entwicklung hochauflösender Ultraschallgeräte mit abgestufter Grauwertdarstellung ist es möglich geworden, eine Gewebedifferenzierung der Plazenta vorzunehmen. Man kann sehr wohl von einer Ultraschallmorphologie der Plazenta sprechen, die sich aber nicht ohne Schwierigkeiten mit der pathologischen Anatomie korrelieren läßt. Zur Zeit kann als gesichert gelten, daß die Ultraschallstrukturanalyse Aussagen über die Reife der Plazenta erlaubt, die in Korrelation zum Schwangerschaftsalter klinisch wichtige Hinweise zur Lungenreife des Fetus ergeben. Die Erkennung eines Mangelkindes (SGA-Kind, „small for gestational age") wird erleichtert. Mit vorsichtigem Optimismus sind unter Berücksichtigung klinischer und sonographischer Daten (EPH-Gestose, Gestationsalter, SGA-Kind) auch Voraussagen zur Funktion der vorzeitig gereiften Plazenta möglich. Die Erforschung dieser Zusammenhänge erscheint um so wichtiger, als sich die hormonellen Methoden zur Erkennung einer frühen Plazentainsuffizienz im klinischen Einsatz als nicht ausreichend erwiesen haben.

## 11.1 Entwicklung der Plazenta im Ultraschallbild

Das implantierte Chorion ist anfangs ringsherum mit Zotten besetzt. Bis zur Ausfüllung des Cavum uteri hat sich infolge der besseren Ernährungsbedingungen der basale Teil des Trophoblasten, der dem Endometrium anliegt, besser entwickelt als der kapsuläre Anteil. Die polaren Unterschiede im Wachstum der Fruchtblasenhöhle führen zur Ausbildung der zottenreichen Plazenta (Chorion frondosum) und zum Zottenverlust im übrigen Chorion (Chorion laeve). Mit hochauflösenden Geräten und höherer Grauwertabstufung läßt sich diese Entwicklung von der 8.–12. SSW deutlich verfolgen (Abb. 11.1 und 11.2). Erst ab der 12. SSW ist im Ultraschallschnittbild das Areal des Chorion frondosum so klar umrissen, daß man die Basalplatte, die Binnenstruktur und die

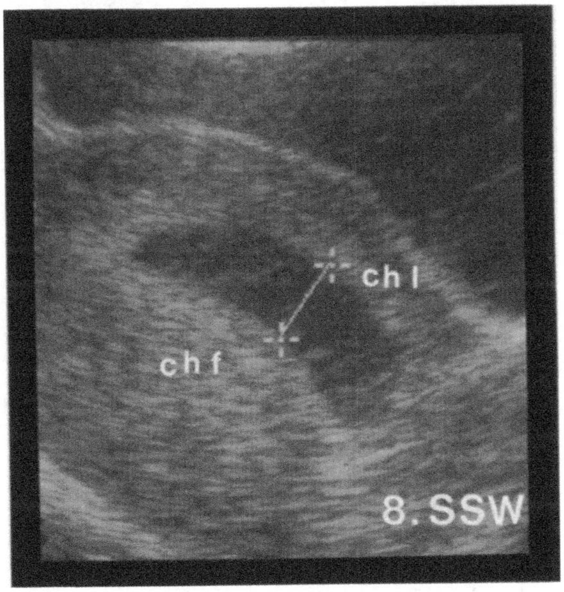


**Abb. 11.1.** Darstellung des Chorion laeve (*ch l*) und des Chorion frondosum (*ch f*), 8. SSW

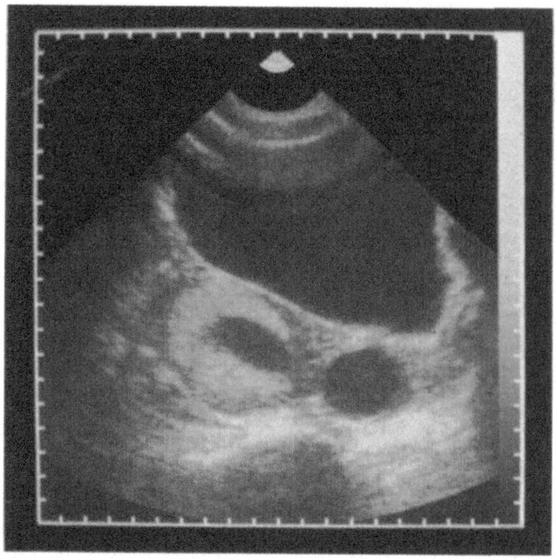

**Abb. 11.2.** Plazentadarstellung, 12. SSW. Durch ihre stärkere Echogenität läßt sie sich deutlich vom Myometrium abgrenzen. Corpus-luteum-Zyste links

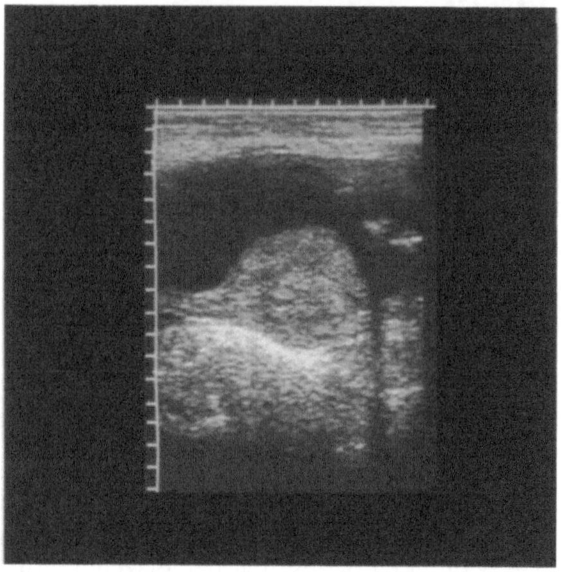

**Abb. 11.4.** „Langsame" Kontraktion der Uterushinterwand, die zu einer scheinbaren Dickenzunahme der Plazenta führt. Beachte die kugelige Verdickung des Myometriums

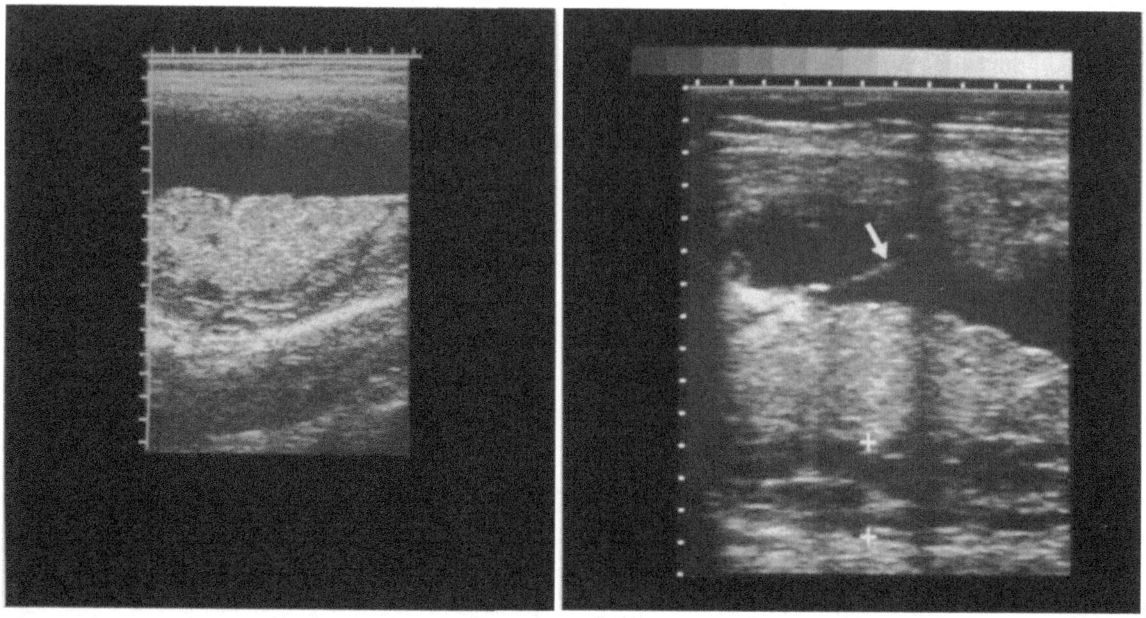

a b

**Abb. 11.3a, b.** Hinterwandplazenta mit deutlicher Abgrenzung des retroplazentaren Gefäßbettes, **a** 22. SSW; **b** 30. SSW. Retroplazentarer Gefäßraum (Durchmesser 29 mm) sowie intraamnialer Strang (*Pfeil*)

Chorionplatte (Abb. 11.3) differenzieren kann. Die kaum sichtbare Linie der Basalplatte, die homogen-feine Binnenstruktur und die durchgehende, dünne und glatte Linie der Chorionplatte entsprechen der unreifen Plazenta (Score 3 nach Koslowski et al. 1980 oder Grad 0 nach Grannum et al. 1979). Eine Echoveränderung dieser Strukturen im Laufe der Schwangerschaft ist nicht obligatorisch. Mit modernen Ultraschallgeräten läßt sich die Abgrenzung zur Uterusmuskulatur ab der 12. SSW in der Regel ohne Schwierigkeiten vornehmen. Damit ist eine Abgrenzung zu lokalen Kontraktionen der Uterusmuskulatur möglich (Abb. 11.4). Fehldiagnosen, wie submuköses bzw. intramurales Myom oder eine Placenta praevia bei Kontraktionen im unteren Uterinsegment, können durch eine längere Beobachtung im Real-time-Bild vermieden werden. Störungen der Plazentationsphase, die mit vaginalen Blutungen verbunden sind, können mit Blutarealen zwischen Chorion laeve und Uterusmuskulatur einhergehen. Diese Areale sollten nicht als zweite Fruchtblase gedeutet werden (vgl. dazu auch Abb. 4.31 und 4.32a, b, S. 58, sowie Kap. 5). Die Prognose für den Fortbestand der Schwangerschaft ist bei lebendem Embryo und einem Hämatom im Bereich des Chorion laeve durchaus als günstig anzusehen.

## 11.2 Lokalisation der Plazenta

Die Darstellung und Abgrenzung der Plazenta als Organ gehören heute zum Routineprogramm der sonographischen Untersuchungen im Rahmen der Schwangerenvorsorge (Stufe I). Eine exakte Abgrenzung der Plazenta von den umgebenden Chorionabschnitten ist aufgrund von Dichteunterschieden i.allg. nach der 12. SSW p.m. möglich. Eine subtile Abgrenzung der Plazenta gegen den Uterus ist durch die eingeschränkte Darstellbarkeit der Basalplatte, die ebenfalls als gestrichelte dünne Linie imponiert, erschwert. Hingegen wird die Abgrenzung der Chorionplatte als amniale Begrenzung durch die höhere Differenz der akustischen Impedanzen von Plazentagewebe und Fruchtwasser optimiert. In einzelnen Fällen können die Impedanzunterschiede zwischen Plazenta einerseits und Chorion laeve bzw. Decidua so gering sein, daß auch nach der 12. SSW eine exakte Abgrenzung der Plazenta zunächst nicht gelingt. Insgesamt gesehen genügt die sonographische Plazentalokalisation als Methode den klinischen Ansprüchen. Spezielle Indikationen der Plazentalokalisation sind:

1) Blutungen im 2. und 3. Trimenon,
2) transabdominale Amniozentese und andere intrauterine Eingriffe zu jedem Zeitpunkt,
3) Beurteilung der Plazentarandbezirke und der uterinen Haftfläche bei Verdacht auf eine vorzeitige Plazentalösung.

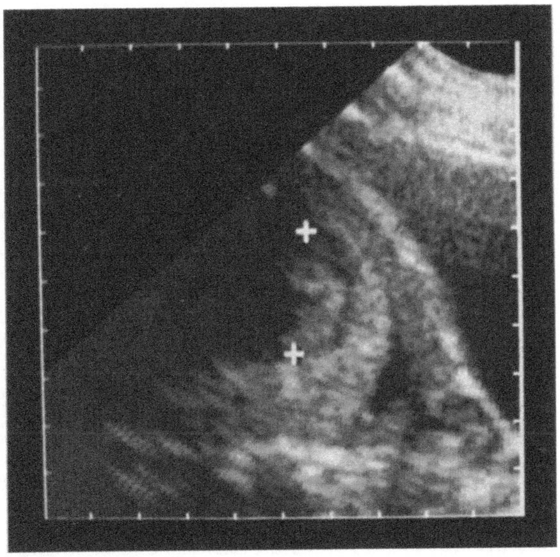

**Abb. 11.5.** Von der Hinterwand ausgehende Placenta praevia totalis, 10. SSW. Beachte die echofreie Zone im Bereich des inneren Muttermundes bei Abortus-imminens-Symptomatik

Die vollständige Darstellung einer an der Hinterwand des Uterus lokalisierten Plazenta kann schwierig sein. Infolge der hohen Absorption der Ultraschallwellen im Knochengewebe des davor liegenden Fetus entstehen weitläufige Schallschatten. Daher werden mit fortschreitendem Schwangerschaftsalter immer größere Anteile der Uterushinterwand der sonographischen Darstellung entzogen.

Die Darstellung von tiefsitzenden oder das Os internum ganz oder teilweise überdeckenden Plazenten bereitet nicht selten Schwierigkeiten. Derartig lokalisierte Plazenten sind nur nach Auffüllung der mütterlichen Blase darstellbar. Durch die angefüllte Harnblase wird eine dem unteren Uterinsegment eng anliegende Wasservorlaufstrecke geschafffen, die optimale Durchtrittsbedingungen für Ultraschallwellen bietet (Abb. 11.5–11.8). Während die Feststellung eines tiefen Plazentasitzes nach entsprechender Vorbereitung der Patientin zuverlässig möglich ist, erscheint die Abgrenzung der verschiedenen Grade der Placenta praevia voneinander durch die sonographische Untersuchung allein problematisch. Das therapeutische Vorgehen muß sich in jedem Fall an der klinischen Situation orientieren.

Die sonographische Nachweisbarkeit einer vorzeitigen Lösung der normalsitzenden Plazenta ist vom Stadium des Geschehens abhän-

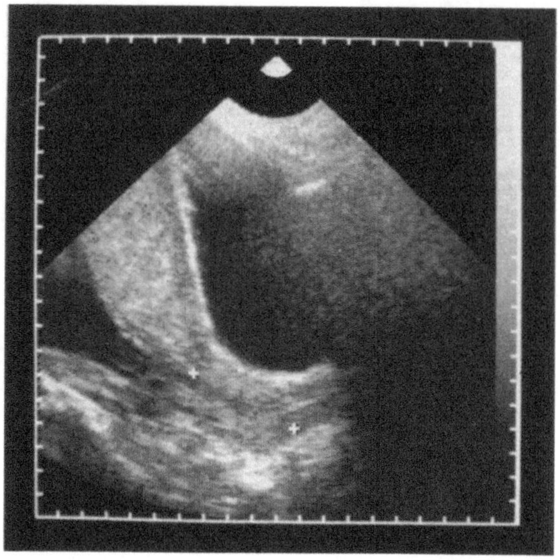

**Abb. 11.6.** Tiefer Sitz einer Vorderwandplazenta mit Darstellung der Cervix uteri (Länge 4,5 cm)

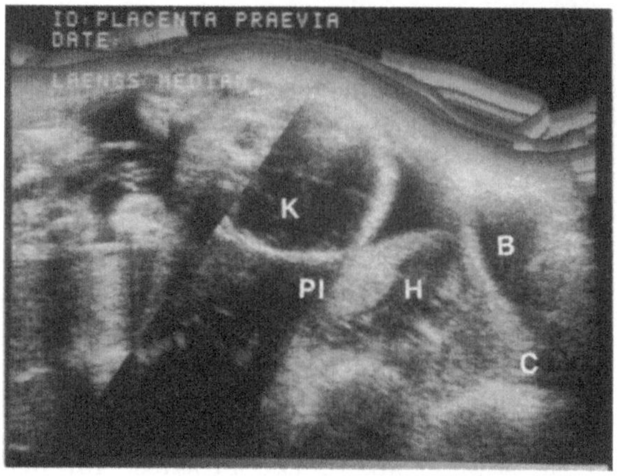


**Abb. 11.8.** Längsschnitte durch das untere Uterinsegment (*B* Harnblase) bei Placenta praevia von der Hinterwand. Die Plazenta (*Pl*) und ein retroplazentares Hämatom (*H*) distanzieren den fetalen Kopf (*K*) von der Cervix uteri (*C*). Beachte das Shadowing hinter dem Kopf

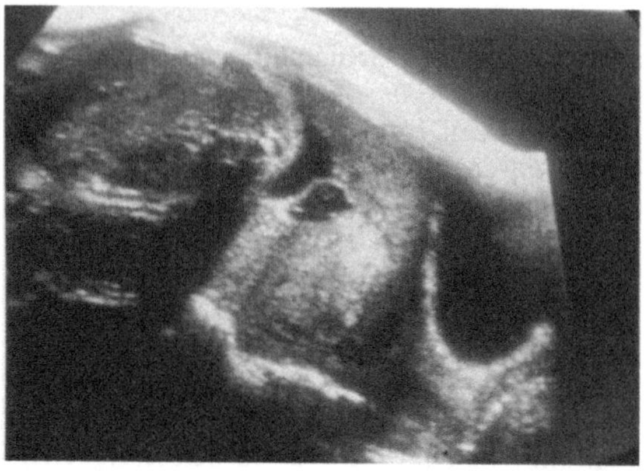

**Abb. 11.7.** Placenta praevia totalis am Ende der Tragzeit bei Querlage. Echoarmes Areal im Bereich der Chorionplatte entspricht der zentralen Nabelschnurinsertion

gig. Während frisches, ungeronnenes Blut als nahezu echofreie Zone im Ultraschallbild imponiert (Abb. 11.9a–d und 11.10), ist ein älteres, organisiertes Hämatom von zahlreichen schallreflektierenden Grenzflächen durchsetzt und kann aufgrund seiner Echodichte kaum oder nicht von Plazentagewebe differenziert werden. Eine retroplazentare Blutung kann daher direkt sonographisch nur durch eine schalleere Zone zwischen Uterus und Plazenta nachgewiesen werden. Bei der frischen Plazentarandblutung kann eine echolose oder echoarme, sichelförmige Fläche zwischen Plazentawand, Eihaut und Uteruswand dargestellt werden. Über dem sonographisch veränderten Bezirk ist mitunter klinisch eine Druckdolenz feststellbar. Der Verdacht eines Hämatoms im Bereich der Plazenta sollte ohne klinische Symptomatik nicht zu einer Intervention führen. Nicht selten lassen sich derartige Befunde bei Kontrolluntersuchungen nicht mehr nachweisen. Differentialdiagnostisch zur vorzeitigen Lösung müssen große Sinusoide an der uteroplazentaren Grenzfläche beachtet werden (Abb. 11.3).

Treten Blutungen in der 2. Schwangerschaftshälfte auf, sollte vor einer vaginalen Untersuchung die sonographische Lokalisation der Plazenta bei gefüllter Harnblase erfolgen. Die Treffsicherheit, eine Placenta praevia totalis zu erfassen, wird dann mit 95% angegeben (Schlensker 1976). In diesen Fällen kommt als Entbindungsmodus nur die Schnittentbindung in Frage. Es kann sich empfehlen, wie in den geburtshilflichen Lehrbüchern beschrieben, in Operationsbereitschaft unmittelbar vor der Sectio eine Spiegeleinstellung vorzunehmen, um bei einem evtl. günstigen Befund den operativen Eingriff vermeiden zu können. Aus klinischer Sicht ist eine genaue Differenzierung der sonographischen Diagnose Placenta praevia marginalis vs. Placenta praevia partialis nicht sinnvoll. Blutungsstärke, Geburtsfortschritt und Kindeszustand bestimmen den Ablauf der Geburt.

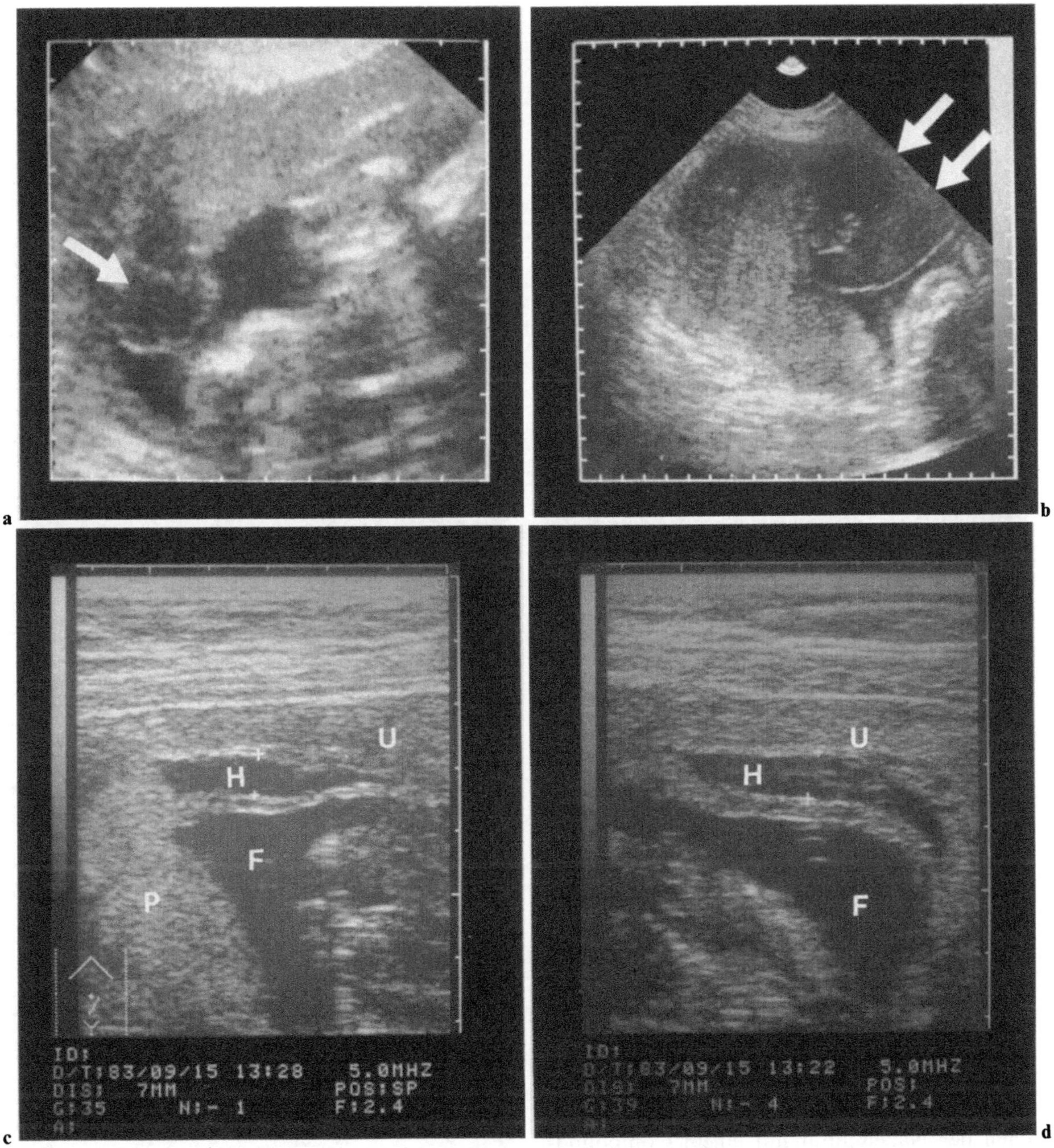


**Abb. 11.9. a** Partielle vorzeitige Plazentalösung bei vaginaler Blutung, 18. SSW. **b** Akute vorzeitige Lösung der gesamten Plazenta; großes Hämatom bei starken Rückenschmerzen, 28. SSW. **c, d** Randständige Lösung einer normal sitzenden Fundusplazenta. Nach Erhöhung der Intensität um 4 dB erscheinen Binnenechos im 5 Tage alten Hämatom (**d**) *P* Plazenta, *F* Fruchtwasser, *U* Uterusmuskulatur, *H* Hämatom)

Wird eine Placenta praevia ohne Blutungssymptomatik diagnostiziert, so kann nach entsprechender Aufklärung der Patientin und des betreuenden Arztes bis zur 26. SSW abgewartet werden. Danach sollte die weitere Überwachung stationär erfolgen.

Wird vor der 20. SSW eine Placenta praevia sonographisch beschrieben (nach Angabe von Lee et al. 1981 in 20% aller Fälle), bestätigt sich der Befund zu Beginn des 3. Trimenons häufig nicht mehr. Am Ende der Tragzeit beträgt die Inzidenz nur noch 0,5%! Dieser ekla-

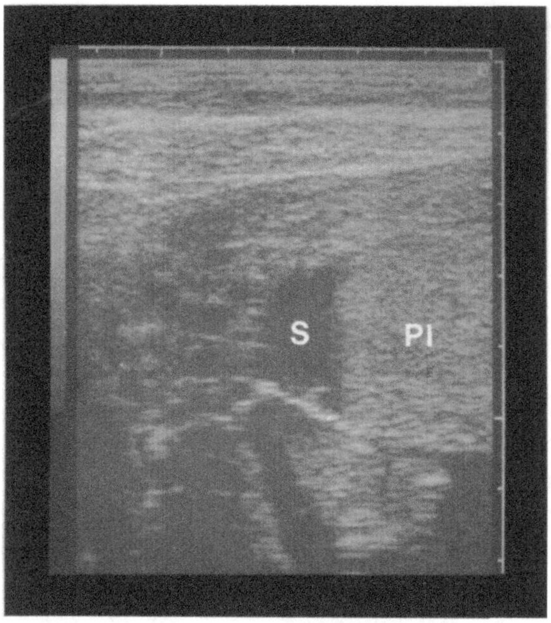


**Abb. 11.10.** Schalleerer, blutgefüllter Raum (*S*) im Randsinusbereich der Plazenta (*Pl*)

tante Wechsel – vielfach als „Migration" beschrieben – ist als Folge des Wachstums des unteren Uterinsegments bei gleichzeitiger seitlicher Ausdehnung und leichter Rotation zu erklären.

Während der Uterusumfang auch noch nach der 32. SSW deutlich zunimmt, ist das Wachstum der Plazentahaftfläche zu diesem Zeitpunkt beendet. Insertionsanomalien der Plazenta sind häufig mit Lageanomalien des Fetus gekoppelt. Bei jeder vierten Querlage ist mit einer Lageanomalie der Plazenta zu rechnen.

Bisher wurde der Darstellung der Nabelschnur im Ultraschallbild weniger klinische Bedeutung zugemessen. Dies mag am ehesten am mangelnden Auflösungsvermögen alterer Realtime-Scanner gelegen haben, denn das Aufsuchen der Nabelschnur mit einem Compoundscanner ist zwar möglich, aber zeitaufwendig. Die erheblichen Qualitätsverbesserungen moderner Geräte ermöglichen eine Darstellung des Nabelschnuransatzes, der Nabelvene und Nabelarterien sowie der Warton-Sulze (Abb. 11.11). Der Nabelschnuransatz an der Plazenta

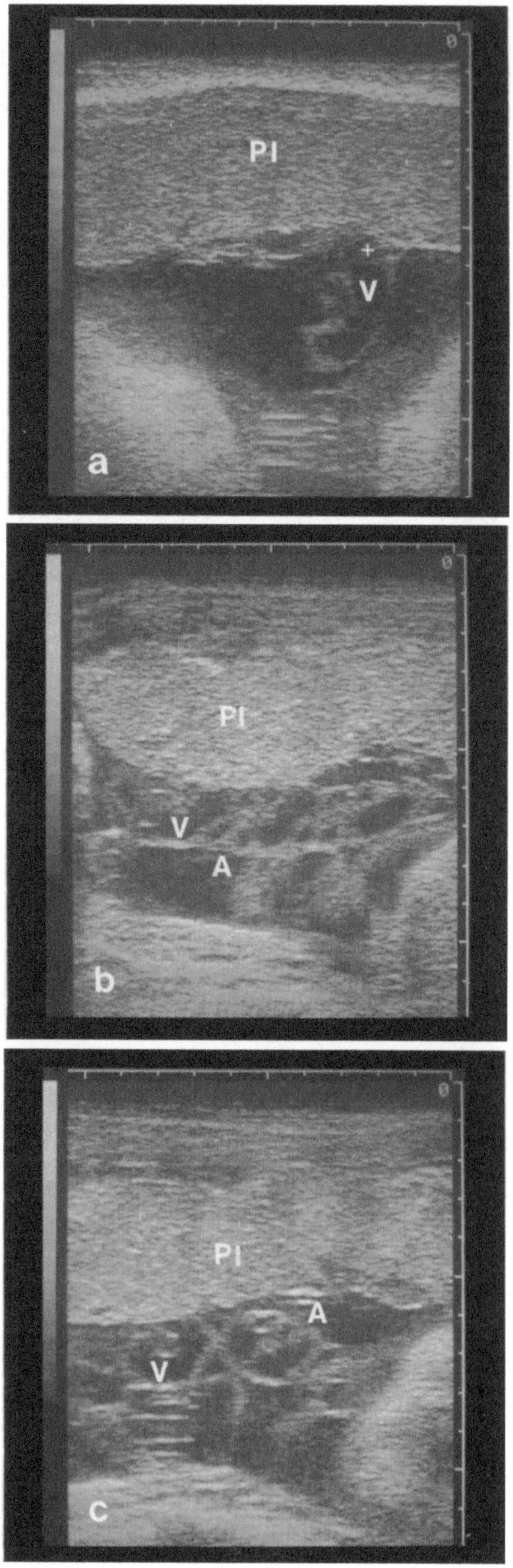


**Abb. 11.11. a** Nabelschnurabgang aus der Plazenta (+); **b** längsgetroffene Nabelschnurschlingen; **c** quergeschnittene Nabelschnurschlingen (*V* Vene, *A* Nabelarterien, *Pl* Plazenta)

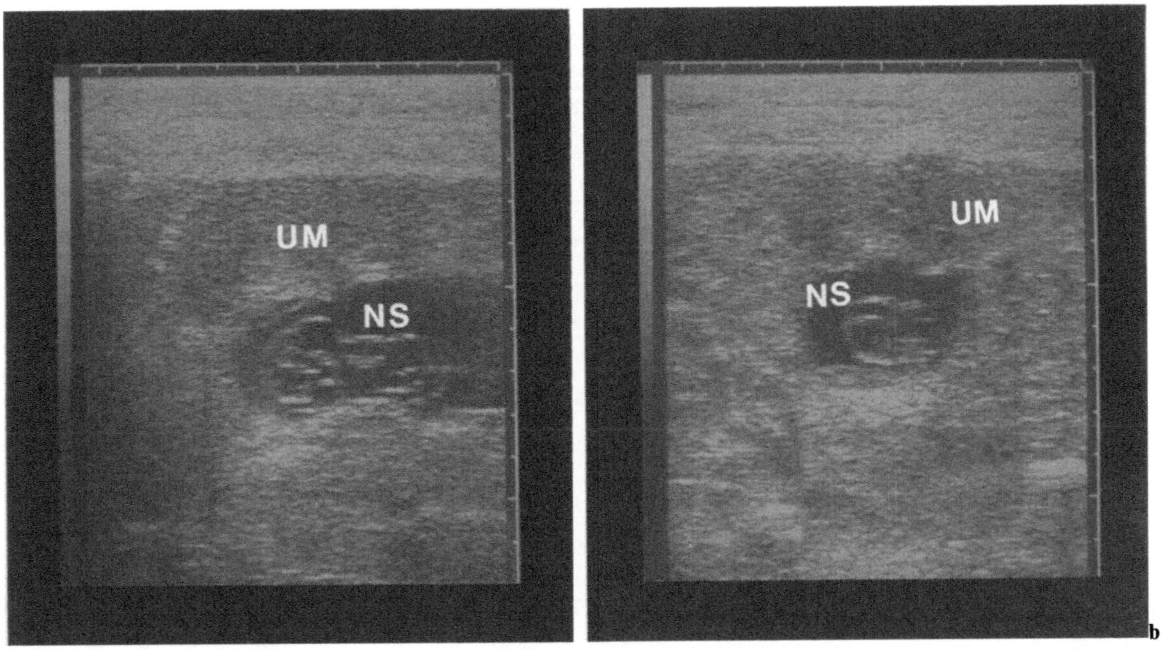


a b

**Abb. 11.12.** Nabelschnurschlinge im unteren Uterinsegment bei Uterus myomatosus; Nabelschnurvorfall nach vorzeitigem Blasensprung. **a** Längsschnitt durch den Zervixbereich, **b** Querschnitt. (*UM* mit Myomen durchsetzte Uterusmuskulatur, *NS* Nabelschnur)

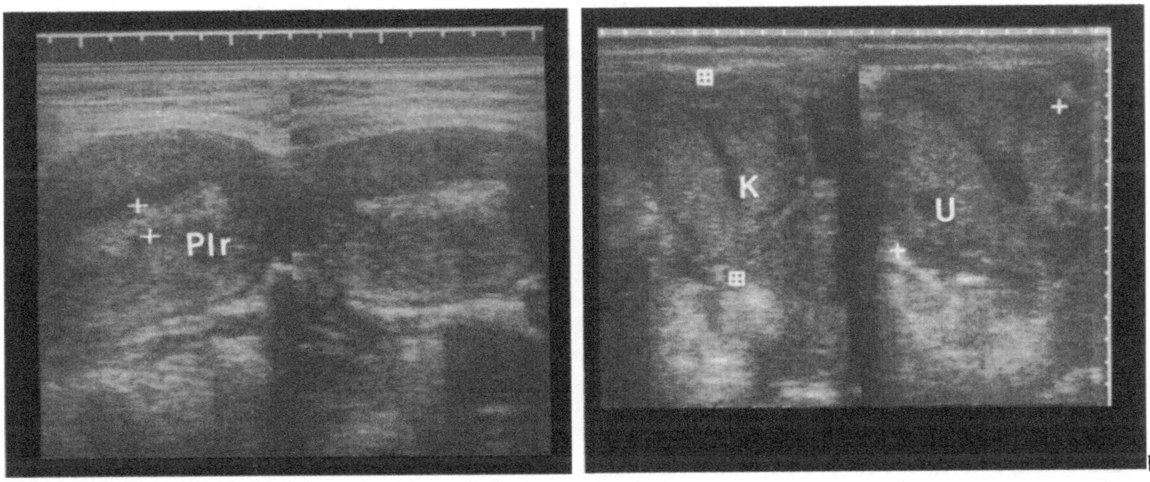


a b

**Abb. 11.13. a** Plazentareste (*Plr*) post partum im Cavum uteri; **b** Blutkoagel (*K*) und aufgelockerte Uterusmuskulatur (*U*) nach Saugkürettage bei Blasenmole

eignet sich ähnlich zur Punktion der Nabelvene wie der Nabelschnuransatz am Fetus. Dies spielt eine zunehmende Rolle bei der pränatalen Diagnostik und Therapie. Welche Bedeutung die Lokalisation der Nabelschnur im Einzelfall haben kann, läßt sich an Abb. 11.12 demonstrieren. Der vorangehende Teil im durch Myome verengten unteren Uterinsegment war in diesem Fall die Nabelschnur. Die vaginale Tastuntersuchung blieb wegen der das kleine Becken ausfüllenden Myome erfolglos. Die Patientin wurde unmittelbar nach der Ultraschalluntersuchung in der 34. SSW stationär aufgenommen. Am Aufnahmetag kam es zum vorzeitigen Blasensprung und zum Nabelschnurvorfall. Die Sectio erbrachte ein lebensfrisches

Kind. Der von multiplen Myomen durchsetzte Uterus mußte exstirpiert werden.

Von klinischer Bedeutung kann die Suche nach Plazentaresten post partum oder nach einer Abortabrasio (Saugkürettage; vgl. auch Kap. 13) sein (Abb. 11.13). Bei gefüllter Harnblase läßt sich das Cavum uteri darstellen, frische Blutansammlungen können von Plazentagewebe unterschieden werden (vgl. auch Abb. 13.2 und 13.3). Je länger die Plazentareste in utero verbleiben, desto mehr haben sie sich organisiert und erscheinen echogener. Im Sonderfall der stark vaskularisierten Uterusmuskulatur bei einer Blasenmole kann diese der Gewebestruktur einer homogenen Plazenta gleichen (Abb. 11.13b).

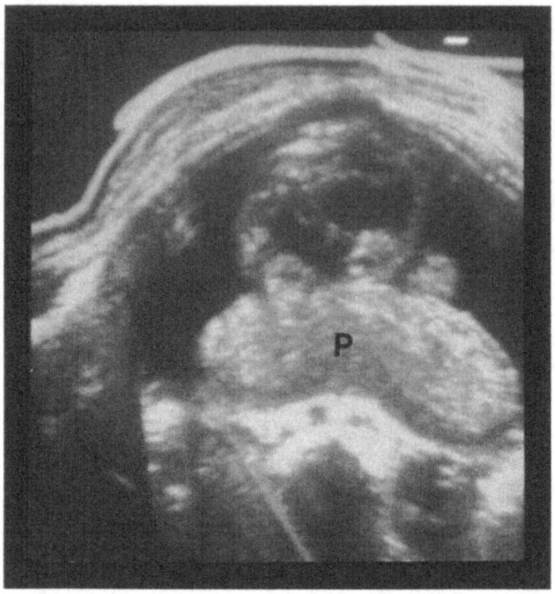


**Abb. 11.14.** Nicht immunologisch bedingtes Hydramnion, Hydrops fetus et placentae, 28. SSW (*P* Plazenta)

## 11.3 Intrauterine Vermessung des Plazentawachstums

### Plazentadicke

Die Beobachtung des Dickenwachstums der Plazenta hat in der Frühphase der Ultraschalldiagnostik in der Geburtshilfe einen größeren klinischen Stellenwert eingenommen, als man ihr heute zubilligen kann. Holländer u. Mast (1968) geben nach der 34. SSW eine obere Normgrenze von 4,5–4,7 cm an. Nach Schlensker (1976) ist bis zur 37. SSW ein stetiges Dickenwachstum bis auf 3,6 ± 0,5 cm zu verzeichnen. Die Maßangaben beziehen sich auf die größte Dicke einer Plazenta. Daraus ergeben sich methodische Schwierigkeiten. Mit den damals benutzten Ultraschallgeräten mit geringer Grauwertabstufung ließ sich die Plazenta in der Regel nicht korrekt von der Uteruswand abgrenzen. Der Plazentasitz und die Schnittrichtung (Schräg- und Tangentialschnitte sind zu vermeiden) spielen ebenfalls eine Rolle bei Fehlmessungen. In Übereinstimmung mit Grannum u. Hobbins (1983) sind auch wir der Ansicht, daß eine Plazentadicke über 5 cm nicht zwingend als pathologisch anzusehen ist. Die Berechnung der mittleren Plazentadicke aus vielen Einzelschnittbildern bestätigt die Aussagen von Holländer und Schlensker, daß die Plazentadicke bis zur 36./37. SSW zunimmt. Die klinischen Beobachtungen, daß Plazentadicken über 5 cm vor der 28. SSW bei einer Rh-Inkompatibilität als prognostisch ungünstig angesehen werden müssen, haben auch heute noch Gültigkeit. Sie fordern Präzisierung durch die Beurteilung der Leber (Hepatomegalie), Haut (Ödeme) und des Abdomens (Aszites). Das Plazentabild des durch Rh-Inkompatibilität bedingten Hydrops (Abb. 11.14) unterscheidet sich auch durch stärkere Reflektivität d.H. größerer Echogenität von der Normalplazenta (s. auch Abb. 9.13). Wir weisen darauf hin, daß auffällige Dicke und bezüglich ihrer Struktur vorgereifte Plazenten (Erläuterung nachfolgend) auf einen Gestationsdiabetes hinweisen können. Es empfiehlt sich dementsprechend in solchen Fällen einen Glukosebelastungstest durchzuführen (Grannum u. Hobbins 1983). Dünne, ausgedehnte Plazenten werden vor allem bei Polyhydramnien gesehen.

### Plazentahaftfläche, -oberfläche und Volumen

Bereits 1970 haben Hellmann et al. ein einfaches geometrisches Modell für die Volumenbestimmung der Plazenta angegeben. Damit ergab sich ein Zuwachs über die 40. SSW hinaus. Längsschnittuntersuchungen von Bleker et al. (1977) zeigten jedoch, daß das Volumenmaximum häufig deutlich vor dem Ende der Schwangerschaft erreicht wird. Zur Klärung dieser widersprüchlichen Angaben haben wir folgende Fragestellungen untersucht (Koslowski et al. 1980):

1) Wie korreliert das Plazentawachstum mit dem Schwangerschaftsalter im 3. Trimenon?
2) Welches Verhältnis besteht zwischen der Größenzunahme der Plazenta und der sonographisch ermittelten Größe des Kindes?
3) Wie verhalten sich Flächenparameter der Plazenta (Oberfläche, uterine Haftfläche) zu ihrem Volumen?
4) Lassen sich aus einem dieser Parameter Hinweise auf die Funktion der Plazenta ermitteln?
5) Bestehen Unterschiede der intrauterin gemessenen Plazentagröße zwischen „normalen" und „pathologischen" Schwangerschaften?

Es wurde bei 171 Schwangeren mit Vorderwandplazenta in 285 Untersuchungen die Plazenta dargestellt und aufgezeichnet. Um die Fehler eines geometrischen Plazentamodells zu vermeiden, wurde jede Plazenta durch eine Kombination von senkrecht aufeinanderstehenden Längs- und Querschnitten aufgezeichnet. Der Abstand zwischen den einzelnen Schnittbildern betrug 2 cm, so daß auch die Randzonen dargestellt wurden. Aus den Flächen der Einzelschnittbilder konnte dann bei bekanntem Abstand der einzelnen Schnitte die räumliche Ausdehnung der Plazenta errechnet werden. Die Untersuchungen erfolgten mit einem Compoundscanner Diasonograph NE 4102 (Nuclear Enterprises, Edinburgh), der im B-Bild auf eine Schallausbreitungsgeschwindigkeit von 1546 m/s entsprechend dem menschlichen Weichteilgewebe geeicht war.

Die sonographische Erfassung der Plazenta erfolgte nach einem festen Schema. Ein Programm errechnete aus den eingelesenen Lochstreifen der Plazentaeinzelschnittbilder die Werte für die uterine Haftfläche, Gesamtoberfläche und das Volumen des Organs. Ein weiteres Programm ermöglichte getrennt nach Längs- und Querschnittbildern die Darstellung der Plazenten entsprechend den abgetasteten Koordinaten, so daß ein Vergleich zwischen dem Originalschnittbild und der abgetasteten Fläche möglich war. In Abb. 11.15 sind die Longitudinal- und die Transversalschnitte der gleichen Plazenta dargestellt. Die dick ausgezogene Linie markiert die uteroplazentare Haftlinie des Organs. Zu jeder Plazentadarstellung wurden zusätzlich die in der Schwangerschafts-

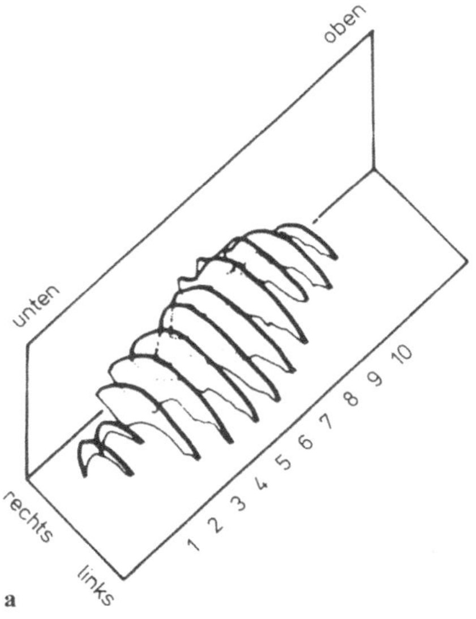


a

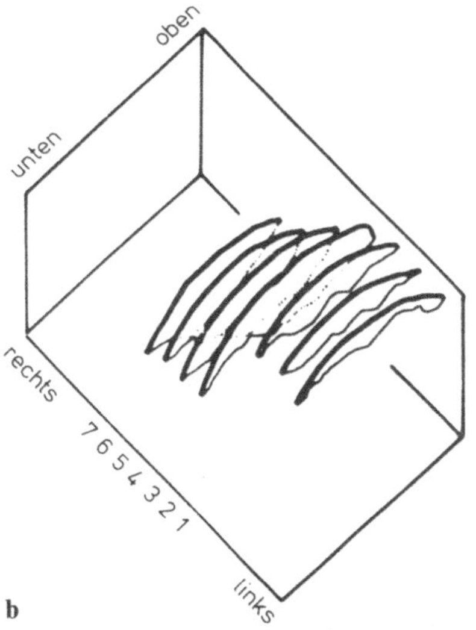


b

**Abb. 11.15a, b.** Vermessung der Plazenta aus einer Schnittbildserie, hier dargestellt im dreidimensionalen Koordinatensystem. **a** Querschnitte 1–10, **b** Längsschnitte 1–7. Dick ausgezogene Linie: uterine Haftlinie der Plazenta

überwachung erhobenen Ultraschallparameter aufgezeichnet.

Der Untersucherfehler blieb für Volumen und Haftfläche unter 5%, der Fehler zwischen 2 Untersuchern betrug für das Volumen 8,6%, für die Haftfläche 4,4%.

In Abb. 11.16 ist das Wachstum des Plazentavolumens gegen das Schwangerschaftsalter aufgetragen. Als Streubreite ist die einfache Standardabweichung angegeben. Das Normalkollektiv setzt sich aus Schwangerschaften zu-

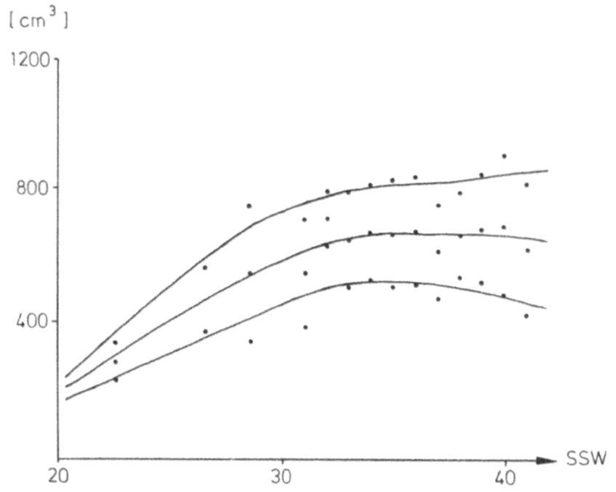


**Abb. 11.16.** Plazentavolumen im Verlauf der Schwangerschaft; rechnerisch angeglichene Verlaufskurve der Mittelwerte und der einfachen Standardabweichung

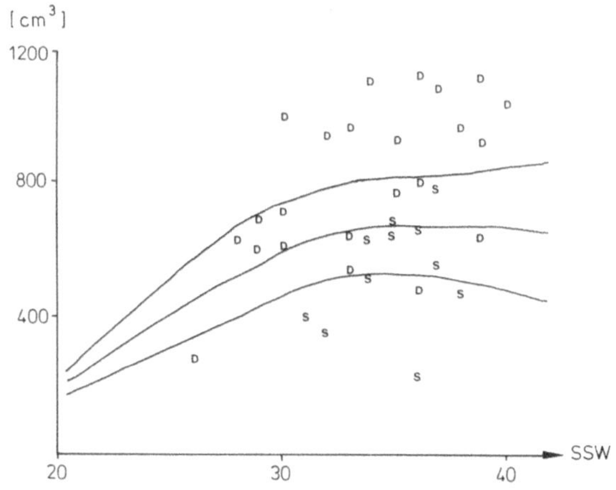


**Abb. 11.17.** Einzelwerte pathologischer Kollektive in den Verlaufskurven der Mittelwerte und Standardabweichungen des Plazentavolumens [*D* Diabetes der Gruppe B, C oder D, *S* Wachstumsretardierte Feten (reife Neugeborene unter 2700 g)]

sammen, bei denen der Termin gesichert war, kein Diabetes mellitus der Mutter vorlag und die Kinder reif mit einem Geburtsgewicht über 2700 g geboren wurden. Bei allen 3 Parametern konnte nach der 34. SSW kein Wachstum mehr registriert werden.

In die Wachstumskurve für das Plazentavolumen wurden die Einzelwerte zweier kleiner pathologischer Kollektive eingetragen. In der Gruppe von 10 Schwangerschaften mit Diabetes mellitus der Mutter (Gruppe B, C oder D nach White) wurden 23 Messungen vorgenommen, eine zweite Gruppe umfaßte 9 Schwangerschaften, bei denen antepartal eine Wachstumsretardierung diagnostiziert und postpartal bestätigt worden war. Hier wurden 15 Messungen aufgezeichnet. Abbildung 11.17 zeigte die Wachstumskurve mit den genannten Einzelwerten, wobei die Einzelwerte der Diabetesgruppe mit D und die der Wachstumsretardierungen mit S gekennzeichnet sind. Die Volumenwerte der Diabetesgruppe liegen in der Mehrzahl oberhalb der Mittelwerte des Normalkollektivs, während die Einzelwerte für die Gruppe der Wachstumsretardierungen bis auf eine Ausnahme unterhalb der Mittelwertkurve liegen. Um zusätzliche Angaben zu erhalten, wurde der Quotient aus Plazentavolumen und uteriner Haftfläche gebildet. Dieser Quotient gibt indirekt Auskunft über das Dickenwachstum der Plazenta; seine Veränderungen im Verlauf der Schwangerschaft wurden in den 3 Untersuchungsgruppen ermittelt. Der Quotient beträgt zwischen der 20. und 25. SSW 1,9 und nimmt bis auf 2,3 in der 32. SSW zu. Jenseits der 32. SSW konnte keine Zunahme mehr verzeichnet werden.

Entsprechend dem Plazentagewicht-Kindsgewicht-Index aus postpartalen Meßdaten wurde ein Quotient aus sonographisch ermitteltem Plazentavolumen und dem Schätzgewicht des Fetus gebildet. Das Schätzgewicht wurde aus biparietalem Durchmesser (BPD) und Thoraxquerdurchmesser (THQ) nach dem Nomogramm von Hansmann u. Voigt (1973) ermittelt. Der Index nimmt bis zur 30. SSW auf 0,54 ab, in der 41. SSW besteht nur noch ein Verhältnis von 0,21:1. In Relation zum fetalen Wachstum nimmt also das Plazentawachstum im 3. Trimenon annähernd linear ab. Anhand des differenzierten Plazentamodells konnten wir nachweisen, daß die Plazenta ab der 34. SSW nicht mehr wächst. Es ist nicht sinnvoll, intrauterine und nachgeburtliche Messungen miteinander zu vergleichen, da die Plazenta in utero wegen ihrer Blutfülle in keiner Weise mit der geborenen Plazenta vergleichbar ist. Die oben gestellten Fragen können im einzelnen wie folgt beantwortet werden:

- Die Wachstumskurven des Volumens, der Haftfläche und der Oberfläche der Plazenta sind ähnlich. Keiner dieser Parameter weist eine Zunahme jenseits der 34. SSW auf (Bleker et al.

1977). Die Ergebnisse von Hellmann et al. 1970 wurden in einer Querschnittstudie erhoben. Damit ist möglicherweise das kontinuierliche Wachstum bis zur 40. SSW zu erklären. Die postpartal erstellten Wachstumskurven für die Plazenta sind naturgemäß ebenfalls Querschnittuntersuchungen. Eine Übertragung solcher Ergebnisse auf intrauterine Verhältnisse scheint nicht zulässig.

- Die Einzelwerte der Volumenmessungen zeigen im Vergleich zu den Haftflächenmessungen größere Streuungen, d.h. die unterschiedlichen Volumina der Plazenten gleichen Schwangerschaftsalters sind weniger in den Größenunterschieden der uterinen Haftflächen begründet als vielmehr in den unterschiedlichen Dicken. Das Verhältnis des Volumens zur uteroplazentaren Haftfläche kann als Näherungsmaß der mittleren Plazentadicke angesehen werden. Der Quotient Volumen/Haftfläche erscheint daher geeignet, pathologisch in der Dicke veränderte Plazenten von unauffälligen Organen zu unterscheiden. Verglichen mit den Dickenwachstumskurven nach Holländer u. Mast (1968) und Schlensker (1976) wurde der Maximalwert des Quotient aus Volumen und uteriner Haftfläche in der Mehrzahl der untersuchten Graviditäten bereits in der 32. gegenüber der 36. SSW erreicht.
- Die Plazenten von wachstumsretardierten Feten zeigen geringere Volumina und uterine Haftflächen als das Normalkollektiv. Sie liegen in der Mehrzahl unterhalb der Mittelwerte, sind also insgesamt kleiner, ohne daß eine statistische Absicherung möglich ist. Der Quotient Volumen/Haftfläche zeigt ebenfalls keinen vom Normalkollektiv abweichenden Verlauf. Da die Kindsgröße eng mit dem Plazentagewicht korreliert ist, wäre ein größerer Unterschied zu erwarten.
- Beim Vergleich der Einzelvolumina und Haftflächen von Plazenten diabetischer Mütter mit den jeweiligen Mittelwerten der Wachstumskurven des Normalkollektivs fällt das zumeist größere Volumen, bei kaum größeren Haftflächen, in den diabetischen Schwangerschaften auf. Die Volumenvermehrung erfolgt offensichtlich überwiegend über eine Zunahme der Plazentadicke. Die Größenabweichungen einzelner Plazenten lassen sich nicht mit der Funktion des Organs korrelieren. Allgemein können also aus der Größe der Plazenta keine Schlüsse auf ihre Funktion gezogen werden.

## 11.4 Struktur der Plazenta im Ultraschallbild

Kratochwil beschrieb 1975 die Möglichkeit, die Plazenta von der Uterusmuskulatur abzugrenzen. Als organisches Substrat der im Sonogramm sichtbaren Haftlinie nahm er das Nitabuchsche-Fibrinoid an. Diese Deutung der schwachen Reflexionen wird auch von Schlensker (1976) vertreten.

Die charakteristischen altersabhängigen Veränderungen der Plazenta beschrieb zunächst Winsberg (1973) an Längsschnittuntersuchungen. Die nach der 28. SSW auftretenden echofreien Räume in der Plazenta erweisen sich an der frisch geborenen Plazenta als blutgefüllte Hohlräume, deren Wandung nicht von Zotten ausgekleidet ist. Die Zunahme stärkerer Echos der Plazentastruktur in den letzten 3–4 Wochen der Schwangerschaft läßt sich als Kalkeinlagerung in die bindegewebigen Septen der Lobuli röntgenologisch nachweisen. Unmittelbar subchorial gelegene, schalleere Räume werden als Chorionzysten beschrieben.

Wir selbst haben außerdem mehrfach sich hernienartig vorwölbende Ausbuchtungen im Bereich der Chorionplatte und in Randbereichen gefunden (Abb. 11.18–11.20). Innerhalb dieser z.T. auch abgeteilten echoarmen Bezirke ließen sich deutliche Strömungsphänomene nachweisen. Längsschnittuntersuchungen dieser Fälle zeigten späterhin ein Kollabieren dieser Vorwölbungen mit deutlicher Verkleinerung der Bezirke. Im Zusammenhang mit diesen Erscheinungen wurden z.T. vaginale Blutungen sowie AFP-Erhöhungen im Fruchtwasser festgestellt. Es scheint sich daher um lokale Hämatome zu handeln. Davon abzugrenzen sind intraamniale Strangbildungen (Abb. 11.21).

Koslowski et al. (1980) haben prospektive Studien zur Bewertung des Plazentagewebes im Ultraschallbild durchgeführt. Das Ausmaß der Gewebeveränderungen im Schwangerschaftsverlauf wurde hierbei zum Zustand des Neugeborenen in Beziehung gesetzt. Fünf Gewebemerkmale wurden zunächst in einem jeweils 1–4 Punkte umfassenden Schema beurteilt:

*Basalplatte (uteroplazentare Haftlinie):*

1) gestrichelt sichtbar;
2) dünn ausgezogen;
3) bis zu 50% dick ausgezogen;

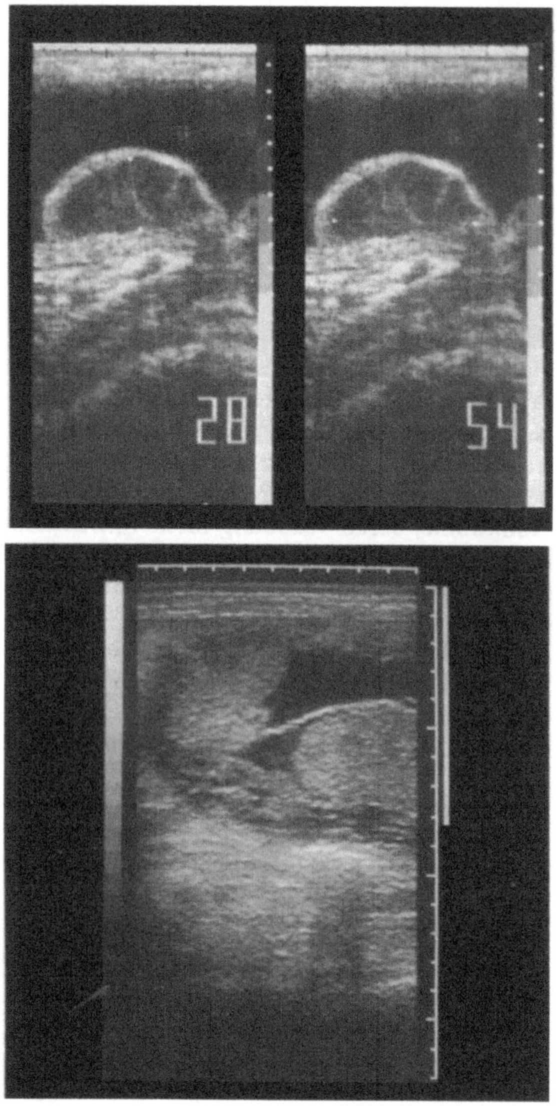


a

b

**Abb. 11.18. a** Großer hernienartiger Prolaps im Bereich der Chorionplatte mit sonographisch nachweisbarem Durchströmungsphänomen, 28. SSW. **b** Gleicher Fall, 11 Wochen später. Die Verwölbung ist aufgebraucht. Darstellbar ist noch ein kleiner echofreier Raum im Plazentarandbereich. Keine klinischen Auswirkungen

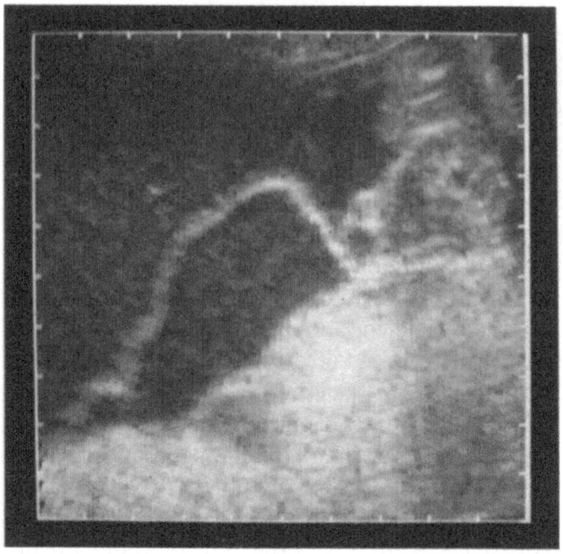

**Abb. 11.19.** Abhebung des Amnions im Bereich der Chorionplatte mit Hämatombildung

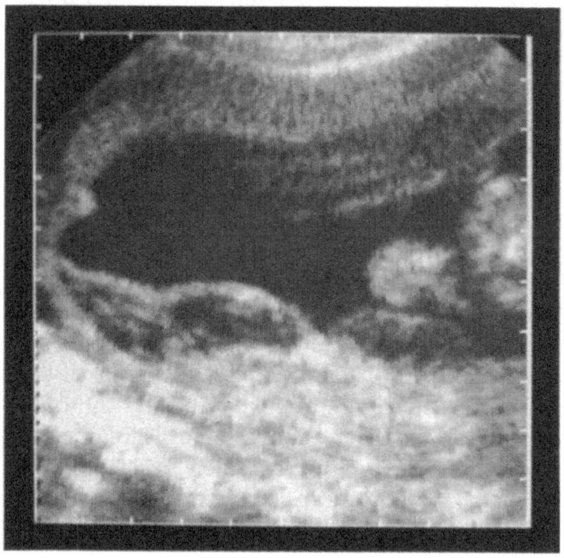

**Abb. 11.20.** Restzustand eines ursprünglich ähnlichen Befundes wie in Abb. 11.19

4) über 50%–100% dick ausgezogen, Ausbildung arkadenförmiger Strukturen zur amnialen Seite hin.

*Randzonen:*

1) kaum oder nicht darstellbar;
2) dünn ausgezogen darstellbar;
3) einseitig verdickt, schalldicht;
4) beidseitig dick ausgezogen darstellbar.

*Binnenstruktur:*

1) homogen fein;
2) einzelne strichförmige, echodichte Zonen bis 5 mm Durchmesser;
3) inhomogene Gesamtstruktur, echodichte Zonen bis zu 1 cm Ausdehnung;
4) plattförmige echodichte Zonen über 1 cm Durchmesser eingestreut.

*Avillöse Räume:*
1) keine;
2) kleine;
3) ausgedehnte;
4) demarkierte, von echodichten Säumen umgebene, echolose, intraplazentare Bezirke.

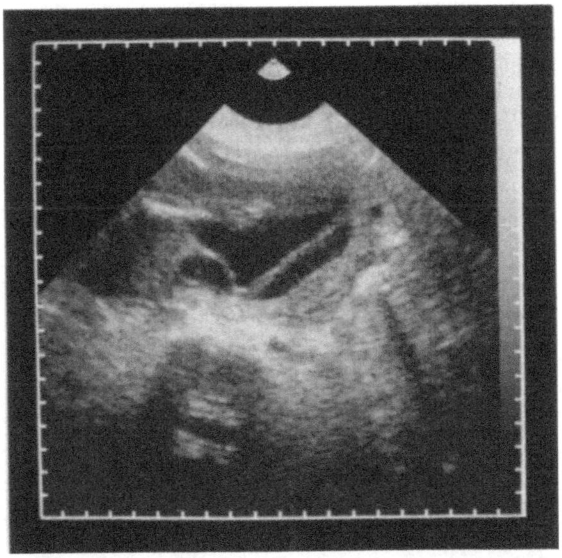

**Abb. 11.21.** Intraamniale Strangbildung (postpartal nachgewiesen)

*Sinusoide (unmittelbar subchorial gelegene, schalleere Räume):*
1) keine;
2) kleine;
3) ausgedehnte;
4) konfluierend flächenhafte Räume.

Zur klinischen Bewertung dieser 5 Merkmale wurden 2 Gruppen Schwangerer miteinander verglichen: 1) nach Anamnese und Befund unauffällige Schwangerschaften mit normalen Geburtsverläufen und unauffälligen Neugeborenen, 2) eine Gruppe pathologischer Schwangerschafts- bzw. Geburtsverläufe, innerhalb derer „fetal distress", operative Geburtsbeendigung (vom Kind her indiziert), Wachstumsretardierungen und intrauteriner Fruchttod auftraten. Von den 5 genannten Merkmalen erwiesen sich 3 als bedeutungslos: 1) Auftreten verdickter plazentarer Randbezirke, 2) avillöser Raum, 3) größere Sinusoide. Für diese Merkmale gab es keinen Unterschied in bezug auf den Zustand des Neugeborenen. Ein anderes Bild ergab sich bei der Betrachtung der „Binnenstruktur" und „Basalplatte". Wurden 75% oder mehr der beurteilten Schnittbilder einer Einzelplazenta als grob inhomogen und von echodichten Zo-

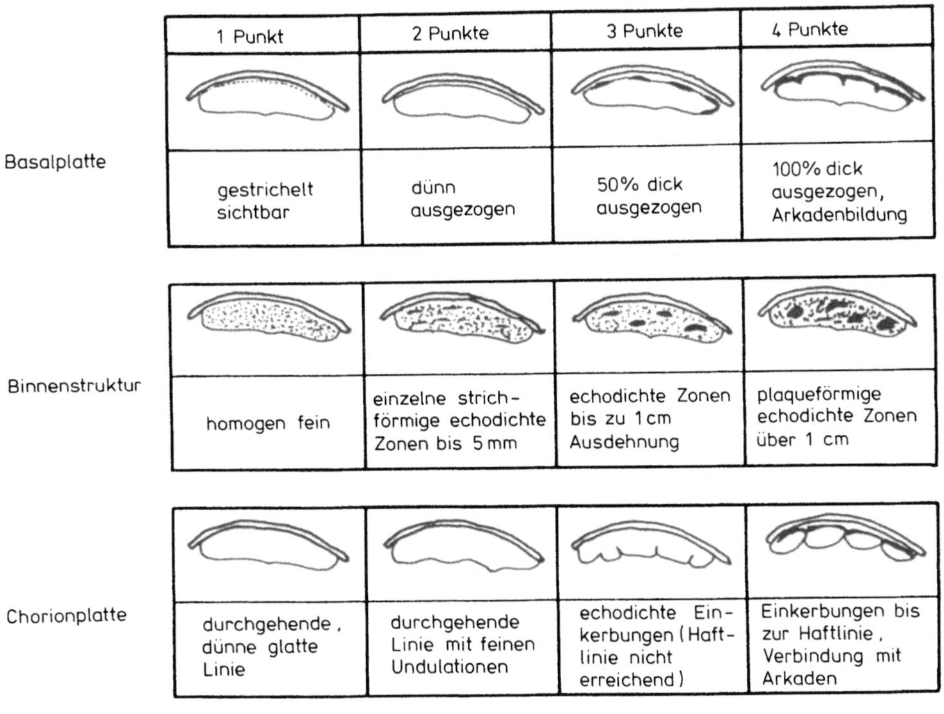


**Abb. 11.22.** Plazentascore. (Nach Koslowski et al. 1980)

**Tabelle 11.1.** Grannum-Schema. (Nach Grannum et al. 1979)

| Region | Grad 0 | Grad I | Grad II | Grad III |
|---|---|---|---|---|
| Basalplatte | keine Verdichtungen | keine Verdichtungen | Linienförmige Anordnung kleiner echogener Herde (basale „Stippchen") | Größere echogene, teilweise zusammenhängende Herde |
| Plazentastruktur | Homogen, „fein" | Wenig eingestreute echogene Bezirke | Linienförmige echogene Verdichtungen („Komma"verdichtungen) | Girlandenartige Verdichtungen mit zentralen echoarmen Bezirken |
| Chorionplatte | Gerade und gut darstellbar | Leicht gewellt | beginnende Kotyledonenabgrenzung in Richtung der Basalplatte | Septierung der Kotyledonen bis zur Basalplatte durchlaufend |

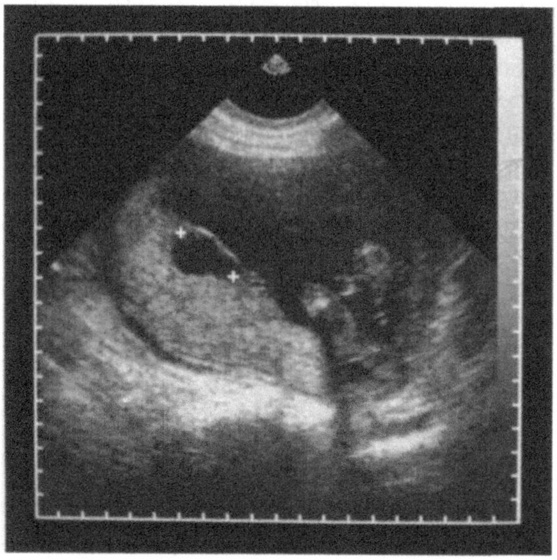

**Abb. 11.23.** Hinterwandplazenta, Grannum-Grad 0, mit echofreier Zyste im Bereich der Basalplatte. Nebenbefund: hohes AFP im Fruchtwasser ohne pathologischen Befund

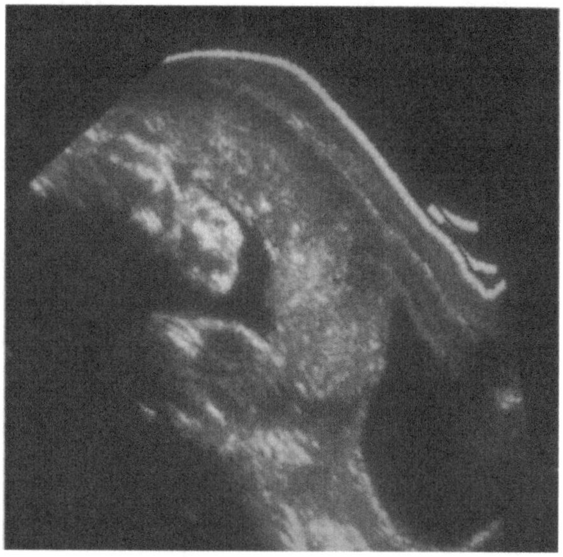

**Abb. 11.24.** Vorderwandplazenta, Grannum-Grad I; Placenta praevia

nen von 1 cm Durchmesser oder mehr durchsetzt beurteilt, so zeigte sich ein statistisch nachweisbarer Unterschied im „fetal outcome" zwischen den beiden untersuchten Gruppen. Ein vergleichbares Resultat lieferte die Analyse des Gewebemerkmales „Ausprägung der Basalplatte".

Aus diesen Ergebnissen wurde ein eigenes Schema zur Beurteilung des Plazentagewebes abgeleitet (Abb. 11.22). Zu den Merkmalen Basalplatte und Binnenstruktur ist als drittes das der Chorionplatte oder plazentoamnialen Grenzfläche hinzugetreten.

Die Graduierung (0–III) der Plazenta nach Grannum et al. (1979) entspricht den zunehmenden Punktereihen der 3 Merkmale von links nach rechts im Düsseldorfer Schema. Grannum (Tabelle 11.1 sowie Abb. 11.23–11.26) hat u.a. darauf hingewiesen, daß mit zunehmendem Grad der Plazenta auch die Lungenreife des Fetus – gemessen an der L/S-(Lezithin/Sphingomyelin-)Ratio – ansteigt. In 68% seiner 86 beobachteten Fälle mit einem Plazentagrad I betrug die L/S-Ratio 2,0, in 88% bei Grad II und in 100% bei Grad III. Dieser Aussage haben Harman et al. (1982) in einer umfassenderen Studie widersprochen. Sie fanden in 7% der Fälle mit Grad-III-Plazenta eine unreife Lunge des Fetus gemessen an der L/S-Ratio und schlossen daraus, daß ein Plazentagrading die Amniozentese als Standardverfahren zur Bestimmung der Lungenreife

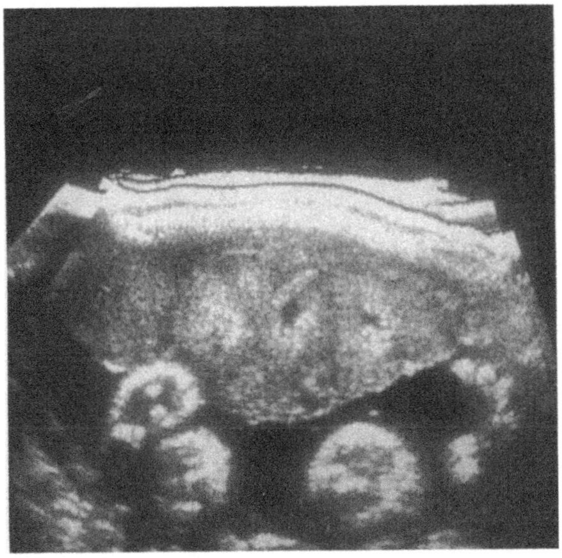

**Abb. 11.25.** Vorderwandplazenta, Grannum-Grad II

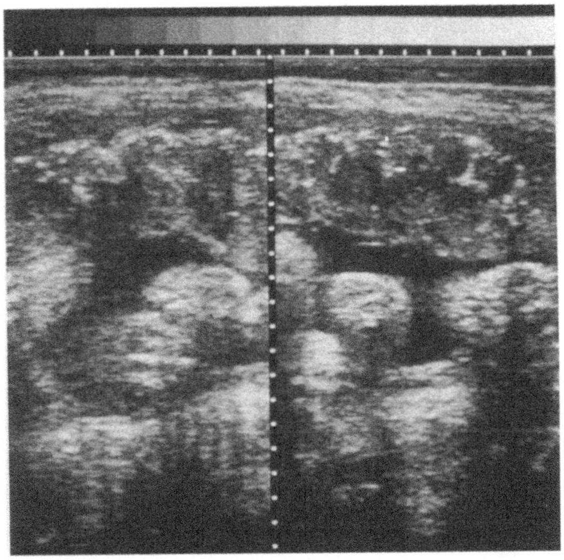

**Abb. 11.26.** Vorderwandplazenta, Grannum-Grad III

nicht ersetzen kann. Ohne statistische Angaben zu machen, bestätigen Quinlan u. Cruz (1982) diese Beobachtung. Dagegen bekräftigt Petrucha die Angaben von Grannum. Clair et al. (1983) fanden bei Risikoschwangerschaften (z.B. Diabetes) das Grannum-Schema bestätigt und konnten bei Grannum-Grad III lungenreife Feten finden, obwohl die L/S-Ratio dagegen sprach. Wir sind der Meinung, daß das Plazentagrading nicht die Aufgabe hat, Alter und Reife des Fetus zu bestimmen. Das Plazentagrading erlangt erst auf dem Boden des bekannten bzw. gesicherten Gestationsalters (1. Screening) seine klinische Bedeutung. Wird z.B. die Grad-III-Plazenta bereits in der 30. SSW beobachtet, so ist nach unseren Erfahrungen mit einer späteren Wachstumsretardierung zu rechnen. Dabei kann die Fetalbiometrie zum 1. Beobachtungszeitpunkt durchaus noch unauffällig sein.

Wie häufig bei wissenschaftlichen Auseinandersetzungen, wird auch hier nicht beachtet, daß es nicht zulässig sein kann, 2 unterschiedliche Methoden zur Bestimmung der fetalen Lungenreife miteinander zu vergleichen. Es sei darauf hingewiesen, daß es keine 100%ige Methode zur Voraussage der Lungenreife gibt. Trotz einer Grad-III-Plazenta kann sich ein Atemnotsyndrom beim Frühgeborenen entwikkeln.

Kazzi et al. (1983) benutzten das Schema der Plazentagraduierung zur Erkennung einer in-

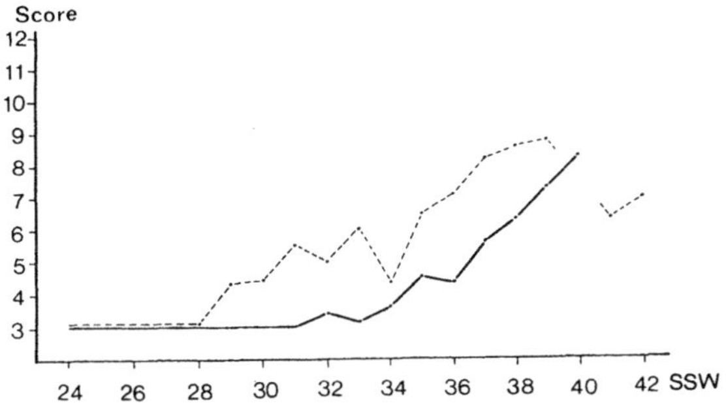


**Abb. 11.27.** Mittlerer Plazentascore im Verlauf der Schwangerschaft bei 10 und mehr Zigaretten rauchenden (---) und nichtrauchenden Schwangeren (——)

trauterinen Mangelentwicklung (SGA-Kind). Sie geben die Sensitivität dieser Suchmethode mit 66% an. Die Ergebnisse dokumentieren, daß eine sonographisch erkennbare vorzeitige „Plazentareifung" bei diesen Kindern mit der bekannten anatomischen vorzeitigen Alterung der Plazenta korreliert. Deshalb mag im Falle eines erkannten „kleinen Fetus" die Beurteilung der Plazenta hilfreich sein bei der Erkennung einer intrauterinen Wachstumsretardierung.

In einer prospektiven Studie haben wir eine Bewertung des Plazentascores in bezug auf den Risikofaktor Zigarettenrauchen im Verlauf der Schwangerschaft vorgenommen. Die Gruppe der Raucherinnen umfaßte 40 Schwangere mit einem Zigarettenkonsum von 10 Stück pro Tag

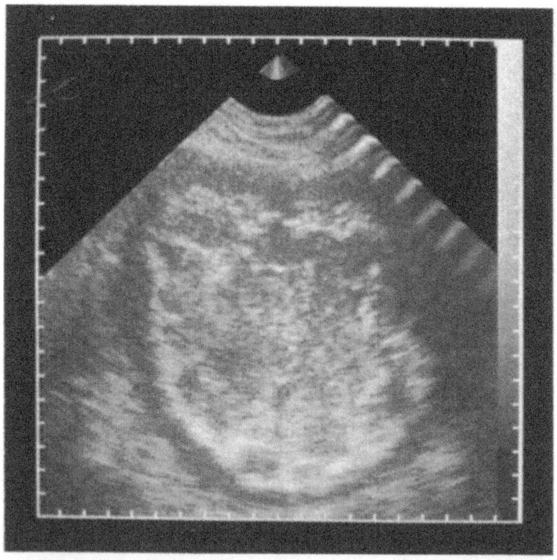

a

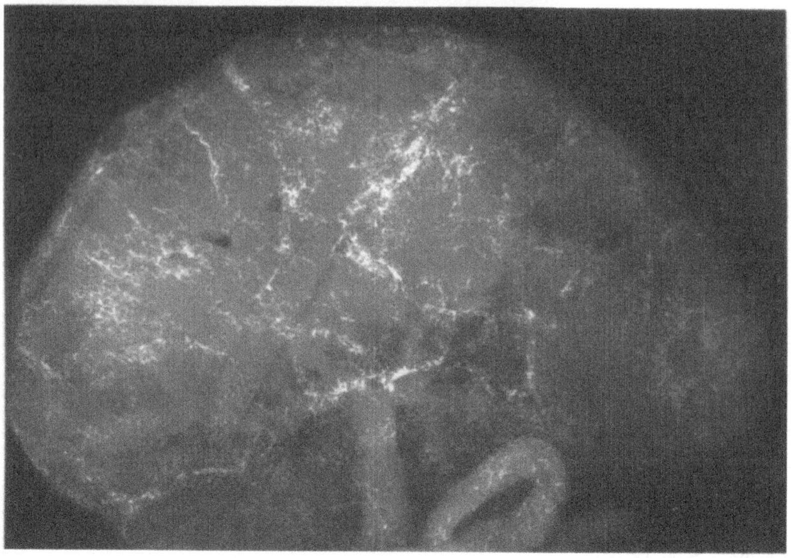

b

**Abb. 11.28. a** Grannum-III-Plazenta am Ende der Tragzeit. **b** Zugehöriges Röntgenbild. Darstellung der Mikrokalzifikationen

und mehr, bei denen 85 Ultraschalluntersuchungen durchgeführt wurden; bei der Kontrollgruppe der 44 Nichtraucherinnen waren es 92 Untersuchungen. In Abb. 11.27 sind die Mittelwerte des Plazentascores beider Gruppen bezogen auf das Gestationsalter aufgetragen.

In der Nichtrauchergruppe finden sich bis zur 31. SSW alle Merkmale ausnahmslos in ihrer schwächsten Ausprägung, um später über einen Mittelwert von 4,3 (36. SSW) auf 7,3 (39. SSW) bzw. 8,3 (40. SSW) anzusteigen. Bei den Raucherinnen zeigt sich ein gleichsinniger Anstieg der Merkmalausprägung (3,0 bis zur 28. SSW; 4,3 in der 29. SSW auf 7,1 in der 36. SSW), jedoch setzt dieser um ca. 4 Wochen früher ein. Unterschiede in bezug auf den Zustand des Neugeborenen konnten zwischen den beiden untersuchten Patientengruppen nicht gesichert werden.

Die anatomischen Ursachen der Veränderungen der sonographischen Plazentadarstellung sind noch wenig untersucht. Winsberg (1973) deutet die plazentaren „Ringstrukturen" als normalen Prozeß der Plazentaalterung. Hackelöer u. Nitschke (1975) untersuchten 150 Fälle, bei denen sonographisch sog. „Girlanden-

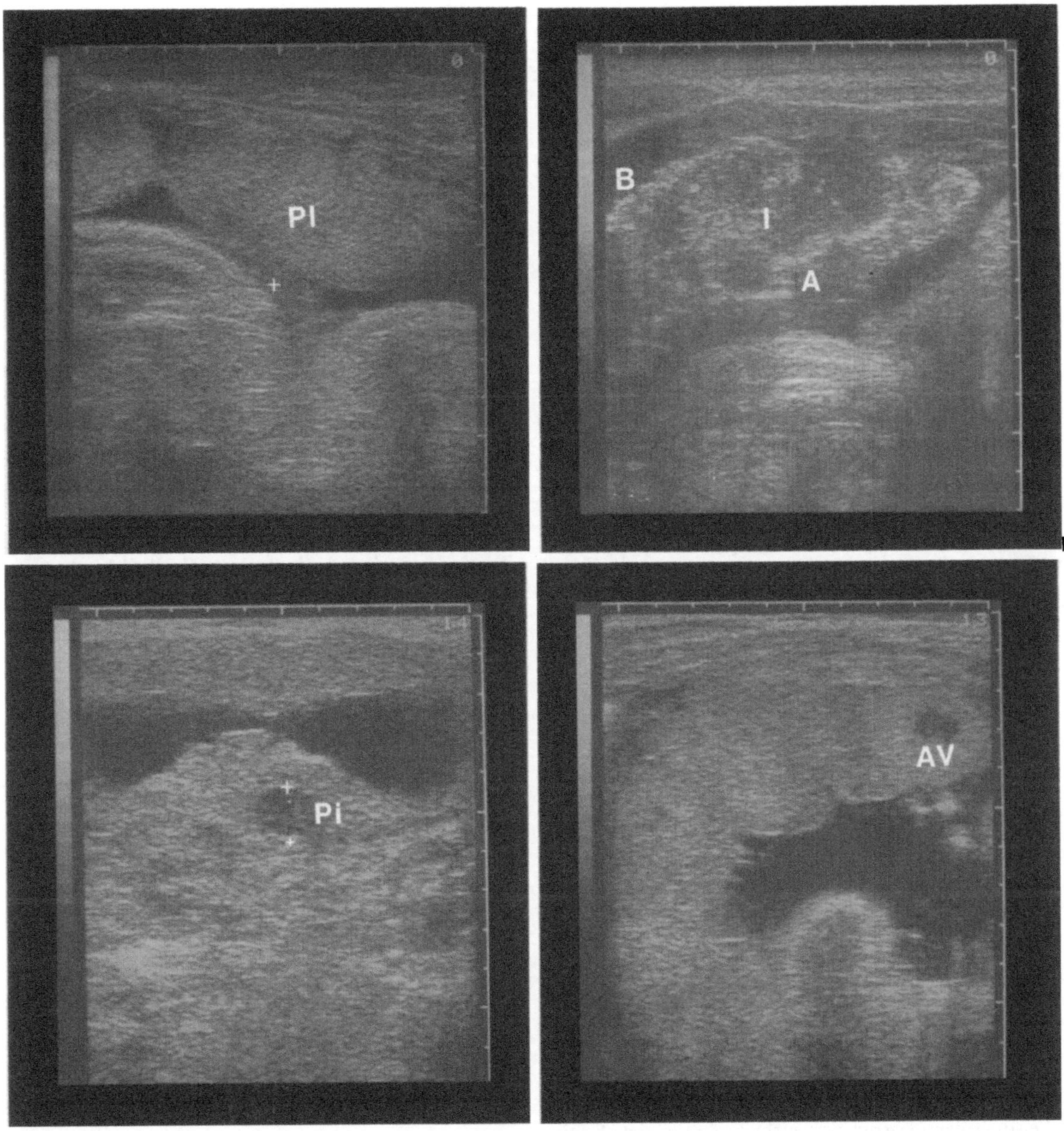


**Abb. 11.29. a** Homogene Plazenta bei Geminigravidität, beide Plazenten erhalten den Score 3 (Düsseldorfer Schema). **b** Verdickte Basalplatte (*B*), verstärkte interne Echos (*I*) und eingezogene echostarke Areale (*A*) an der Chorionplatte bei SGA-Kind (Score 11). **c** frischer Plazentainfarkt (*Pi*), Durchmesser 1,5 cm; **d** avillöser Raum (*AV*)

echos" beschrieben wurden. Sie konnten anhand ihres Materials aber keinen festen klinischen Bezug herstellen. Stein et al. (1976) konnten bei ihren als „Honigwaben" beschriebenen Plazenten röntgenologische Mikrokalzifikationen nachweisen. In vergleichbaren Schnitten wurde eine gute Übereinstimmung mit dem Ultraschallbild gefunden. Eigene Beobachtungen bestätigen diese Befunde (Abb. 11.28). Hoogland (1982) führt an, daß kleine Kalziumdepots an der Basalplatte und in der Binnenstruktur zu einer Zunahme der Echostrukturen führen. Dagegen sollen Fibrindepots sowohl eine Abnahme als auch eine Zunahme der Echoreflexionen bewirken können. Da vergleichende Untersuchungen unter Einbeziehung der Sono-

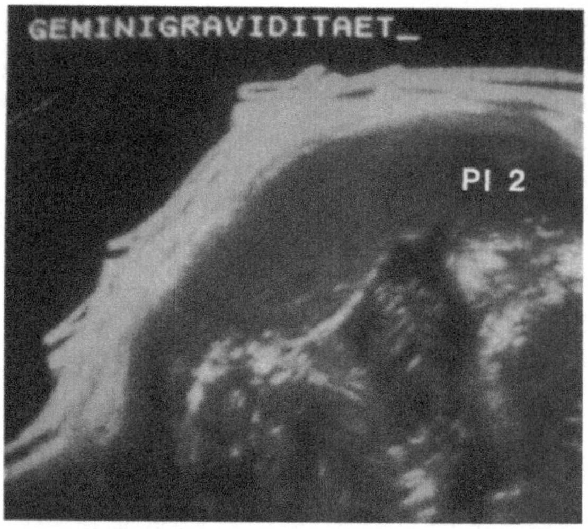


**Abb. 11.30.** Geminigravidität mit abgestorbenem Zwilling, Hypodensität der nicht mehr vom Fetus durchbluteten Plazenta (*Pl 2*)

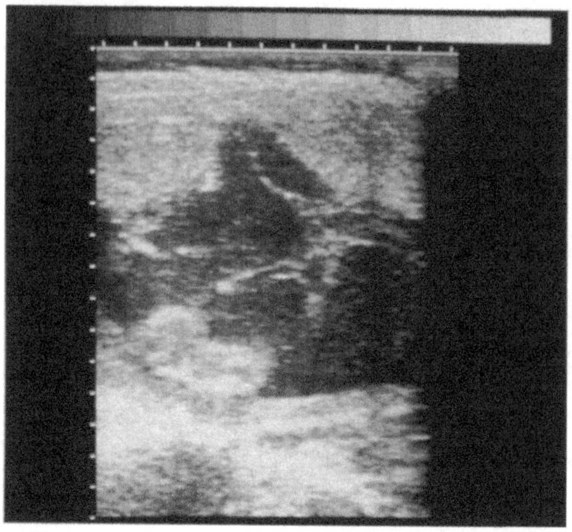

**Abb. 11.31.** Großes Hämangion. Einweisungsdiagnose: fetale Mißbildung, z.B. Omphalozele. Die funktionelle Leistung der Plazenta war nicht beeinträchtigt. Sectio in der 39. SSW

graphie und Morphologie kaum vorliegen, ist man bei der Diskussion der möglichen Ursachen der sonographisch erfaßbaren Veränderungen noch auf Hypothesen angewiesen. Zu den Veränderungen der Chorionplatte und der Organbinnenstruktur ist bekannt, daß ein verlangsamter Blutstrom im intervillösen Kapillarspalt die Ablagerung von Fibrinthromben in „Totwasserzonen" wie den Randbereichen und dem Subchorialraum erleichtert. Ebenso wird das Auftreten von Gitterinfarkten begünstigt, was bei einer Ausdehnung des Fibrinablagerungsprozesses größere Verödungsherde nach sich ziehen kann. Die Blutstromverlangsamung äußert sich zunächst in einer Abnahme der Echostrukturen (Abb. 11.29 und 11.30). Fibrinablagerungen makroskopisch sichtbaren Ausmaßes kommen als hyperreflektive Streifen, Flecken oder Plaques im Sonogramm der Plazenta zur Darstellung. Der echodichte Saum im uteroplazentaren Grenzbereich (Basalplatte) dürfte der am Schwangerschaftsende physiologischerweise erodierten und durch die schmale Zone des Rohr-Fibrins ersetzten Trophoblastschicht entsprechen.

Plazentatumoren wie z.B. Chorangiome, Hämangiome, Teratome oder teilweise molige Degeneration lassen sich zumeist ohne Schwierigkeiten vom normalen Plazentagewebe abgrenzen (Abb. 11.31). Je nach Homogenität des Tumors erscheint dieser im Schallbild echoarm mit Kapselbildung (Chorangiom) oder mit unruhiger Struktur und multiplen, durch Kalkeinlagerungen bedingten Binnenechos (Teratom). Das typische „Schneegestöberbild" der molig degenerierten Plazenta läßt sich vom Gewebe der normalen Plazenta gut abgrenzen.

Die Beobachtung der sonographischen Plazentaveränderungen ermöglicht Rückschlüsse auf die intrauterine „Reifung" der Plazenta. Eine vorzeitige Reifung ist solange als pathologisch anzusehen, bis nicht durch weitere Untersuchungen dieser Verdacht entkräftet werden kann.

## Literatur

Bleker OP, Kloosterman GJ, Breur W, Mieras DJ (1977) The volumetric growth of the human placenta: A longitudinal ultrasonic study. Am J Obstet Gynecol 127:657–661

Clair MR, Rosenberg E, Tempkin D, Andreotti RF, Bowie JD (1983) Placental grading in the complicated high-risk pregnancy. J Ultrasound Med 2:297

Fischer CC, Garrett W, Kossoff G (1976) Placental aging monitored by gray scale echography. Am J Obstet Gynecol 124:483–488

Gottesfeld KR, Thompson HE, Homes JH et al. (1966) Ultrasonic placentography – a new method for placental localization. Am J Obstet Gynecol 96:538

Grannum P, Hobbins JC (1983) The placenta. In: Callen PW (ed) Ultrasonography in obstetrics and gynecology. Saunders, Philadelphia, p 141–157

Grannum P, Berkowitz RI, Hobbins JC (1979) The ultrasonic changes in the maturing placenta and their relation to fetal pulmonic maturity. Am J Obstet Gynecol 133:915–922

Hackelöer BJ, Nitschke S (1975) Placental changes dur-

ing pregnancy. V. European Congress on Ultrasound in Medicine, München
Hansmann M (1974) Kritische Bewertung der Leistungsfähigkeit der Ultraschalldiagnostik in der Geburtshilfe heute. Gynäkologe 7:26–39
Hansmann M, Voigt U (1973) Ultrasonic fetal thoracometry: an additional parameter for determing fetal growth. Excerpta Medica (Abstr), 2nd World Congress on Ultrasonics in Medicine, Rotterdam
Harman CR, Manning FA, Stearns E, Morrison I (1982) The correlation of ultrasonic placental grading and fetal pulmonary maturation in 563 pregnancies. Am J Obstet Gynecol 143:941–943
Hellmann LM, Koboyashi M, Tolles WE, Cromb E (1970) Ultrasonic studies on the volumetric growth of the human placenta. Am J Obstet Gynecol 108:740–745
Holländer, HJ (1975) Ultraschalldiagnostik in der Schwangerschaft. Urban & Schwarzenberg, München Berlin Wien
Holländer HJ, Mast H (1968) Intrauterine Dickenmessungen der Plazenta mittels Ultraschall bei normalen Schwangerschaften und bei Rh-Inkompatibilität. Geburtshilfe Frauenheilkd 28:662–668
Hoogland HJ (1982) Ultrasonic placental morphology. Gynecol Obstet Invest 14:81–89
Kazzi GM, Gross TL, Sokol RJ, Kazzi NH (1983) Detection of intrauterine growth retardation: A new use for sonographic placental grading. Am J Obstet Gynecol 145:733–737
Koslowski P, Terinde R, Schmidt H (1980) Bestimmung des Plazentawachstums aus Ultraschallschnittbildern. Ultraschall 1:116–132
Kratochwil A (1975) The state of ultrasound diagnosis in perinatal medicine. J Perinat Med 3:75
Kurjak A, Barsic B (1977) Changes of placental site diagnosed by repeated ultrasonic examination. Acta Obstet Gynecol Scand 56:161–165
Petrucha RA, Golde SH, Platt LD (1982) Real-time ultrasound of the placenta in assessment of fetal pulmonic maturity. Am J Obstet Gynecol 142:463–467
Quinlan R, Cruz A (1982) Ultrasonic placental grading and fetal pulmonary maturity. Am J Obstet Gynecol 142:110
Schlensker KH (1976) Ultraschallplazentographie. Gynäkologe 9:156–165
Stein WW, Krämer A, Halberstadt E (1976) Mikrokalzifikation der Plazenta. In: Haller U (Hrsg) Ultraschalldiagnostik. Thieme, Stuttgart, New York, S 51
Winsberg F (1973) Echographic changes with placental aging. J Clin Ultrasound 1:52

# 12 Zervix

Im Gegensatz zur onkologischen Zervixbeurteilung (s. 16.1) in Hinsicht auf ein Zervixkarzinom, wo die Sonographie bisher kein Ergebnis erbracht hat, ist sie während der Schwangerschaft ein wichtiges Hilfsmittel zur Beurteilung von Zervixinsuffizienz, Ausmaß des Abort- bzw. Wehengeschehens sowie Indikation und Kontrolle von Verschlußoperationen (Ulbrich 1982, Zemlyn 1981; Bernstine et al. 1981; McGahan et al. 1981; Sarti et al. 1979).

Angaben über das Vorkommen echter Zervixinsuffizienzen schwanken sehr. Wahrscheinlich ist, daß sie bei ca. $1\,^0/_{00}$ aller Schwangerschaften auftreten. Für die Diagnostik ist es wichtig, die Zervix darzustellen (Abb. 12.1) und die Verkürzung zu verifizieren (Abb. 12.2). Nach unserer Erfahrung ist eine Zervixlänge bis zu 3 cm noch als normal anzusehen, wobei Verlaufsbeobachtungen natürlich wichtiger sind als ein Einzelbefund. Es ist auch therapeutisch be-

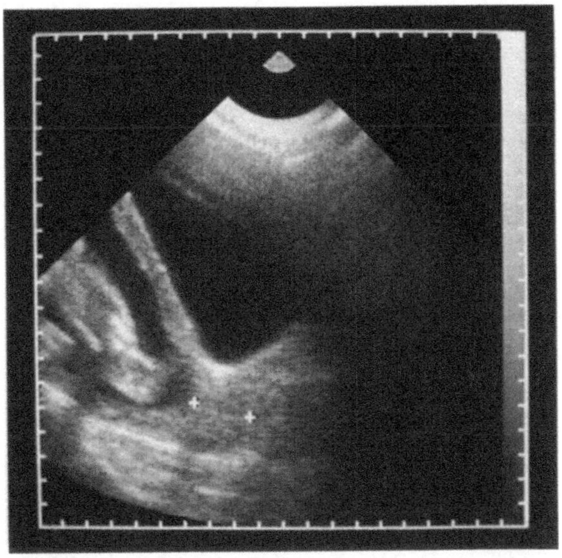

**Abb. 12.2.** Verkürzte Zervix (2,2 cm) mit Trichterbildung, 29. SSW

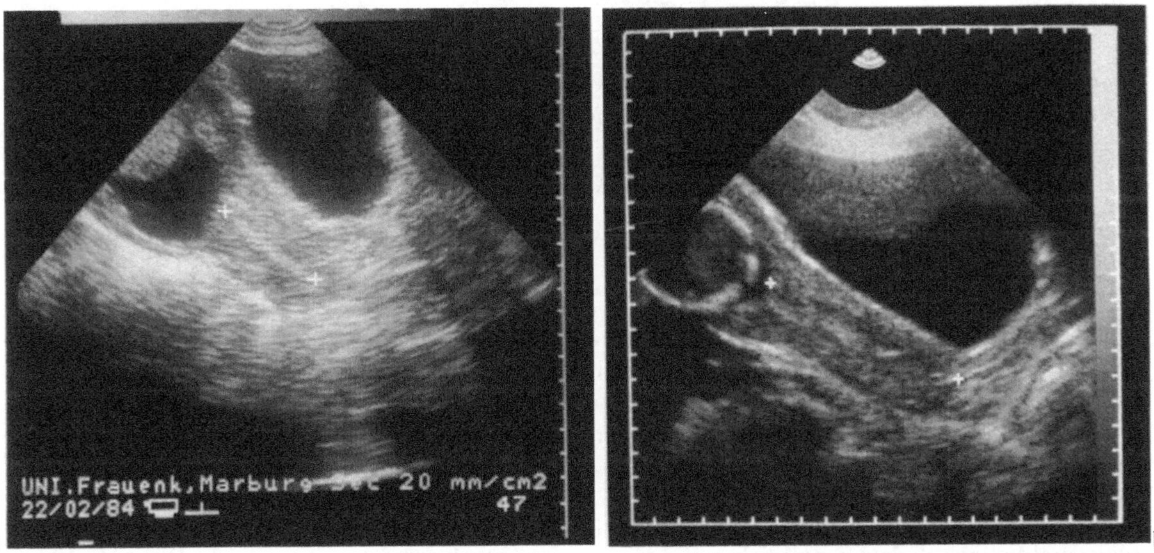


a b

**Abb. 12.1. a** Normale Zervix (4,7 cm) zu Beginn des 3. Trimenons. **b** Elongatio colli (8,4 cm) bei Gravidät im 5. Monat

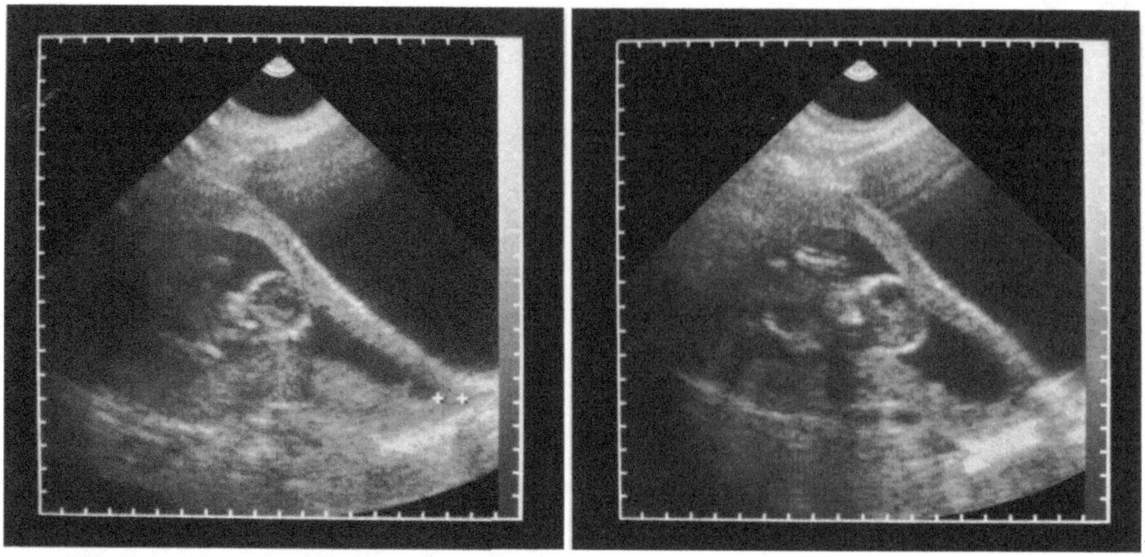

a b

**Abb. 12.3a, b.** Äußere Inspektion und Palpation unauffällig. Zervixinsuffizienz, Zufallsbefund 14. SSW. **a** Vordringen der Fruchtblase in die Zervix. **b** Eindringen des Kopfes in den Trichter, 30 min später. Abort nach 2 Tagen

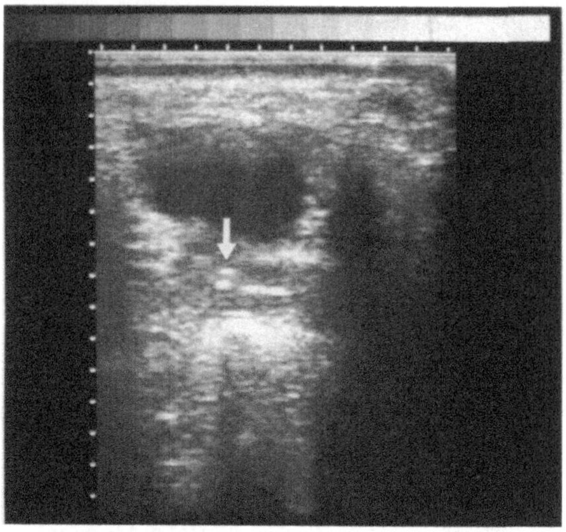

**Abb. 12.4.** Cerclage (nach McDonald) im Längsschnitt (*Pfeil* über dem Knoten)

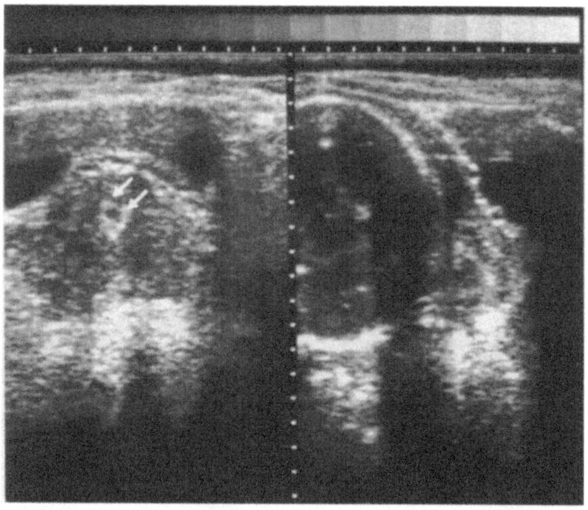

**Abb. 12.5.** Beginnende Öffnung des Zervikalkanals im Querschnitt (*Pfeil*) bei Gravidität am Termin

deutend, das Verhalten der Fruchtblase zu verfolgen. Hier können Hinweise auch schon vor auffälliger Palpation durch die Sonographie erfolgen (Abb. 12.2) oder sogar Prognosen für den weiteren Verlauf ermöglichen (Abb. 12.3a, b).

Der Vorteil ist, daß die Indikation zur Cerclage nicht nur nach dem persönlichen Eindruck des tastenden Fingers erfolgt, sondern nach etwas objektiveren, komplexeren Kriterien.

Auch dezente Muttermundöffnungen sind darstellbar (Abb. 12.5), und der Sitz der Cerclage kann überprüft werden (Abb. 12.4). Bei erfolgloser Cerclage ist die Progression des Abortgeschehens ebenfalls verfolgbar (Abb. 12.6 und 12.7), und entsprechende klinische Reaktionen und Konsequenzen können früher und rascher erfolgen. Am Ende dieses Vorgangs steht der Prolaps der Fruchtblase (Abb. 12.7), wobei schon frühzeitig das Eindringen in den

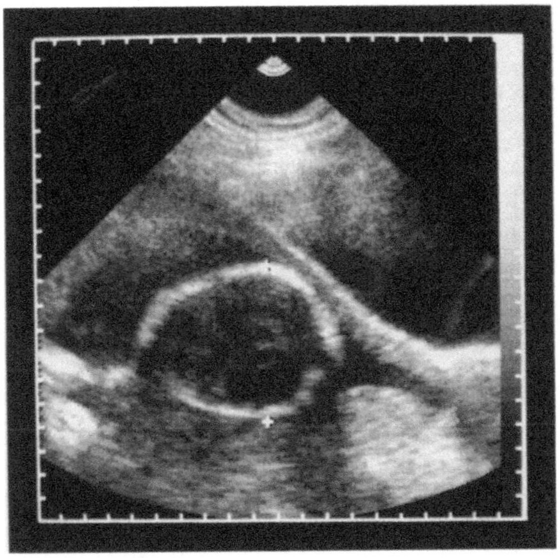

**Abb. 12.6.** Geöffneter Zervikalkanal bei liegender Cerclage, 26. SSW

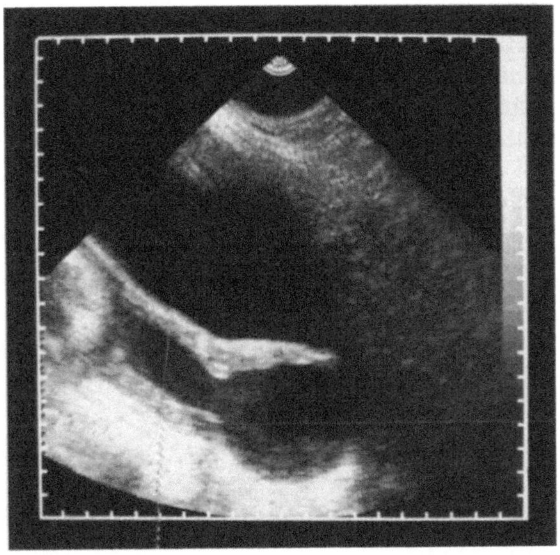

**Abb. 12.7.** Gleicher Fall wie Abb. 12.6, 30 min später, mit in die Vagina prolabierter Fruchtblase

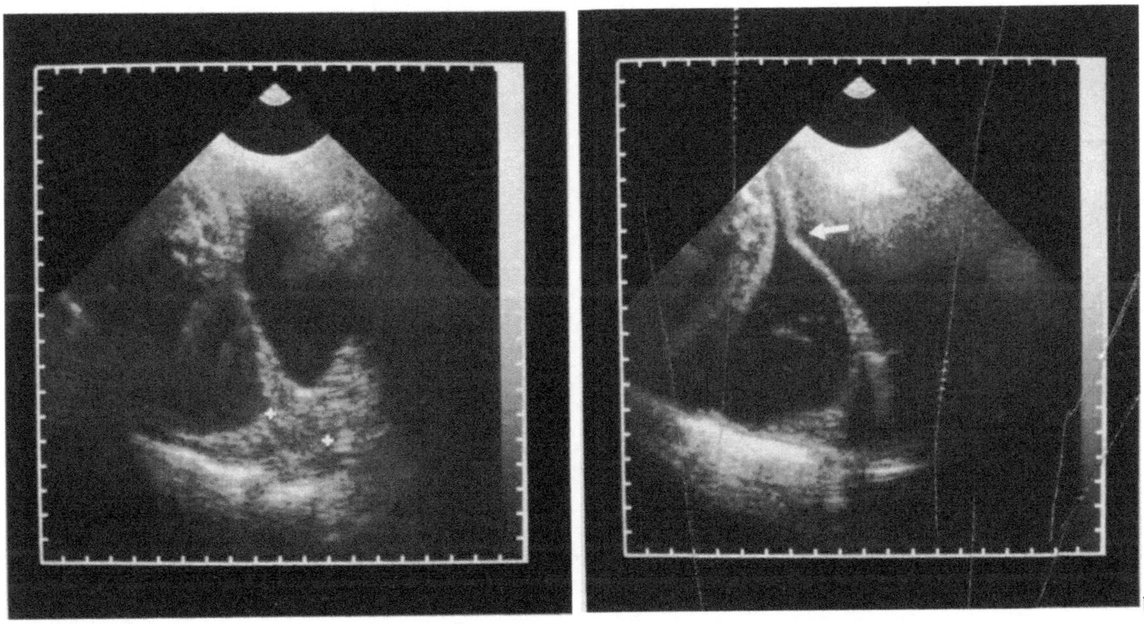

a b

**Abb. 12.8. a** Verkürzte Zervix (2,4 cm) bei Zustand nach Sectio. **b** Narbige Einziehung im Bereich der Narbe (*Pfeil*)

Zervikalkanal beobachtet werden kann (Abb. 12.3a; Abb. 12.7).

Patienten nach Uterusoperationen wie z.B. Sectio können spezielle Probleme aufweisen. Zwar wird unter Wehentätigkeit der Patientin in Abb. 12.8a eine noch relativ erhaltene Zervix sichtbar, jedoch wird durch die narbige Einziehung der Uteruswand (Abb. 12.8b) bei Zustand nach Sectio die Fruchtblase extrem prall vorgewölbt, das untere Uterussegment aufgebraucht, und die eigentliche Bedrohlichkeit der Situation stellt sich in der Aufnahme eher dar, als es mit dem tastenden Finger feststellbar war. Die noch als relativ erhalten zu tastende Zervix wäre klinisch falsch eingeschätzt worden.

Die sonographische Zervixbeurteilung ist somit eine wertvolle Methode – insbesondere bei Risikofällen – geworden. Mit ihrer Hilfe sollten v.a. Indikationen zu Verschlußoperationen exakter zu begründen sein und einmalige, stationäre Zervixverkürzungen durch Verlaufsbeobachtungen von echten progredienten Fällen unterscheidbar werden.

## Literatur

Bernstine RL, Lee Sh, Crawford WL et al. (1981) Sonographic evaluation of the incompetent cervix. J Clin Ultrasound 9:417–420

McGahan JP, Philips HE, Bowen MS (1981) Prolapse of the amniotic sac ("hourglass membranes"): Ultrasound appearance. Radiology 140:463–466

Sarti DA, Sample WF, Hobel CJ et al. (1979) Ultrasonic visualization of a dilated cervix during pregnancy. Radiology 130:417–420

Ulbrich R (1982) Ein neues Verfahren zur Beurteilung der Zervix bei Cerclageoperationen. In: Kratochwil A, Reinold E (Hrsg) Ultraschalldiagnostik 81. Thieme, Stuttgart New York

Zemlyn S (1981) The length of the uterine cervix and its significance. J Clin Ultrasound 9:267

# 13 Ultraschall post partum

Zunehmend stellt sich im Wochenbett die Indikation zu einer Ultraschalldiagnostik. Dies gilt selbstverständlich für den Oberbauch und die Nieren (Gallensteine, Hydronephrosen) aber auch für den Uterus. Typische Rückbildungsstrukturen können erkannt werden (Abb. 13.1) und Plazentareste oder Koagel können dargestellt werden (Abb. 13.2 und 13.3). Aufgrund des post partum meist noch für 4–8 Wochen vergrößerten Uterus ist die volle Blase für die Untersuchung nicht immer notwendig. Die Ultraschalluntersuchung ist nicht aufwendig und wird unserer Meinung nach bei Störung der Uterusrückbildung noch viel zu selten angewandt.

Die noch deutlich verdickte Muskulatur ist gut zu erkennen. Das Endometrium ist gewöhnlich schon strichförmig sichtbar (Abb. 13.1), jedoch können geringe Blutklumpen noch in den ersten 1–3 Tagen normal sein. Ein starkes Auseinanderweichen des Cavum uteri kann jedoch ein Hinweis für einen Lochialstau sein (Abb. 13.2). Bei einem solchen Befund reichen gewöhnlich konservative Maßnahmen (Dunstwickel, Kontraktionsmittel) aus, und es ergibt sich keine Indikation zur Kürettage.

Anders ist der Befund, wenn sich unregelmäßige und reflexreiche Echos darstellen und eine geordnete Endometriumlinie bzw. ein normales Kavumecho nicht vorhanden ist (Abb. 13.3a, b). Hierbei handelt es sich um echte Schwangerschaftsreste, die gewöhnlich eine instrumentelle Ausräumung erfordern.

Die Echogruppierungen (Abb. 13.3) gleichen jedoch in keiner Weise dem üblichen Plazentastrukturbild, wie man es während der Schwangerschaft kennt.

Häufig können auch netzige Einziehung an der Uterusvorderwand nach Sectio, an denen leicht Plazentareste sitzen können, dargestellt werden (vgl. auch Abb. 12.8b).

Es ist klar, daß Wochen nach einer Geburt die Darstellung von kleinen Plazentapolypen nicht immer zu erwarten ist. Jedoch kann auch

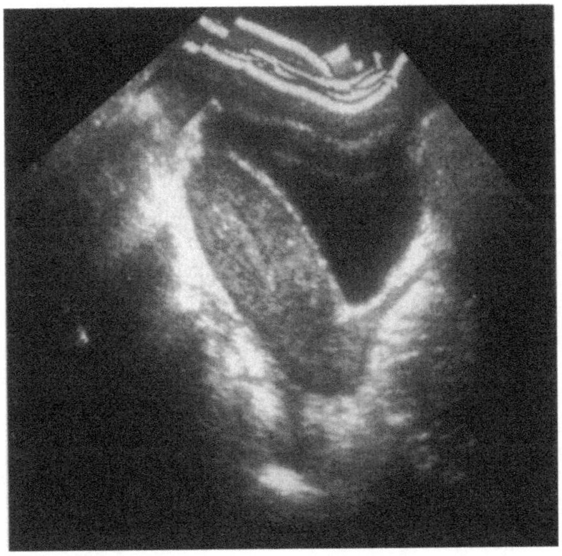

**Abb. 13.1.** Normale Rückbildung, 4. postpartaler Tag

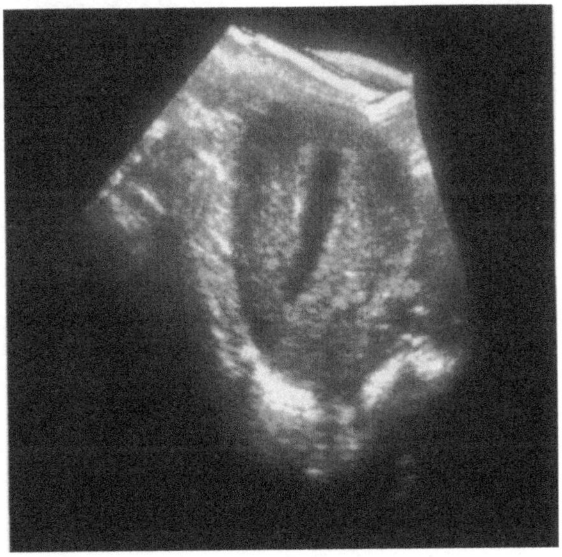

**Abb. 13.2.** Lochialstau: Flüssigkeit im Cavum uteri

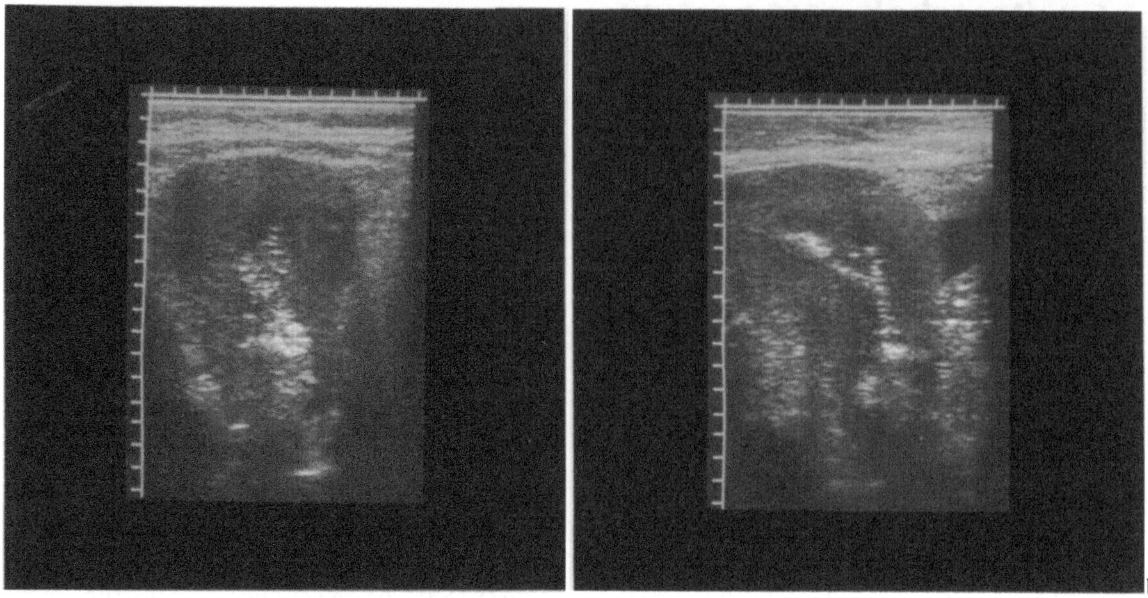

a b

Abb. 13.3a, b. Plazentareste (hyperreflexiv) in utero

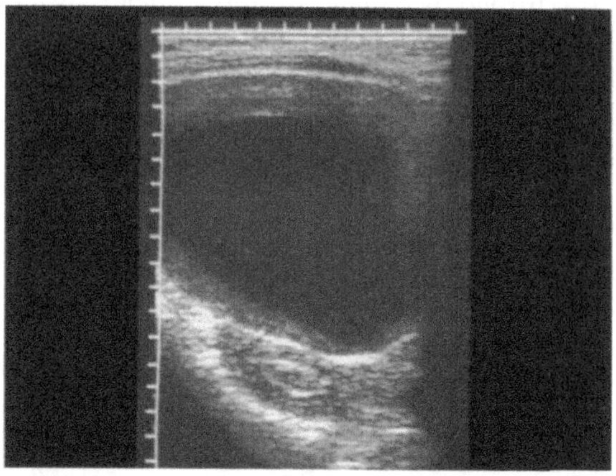

Abb. 13.4. Kleiner Uterus post interruptionem, jedoch mit Schwangerschaftsresten (hyperreflexiv)

nach unvollständigen Abortkürettagen Restschwangerschaftsmaterial relativ leicht festgestellt werden, da es in seiner Reflexstruktur sich deutlich vom Myometrium unterscheidet (Abb. 13.4, vgl. auch Abb. 11.13).

Robinson (1972) und Malvern et al. (1973) geben unterschiedliche Korrelationen zum histologischen Befund an, wenn sie aufgrund auffälliger Sonogramme post abortum zur Kürettage rieten. Daher kann nur als nahezu sicher gelten, daß bei einem sonographisch „leeren" Uterus mit guter Mittelechostruktur auch keine Restanteile einer Schwangerschaft vorliegen.

## Literatur

Malvern J, Cambell S, May P (1973) Ultrasonic sanning of the puerperal uterus following secondary postpartum haemorrhage. Br J Obstet Gynecol 80:320

Robinson HP (1972a) Sonar in the management of abortion. J Obstet Gynecol Br Commonw 79:90

Robinson HP (1972b) Sonar in the puerperium. Scott Med J

Sanders RC (1980) Post-partum diagnostic ultrasound. In: Sanders RC, James E (eds) Ultrasonography in obstetrics and gynecology, 2nd edn. Appleton-Century-Crofts Medical, New York, p 311 ff

# 14 Ultraschallscreening

Mit Neufassung der Mutterschaftsrichtlinien vom 31.10.1979 sind 2 Ultraschalluntersuchungen im Sinne eines „Screenings" (Massenuntersuchung) eingeführt. Die Bundesrepublik Deutschland hat mit dieser Strategie der „Durchsiebung" aller Schwangeren ohne Zweifel einen Schritt in die richtige Richtung getan. Ob die Zeit schon reif dafür war, wird von manchen Kritikern bezweifelt. Es herrscht Einigkeit darüber, daß das notwendige technische Gerät auf dem Markt ist und in der BRD auch von der Gerätedichte her für 600000 Schwangere pro Jahr voll und ganz ausreicht. Weniger überzeugend ist der durchschnittliche Ausbildungsstand der Ärzte im Hinblick auf die heute gegebenen Möglichkeiten der Ultraschalldiagnostik; diese Ärzte werden häufig auch heute noch als Autodidakten aus den Krankenhäusern entlassen. Die den Patientinnen überlassenen Polaroidphotos legen Zeugnis dafür ab, was als Befund so alles hingenommen wird. Auf der anderen Seite stehen die Medien. Sie präsentieren das ausgesuchteste Bildmaterial der „Ultraschallprofis", das unter Einsatz hohen technischen, das bedeutet in der Regel auch großen finanziellen und zeitlichen Aufwands gewonnen wurde. Dazwischen liegt die Patientin und wundert sich. Hat der Arzt ihres Vertrauens wirklich gesehen, „ob alles dran ist"? Wenn ja, warum läßt dann sein „schönstes" Bild so wenig davon erkennen?

Ein Dilemma besteht in mehrfacher Hinsicht. Für den Arzt ist die vorgesehene Leistung (Abschnitt A unter Punkt 5 der Richtlinien) unbefriedigend beschrieben. Es heißt wörtlich: „Es sollen zwei Ultraschalluntersuchungen (Sonographie) zur Beurteilung der Schwangerschaft (Entwicklung der Schwangerschaft, intrauteriner Sitz der Schwangerschaft, Abortiveier, Kindslage, Mehrlinge, Plazentasitz usw.) durchgeführt werden; diese Untersuchungen sollen möglichst in der 16.–20. Schwangerschaftswoche und in der 32.–36. Schwangerschaftswoche erfolgen. Über diesen Rahmen hinaus sind weitere Ultraschalluntersuchungen nur nach Abschnitt B 4a berechtigt".

Abschnitt B 4a enthält den derzeitig gültigen Indikationenkatalog (Anlage zu den Mutterschaftsrichtlinien 1979):

*1. Trimenon*

1) Verdacht auf gestörte intrauterine Schwangerschaft (z.B. bei liegendem IUP, Uterus myomatosus, Adnextumor, uterine Blutung)
2) Nachweis einer intrauterinen Schwangerschaft bei zwingendem Verdacht auf extrauterine Schwangerschaft (EU)
3) Diskrepanz zwischen Uterusgröße und Gestationsalter
4) Schwangerschaftsgefährdende Unfälle und Verletzungen sowie Intoxikationen

*2. Trimenon*

5) Als notwendige Ergänzung zu anderen diagnostischen Maßnahmen (z.B. Amniozentese)
6) Bei Verdacht auf intrauterinen Fruchttod

*3. Trimenon*

7) Rh-Inkompatibilität (Plazentadiagnostik)
8) Verdacht auf intrauterine Retardierung (z.B. EPH-Gestose)
9) Verdacht auf Hydramnion
10) Diabetes mellitus
11) Drohende Frühgeburt (vorzeitige Wehen, Zervixinsuffizienz)
12) Lageanomalien (nur nach Durchführung der 2. Routineuntersuchung)

*Unabhängig vom Schwangerschaftszeitraum*

13) Uterine Blutung

Wie und welche Leistungen vom Untersuchungsgang her zu erbringen sind, ist bis heute allerdings noch nirgends verbindlich beschrieben. Unserer Meinung nach läßt sich die große Aufgabe, das Screening effektiv zu gestalten, nur im Rahmen eines Mehrstufenkonzepts lösen.

## 14.1 Das Mehrstufenkonzept

Das Mehrstufenkonzept sieht eine Arbeitsteilung im Sinne einer kooperativen Leistungsanpassung zwischen Praxis und Klinik in 3 Stufen vor (Hansmann 1981).

### Stufe I

Stufe I dient der „Durchsiebung“ aller Schwangeren. Die vorgesehenen Screeningleistungen müssen demgemäß „einfach“ und „schnell“ – nicht zuletzt auch in Hinblick auf die „magere“ Leistungsziffer 405 – zu erbringen sein. Als Grundgerät kommt für diese Aufgabe nur ein Real-time-Scanner in Frage, der im günstigen Frequenzbereich arbeitet (3–5 MHz), eine ausreichende Grautonabstufung bietet (=16) und über eine adäquate Bildbreite (mindestens 10 cm in 6 cm Eindringtiefe) verfügt. Vom Untersucher wird in Stufe I erwartet, daß er die Ultraschallanatomie der normalen Schwangerschaft kennt und die „kleine“ Biometrie, d.h. den Meßstreckenabgriff in definierten Referenzebenen beherrscht.

Die Mindestanforderungen für Stufe I umfassen:

1) Nachweis fetalen Lebens unter Beurteilung der fetalen Herztätigkeit (Rhythmus und Basisfrequenz),
2) Ausschluß oder Nachweis von Mehrlingen,
3) Gesamtdarstellung des Fetus in Längsschnittebenen (gilt nur für das 1. Screening),
4) Darstellung und Messung des queren Schädeldurchmessers (BPD),
5) Darstellung und Vermessung eines Rumpfquerschnitts in definierter Ebene und Richtung (z.B. in Höhe des Lebervenensinus quer oder a.-p.),
6) Lokalisation der Plazenta (vorläufig im 1. Screening, endgültig im 2. Screening)
7) Einschätzung der Fruchtwassermenge (FW) in 3 Kategorien:
a) Fruchtwasser ist in „durchschnittlicher Menge“ vorhanden,
b) Fruchtwasser ist „vermindert“ oder „fehlt fast vollständig“,
c) Fruchtwasser ist „vermehrt“ vorhanden (ein zweiter Fetus hätte Platz in utero = Definition der Polyhydramnie nach Holländer 1972);
8) Beachtung anderer ins Auge fallender Hinweiszeichen für das Vorliegen einer Mißbildung oder Fetalerkrankung (s. folgende Übersicht).

*Hinweiszeichen für das Vorliegen einer Entwicklungsstörung bzw. Mißbildung*

- An- bzw. Oligohydramnie im 1. Screening
- An-, Oligo- oder Polyhydramnie, unabhängig vom Alter
- „Frühe“ Wachstumsretardierung bei gesichertem Gestationsalter (z.B. durch BTK, Test, Ultraschall)
- Anomale Formen im Körperumrißbild (z.B. Kopf nicht als Ovoid darstellbar)
- Strukturanomalien im Fetus bzw. an Organen (z.B. „echofreie Räume“: Zysten, Ergüsse)
- Dysproportionen im Größenverhältnis einzelner Körperabschnitte oder -maße
- Anomales Bewegungsverhalten des Fetus (z.B. „Regungslosigkeit“, „Hektik“)

Ergeben sich Auffälligkeiten und/oder Schwierigkeiten in dem Sinne, daß der vorgesehene „schematische“ Untersuchungsgang nicht zufriedenstellend gelingt, sollte unverzüglich (nicht erst nach 4 Wochen) eine Kontrolluntersuchung unter Einschluß erweiterter Beurteilungskriterien nach Stufe II veranlaßt werden (Abb. 14.1).

### Stufe II

Stufe II der Ultraschalldiagnostik stellt höhere Anforderungen an den Untersucher wie an die apparative Ausrüstung. Sie ist in der Regel im klinischen Bereich angesiedelt. Der verantwortliche Untersucher muß über eine mehrjährige Erfahrung mit der Methode verfügen, und es sollten mindestens 2 Untersuchungssysteme (z.B. Linear- und Sektorscanner) sowie die Möglichkeit der Videodokumentation zur Verfügung stehen. Bezüglich der Ultraschallanatomie muß Vertrautheit mit den wichtigsten Befunden der pathologischen Anatomie im Organbereich bestehen (Hansmann 1981a, b).

Meßtechnisch sind neben dem einfachen Distanzabgriff Umfangs- und Flächenmessungen sowie Volumenschätzungen erforderlich.

Es versteht sich von selbst, daß Untersuchungsmöglichkeiten nach Stufe II nur auf regionaler Ebene organisiert werden können. Im örtlichen Bereich weiß jeder Kollege selbst am besten, wo ein entsprechendes Leistungsangebot besteht.

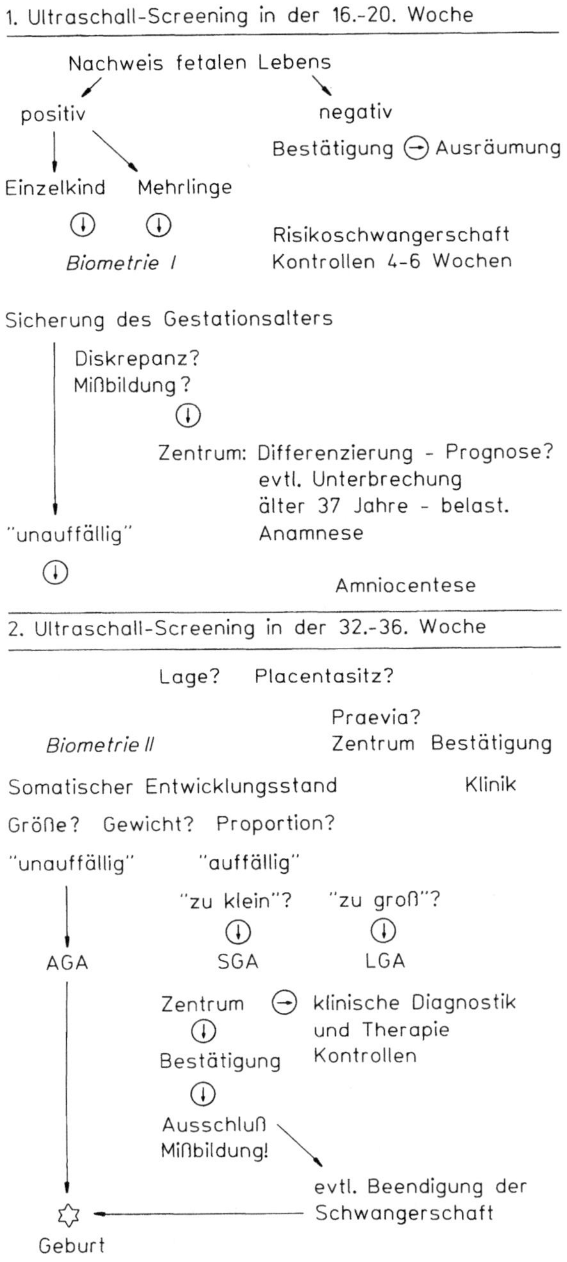


**Abb. 14.1.** Ablauf des Ultraschallscreenings

### Stufe III

Stufe III fungiert als Problemlöser für alle in Stufe I und II nicht sicher beurteilbaren Fälle und übernimmt darüber hinaus Spezialaufgaben. Dazu gehört u.a. auch der gezielte Ausschluß besonders seltener Erkrankungen bei Risikoträgern. In diesem Zusammenhang ist zu berücksichtigen, daß Zentren mit ausreichender Erfahrung für „seltene" Entwicklungsstörungen (Vorkommen 1:5000 bis 1:50000) nur wachsen können, wenn eine entsprechende Konzentration spezieller Pathologie durch gezielte Überweisung aus dem großen Pool aller Schwangeren organisiert wird. Eine Schlüsselposition nehmen in diesem Zusammenhang die humangenetischen Institute und Beratungsstellen ein. Sie kennen die Risikoträger für autosomal-rezessiv vererbbare Erkrankungen, wie z.B. eine Osteogenesis imperfecta Typ Vrolik, Zystennieren vom Typ Potter I oder verscheidene Zwergwuchsformen mit z.T. sehr unterschiedlichen Prognosen. Nach eigener Erfahrung führt ein positives Leistungsangebot für diese Gruppen zu einem vergleichbaren Effekt wie das Leistungsangebot der pränatalen Diagnostik im Bereich der Zytogenetik. Es fördert die Motivation zur Akzeptanz eingetretener oder geplanter Schwangerschaften.

Weitere wichtige Aufgaben für Zentren der Stufe III liegen in der Organisation der interdisziplinären Zusammenarbeit für die Durchführung sinnvoller intrauteriner Therapien sowie in der Sicherstellung einer adäquaten postnatalen Versorgung für Neugeborene mit Fehlbildungen oder Erkrankungen. Schließlich sollten Zentren der Stufe III auch im wissenschaftlichen Bereich „aktiv" sein, um Erkenntnisfortschritte für alle angesprochenen Gebiete zu erzielen.

## 14.2 Ultraschallanatomie

Die klare Darstellung anatomischer Details ist die Grundlage der gesamten Ultraschalldiagnostik. Heute können wir davon ausgehen, daß Ultraschall neben der Körperumrißform des Fetus auch Strukturbilder von Organen liefert. Sie sind die Grundlage für die Meßebeneneinstellung in allen Bereichen der Biometrie sowie der Schlüssel für die Mißbildungsdiagnostik. Grundsätzlich sollte jede Ultraschalluntersuchung mit einer sorgfältigen Inspektion des sonoanatomischen Gesamtbildes beginnen, bevor gezielt Meßstrecken abgegriffen werden. Der erste Eindruck vermittelt bereits wesentliche Befunde in bezug auf die Fruchtwassermenge, Zahl und Lage der/des Feten, sein Erscheinungsbild und die Vitalität. Finden sich diesbezüglich keine Besonderheiten, kann die „routinemäßige" Einstellung der Referenzebenen (in Stufe I für BPD und Abdomen quer) erfolgen. In Stufe II und III umfassen „erweiterte“ Beurteilungskriterien der Sonoanatomie und Biometrie den Untersuchungsgang; so z.B. die Beurteilung der Kopfform und Größe mit Umfangsbestimmung. Ferner kann das Hirnstrukturbild unter Einschluß des Ventrikelsystems überprüft werden. Spezialisten gelingt es auch, aus dem Gesichtsprofil sowie An- und Aufsichten Rückschlüsse von diagnostischem Wert zu ziehen (s. Kap. 10).

Am Skelettsystem können das Reflexionsverhalten und die Proportionen diagnostisch genutzt werden. Wichtig sind die Wirbelsäule sowie Form und Länge der Diaphysen aller Röhrenknochen. Selbst die Zahl der Finger und Zehen, ihre Stellung und Beweglichkeit lassen sich sonographisch beurteilen. Der hierzu nötige Aufwand ist allerdings nur im Rahmen gezielter Syndromausschlußdiagnostik (z.B. Ellis-van-Crefeld- oder Meckel-Gruber-Syndrom) oder bei hinweisenden Auffälligkeiten vertretbar.

Im Bereich des Rumpfes kommt der Diagnose von Ergüssen (Peritoneal-, Pleura- und Epikardergüsse) klinische Bedeutung zu. Aber auch der Nachweis oder Ausschluß von Fremdinhalt im Thoraxraum (z.B. Magen, Darm oder Leber bei Zwerchfelldefekten) gehört zum Angebot der Stufe III.

Als Beispiel für eine „Organdiagnostik“ ist das fetale Herz geeignet. Seine Lage, Größe und Form lassen sich ab der 18. SSW gut bestimmen. Als Basis für die Herzbeurteilung wird die Einstellung des typischen „Vierkammerblicks“ empfohlen. Gelingt er nicht, sollte ein Zentrum der Stufe III mit entsprechender Subspezialisierung (d.h. unter Mitarbeit eines Kinderkardiologen) die „weiterführende“ Diagnostik übernehmen. Sie umfaßt die Beurteilung der Septen, des Foramen ovale, der großen Gefäße und Klappen. Doppler-Flußmessungen ergänzen die Untersuchung.

Indikationen zur pränatalen echokardiographischen Untersuchung sind: belastende Faktoren in der Familienanamnese sowie im Screening entdeckte Hinweise auf pränatale Herzerkrankungen, wie Hydropserscheinungen [Aszites, Hautödem und voluminöse Plazenta], Kardiomegalie und Dysrhythmien.

## 14.3 Mißbildungsdiagnostik

Der Zeitpunkt der Diagnosestellung, ihre Spezifität und Verläßlichkeit sind die essentiellen Kriterien der Mißbildungsdiagnostik, die sich als „wichtige“ Nebensache des Screenings bezeichnen läßt und seit dessen Einführung einen eindrucksvollen Aufschwung erfahren hat. Unter den Hinweiszeichen für das Vorliegen einer Mißbildung kommt der anomalen Fruchtwassermenge die größte Bedeutung zu. Wenn z.B. bereits in der 20. SSW im 1. Screening kein freies Fruchtwasser feststellbar ist, liegt mit an Sicherheit grenzender Wahrscheinlichkeit Pathologie vor (Hansmann 1981a). Ätiologisch stehen Fehlentwicklungen im Bereich des Urogenitalsystems mit gestörter Urinausscheidung im Vordergrund (z.B. das Potter- und ein Prune-belly-Syndrom). Ursache kann aber auch eine schwere Reifungsstörung der Plazenta oder eine Chromosomenanomalie sein (z.B. Triploidie). Da als Folge des fehlenden Fruchtwassers die Sicht in utero so schlecht wird, daß eine detaillierte Aussage zu Organen, ihrer Struktur und Funktionsdynamik sehr erschwert wird, ist die Überweisung der Patientin an ein Zentrum dringend anzuraten. Kaum minder relevant ist das Vorliegen einer Polyhydramnie.

Bis heute wiesen rund 50% der Fälle, die an die Autoren unter Verdacht auf das Vorliegen einer Mißbildung überwiesen wurden, keine Fehlbildung auf. Von den restlichen 50% mit positiven Befunden ergab sich wiederum für die Hälfte der Fälle eine von der Verdachtsdiagnose erheblich abweichende Enddiagnose. Es steht außer Frage, daß dies für die Betroffenen ein „gefährlicher“ Zustand ist. Für Fehldiagnosen im Bereich des Urogenitalsystems gibt es viele Beispiele. So wurden prognostisch relativ günstige Abflußbehinderungen (z.B. bei Urethralklappen mit Hydronephrose und Hydroureterenbildung) als Zystennieren fehlgedeutet und andererseits prognostisch infauste Zystennieren vom Potter-Typ I nicht erkannt. Schließlich wurde bei Vorliegen *einer* zystisch-dysplastischen Niere mehrfach übersehen, daß kontralateral eine gesunde Niere vorhanden war. Das Gesagte legt nahe, daß, bevor den Eltern eine Verdachtsdiagnose mitgeteilt wird, die Relevanz eines auffälligen Befundes überprüft sein sollte, wenn man verhindern will, daß allzuviele Eltern unnötigerweise durch den Einsatz der Ultraschalldiagnostik verunsichert werden.

Der Zweck der Mißbildungsdiagnostik erschöpft sich nicht in der Terminierung entwicklungsgestörter Schwangerschaften, sondern richtet sich zunehmend auf das Ziel echter Therapien. Es ist die Erfahrung der letzten Jahre, daß noch mehr zu retten ist als zunächst erwartet werden konnte. Intrauterine Therapie sollte deshalb überall da, wo sie eine Chance hat, z.B. bei fetalen Herzerkrankungen, raumfordernden Abflußbehinderungen im Urogenitalsystem, großen Zysten und anderen Erkrankungen eingesetzt werden.

Wo keine intrauterine Therapie möglich, aber Lebensfähigkeit des Fetus zu erwarten ist, bahnt die Diagnostik den künftigen Therapieweg. Sie verbessert durch Wahl eines geeigneten Entbindungszeitpunkts und -modus mit Sicherstellung einer problemangepaßten postpartalen Versorgung durch Spezialisten (Neurochirurgen, Kinderchirurgen, Kinderkardiologen) die Chance der Neugeborenen; dies nicht nur in bezug auf die Überlebensrate, sondern vermutlich auch in bezug auf Folgeschäden und die allgemeine Qualität des Überlebens.

## 14.4 Bestimmung des Gestationsalters, Wachstumskontrolle und Gewichtsschätzung

Die bisherige Diskussion um und über das Ultraschallscreening in der Schwangerschaft könnte den Eindruck entstehen lassen, daß es im Screening im wesentlichen um den Ausschluß von Mißbildungen geht. Das ist ganz und gar nicht der Fall. Hauptaufgabe des 1. Screenings ist die Sicherung des Gestationsalters – hier ergeben sich für 15–20% der Fälle relevante Korrekturen –, und Hauptaufgabe des 2. Screenings ist die Kontrolle der somatischen Entwicklung des Fetus, z.B. das Aufdecken einer Mangelentwicklung. Letzteres setzt voraus, daß man das Gestationsalter kennt (also Screening der Stufe I; Hansmann 1981 b).

### Gestationsalter

Bei Terminunklarheiten – anamnestisch und/oder klinisch-palpatorisch – sollte eine sonographische Gestationsalterssicherung so früh wie möglich beginnen. Bei gegebenem Verdacht braucht man sich nicht an den vorgesehenen Zeitraum für das 1. Screening zu halten. Es handelt sich dann immer um eine indizierte Untersuchung, die in den Richtlinien vorgesehen ist.

Der Zeitraum der 10.–14. SSW bietet für die Gestationsalterschätzung die größten Vorteile. Die Scheitel-Steiß-Länge ist in dieser Zeit in der Regel „unproblematisch" abgreifbar. Alternativ stehen bereits Kopf- und Rumpfdurchmesser zur Verfügung. Die Schätzgenauigkeit reicht auf jeden Fall aus, um die Voraussetzung für ein erfolgreiches 2. Screening in der 32.–36. SSW zu schaffen.

### Wachstumskontrolle und Gewichtsschätzung

Im 2. Screening wird durch Kontrolle fetaler Körpermaße auf die Qualität der somatischen Entwicklung geschlossen. In entsprechenden Normbereichskurven ist die Zeit (das Gestationsalter) als unabhängige Variable auf der x-Achse zu finden. Als Routineparameter empfehlen sich der biparietale Kopf- (BPD) und ein Thoraxdurchmesser in Höhe der kaudalen Apertur. Wichtigster topographisch-anatomischer Wegweiser ist die V. umbilicalis. Alternativ kann in dieser Ebene auch der Umfang oder die Fläche gemessen werden. Die unter Einbeziehung der Rumpfgröße erreichbare Verbesserung für die Diagnostik von Wachstumsstörungen (z.B. Retardierung bei Plazentainsuffizienz oder Riesenwuchs bei mütterlichem Diabetes) ist deutlich. So steigt z.B. die Treffsicherheit in der Diagnose intrauteriner Mangelentwicklungen unter Anwendung der Thorakoabdominometrie von 60% auf über 90% (Hansmann 1983).

### Literatur

Grennert L, Persson PH, Gennser G (1978) Benefits of ultrasonic screening of a pregnant population. Acta Obstet Gynecol Scand [Suppl] 78:5–14

Hackeloer B-J (1981) Die Rolle der Ultraschalldiagnostik bei der Erkennung fetaler Gefahrenzustände. Z Geburtshilfe Perinat 183:73–80

Hansmann M (1981 a) Ultraschallscreening in der Schwangerschaft – Vorsicht vor übertriebenen Forderungen. Geburtshilfe Frauenheilkd 41:725–728

Hansmann M (1981 b) Nachweis und Ausschluß fetaler Entwicklungsstörungen mittels Ultraschallscreening und gezielter Untersuchung – ein Mehrstufenkonzept. Ultraschall 2:206–220

Hansmann M (1982) Bestimmung des Gestationsalters und -gewichtes mittels Ultraschall unter Berücksichtigung seiner Bedeutung für das klinische Management. In: Huch A, Huch R, Doc G, Rooth G (Hrsg) Klinisches Management des „kleinen" Frühgeborenen (1500 g). Thieme, Stuttgart New York, S 31–54

Hansmann M (1983) Die Wertigkeit der Ultraschalldiagnose. Ultraschallscreening eine zuverlässige Methode? Arch Gynecol 235:522–534

## 14.5 Die Bedeutung der fetalen Bewegungsstudien für die Schwangerschaftsvorsorge

B.K. WITTMANN und A.G. ROSS

Die Einführung von Real-time-Ultraschallgeräten hat es ermöglicht, fetale Bewegungsarten über längere Zeit ohne Gefahr für die Schwangerschaft zu verfolgen.

Seit den ersten Berichten von Holländer 1968 und Reinold 1971 über die Beobachtung von fetalen Bewegungen mit dem Vidoson (Fa. Siemens) hat sich die Ultraschalltechnik entscheidend weiterentwickelt, und mit modernen Geräten kann eine Fülle von Einzelheiten erkannt werden.

Zwischen der 7. und 8. SSW können die ersten Bewegungen des Embryos erkannt werden. Bis zur 12. SSW bleiben die Bewegungen generalisiert und zeigen dann eine Differenzierung in gezielte Extremitäten- und Kopfbewegungen. Von dieser Zeit an werden auch Atmen, Gähnen, Saugen, Schlucken und Singultus beobachtbar. Diese Bewegungsarten sind charakteristisch und können während der restlichen Schwangerschaft beobachtet werden. Von praktischer Bedeutung sind gegenwärtig jedoch nur Bewegungen des Körpers und der Extremitäten, Atembewegungen sowie möglicherwiese Augenbewegungen und Singultus.

### 14.5.1 Fetale Bewegungsaktivitäten in der normalen Schwangerschaft

#### Körper- und Extremitätenbewegungen

Beim Zählen von Einzelbewegungen des fetalen Körpers zwischen der 20. und 42. SSW ergab sich, daß die durchschnittliche Zahl von 120/h in der 20. auf 80 in der 28. SSW fiel und danach zwischen 60 und 80 lag. Mit Beginn der Wehentätigkeit verringerte sich die Zahl der Bewegungen weiter auf 40, die Bewegungen erfolgten in Gruppen und zeigten eine statistisch signifikante Beziehung zu Kontraktionen sowie zur Beschleunigung der kindlichen Herzfrequenz (Wittmann 1979). Natale (1983) bestätigte diese Ergebnisse in seinen Untersuchungen von Bewegungsgruppen zwischen der 20. und 30. SSW und Patrick (1982a) zeigte anhand 24stündiger ununterbrochener Beobachtung von Feten nach der 30. SSW, daß der Fetus einem Tagesrhythmus unterworfen ist und daß eine statistisch signifikante Zunahme der Zahl der fetalen Bewegungen am Abend zu verzeichnen ist.

#### Atembewegungen

Fetale Atembewegungen sind ohne Schwierigkeiten und mit großer Genauigkeit (Wittmann 1981) mit Real-time-Ultraschall als rhythmische Thorax-, Abdomen- und Diaphragmabewegungen zu erkennen. Von der 20. SSW an kann man Atembewegungen zwischen 5% und 17% der Beobachtungszeit sehen (Wittmann 1982; Natale 1983), die dann nach der 28. SSW häufiger vorkommen und regelmäßiger werden. Dies wurde von Patrick (1980a, b) gezeigt, der mit seinen Rund-um-die-Uhr-Beobachtungen hervorragende Grundlagenforschungsarbeit leistete und so die entscheidende Information auf diesem Gebiet lieferte. Er zeigte auch, daß der Fetus durchschnittlich während eines Drittels der Gesamtzeit Atembewegungen mit einer Frequenz von 85/min ausführte bei Perioden ohne Atembewegung, die bis zu 2 h dauerten. Die Atembewegungen nahmen nach den Mahlzeiten zu, und ein Tagesrhythmus mit erhöhter Atemtätigkeit in den frühen Morgenstunden wurde festgestellt.

Die Atemtätigkeit verringert sich gegen Ende der Schwangerschaft (Patrick 1982b; Trudinger 1979) und nimmt mit zunehmender Wehentätigkeit weiter ab (Richardson 1979; Wittmann 1979).

#### Singultus

Von der 12. SSW an können abrupte Thorax- und Abdominalbewegungen gesehen werden, die häufig mit Körper- und Atembewegungen verbunden und dem Singultus des Neugeborenen sehr ähnlich sind. Sie können in Perioden mit einer Dauer zwischen 1 und 25 min, bis zu 6mal in 24 h vorkommen (Patrick 1980b; Wittmann 1983). Nachdem eine Vergrößerung des Magens im Zusammenhang mit diesen Bewegungen beobachtet wurde, ist es möglich, daß die mit fetalem Schlucken zusammenhängen.

#### Augenbewegungen

Diese wurden schon von der 16. SSW an von Awoust et al. 1982 und Birnholz 1981 gesehen. Diese Bewegungen wurden zur Bewertung von Aktivitätsstadien in „isoliert“, „schnell“ und

„abwesend“ eingeteilt, haben aber gegenwärtig noch keine Bedeutung in der Bewertung des fetalen Gesundheitszustands.

### Verhaltensstadien

Die Forschung in den verschiedenen Arten fetaler Bewegungen nach der 30. SSW zeigte spezifische Verhaltensmuster (Campbell 1980), die denen der Neugeborenen ähnlich sind. Durch gleichzeitige Beobachtung von Augen-, Körper- und Atembewegungen mit 2 Ultraschallgeräten und Kardiotokographie fanden Awoust u. Levi (1984) spezifische Verhaltensmuster schon in der 30. SSW, während Nijhuis et al. (1982) dies nicht vor der 36. SSW feststellen konnten.

## 14.5.2 Praktische Bedeutung der Aktivitätsforschung

Seit vielen Jahren wird das Empfinden kindlicher Bewegungen von der Mutter als Beweis des fetalen Lebens akzeptiert und Abnahme oder Fehlen dieser Bewegungen als Alarmzeichen aufgefaßt. Mathews 1973 sowie Sadovsky et al. 1973 fanden in ausführlichen Studien, daß die fetalen Bewegungen, die die Mutter empfindet, mit dem kindlichen Gesundheitszustand gut korrelierten. Sadovsky empfahl, daß die Mutter fetale Bewegungen 3mal eine Stunde lang über den Tag verteilt beobachten und daß sie weiterzählen sollte, wenn sie in einer Stunde weniger als 3 Bewegungen empfunden hatte. Weniger als 3 Bewegungen in 12 h wurden als Alarmsignal definiert, und es zeigte sich häufig, daß das Kind dann in einem kritischen Zustand war.

Gleichzeitige Aufzeichnung der Beobachtung von kindlichen Bewegungen durch die Mutter und Ultraschall zeigte eine signifikante Beziehung zwischen beiden Beobachtern nach der 30. SSW nur, wenn Bewegungsgruppen anstatt Einzelbewegungen als Zählfaktor benutzt wurden (Wittmann 1984). Wir untersuchen gegenwärtig, ob das Zählen von Bewegungsgruppen durch die Mutter als eine von mehreren Untersuchungsmethoden des fetalen Gesundheitszustands herangezogen werden kann.

### Atembewegungen

Boddy (1975) benützte als erster Ultraschall (A-mode), um bei Schafen und Menschen fetale Atembewegungen zu beobachten und eine Beziehung zum kindlichen Gesundheitszustand zu suchen. Obwohl die Methode sich als ungenau herausstellte, gab sie den Anstoß für ausgedehnte Forschung mit den verbesserten Ultraschallgeräten, die seitdem zur Verfügung stehen.

Diese Forschung der letzten Jahre machte deutlich, daß vor der 28. SSW fetale Atembewegungen nicht nur seltener und später in der Schwangerschaft vorkommen, sondern auch, daß es möglich ist, daß man bei normalen Feten bis zu 2 h lang gar keine Atembewegungen sieht. Zusätzlich zeigte sich, daß eine Beeinflussung des fetalen Atmens durch Blutzuckerschwankungen, Nikotin, Alkohol und Medikamente erfolgen kann; diesbezüglich stimmen die Ergebnisse verschiedener Forscher allerdings nicht überein. Es ist deshalb schwierig, eine Definition für normale fetale Atemtätigkeit über einen kürzeren Zeitabschnitt zu finden, und es ist noch schwieriger zu bestimmen, ob und wann das Fehlen fetaler Atembewegungen ein Zeichen eines schlechten Gesundheitszustandes ist.

In der Tierforschung wurde gezeigt, daß bei Feten mit schwerer Asphyxie abnormale Atembewegungen und „gasps“ gesehen werden können. Es erscheint jedoch weniger klar, ob leichte Asphyxie einen entscheidenden Einfluß auf die Atemtätigkeit hat (Towell 1974). Die Forschung bei menschlichen Feten unter ähnlichen Umständen ergab, daß in normalen und in Risikoschwangerschaften das Vorkommen von fetalen Atembewegungen sehr unterschiedlich ist. Obwohl die Forschung von Manning (1976 u. 1980) und anderen zeigt, daß fetale Atembewegungen ein gutes Zeichen sind, sollte aus dem oben Gesagten klar sein, daß man dem Fehlen dieser Bewegungen keinen entscheidenden Wert beimessen kann, vor allem dann nicht, wenn man sie zum alleinigen Kriterium für die Bewertung des kindlichen Gesundheitszustands macht.

### Körperbewegungen

Die Beobachtung von kindlichen Körper- und Extremitätenbewegungen durch Ultraschall bei Risikoschwangerschaften hat deutlich gemacht, daß unabhängig von der mütterlichen Erkrankung die Zahl der Bewegungen so lange im normalen Bereich bleibt, als der kindliche Gesundheitszustand normal ist. Roberts et al. (1980) zeigten dies an Frauen mit Diabetes und Wittmann et al. (1982) an Frauen mit einer Vielzahl von anderen Komplikationen (Bluthochdruck, Diabetes, fetale Wachstumsstörungen, Blutungen, vorzeitige Wehentätigkeit, vorzeitiger Blasensprung). Wenn jedoch der Fetus an schwerer Asphyxie oder einer akuten Infektion leidet, werden wenige oder überhaupt keine Bewegungen beobachtet. Die Zahl der Bewegungen bei Feten mit schweren Anomalien kann im unteren Bereich des Normalen oder noch darunter liegen, und lange Perioden ohne irgendwelche Bewegung können beobachtet werden. Unter Berücksichtigung fetaler Verhaltensstadien und mit entsprechend langen Beobachtungszeiten sollte es möglich sein, fetale Einzelbewegungen oder Bewegungsgruppen als Test für den Gesundheitszustand des Fetus zu benutzen. Dazu sind jedoch weitere ausführliche Forschungen bei Risikoschwangerschaften notwendig.

### Kombinationen von fetalen Bewegungsarten

Als erkannt wurde, wie schwierig es ist, mit dem Erfassen von fetalen Atem- oder Körperbewegungen allein den Gesundheitszustand des Kindes vorherzusagen, wurde die Erforschung der Gesamtbewertung der fetalen Aktivität intensiviert.

Manning et al. (1980) entwickelten ein „biophysisches Profil". Dabei werden 5 verschiedene Tests durchgeführt, die jeweils an einer Skala von 0 (abnormal) bis 2 (normal) bewertet werden. Eine ideale Punktzahl von 10 kann erreicht werden, wenn die folgenden Kriterien erfüllt sind:

Atembewegungen:
 30 s ununterbrochenes Atmen während 30 min;

Körperbewegungen:
 mindestens 3 Bewegungsgruppen in 30 min;

Tonus:
 mindestens eine schnelle Beugungs- und Streckungsbewegung einer Extremität;

CTG:
 mindestens 2 Beschleunigungen der Herzfrequenz in 40 min;

qualitative Schätzung des Fruchtwassers:
 Flüssigkeitsansammlung von mindestens 2 cm Durchmesser.

Wenn mehr als 8 Punkte erzielt wurden, wurde der Befund als normal angesehen und die Untersuchung innerhalb von 3–6 Tagen wiederholt. Eine Punktezahl von weniger als 7 wurde als abnormal betrachtet, und die Untersuchungen wurden entweder innerhalb von 24 h wiederholt oder die Entbindung des Kindes in Betracht gezogen.

In einer großen prospektiven Studie bei Patienten mit Risikoschwangerschaften konnte eine entscheidende Verringerung der perinatalen Mortalität erreicht werden.

Zusätzlich dazu wurden bei mehreren Feten Anomalien diagnostiziert, die vorher nicht bekannt waren.

Unsere eigene Forschung zeigt ebenso, daß keine einzelne Bewegungsart in sich selbst als zuverlässiger Test für die Bewertung des fetalen Gesundheitszustands akzeptiert werden kann. Aus diesem Grunde untersuchten wir nicht nur die gesamte fetale Aktivität, sondern auch die Episoden ohne irgendwelche Bewegungen. Es zeigte sich bei Feten mit schweren Anomalien, daß häufig kein Atmen zu beobachten war, die Zahl der Bewegungen verringert war und die Zeitspannen ohne irgendwelche Bewegungen häufig länger als 10 min dauerten.

Daraus ergibt sich, daß die Überwachung des fetalen Wohlbefindens am besten erfolgen kann, wenn man die Beobachtung der kindlichen Bewegungen mit CTG und Ultraschallbeobachtung von Aktivitäts- und Inaktivitätsperioden kombiniert.

In der Zukunft sollte durch präzisere Definition der fetalen Bewegungsmuster eine frühzeitige Erkennung von fetalen Problemen durch Veränderung in diesen Mustern möglich werden. Van Vliet et al. (1984) konzentrierten sich auf Augenbewegungen, Körperbewegungen und CTG, um Verhaltensstadien in wachstumsgestörten Feten zu studieren. Verglichen mit normalen Feten, konnte in dieser Studie gezeigt werden, daß die verschiedenen Verhaltensmuster gestört waren und daß keine beschleunigte Reifung dieser Vorgänge in wachstumsgestörten Feten stattfand.

### Literatur


Awoust I, De Clercq IC (1982) Fetal body movements: Relation with ocular phases. Proceedings, 9th conference on fetal breathing and other movements, London, Ontario

Awoust I, Levi S (1984) New aspects of fetal dynamics with a special emphasis one eye movements. Ultrasound in Med Biol 10:107

Birnholz IC (1981) The development of human fetal eye movement patterns. Science 213:679
Boddy K, Dawes GS (1975) Fetal breathing. Br Med Bull 31:3
Campbell K (1980) Ultradian rhythms in the human fetus during the last ten weeks of gestation: a review. Sem in Perinatol 4:301
deVries JIP, Visser GHA, Prechtl HFR (1982) The emergence of fetal behaviour. I. Qualitative aspects. Early Hum Dev 7:301
Griffin RL, Caron FIM, Geijn HP van (1984) Behavioural states in the human fetus during labour. Proceedings, 1st conference, The Society for the Study of Fetal Physiology, Oxford
Holländer H-J (1979) Historical review and clinical relevance of real-time observations of fetal movements. Contr Gynec Obstet 6:26
Manning FA (1976) Fetal breathing as a reflection of fetal status. Postgrad Med 61:116
Manning FA, Platt LD, Sipos L (1980) Antepartum fetal evaluation: development of a fetal biophysical profile. Am J Obstet Gynecol 136:787
Mathews DD (1973) Fetal movements and fetal well-being. Lancet 1:1315
Natale R, Nasello C, Turliuk R (1983) Patterns of gross fetal body movements and fetal breathing activity in human fetuses at 24–31 completed weeks gestation. Proceedings, 10th conference on fetal breathing movements and other fetal measurements, Malmö
Nijhuis JG, Prechtl HFR, Martin CB, Bots RSGM (1982) Are there behavioural states in the human fetus? Early Hum Dev 6:177
Patrick J, Campbell K, Carmichael L et al. (1980a) A definition of human fetal apnea and the distribution of fetal apneic intervals during the last ten weeks of pregnancy. Am J Obstet Gynecol 136:471
Patrick J, Campbell K, Carmichael L et al. (1980b) Patterns of human fetal breathing during the last 10 weeks of pregnancy. Obstet Gynecol 56:24
Patrick J, Campbell K, Carmichael L et al. (1982) Patterns of gross fetal body movements over 24-hour observation intervals during the last 10 weeks of pregnancy. Am J Obstet Gynecol 142:363
Patrick J (1982) Fetal breathing movements. Clin Obstet Gynecol 25:787
Reinold E (1979) New trends in real-time ultrasound in early pregnancy. Contr Gynec Obstet 6:123
Richardson B, Natale R, Patrick J (1979) Human fetal breathing activity during electively induced labor at term. Am J Obstet Gynecol 133:247
Roberts AB, Stubbs SM, Mooney R et al. (1980) Fetal activity in pregnancies complicated by maternal diabetes mellitus. Br J Obstet Gynecol 87:485
Sadovsky E, Yaffe H (1973) Daily fetal movement recording and fetal prognosis. Obstet Gynecol 41:845
Towell ME, Salvador HS (1974) Intrauterine asphyxia and respiratory movements in the fetal goat. Am J Obstet Gynecol 118:1124
Trudinger BJ, Knight PC (1979) Fetal age and patterns of human fetal breathing movements. Am J Obstet Gynecol 137:724
van Vliet MAT, Martin CB, Nijhuis JG, Prechtl HFR (1984) Behavioural state in growth-retarded human fetuses. Proceedings, 1st conference, The Society for the Study of Fetal Physiology, Oxford
Wittmann BK, Davison BM, Lyons E et al. (1979) Real-time ultrasound observation of fetal activity in labour. Br J Obstet Gynecol 86:278
Wittmann BK, Rurak DW, Gruber N, Brown S (1981) Real-time ultrasound observation of breathing and movements in the fetal lamb. Am J Obstet Gynecol 141:807
Wittmann BK, Brown S (1982) Real-time ultrasound observation of fetal activity between 20 and 30 weeks gestation. 9th conference on fetal breathing and other fetal movements, London, Ontario
Wittmann BK, Brown S, Davison B, Marguilies N (1983) Observation of fetal hiccoughs in normal and abnormal pregnancy. Proceedings, 10th conference on fetal breathing movements and other fetal measurements, Malmö
Wittmann BK, Brown S, Davison BM (1983) Maternal and ultrasound observation of fetal movements. Proceedings, Symposium on perinatal physiology and behaviour, Melbourne

## 14.6 Der psychologische Einfluß der Ultraschalluntersuchung

D.N. Cox und B.K. Wittmann

Trotz der wichtigen Rolle, die die Ultraschalldiagnose in der Schwangerschaft spielt, ist nur wenig über die psychologische Auswirkung dieser Untersuchung geschrieben worden (Treichel 1982; Fletcher u. Evans 1983). Real-time-Ultraschall ermöglicht es der Mutter, den sich bewegenden Fetus zu beobachten, bevor sie in der Lage ist, die ersten Bewegungen zu spüren. Da das Empfinden der Bewegungen wichtig ist für die Vorbereitung der Mutter auf die Geburt und die darauffolgende Trennung vom Kinde (Cohen 1979), ist es möglich, daß das Beobachten des Fetus durch Ultraschall in der Frühschwangerschaft eine nützliche vorbereitende Wirkung hat und die später durch Kindsbewegungen ausgelösten Erfahrungen verstärkt. Diese Rückwirkung von Fetus auf die Mutter, die normalerweise im Unterbewußtsein liegt, könnte Verhaltensveränderungen von praktischer Bedeutung zur Folge haben.

Damit sich das Kind optimal entwickelt, wird von der Mutter erwartet, daß sie besonders auf ihre Gesundheit achtet (gesunde Ernährung, regelmäßige Schwangerschaftsvorsorge, Vermeiden von Rauchen, Alkohol und Medikamenten). Trotz der Gefahr, die v.a. mit dem Rauchen zusammenhängt, wird den Empfehlungen, es ganz einzustellen, häufig nicht Folge geleistet; viele Frauen rauchen weiter während der Schwangerschaft (Butler et al. 1972; Garn et al. 1981; Wainright 1983; Sexton u. Hebel 1984). Auch wurde ein allgemeiner Anstieg des Alkoholkonsums während der Schwangerschaft festgestellt; diese Entwicklung wird wahrscheinlich weitergehen, obwohl die Schädlichkeit von Alkohol eindeutig erwiesen ist (Abel 1980, 1982; Lamanna 1982; Kuzma 1982; Rosett et al. 1983).

Angst und Streß der Mutter werden häufig in der Literatur im Zusammenhang mit Komplikationen in der Schwangerschaft oder bei der Entbindung gesehen, und das Erkennen von Angstzuständen ist ein wichtiger Faktor in der Unterscheidung zwischen geburtshilflich normalen und abnormalen Gruppen (McDonald 1968; Crandon 1979; Reading 1983). Ein Grund für erhöhte Angst in der Frühschwangerschaft ist häufig die Beunruhigung über die Gesundheit und Lebensfähigkeit des Fetus (Kumar u. Robson 1982). All dies führt zu der Annahme, daß optimale Vorsorge die psychologischen und körperlichen Probleme in der Schwangerschaft und bei der Entbindung verringern und der Mutter zu einem gesünderen Baby verhelfen dürfte. In diesem Zusammenhang wird deutlich, daß Ultraschall das mütterliche Verantwortungsbewußtsein für die Schwangerschaft stärken und die Angst verringern kann.

Der psychologische Einfluß von Ultraschalluntersuchungen in der Schwangerschaft wurde systematisch von Reading und Cox im Department of Obstetrics and Gynaecology, King's College Hospital (London) untersucht.

Nachdem an diesem Krankenhaus Ultraschall in der Schwangerschaft routinemäßig angewandt wird, haben wir in einer randomisierten prospektiven Studie von 133 (zwischen 18 und 22 Jahre alten) Erstgebärenden die Verhaltensveränderung im Zusammenhang mit Ultraschalluntersuchungen in der 10., 17. und 32. SSW untersucht. Die Frauen wurden in 2 Gruppen unterteilt. Den Frauen der 1. Gruppe wurde der Fetus auf dem Bildschirm gezeigt und Einzelheiten erklärt. In der 2. Gruppe konnten die Frauen den Bildschirm nicht sehen, und sie erhielten weniger Erklärungen. Vor und nach der ersten Ultraschalluntersuchung füllten die Frauen Fragebögen aus, in denen sie ihre Gefühle für die Schwangerschaft und den Fetus bewerteten. Im Anschluß an die Ultraschalluntersuchung bewerteten sie ihre Einstellung zur und die Gefühle während der Untersuchung sowie ihre Angstgefühle, die sie gegenwärtig empfanden und in der Zukunft erwarteten.

Die kurzfristigen Auswirkungen der Ultraschalluntersuchung ließen erkennen, daß bei den Frauen keinerlei Unruhe ausgelöst wurde und daß der Einfluß auf die Gemütslage eindeutig von dem Grad der Aufklärung geprägt war. Frauen in der 1. Gruppe zeigten einheitlich positiveres Verhalten gegenüber der Ultraschalluntersuchung und dem Fetus. Dies wurde speziell in der Beschreibung ihres gefühlsmäßigen Zustands während der Untersuchung deutlich: 74% der Frauen in der 1. Gruppe beschrieben ihn als „wunderbar", während nur 11% in der 2. Gruppe diese Wertung äußerten. Es kann daraus gefolgert werden, daß Ultraschalluntersuchungen nicht nur wichtige Informationen vermitteln, sondern auch gefühlsmäßig eine wichtige Rolle spielen, sofern gründliche Erklärungen gegeben werden. Unserer Meinung nach ist die ausführliche Information der Patientin ein wesentlicher Teil der Ultraschalluntersuchung (Campbell et al. 1982).

Im weiteren untersuchten wir, ob diese positiven Gefühle zur Zeit der 1. Untersuchung eine langfristige Auswirkung auf das Verhalten in der Schwangerschaft haben (Reading et al. 1982). Die entsprechenden Fragebögen wurden vor der 2. Ultraschalluntersuchung ausgefüllt, wobei betont werden muß, daß die Frauen weder wußten, in welcher Gruppe sie waren, noch daß Verhaltensänderungen untersucht werden sollten. Dennoch ließen sich bei den Frauen in der 1. Gruppe durchgehend positive Verhaltensveränderungen erkennen: insbesondere schränkten sie nach der 1. Untersuchung das Rauchen und den Alkoholverbrauch stark ein. Diese Frauen haben auch häufiger ihren Zahnarzt besucht und ihre Garderobe der Schwangerschaft angepaßt. In beiden Gruppen waren die Angstgefühle geringer als in einer Kontrollgruppe, die keine Ultraschalluntersuchung mitgemacht hatten (Reading u. Cox 1982). Die Tatsache, daß in keiner der untersuchten Gruppen eine stärkere emotionale Belastung auftrat, zeigt deutlich, daß Ultraschall den werdenden Müttern eher zuträglich ist. Angstgefühle im Hinblick auf bevorstehende Ereignisse, wie z.B. fetale Bewegungen, Kontraktionen und Entbindung, waren geringer als in der Kontrollgruppe, was möglicherweise auf einen beruhigenden Einfluß der Untersuchungen zurückzuführen ist.

Die Untersuchungen selbst (besonders die erste) wurden von den Patientinnen sehr gut akzeptiert, wohl hauptsächlich wegen der Bestätigung der Schwangerschaft und der Sicherheit, die ihnen diese Information gab. Bei den Frauen der 1. Gruppe waren diese positiven Eindrücke erheblich stärker ausgeprägt. Viele Frauen bedauerten, daß ihre Ehemänner der Untersuchung nicht beiwohnen konnten. Alle Frauen waren bereit, Ultraschalluntersuchungen in zukünftigen Schwangerschaften wieder machen zu lassen.

In dieser Studie haben wir versucht, den psychologischen Einfluß eines der wichtigsten diagnostischen Tests in der Schwangerschaftsvorsorge zu untersuchen. Obwohl die Ergebnisse kaum überraschen können, schien uns deren Dokumentation in einer prospektiven Studie wichtig. Demnach hat die Ultraschalluntersuchung allein einen positiven Effekt, der entscheidend verstärkt wird durch ausführliche Erläuterung der Untersuchung und durch die Darstellung des Fetus. Diese Studie über den psychologischen Einfluß einer Ultraschalluntersuchung in einer geburtshilflich normalen Bevölkerung hat uns Grundlageninformationen gegeben und die Brauchbarkeit der hier angewendeten Fragebogentechnik bestätigt. Gegenwärtig wird diese Forschung in einer Gruppe von Frauen mit Risikoschwangerschaften (unter Einbeziehung des Partners) fortgesetzt. Von den Ergebnissen in der normalen Bevölkerung zu schließen, sind bei Frauen mit Risikoschwangerschaften eher noch günstigere psychologische Auswirkungen zu erwarten.

### Literatur


Abel EL (1980) Fetal alcohol syndrome: behavioral teratology, Psychol Bull 87/1:29–50

Abel EL (1982) In utero alcohol exposure and developmental delay of response inhibition. In: Alcoholism clinical and experimental research, vol 6/3, p 369–376

Butler NR, Goldstein H, Ross EM (1972) Cigarette smoking in pregnancy: its influence on birthweight and perinatal mortality. Br Med J 2:127–130

Campbell S, Reading AE, Cox DN et al. (1982) Ultrasound scanning in pregnancy: The short-term psychological effects of early real-time scans. J Psychosom Obstet Gynaecol 1:57–61

Cohen RL (1979) Maladaption to pregnancy. Semin Perinatol 3:15–24

Crandon AJ (1979) Maternal anxiety and obstetric complications. J Psychosom Res 23:190–111

Fletcher JC, Evans MI (1983) Maternal bonding in early fetal ultrasound examinations. N Engl J Med 308/7:392–393

Garn SM, Johnston M, Ridella SA, Petgold AS (1981) Am J Dis Children 135

Kumar R, Robson KM (1982) Previous induced abortion and anti-depression in primipare. Psychol Med 8:711–715

Kuzma JW, Sokol RJ (1982) Maternal drinking behavior and decreased intrauterine growth. In: Alcoholism: clinical and experimental research, vol 6/39, p 396–402

Lamanna M (1982) Alcohol related birth defects: Implications for education. J Drug Education 12:113 – 123

McDonald RL (1968) The role of emotional factors in obstetric complications: A review. Psychosom Med 30:222–234

Reading AE (1983) The influence of maternal anxiety on the course and outcome of pregnancy: A review. Health Psychol 2:187–202

Reading AE, Cox DN (1982) The effects of ultrasound examination on maternal anxiety levels. J Behav Med 5/2:237–247

Reading AE, Campbell S, Cox DN, Shedmere CM (1982) Health beliefs and health care behaviors in pregnancy. Psychol Med 12:379–383

Rosett HL, Weiner L, Lee A, Zuckerman B, Dooking E, Oppenheimer E (1983) Patterns of alcohol consumption and fetal development. Obstet Gynaecol 61/5:539–546

Sexton M, Hebel JR (1984) A clinical trial of change in maternal smoking and its effect on birth weight. J Am Med Assoc 251/7:911–935

Treichel JA (1982) More uses of ultrasound safety. Science News 121:398

Wainright RL (1983) Change in observed birth weight associated with change in maternal cigarette smoking. Am J Epidemiol 117/6:668–674


## 14.7 Zusammenfassende Einschätzung

Es ist noch zu früh, die Frage nach der Effektivität des Screenings zu beantworten. Eines ist aber bereits klar: es „greift" in zunehmendem Maße. Einen Beleg für diese Behauptung liefert die Änderung unserer Zahlen in der Anenzephalusdiagnostik. Vor Einführung des Screenings, also bis einschließlich 1979, wurden nur 4 von 13 vor der 24. SSW diagnostiziert; 1980 waren es 3 von 6, 1981 6 von 9. Seit Januar 1982 wurden bereits 15 von 17 Anenzephalen „rechtzeitig", d.h. vor dem Ende der 24. SSW unter entsprechendem Verdacht überwiesen.

Zusammenfassend ist festzustellen, daß die Einführung des Ultraschallscreenings in die Mutterschaftsrichtlinien zu begrüßen ist. Es steht außer Frage, daß Erfolge im Sinne der frühzeitigen Erkennung und Abwendung von Gefahren für Mutter und Kind erreichbar sind. Umfang und Grad der Erfolge werden im wesentlichen von der durchschnittlichen Qualität der Untersuchungen abhängen. Um diese zu steigern, bedürfen die erwarteten Leistungen einer Definition, Anleitung, Kontrolle und nicht zuletzt auch der sachgerechten Honorierung. Da letztere auch wirtschaftlich vertretbar sein soll, müssen Einschränkungen hingenommen werden. Das hier vorgestellte Mehrstufenkonzept bietet – aus Sicht der Verfasser – Voraussetzungen, die geeignet sind, ohne utopischen Ausbildungs- und Kostenaufwand die potentiellen Möglichkeiten der Ultraschalldiagnostik für alle Patienten besser nutzbar zu machen. Grundidee ist die produktive Arbeitsteilung zwischen dem Arzt in der Praxis und dem Spezialisten. Erstere erfassen unter relativ begrenztem Zeit- und Investitionsaufwand „Auffälligkeiten" – letztere „sortieren", differenzieren und *verantworten* den weiteren Untersuchungsgang und seine Konsequenzen. Unter Einhaltung dieses Konzepts dürfte es kaum Kapazitätsprobleme geben. Kosten und Nutzeffekt können eine günstige Relation erreichen und dem Patienten wird so ein Maximum an diagnostischer Leistung und therapeutischer Sicherheit geboten.

# 15 Zyklusdynamik am Genitale

Basierend auf der Darstellungsmöglichkeit der Organe des kleinen Beckens (Kratochwil et al. 1972; vgl. Kap. 3) können auch die während des normalen ovariellen Zyklus ablaufenden Veränderungen an Uterus, Ovarien, Gefäßen, jedoch nicht an der Tube dargestellt werden. Unsere ersten Erfahrungen an hormonbehandelten Patientinnen zeigten (Hackelöer u. Hansmann 1976; Hackelöer et al. (1977), daß es möglich war, Follikel am Ovar darzustellen, auszumessen und deren weiteres Wachstum sonographisch zu verfolgen. Die Ergebnisse konnten später (Hackelöer u. Robinson 1978; Hakkelöer et al. 1979; Hackelöer u. Nitschke-Dabelstein 1980) im Normalzyklus bestätigt werden.

Zunächst hatte die Uterusdarstellung nur die Bedeutung einer Orientierungshilfe, während an eine Endometriumdarstellung aufgrund der fehlenden Geräteleistungen nicht zu denken war. Die Follikeldarstellung war das Wesentliche und auch lange Zeit das einzig Mögliche.

Nun stellen wir Beobachtungen am Uterusendometrium an den Anfang dieses Kapitels, da diese Diagnostik im Rahmen des Untersuchungsganges *vor* der Ovarbetrachtung stehen sollte, um zu vermeiden, daß bei Kenntnis z.B. eines großen Follikels bestimmte Endometriumphasen „hineingesehen“ werden.

## 15.1 Endometrium, Follikel, Gefäße

### Endometriumveränderungen

Der Untersuchungsgang beginnt wiederum mit einem Längsschnitt zwischen Nabel und Symphyse, wobei fast zwangsläufig der Uterus dargestellt wird.

Nach Beurteilung von Größe und Form muß ein Schnitt über der „Mittelinie“, d.h. dem Kavumecho, gelegt und das „Mittelecho“ gefunden werden.

Das Endometrium erscheint in der frühen Proliferationsphase als dünner, durchgehender Strich (Abb. 15.1).

Entsprechend eigener Untersuchung erfolgt eine Stadieneinteilung in bis zu 6 verschiedene, fließend ineinander übergehende Endometriumtypen (Bald 1983; Bald u. Hackelöer 1983; Fleischer et al. 1983; Abb. 15.8b).

Diese Endometriumveränderungen korrelieren sowohl mit Plasmaöstradiol- als auch mit Progesteronwerten.

Die späte Proliferationsphase ist durch eine Dickenzunahme, aber auch durch den Verlust der durchgehenden Endometriumlinie gekennzeichnet. Gleichzeitig kommt es bei dem auftretenden Ödem der Superfizialzellen zu einem Flüssigkeitsraum, der als hyporeflektive Zone sichtbar wird (Abb. 15.2). Im weiteren Verlauf kommt es noch zu einer starken und gut meßbaren Proliferation (Abb. 15.3). Der präovulatorische Zeitraum (ca. 18 h) ist durch eine schlaufenartige Aufspreizung (Abb. 15.4) gekennzeichnet. Diese nimmt zu, und das Cavum uteri wird weiter (Abb. 15.5), bis dann möglicherweise als frühestes Ovulationszeichen (Progeste-

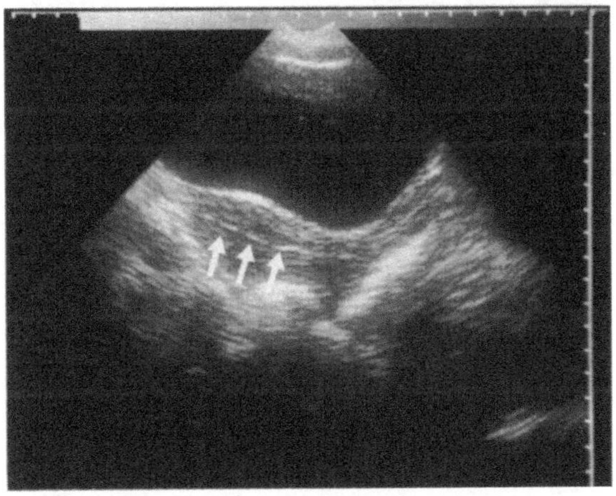

**Abb. 15.1.** Uterus im Längsschnitt. Dünne Endometriumlinie. Frühe Proliferationsphase Typ I/II

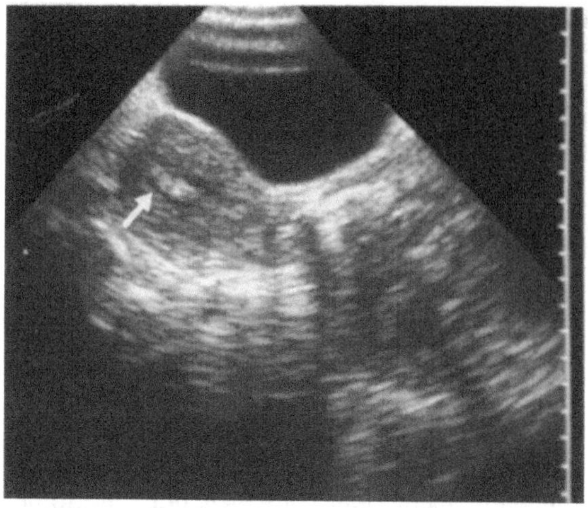

**Abb. 15.2.** Längsschnitt. Verlust der Darstellbarkeit des Endometriumechos im unteren Uterinsegment. „Plumpes“ Endometriumecho mit hyporeflexivem Randsaum (Ödem der Superfizialzellen, späte Proliferationsphase, Typ III/IV)

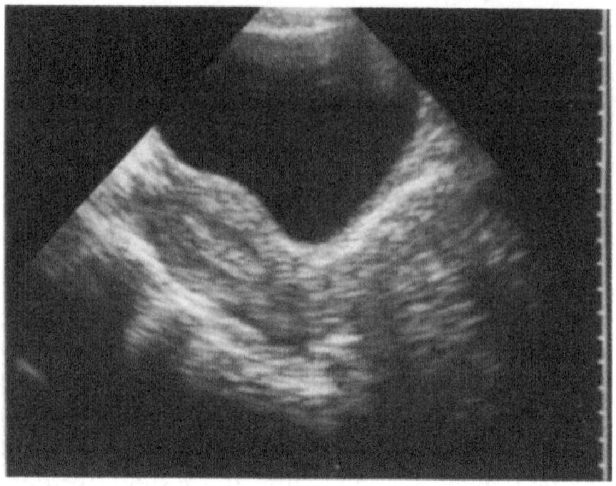

**Abb. 15.4.** Beginnende schlaufenartige Aufspreizung Typ V; präovulatorisch

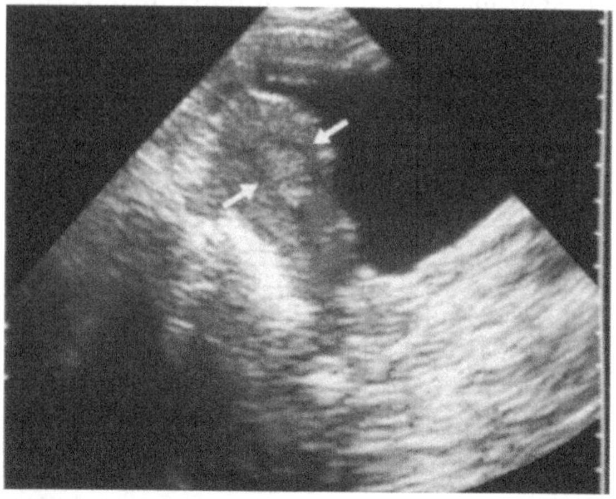

**Abb. 15.3.** Längsschnitt. Dickenzunahme bis 14 mm; präovulatorisch 1–2 Tage Typ IV/V

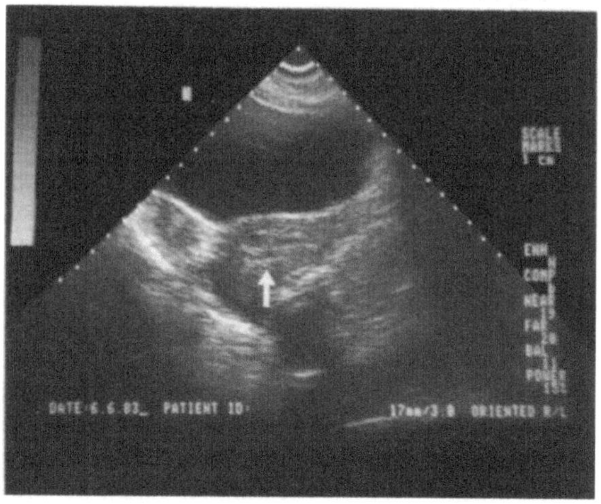

**Abb. 15.5.** Zunahme der schlaufenartigen Aufspreizung „Kavumöffnung“ Typ V/VI; unmittelbar präovulatorisch

ronerhöhung gleichzeitig) eine Ringstruktur auftritt (Abb. 15.6 und 15.7).

Es ist bisher nicht klar, wie diese Ringstruktur zustande kommt. Nach unserer Vorstellung tritt (parallel zur prä- und postovulatorischen Progesteronerhöhung) ein plötzlicher, relativ starker Flüssigkeitsverlust aus dem Endometrium auf, der zu relativ hohen Impendanzsprüngen und einer damit verbundenen geänderten sonographischen Darstellung führt. Dafür spricht auch, daß bei Experimenten an Uteri im Wasserbad präoperativ beschallte Endometriumtypen wiedergefunden wurden – bis auf Typ VI, d.h. die Ringstruktur. Wahrscheinlich ist die Erscheinung sehr instabil. Diese Struktur tritt ähnlich bei der Extrauteringravidität auf und korreliert auch hier gut mit den Progesteronwerten (vgl. dazu Abb. 4.42 und 4.43).

Bei vorschneller Befunderhebung kann eine Schwangerschaft vermutet werden. Wir glauben, daß die Ringstruktur bei fehlender Ovulation (frühe Luteinisierung, „luteinized unruptured follicle“: LUF-Syndrom) typischerweise

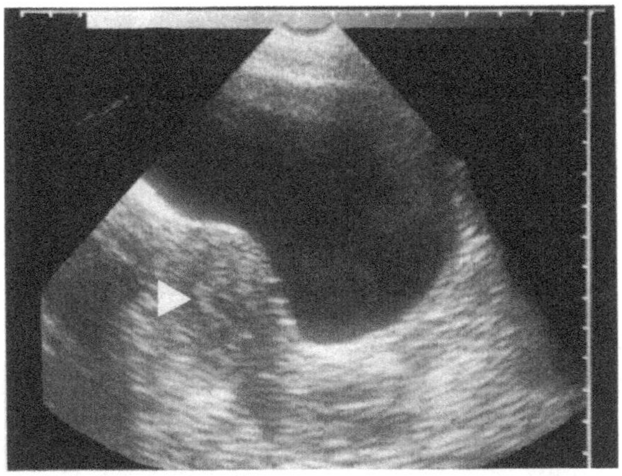

**Abb. 15.6.** Früheste Ausprägung des „Ringes" Typ VI. Periovulatorische Veränderung

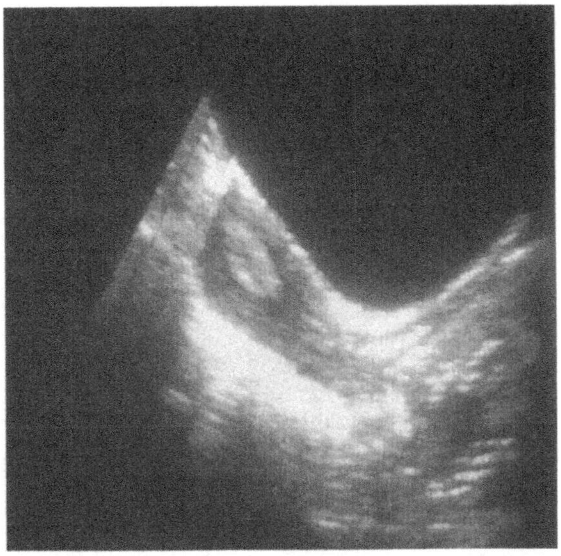

**Abb. 15.7.** Längsschnitt. Ausbildung einer „Ringstruktur" Typ VI; prä- und postovulatorisch

fehlt, so daß das Auftreten eines Ringzeichens mit als Zeichen einer erfolgten Ovulation gewertet werden kann.

Das Bild des Endometriums während der normalen Menstruation ist ungeordnet, reichlich mit hyporeflexiven Bezirken versehen (Abb. 15.8a).

## Follikelwachstum

Follikel können ab 3–5 mm Durchmesser dargestellt werden (vgl. 3.1). Sie erscheinen als echofreie Struktur im echodichteren Ovar.

Die Follikelform ist normalerweise rund, (Abb. 15.9) aber durch unterschiedliche Innendrücke sowie durch die Blasenfüllung kommen entrundete, längliche Formen vor. Die Meßtechnik ist nicht standardisiert, aber die meisten

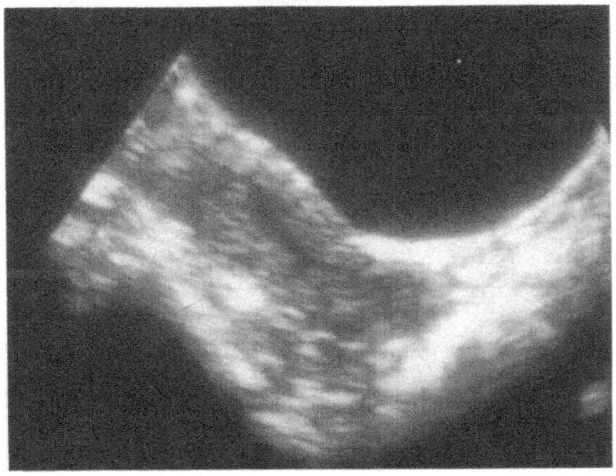

a

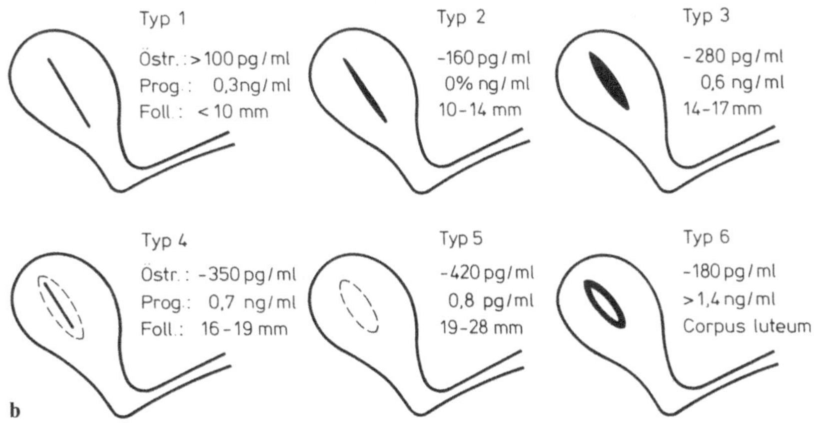


b

**Abb. 15.8. a** Längsschnitt. Ungeordnete Struktur. Menstruation. **b** Endometriumformen nach Bald (1983)

Gruppen messen den inneren Follikeldurchmesser in 3 Ebenen (longitudinal, transversal, sagittal) und bilden den Mittelwert. Es sollte in jeder Ebene der größte darstellbare Durchmesser (als Referenz) genommen werden, sowie nur der rein zystische Anteil, d.h. von innen nach innen, gemessen werden.

Gewöhnlich können im Normalzyklus mehrere Follikel unter 10 mm in jedem Ovar am Tag −10 (d.h. 10 Tage *vor* dem Ultraschallnachweis der Ovulation) dargestellt werden, später (Tag −5) dominiert gewöhnlich ein Follikel (Abb. 15.9 und 15.10). Hackelöer u. Robinson (1978) fanden eine lineare Wachstums-

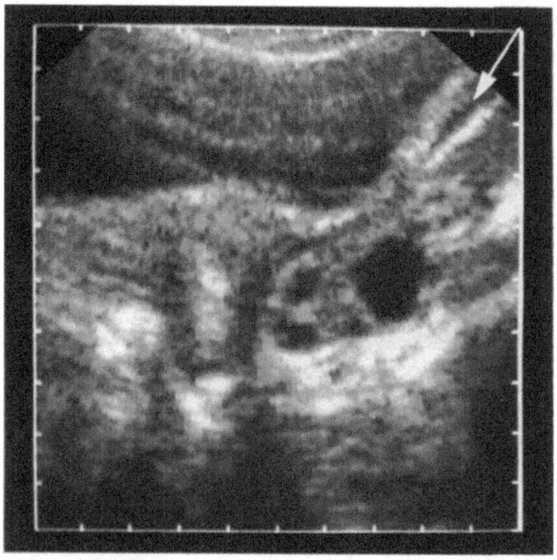

**Abb. 15.9.** Querschnitt. 3 Follikel im Ovar, ein dominierender Follikel von 18 mm sowie 2 weitere Follikel unter 10 mm. Der *Pfeil* weist auf ein Ovargefäß im Lig. infundibulo-pelvicum

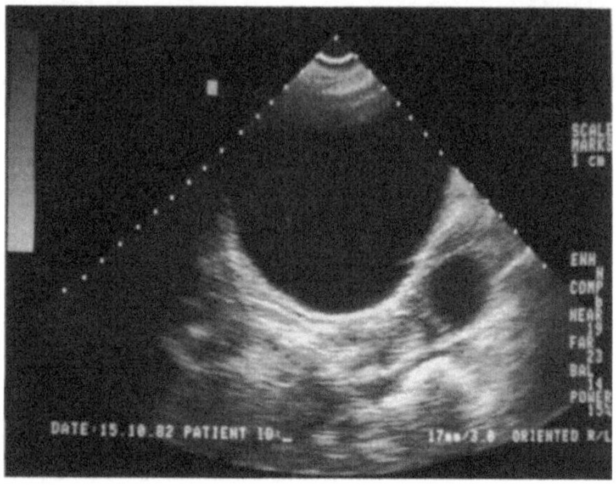


**Abb. 15.10.** Längsschnitt. Präovulatorischer Follikel im rechten Ovar. A. iliaca interna unterhalb

**Tabelle 15.1.** Größe des präovulatorischen (Graaf-)Follikels in Normalzyklen. (Mod. nach Nitschke-Dabelstein 1983)

| Autoren | Größe [mm] | Zyklen (n) | Patientinnen (n) | Meßtechnik[a] | Ultraschallgerät |
|---|---|---|---|---|---|
| Bryce et al. (1982) | 24,6±2,3 (SD)[b] | 24 | 14 | mD | Compoundscanner |
| Fleischer et al. (1981) | 20,0 | 15 | 15 | m̄D | Compound- und Sektorscanner |
| Hackelöer et al. (1979) | 20,0±0,9 (SEM)[c] | 14 | 25 | mD (l, t, s) | Compoundscanner |
| Kerin et al. (1981) | 23,2±0,3 (SEM) | 6 | 56 | mD | Compoundscanner |
| Nilsson et al. (1982) | 21,4±0,8 (SD) | 16 | ? | k.A. | Compoundscanner (2,5 MHz) |
| | 19,3±1,1 (SD) | 10 | ? | k.A. | |
| Nitschke-Dabelstein et al. (1981) | 20,9±0,9 (SEM) | 8 | 6 | mD (l, t, s) | Compoundscanner (2,5+3,5 MHz) |
| O'Herlihy et al. (1980) | 20,1±1,6 (SD) 0,22 (SEM) | 53 | 33 | mD (l, t, s) | Real-time-Scanner (entspricht 9 mit Compoundgerät erfaßten Zyklen) |
| Queenan et al. (1980) | 21,1±3,5 (SD) | 18 | ? | mD (l, t, s) | Sektorscanner |
| Renaud et al. (1980) | 27 ±0,3 (SEM) | 10 | 10 | mD (l, t, s) | Compoundscanner (2 MHz) |
| Robertson et al. (1979) | 25,0 | 12 | 11 | mD | Compoundscanner |
| Smith et al. (1980) | 25,5±0,1 (SEM) | 19 | ? | k.A. | Compoundscanner |

[a] mD maximaler Durchmesser (m̄D Mittelwert); mD (l, t, s) Mittelwert aus maximalem transversalem, longitudinalem und sagittalem Durchmesser; k.A. keine Angabe
[b] SD „standard deviation"
[c] SEM „standard error of the mean"

**Abb. 15.11 a, b.** Längsschnitte. **a** Präovulatorischer Follikel im linken Ovar mit beginnend dissoziiertem Kumuluskomplex (*Pfeil*). **b** Sprungreifer Follikel mit Kumuluskomplex

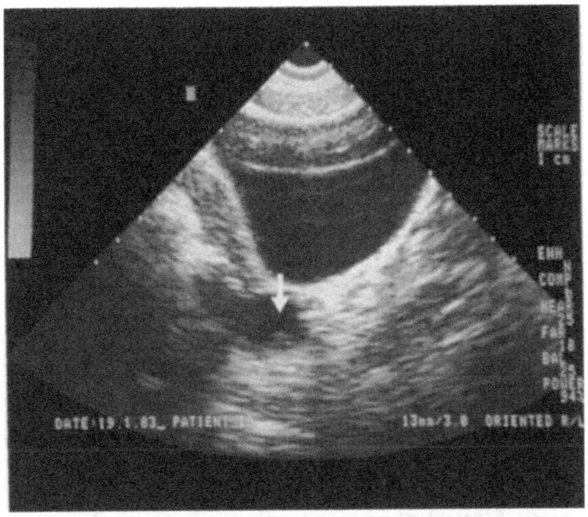


a

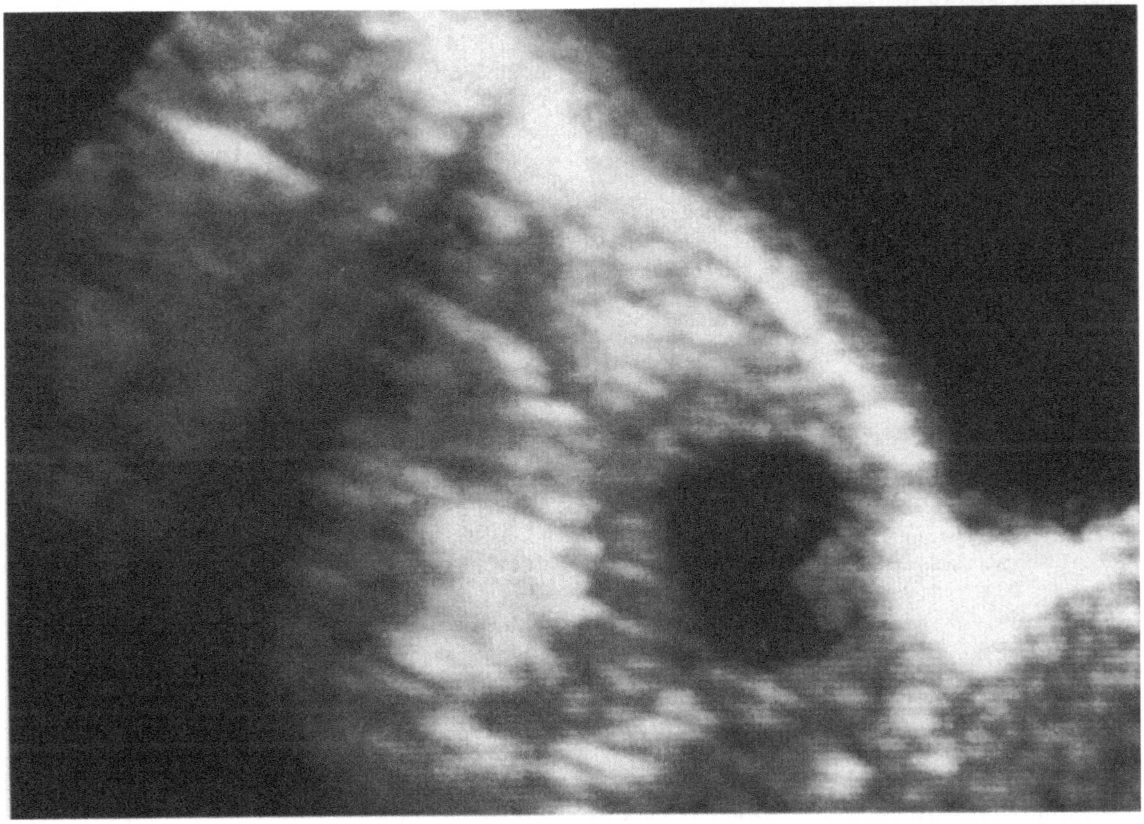

b

kurve von Tag −5 bis zur Ovulation und einen mittleren präovulatorischen Follikeldurchmesser von 20,2 mm (18–24 mm; Abb. 15.29, S. 359) Terinde et al. (1979), Queenan et al. (1980), Fleischer et al. (1981), Bryce et al. (1982) berichten gleiche Werte (vgl. Tabelle 15.1). Über das Follikelwachstum in stimulierten Zyklen wird unter 15.2 berichtet.

Die Ovarien sind nicht immer leicht darstellbar. Unsere Erfahrung zeigt, daß in 2–5% aller Fälle ein Ovar nicht gefunden wird, meistens das linke, da es häufig von einer Sigmaschlinge bedeckt ist.

Unter solchen Umständen ermöglicht gerade die Real-time-Untersuchung, zwischen flüssigkeits- oder gasgefüllten Darmanteilen und ei-

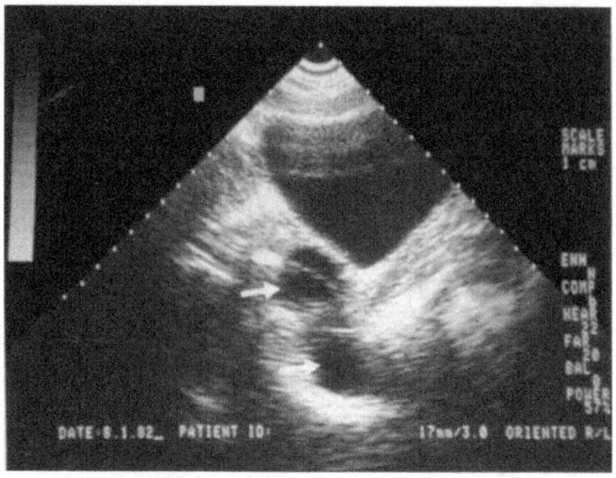

**Abb. 15.12.** Längsschnitt. Der Follikel (*Pfeil*) ist kollabiert. Flüssigkeit sammelt sich im Douglas-Raum an. Unmittelbar postovulatorisch

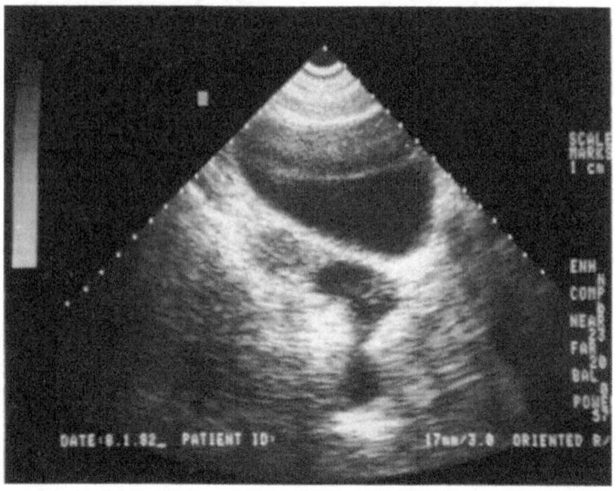

**Abb. 15.13.** Längsschnitt. Der Follikel ist nahezu entleert. Ausbilden einer „Flüssigkeitsstraße“

nem Follikel zu differenzieren, da die Darmperistaltik gesehen wird.

### Intrafollikuläre Strukturen

Intrafollikuläre Strukturen wurden von uns lange Zeit als Artefakte angesehen. Jetzt wissen wir jedoch, daß der Kumuluskomplex sichtbar ist (Abb. 15.11a, b), da diese Struktur nur zu einem bestimmten Zykluszeitpunkt darstellbar ist und da Größe und Aussehen immer ähnlich sind.

Bomsel-Helmreich et al. (1981) berichteten über eine gute Korrelation zwischen Ultraschallbefund und histologischer Darstellung des Cumulus oophorus bei 12 Schaf- und 3 menschlichen Follikeln. Sie meinen aufgrund ihrer Untersuchung, daß die Darstellbarkeit durch die Dissoziation des Kumulusbezirks unmittelbar präovulatorisch erst ermöglicht oder zumindest begünstigt wird. Dieses Ergebnis ist insbesondere für die Eizellgewinnung bei der In-vitro-Fertilisation wichtig.

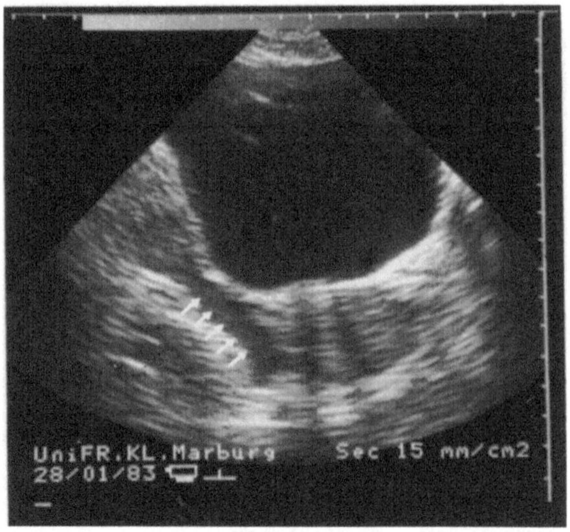


**Abb. 15.14.** Das Ovar ist weitgehend echogen. Die „Flüssigkeitsstraße“ ist noch erkennbar. Die Ovulation liegt bis zu 12 h zurück

Postovulatorisch können ein oder mehrere der folgenden Beobachtungen dargestellt werden:

1) plötzliches „Verschwinden“ des Follikels;
2) Auftreten interner Echostrukturen, von Blut- oder Fibroblasteninvasion hervorgerufen (Abb. 15.15–15.17).
3) Follikelkollaps; es entsteht der Eindruck, der Follikel sei geteilt oder es lägen 2 Follikel vor (Abb. 15.12).
4) Auftreten einer „Flüssigkeitsstraße“ vom Ovar zum Douglas-Raum und freie Flüssigkeit dort (15.13 und 15.14).

Nicht alle Follikel gelangen zum Eisprung, und manche bilden sich zurück. Zu den Auffälligkeiten, die mit einer ovariellen Störung gleichzusetzen sind, gehören das Auftreten interner Echos, bevor der Follikel sprungreif ist („luteinized unruptured follicle“) oder ein Follikelwachstum bis 30 oder 40 mm Durchmesser mit Ausbildung einer Zyste.

Während der mittleren Lutealphase kann das reife Corpus luteum dargestellt werden

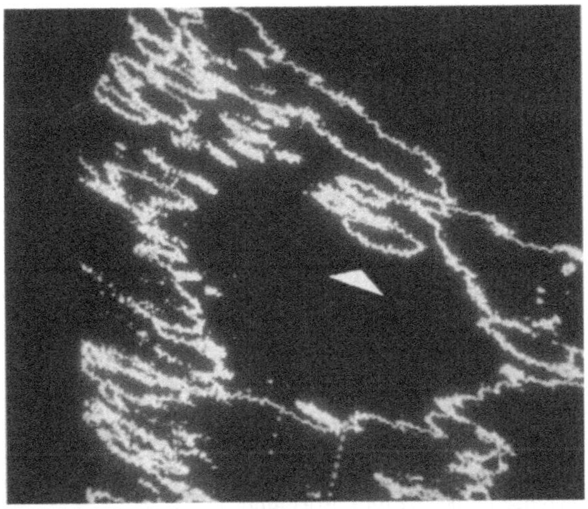

**Abb. 15.15.** Präovulatorischer Follikel mit Kumuluskomplex (*Pfeil*). Darstellung mit Bildverarbeitungssystem

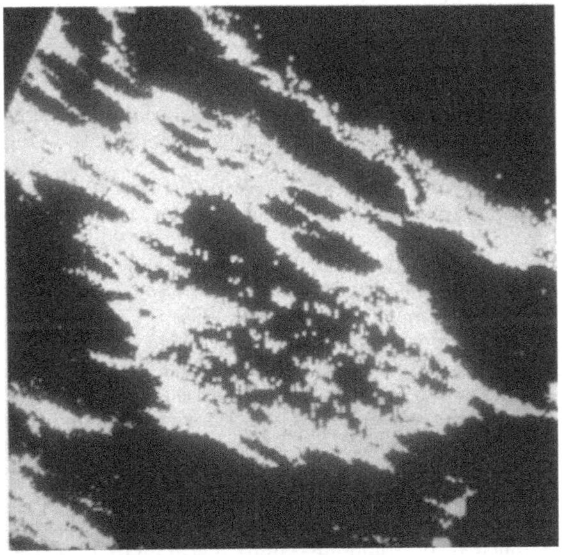

**Abb. 15.16.** Gleicher Follikel nach 12 h. Echos füllen den Follikel aus und repräsentieren das frühe Corpus luteum

(Abb. 15.16 und 15.17). Es erscheint als eine längsovale Struktur von 30–35 mm Länge und 20–25 mm Dicke und besteht aus 3 konzentrischen Bereichen mit unterschiedlichen akustischen Eigenschaften: ein zentraler echofreier Bezirk (möglicherweise Blut), ein umgebender, leicht echoreicher Bezirk (möglicherweise Gelbkörpergewebe) und ein umgebender echodichter Randsaum von Stromagewebe (Abb. 15.12–15.17) oder rein soliden Anteilen (Abb. 15.18).

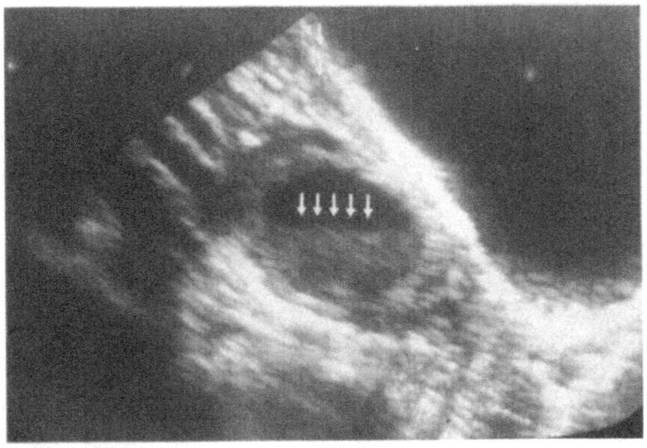

**Abb. 15.17.** Follikel mit echoreicher Struktur als Ausdruck des Corpus luteum. (*Pfeile*) Beachte die Gefäße

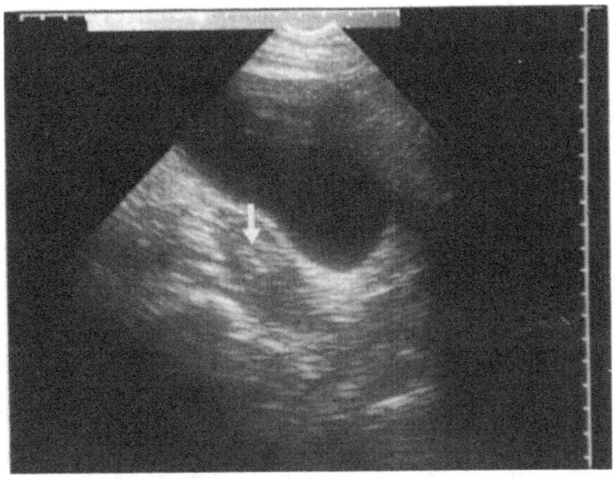

**Abb. 15.18.** Längsschnitt. Corpus luteum am 21. Zyklustag. Die hyperreflexive Struktur (*Pfeil*) kennzeichnet möglicherweise die Zone des kollabierten Follikels

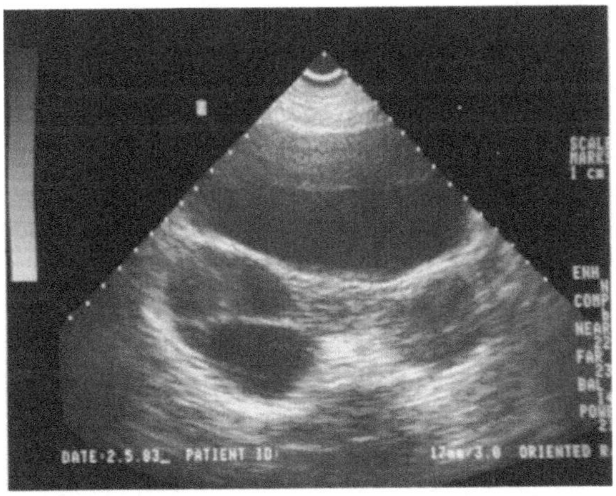

**Abb. 15.19.** Querschnitt. HMG-/HCG-Stimulierung. Zystische Corpora lutea beidseits

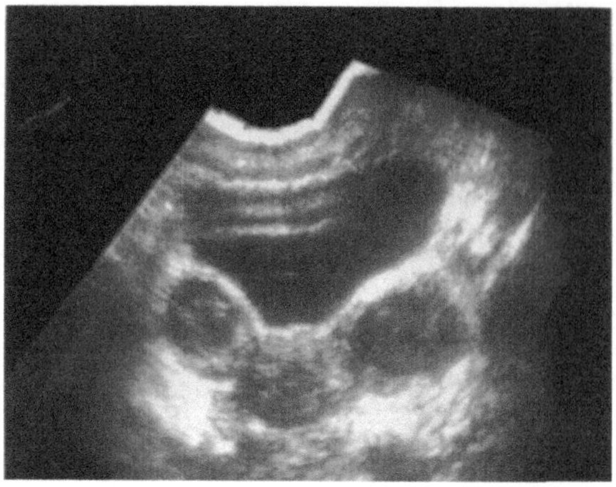

**Abb. 15.20.** Querschnitt. Vergrößerte Ovarien bei Stein-Leventhal-Syndrom

Das Corpus luteum stellt sich leichter in hormoninduzierten Zyklen dar. Es verschwindet normalerweise vor der Menstruation, aber sein Bestehen am Tag +12 oder darüber hinaus kann das erste Zeichen einer erfolgreichen Eieinnistung sein, was durch einen $\beta$-HCG-Test bestätigt werden kann. In stimulierten Zyklen treten häufiger Corpus-luteum-Zysten auf (Abb. 15.19). Unabhängig vom Zyklus auffallende große Ovarien sprechen für ein Stein-Leventhal-Syndrom (Abb. 15.20).

### Gefäßdarstellung

Über die Ovargefäße wurde schon in Kap. 3 berichtet (Abb. 3.9–3.12). Sie dienen zunächst als Orientierungspunkt und Hilfe in der Ovardarstellung (Abb. 15.8 und 15.9), können aber auch neuerdings durch Kombination von Realtime- und Doppler-Verfahren zur Durchflußmessung benutzt werden (s. auch Abb. 15.32–15.34).

### Literatur


Baird DT, Fraser IS (1974) Blood production and ovarian secretion rates of estradiol and estrone in women throughout the menstrual cycle. J Clin Endocrinol Metab 38:1009

Bald R (1983) Studien über die sonographische Endometriumdarstellung. Med Diss, Marburg

Bald R, Hackelöer BJ (1983) Ultraschalldarstellung verschiedener Endometriumformen. In: Otto R, Jan FX (Hrsg) Ultraschalldiagnostik 82. Thieme, Stuttgart New York

Bomsel-Helmreich O, Bessis R, Lan Vu Huyen (1982) Cumulus oophorus of the preovulatory follicle assessed by ultrasound and histology. In: Christie AD (ed) Ultrasound and infertility. Chartwell-Bratt, Bromley, pp 105–119

Bryce RL, Shuter B, Sinosich MJ et al. (1982) The value of ultrasound gonadotrophin and oestradiol measurements for precise ovulation prediction. Fertil Steril 37:42–45

Fleischer A, Daniel J, Rodier J et al. (1981) Sonographic monitoring of ovarian follicular development. J Clin Ultrasound 9:275–280

Fleischer AC, Pittaway DE, Beard L (1983) Sonographic depiction of endometrial changes in spontaneous and stimulated cycles. 28. Jahrestagung der Amerikanischen Gesellschaft für Ultraschall (AIUM) New York

Hackelöer BJ (1984) The role of ultrasound in female infertility management. Ultrasound in Med & Biol 10:35–50

Hackelöer BJ, Hansmann M (1976) Ultraschalldiagnostik in der Frühschwangerschaft. Gynäkologe 9:108

Hackelöer BJ, Nitschke-Dabelstein S (1980) Ovarian imaging by ultrasound: an attempt to define a reference plane. J Clin Ultrasound 9:275–280

Hackelöer BJ, Robinson HP (1978) Ultraschalldarstellung des wachsenden Follikels und Corpus luteum in normalen physiologischen Zyklus. Geburtshilfe Frauenheilkd 38:163–168

Hackelöer BJ, Fleming R, Robinson HP et al. (1979) Correlation of ultrasonic and endocrinologic assessment of human follicular development. Am J Obstet Gynecol 135:122–128

Kerin JF, Edmonds DK, Warnes GM et al. (1981) Morphological and functional relations of Graafian follicle growth to ovulation in women using ultrasonic, laparoscopic and biochemical measurements. Br J Obstet Gynaecol 88:81–90

Kratochwil A, Urban G, Friedrich F (1972) Ultrasonic tomography of the ovaries. Ann Chir Gynecol 61:211–214

Leyendecker G, Wildt L, Hansmann M (1980) Pregnancies following chronic intermittent administration of Gn-Rh by means of a portable pump („Zyklomat"). J Clin Endocrinol Metab 51:1214–1216

McNatty KP, Baird DT, Bolton A, Chambers P, Corker CS, McLean H (1976) Concentration of östrogens and androgens in human ovarian venous plasma and follicular fluid throughout the menstrual cycle. J Endocrinol 71:77

Nilsson L, Wikland M, Hamberger L (1982) Recruitment of an ovulatory follicle in the human following follicle-ectomy and luteectomy. Fertil Steril 37:30–34

Nitschke-Dabelstein S, Hackelöer BJ, Sturm G (1981) Ovulation and corpus luteum formation observed by ultrasonography. Ultrasound in Med & Biol 7:33–39

Nitschke-Dabelstein S (1983) Monitoring of follicular development using ultrasonography. In: Insler V, Lunenfeld B (eds) Infertility – male und female. Churchill-Livingstone, Edinburgh

Nitschke-Dabelstein S, Hackelöer BJ, Sturm G (1981) Ovulation and corpus luteum formation observed by ultrasonography. Ultrasound Med Biol 7:33–39

O'Herlihy C, de Crespigny LHCh, Robinson HP (1980) Monitoring ovarian follicular development with real time ultrasound. Br J Obstet Gynaecol 87:613–618

Queenan JT, O'Brien GD, Bains LM et al. (1980) Ultrasound scanning of ovaries to detect ovulation in women. Fertil Steril 34:99–105

Renaud RL, Macklem J, DeVain et al. (1980) Echographic study of follicular maturation and ovulation

during the normal menstrual cycle. Fertil Steril 33:272–276
Robertson RD, Picker R, Wilson PC, Saunders DM (1979) Assessment of ovulation by ultrasound and plasma estradiol determinations. Obstet Gynecol 54:686–691
Sanyal MK, Berger MJ, Thompson IF, Taymor MI, Horne HW (1974) Development of Graafian follicles in adult human ovary. I. Correlation of estrogen and progesterone concentration in antral fluid with growth of follicles. J Clin Endocrinol Metab 38:828
Strott CA, Yoshimi T, Ross GT, Lipsett MB (1969) Ovarian physiology: relationship between plasma LH and steroidogenesis by the follicle and corpus luteum; effect of HCG. J Clin Endocrinol Metab 19:1157
Terinde R, Distler W, Freundl G, Herberger J (1979) Hormonelle und ultrasonographische Kontrolle der spontanen Ovulation bei Patientinnen mit primärer und sekundärer Sterilität. Arch Gynäkologie 228: 168–169

## 15.2 Ultraschallanwendung in der Endokrinologie

### Überwachung der Gonadotropintherapie

Hier lagen die Anfänge der sonographischen Follikeldarstellung und hier ist sie ein zwingendes „Muß", da die Stimulierungsbehandlung mit Gonadotropinen fast regelmäßig multifollikuläres Wachstum mit sich bringt. Sallam et al. (1983) berichteten, daß 37% ihrer mit Clomifen behandelten und 63% der mit Gonadotropin behandelten Patientinnen 2 oder mehr Follikel über 18 mm entwickelten, wobei die

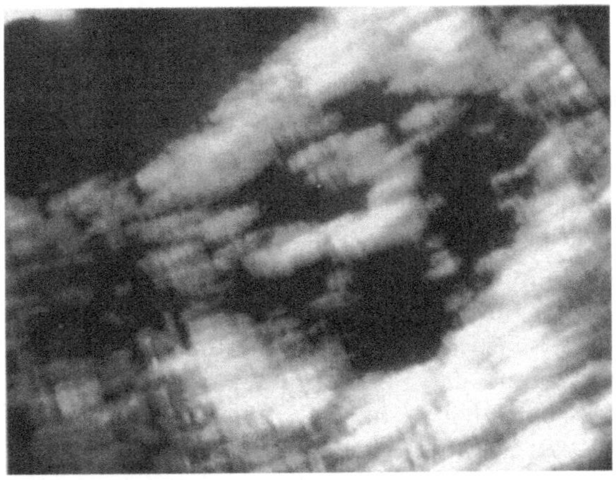

**Abb. 15.21.** Querschnitt. „Radspeichenphänomen" als Ausdruck multifollikulären Wachstums bei hormoneller Stimulierung zur Ovulutionsauslösung (5 Follikel)

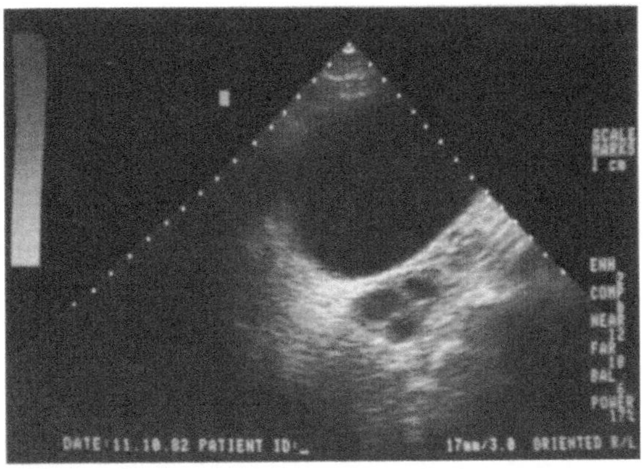

**Abb. 15.22.** Längsschnitt. 3 Follikel bei Ovarstimulierung

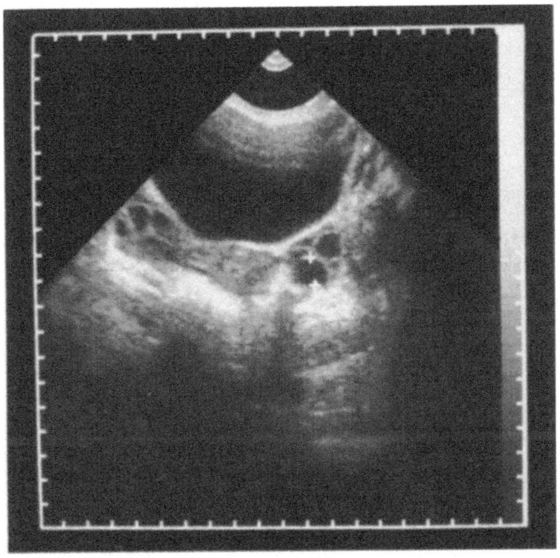

**Abb. 15.23.** Querschnitt mit Uterus und Ovarien. Multifollikuläres Wachstum beidseitig, Follikelmessung (*rechts*): 10 mm

Wachstumskurve der dominierenden Follikel wiederum linear war. Es kamen also hier in einem hohen Prozentsatz Mehrfachovulationen mit dem Risiko der Überstimulierung und Mehrlingsschwangerschaft vor. Dabei entstehen typische, „radspeichenähnliche" Bilder (Abb. 15.21–15.23).

In Abb. 15.24 ist der erste Fall von uns sonographisch überwachter Ovulationsauslösung mit Gonadotropinen dargestellt. Heute benutzt man die Ultraschalldiagnostik v.a. auf zweierlei Weise:

1) in Verbindung mit der Hormonüberwachung, wobei diese hauptsächlich in Form von

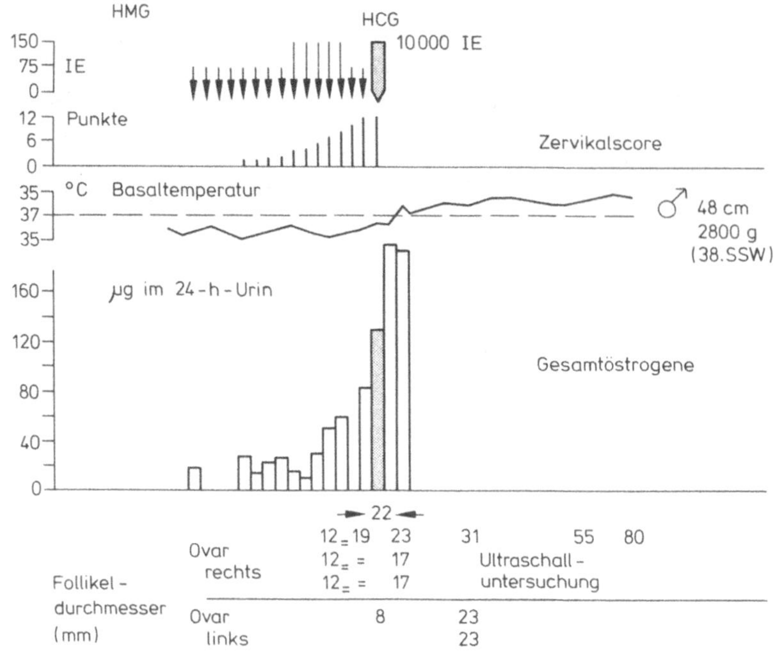


**Abb. 15.24.** Diagnostisches und therapeutisches Vorgehen im ersten Fall der ultraschallüberwachten Ovulationsauslösung

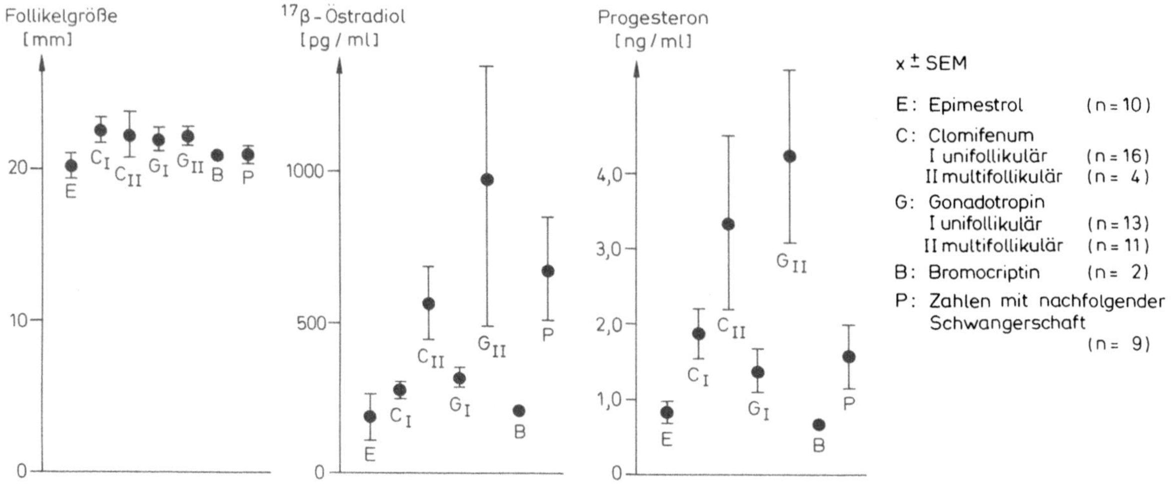


**Abb. 15.25.** Vergleich von Follikeldurchmesser, Plasmaöstradiol und -progesteron bei stimulierten Zyklen am Tag vor der Ovulation

täglichen Plasma-$E_2$-Bestimmungen oder Gesamtöstrogenbestimmung im 24-h-Urin erfolgt und die Ultraschalldiagnostik als Zusatzparameter eingesetzt wird (Abb. 15.25), auch bei pulsatiler GnRH-Gabe (Abb. 15.26); dies hat bereits zu einer Verminderung des Auftretens und des Schweregrades des Überstimulierungssyndroms (Abb. 15.27) und der Mehrlingsschwangerschaften geführt (Hackelöer et al. 1977; Ylostalo et al. 1981; Siebel et al. 1981; Fink et al. 1982);

2) als alleinige Überwachungsmethode, da die gute Korrelation zwischen Plasma-$E_2$ und Follikeldurchmesser nachgewiesen ist (Hackelöer 1979; Vargyas et al. 1982; Abb. 15.28–15.30). HMG wird für einen bestimmten Zeitraum gegeben und das Follikelwachstum wird mit Ultraschall überwacht. HCG wird gegeben, wenn 1 oder 2 Follikel den optimalen Durchmesser von 20–25 mm erreicht haben. Erreichen mehr als 2 Follikel 20 mm, wird der Zyklus abgebrochen und kein HCG gegeben, und es werden

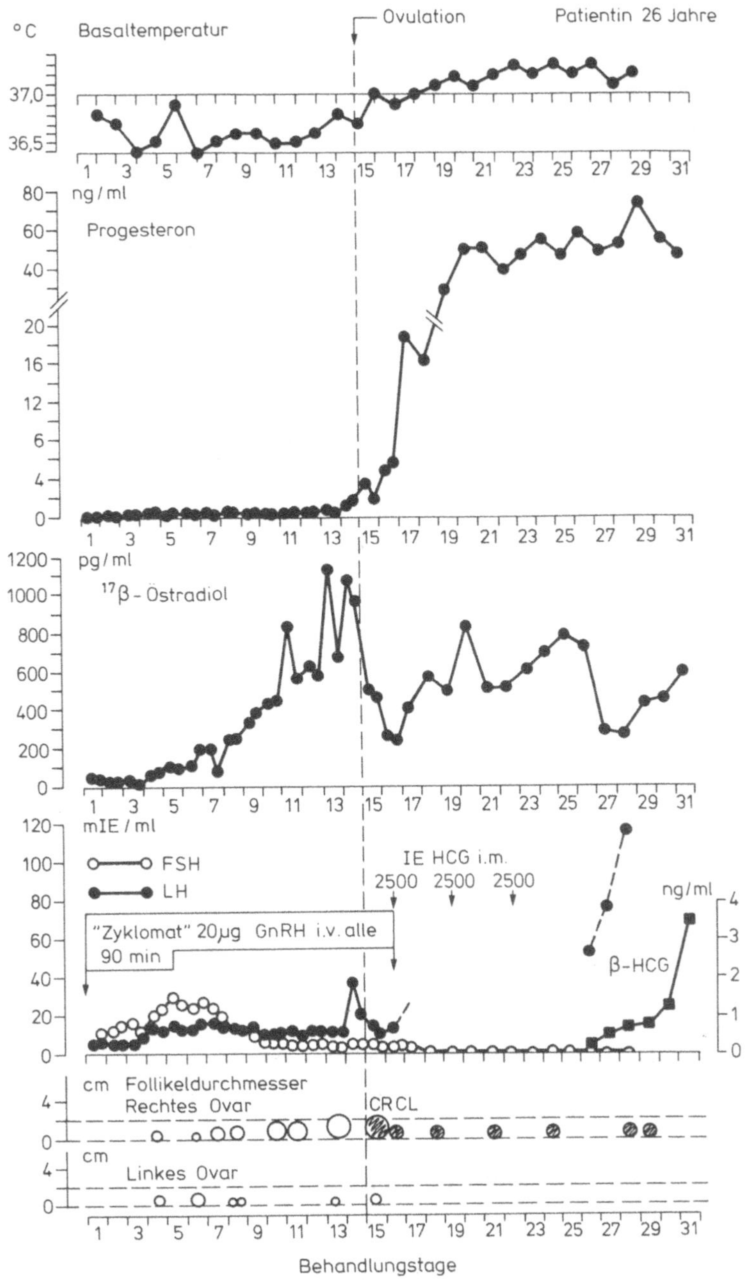


**Abb. 15.26.** Typisches Procedere bei der Infertilitätsbehandlung mit pulsatiler GnRH-Gabe. Hormonprofile und Follikeldarstellung im Vergleich

schwangerschaftsverhütende Maßnahmen empfohlen.

Obwohl offensichtlich eine Kombinationsmethode am idealsten ist, zeigt unsere Erfahrung, daß die Ultraschallüberwachung allein mindestens ebenso erfolgreich ist zur Vermeidung von Mehrlingsschwangerschaften und Überstimulierungssyndrom (Abb. 15.25). Sallam et al. (1983) zeigten, daß über einen Zeitraum von 9 Monaten die Gesamtschwangerschaftsrate in der ultraschallüberwachten höher als in der östradiolüberwachten Gruppe war.

## Überwachung der Clomifenzitrattherapie

Vargyas 1982 berichtet über die Erfolge bei der Überwachung der mit Clomifen behandelten Patientinnen und über gute Korrelationskoeffizienten zwischen Follikeldurchmesser und

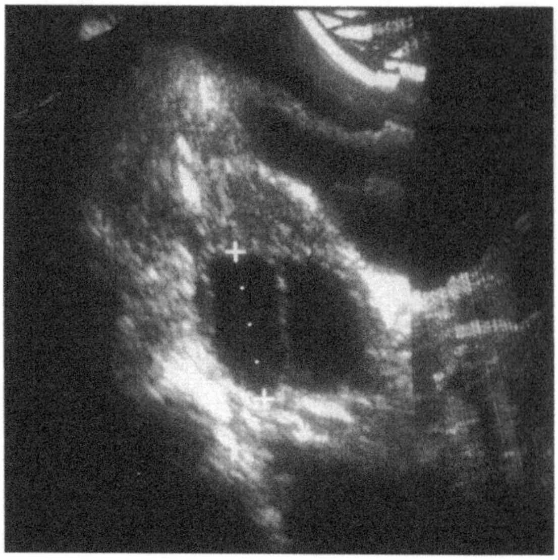

Abb. 15.27. Längsschnitt. Überstimulierung mit 2 Follikelzysten von ca. 4,0 cm

Östradiol. Es können die gleichen Beobachtungen wie unter anderer Therapie gemacht werden, wobei zusätzlich bei nicht spontan ovulierenden Frauen die Ovulation nach Ultraschallangaben mit HCG ausgelöst werden kann (O'Herlihy et al. 1982).

Die größere Aussagekraft gegenüber der Basaltemperaturkurve ist ebenfalls bewiesen (Abb. 15.31).

## Eizellgewinnung für die In-vitro-Fertilisation

Die Sonographie wird hier ebenfalls zweifach benutzt:

1) Als alleinige Methode zum Festlegen des Zeitpunkts der Eizellgewinnung. Die Patienten werden gewöhnlich mit Clomifenzitrat (100–150 mg/Tag) stimuliert, mit Ultraschall überwacht, und HCG wird hinzugegeben, wenn ein oder mehrere Follikel 20 mm oder mehr erreicht haben. Die Eizellgewinnung erfolgt 32–36 h später (Wood et al. 1981; Hoult et al. 1981). Die Eizellgewinnrate wird mit 80–90% angegeben, wobei diese Eizellen eine niedrige Fertilisierungsrate haben sollen. Buttery et al. (1983) fordern daher, bei diesen Fällen die Sonographie nicht allein zu verwenden; neuere Ergebnisse von Feichtinger (persönliche Mitteilung 1984) scheinen jedoch dagegen zu sprechen.

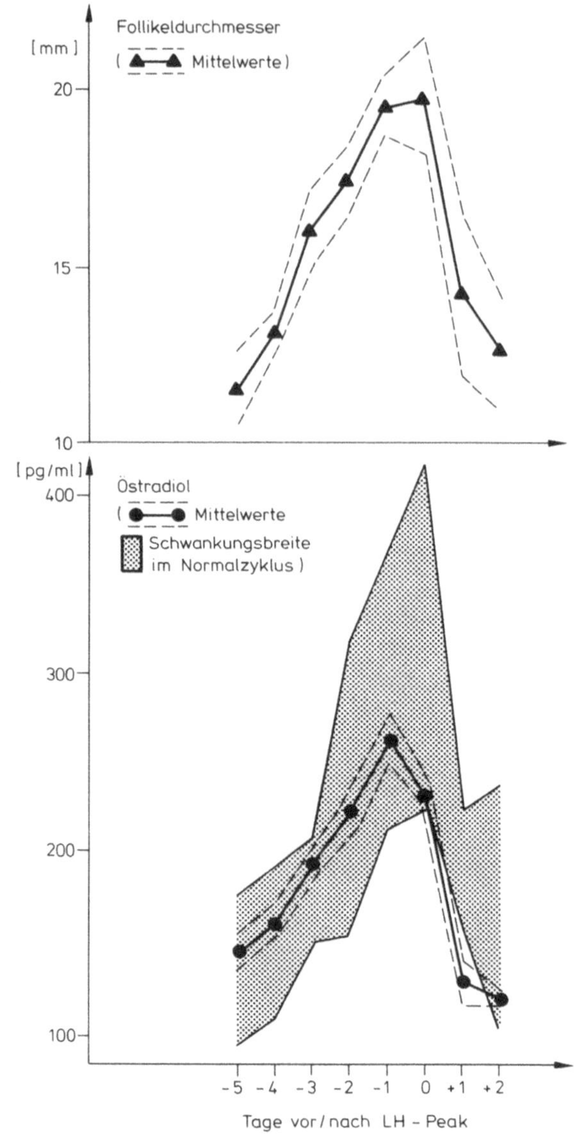


Abb. 15.28. Mittlere Plasmaöstradiolkonzentration und mittlerer Follikeldurchmesser (jeweils ±SEM) in Spontanzyklen in bezug auf den Tag des LH-Peaks im Plasma

2) In Kombination mit der Hormonüberwachung. Dies wird allgemein als die Methode der Wahl angesehen zum Erreichen einer hohen Rate an fortbestehenden Schwangerschaften (Johnston et al. 1981; Trounson u. Conti 1982). Ultraschall wird mit LH oder Östradiol benutzt zur Planung der Eizellgewinnung. Wenn Spontanzyklen benutzt werden, hilft der Ultraschall, den Beginn der LH-Bestimmungen festzulegen, in stimulierten Zyklen die HCG-Gabe festzulegen. Trounson u. Conti geben beispielsweise an,

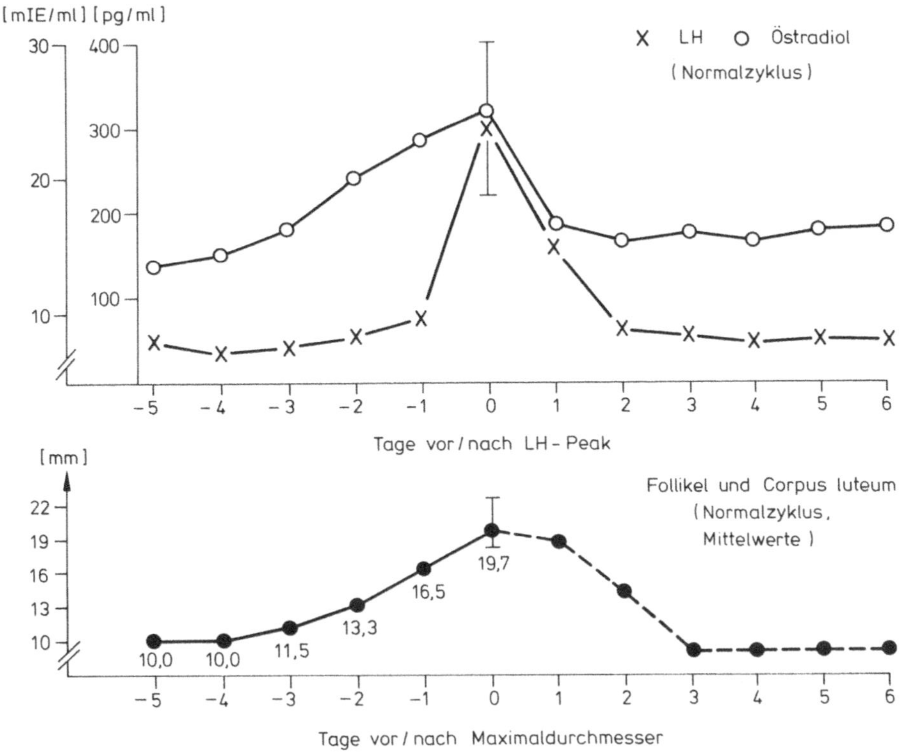


**Abb. 15.29.** Follikeldurchmesser, LH-Peak und Östradiol im Normalzyklus im Vergleich (Kollektiv Hackelöer)

daß HCG gegeben wird, wenn die Plasmaöstrialkonzentration 1,8 nmol/l pro *sichtbaren* Follikel erreicht. In allen Fällen hilft der Ultraschall, die Lage, Anzahl und Größe wachsender Follikel zu bestimmen und unnötige Laparoskopien zu vermeiden.

Nach neueren Untersuchungen zur Messung der Durchblutung der Ovarialgefäße soll es mit Hilfe einer Doppler-/Real-time-Kombination möglich sein, den Ovulationstermin noch besser vorherzusagen und Störungen der Ovarialfunktion besser zu erkennen (Abb. 15.32–15.34).

Lenz u. Lauritsen (1982) und Wikland et al. (1983) berichteten über die transvesikale Ultraschallgeführte Punktion von Follikeln und Eizellgewinnung. Es wurden keine gefährlichen Effekte aufgeführt, und mindestens eine Schwangerschaft wurde erzielt. Die größte Erfahrung mit Follikelpunktion unter Ultraschallsicht haben inzwischen Feichtinger et al. (1981, 1982). Feichtinger gibt folgende Methode an für die ambulante Follikelpunktion:

Die Punktion wird in Lokalanästhesie unter Vorbehandlung der Patientin mit 10 mg Diazepam und 30 mg Pentazozin durchgeführt. Zur antibiotischen Abschirmung verabreichen wir ein Breitspektrumpenicillin. Die Harnblase ist spontan gefüllt, auf die Auffüllung der Blase mittels Katheters wird verzichtet. Als Prämedikation für die Sedationsbehandlung wird 1 Amp. Atropin i.v. verabreicht. Das verwendete Ultraschallgerät ist ein Sektorscanner mit 2,5 MHz (Kretz Combison 100). Zunächst werden im Quer- und Längsschnitt die Follikel nochmals lokalisiert und genau vermessen. Die bei uns übliche Stimulationsbehandlung mit Clomifenzitrat und humanem Menopausengonadotropin (HMG) mit anschließender Ovulationsauslösung mit humanem Choriongonadotropin (HCG) ergibt im Durchschnitt 4 präovulatorische Follikel, gelegentlich aber auch nur einen oder als Maximum auch bis zu 10 Follikel.

Die Punktion wird 35 h nach der HCG-Gabe angesetzt. Der Scanner wird mit Koppelmittel gut eingeschmiert, während das Punktionsgebiet im Unterbauch inzwischen mit einer Desinfektionslösung gereinigt wird. Es folgt die Abdeckung mit sterilen Tüchern und der Schallkopf wird mit einem sterilen Plastiksack überzogen. Anschließend erfolgt die Anbringung der (vom Gerätehersteller mitgelieferten) Punktionshilfe, um die Nadelführung im richtigen Winkel zu gewährleisten. Nun wird das Schallfenster nochmals über den Plastiksack mit sterilem Kontaktmittel (fixationsmittelfreies Gel oder steril filtriertes Paraffinöl) eingeschmiert. Es erfolgt die genaue Einstellung des zu punktierenden Follikels im entsprechenden Winkel, welcher auf dem Bildschirm eingeblendet ist und dem Winkel der Nadelführung der Punktionshilfe zur Schallrichtung entspricht. An der vorgesehenen Punktionsstelle erfolgt die Setzung der Lokalanästhesie mit 1%iger Lidocainlösung; es wird die gesamte Bauchwand bis einschließlich der vorderen Blasenwand infiltriert. Nun wird eine Nadel von 1,4 mm Außendurchmesser mit angeschlossenem Eizellauffang-

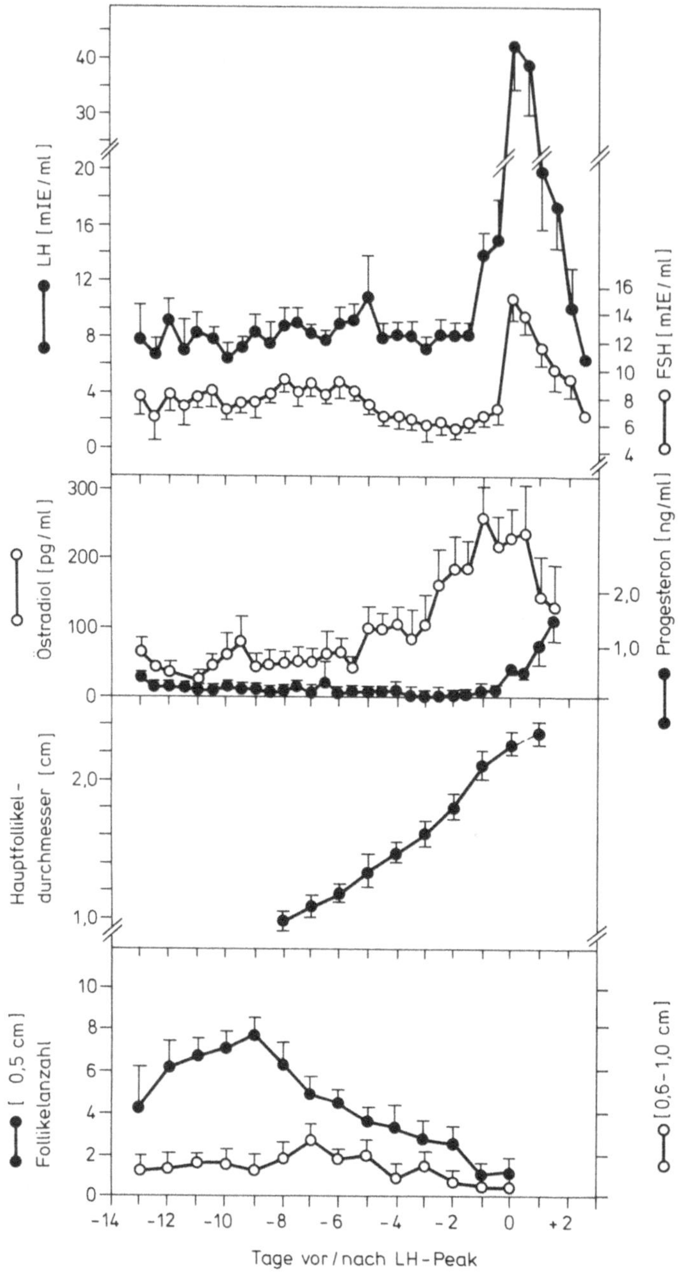


**Abb. 15.30.** Vergleich wie in Abb. 15.29 (Kollektiv Wildt u. Mitarb.; UFK, Bonn)

gerät – entsprechend dem auch bei der Laparoskopie verwendeten System (vgl. Feichtinger et al. 1981) –, welches vorher mit dem Sauger verbunden wurde, in die Punktionshilfe eingeführt. Der Stich erfolgt sehr rasch, um mit einem Mal in die Blase zu gelangen. Jetzt wird nochmals überprüft, ob die Führungslinie in den Follikel noch stimmt, und die Nadel wird mit einer zweiten raschen Bewegung in den Follikel eingestochen. Sofort kann die Absaugung der Follikelflüssigkeit beginnen, und zwar mit einem Druck von ca. 100 mm Hg (13,3 kPa), welcher von einem elektronischen Sauger gesteuert wird. Bei korrekter Punktion ergießt sich sofort klare Follikelflüssigkeit in den Eizellauffangbehälter. Die Flüssigkeit wird unter dem Mikroskop nach dem Vorhandensein einer Eizelle abgesucht. Wird im ersten Aspirat keine Eizelle gefunden, erfolgt die Spülung des Follikels über das Schlauchsystem mit angeschlossener Spritze und heparinhaltigem Spülmedium. Die so eingebrachte Spülflüssigkeit wird wiederum in einem Proberöhrchen aufgefangen und nach dem Vorhandensein einer Eizelle durchsucht. Man kann die Absaugung bzw. das Kollabieren des Follikels sowie die neuerliche Füllung mit Spülmedium auf dem Monitor sehr gut mitverfolgen. Der Spülvorgang wird nötigenfalls mehrmals wiederholt. Sind mehrere Follikel zu punktieren und liegen diese nicht hintereinander in einer Linie, so sollte die Nadel komplett zurückgezogen werden und nach exakter Einstellung der Visierlinie die nächste Punktion und ggf. Spülung weiterer Follikel erfolgen. Nach Beendigung des Eingriffs erfolgt die Entleerung der Harnblase über Katheter. Nach 1- bis 2stündiger postoperativer Beobachtung kann die Patientin entlassen werden (vgl. Abb. 15.35a–i und 15.36a, b).

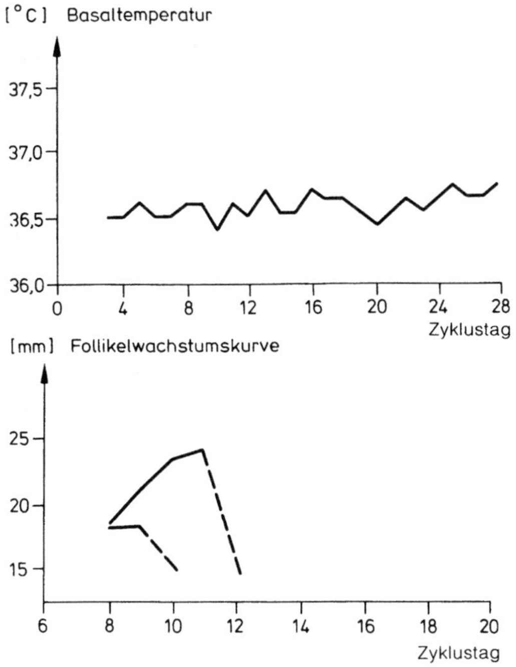


**Abb. 15.31.** Follikelwachstum bei monophasischer Basaltemperatur

Feichtinger berichtet (persönliche Mitteilung 1984), daß im Moment die Eizellgewinnungsrate und damit verbunden die Zahl der Embryotransfers und die Schwangerschaftsrate noch schlechter ist als bei der Laparoskopie, aber er glaubt, daß sich dies mit zunehmender Erfahrung verbessern wird (vgl. Tabelle 15.2).

Tatsächlich wurde auch in den gegen Ende 1983 betreuten Fällen mit der Ultraschallpunktion bereits annähernd die gleiche Eizellgewinnungsrate wie bei Laparoskopie erreicht, so daß diese Technik auch vom Ergebnis her geeignet sein wird, in vielen Fällen die Laparoskopie zum Zwecke der Eizellgewinnung abzulösen.

Als besondere Indikation für die Follikelpunktion unter Ultraschallsicht gelten bereits jetzt zahlreiche Fälle, bei denen nach wiederholten intraabdominellen Eingriffen die Ovarien nicht einsehbar sind, die Punktion unter Ultraschallsicht jedoch möglich ist.

Der laparoskopischen Follikelpunktion werden allerdings auch künftig jene Fälle vorbehalten bleiben, bei denen zusätzlich zur Eizellgewinnung eine diagnostische Information über

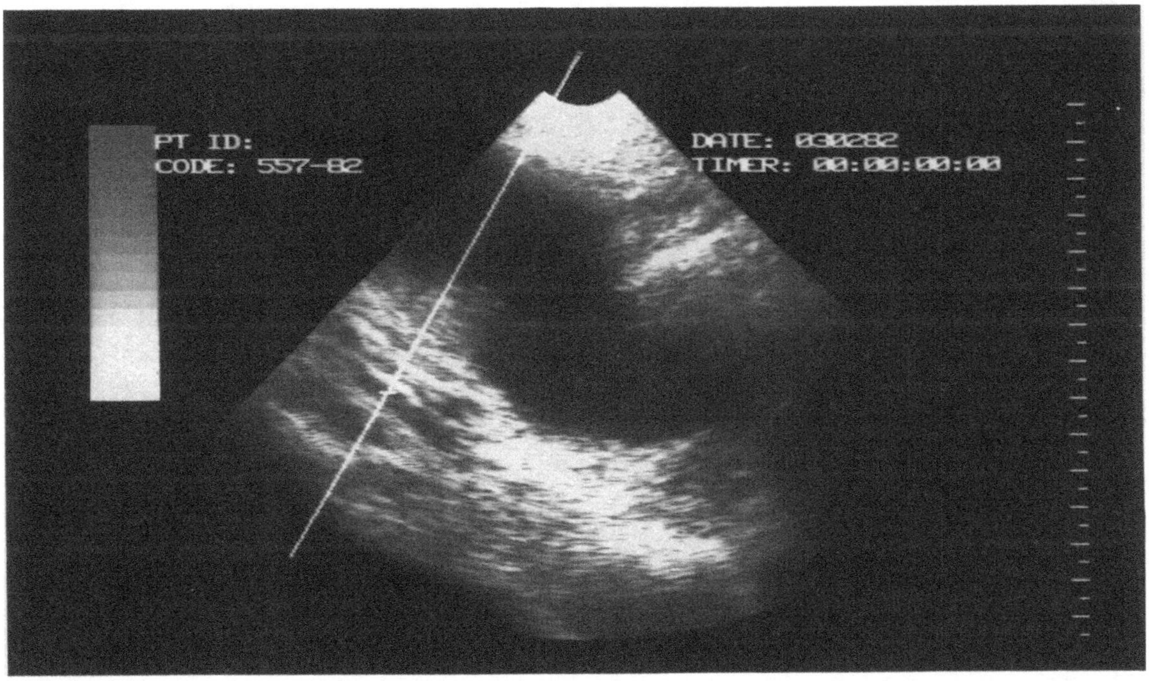


**Abb. 15.32.** Darstellung der Ovargefäße mit eingeblendetem Doppler-Signal bei nichtfollikeltragendem Ovar

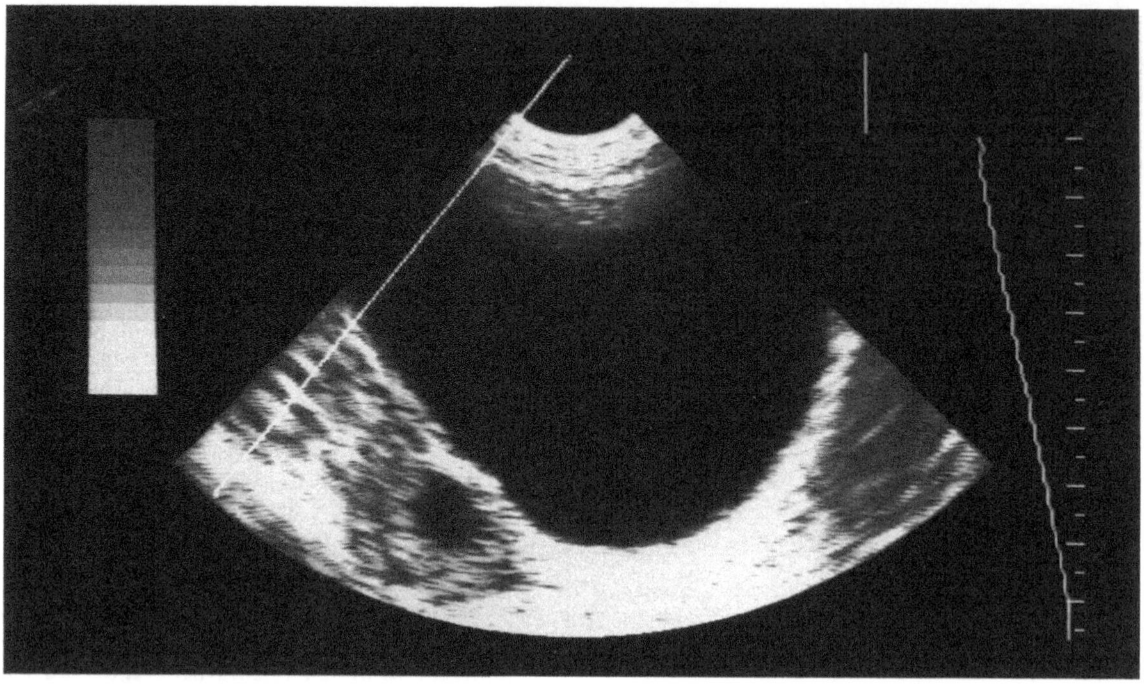

**Abb. 15.33.** Ovar mit präovulatorischem Follikel und Doppler-Signal

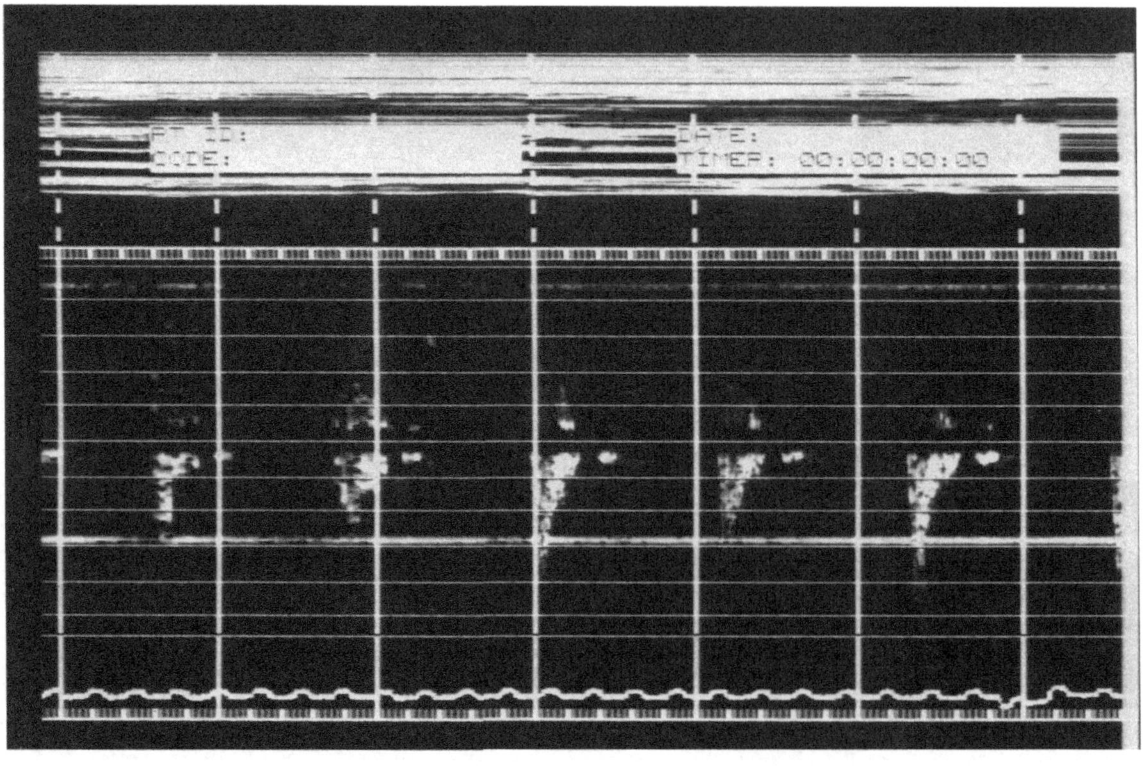


**Abb. 15.34.** „Doppler-shift" von Ovarialgefäßen

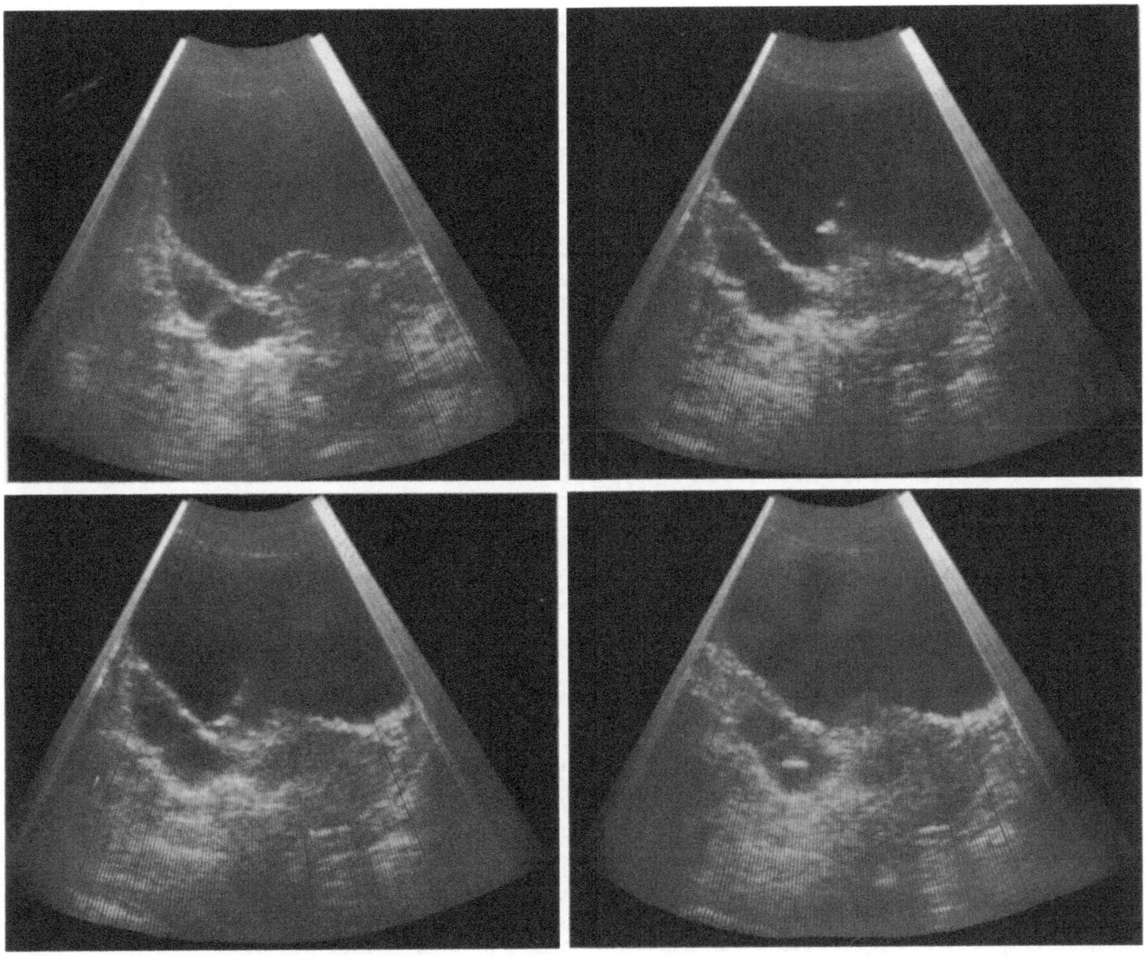


**Abb. 15.35a–i.** Follikelpunktion. **a** Einstellung zweier Follikel auf dem rechten Ovar. **b–e** *Punktion des 1. Follikels:* **b** Einstich der Punktionskanüle; Nadelspitze in der vollen Harnblase sichtbar, visiert den größeren der beiden Follikel an; **c** Anstechen der Blasenhinterwand bzw. Beginn des Einstichs in den Follikel; **d** Nadel in den Follikel eingestochen, Beginn der Absaugung von Follikelflüssigkeit; **e** der Follikel ist abgesaugt und kollabiert. **f, g** *Spülung des punktierten Follikels:* **f** Wiederauffüllen des abgesaugten Follikels mit Spülmedium über die Punktionsnadel; **g** neuerliches Absaugen des Follikelinhalts. **h, i** *Punktion des 2. Follikels:* **h** Nadelspitze an der Blasenhinterwand bzw. Beginn des Einstichs in den Follikel; **i** Nadel im Follikel, Absaugung, Follikel beginnt zu kollabieren

**Tabelle 15.2.** Laparoskopie (*L*) vs. Follikelpunktion unter Ultraschallsicht (*USP*) im nichtrandomisierten Vergleich nach individueller Clomifen-HMG-HCG-Stimulation. (Nach Feichtinger 1984)

| | *L* | | *USP* | |
|---|---|---|---|---|
| Punktionen | 46 | | 56 | |
| Patientinnen (n) | 40 | | 49 | |
| Kein Follikel/kein Ei | 1 | | 9 | |
| Punktionen mit reifen Eizellen | 45 | 98% | 45 | 80,3% |
| Punktierte Follikel | 184 | (∅ 4/Pat.) | 175 | (∅ 3/Pat.) |
| Gewonnene Eizellen | 159 | 86,4% | 131 | 74,85% (p>0,01) |
| Befruchtete Eizellen | 90 | 57% | 72 | 55% |
| Embryotransfers (ET) | 34 | 74% (79%) | 30 | 53,5% (66,6%) |
| Schwangerschaften | 6 | 13%/L, 15%/Pat., 18%/ET | 4 | 7,1%/USP, 8,1%/Pat., 13,3%/ET |
| Abortus | 0 | | 0 | |
| Biochemische Schwangerschaft | 1 | | 1 | |

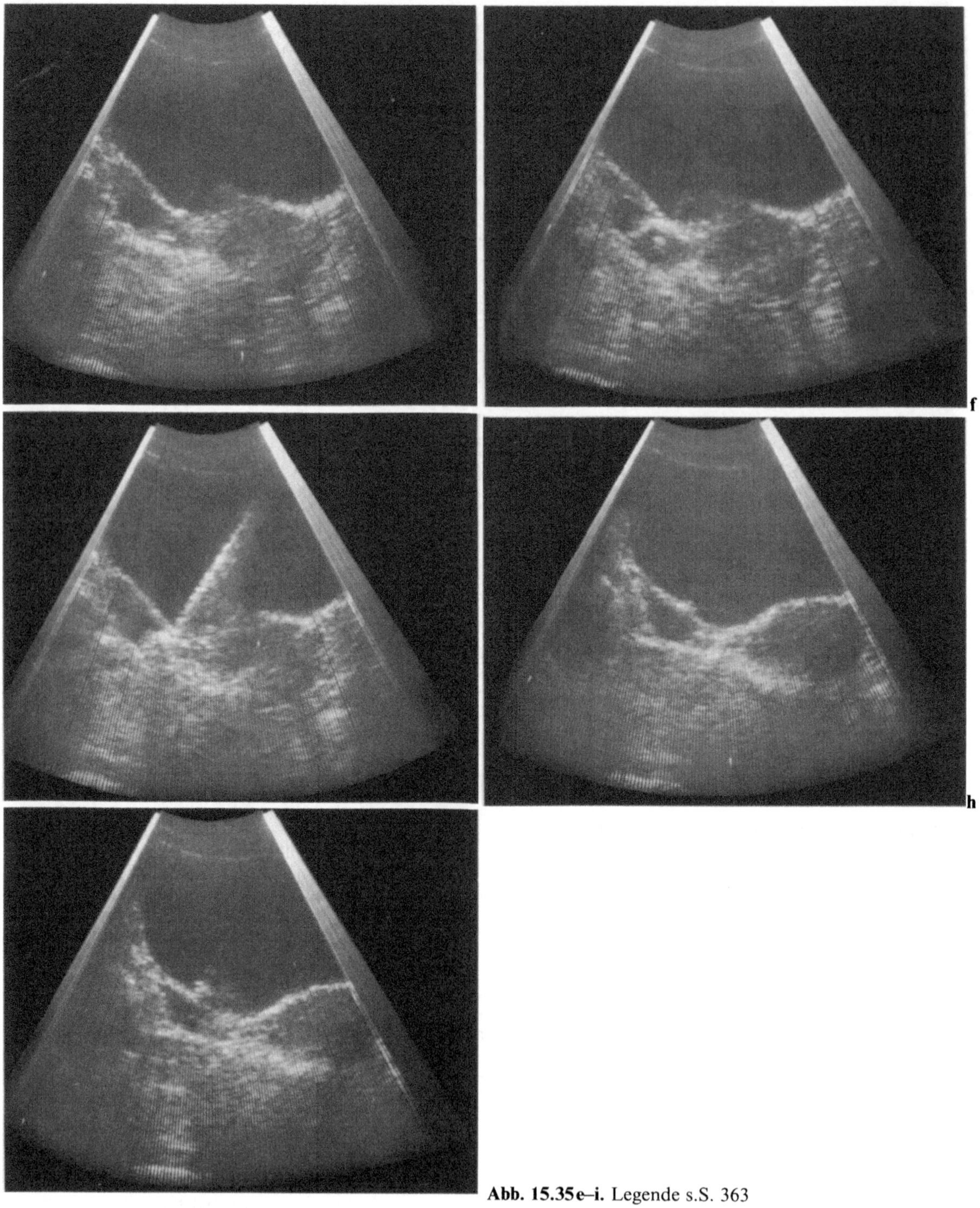

e f g h i

Abb. 15.35e–i. Legende s.S. 363

den Zustand des inneren Genitales gewonnen werden soll.

Das Wiedereinsetzen des fertilisierten Eies unter Ultraschallsicht stellt eine weitere Möglichkeit der Ultraschallanwendung dar.

**Festlegen des Postkoitaltests**

Nur die optimale Festlegung des Postkoitaltests bringt gute Resultate. Ultraschall kann eine Hilfe bei der Interpretation sein und die Diffe-

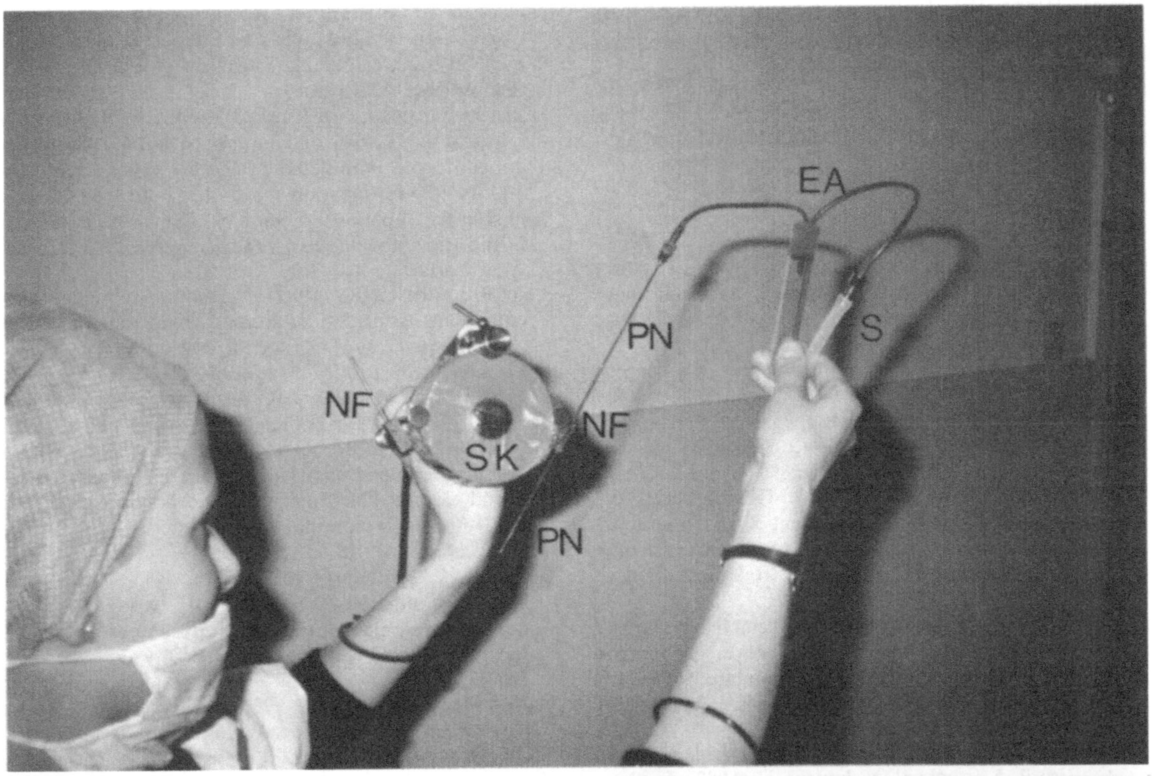


a

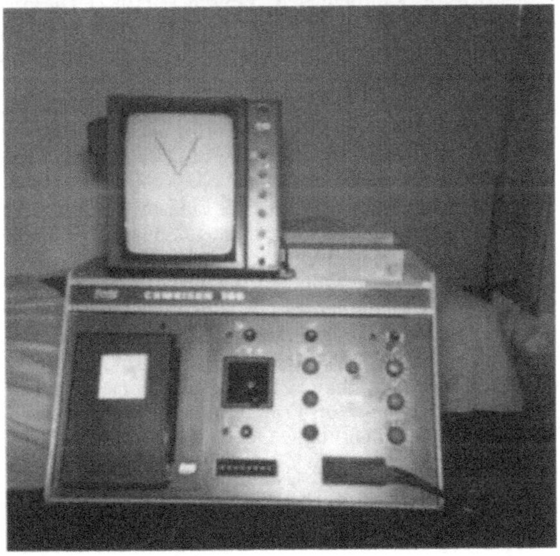

b

**Abb. 15.36. a** Punktionseinrichtung (*SK* Schallkopf, *NF* Nadelführung, *PN* Punktionsnadel, *EA* Eizellauffangsystem, *S* Saugerschlauch). **b** Die markierte Linie auf dem Monitor des Ultraschallgeräts dient als Visierlinie und entspricht genau dem Winkel der Nadelführung auf dem Schallkopfadapter

renzierung eines negativen Tests aufgrund schlechter Schleimproduktion (z.B. bei Vorliegen eines reifen Follikels) oder aufgrund inadäquater Spermienpenetration erleichtern. Die Untersuchungen des Zervixschleimes und des Spermien-Schleim-Verhaltens kann gleichzeitig erfolgen.

## Lutealphasendefekte

Ultraschall kann hier in verschiedener Hinsicht hilfreich sein. Die genaue Länge der Lutealphase kann bestimmt werden, was bei der Interpretation der hormonellen oder histologischen Befunde wichtig ist. Außerdem fanden Coutts et al. 1981 gehäufte zystische Ovarveränderungen bei Zyklen mit niedrigem Lutealphasenprogesteron, anstatt der üblicherweise beschriebenen soliden Corpus-luteum-Strukturen. Hier müssen noch weitere Untersuchungen erfolgen.

## Literatur

Buttery B, Trounson A, McMaster R, Wood C (1983) Evaluation of diagnostic ultrasound as a parameter of follicular development in an in-vitro fertilization program. Fertil Steril 39:458–463

Coutts JRT, Adam AH, Fleming R (1981) Ovarian ultrasound and endocrine profiles in women with unexplained infertility. In: Christie AD (ed) Ultrasound and Infertility. Chartwell-Bratt, Bromley (Kent), pp 89–99

Dornbluth NC, Potter JL, Shepard MK, Balmacedo JP, Siter-Khodr TM (1983) Assessment of follicular development by ultrasonography and total serum estrogen in HMG-stimulated cycles. U Ultrasound Med 2: 407

Feichtinger W, Szalay S, Beck A, Kemeter P, Janisch H (1981) Results of laparoscopic recovery of preovulatory human oocytes from non-stimulated ovaries in an ongoing in vitro fertilization program. Fertil Steril 36:707

Feichtinger W, Szalay S, Kemeter P, Beck A, Bieglmayer C, Riss P, Kratochwil A, Janisch H (1982) The preovulatory follicle and oocyte. In: Edwards RG, Purdy GM (eds) Human conception in vitro. Academic Press, London, p 73

Fink RS, Bowes LP, Mackintosh CE et al. (1982) The valvue of ultrasound for monitoring ovarian responses to gonadotropin stimulated therapy. Br J Obstet Gynaecol 89:856–861

Fleisher AC, Daniell J, Rodier J, Lindsay A, James AE Jr (1981) Sonographic monitoring of ovarian follicular development. J Clin Ultrasound 9:275–280

Hackelöer BJ, Robinson HP (1978) Ultraschalldarstellung des wachsenden Follikels und corpus luteum in normalen physiologischen Zyklus. Geburtshilfe Frauenheilkd 38:163–168

Hackelöer BJ, Nitschke S, Daume E et al. (1977) Ultraschalldarstellung von Ovarveränderungen bei Gonadotropin-Stimulierung. Geburtshilfe Frauenheilkd 37:185–190

Hackelöer BJ, Fleming R, Robinson HP et al. (1979) Correlation of ultrasonic and endocrinologic assessment of human follicular development. Am J Obstet Gynecol 135:122–128

Hoult IJ, Crespigny LCh de, O'Herlihy C et al. (1981) Ultrasound control of clomiphene human chorionic gonadotropin stimulated cycles for oocyte recovery and in vitro fertilization. Fertil Steril 36:316–322

Johnston I, Lopata A, Speirs A et al. (1981) In-vitro fertilization: the challenge of the eighties. Fertil Steril 36:699–706

Lenz S, Lauritsen JG (1982) Ultrasonically guided percutaneous aspiration of human follicles under local anaesthesia: a new method of collecting oocytes for in-vitro fertilization. Fertil Steril 38:673–677

O'Herlihy C, Crespigny LJC de, Robinson HP (1980) Monitoring ovarian follicular development with real time ultrasound. Br J Obstet Gynaecol 87:613–618

O'Herlihy C, Pepperell RJ, Robinson HP (1982) Ultrasound timing of human chorionic gonadotropin administration in clomiphene stimulated cycles. Obstet Gynaecol 59:40–45

Sallam HN, Whitehead MI, Collins WP, Campbell S (1983) A retrospektive analysis of two methods of monitoring gonadotrophin therapy. Paper present at the IXth World Congress on Fertility and Sterility, Dublin

Siebel MM, McArdle CR, Thompson IE et al. (1981) The role of ultrasound in ovulation induction: a critical appraisal. Fertil Steril 36:573–577

Trounson A, Conti A (1982) Research in human in-vitro fertilisation and embryo transfer. Br Med J 285:244–248

Vargyas J, Marrs R, Kletzky O, Mishell DR Jr (1982) Correlation of ultrasonic measurement of ovarian follicle size and serum estradiol levels in ovulatory patients following clomiphene citrate for in-vitro fertilization. Am J Obstet Gynaecol 144:569–573

Wikland M, Nilsson L, Hansson R et al. (1983) Collection of human oocytes by the use of sonography. Fertil Steril 39:603–608

Wood C, Trounson A, Leeton J et al. (1981) A clinical assessment of nine pregnancies obtained by in-vitro fertilization and embryo transfer. Fertil Steril 35:502–508

Ylöstalo P, Lindgren PG, Nillius SJ (1981) Ultrasonic measurement of ovarian follicles, ovarian and uterine size during induction of ovulation with human gonadotrophins. Acta Endocrinol (Copenh) 98:592–598

# 16 Pathologie des Genitales

Die in Kap. 3 angeführten Befunde stellen die Voraussetzung dar für die Diagnostik pathologischer Veränderungen. Nachdem bis an das Ende der 70er Jahre Arbeiten über gynäkologische Ultraschallbefunde etwa nur 10% aller Publikationen ausmachten (gegenüber 90% über Geburtshilfe), nimmt jetzt – wahrscheinlich aufgrund der erheblich verbesserten Geräte – die Bedeutung und sinnvolle Einsatzmöglichkeit des Ultraschalls im Bereich der Gynäkologie zu.

Die von Holländer schon früh geäußerte Forderung, daß man gleichzeitig mit der Real-time-Sonographie vaginal untersuchen sollte, um fragliche Befunde besser herauszubekommen, betrifft besonders die Gynäkologie. Die Ultraschalldiagnostik wird zum „sehenden Finger", und obwohl man für jede medizinische Untersuchung eine richtige Indikationsstellung fordern muß, gibt es eigentlich keinen Grund, weshalb man sie, auch bei nicht exakt beschriebenen Fragestellungen, ablehnen soll.

## 16.1 Möglichkeiten und Grenzen sonographischer Diagnostik

Uterusanomalien wie z.B. Uterus duplex (Abb. 16.1a, b) lassen sich durch 2 endometriale Echos nachweisen. White u. Lawson (1978) wiesen darauf hin, daß solche Veränderungen auch mit anderen Organmißbildungen vergesellschaftet sind. Den Uterus bicornis (Abb. 16.1c) nur mit der Sonographie nachzuweisen, ist nicht immer sicher, außer bei gleichzeitig vorliegender Schwangerschaft (vgl. Kap. 4.4). Andere Methoden, wie Hysteroskopie und Hysterosalpingographie, sind hier überlegen.

Myome sind dagegen sehr gut zu diagnostizieren; sie kommen bei 20% aller Frauen über 35 Jahre vor. Myome sitzen zu 95% im Myometrium des Fundus uteri. Obwohl sie immer intramural beginnen, ist ihre Erscheinungsform aufgrund von Uterusverhalten und Ausbreitungswachstum subserös (Abb. 16.2), intramural (Abb. 16.3) oder auch submukös (vgl. Kap. 4.4, Abb. 4.50). In vielen Fällen kann man einzelne Myomknoten allerdings nicht sehen, sondern man stellt die gesamte Vergrößerung und Verdickung des Uterus fest (Abb. 16.4). Dies reicht zusammen mit der Palpation aus, um die Diagnose Uterus myomatosus zu sichern. Manchmal gelingt es, bei gestielten subserösen Myomen die eindeutige Zugehörigkeit eines soliden Unterbauchbefundes zum Uterus festzustellen (Abb. 16.5), häufig bleiben jedoch Zweifel über die Organzuordnung (Uterus oder Adnexe). Hier kann die gleichzeitige gynäkologische Tastuntersuchung weiterhelfen. Nach unserer Erfahrung gelingt die Organzuordnung eines Unterbauchtumors nach rein sonographischen Kriterien nur in 60–70% der Fälle.

Gross et al. (1983) geben eine Sensivität von 60% an (bei 41 prospektiv untersuchten Myomen), in der retrospektiven Auswertung von 78%, was unsere eigene Erfahrung unterstreicht. Kratochwil (1976) weist ebenfalls auf die Probleme hin, die sich bis heute nur wenig geändert haben, was insbesondere dann zutrifft, wenn die Tumoren aufgrund ihrer Strukturvielfalt – zystische und solide Anteile – schwierig einzuordnen sind (Abb. 16.6). Die alleinige Palpation ist jedoch noch schlechter und ergibt eine korrekte Organzuordnung nur in 40 – 50% der Fälle. Wir konnten bei 150 von verschiedenen Untersuchern getesteten Ovarialtumoren Größenunterschiede von 20–200% des tatsächlichen Befundes feststellen, während die Schwankung nach sonographischer Untersuchung bei 80–120% lag. Die Organzuordnung lag in den oben beschriebenen Bereichen. Allerdings fiel die Treffsicherheit der Sonographie auf unter 30% bei wenig erfahrenen Untersuchern sowie bei ausschließlicher Verwendung von Real-time-Parallelscannern.

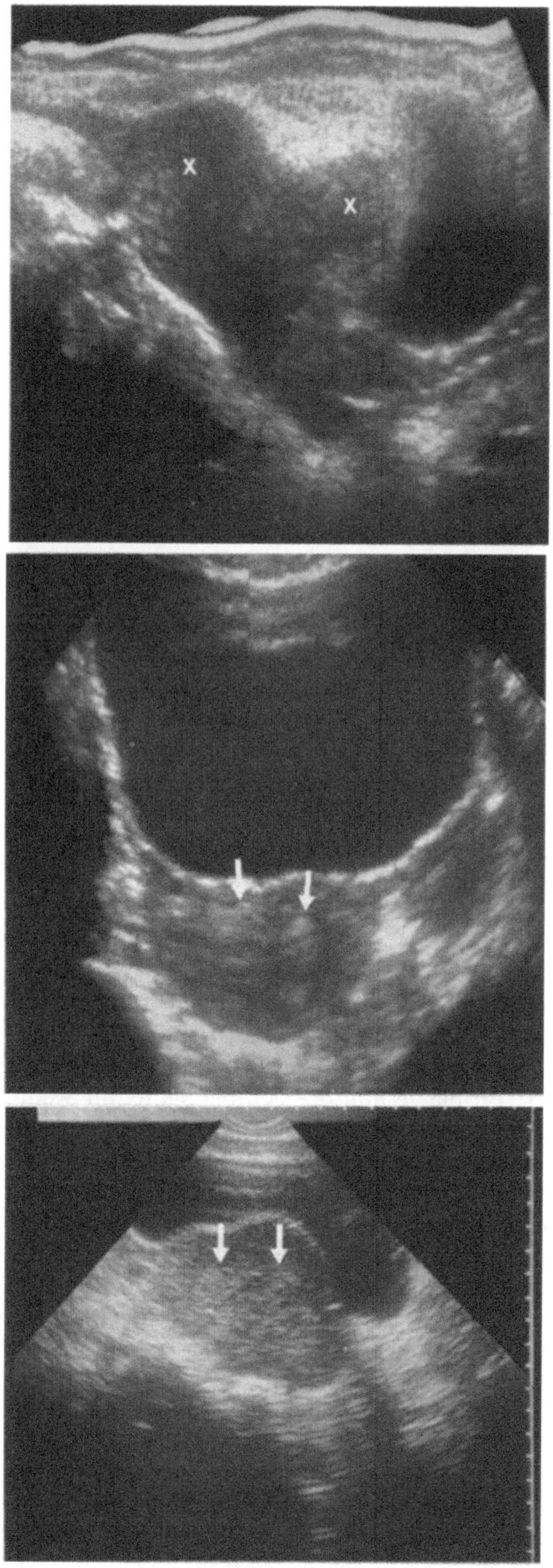


a

b

c

**Abb. 16.1. a** Längsschnitt bei Uterus duplex (*x-x*). **b** Querschnitt. *Pfeile* markieren das jeweilige Endometriumecho. **c** Uterus bicornis

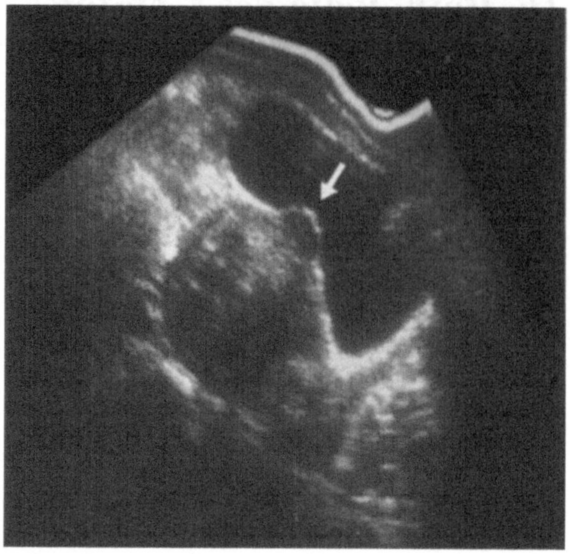

**Abb. 16.2.** Längsschnitt. Uterus im Fundus deutlich verbreitert mit der Vorderwand aufsitzendem kleinen subserösem Myom

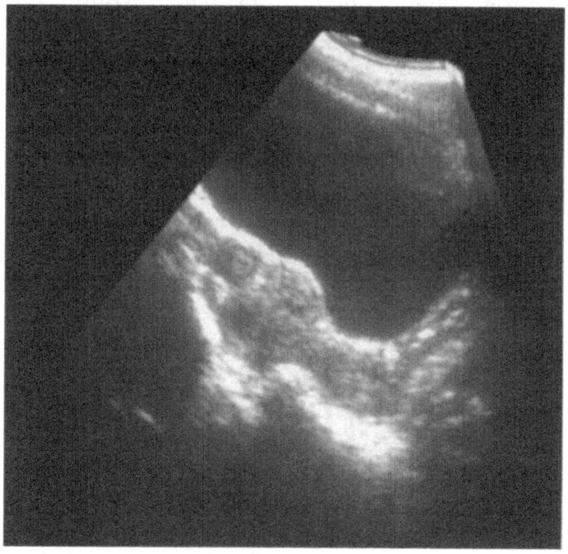

**Abb. 16.3.** Nicht sehr vergrößerter, aber von intramuralen Myomen durchsetzter Uterus

Überraschenderweise lassen sich jedoch nichttumorbedingte entzündliche Veränderungen im Tubenbereich gut darstellen, obwohl die normale Tube wegen ihrer Form und Lage nicht zu sehen ist. Bei akuten Adnexitiden können wir häufig Flüssigkeitsansammlungen bei gleichzeitig guter Organabgrenzung finden (Abb. 16.7). Dies ist deshalb wertvoll, weil wir

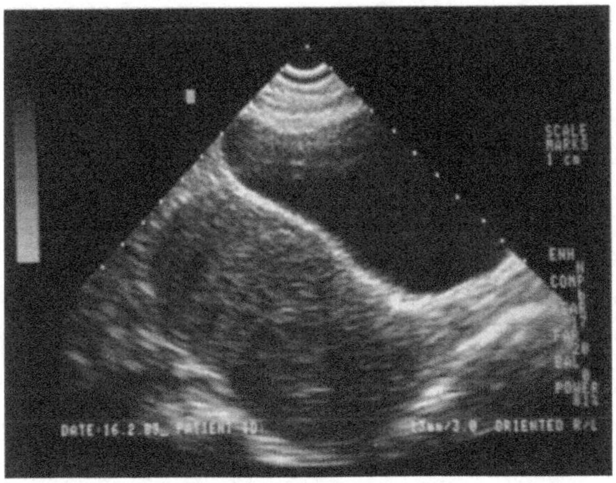

**Abb. 16.4.** Insgesamt stark verdickter und vergrößerter Uterus myomatosus. Breite über 5 cm, Länge über 10 cm

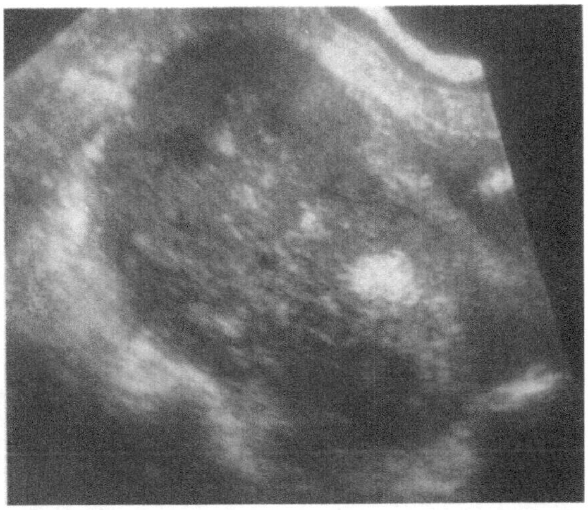

**Abb. 16.6.** Den gesamten Unterbauch ausfüllender Uterus myomatosus mit deutlichen hyperreflexiven (Verkalkungs-) und hyporeflexiven (Erweichungs-)Zonen

häufig bei positivem Palpationsbefund keine eindeutigen Laborparameter (Leukozytose, Senkungsbeschleunigung, CRP) finden, die Patientinnen nach Behandlungsbeginn relativ rasch beschwerdefrei werden und dann Zweifel an der Diagnose aufkommen, die schließlich durch eine Laparoskopie zu klären sind. Die nichtinvasive, risikolose Sonographie kann in vielen Fällen invasivere Eingriffe ersparen.

Besteht die Entzündung unbehandelt über längere Zeit, ist der Adnexbefund sonographisch schlechter abgrenzbar; dafür sind jedoch einzelne Tubenabschnitte darstellbar (Abb. 16.8). Günstigere Schallkriterien liegen bei der Pyo- oder Hydrosalpinx vor (Abb. 16.9).

Tuboovarialabszesse sind wegen ihrer zystischen Anteile gut zu sehen und geben durch ihre Echoanteile Hinweise auf die eitrige Beschaffenheit (Abb. 16.10). Hier sind Verlaufskontrollen unter der antiphlogistischen Behandlung wichtig. Manchmal kann jedoch eine kapselartige Abgrenzung zu der Diagnose einer Ovarialzyste – oder eines Tumors – führen und die (falsche!) Indikation zur Operation ergeben. Auch in diesen Fällen gilt, daß das Ultraschallbild allein nicht beweisend ist.

Bei der häufig auftretenden Differentialdia-

a 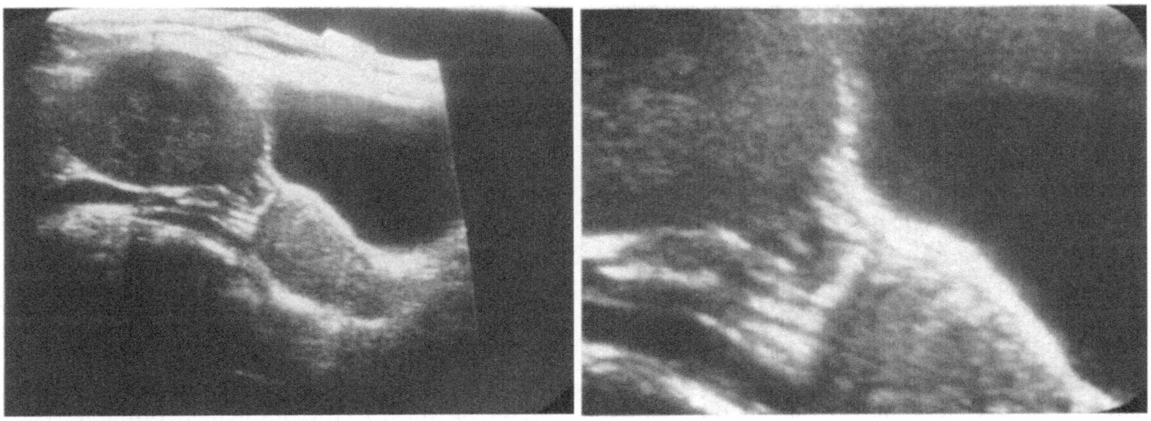 b

**Abb. 16.5. a** Uterus im Längsschnitt mit großem aufsitzenden subserösen Myom. **b** Ausschnittvergrößerung der Verbindungsstelle

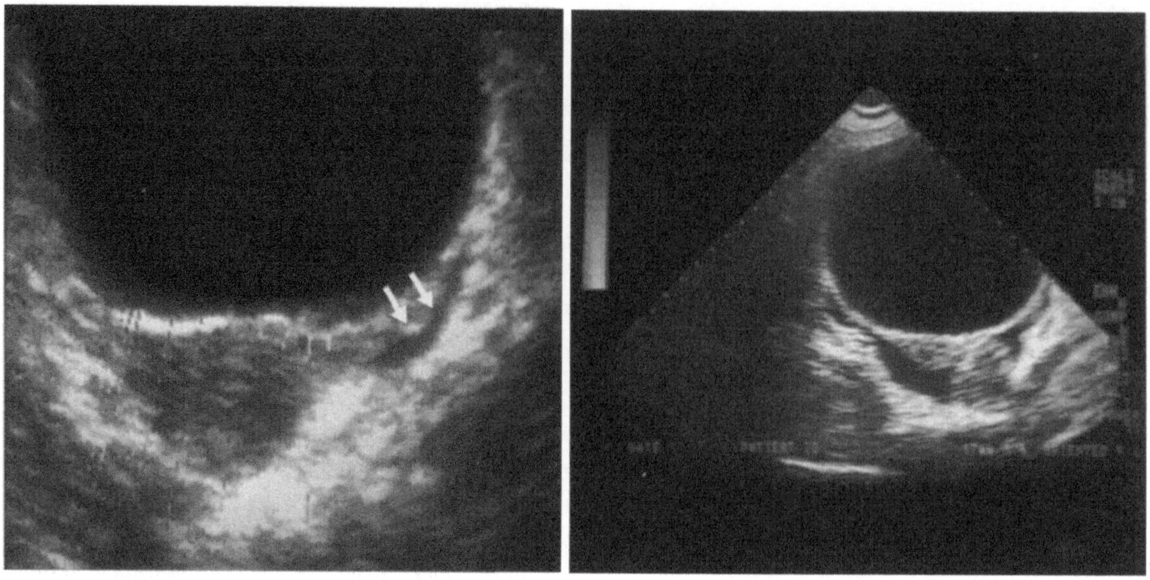

a b

Abb. 16.7 a, b. Querschnitte. a Uterus und linke Tube mit deutlicher Flüssigkeitsansammlung bei akuter Adnexitis links. b Flüssigkeitsansammlung in beiden Adnexregionen und im Douglas-Raum bei beidseitiger Adnexitis

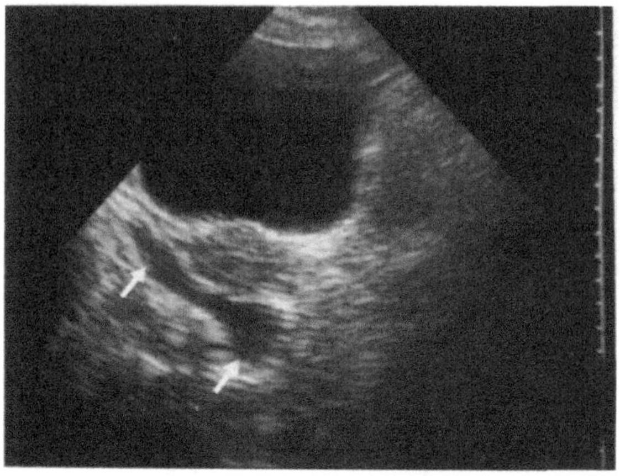

Abb. 16.8. Querschnitt. Die linke Tube ist deutlich verdickt, mit Flüssigkeit angefüllt und starr; chronische Adnexitis

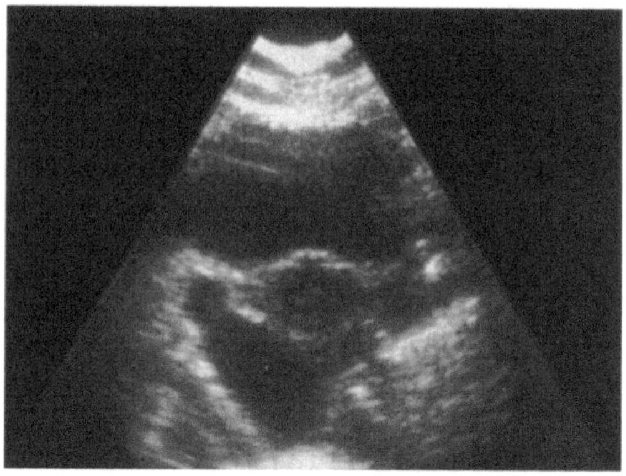

Abb. 16.9. Querschnitt. Kolbenartige, zystische Auftreibung der rechten Tube bei Hydrosalpinx rechts

gnose Adnexitis/Appendizitis sollte bei negativen Adnexbefunden die Psoasregion eingestellt werden. So kann ein perityphilitischer Abszeß sichtbar werden (Abb. 16.11); sich von kranial in das kleine Becken absenkende Abszesse können natürlich zu Fehldiagnosen führen.

Wenngleich die Diagnose großer Endometriosezysten (Abb. 16.12a) nicht schwierig ist, sind dezentere Befunde – v.a. im Bereich des Douglas-Raums – schwer von anderen Befunden, aber auch von Artefakten und Darmanteilen abzugrenzen (Abb. 16.12b). Ist der Befund jedoch gesichert, ist es sinnvoll, postoperativ oder bei primärer hormoneller Therapie mit Verlaufskontrollen die Behandlungsergebnisse zu überwachen. Ultraschall ist jedoch keine zufriedenstellende Methode, um primär die Diagnose der Endometriose zu sichern (Walsh et al. 1979).

Neben diesen entzündlich bedingten Veränderungen sieht man am häufigsten zystische Ovarialveränderungen, die natürlich aufgrund

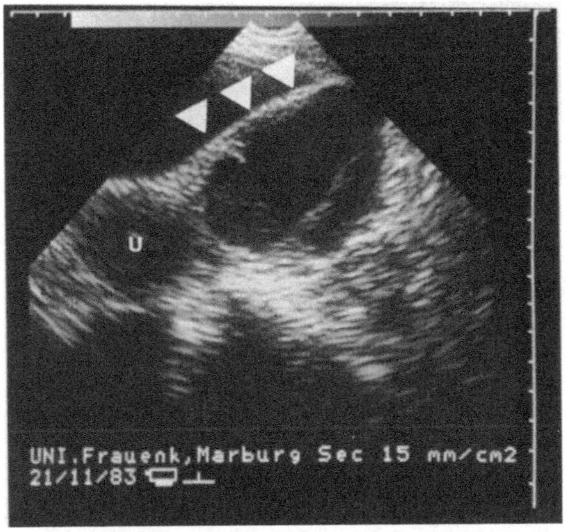


**Abb. 16.10.** Querschnitt. Flüssigkeitsansammlung mit soliden Strukturen. Tuboovarieller Abszeß links (*Pfeile*; *U* Uterus)

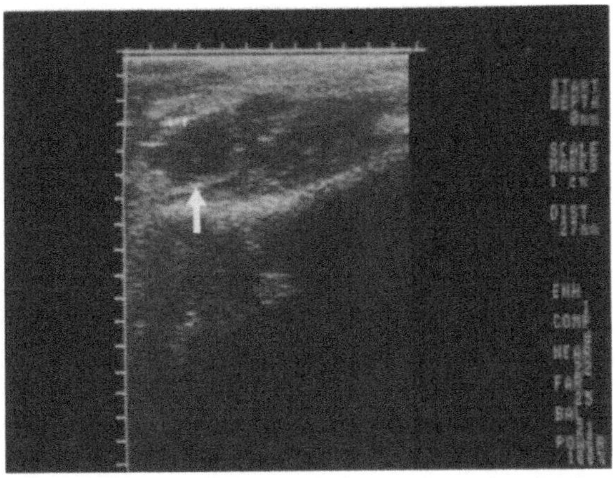

**Abb. 16.11.** Längsschnitt. Schmerzen im rechten Unterbauch. Adnexe ohne Befund. Zystischer Bezirk (Durchmesser 27 mm) über dem M. ilipsoas. Perityphlitischer Abszeß bei Appendizitis

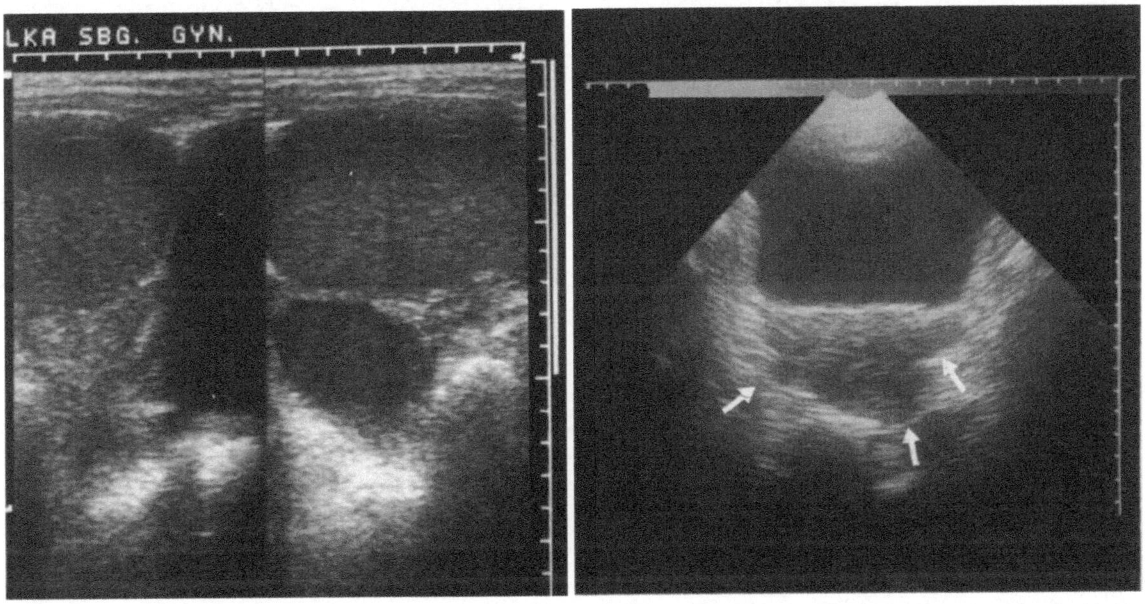


a b

**Abb. 16.12.** **a** Typische Binnenstruktur einer Endometriose („Schokoladenzyste"); zweite dahintergelegene gleichgeartete Zyste stellt sich wegen der Echoabsorption in der ersten Zyste sonographisch „leerer" dar. **b** Querschnitt. Schlecht abgrenzbare, unregelmäßige, echoarme Bezirke hinter dem Uterus und im Douglas-Raum (*Pfeile*) bei Endometriose

ihrer guten Abgrenzbarkeit und Schallphänomene keine großen diagnostischen Schwierigkeiten bereiten (vgl. auch Kap. 3, 4, 15). Auf eine breite Darstellung einfacher Paraovarial- oder Ovarialzysten, die nicht immer differenzierbar sind, wird verzichtet. Man muß darauf hinweisen, daß funktionelle Follikel- und Corpus-luteum-Zysten sonographisch nicht von echten Neubildungen unterschieden werden können. Interne Echos treten sowohl bei Corpus-luteum-Zysten, Endometriosezysten, Abszessen, aber auch bei Tumoren auf. Die Opera-

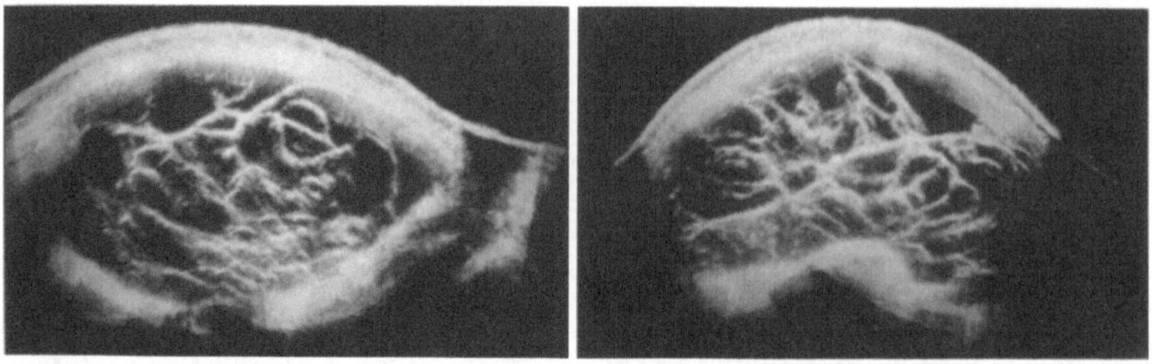

a b

**Abb. 16.13. a** Querschnitt. Vielkammriger polyzystischer Tumor, den gesamten Bauch ausfüllend. Ovarialkystom. **b** Längsschnitt. Gleicher Befund

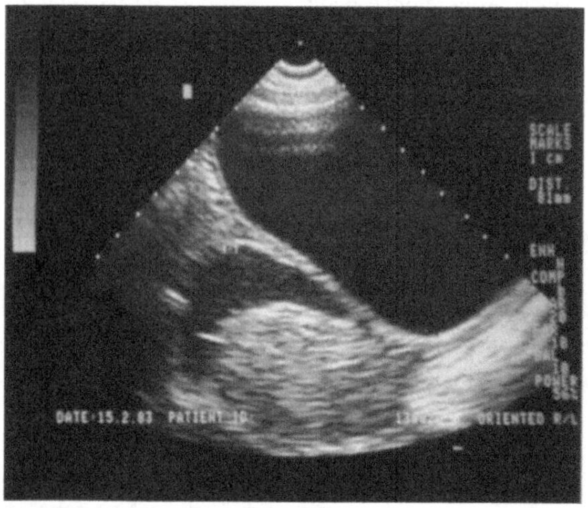

**Abb. 16.14.** Längsschnitt. Stark reflexreicher Ovarialtumor mit flüssigkeitsgefüllter Kapsel. Dermoid (Durchmesser 81 mm)

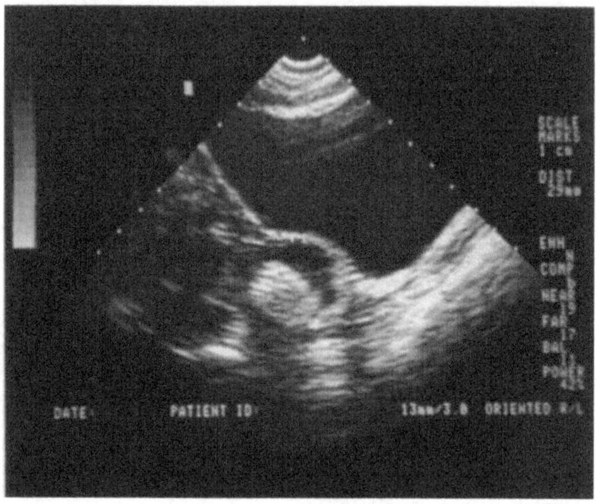

**Abb. 16.15.** Längsschnitt. Kleinerer Tumor (29 mm), aber ähnliches Strukturbild wie Abb. 16.13; ebenfalls Dermoid

tionsindikation sollte man nicht nur vom Ultraschallbild abhängig machen.

Ovarialkystome (Abb. 16.13) stellen nicht nur wegen der Größe, sondern auch wegen der soliden Anteile eine absolute Operationsindikation dar. Dermoide bzw. Dermoidzysten können aufgrund ihrer Zellzusammensetzung völlig unterschiedlich auftreten und im Extremfall nicht von einer einfachen Zyste unterschieden werden. Sie machen 20% aller Ovarzysten und 10% aller Ovarialtumoren aus und weisen am häufigsten das Erscheinungsbild eines sehr homogen, dichten, echoreichen soliden Tumors auf, der von einer echoarmen, zystischen Kapsel umgeben ist (Abb. 16.14). Die Hinterwand kann wegen hoher Energieabsorption entweder nicht dargestellt werden oder zeigt einen deutlichen Schallschatten (Abb. 16.15). Der Schallschatten ist charakteristisch, da das Erscheinungsbild des Tumors bei hämorrhagischen Zysten, Endometriose, Extrauteringravidität und Tuboovarialabszeß ähnlich sein kann, jedoch findet sich bei all diesen Veränderungen kein Schallauslöschphänomen. Benigne solide Ovarialtumoren sind selten, und es ist klar, daß weder beim Dermoid noch bei anderen Tumoren eine Dignitätsaussage getroffen werden kann und darf.

Zystische Tumoren auch größeren Ausmaßes müssen nicht nur Uterus oder Adnexen zugehörig sein. Die Hämatokolpos kann unterschiedliche Ursachen und Ausmaße haben. Abbildung 16.16 zeigt eine Hämatokolpos bei vergessenem Scheidentampon. Das Uteruskavum ist ge-

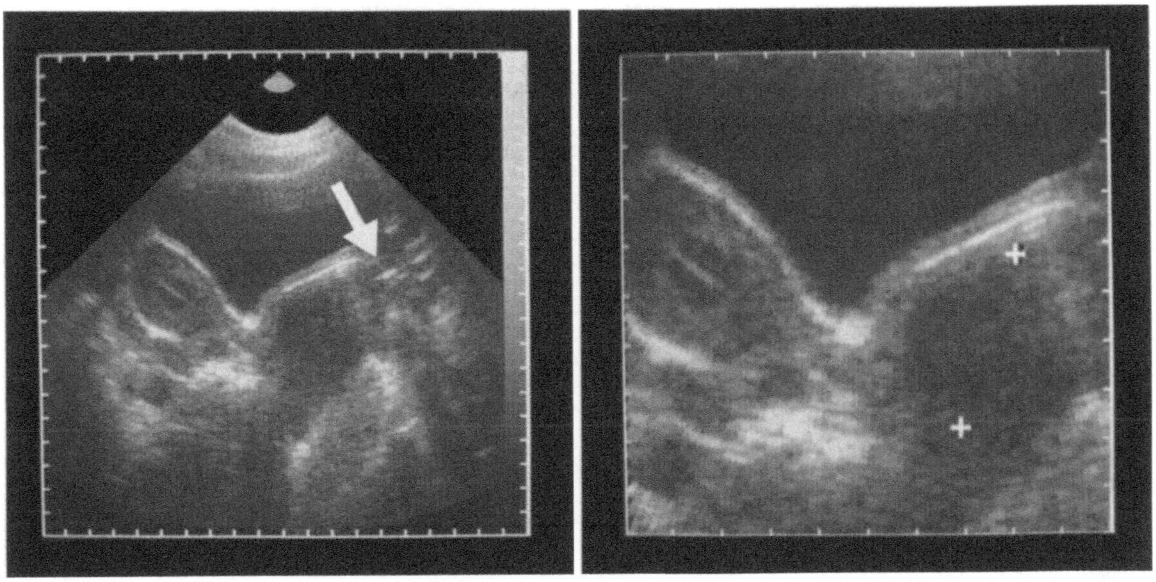

a b

**Abb. 16.16. a** Längsschnitt. Deutlich mit Flüssigkeit angefüllte Vagina (3,6 cm Durchmesser) bei Hämatokolpos (*Pfeil*: vergessener Scheidentampon). Gespreiztes Uteruskavum. **b** Gleicher Fall, Ausschnittvergrößerung

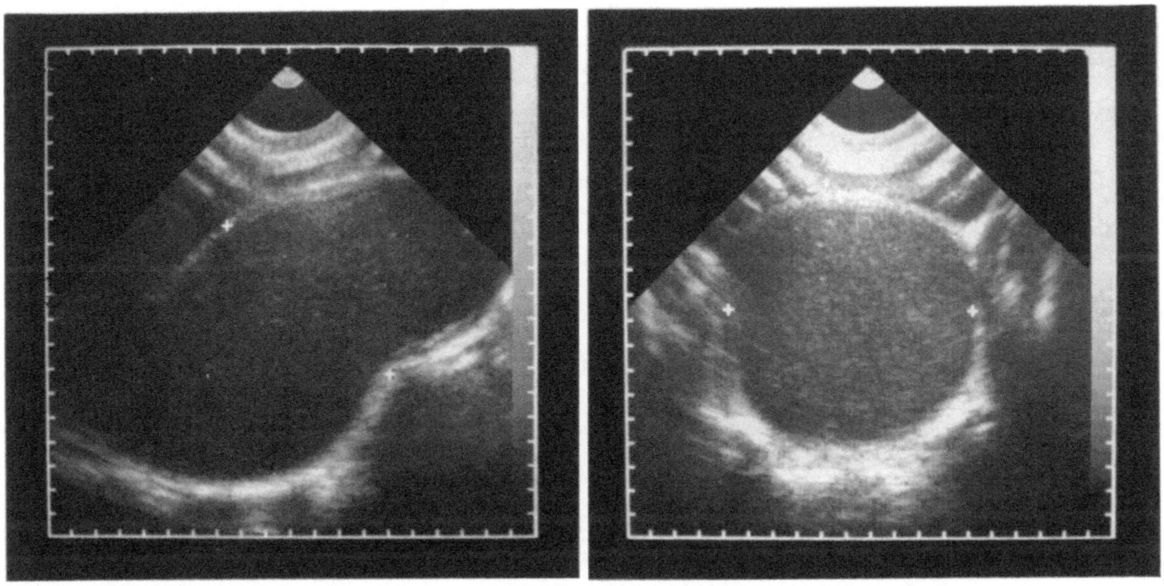

a b

**Abb. 16.17. a** Längsschnitt. Zystisch-solider Tumor im Unterbauch. Hämatokolpos bei Hymenalatresie. **b** Gleicher Fall im Querschnitt (Durchmesser 9,9 cm)

spreizt, und die Flüssigkeitsmenge hat einen Durchmesser von fast 4 cm (Abb. 16.16b). Die Beschwerden der Patientin waren erheblich, ebenso wie bei der Hämotokolpos aufgrund einer Hymenalatresie (Abb. 16.17). Diese Fragestellung ist nicht gerade selten, auch hier ist die Sonographie die ideale Ergänzung zur gynäkologischen Untersuchung (Seiler 1979).

Verläßt man sich allein auf die Sonographie, kann ein zystisch-solider Unterbauchtumor (in diesem Fall immerhin 10 cm) vermutet werden und die (falsche!) Indikation zur Laparoskopie gestellt werden.

Der Nachweis von Zysten in Vagina und Portio (Abb. 16.18) dient weniger der Indikationsstellung zu einem Eingriff, als daß hiermit die

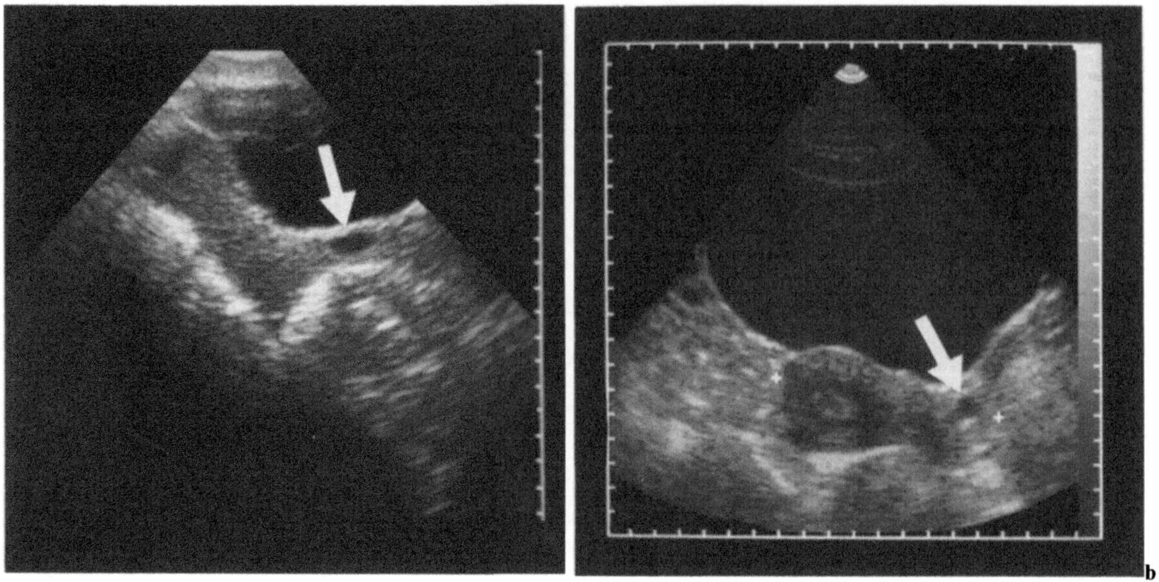

a b

**Abb. 16.18. a** Längsschnitt. Uterus mit kleinem zystischem Bereich in der Vaginalwand (*Pfeil*: Gartner-Gangszyste). **b** Längsschnitt. Uterus mit gleichem zystischem Bereich in der Portio (*Pfeil*: Ovulum Nabothi)

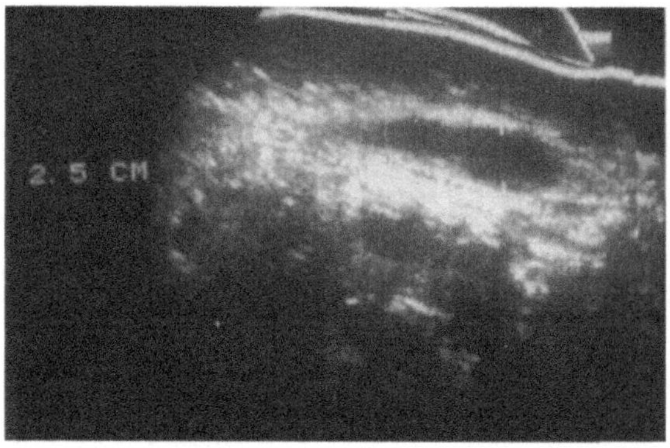


**Abb. 16.19.** Längsschnitt. Bauchdeckenhämatom nach Laparotomie (Durchmesser 2,5 cm)

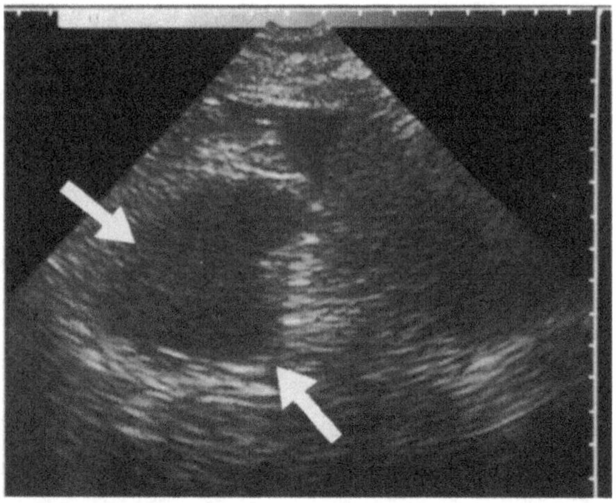

**Abb. 16.20.** Längsschnitt. Intraabdominelles Hämatom nach Laparotomie (*Pfeil*)

Leistungsfähigkeit der Ultraschallmethode demonstriert wird. Der Ultraschallbefund der Gartner-Gangszyste (Abb. 16.18a) ergänzt den Tastbefund, während die Portioeinschlußzyste (Abb. 16.18b) eher ein Zufallsbefund ist.

Sicherlich sinnvoll ist der postoperative Ultraschalleinsatz, wenn Bauchdeckenhämatome (Abb. 16.19) oder intraabdominelle Hämatome (Abb. 16.20) vermutet werden. Die Verlaufsbeobachtung solcher Befunde ist auch im klinisch kritischen Zustand leicht möglich und hilft bei der Entscheidungsfindung zum operativen Vorgehen. Neben diesen Befunden können auch evtl. betroffene Organe (z.B. Hydronephrose bei Ureterunterbindung) untersucht werden.

White et al. (1980) und Bernaschek et al. (1981) berichten über den Einsatz der Sonographie bei Streßinkontinenzen. Vor allem ist die Darstellung des Urethra-Blasen-Winkels hilfreich und weist bei Inkontinenzen typische Veränderungen auf (Abb. 16.21 und 16.22), die wir inzwischen bei eigenen Versuchen bestätigen

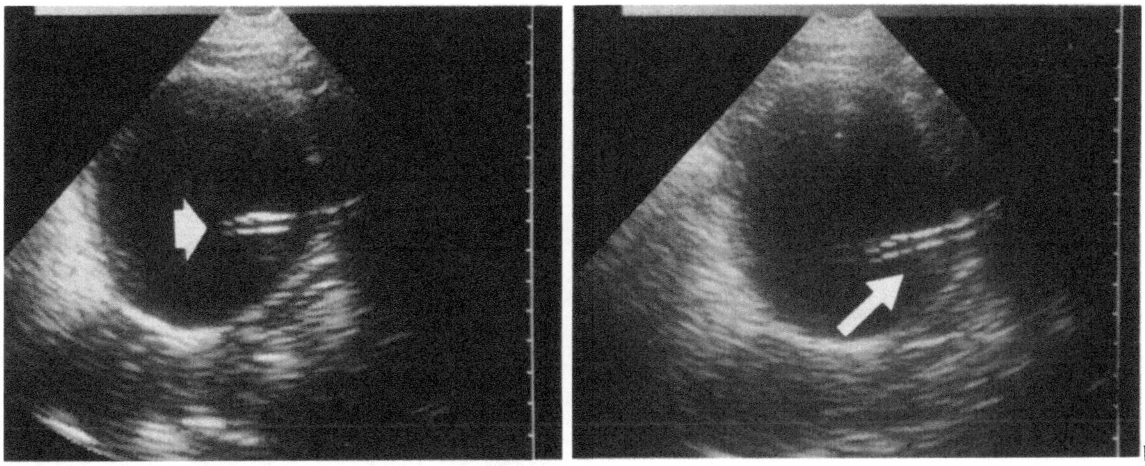

a b

**Abb. 16.21 a, b.** Längsschnitte. Liegender Katheter zeigt Urethra-Blasen-Winkel an (*Pfeile*); **a** vor dem Preßversuch, **b** Preßversuch. Der Winkel ändert sich nur gering und ist steil (Normalfall)

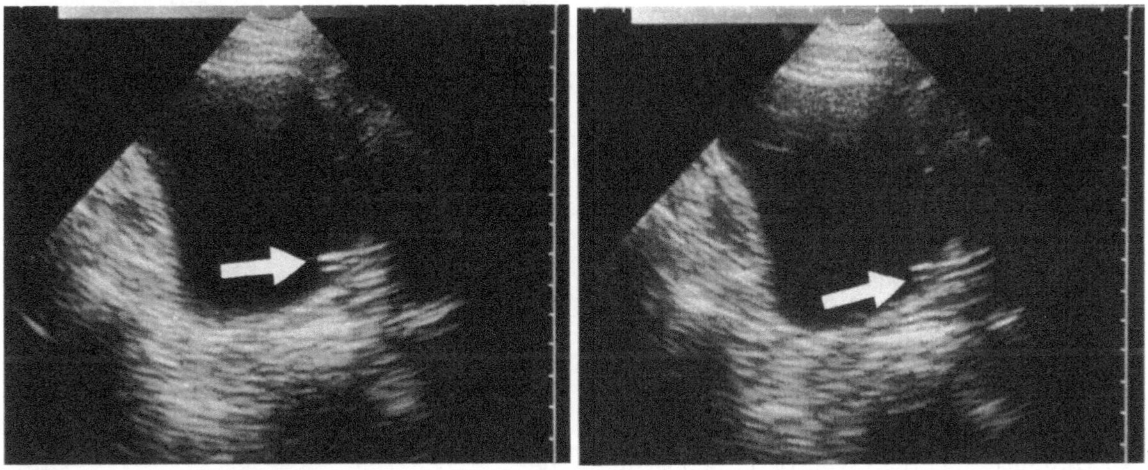

a b

**Abb. 16.22 a, b.** Längsschnitte. Der Urethra-Blasen-Winkel ist bereits vor dem Preßversuch (**a**) flach und wird im Preßversuch (**b**) fast parallel zur Vagina (*Pfeile*); deutlicher Descensus uteri vaginae

können. Es wird angegeben, daß die Sonographie in der Darstellung des hinteren Vesikourethralwinkels die gleiche Genauigkeit wie das Röntgenverfahren aufweist, aber noch den Vorteil hat, zusätzlich anatomische Besonderheiten (z.B. Myome) darzustellen. Es ist vorstellbar, daß die Ultraschalluntersuchung bei der Auswahl und Kontrolle verschiedener Inkontinenzoperationen nützlich sein kann.

## Literatur


Bernaschek KG, Spernol R, Wolf G, Kratochwil A (1981) Vergleichende Bestimmung des Urethra-Blasenwinkels bei Inkontinenzfällen mittels Ultraschall und lateralem Urethrozystogramm. Geburtshilfe Frauenheilkd 41:339

Fleischer AC, James AE, Krause DA, Millis JB (1978) Differential diagnosis of pelvic masses by grey scale ultrasound. Am J Radiol 131:469

Gross BH, Silver TM, Jaffe MH (1983) Sonographic features of uterine leiomyomas. U Ultrasound Med 2:401

Kratochwil A (1976) Ultraschalldiagnostik in der Gynäkologie. Gynäkologe 9:166

Micsky L von (1977) Sonographic study of uterine fibromyomata in the non-pregnant state and during gestation. In: Sanders RC, James AE (eds) Ultrasonography in obstetrics and gynecology. Appleton-Century-Croft, New York, pp 297

Morley P, Barnett E (1980) The ovarian mass. In: Sanders R, James E (eds) Ultrasonography in obstetrics

and gynecology, 2nd edn. Appleton-Century-Crofts, New York
Seiler JF (1979) Hematometra and hematocolpos: ultrasound findings. Am J Radiol 132:1010
Ulrich PC, Sanders RC (1976) Ultrasonic characteristics of pelvic inflammatory masses. J Clin Ultrasound 4:199
Walsh JW, Taylor KJW, Wasson JFM, Schwartz PE, Rosenfield AT (1979) Gray-scale ultrasonography in the diagnosis of endometriosis and adenomyosis. Am J Radiol 132:87
White JL, Lawson TL (1978) Congenital uterine anomaly with renal agenesis. J Clin Ultrasound 6:117
White RD, McQuown D, McCarthy T, Ostergard DR (1980) Real-time ultrasonography in the evaluation of urinary stress incontinence. Am J Obstet Gynecol 138:235

## 16.2 Ultraschallanwendung in der Onkologie

Die Früherkennung eines gynäkologischen Tumors ist mit der Sonographie nicht möglich. Diese Aussage ist zwar richtig, muß aber auch eingeschränkt werden. Campbell et al. 1982 bestimmten mit Compound- und Real-time-Scannern Ovarvolumina und hoffte, durch den Vergleich der beiden Ovarien frühzeitig einseitige Veränderungen festzustellen. Strukturelle Veränderungen treten tatsächlich in Einzelfällen sehr früh auf (Abb. 16.23a), aber besonders zu beachten sind auffallende Vergrößerungen in der Postmenopause (Abb. 16.23b). Im Gegensatz zu diesen Befunden können auch ovarielle Strukturbesonderheiten bei chromosomalen Aberrationen (Turner-Syndrom) beobachtet werden (Abb. 16.23c).

Mit der Geräteverbesserung gelingt es, auch kleinere zystische Areale darzustellen (Abb. 16.23b), die wichtig sind, da etwa 94% aller Karzinome zystische Anteile haben und die meisten Epithelialtumoren (etwa 85% aller malignen Ovarialtumoren) direkt zystisch sind (McGrowan 1978; Abb. 16.24a). Ob frühe solide Tumoren, die die Ovarkapsel durchbrechen, entdeckbar sind, bleibt abzuwarten. Immerhin kann durch die Volumenbestimmung eine Ovarasymmetrie früh erkannt werden. In einer prospektiven Screeningstudie bei 1084 Frauen mit Postmenopause konnten Campbell et al. (1982) sowie Goswamy et al. (1983) 1077 Ultraschallbefunde am Ovar erheben. Adipositas per magnam, Verwachsungen, winzige Ovarien und die Unfähigkeit, die Blase

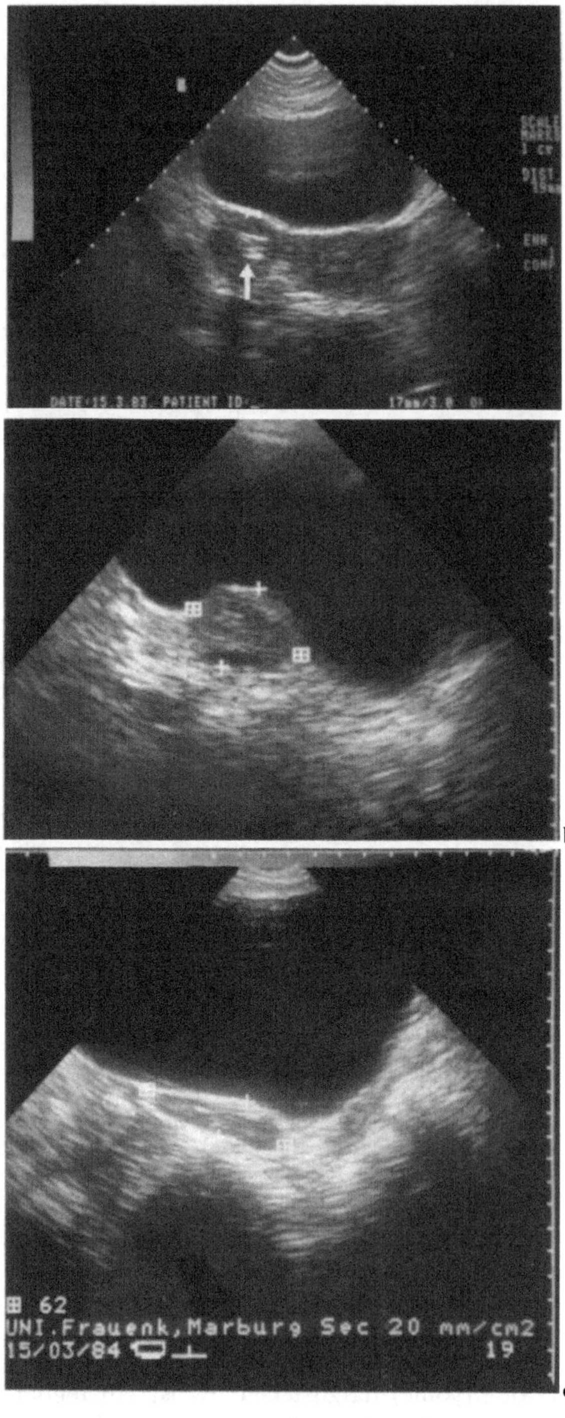

a
b
c

**Abb. 16.23.** **a** Querschnitt. 55jährige Patientin mit deutlicher Ovarvergrößerung rechts (3,9 cm) und soliden Anteilen. Ovarialkarzinom rechts, Shadowing (*Pfeil*). **b** Längsschnitt. Auffällige Ovargröße (3,7·4,8 cm) bei 49jähriger Frau in der Menopause. Ovarialkarzinom. **c** Längsschnitt. Ovar bei Turner-Syndrom (XO). Auffällig sind die Form (6,2·1,9 cm) und die hyperreflexive Kapsel

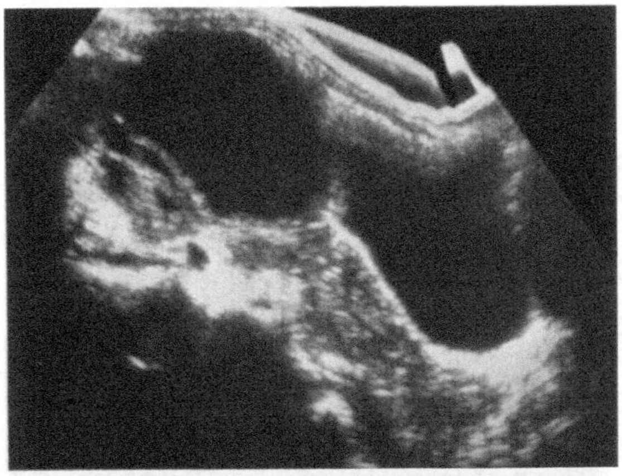

a

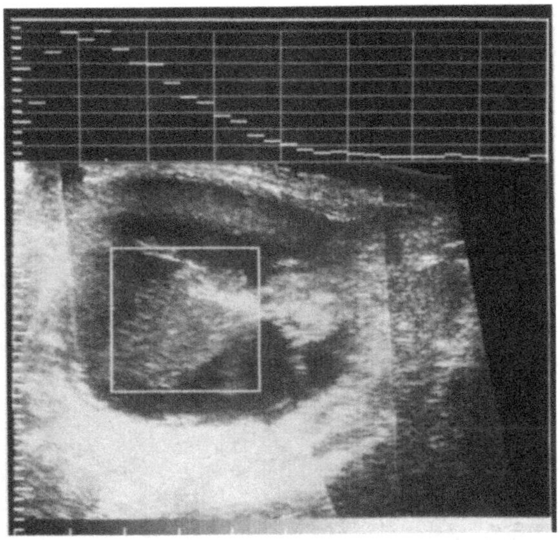

b

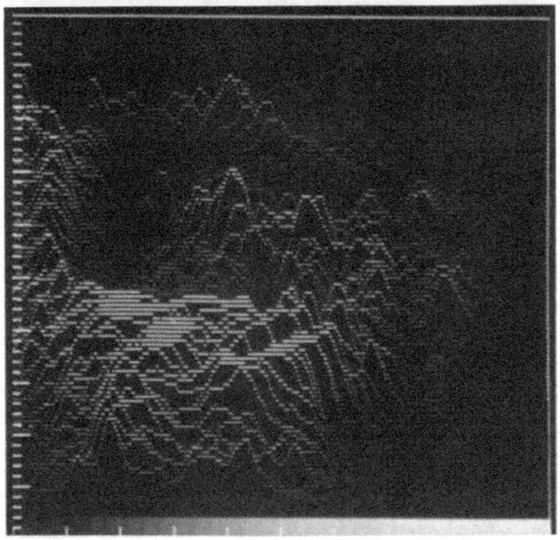

c

**Abb. 16.24. a** Längsschnitt. Oberhalb des Uterus gelegener zystischer Tumor mit soliden Anteilen. Ovarialkarzinom. **b** Querschnitt. „Area histogram" eines Ovarialkarzinoms (Post-processing). **c** Gleicher Fall; sog. „internal surface" (Post-processing).

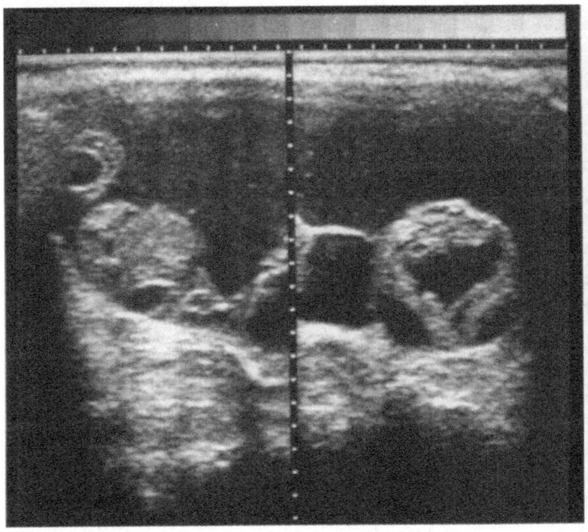

a

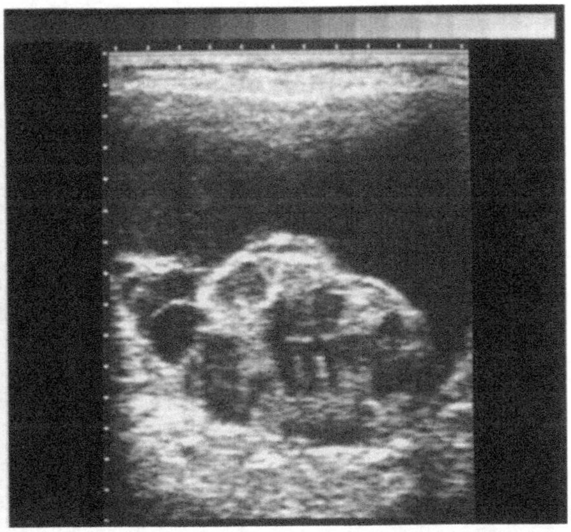

b

**Abb. 16.25 a, b.** Typisches Ovarialkarzinom mit zystischen und soliden Anteilen sowie Reflexen aus der viskösen Flüssigkeit

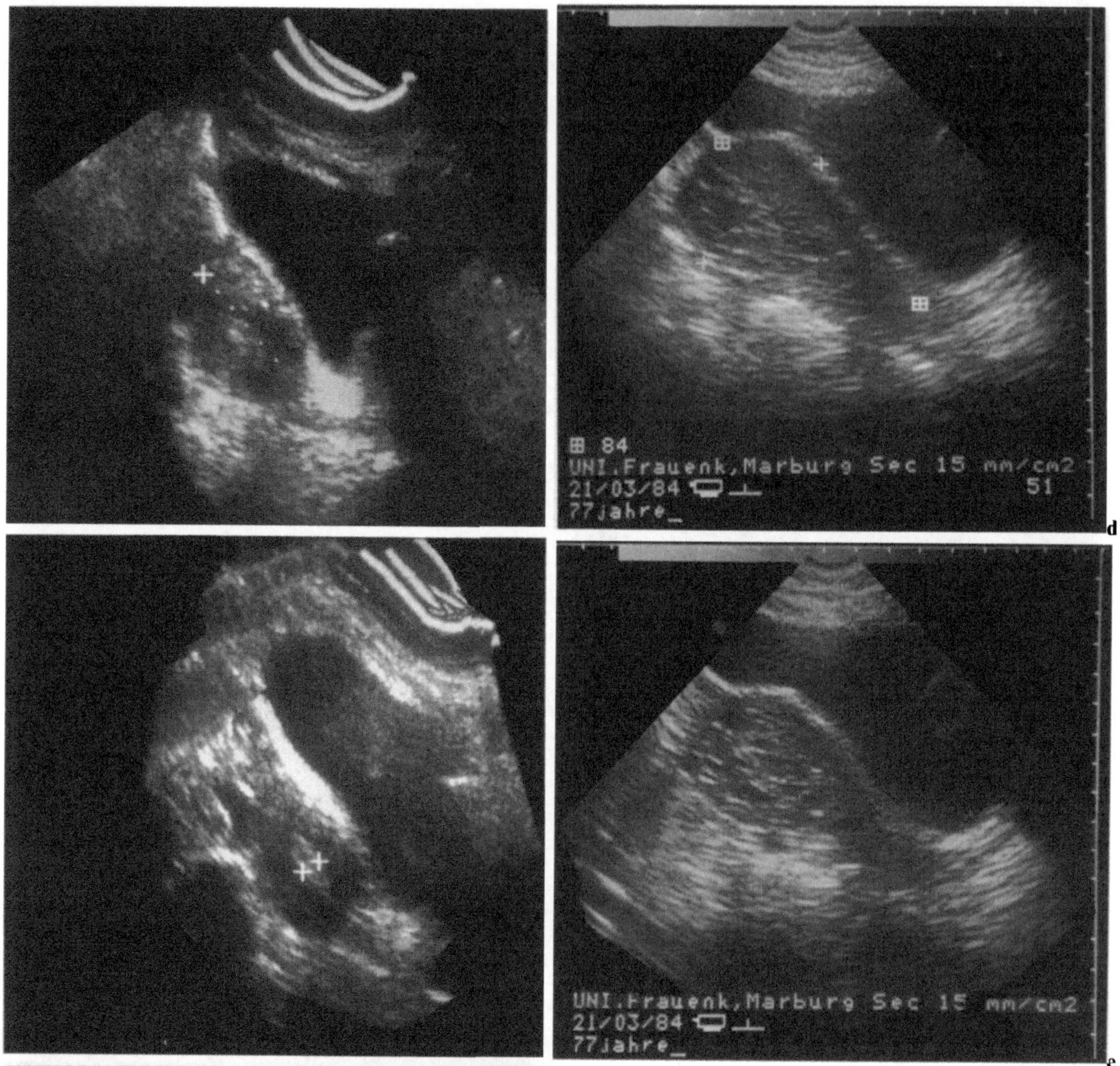


a d b e

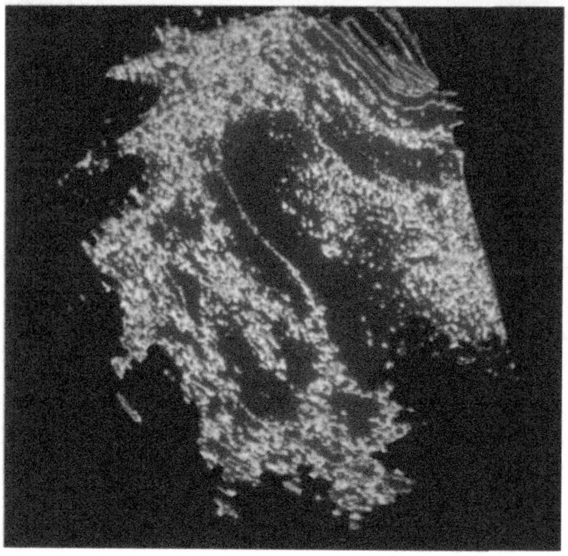

c

**Abb. 16.26 a–e.** Längsschnitte. 70jährige Patientin (**a–c**) mit Endometriumkarzinom. **a** Uterus mit 7,2 cm Länge deutlich außerhalb der Altersnorm, plump verdickt. **b** Endometriumdicke 9 mm! **c** Gleiches Bild; Post-processing zeigt jedoch noch deutlicher die pathologische Endometriumstruktur. **d** Uterus 8,4·5,1 cm (für die 77jährige Patientin hochpathologisch). **e** Die polypöse, zystische Schleimhautveränderung füllt das gesamte Uteruskavum aus und erweitert den Uterus. Diagnose: Endometriumkarzinom

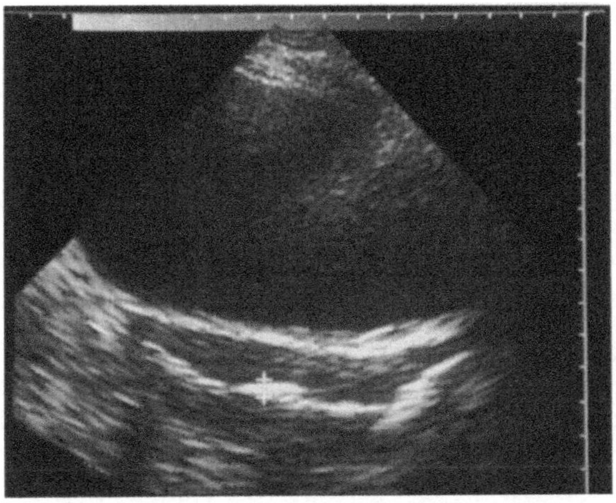

**Abb. 16.27.** Längsschnitt. Auffällige Endometriumstruktur (5 mm, stark echogen) bei Zustand nach Radiumeinlage sowie Hochvoltnachbestrahlung eines Endometriumkarzinoms

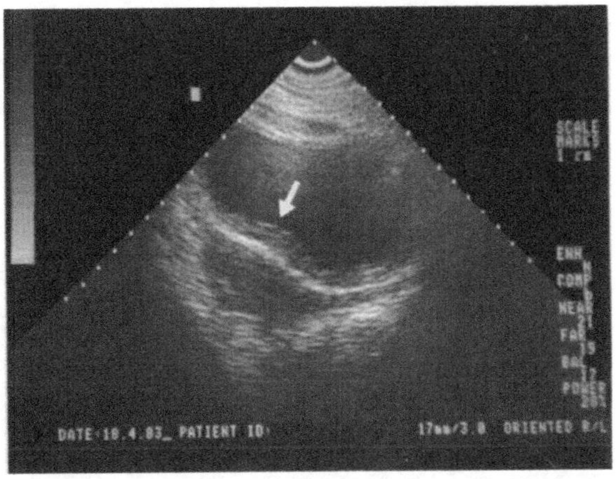

**Abb. 16.28.** Längsschnitt. Einweisungsdiagnose: Adnextumor. Befund: Bei unauffälligem Uterus und Adnexen, auffällige echoreiche Strukturen in der Harnblase. Blasenkarzinom

richtig zu füllen, waren Gründe für das Versagen der Darstellung. 1041 Befunde waren normal, 15 Befunde wurden als „anormal" bezeichnet und einer histologischen Abklärung zugeführt. Hier fanden sich neben einem echten Karzinom (FIGO-Stadium 1) mindestens 9 Befunde (seröse Zysten mit adenofibromatösen Knoten, muzinöse Zystadenome, Dermoidzysten, papilläre seröse Zystadenome), die zumindest als fakultativ maligne gelten müssen. Campbell führte anhand dieser Ergebnisse bereits eine Kosten-Nutzen-Analyse durch und konnte für Großbritannien die Effektivität des Screenings nachweisen.

Dieses Vorgehen hat sicher eher eine Perspektive als die zusätzlich zur reinen Tumordarstellung durchgeführte Bildverarbeitung (Abb. 16.24b, c), das Post-processing. Ein Computer kann auch nur die Information verarbeiten, die vom Gerät bildlich geliefert wird, und der reiche Anteil solider Strukturen im zystischen Tumor (Abb. 16.25) ist auch ohne Post-processing ein dringender Hinweis auf Malignität.

Uns ist bisher kein einziger Tumorfall bekannt, der durch Post-processing nachgewiesen wurde, ohne daß auch die gleiche Information auf dem unverarbeiteten Bild zugänglich gewesen wäre. Ebenso haben transvaginale oder transrektale Sonden keine diagnostischen Vorteile erbracht. Eventuell kann intraoperativer Ultraschall aufgrund des von Campbell vorgeschlagenen Screenings eine gewisse Früherkennung des Ovarialkarzinoms ermöglichen.

Von mehreren Untersuchern wurde versucht, Klassifizierungen zur Dignität von Ovarialtumoren vorzunehmen. Dabei hat es bisher jedoch keine anwendbaren Resultate gegeben, da bei Karzinomen von fast rein zystischen bis zu vollständig soliden Prozessen alle Übergänge vorkommen.

Bei primär zytostatisch behandelten Ovarialkarzinomen oder postoperativen Rezidiven sollte die Tumorausdehnung sonographisch exakt festgelegt werden, desgleichen auch die ungefähre Relation von zystischen zu soliden Bereichen. Je nach Ausdehnung des Tumors und Zustand der Patientin kann in 1- bis 3monatigen Abständen Progression bzw. Regression des Tumors gesichert werden. Durch entsprechende Dokumentation der Befunde können gute Verlaufskontrollen aufgestellt und ggf. die Therapie umgestellt werden. So konnten wir sehen, daß klinisch als Regression erscheinende Fälle sich ultraschallmäßig nur als Verringerung des zystischen gegenüber dem soliden Tumoranteil darstellten und somit zumindest die Regression als zweifelhaft erscheinen ließen. Dies galt auch im umgekehrten Fall.

Die in Kap. 15 dargestellten Endometriumbeobachtungen können bei der Erkennung eines Uteruskarzinoms ebenfalls hilfreich sein. Finden sich zyklusähnliche Veränderungen bei Frauen in der Postmenopause, so ist dies hoch-

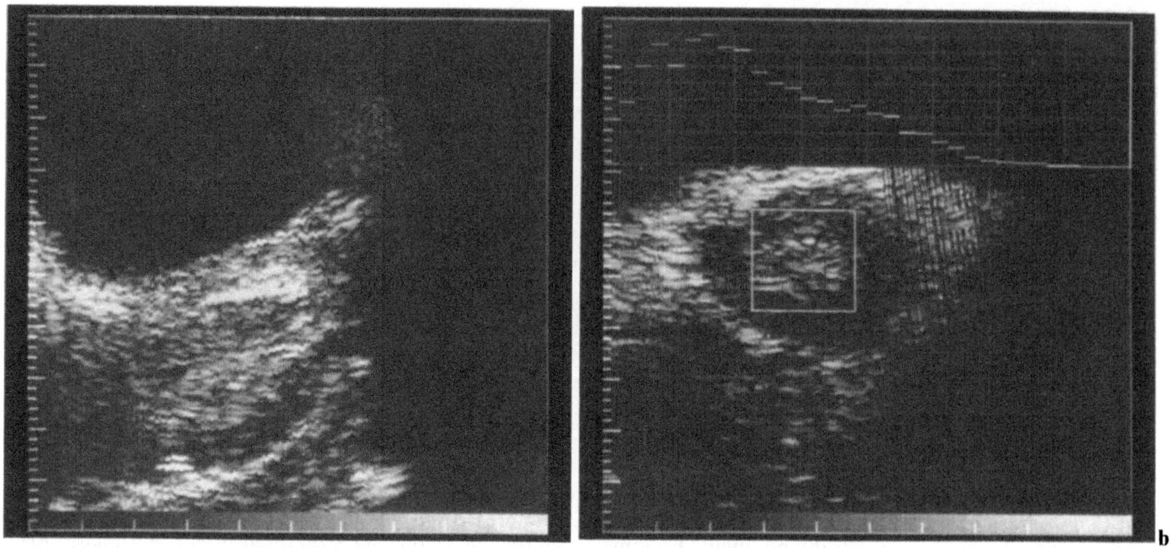

a b

**Abb. 16.29a, b.** Kollumkarzinom III. **a** Längsschnitt. Der Tumor innerhalb der aufgetriebenen Portio läßt sich gut abgrenzen. **b** Querschnitt. „Area histogram" (Echoverteilung) im Tumor

verdächtig für ein Karzinom (Abb. 16.26a–c). Man kann sich vorstellen, daß bei verdächtigen Befunden auch ultraschallgezielte Feinnadelbiopsien weiterhelfen können, falls die Indikation zur Abrasio nicht mit Sicherheit gegeben ist. Eine Polyposis ist als fakultativ präkanzerös feststellbar und wurde im vorliegenden Fall im Rahmen einer Tumorsuche gefunden. Es lag bereits ein Korpuskarzinom vor (Abb. 16.26d, e). Kratochwil wies 1976 darauf hin, daß die Bestrahlungsplanung z.B. auch beim Zervixkarzinom sonographisch erfolgen kann.

Allerdings können die Körperumrisse der untersuchten Patientin nur mit Compoundscannern dokumentiert werden. Die erhaltenen Ultraschallbilder liefern aber gleichzeitig eine genaue Information über die Herdtiefe und die Ausdehnung des Prozesses sowie über sein Verhalten gegenüber den nicht betroffenen Nachbarorganen. Die Methode kann auch bei intrakavitären Bestrahlungen eingesetzt werden, um zum einen den besten Applikator für den jeweiligen Uterus zu ermitteln und zum anderen den Abstand der Blasen- und Rektumwand von den Strahlenträgern und somit die mögliche Belastung besser feststellen zu können (Brascho u. Kim 1978).

In manchen Fällen treten auffällige Endometriumstrukturen nach Bestrahlung auf (Abb. 16.27).

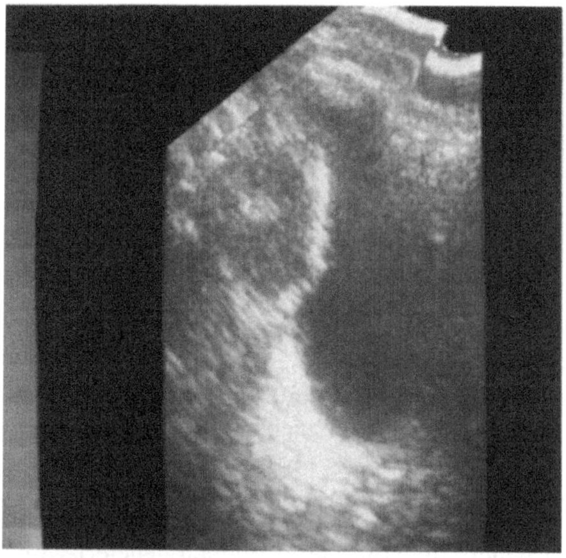

**Abb. 16.30.** Längsschnitt. Beckenwandrezidiv nach Totaloperation wegen Kollumkarzinom

Auffällige gynäkologische Tastbefunde können bei der sonographischen Kontrolle überraschende Ergebnisse an anderen Organen erbringen (Abb. 16.28), was wiederum den Wert der Zusatzuntersuchung unterstreicht.

Die Darstellung des Kollumkarzinoms beschränkt sich auf fortgeschrittene Fälle (Abb. 16.29) und hat auch in der präoperativen Stadieneinteilung bisher keine Erfolge gebracht.

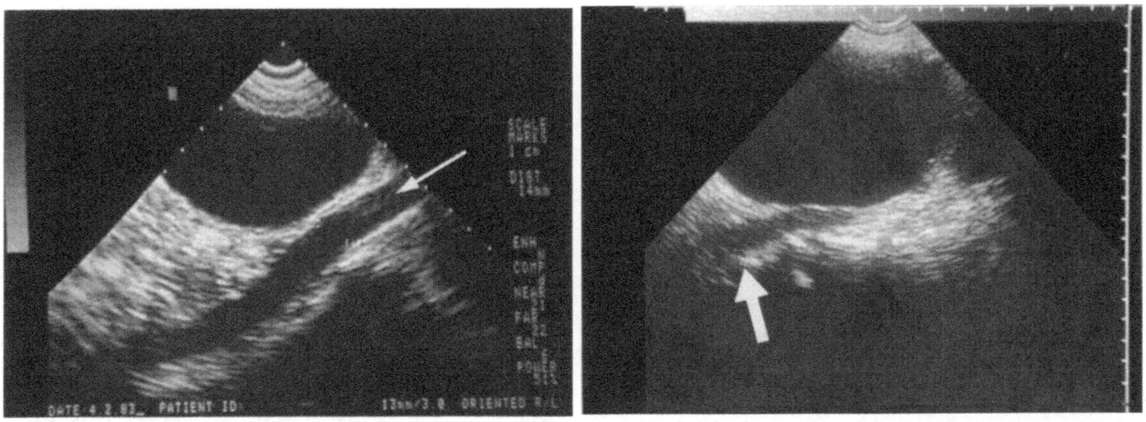

a b

**Abb. 16.31. a** Gestaute und verbreiterte Vene an der Beckenwand (14 mm) bei Tumorrezidiv. **b** Gestauter Ureter (*Pfeil*)

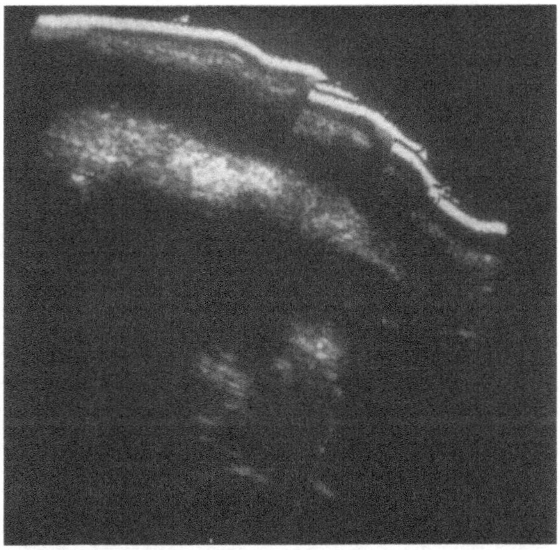

**Abb. 16.32.** Längsschnitt. Darstellung des Omentum majus

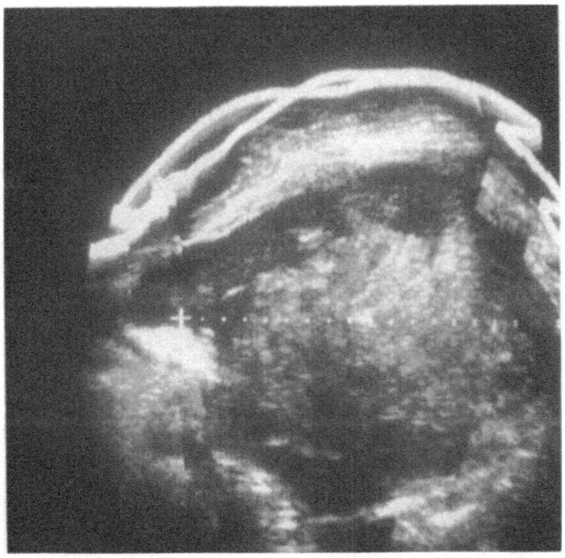

**Abb. 16.33.** Querschnitt. Großer solider Unterbauchtumor (Ovarialkarzinom), Durchmesser 18,5 cm mit darüber sichtbarem verbreitertem Netz

Die Infiltration in die Parametrien kann sonographisch nicht mit Sicherheit diagnostiziert werden, während Tumorrezidive oder Lymphknotenpakete an der Beckenwand zu sehen sind, bevor sie palpatorisch auffallen (Abb. 16.30). Begleiterscheinungen wie Venen- oder Ureterveränderungen sind darstellbar (Abb. 16.31 a, b). Neben der Tumordarstellung ist die Beobachtung von Begleitphänomenen wichtig. Das Omentum majus kann normal und vor allem, wenn es verdickt ist, dargestellt werden (Abb. 16.32 und 16.33), mit Infiltrationen und Metastasierung.

Die Darstellung ist beim Aszites begünstigt, der wiederum zwischen Bauchwand und Darmschlingen leicht zu sehen und v.a. bei adipösen Patienten klinisch nicht eindeutig zu tasten ist. Diese Problematik taucht in der Tumornachsorge häufig auf. Bei Lageveränderung ist auch eine Veränderung des Aszites zu beobachten, wenn es sich um einen benignen Aszites handelt, bei dem die Darmschlingen frei sind und auf der Flüssigkeit schwimmen. Bei karzinombedingtem Aszites kann es jedoch zur Verklebung der Darmschlingen kommen, die wiederum an der Radix mesenterii fixiert sind,

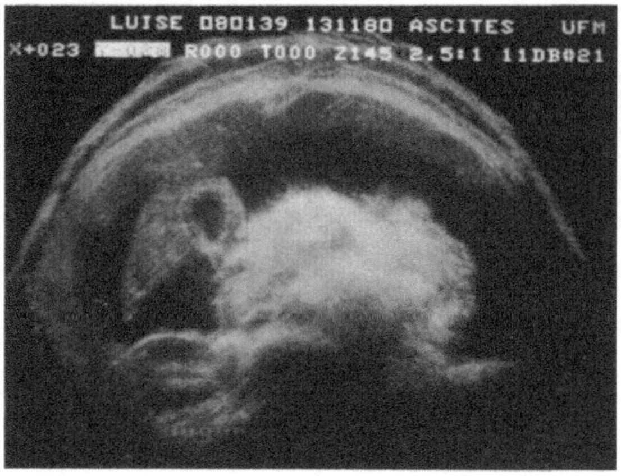


**Abb. 16.34.** Querschnitt im Mittel-/Oberbauch bei Ovarialkarzinom. Man erkennt den Aszites, die zusammengedrängten Dünndarmschlingen, einen Leberanteil mit Gallenblase sowie die rechte Niere

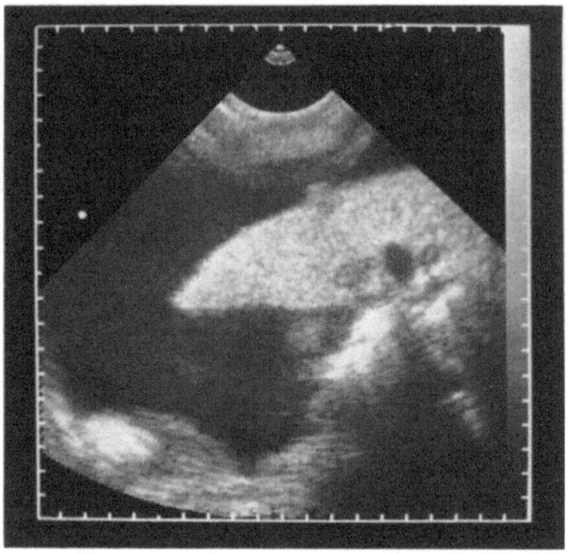

**Abb. 16.36.** Leberdarstellung bei Ovarialkarzinom mit mehreren hyporeflexiven Bezirken (Metastasen) sowie Aszites

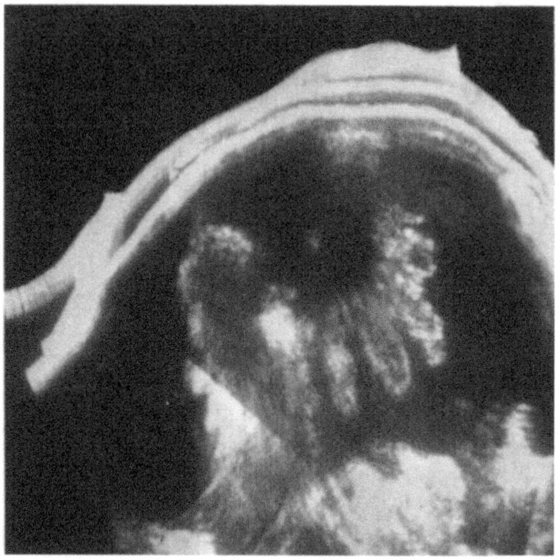

**Abb. 16.35.** Querschnitt im Mittelbauch bei Ovarialkarzinom. „Fingerförmige" Darmschlingen im Aszites

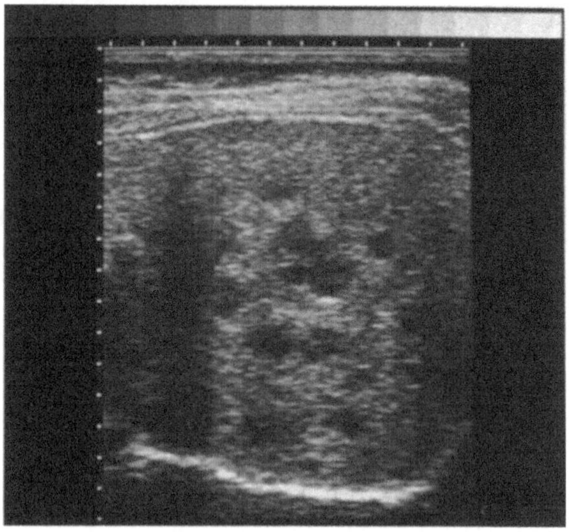

**Abb. 16.37.** Mit vielen hyporeflexiven Bezirken durchsetzte Leber (Metastasen) bei Ovarialkarzinom

so daß sie nicht mehr frei auf der Flüssigkeitsoberfläche schwimmen können, sondern wie ein „Atompilz" (Kratochwil 1976) in das akustisch homogene Areal hineinragen. Hierbei kann es auch zur Kammerung des Aszites kommen, so daß die Ultraschalldiagnostik nicht nur für den Nachweis des Aszites eine Rolle spielt, sondern bei uns auch zur Voraussetzung der Aszitespunktion geworden ist. Insbesondere nach wiederholter Punktion kommt es zur Verwachsung und Verklebung der Darmschlingen an der Bauchwand sowie zur Kammerung des Aszites, so daß der Erfolg der Aszitespunktion unter Ultraschallsicht bedeutend verbessert werden kann (Abb. 16.34 und 16.35).

Hat man einen Verdacht auf einen Tumor oder findet man Aszites unklarer Genese, sollte man auch als Gynäkologe einen Blick auf die

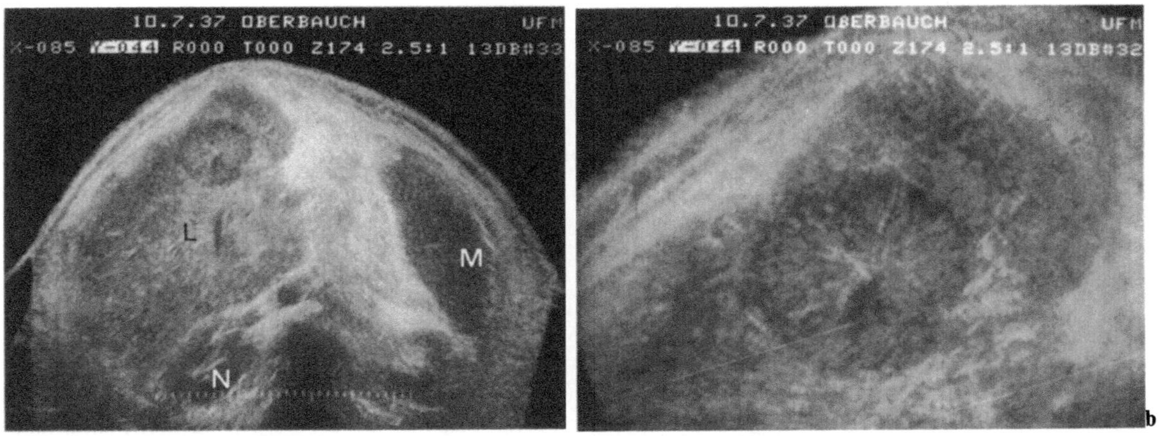


a b

**Abb. 16.38 a, b.** Ganzkörperquerschnitt bei 21jähriger Patientin. Darstellung der Milz (*M*), Leber (*L*) sowie beider Nieren (*N*). Der echogene Bezirk mit hyporeflexivem Randsaum stellt eine Metastase bei Mammakarzinom dar. Hepato- und Splenomegalie

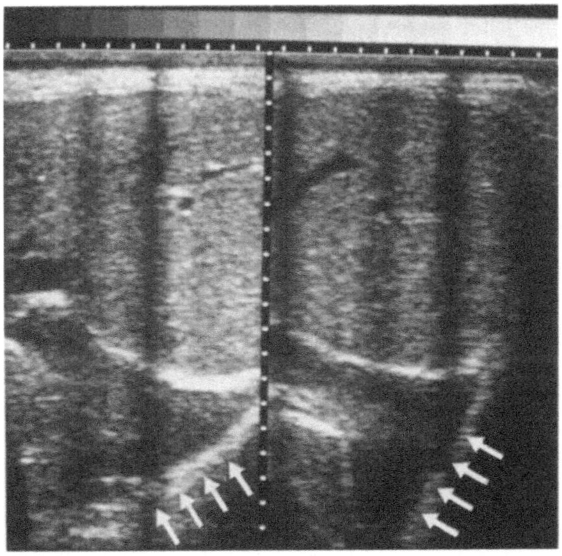

**Abb. 16.39.** Sagittalschnitt. Die Leber erscheint unauffällig, jedoch ist ein breiter Pleuraerguß darstellbar (*Pfeile*)

Leber werfen, um evtl. Metastasen (Abb. 16.36–16.38) oder einen Pleuraerguß nicht zu übersehen (Abb. 16.39).

Im Rahmen der zytostatischen Therapie und der Tumornachsorge sind regelmäßige Lebersonogramme erforderlich.

Indirekt gibt es auch hier eine Erfolgskontrolle der durchgeführten Therapie. Dies gilt v.a. auch für das Mammakarzinom (s. auch Kap. 18).

Insgesamt empfiehlt sich die Sonographie wegen der geringen Patientenbelastung als wichtiges Hilfsmittel in der Onkologie. Rezidive nach primär operierten Patientinnen können früher als mit klinischen Methoden festgestellt werden. Infiltrationen (auch beginnender Art) in die Blase können sehr gut gesehen werden, während Rektumbeteiligung nur in Einzelfällen darstellbar ist. So ist es durchaus akzeptabel, operierte Patientinnen, bei denen erschwerte gynäkologische Untersuchungsbedingungen vorliegen (stark verkürzte Scheide, Narbenbildung), regelmäßig sonographisch zu kontrollieren.

## Literatur

Blake D (1979) Transrectal ultrasonography in the evaluation of cervical carcinoma. Obstet Gynecol 53:105–108

Brascho D (1975) Radiation therapy planning with ultrasound. Radiol Clin North Am 13:505–521

Brascho D (1977) Tumor localization and treatment planning with ultrasound. Cancer 39:697–705

Brascho D, Kim R (1978) Use of ultrasonography in planning intracavitary radiotherapy of endometrial carcinoma. Radiology 129:163–167

Campbell S, Goessens L, Goswamy R, Whitehead MI (1982) Real-time ultrasonography for determination of ovarian morphology and volume. A possible early screening test for ovarian cancer. Lancet I:425–426

Doll R, Muir C, Waterhouse J (1970) Cancer incidence in five continents. International Union Against Cancer, vol II. Springer, Berlin Heidelberg New York

Donald I (1963) Use of ultrasonics in diagnosis of abdominal swellings. Br Med J II:1154–1155

Fleischer AC, Wentz ACC, Jones HW, Everette-James A Jr (1983) Ultrasound evaluation of the ovary. In: Hobbins JC, Winsberg F, Berkowitz RL (eds) Ultrasonography in obstetrics and gynecology, 2nd edn. Williams & Wilkins, London, pp 209–225

Goldberg B, Goodman C, Clearfield H (1970) Evaluation of ascites by ultrasound. Radiology 96:15–22

Goswamy RK, Campbell S, Whitehead MI (1983) Screening for Ovarian Cancer. In: Campbell S (ed) Clinics in obstetrics and gynaecology, vol 10 No 3. Saunders, London, p 621

Koyabashi M (1967) Use of diagnostic ultrasound in trophoblastic neoplasm and ovarian tumors. Cancer 38:441–452

Kratochwil A (1970) Ultrasonic diagnosis in pelvic malignancy. Clin Obstet Gynecol 13:898–909

Kratochwil A (1976) Ultraschalldiagnostik in der Gynäkologie. Gynäkologe 9:166–180

Lawson T, Albarelli J (1977) Diagnosis of gynecologic pelvic masses by gray scale ultrasonography: analysis of specificity and accuracy. Am J Roentgenol 128:1003–1006

Levi S, Delval R (1976) Value of ultrasonic diagnosis of gynecologic tumors in 370 surgical cases. Obstet Gynecol Scand 55:261–266

McGrowan L (1978) Ovarian Cancer. In: McGrowan (ed) Gynecologie oncology. Appleton-Century Crofts, New York, pp 283–299

Meire HB, Farrant P, Guha T (1978) Distinction of benign from malignant ovarian cysts by ultrasound. Br J Obstet Gynaecol 85:893–899

Morley P, Barnett E (1970) The use of ultrasound in the diagnosis of pelvic masses. Br J Radiol 43:602–616

Parker RT, Parker CH, Wilbanks GD (1970) Cancer of the ovary. Survival studies based upon operative therapy, chemotherapy and radiotherapy. Am J Obstet Gynecol 108:878–888

Paling MR, Shawker TH (1981) Abdominal ultrasound in advanced ovarian carcinoma. J Clin Ultrasound 9:435

# 17 Intrauterinpessar

Das Intrauterinpessar (IUP) wird nach den Ovulationshemmern als zweitsicherste Methode zur Kontrazeption angesehen. Jedoch geht aus mehreren Untersuchungen (Schmidt et al. 1979; Meyenburg et al. 1981; Bernascheck 1981) deutlich hervor, daß diese Sicherheit 1) vom Pessar selber, 2) von den anatomischen Gegebenheiten der Trägerinnen, 3) vom Zusammenwirken beider, vom Pessar *und* der Trägerin abhängt und folglich nicht immer gegeben scheint. Dislokation des IUP ist in etwa 30% der Fälle für eingetretene Schwangerschaften verantwortlich. Die Lage des IUP kann mit Hilfe der Ultraschalldiagnostik kontrolliert werden, wobei auf verschiedene Punkte zu achten ist.

Zunächst sollte der intrauterin sichtbare Anteil gemessen werden (Abb. 17.1). Dies ergibt schon eine gewisse Sicherheit. Der allgemein zugrundegelegte Parameter ist der sonographisch meßbare Abstand zwischen dem fundusnahen Pessarende und dem Uterusfundus (Abb. 17.2a), wobei die Faustregel gilt, daß dieser Abstand auf keinen Fall 2 cm übersteigen sollte. Bei dieser Messung findet allerdings die individuell unterschiedliche Dicke der Uteruswand keine Berücksichtigung, so daß nicht immer klar erkennbar wird, wie das IUP tatsächlich im Uterus liegt. Von Bernascheck (1981a) wurde daher eine Formel angegeben, die die Dicke der Vorder- und Hinterwand des Uterus berücksichtigt. Hiernach besteht eine normale Pessarlage nur dann, wenn der Abstand zwischen Uterusfundus und fundusnahem kleiner ist als

$$\frac{\text{Vorderwand} + \text{Hinterwanddicke}}{2} \cdot 4/3$$

Diese Formel erscheint praktikabel, vor allem dann, wenn es nach einiger Übung gelingt, tatsächlich die Vorder- und Uterushinterwand exakt zu messen (Abb. 17.2b).

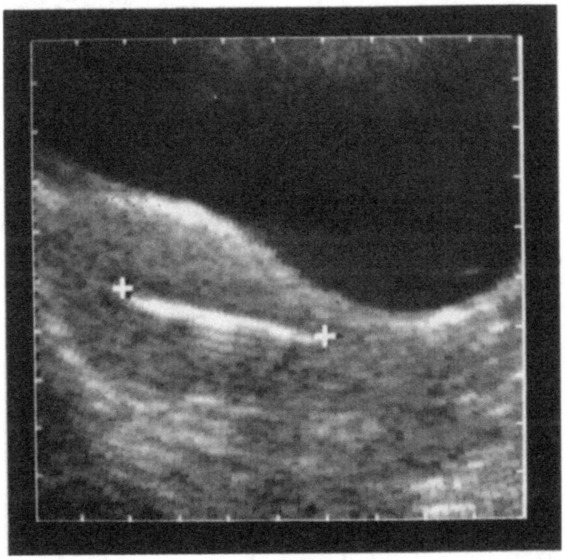

**Abb. 17.1.** Lagekontrolle, Längsschnitt. Das IUP ist mit seiner Länge von 4,1 cm vollständig intrauterin darstellbar; korrekter Sitz

Weiterhin sollte je nach Typ des IUP auf die Entfaltung der Pessararme geachtet werden, so daß nicht nur der Längsschnitt zur Beurteilung der Pessarlänge, sondern auch der Querschnitt zur Beurteilung der Pessararme von Bedeutung ist (Abb. 17.3 und 17.4). Wie Kratochwil schon früher (1976) berichtete, kann ein perforiertes IUP nur so lange nachgewiesen werden, als sich wenigstens noch ein Teil desselben intrauterin darstellen läßt. Ein vollständig im Bauchraum liegendes IUP kann mit Ultraschall nicht gesehen werden.

Sitzt das IUP zu tief (Abb. 17.5), sollte es in jedem Fall gezogen werden. Wir haben Fälle beobachtet, in denen es wiederholt zu einer Dislokation eines IUP-Typs kam. Hier ist die sonographische Ausmessung des Uterus und entsprechende Angleichung der IUP-Größe vor dem Einsetzen von Bedeutung.

Wir empfehlen den Spiralensitz in den ersten Tagen nach dem Einsetzen und nach der ersten

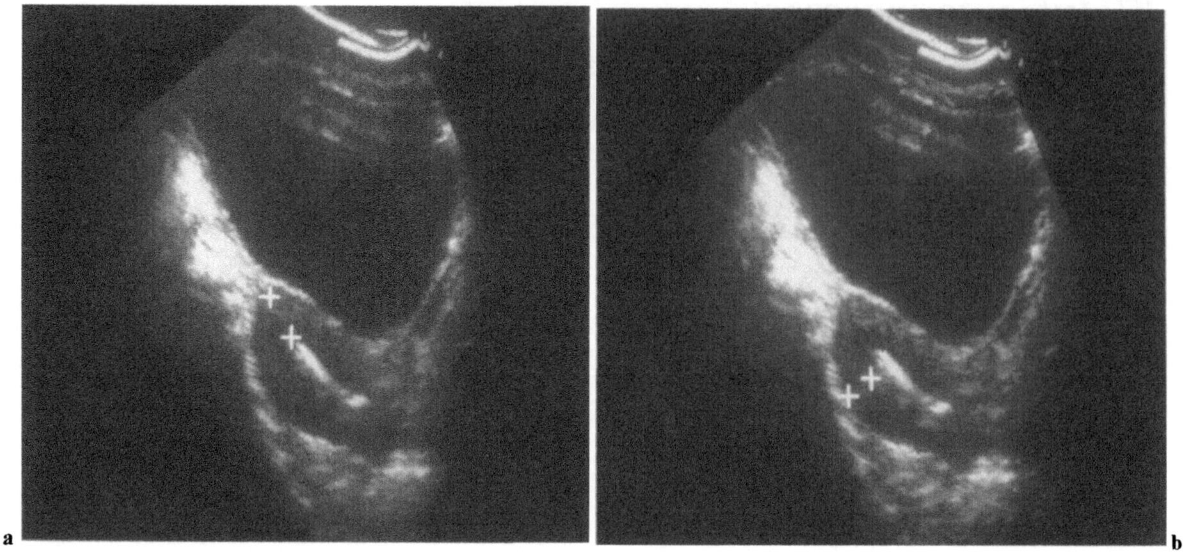

**Abb. 17.2.** **a** Lagekontrolle, Längsschnitt. Messung des Fundus-Spiralen-Abstands (1,7 cm). **b** Gleichzeitige Messung der Myometriumdicke (1,2 cm)

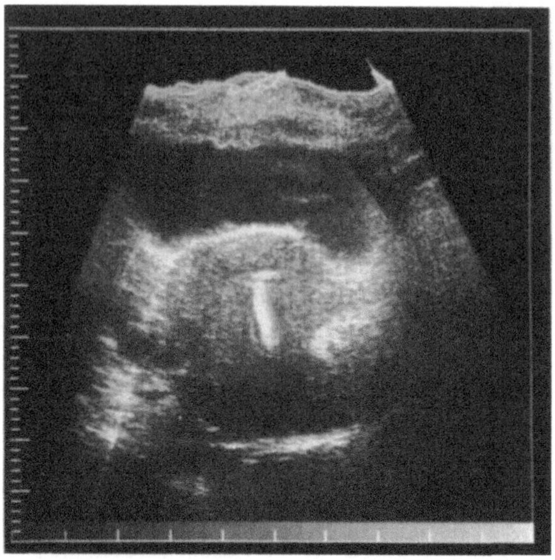

**Abb. 17.3.** Lagekontrolle, Querschnitt. Das Pessar mit entfalteten Armen kann als T dargestellt werden

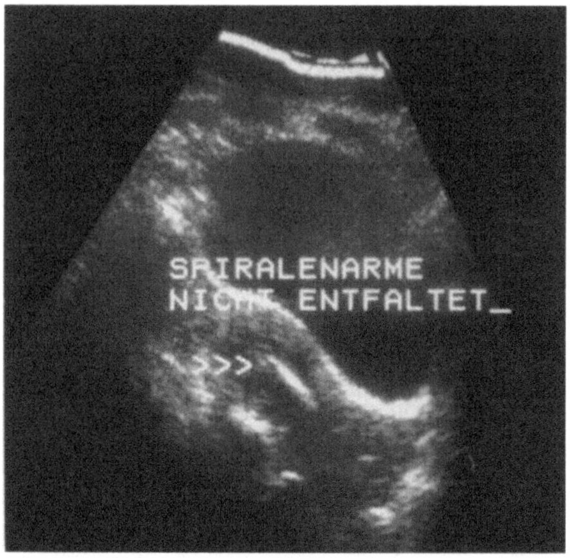


**Abb. 17.4.** Längsschnitt. Die IUP-Arme sind nicht entfaltet

oder zweiten folgenden Menstruation zu kontrollieren. Hier kommen nach unserer Erfahrung die meisten Dislokationen vor. Weitere Kontrollen sind halbjährlich empfehlenswert.

Im Falle einer gleichzeitig bestehenden Schwangerschaft kann die Lage des IUP in Relation zum Fruchtsack erkannt werden. Dadurch ist es auch möglich, das Risiko für die Gravidität bei der Entfernung eines solchen IUP zu beurteilen (Abb. 17.7). Liegt es in unmittelbarer Nachbarschaft zur Fruchthöhle (Abb. 17.8), so ist Gefahr für die Schwangerschaft direkt gegeben, sei es in Form von fetalen Veränderungen durch das anliegende IUP, sei es durch das erhöhte Abortrisiko. Liegt die Spirale jedoch bereits intrazervikal und sitzt die Fruchthöhle hoch im Fundus (Abb. 17.6), so bestehen normalerweise keine Probleme, das

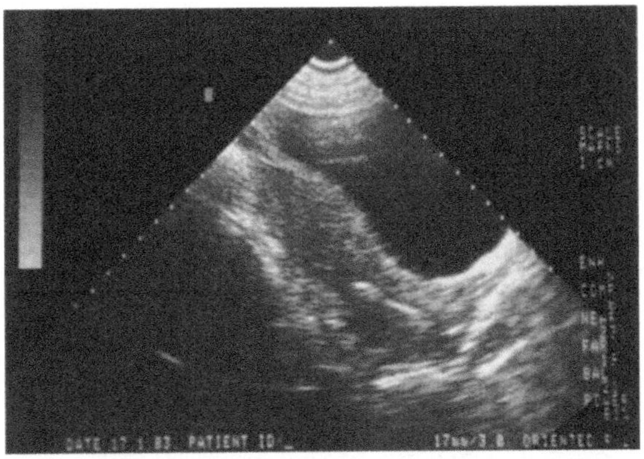

**Abb. 17.5.** Das IUP sitzt zu tief im unteren Uterinsegment, teilweise intrazervikal

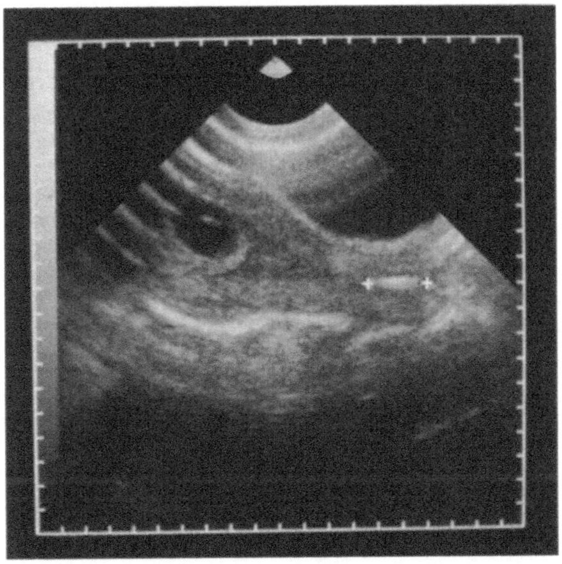

**Abb. 17.6.** Längsschnitt. Fast in die Vagina disloziertes IUP, sowie intrauterine Fruchthöhle, 8. SSW

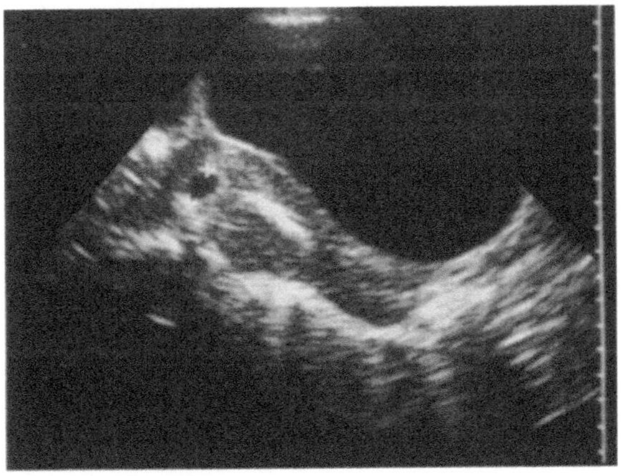

**Abb. 17.7.** Längsschnitt. Man erkennt das IUP unmittelbar an einer Fruchthöhle, 7. SSW

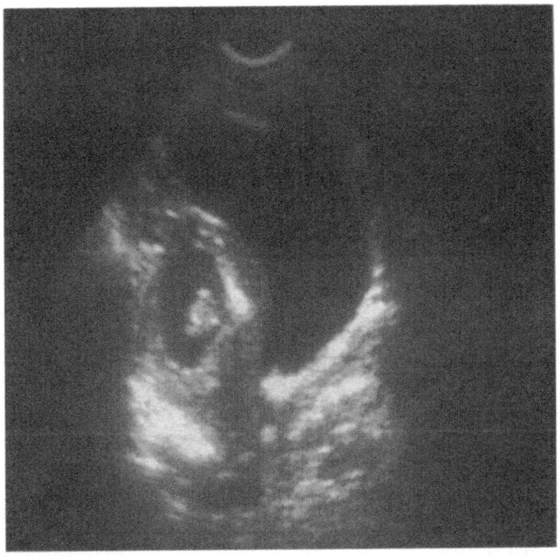

**Abb. 17.8.** Längsschnitt. Intakte Schwangerschaft, 9. SSW, mit direkt der Fruchthöhle anliegendem IUP

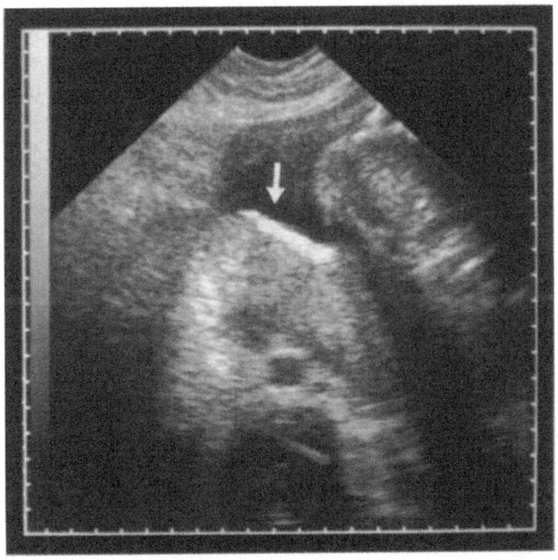

**Abb. 17.9.** Längsschnitt. Intakte Schwangerschaft, 25. SSW. Das IUP (*Pfeil*) liegt in seiner vollen Länge der Hinterwandplazenta an

IUP zu ziehen und die Schwangerschaft bestehen zu lassen.

Wie auch bei Untersuchungen in der Frühschwangerschaft, stellt der retroflektierte Uterus auch bei der Spiralendarstellung manchmal ein Problem dar, besonders bei der Verwendung von Real-time-Parallelscannern mit hochauflösenden Schallköpfen, da deren Eindringtiefe oft nicht ausreicht, um den Uterusfundus, der nach hinten gekippt ist, eindeutig mit der Spirale darzustellen. Hier ist wie in nahezu allen Bereichen der Gynäkologie der Sektorscanner überlegen.

Aufgrund des vermehrten Auftretens von Extrauteringraviditäten (50% aller unter IUP eingetretenen Schwangerschaften, FDA) bei liegenden Intrauterinspiralen sollte bei der Ultraschallkontrolle nie die Beurteilung der Adnexregion vergessen werden. Interessant sind dabei Beobachtungen an Schwangeren mit Uterus bicornis, wo das IUP sich in einem Horn, die Frucht im anderen befindet (vgl. Abb. 4.54a–d, S. 71).

## Literatur


Bernascheck G, Endler M, Beck A (1981a) Zur Lagekontrolle von Intrauterinpessaren. Geburtshilfe Frauenheilkd 41:566

Bernaschek G, Spernol R, Beck A (1981b) IUD – Lage bei intrauterinen Schwangerschaften. Geburtshilfe Frauenheilkd 41:645

Cochrane WJ, Thomas MA (1972) The use of ultrasound B-mode scanning in the localization of intrauterine contraceptive devices. Radiology 104:623–627

Ianniruberto A, Mastroberadino A (1972) Ultrasound localization of the Lippes Loop. Am J Obstet Gynecol 114:78–82

Kratochwil A (1976) Ultraschalldiagnostik in der Gynäkologie. Gynäkologe 9:166–180

McArdle CR (1978) Ultrasonic localization of missing intrauterine contraceptive devices. Obstet Gynecol 51:330–333

The Medical Device and Drug Advisory Commitees of Obstetrics and Gynecology (1978) Second Report on Intrauterine Contrazeptive Devices. Department of Health. Education and Welfare – Food and Drug Administration, Washington, D.C.U.S.

Meyenburg M, Höbich D, Hein H-W (1981) Sonographische Darstellung von Cu-T-Intrauterinpessaren. Ultraschall 2:153

Nelson LH, Miller JB (1979) Real-time ultrasound in locating intrauterine contraceptive devices. Obstet Gynecol 54:711–714

Nemes G, Kerenyi TD (1971) Ultrasonic localization of the IUCD: A new technique. Am J Obstet Gynecol 109:1219–1220

Ory HW (1981) Ectopic pregnancy and intrauterine contraceptive devices: New perspectives. Obstet Gynecol 57:137–144

Schmidt EH, Wagner H, Quackernack K, Beller FK (1979) Ergebnisse der Lageüberwachung von Intrauterinpessaren durch Ultraschall. Geburtshilfe Frauenheilkd 39:138

Winters HS (1966) Ultrasound detection of intrauterine contraceptive devices. Am J Obstet Gynecol 95:880–882

Wittmann BK, Chow TS (1976) Diagnostic ultrasound in the management of patients using intrauterine contraceptive devices. Br J Obstet Gynaecol 83:802

# 18 Mammadiagnostik

Die bildliche Darstellung der Brust mit Hilfe der Ultraschalldiagnostik findet ihren Ursprung bereits Anfang der 50er Jahre durch Arbeiten von Wild u. Neal (1951), die jedoch aufgrund der speziell angefertigten und damals für die Industrie uninteressanten Maschinen keine weitere Verbreitung fand. Erst nachdem die Ultraschalldiagnostik in anderen Bereichen voll etabliert war, wurden wieder spezielle Brustscanner entwickelt, v.a. von den japanischen Arbeitsgruppen Kobayashi (1974) und Wagai et al. (1967) sowie den australischen Arbeitsgruppen um Kossoff und Jellins in den Jahren 1971–1975. Durch die gleichzeitige Einführung des Grautonverfahrens durch dieselben Arbeitsgruppen wurde mit einem automatischen Wasserbadscanner eine bis dahin unerreichte Darstellungsmöglichkeit der weiblichen Brust im Ultraschallbild erreicht. Es muß jedoch betont werden, daß es zwar speziell für die Brust entwickelte Geräte gibt, deren Möglichkeiten aber auch insofern nicht über denen der guten Real-time-Scanner liegen, da sie die gleichen Limitationen in der Auflösung haben. Jedoch ist die Gesamtübersicht bei den Immersionsscannern ein Vorteil. Es gibt nicht *den* Mammascanner, der alles erlaubt. Zwei Hauptaufgaben der Ultraschalldiagnostik an der Mamma lassen sich bis zum heutigen Zeitpunkt unterscheiden:

1) Differenzierung palpabler Befunde (Patientinnen mit Symptomen) in zystisch und solide und die ultraschallmäßige Überwachung von Feinnadelbiopsien. Dies ist mit fast allen herkömmlichen Compound- und auch Real-time-Scannern mit und ohne Wasservorlaufstrecke möglich.
2) Strukturdarstellung der Mamma mit dem Versuch der Gewebecharakterisierung. Dies gelingt sicherlich nur ausreichend gut mit automatisierten Wasserbadscannern, wobei bis jetzt mit keinem Gerät eine echte Karzinomfrüherkennung möglich ist, so daß diese Aufgabe nur an Zentren und nur im Rahmen von Forschungsaufgaben sinnvoll und gestattet ist.

Unsere eigenen Erfahrungen beziehen sich auf Real-time-Untersuchungen seit 1975, sowie auf systematisch ausgewertete Untersuchungen mit einem modernen Wasserbadscanner seit 1979. Während dieser Zeit wurden weit über 1400 Patientinnen untersucht und mehr als 300 Karzinome sowie mehrere hundert gutartige Befunde pathohistologisch gesichert.

## 18.1 Normale Strukturen

Durch die fehlende Impression der Brust bei der Immersionsmethode können hier am ehesten die verschiedensten Bruststrukturen unterschieden werden (Abb. 18.1):

1) Mamille,
2) Kutis,
3) Subkutaner Fettsaum,
4) Drüsenkörper,
5) Brustwand mit M. pectoralis.

Im Einzelfall lassen sich dann noch weitere Mammastrukturen nachweisen (Abb. 18.2):

1) Ductus lactiferans,
2) Sinus lactiferus,
3) Montogmery-Drüse,
4) Subkutane Vene.

Nach unserer Erfahrung (Duda u. Hüneke 1982) lassen sich 4 Grundtypen des Drüsenkörpers darstellen:

1) zentral stark schallabsorbierender Typ (Abb. 18,3a, ungünstig für die Beurteilung),
2) homogen dichter Typ (Abb. 18,3b; problemlos),
3) teilinvolvierter Typ (Abb. 18.3c; durch Fettinfiltration ungünstig),

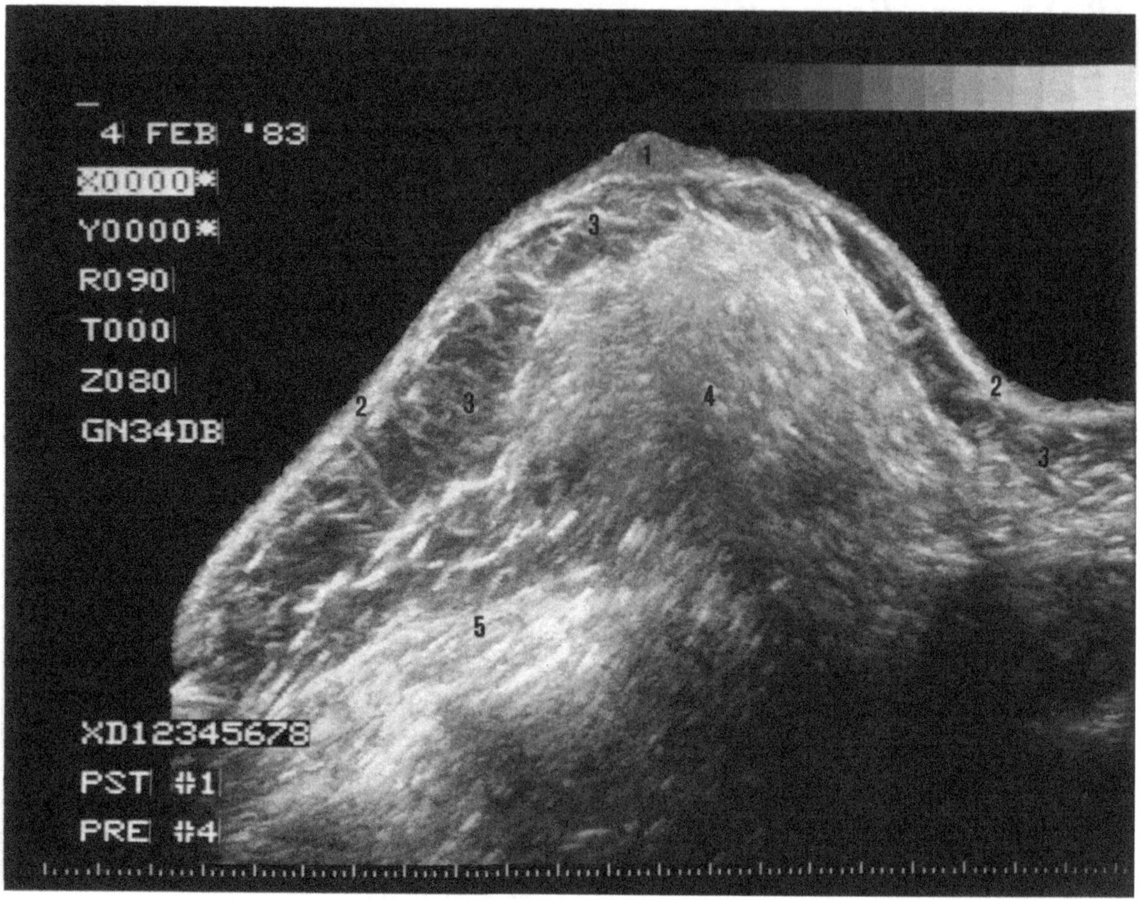


a

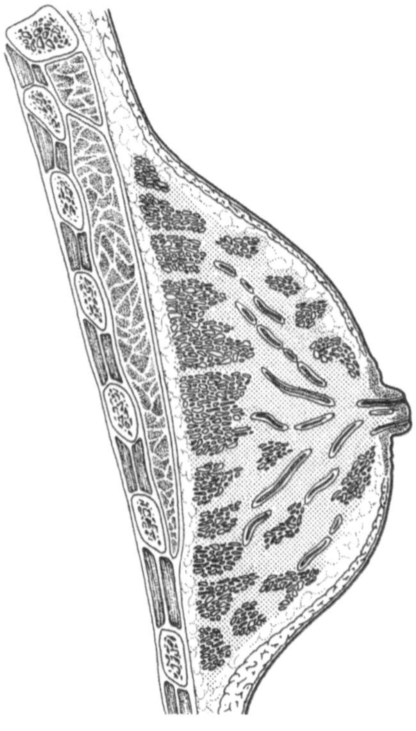

b

**Abb. 18.1. a** Ultraschallanatomie der normalen Brust (*1* Mamille, *2* Kutis, *3* Subkutanfett, *4* Drüsenkörper, *5* Brustwand). **b** Anatomische Skizze der normalen Brust

4) Involutionsmammae (Abb. 18.3d; hyporeflexives Fett erschwert die Erkennbarkeit pathologischer Prozesse).

Unsere Erfahrung zeigte auch, daß die homogen dichte und die teilinvolvierte Mamma (Typen 2 und 3) für die Mehrheit der Patientinnen gilt, d.h. bei der Mehrheit der Patientinnen finden sich günstige Untersuchungsbedingungen für die Sonographie.

## 18.2 Pathologische Strukturen

### Duktektasien

Da schon normal weite Milchgänge im Ultraschallbild zur Darstellung kommen (Abb.

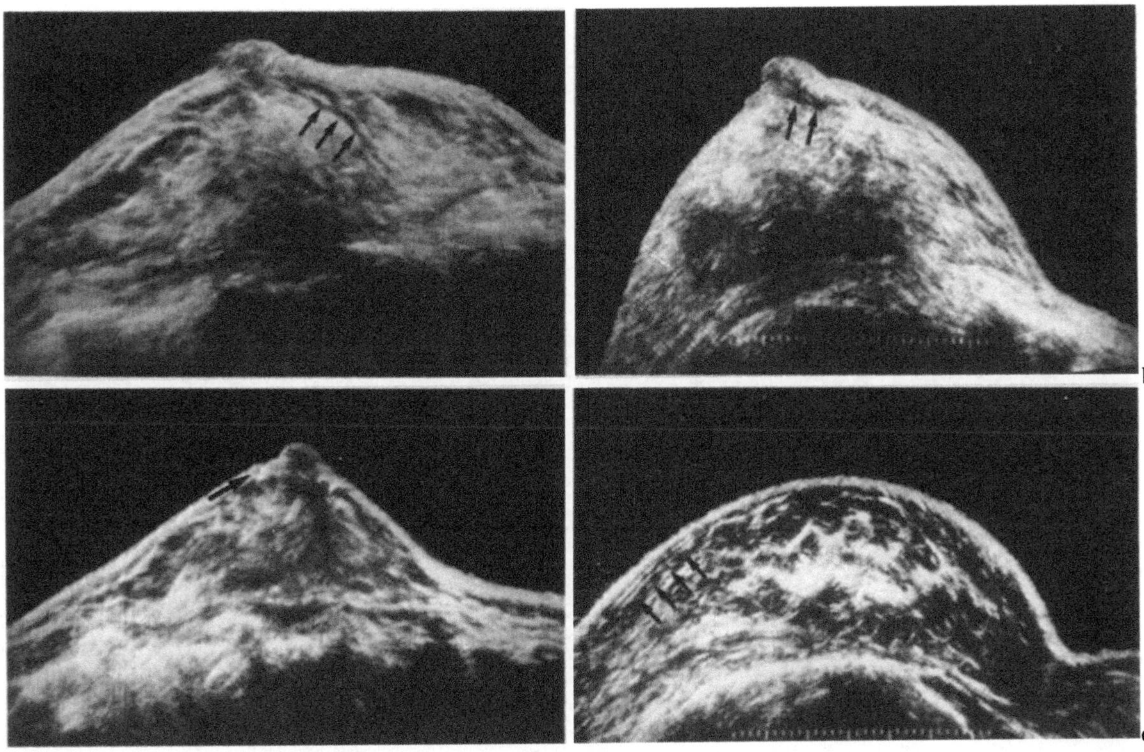

a b c d

**Abb. 18.2. a** Ductus lactiferans, **b** Sinus lactiferus, **c** Montgomery-Drüse, **d** Hautvene

18.2a), lassen sich natürlich auch Duktektasien sehen. Man glaubt nun Karzinome oder andere solide Strukturen bereits intraduktal zu erkennen, kann es aber nicht, da durch das relativ breite Schnittbild Überschneidungen zustande kommen und sich in Hohlräumen solide Strukturen hineinprojizieren, die nicht der Wirklichkeit entsprechen (Abb. 18.4a–c).

## Zysten

Hier liegt der Schwerpunkt der Ultraschalldiagnostik (Abb. 18.5–18.7). Viele Autoren haben auf die hohe Wertigkeit des Ultraschalls bereits hingewiesen (z.B. Jellins et al. 1975). Die typischen Zystenzeichen sind:

1) echoleerer Rundherd,
2) scharfe Vorder- und Hinterwandbegrenzung,
3) Schallverstärkung an der Hinterwand,
4) seitliches oder laterales Schallauslöschphänomen.

Zysten können jedoch unterschiedliche Bilder aufweisen. Bei entsprechendem Inhalt von Zelldetritus oder nach Einblutung in eine Zyste können sie als solide Strukturen erscheinen (Abb. 18.7b). Gekammerte Zysten können ebenso wie intrazystische Papillome eindeutig dargestellt werden (Abb. 18.7a). Die nach Zystenpunktion übliche Pneumozystographie ergibt – in Form einer hyporeflektiven Sichel – ebenfalls ein eindeutiges Ultraschallbild (Abb. 18.5b) und wird von uns regelmäßig dazu benutzt, um die korrekte oder inkorrekte Entleerung der Zysten (Abb. 18.6a, b) nachzuweisen. Nicht selten stellen sich Zysten nicht im Röntgenbild dar, so daß nach Entleerung einer Zyste ein Tastbefund noch vorhanden sein kann, der im Röntgenbild nicht abzuklären ist, während der Zystennachweis mit Ultraschall gut möglich ist.

## Schallauslöschphänomene (Shadowing)

Neben der Schallverstärkung am Hinterrand v.a. zystischer Befunde spielen Schallauslöschphänomene für die Befunderhebung an der Mamma eine größere Rolle als bei anderen Or-

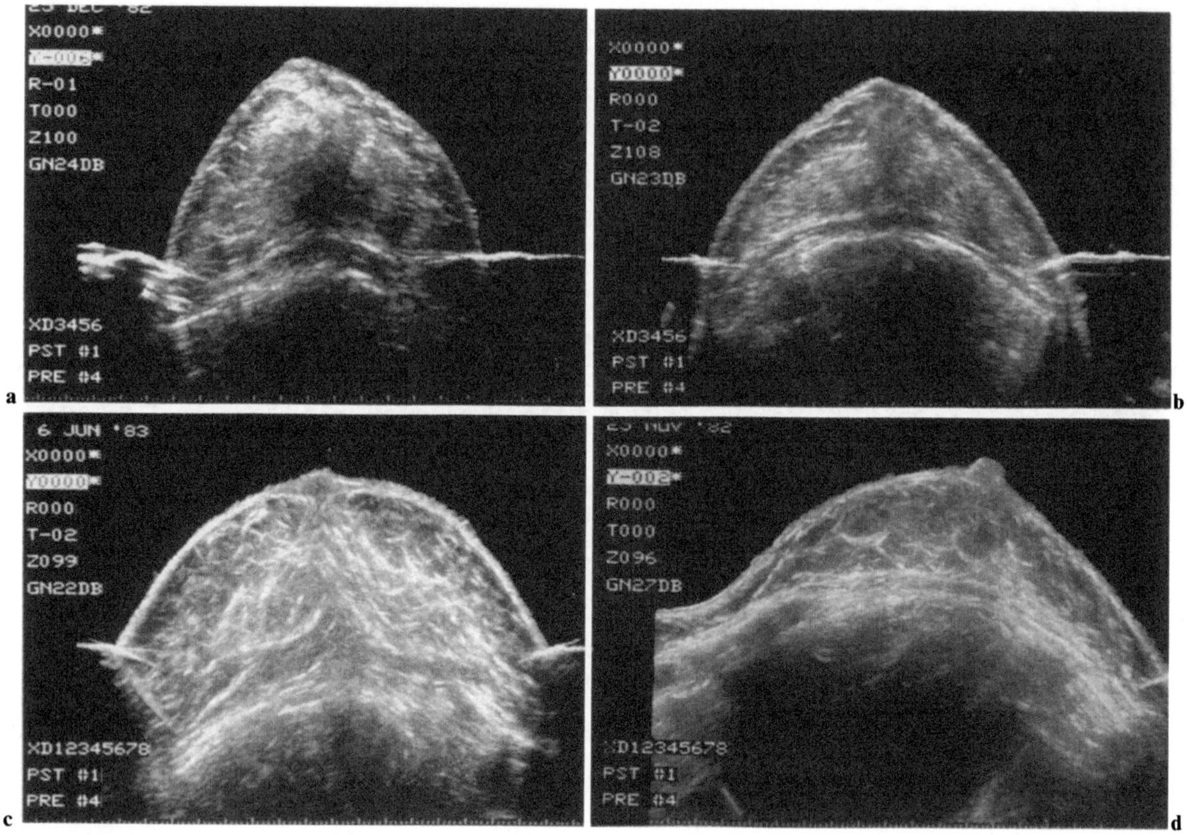

**Abb. 18.3a–d.** Ultraschalldrüsenkörpertypen: **a** zentral absorbierend, **b** homogen dicht, **c** teilinvolviert, **d** Involutionsmamma

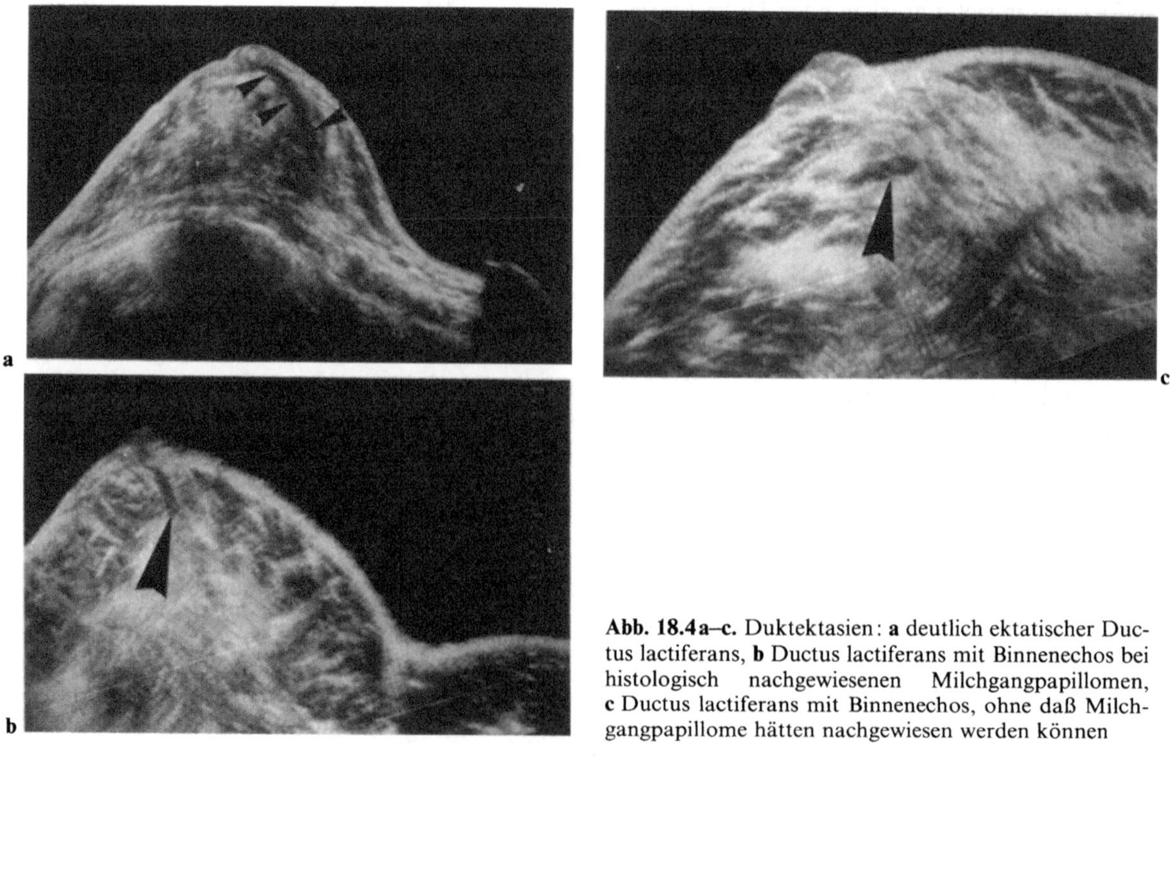

**Abb. 18.4a–c.** Duktektasien: **a** deutlich ektatischer Ductus lactiferans, **b** Ductus lactiferans mit Binnenechos bei histologisch nachgewiesenen Milchgangpapillomen, **c** Ductus lactiferans mit Binnenechos, ohne daß Milchgangpapillome hätten nachgewiesen werden können

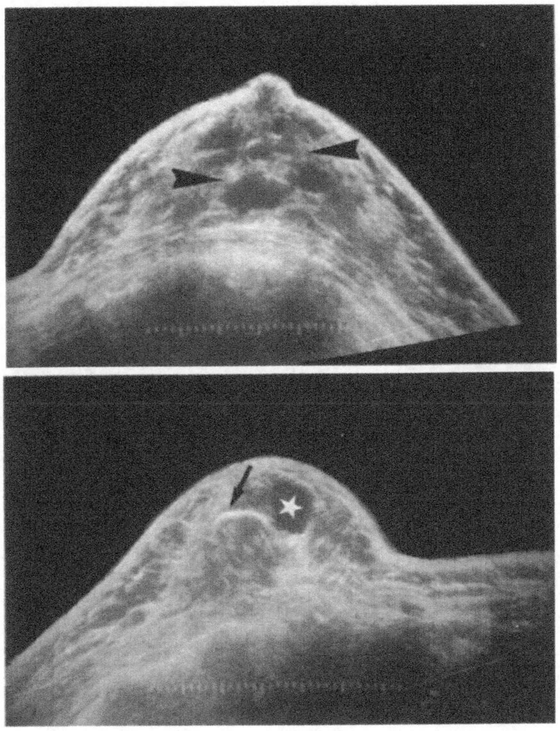

a

b

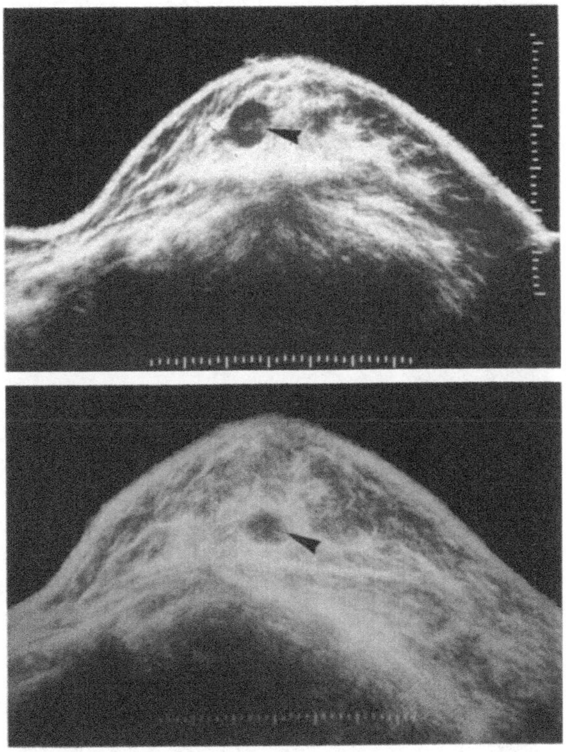

a

b

**Abb. 18.5.** **a** Polyzystisch veränderter Drüsenkörper; **b** Mammazyste (*Stern*) und hyperreflektive Sichel bei Zustand nach Zystenpunktion mit anschließender Luftinsufflation (*Pfeil*)

**18.7.** **a** Intrazystisches Papillom (histologisch gesichert; *Pfeil*); **b** Zyste mit Binnenechos (bei Punktion sehr zähflüssiger Inhalt)

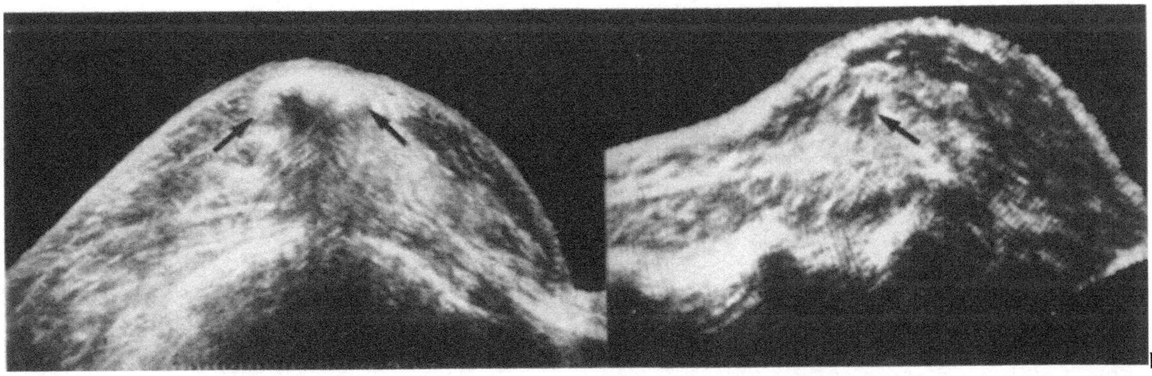

a b

**Abb. 18.6.** **a** Hyperreflexiv wolkige Struktur und areflexiver Bezirk bei unvollständig entleerter Zyste; **b** Residualzustand nach Zystenpunktion

ganen. Lediglich bei der Steindiagnostik (Galle, Niere) erlangen sie gleichartige Bedeutung.

Schallauslöschung (Shadowing) entsteht durch spezielle Reflexionsverhältnisse bei streng parallelem Schallwelleneinfall, durch starke Reflexion infolge hoher akustischer Impendanz (z.B. Kalk) und durch hohe Energieabsorption in einem Gewebe. Eine exakte Erklärung dafür, wieso dieser Gewebefaktor besonders bei Mammakarzinomen auftritt, ist jedoch bisher nicht gefunden worden. Wir unterscheiden grundsätzlich das laterale „Shadowing“ vom „Mittelshadowing“.

Das Erstgenannte tritt am Rand von Zysten

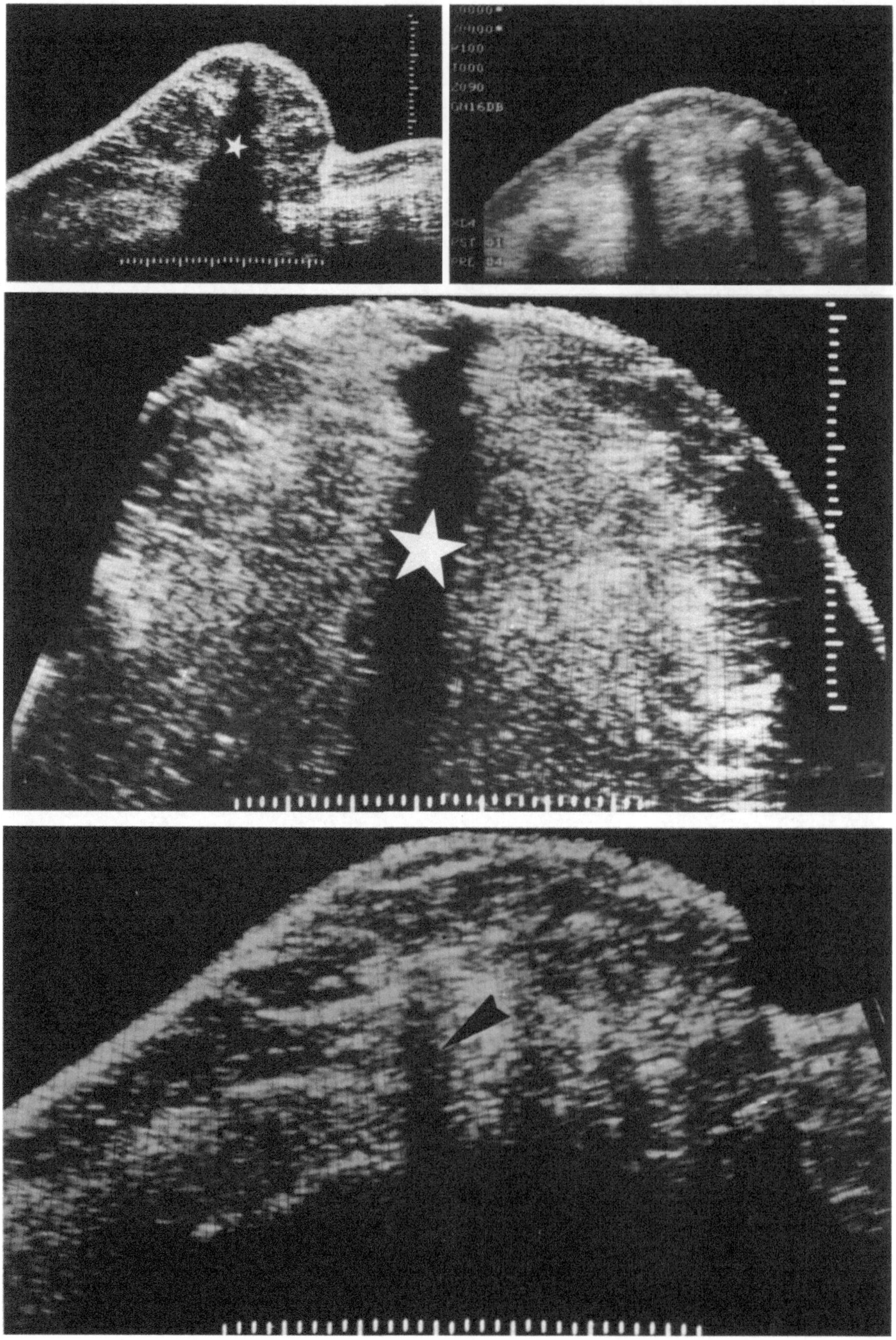


a c b d

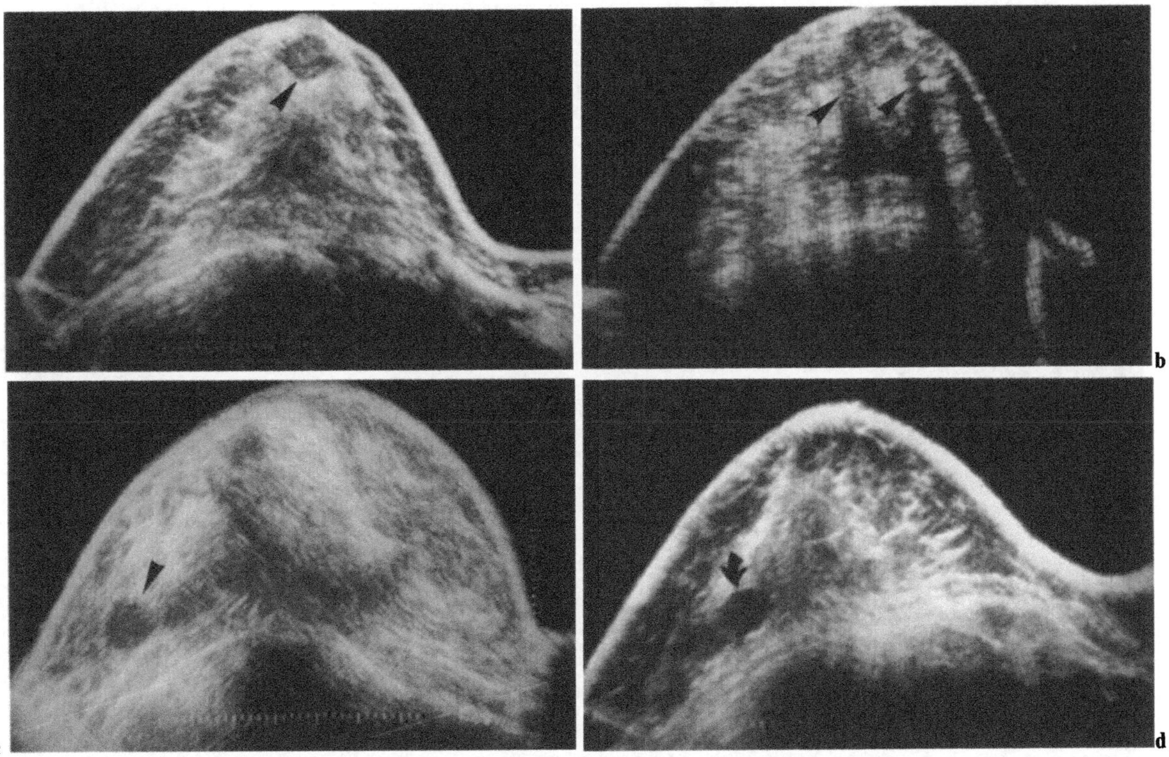


**Abb. 18.9a–d.** Sonographisch typisches Fibroadenom: **a** Compoundscan (glatt berandet, homogene Binnenechostruktur), **b** Einfachscan (laterales Schallauslöschphänomen; *Pfeile*), **c** durch exzentrische Lage mammographisch schwer darstellbares Fibroadenom (punktionshistologisch gesichert), **d** mammographisch nicht darstellbares Fibroadenom (*Pfeil*), brustwandnah im dichten Drüsenkörper gelegen

und Fibroadenomen (Abb. 18.9 und 18.27) auf, während das Mittelshadowing typisch für szirrhöse Karzinome ist (Abb. 18.8d). Die einfache Unterteilung: laterales Shadowing = gutartiger Befund, Mittelshadowing = bösartiger Befund ist jedoch unzulässig, da beide Phänomene auch bei anderen Befunden auftreten. So können wir das Mittelshadowing normal hinter der Mamille (Abb. 18.8c) beobachten. In Ergänzung dazu kann bei Karzinomen sogar eine Schallverstärkung auftreten (Abb. 18.17).

## Fibroadenome

Als die häufigsten gutartigen Mammatumoren konnten auch wir die Fibroadenome bei Patientinnen in einem Alter zwischen 18 und 70 Jahren beobachten, bei einem Verteilungsgipfel zwischen dem 20. und 50. Lebensjahr. Die typischen Ultraschallcharakteristika sind hier (vgl. Abb. 18.9a–d):

1) homogen verteilte und regelhaft strukturierte Binnenechos (ca. 70–80% der Fälle),
2) glatte Begrenzung und Verdrängungsrandsaum (ca. 50–60% der Fälle),
3) laterales Schallauslöschphänomen (ca. 30–40% der Fälle).

Neben den oben beschriebenen typischen Fällen (Abb. 18.10a, b) gibt es aber auch Fibroadenome, die für maligne Tumoren sprechende Charakteristika aufweisen, z.B. unscharfe Begrenzung, inhomogen irreguläre Binnenechos, zentrales oder mittleres Schallauslöschphänomen; jedoch konnten Strukturmuster wie Besenreiser- oder Tannenbaumphänomen von uns nie bei Fibroadenom beobachtet werden. Das sog. Mittelshadowing kann in einzelnen Fällen ein Hinweis dafür sein, daß neben dem Fibro-

---

◀ **Abb. 18.8a–d.** Schallauslöschphänomene (Shadowing) unterschiedlicher Genese. **a** Mamillenshadowing, **b** Shadowing bei Mastitis, **c** Shadowing bei verkalktem Fibroadenom, **d** Shadowing bei szirrösem Karzinom

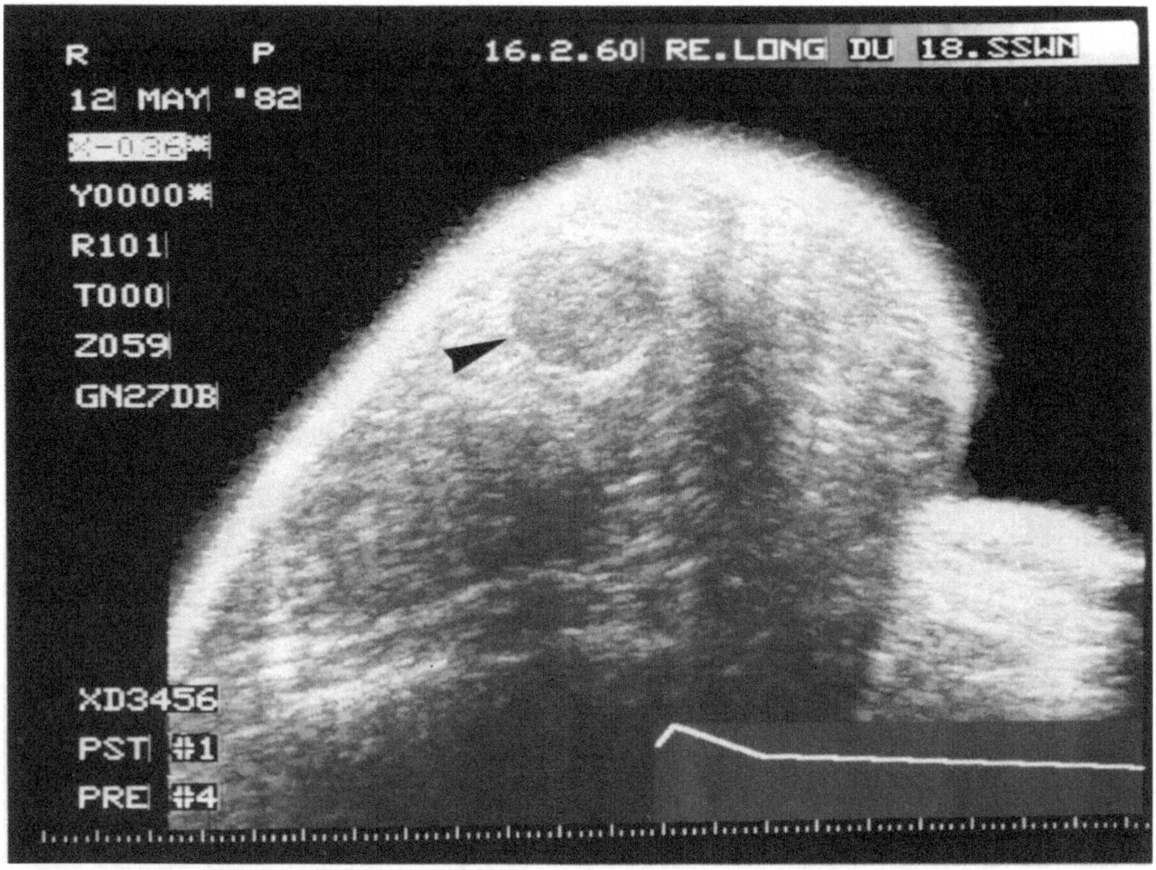


a

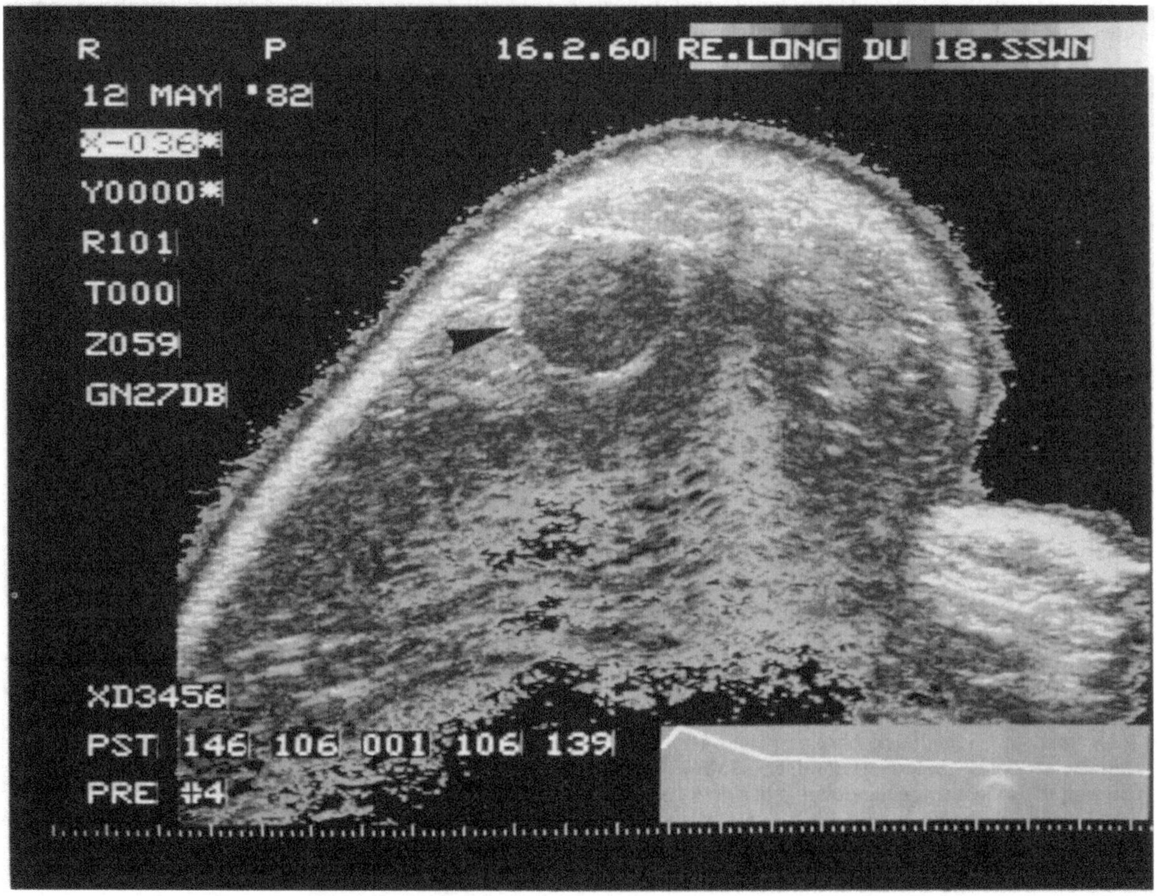


b

**Abb. 18.10a, b.** Ultraschallmammogramm eines Fibroadenoms: **a** normale Bildverarbeitung, **b** Post-processing

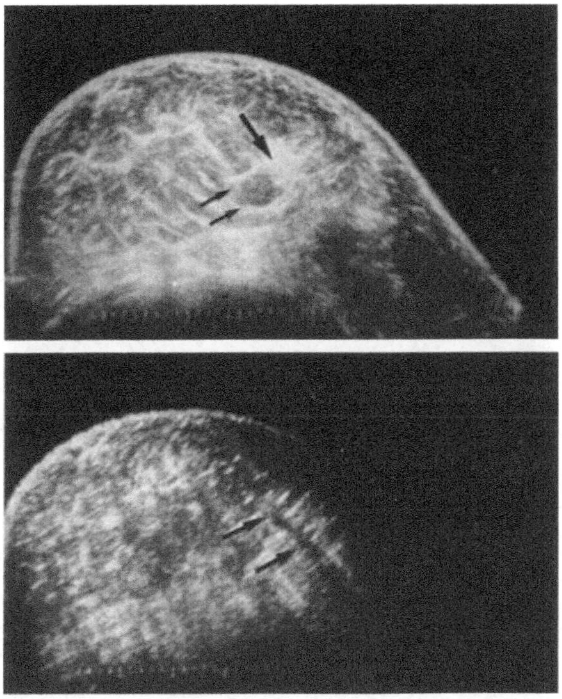

**Abb. 18.11. a** Fibroadenom im dichten Drüsenkörper, Compoundscan (alle Schallköpfe), **b** Neben dem Fibroadenom zeigt sich beim Einfachscan (1 Schallkopf) das Shadowing eines benachbarten Karzinoms

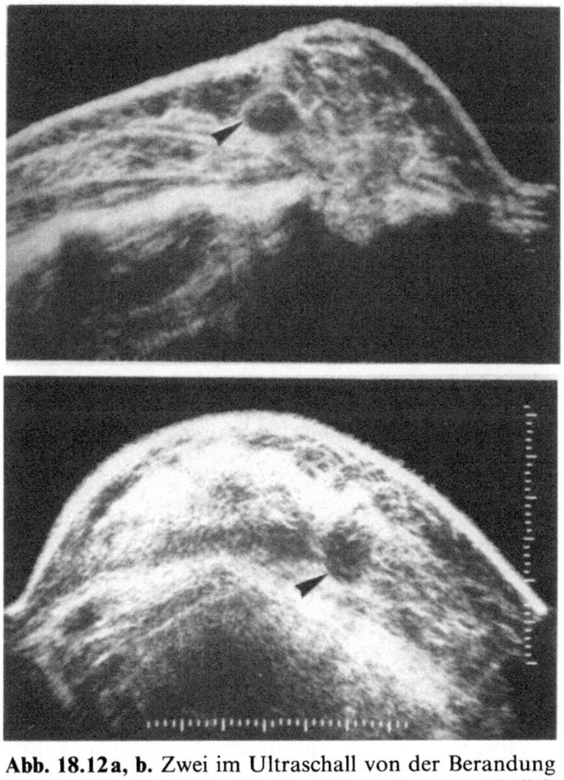

**Abb. 18.12 a, b.** Zwei im Ultraschall von der Berandung und der Binnenechostruktur her Fibroadenomen ähnlich erscheinende Karzinome

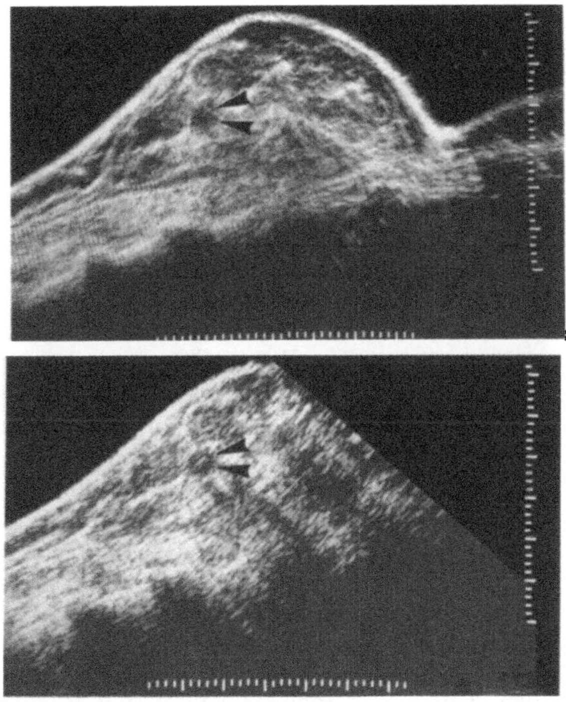

**Abb. 18.13 a, b.** Karzinom mit Rundherdcharakter: **a** Compoundscan, **b** Einfachscan

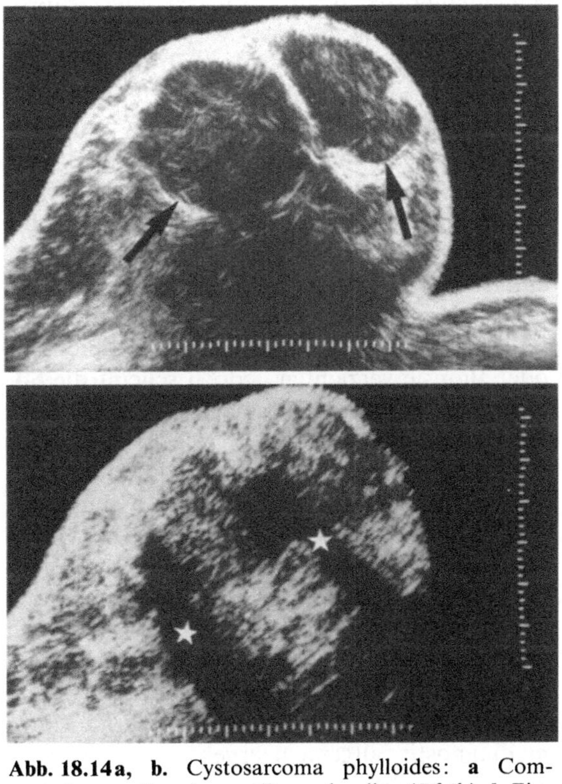

**Abb. 18.14 a, b.** Cystosarcoma phylloides: **a** Compoundscan mit mehreren Tumorknollen (*Pfeile*), **b** Einfachscan mit lateralem Schallauslöschphänomen

adenom auch noch ein Karzinom vorliegt. Diese auch bei uns gemachte Erfahrung (Abb. 18.11) bestätigt die Forderung mancher Pathologen, auch bei glatt begrenzten Fibroadenomen einen Teil des umgebenden Gewebes mit zu entfernen.

Zysten mit Binnenechos sowie Fettgewebsnekrosen können durchaus im Ultraschallbild Fibroadenome vortäuschen (Abb. 18.7b). Ebenso können Karzinome Formen aufweisen, die Fibroadenomen sehr ähnlich sind (Abb. 18.12 und 18.13). Ein spezieller Übergangs- bzw. Grenzbefund zwischen gutartigem und bösartigem Tumor stellt das Cystosarcoma phylloides dar (Abb. 18.14). Hier liegt ein polyzyklischer, glatt begrenzter mehrknolliger Tumor mit relativ regelhaften Echos vor (18.14a). Im Einfachscan („simple scan") findet sich laterales Shadowing. Der in den oberen Tumoranteil hineinwachsende Gewebszapfen war pathohistologisch teilweise maligne entartet.

Verschiedene Autoren (Harper u. Kelly-Frey 1980; Jellins et al. 1978) berichten, daß die Erkennung gutartiger Befunde, v.a. der Fibroadenome, in fast allen Fällen mit Ultraschall möglich ist. Wir konnten bestätigen, daß die Ultraschalldiagnostik beim Vorliegen eines Fibroadenoms die Radiologie sowohl in der Fähigkeit, dieses darzustellen, als auch in der Möglichkeit übertrifft, es als eher gutartig zu klassifizieren (Hüneke 1982). Man kann durchaus fordern, bei Patientinnen mit klinischem Verdacht auf ein Fibroadenom, bei jungen Patientinnen mit dichtem Drüsenkörper und auch bei Verdacht auf Zysten die Ultraschalluntersuchung dem Röntgen vorzuschalten. Es soll jedoch dabei betont werden, daß wir im Zweifelsfall nicht auf die Röntgenmammographie und/oder Biopsie verzichten, jedoch scheint die Sonographie bei diesen Befunden in vielen Fällen der Radiologie überlegen.

Fibroadenome, die durch Punktion und histologische Aufarbeitung der Gewebsstanze gesichert werden konnten, können bei nicht durchgeführter Operation mittels Ultraschall überwacht werden. In diesem Zusammenhang sei auf die große Bedeutung einer speziellen Mammapathologie als Referenzzentrum für jeden an der Mamma tätigen Diagnostiker hingewiesen. Ultraschall, Mammographie und Mammadiagnostik allgemein ergeben erst in enger Zusammenarbeit mit einem spezialisierten Mammapathologen gute Ergebnisse.

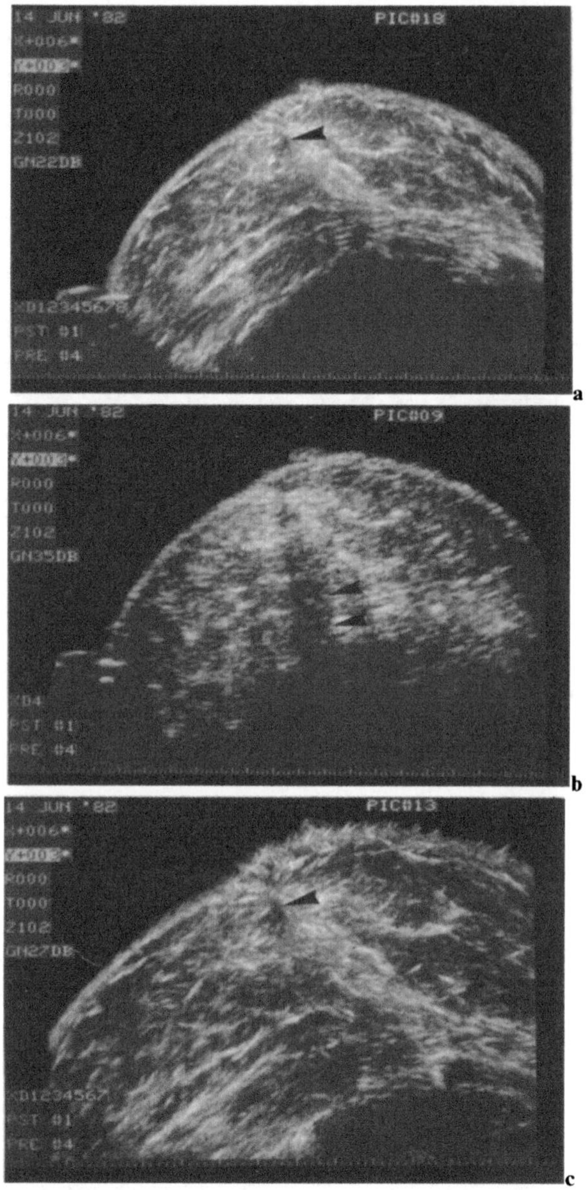


a b c

**Abb. 18.15a–c.** Im Ultraschall als Strukturunterbrechung mit Besenreisern imponierendes Karzinom: **a** Compoundscan, **b** Einfachscan (*Pfeile*: Shadowing), **c** Vergrößerung

### Karzinome

Bei Karzinomen wird immer wieder die Frage gestellt, inwieweit eine Früherkennung möglich ist, wobei hiermit die Erkennung von Tumoren unter 10 mm oder sogar unter 5 mm (Mikrokarzinome) gemeint ist.

Obwohl, wie wir meinen, eine Screeninguntersuchung zur Früherkennung des Mammakarzinoms mit Ultraschall nicht möglich ist und

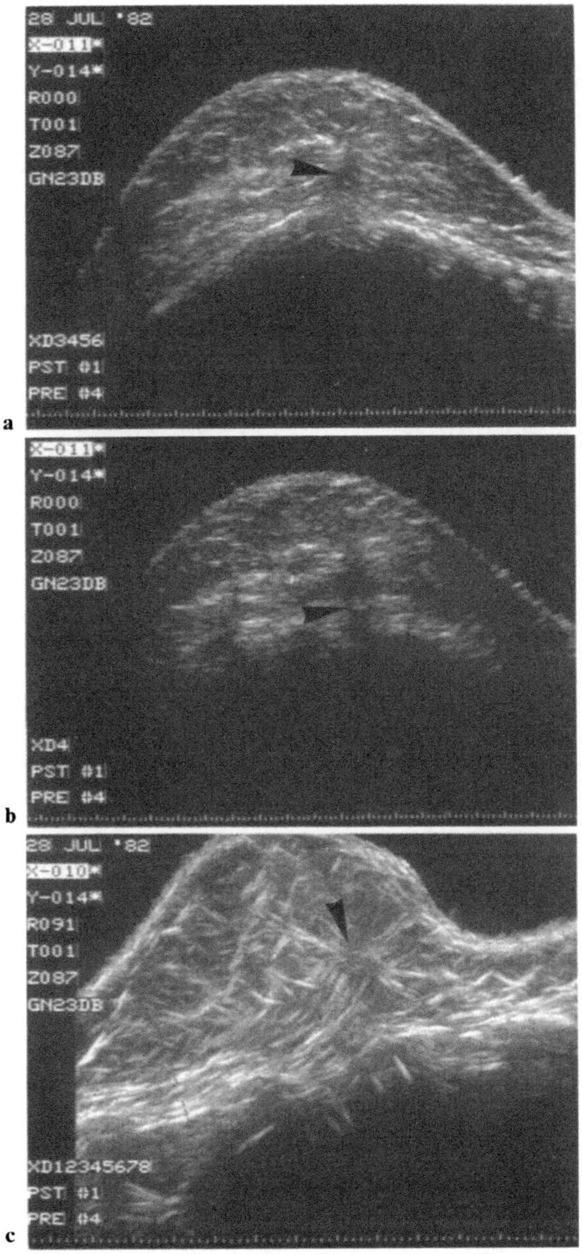


**Abb. 18.16a–c.** Im Ultraschall als Strukturunterbrechung mit Besenreisern imponierendes Karzinom: **a** Compoundscan, **b** Einfachscan (*Pfeile*: Shadowing), **c** Vergrößerung

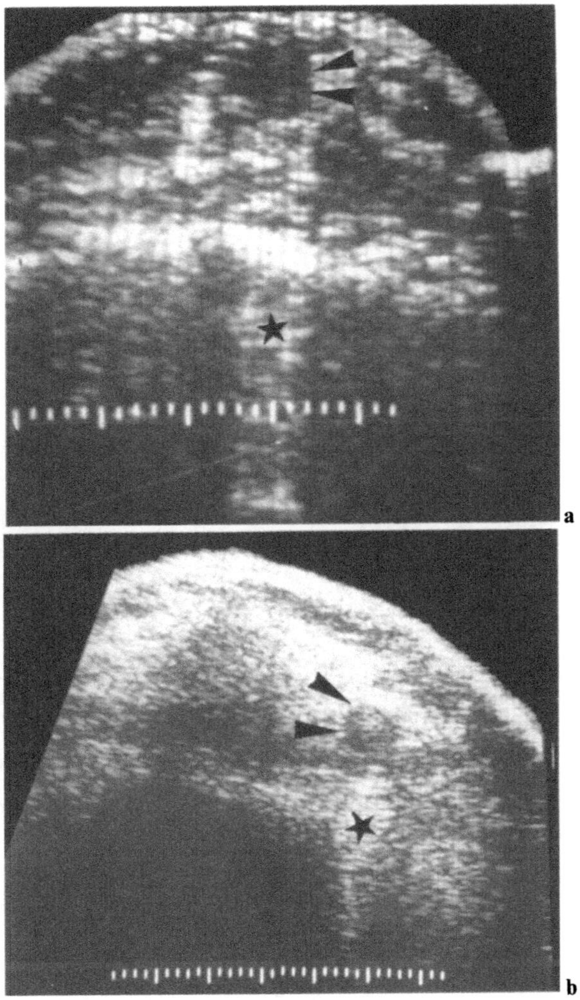


**Abb. 18.17a, b.** Zwei Karzinome mit Rundherdcharakter (*Pfeile*) und Schallverstärkung (*Sterne*)

die Röntgenmammographie die dominierende Rolle spielt [es fehlt z.B. die sonographische Darstellung von Mikrokalzifikationen; obwohl von einem Autor (Mulz 1981) auch über Mikrokalzifikation berichtet wird, konnten wir dies in keinem einzigen Fall nachvollziehen, und auch neuere Arbeiten (Lambie et al. 1983) sprechen eindeutig gegen diese Ansicht], halten wir es für sinnvoll, typische Ultraschallkriterien für die Karzinome insgesamt und ihre unterschiedliche Wertigkeit für einzelne histologische Wachstumstypen aufzuzeigen. Für die Gruppe der Adenokarzinome können im Prinzip 2 verschiedene Grundtypen herausgearbeitet werden: der unscharf begrenzte Herdbefund mit inhomogen irregulären oder flauen Binnenechos. Man findet häufig echodichte Ausläufer, von uns als Besenreiser oder Tannenbaumphänomen bezeichnet (Abb. 18.15a+c). Es kommt zur Hautabflachung oder -einziehung oberhalb des Tumorbereichs (Abb. 18.15a und 18.18a). So kann eine Abflachung der Haut ein frühes Warnsignal für einen zu erwartenden Tumor

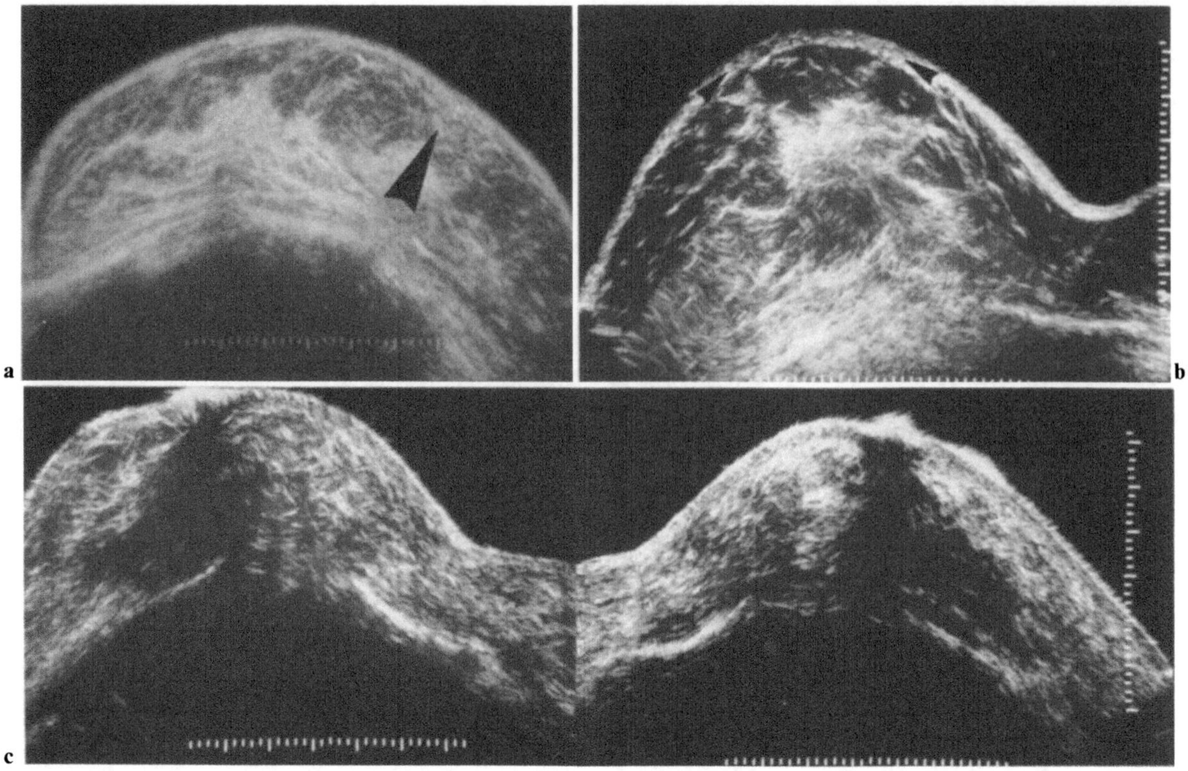

**Abb. 18.18a–c.** „Hautphänomene": **a** „flattening" (Abflachung), **b** Lymphödem der Kutis, **c** beide Mammae einer Patientin durchsetzender Cancer en cuirasse

sein. Das von vielen Autoren als wichtigster Hinweis bei Karzinom beschriebene Sekundärphänomen „Shadowing" findet sich häufig (Abb. 18.15b). Diese Erscheinungsform tritt in unseren Beobachtungen bei etwa einem Drittel der Fälle auf (Abb. 18.16). Schallverstärkung an der Tumorhinterwand wie bei Zysten wird nie gesehen.

Der zweite, mit 10–15% Häufigkeit vorkommende Typ bereitet Schwierigkeiten bei der Darstellung überhaupt, ist nicht charakteristisch und läßt sich schlecht gegen gutartige Befunde abgrenzen. Wir finden häufig einen unscharf berandeten Herd mit flauen Binnenechos und ohne Sekundärphänomene wie Schallauslöschphänomen oder Schallverstärkung (Abb. 18.12 und 18.13).

Für alle Karzinome traten die malignitätstypischen Strukturmerkmale nach Literaturangaben mit folgender Häufigkeit auf:

1) unscharfe Begrenzung 28%,
2) Besenreiser (echodichte Ausläufer) 60–70%
3) inhomogen, irreguläre Binnenechos ca. 60%,
4) Schallauslöschphänomen (Mittelshadowing) 70–80%,
5) Tannenbaumphänomen ca. 30%.

Viele Karzinomtypen stellen Mischtypen dar und bieten auch von daher ein inhomogenes Bild von teilweise glatter Tumorbegrenzung und noch halbwegs regelhaften Binnenechos bis zu eindeutig irregulären Binnenechos und Tannenbaumphänomen. Es finden sich Schallverstärkung und Schallauslöschphänomene. Falsch-positive Schallauslöschphänomene treten v.a. bei verkalktem Fibroadenom und bei Narben auf (Abb. 18.8c). In fast 20% der Fälle findet man bei Krzinomen eine Schallverstärkung am Tumorhinterrand. Jedes nekrotisch zerfallende Karzinom kann eine Schallverstärkung haben, jedoch sehen wir es typisch beim Carcinoma medullare (Abb. 18.17a) und zerfallendem Karzinom (Abb. 18.17b).

Neben dem Primärtumor lassen sich auch andere mit einem Mammakarzinom möglicherweise einhergehende Veränderung sonographisch nachweisen (Abb. 18.18):

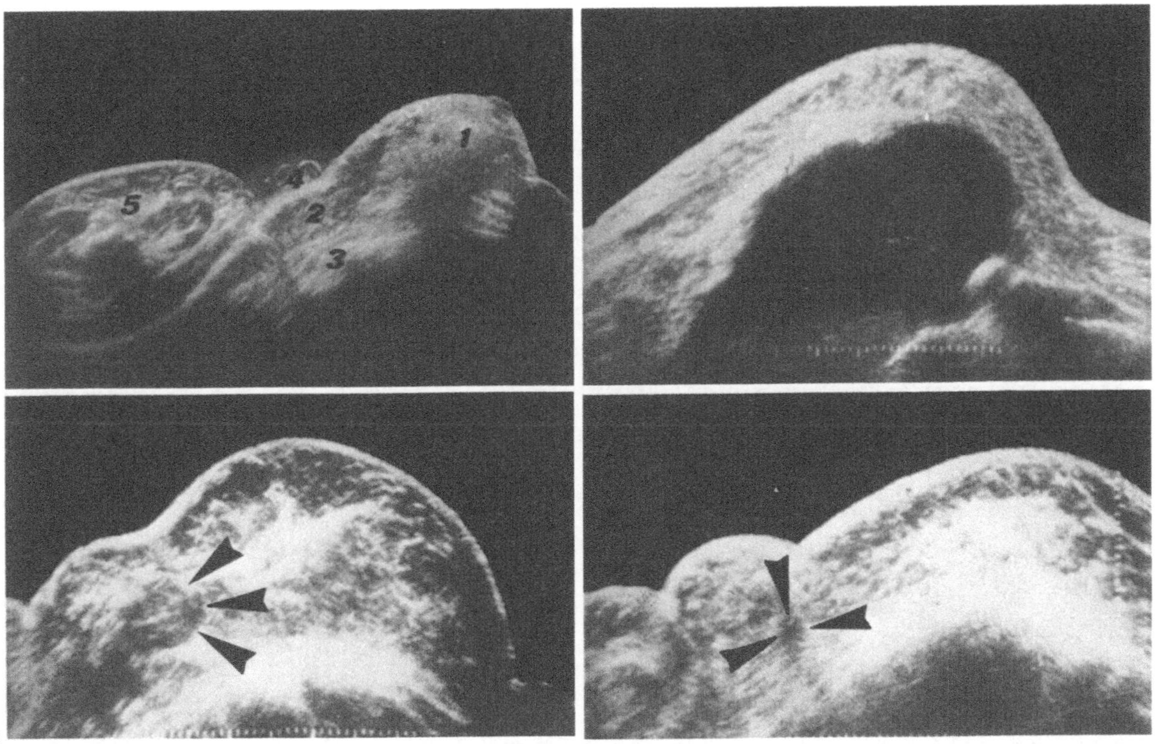


**Abb. 18.19 a–d.** Darstellung axillärer Strukturen: **a** Übersicht (*1* Drüsenkörper, *2* Axilla, *3* Brustwand, *4* axilläre Behaarung, *5* Oberarm). **b** Von thorakal in die Mamma eingebrochener paraneoplastischer Prozeß. **c** Verkalkter axillärer Lymphknoten (*Pfeile*) nach Tbc. **d** Axilläre Lymphknotenmetastasen bei Mammakarzinom

1) Hauteinziehung bzw. -abflachung,
2) Peau d'orange, Lymphödem der Kutis,
3) Cancer en cuirasse.

Die fast ausschließlich mit der Immersionsmethode mögliche gleichzeitige Darstellung der Axilla (Abb. 18.19a) bietet sowohl gegenüber der Röntgenmammographie als auch der Realtime-Sonographie Vorteile. Neben großen paraneoplastischen Prozessen (Abb. 18.19b) gelingt die Lymphknotendarstellung (Abb. 18.19c, d). Es läßt sich zwar nichts über die Herkunft eines Primärtumors sagen, aber manchmal kann der axilläre Befund größer als der Primärtumor (Abb. 18.20a, b) oder von präoperativem Interesse sein.

Das kleinste als Herdbefund bisher von uns dargestellte Karzinom hatte einen pathohistolo-

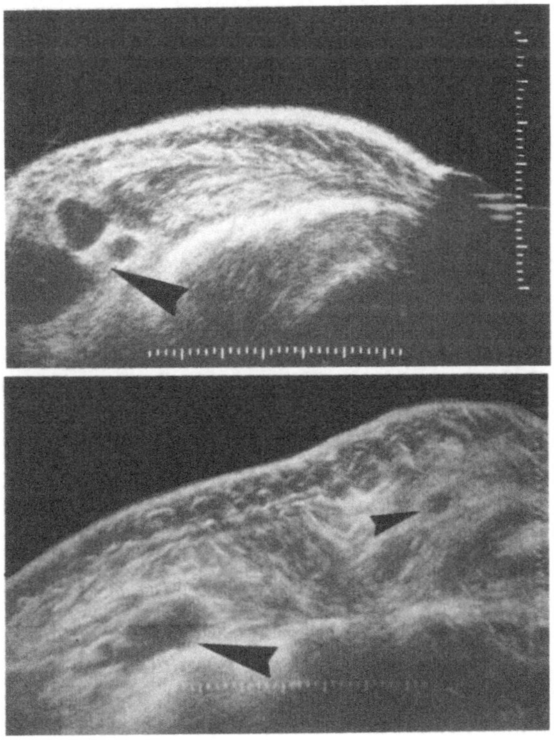


**Abb. 18.20 a, b.** Axilläre Lymphknotenmetastasen bei Mammakarzinom: **a** axilläres Lymphknotenpaket (*Pfeil*), **b** große axilläre Lymphknotenmetastase (*großer Pfeil*) bei kleinem Primärherd (*kleiner Pfeil*) ▶

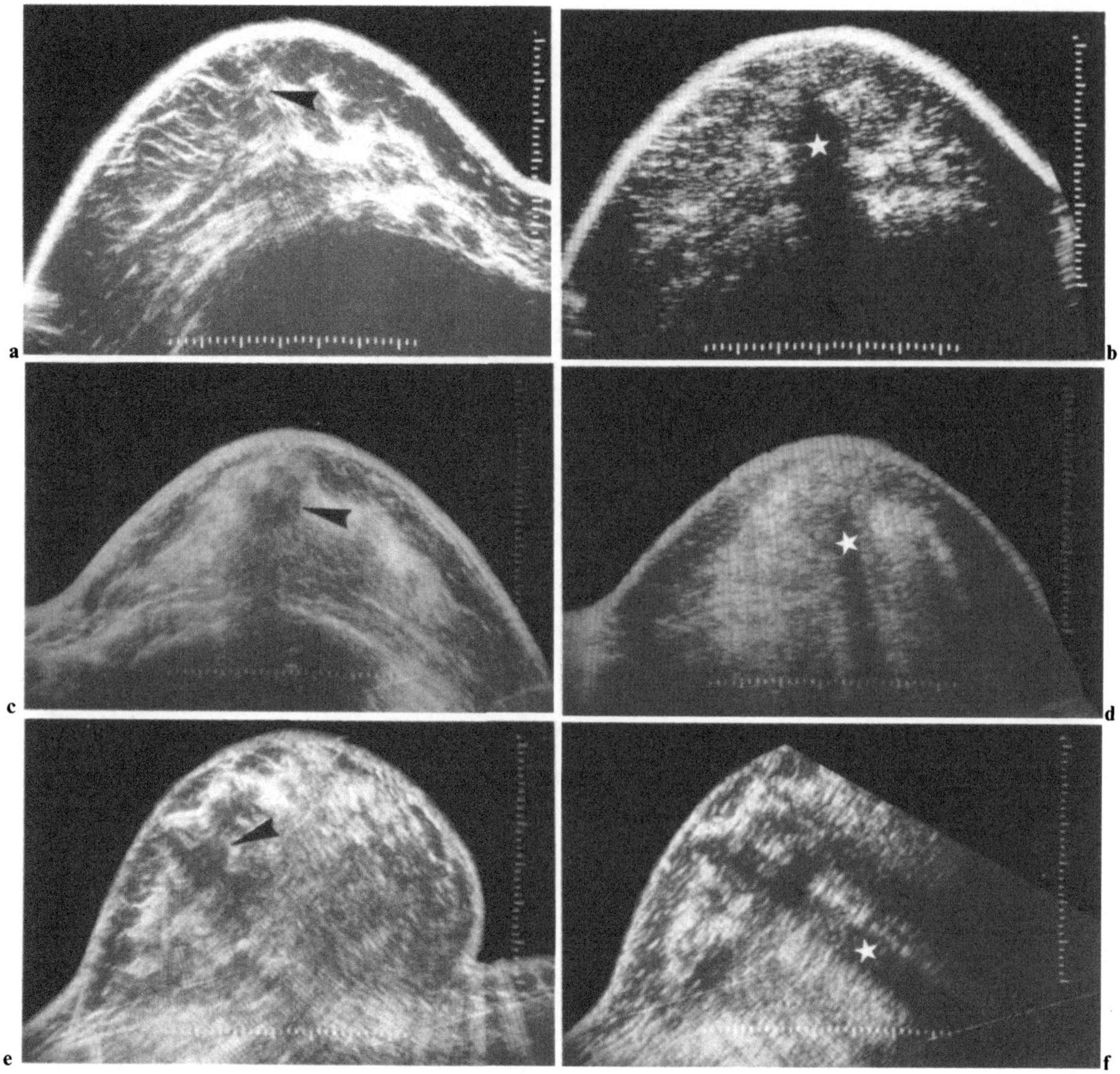

**Abb. 18.21 a–f.** Drei Fälle (a, b; c, d; e, f) von mastopathischen Veränderungen mit zunehmend auffälligeren Herdbefunden (**e** Tannenbaumphänomen) und Schallauslöschphänomenen (*Sterne* in **b, d, f**)

gischen Durchmesser von 6 mm. Zu gleichen Befunden gelangen Harper u. Kelly-Frey (1980) mit 7 mm und Jellins et al. (1975) mit 5 mm. Die Frage, ob der Nachweis des wichtigsten Röntgenzeichen zur Karzinomfrüherkennung (Mikrokalzifikation, Partikelgröße 0,2–0,8 mm!) auch sonographisch erfaßbar sei, muß nach unseren Erfahrungen eindeutig verneint werden. Hier ist die Radiologie der Sonographie eindeutig überlegen und damit weiterhin die „Goldwährung" in der Mammadiagnostik.

Narbengewebe macht die Karzinomdiagnostik nicht nur im klinischen und radiologischen, sondern ganz ähnlich auch im sonographischen Bereich schwer oder sogar unmöglich. Auffällige Befunde konnten manchmal nur pathohistologisch als Narbengewebe abgeklärt werden und waren ansonsten durch kein nichtinvasives Diagnoseverfahren von einem Karzinom abzugrenzen.

## Mastopathien

Unsere Erfahrung mit Mastopathien (Grade I–III nach Prechtel) haben gezeigt, daß die Mastopathien I und II in ca. 60% der Fälle und

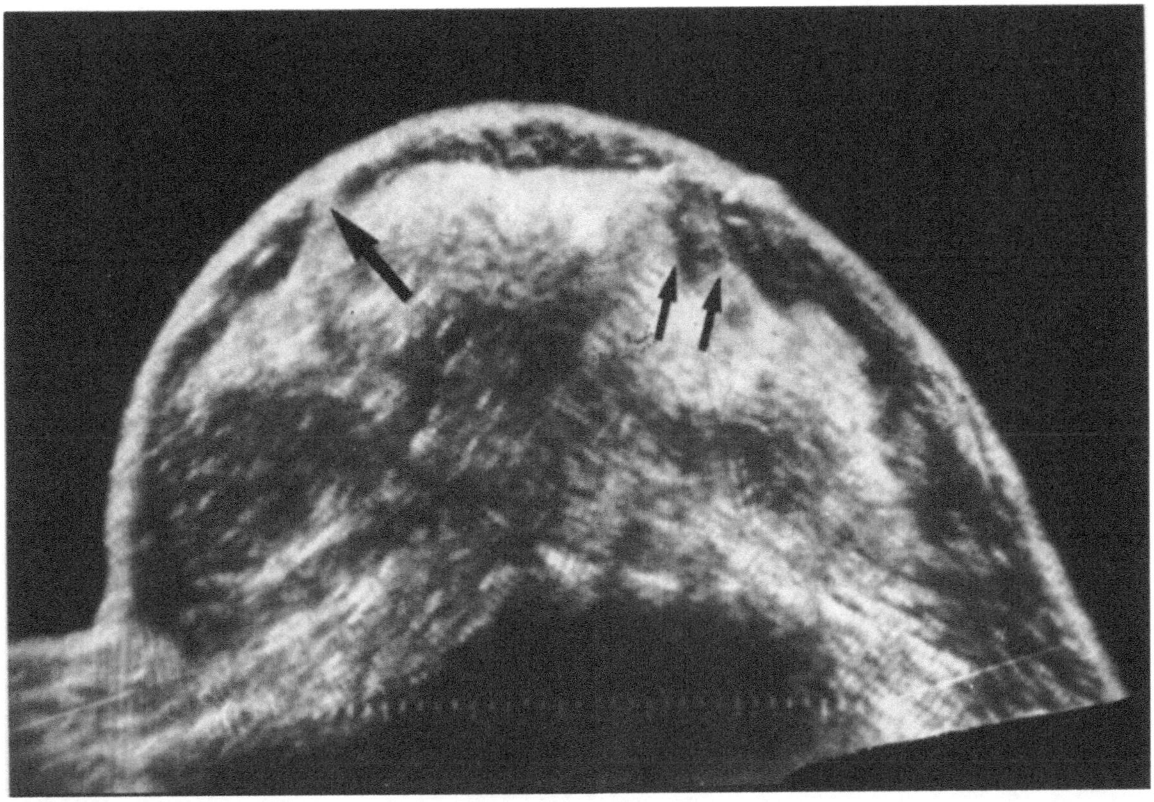

**Abb. 18.22.** „Suspekter Palpationsbefund": Drüsenkörpervorbuckelung (*großer Pfeil*), Fettinfiltration (*kleine Pfeile*)

Mastopathien III sogar bei fast 90% suspekte Befunde ergaben. Dies verleiht dem Ultraschall bei dem bis zu 22fachen erhöhten Entartungsrisiko der Mastopathie III (Bässler 1978) auf diesem Gebiet eine besondere Bedeutung. Allerdings läßt sich bei einer sonographisch auffälligen mastopathischen Veränderung kein Rückschluß vom Ultraschallerscheinungsbild auf den vorliegenden histologischen Differenzierungsgrad ziehen. Sowohl Mastopathien II wie auch III können gleichermaßen malignitätsverdächtige Befunde hervorrufen (Abb. 18.21a–f). In Problemfällen bleibt die Frage offen, ob der dort erhobene Befund dem bei der Patientin später nachgewiesenen intraduktalen Karzinom oder der umgebenden Mastopathie III entsprach. Trotzdem bleibt festzuhalten, daß der Ultraschall auf dem Gebiet der Mastopathien ein wichtiger Wegweiser für eine weitergehende diagnostische Abklärung ist. Darüber hinaus gibt es eine Reihe unklarer Befunde, die bei gleichzeitig suspektem Palpationsbefund diagnostische Schwierigkeiten bereiten (Abb. 18.22 und 18.23).

## Mastitis

Entzündungen lassen sich sonographisch dann gut erkennen, wenn sie Einschmelzung oder Abszedierung aufweisen (Abb. 18.24a–d). Ohne Einschmelzung findet sich nur ein untypisches Muster. Bemerkenswert erscheint die Möglichkeit, Abszedierungen schon vor ihrer klinischen Erfaßbarkeit sonographisch nachzuweisen.

## Implantate

Große Silikonimplantate stellen sich ähnlich wie Zysten dar (Abb. 18.25a). Durch die glatte Abgrenzung wird der Rand gut dargestellt, was röntgenmammographisch sehr schwierig ist. Es können manchmal jedoch Gewebewucherungen nicht von Artefakten (Wiederholungsechos) unterschieden werden. Retromammäre Implantate (Abb. 25b) lassen eine gute Darstellung des Mammagewebes zu.

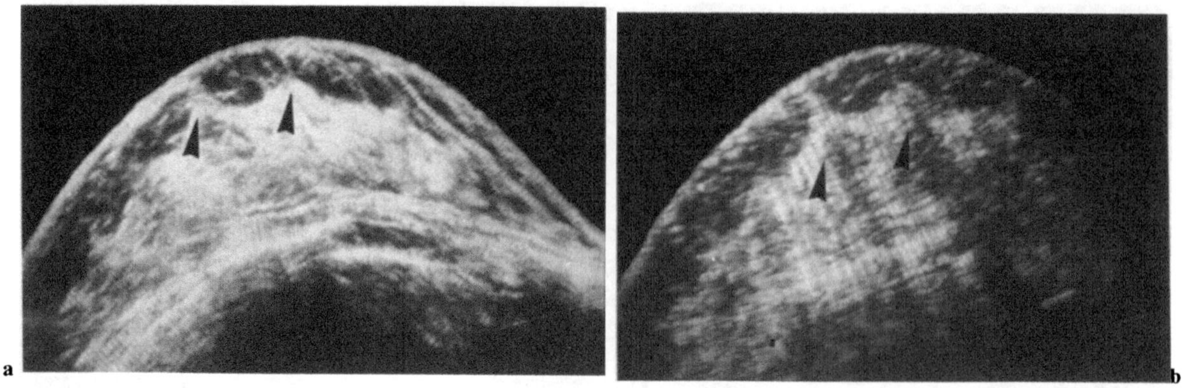

Abb. 18.23a, b. „Suspekter Palpationsbefund": Drüsenkörpervorbuckelungen (*Pfeile* in a) mit Schallauslöschphänomen (*Pfeile* in b)

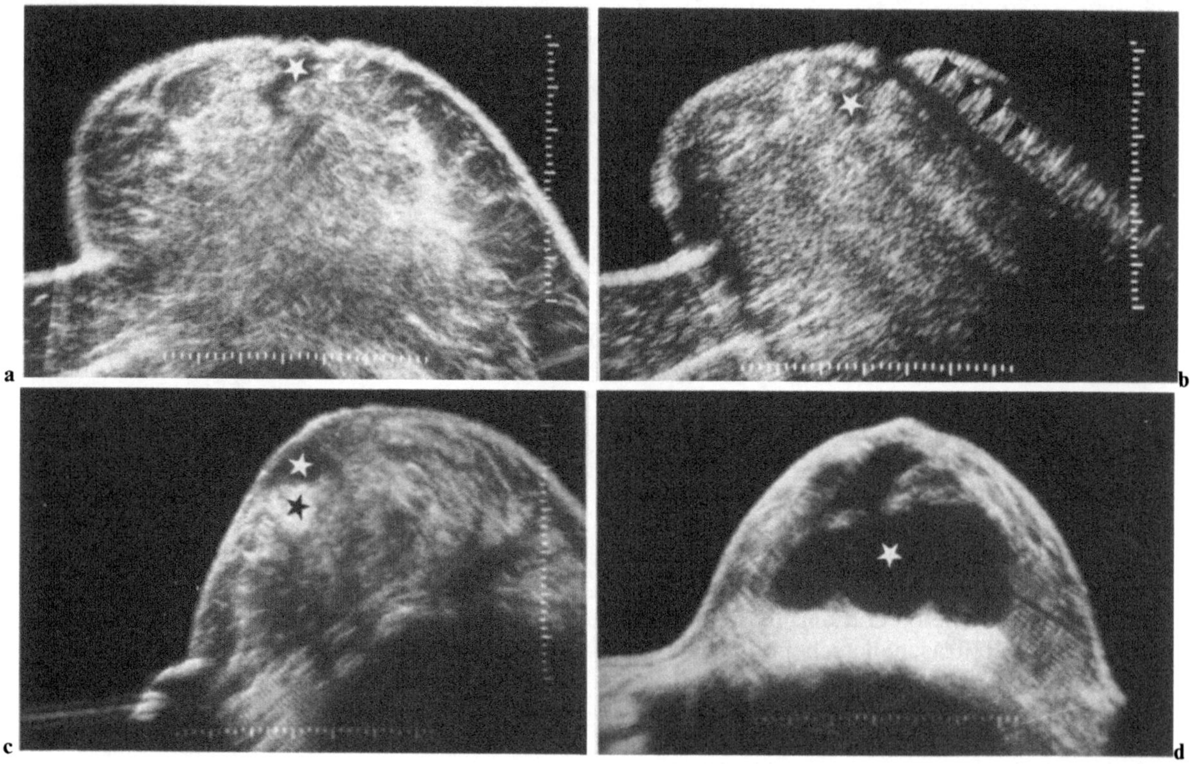

Abb. 18.24a–d. Abszedierte Mastitiden: a Mastitis non puerperalis (Compoundscan; *Stern*: Abszeßhöhle), b Mastitis non puerperalis (Einfachscan; *Stern*: Abszeßhöhle; *Pfeile*: Schallauslöschphänomen hinter Hauteinziehung), c Mastitis non puerperalis (*weißer Stern*: abszedierter Teil; *schwarzer Stern*: solider Teil), d massive Mastitis purpuralis (*Stern*: Abszeßhöhle)

### Gynäkomastien

Nicht unerwähnt bleiben soll die Möglichkeit des Einsatzes der Sonographie auch auf dem Gebiet der Gynäkomastie. Die eigenen Erfahrungen bestätigen dabei die Beobachtungen von Jellins et al. (1975) und Wigley et al. (1981), daß man grundsätzlich zwischen einem mehr fokalen (Abb. 18.26c, d) und einem mehr diffusen (Abb. 18.26a, b) Typ unterscheiden kann.

## 18.3 Real-time-Untersuchung

Natürlich können mit hochauflösenden Realtime-Scannern ähnliche Befunde wie mit spe-

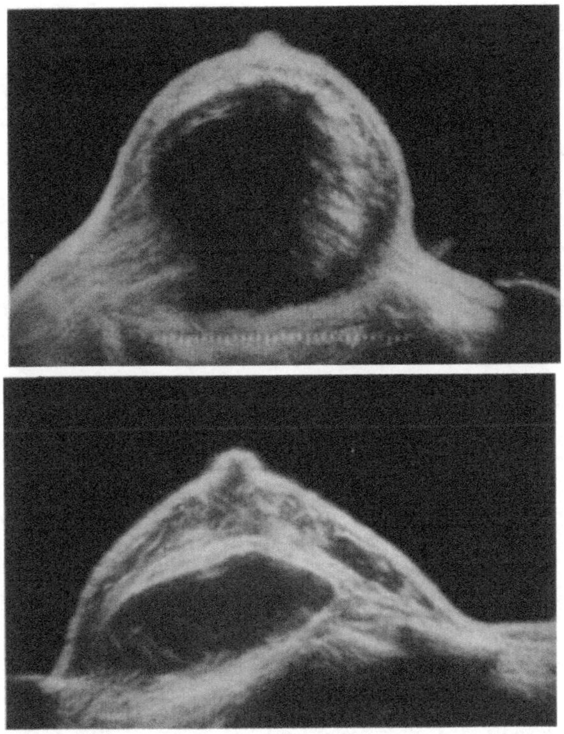

a b

**Abb. 18.25a, b.** Augmentationsplastiken: **a** intramammäres Implantat, **b** retromammäres Implantat

ziellen Mammascannern gefunden werden (Abb. 18.27a–g). Jedoch muß man für die Diagnostik einige Unterschiede kennen. Zum einen bietet die Real-time-Untersuchung nur einen Ausschnitt aus der Brust und läßt dadurch eine Gesamtbetrachtung der Brustarchitektur nicht zu, die jedoch ein wichtiges Kriterium darstellt, v.a. bei der Erkennung sehr kleiner Befunde, denn häufig führt die Erkennung eines kleinen Herdbefundes über die Darstellung der unterbrochenen Brustarchitektur. Die dann folgende gezielte Suche in einem speziellen Areal kann einen Tumor verifizieren, der bei einer nur ausschnittweisen Darstellung der Brust leicht übersehen worden wäre (Abb. 18.27f, g). Vergleiche von Octoson-Scan und Real-time-Scan ergaben unterschiedliche Wertigkeiten.

Gerade bei einem so inhomogenen Gebilde wie der Brust erscheint es nötig, die verschiedenen Ultraschalldarstellungsmöglichkeiten zu nutzen; bei der Real-time-Untersuchung ist jedoch, entweder nur ein paralleler oder nur ein sektorartiger Ausschnitt möglich. Ein Compoundscan mit seitlich einfallenden Ultraschallstrahlen und damit ganz anderen Informatio-

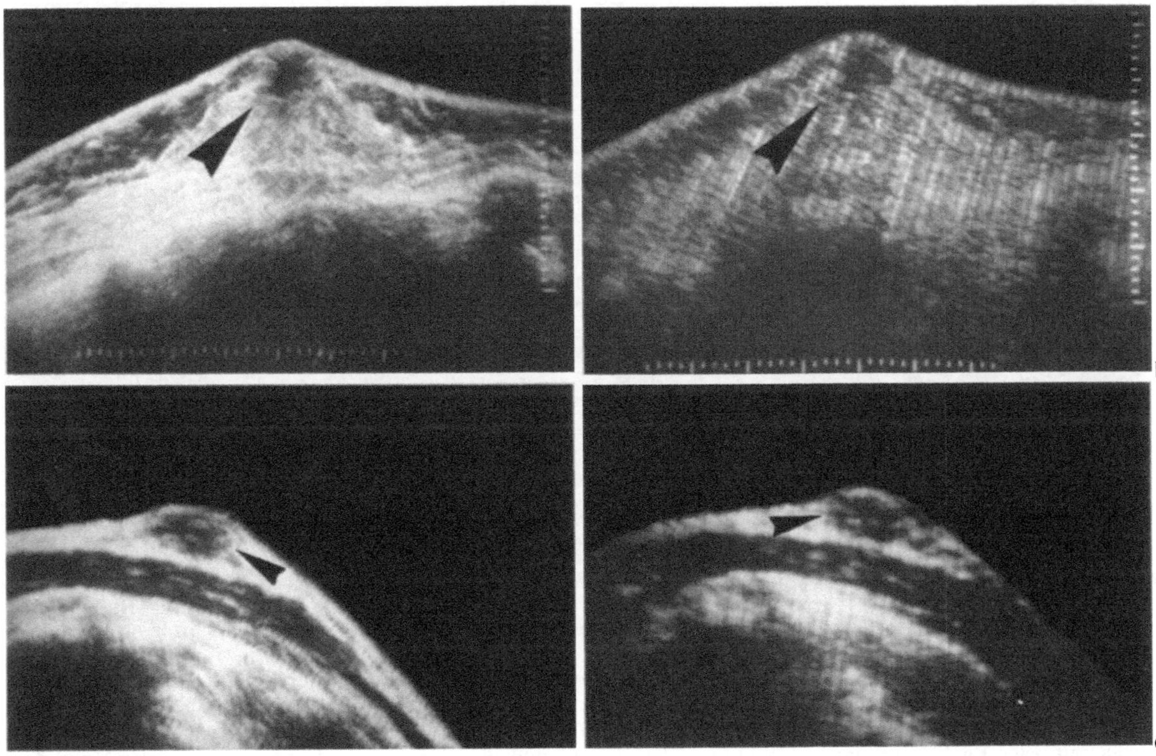

a b c d

**Abb. 18.26a–d.** Gynäkomastien: **a, b** (Compound- und Einfachscan bei unscharf berandetem Typ, **c, d** bei glatt berandetem Typ

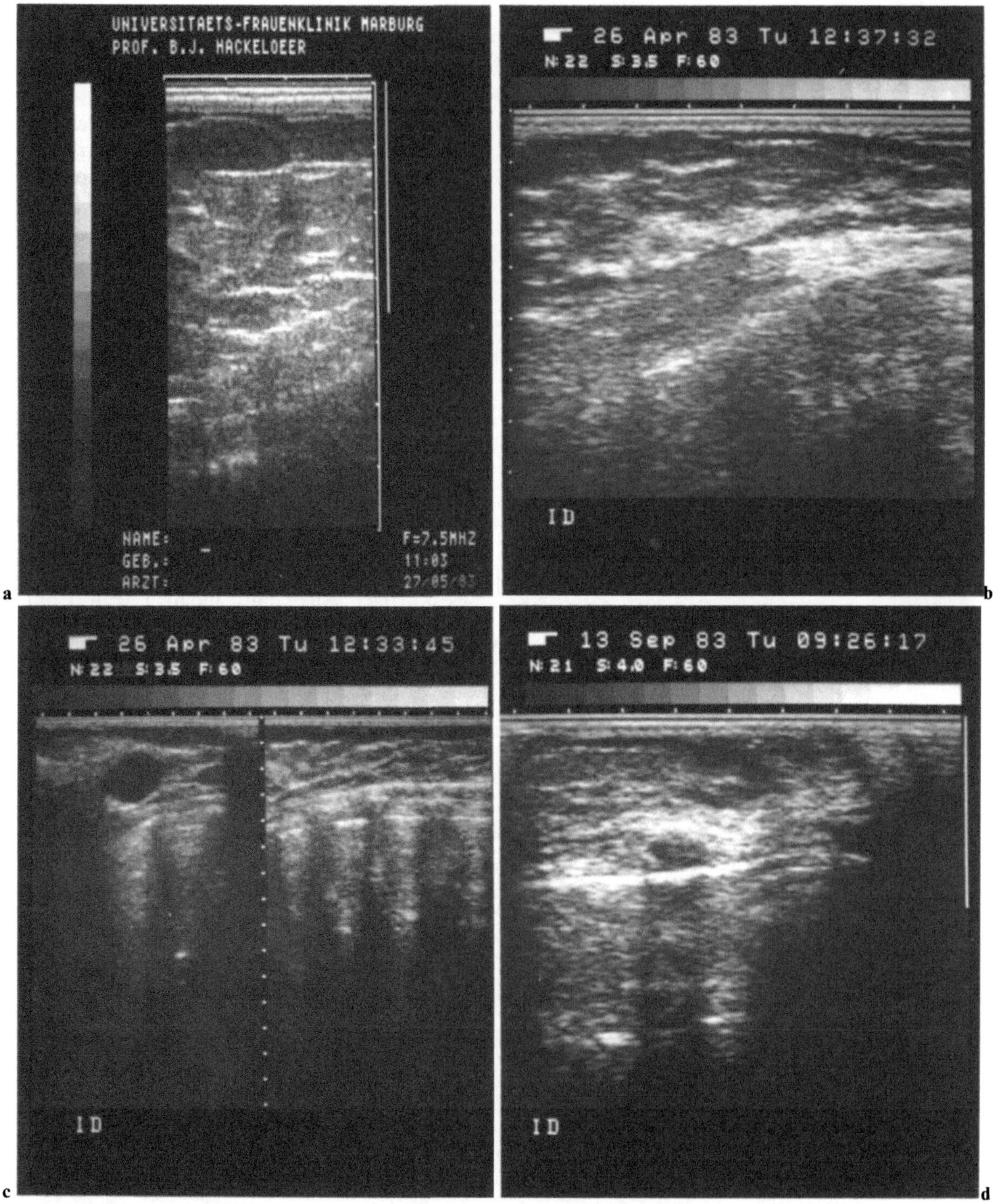


**Abb. 18.27a–g.** Real-time- und Octoson-Ultraschallmammographie. **a–d** Real-time-U. (**a** 7,5 MHz, Involutionsmamma; **b** 5 MHz, Normalbefund; **c** 5 MHz, Zyste; **d** 5 MHz, Karzinom). **e** Vergleich zwischen Octoson- und Real-time-U. eines Karzinoms: (1) und (2) zeigen das Karzinom als Herdbefund (1) und mit Schallauslöschphänomen, während 2 verschiedene Real-time-Scanner, (3) und (4), kein Shadowing aufweisen. **f** Karzinomvergleich (wie **e**): Hier wird das Carcinoma solidum simplex im Octoson-U., (1) und (2), nur schwer als Herdbefund erkennbar, während beide Real-time-Scanner, (3) und (4), den Befund eindeutig demonstrieren. **g** Vergleich beider Methoden bei einem Fibroadenom (Durchmesser 1,7 cm). Im Octoson-U. ist der Herdbefund abgrenzbar (1) und zeigt eine Schallverstärkung (2). Ein Real-time-Scanner (3) demonstriert den Befund gut, während er im Bild (4) kaum erkennbar ist.

(1) (2) e (3) (4)

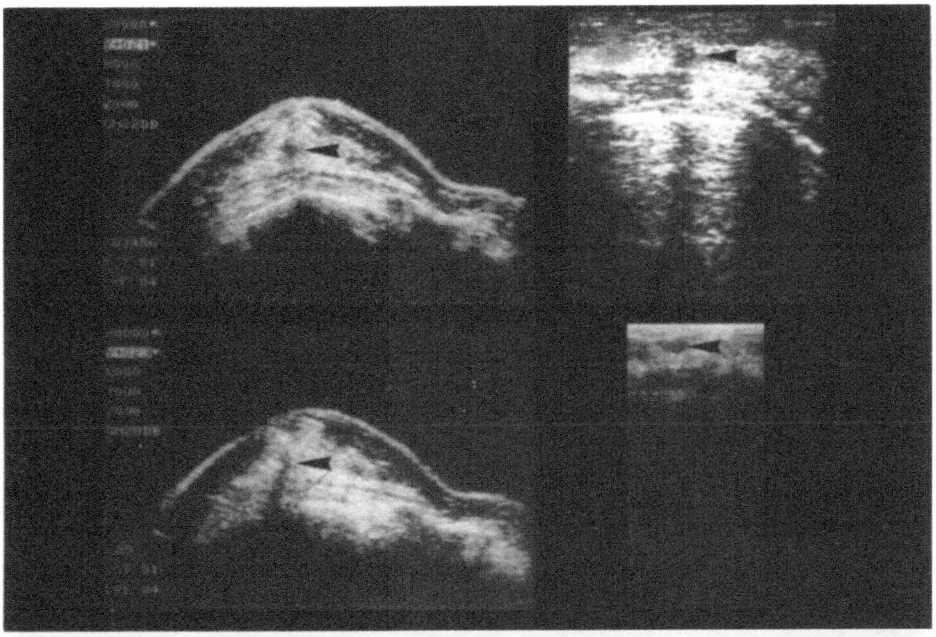

(1) (2) f (3) (4)

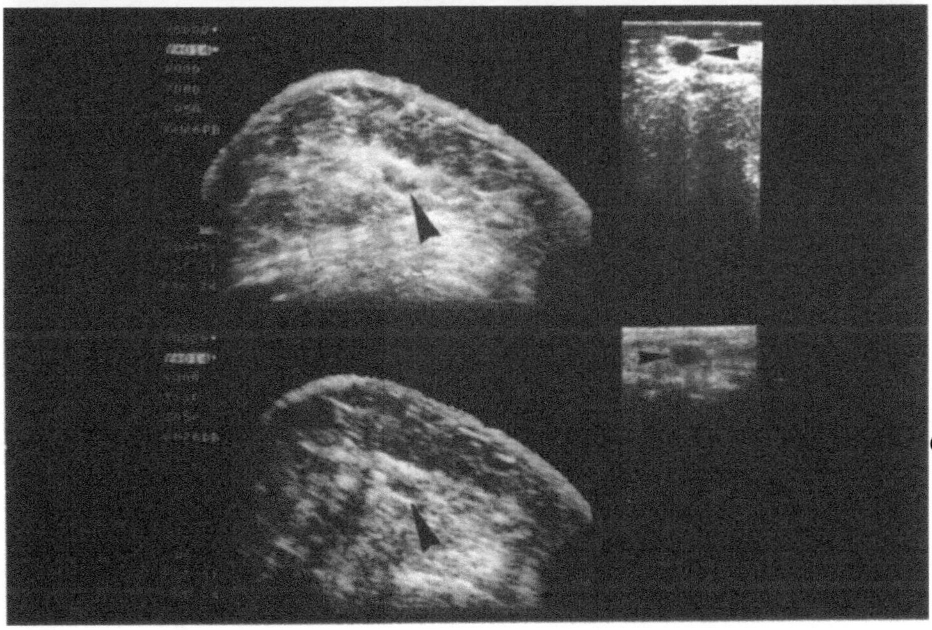

**Abb. 18.27e, f**

nen, ist nicht erhältlich. Daher scheint es nur logisch, daß unabhängig von der Auflösung verschiedene Darstellungsmöglichkeiten des gleichen Gewebeabschnitts verschiedene und sich addierende Informationen liefern.

Zur reinen Gewebsdarstellung hat daher ein Gerät mit der Möglichkeit einer Real-time- und Compounddarstellung größeren diagnostischen Nutzen. Akzeptiert man aber die Einschränkungen einer Real-time-Untersuchung der Brust, so sollte diese Methode durchaus angewendet werden, sofern die für diesen Anwendungsbereich erforderlichen Qualitätsnormen gegeben sind. Hierbei scheinen die derzeitigen Hauptaufgaben die Differenzierung zwischen zystischen und soliden Prozessen sowie die ultraschallgeführte Feinnadelbiopsie zu sein. Eine Screeninguntersuchung zur Karzinomfrüherkennung ist bisher mit keiner Ultraschallmethode möglich.

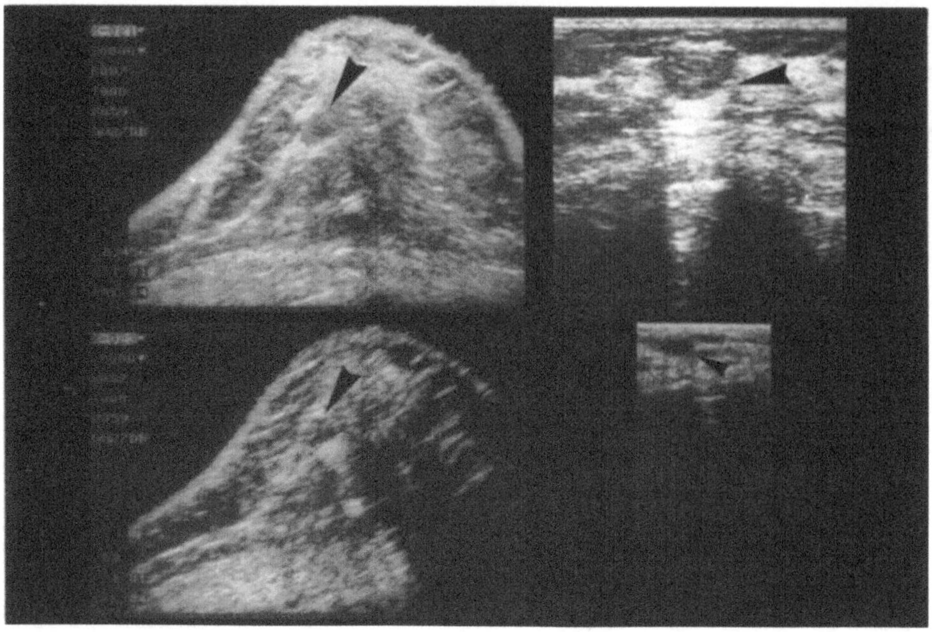

(1) (2) (3) (4) g

**Abb. 18.27g.** Erklärung s.S. 406

## 18.4 Zusammenfassende Einschätzung

Die Vorteile der Sonographie gegenüber anderen nichtinvasiven Verfahren in der Mammadiagnostik scheint auf folgenden Teilgebieten vorhanden zu sein:

1) Diagnostik von zystischen Prozessen, wie einfachen Mammazysten oder abszedierenden Mastitiden, aber auch Duktektasien,
2) Diagnostik bei röntgenologisch dichtem Drüsenkörper,
3) kurzfristige risikolose Kontrolle bei histologisch abgeklärten Veränderungen (z.B. Fibroadenome),
4) Entdeckung von mastopathischen Veränderungen.

Auf dem Gebiet der Karzinomdiagnostik ist die Ultraschallmammographie eine additive Methode, eine Ergänzung zu den anderen sonst üblichen Diagnoseverfahren. Die Frage nach der sonographischen Darstellbarkeit von Mikrokalk muß verneint werden, so daß Ultraschall z.Z. sicherlich kein adäquates Mittel zur Karzinomfrüherkennung ist, da auch die allerdings nicht ultraschallspezifische Problematik der Abgrenzung von Karzinomen gegenüber mastopathischen Veränderungen oder Narbengewebe besteht. Die Entwicklung wird wahrscheinlich mehrere unterschiedliche Richtungen einschlagen. Einerseits wird durch das gerade in letzter Zeit stark gestiegene Marktangebot an relativ preiswerten kleinen Real-time-Scannern die Basisdiagnostik an der Mamma, d.h.

**Tabelle 18.1.** Karzinomerkennung: Vergleich zwischen Röntgen- und (Octoson-)Ultraschallmammographie (UFK Marburg)

| A) Karzinome (> 1 cm ∅) | | | |
|---|---|---|---|
| | (Sept. 1979 –Jan. 1982) | Ultraschall positiv | Ultraschall negativ |
| | 200 (100%) | 187 (93,5%) | 13 (6,5%) |
| Röntgen positiv | 192 (96,0%) | 181 (90,5%) | 11 (5,5%) |
| Röntgen negativ | 8 (4,0%) | 6 (3,0%) | 2 (1,0%) |
| b) Karzinome (bis 1 cm ∅) | | | |
| | (Sept. 1979 –Sept. 1982) | Ultraschall positiv | Ultraschall negativ |
| | 30 (100%) | 23 (76%) | 7 (23%) |
| Röntgen positiv | 28 (93%) | 22 (73%) | 6 (20%) |
| Röntgen negativ | 2 (6%) | 1 (3%) | 1 (3%) |

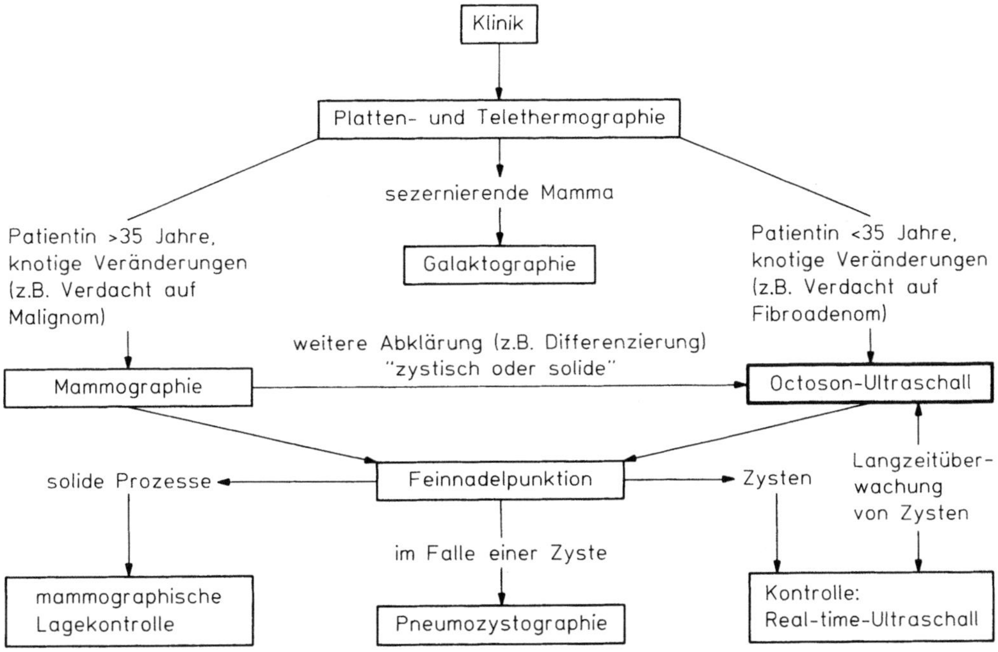


**Abb. 18.28**. Diagnostisches Vorgehen bei Mammapatientinnen (Medizinisches Zentrum für Frauenheilkunde und Geburtshilfe, Marburg)

die orientierte Differentialdiagnose zwischen zystischen und soliden Prozessen, eine weite Verbreitung speziell bei den niedergelassenen Kollegen erfahren. Voraussetzung sind spezielle Schallköpfe (z.B. 5–7 MHz) und Erfahrung.

Andererseits wird eine weitergehende Gewebsdifferenzierung der Mammogramme zunächst sicher nur Zentren vorbehalten bleiben, die ihre Ergebnisse ständig mit anderen Diagnoseverfahren und auch einer speziellen Mammapathologie korrelieren müssen. Trotz ihrer Problematik und ihrer Nichteinsetzbarkeit als Screening- bzw. Vorsorgeuntersuchung ist die Ultraschallmammographie nicht mehr aus der Mammadiagnostik wegzudenken. Tabelle 18.1 zeigt die bei uns gewonnenen Erfahrungen über das diagnostische Resultat der Röntgen- und der Ultraschallmammographie bei größeren und sehr kleinen Karzinomen (Lauth et al. 1984). Erfaßte die Röntgenmammographie allein 96% und der Ultraschall 93,5% der (größeren) Karzinome, so ergaben beide Methoden zusammen eine Trefferrate von 99%. Die Ergebnisse sprechen also für eine Kombination der Methoden und das sich daraus ergebende Procedere (Abb. 18.28).

## Literatur

Bässler R (1978) Pathologie der Brustdrüse. In: Doerr W, Seifert G, Uehlinger E (Hrsg) Spezielle pathologische Anatomie, Bd 11. Springer, Berlin Heidelberg New York

Cole-Beuglet C, Goldberg BB, Kurtz AB, Rubin CS, Patchefsky AS, Shaber GS (1981) Ultrasound mammography: A comparison with radiographic mammography. Radiology 139:693–698

Duda V (1982) Ultraschall-Mammographie: Das sonographische Erscheinungsbild physiologischer und pathologischer Strukturen der Mamma unter Anwendung eines Immersions scanners. Med Diss, Marburg

Hackelöer BJ, Lauth G, Duda V, Hüneke B, Buchholz R (1980) Neue Möglichkeiten der Ultraschallmammographie. Geburtshilfe Frauenheilkd 40:301–312

Hackelöer BJ, Lauth G, Duda V, Hüneke B, Buchholz R (1981 a) Neue Aspekte der Ultraschall-Mammografie. Thieme, Stuttgart, S. 176–178 (Ultraschalldiagnostik in der Medizin)

Hackelöer BJ, Hüneke B, Duda V, Eulenburg R, Lauth G, Buchholz R (1981 b) Sonographische Differentialdiagnose der Mammakarzinome. Ultraschall Med 2/3:129–134

Harper P, Kelly-Fry E (1980) Ultrasound visualization of the breast in symptomatic patients. Radiology 137/2:465–469

Hüneke B (1982) Ultraschall-Mammographie: Stellenwert und Bedeutung der Methode im Vergleich mit Röntgenmammographie, Thermographie und Feinnadelbiopsie. Med Diss, Marburg

Igl W, Lohe K, Eiermann W, Bassermann R, Lissner J (1980) Sonographische Carcinomdiagnostik der weiblichen Brust im Vergleich zur Mammographie. Tum Diagn 5:244–253

Jellins G, Kossoff G, Buddee FW, Reeve TS (1971) Ultrasonic visualization of the breast. Med J Aust 1:305–307

Jellins J, Kossoff G, Reeve TS, Barraclough BH (1975) Ultrasonic grey scale visualization of breast disease. Ultrasound Med Biol 1/4:393–404

Jellins J, Hughes C, Ryan J, Reeve TS, Kossoff G (1977a) A comparative evaluation of a case of cystosarcoma phylloides: ultrasound, yeroradiography and thermography. Radiology 124/3:803–804

Jellins J, Kossoff G, Reeve TS (1977b) Detection and classification of liquid-filled masses in the breast by grey scale echography. Radiology 125/1:205–212

Jellins J, Kossoff G, Barraclough BH, Reeve TS (1978) Comparative study of breast imaging by echography and xerography. Excerpta Medica 299–304

Kobayashi T (1974) Clinical evaluation of ultrasound techniques in breast and malignant abdominal tumors. Excerpta Medica 191–198

Kossoff G (1972) Improved techniques in ultrasonic sectional echography. Ultrasonics 10:221–227

Kossoff G, Carpenter DA, Radovanovich G, Robinson DE, Garrett WJ (1975) Octoson: A new rapid multitransducer general purpose water-coupling echoscope. Excerpta Medica 90–95

Kossoff G, Garrett WJ, Darpenter DA, Jellins J, Dadd MJ (1976) Principles and classification of soft tissues by grey scale echography. Ultrasound Med Biol 2:89–105

Kossoff G, Jellins J, Reeve TS (1978) Ultrasound in the detection of early breast cancer. Cancer Camp 1:149–158

Kratochwil A, Kolb R, Stöger H, Dahlberg BE, Brezina K, Czech (1975) Moderne Methoden der Mammadiagnostik. Wien Klin Wochenschr 87/2:47–52

Lambie RW, Hodgen D, Herman EM, Kopperman M (1983) Sonomammographic manifestations of mammographically detectable breast microcalcifications. J Ultrasound Med 2:509

Lauth G, Duda V, Eulenburg R, Hackelöer BJ, Hüneke B (1984) Möglichkeiten und Grenzen der Brustkrebs-Früherkennung mittels Ultraschall-Mammographie. Röntgenpraxis 37:62

Mulz D, Egger H, Knüpfer A, Althammer G (1981) Mikrokalk im Mammogramm und Darstellungsmöglichkeiten im Ultraschall. Geburtshilfe Frauenheilkd 41:255–258

Pluygers E, Rombaut M (1980) Ultrasonic diagnosis of breast diseases. Tum Diagn 4:187–194

Schmidt W, Teubner J, Kaick G van, Fournier D von, Kubli F (1981) Ultrasonographische Untersuchungsergebnisse bei der Mammadiagnostik. Geburtshilfe Frauenheilkd 41/8:533–539

Wagai T, Takahashi S, Ohashi H, Ishikawa H (1967) A trial for quantitative diagnosis of breast tumor by ultrasono-tomography. Med Ultrason 5:39–40

Wigley KD, Thomas JL, Bernardino ML, Rosenbaum JL (1981) Sonography of gynecomastia. Am J Roentgenol 136:927–930

Wild JJ, Neal D (1951) High-frequency ultrasonic waves for detecting changes of texture in living tissues. Lancet I:655–657

Wild JJ, Reid JM (1952) Further pilot echographic studies on the histological structure of tumors of the human breast. Am J Pathol 28:839–861

# 19 Anhang

Unter Mitarbeit von U. Voigt und H. Schuhmacher

**Tabelle 1.** Synopsis biometrischer Daten des Feten im II. und III. Trimenon (UFK-Bonn, 1984)

| SSW | BPD | FRO | KU | THQ | AU | FEM | SSL | GEWICHT |
|---|---|---|---|---|---|---|---|---|
| 12 | 2,0 | – | – | 1,7 | 5,3 | – | 4,7 | – |
| 13 | 2,4 | – | – | 2,0 | 6,3 | 1,0 | 6,0 | 14 |
| 14 | 2,8 | 3,1 | 10,6 | 2,4 | 7,5 | 1,2 | 7,3 | 25 |
| 15 | 3,2 | 3,8 | 11,5 | 2,7 | 8,5 | 1,6 | 8,6 | 50 |
| 16 | 3,5 | 4,1 | 12,7 | 3,1 | 9,7 | 1,8 | 9,7 | 80 |
| 17 | 3,8 | 4,6 | 14,0 | 3,4 | 10,7 | 2,2 | 11,0 | 100 |
| 18 | 4,2 | 5,0 | 15,2 | 3,7 | 11,6 | 2,5 | 12,0 | 150 |
| 19 | 4,6 | 5,4 | 16,4 | 4,0 | 12,6 | 2,8 | 13,0 | 200 |
| 20 | 4,9 | 5,8 | 17,6 | 4,4 | 13,5 | 3,1 | 14,0 | 250 |
| 21 | 5,2 | 6,3 | 19,0 | 4,7 | 14,5 | 3,4 | SFL ▼ | 300 |
| 22 | 5,6 | 6,7 | 20,3 | 5,0 | 15,5 | 3,6 | | 350 |
| 23 | 5,9 | 7,2 | 21,5 | 5,3 | 16,5 | 3,9 | 28 | 450 |
| 24 | 6,2 | 7,6 | 22,6 | 5,6 | 17,3 | 4,1 | | 530 |
| 25 | 6,5 | 8,0 | 24,0 | 5,9 | 18,3 | 4,4 | 31 | 700 |
| 26 | 6,8 | 8,4 | 25,1 | 6,2 | 19,1 | 4,7 | | 850 |
| 27 | 7,1 | 8,8 | 26,3 | 6,5 | 20,2 | 4,9 | 34 | 1000 |
| 28 | 7,4 | 9,1 | 27,4 | 6,9 | 21,1 | 5,1 | | 1100 |
| 29 | 7,7 | 9,5 | 28,4 | 7,2 | 22,2 | 5,4 | 37 | 1250 |
| 30 | 8,0 | 9,8 | 29,3 | 7,4 | 23,0 | 5,6 | | 1400 |
| 31 | 8,2 | 10,0 | 30,3 | 7,8 | 24,0 | 5,9 | 40 | 1600 |
| 32 | 8,5 | 10,3 | 31,1 | 8,1 | 24,9 | 6,1 | | 1800 |
| 33 | 8,7 | 10,5 | 31,8 | 8,3 | 25,8 | 6,3 | 43 | 2000 |
| 34 | 8,9 | 10,7 | 32,5 | 8,6 | 26,8 | 6,5 | | 2250 |
| 35 | 9,1 | 10,9 | 33,2 | 8,9 | 27,7 | 6,7 | 45 | 2550 |
| 36 | 9,3 | 11,1 | 33,7 | 9,2 | 28,7 | 6,9 | | 2750 |
| 37 | 9,5 | 11,2 | 34,0 | 9,4 | 29,6 | 7,1 | 47 | 2950 |
| 38 | 9,6 | 11,3 | 34,4 | 9,7 | 30,6 | 7,3 | | 3100 |
| 39 | 9,8 | 11,4 | 34,7 | 9,9 | 31,5 | 7,4 | 50 | 3250 |
| 40 | 9,9 | 11,5 | 34,9 | 10,1 | 32,0 | 7,5 | | 3400 |

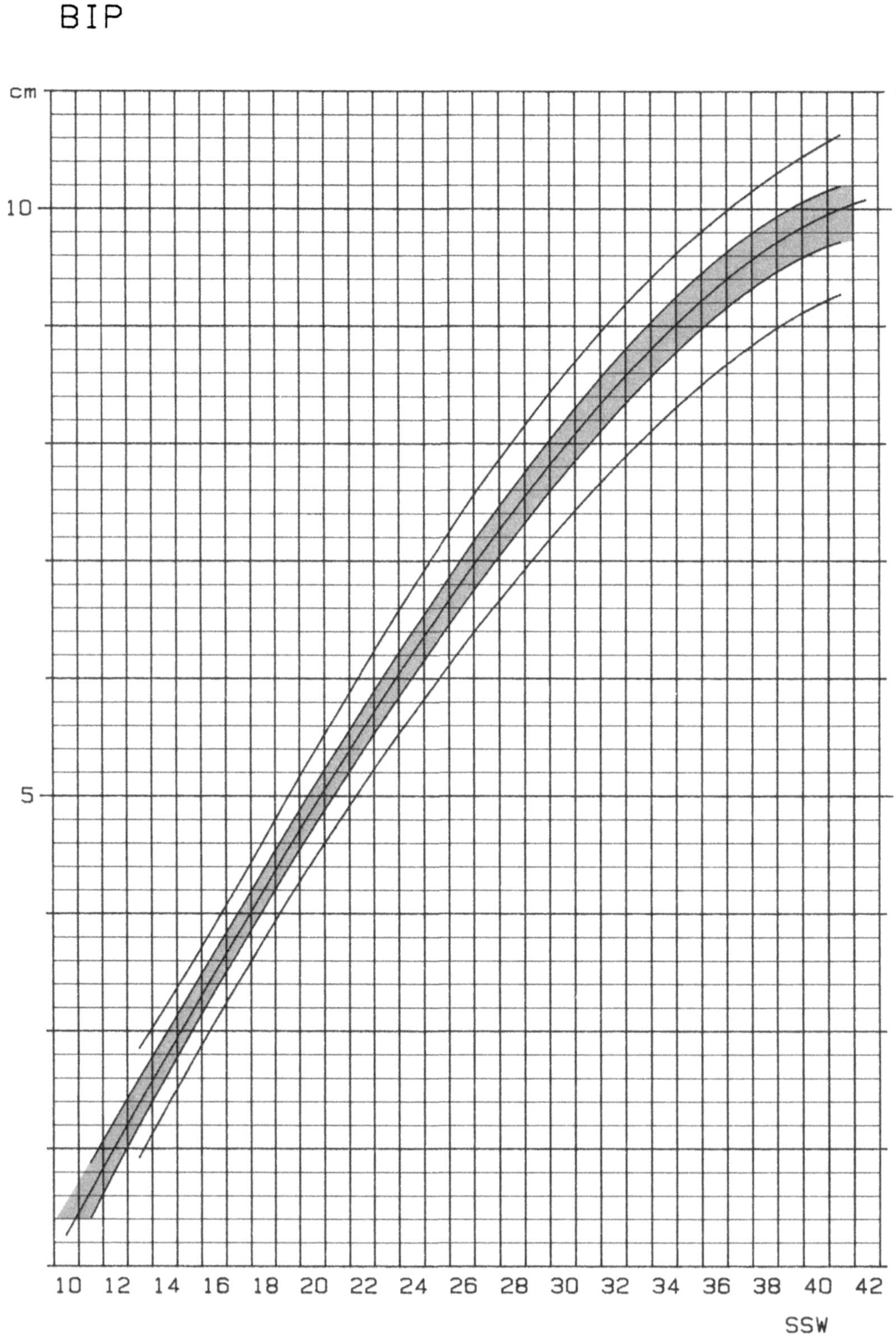


**Abb. 1.** Wachstumsverlauf des biparietelan Kopfdurchmessers in Perzentilenform (5–25–50–75–95) (UFK-Bonn, 1984)

FRO

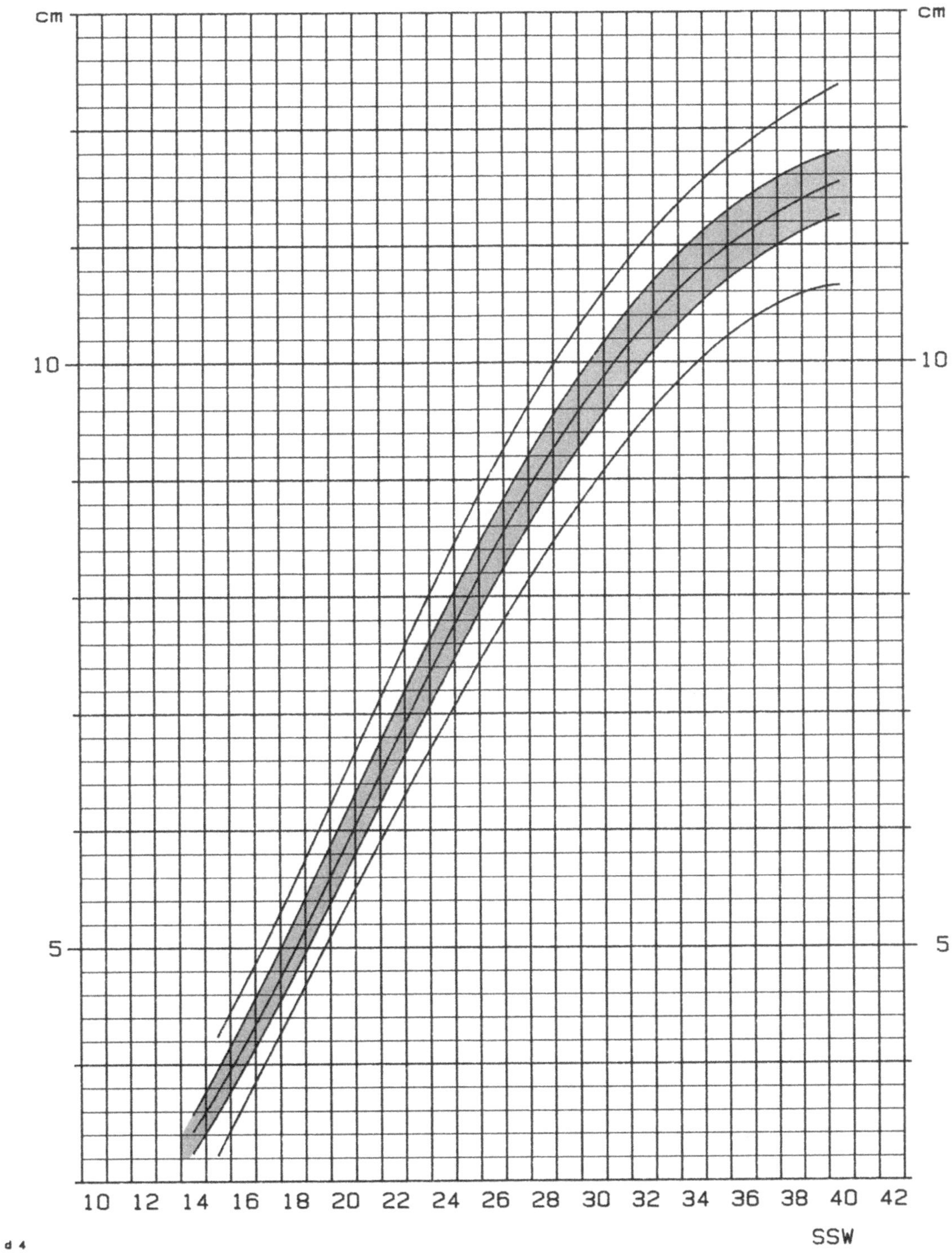


**Abb. 2.** Wachstumsverlauf des fronto-occipitalen Kopfdurchmessers in Perzentilenform (5–25–50–75–95) (UFK-Bonn, 1984)

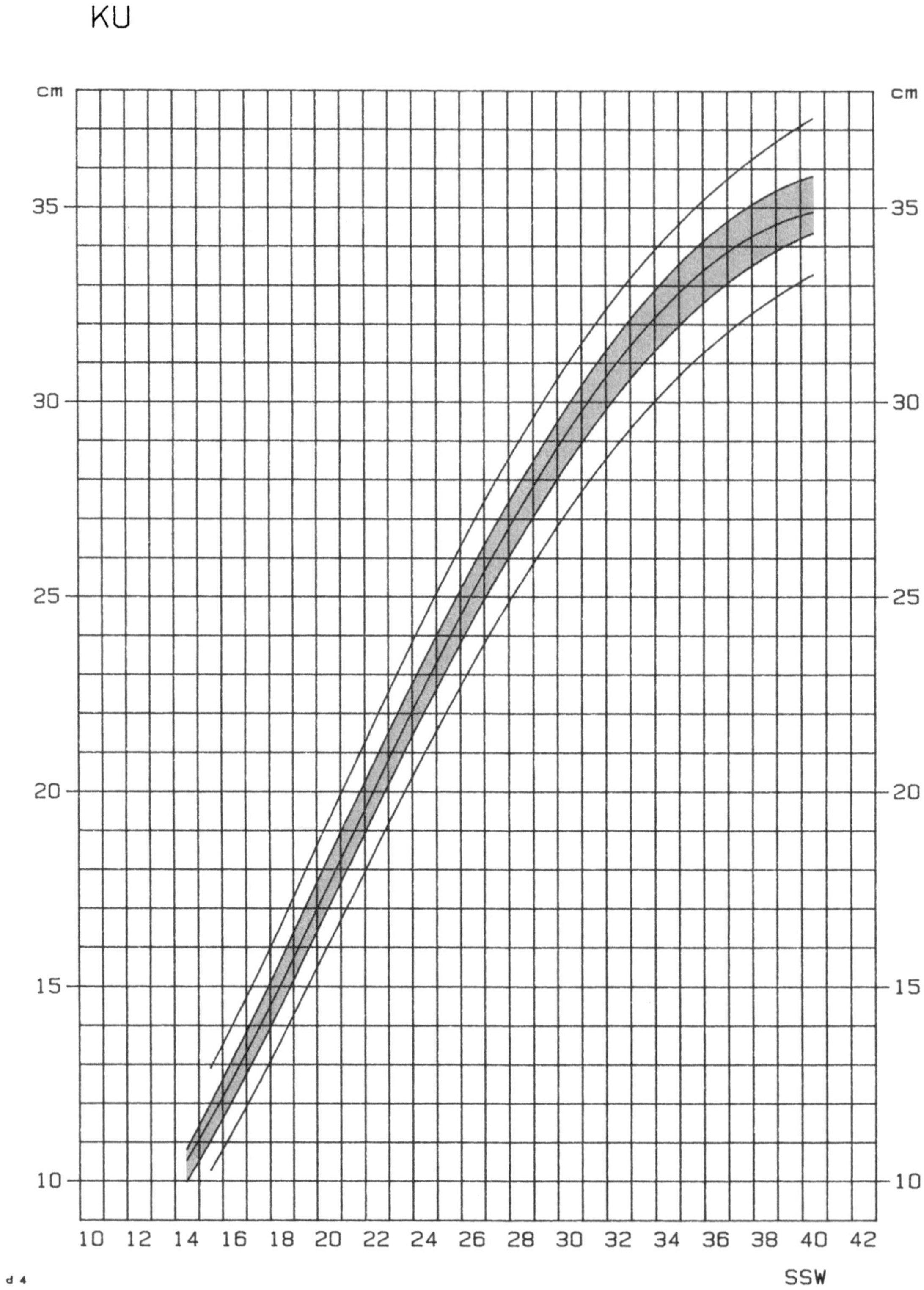


**Abb. 3.** Wachstumsverlauf des Kopfumfangs in Perzentilenform (5–25–50–75–95) (UFK-Bonn, 1984)

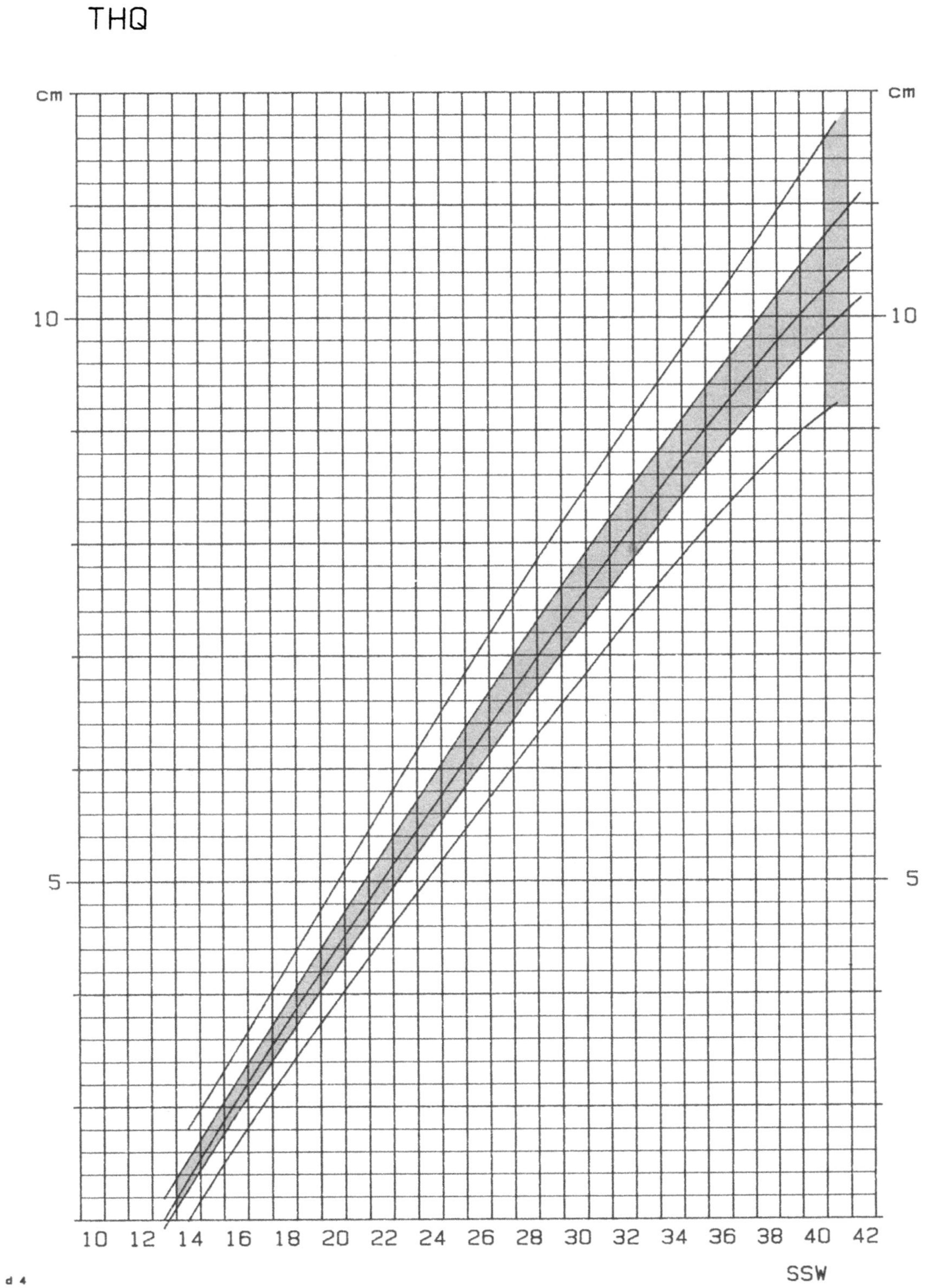


**Abb. 4.** Wachstumsverlauf des Abdomenquerdurchmessers in Perzentilenform (5–25–50–75–95) (UFK-Bonn, 1984)

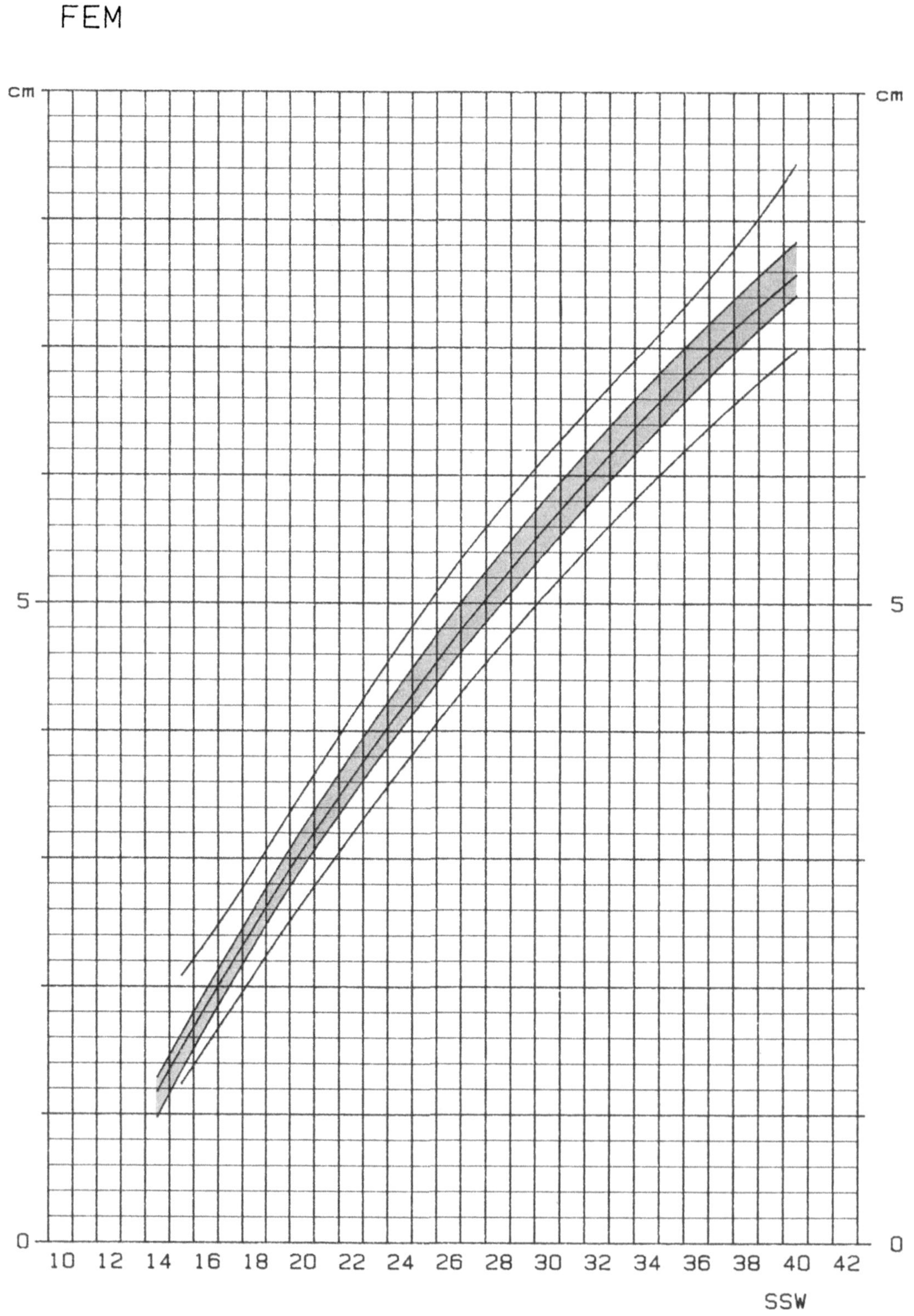


d 4

**Abb. 5.** Wachstumsverlauf der Femurdiaphysenlänge in Perzentilenform (5–25–50–75–95) (UFK-Bonn, 1984)

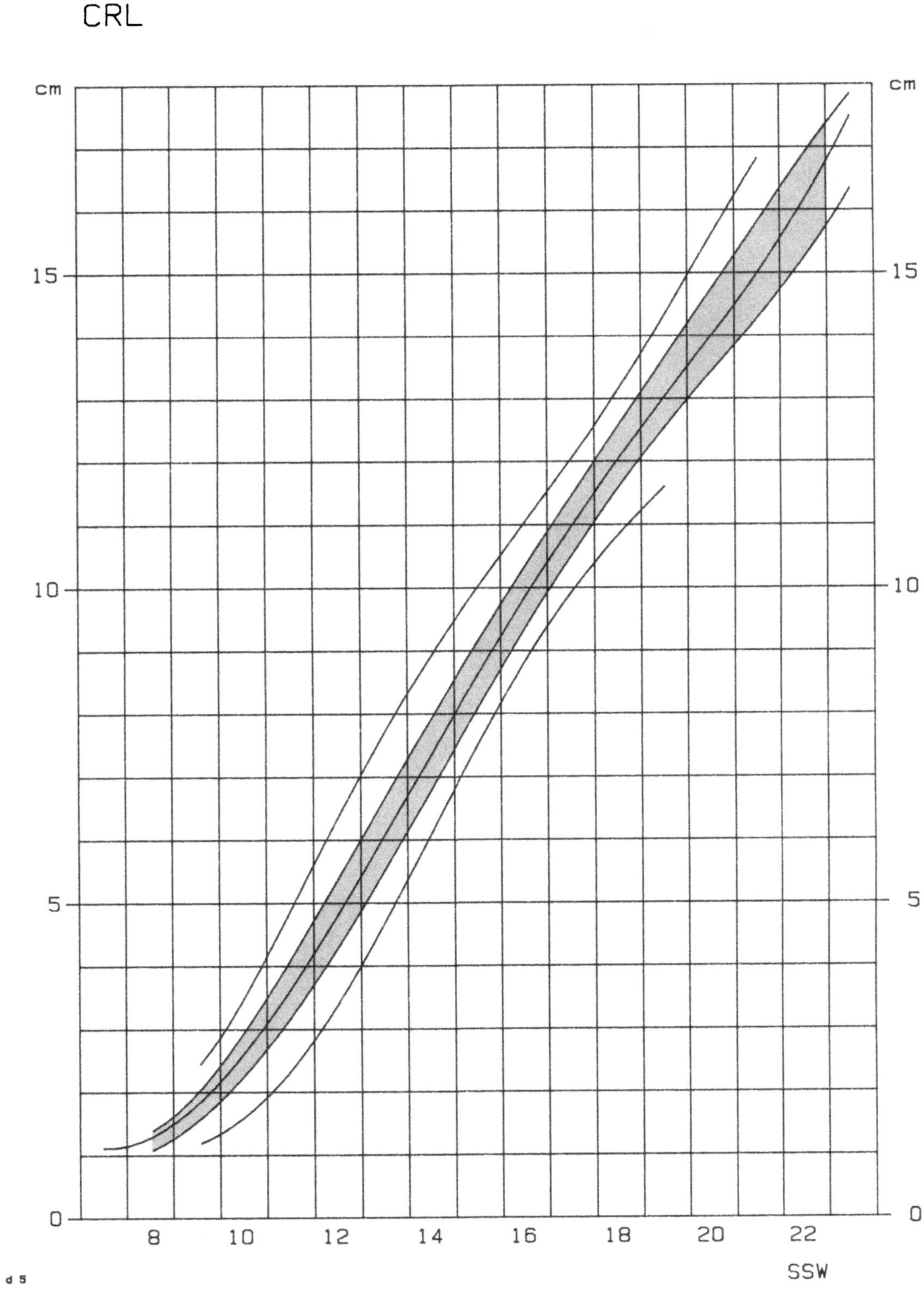


**Abb. 6.** Wachstumsverlauf der fetalen Scheitel-Steiß-Länge in Perzentilenform (5–25–50–75–95) (UFK-Bonn, 1984)

**Tabelle 2.** Normbereiche der Scheitel-Steiß-Länge in mm in Abhängigkeit vom Gestationsalter (A.M. = Arithmetisches Mittel, p.m. = posmenstruell) Hansmann, M. et al.: Geburtsh. u. Frauenheilk. 39, 656 (1979)

| Gestationsalter (Woche p. m.) | | Scheitel-Steiß-Länge −2 s | A.M. | +2 s |
|---|---|---|---|---|
| 7 | 1. Tag | 2,3 | 6,9 | 11,5 |
| | 2. Tag | 2,8 | 7,6 | 12,5 |
| | 3. Tag | 3,2 | 8,3 | 13,4 |
| | 4. Tag | 3,6 | 9,0 | 14,3 |
| | 5. Tag | 3,9 | 9,6 | 15,2 |
| | 6. Tag | 4,3 | 10,2 | 16,1 |
| | 7. Tag | 4,7 | 10,8 | 16,9 |
| 8 | 1. Tag | 5,0 | 11,4 | 17,8 |
| | 2. Tag | 5,4 | 12,1 | 18,7 |
| | 3. Tag | 5,8 | 12,7 | 19,6 |
| | 4. Tag | 6,2 | 13,3 | 20,5 |
| | 5. Tag | 6,6 | 14,0 | 21,4 |
| | 6. Tag | 7,0 | 14,7 | 22,4 |
| | 7. Tag | 7,5 | 15,4 | 23,4 |
| 9 | 1. Tag | 8,0 | 16,2 | 24,4 |
| | 3. Tag | 9,1 | 17,8 | 26,5 |
| | 5. Tag | 10,3 | 19,6 | 28,8 |
| | 7. Tag | 11,7 | 21,5 | 31,2 |
| 10 | 2. Tag | 13,3 | 23,6 | 33,9 |
| | 4. Tag | 15,1 | 25,9 | 36,6 |
| | 6. Tag | 17,0 | 28,3 | 39,6 |
| 11 | 2. Tag | 20,3 | 32,4 | 44,4 |
| | 4. Tag | 22,7 | 35,3 | 47,9 |
| | 6. Tag | 25,2 | 38,3 | 51,4 |
| 12 | 2. Tag | 29,3 | 43,2 | 57,1 |
| | 4. Tag | 32,2 | 46,6 | 61,3 |
| | 6. Tag | 35,3 | 50,2 | 65,1 |
| 13 | 2. Tag | 40,0 | 55,6 | 71,3 |
| | 4. Tag | 43,2 | 59,4 | 75,5 |
| | 6. Tag | 46,4 | 63,1 | 79,8 |
| 14 | 2. Tag | 51,3 | 68,8 | 86,3 |
| | 4. Tag | 55,6 | 72,6 | 90,6 |
| | 6. Tag | 57,8 | 76,3 | 94,8 |
| 15 | 2. Tag | 62,5 | 81,8 | 101,1 |
| | 4. Tag | 65,6 | 85,4 | 105,2 |
| | 6. Tag | 68,6 | 88,9 | 109,2 |
| 16 | 2. Tag | 72,8 | 93,9 | 115,0 |
| | 4. Tag | 75,5 | 97,1 | 118,7 |
| | 6. Tag | 78,0 | 100,1 | 122,2 |
| 17 | 2. Tag | 81,5 | 104,4 | 127,3 |
| | 4. Tag | 83,6 | 107,0 | 130,4 |
| | 6. Tag | 85,6 | 109,5 | 133,4 |
| 18 | 2. Tag | 88,3 | 113,0 | 137,7 |
| | 4. Tag | 89,9 | 115,1 | 140,4 |
| | 6. Tag | 91,5 | 117,2 | 142,9 |
| 19 | 2. Tag | 93,5 | 120,0 | 146,5 |
| | 4. Tag | 94,8 | 121,9 | 148,9 |
| | 6. Tag | 96,2 | 123,7 | 151,2 |
| 20 | 1. Tag | 97,5 | 125,5 | 153,6 |
| | 3. Tag | 98,9 | 127,4 | 156,0 |
| | 5. Tag | 100,3 | 129,4 | 158,5 |
| | 7. Tag | 102,0 | 131,6 | 161,2 |
| 21 | 1. Tag | 102,9 | 132,8 | 162,6 |
| | 2. Tag | 104,0 | 134,0 | 164,1 |

**Tabelle 3.** Normbereiche zur Schätzung des unbekannten Gestationsalters aus der Scheitel-Steiß-Länge (A.M. = Arithmetisches Mittel) Hansmann, M. et al., Geburtsh. u. Frauenheilk. 39, 656 (1979)

| Gemessene Scheitel-Steiß-Länge (mm) | Geschätztes Gestationsalter (Woche p.m./Tag) | | |
|---|---|---|---|
| | −2s | A.M. | +2s |
| 6 | 6/1 | 7/1 | 7/7 |
| 7 | 6/3 | 7/2 | 8/2 |
| 8 | 6/4 | 7/4 | 8/3 |
| 9 | 6/6 | 7/6 | 8/6 |
| 10 | 7/1 | 7/7 | 8/7 |
| 11 | 7/2 | 8/2 | 9/1 |
| 12 | 7/3 | 8/3 | 9/3 |
| 13 | 7/5 | 8/4 | 9/4 |
| 14 | 7/6 | 8/6 | 9/6 |
| 15 | 7/7 | 8/7 | 9/7 |
| 16 | 8/2 | 9/2 | 10/1 |
| 17 | 8/3 | 9/3 | 10/2 |
| 18 | 8/4 | 9/4 | 10/4 |
| 19 | 8/5 | 9/5 | 10/5 |
| 20 | 8/6 | 9/6 | 10/6 |
| 21 | 8/7 | 9/7 | 10/7 |
| 22 | 9/1 | 10/1 | 11/1 |
| 23 | 9/2 | 10/2 | 11/2 |
| 24 | 9/3 | 10/3 | 11/3 |
| 26 | 9/5 | 10/5 | 11/5 |
| 28 | 9/6 | 10/7 | 12/1 |
| 30 | 10/1 | 11/2 | 12/2 |
| 32 | 10/2 | 11/3 | 12/4 |
| 34 | 10/4 | 11/5 | 12/5 |
| 36 | 10/5 | 11/6 | 12/7 |
| 38 | 10/6 | 12/1 | 13/2 |
| 40 | 11/1 | 12/2 | 13/3 |
| 42 | 11/2 | 12/3 | 13/4 |
| 44 | 11/3 | 12/4 | 13/6 |
| 46 | 11/5 | 12/6 | 13/7 |
| 48 | 11/6 | 12/7 | 14/2 |
| 50 | 11/6 | 13/1 | 14/3 |

| Gemessene Scheitel-Steiß-Länge (mm) | Geschätztes Gestationsalter (Woche p.m./Tag) | | |
|---|---|---|---|
| | −2s | A.M. | +2s |
| 52 | 11/7 | 13/2 | 14/4 |
| 54 | 11/7 | 13/3 | 14/5 |
| 56 | 12/1 | 13/4 | 14/6 |
| 58 | 12/2 | 13/5 | 14/7 |
| 60 | 12/3 | 13/6 | 15/1 |
| 63 | 12/4 | 13/7 | 15/3 |
| 66 | 12/5 | 14/2 | 15/5 |
| 70 | 12/7 | 14/3 | 15/7 |
| 73 | 13/1 | 14/5 | 16/1 |
| 76 | 13/2 | 14/6 | 16/3 |
| 80 | 13/4 | 15/1 | 16/5 |
| 83 | 13/5 | 15/2 | 16/7 |
| 86 | 13/6 | 15/4 | 17/2 |
| 90 | 14/1 | 15/6 | 17/4 |
| 93 | 14/3 | 16/1 | 17/6 |
| 96 | 14/4 | 16/3 | 18/1 |
| 100 | 14/6 | 16/5 | 18/3 |
| 103 | 15/1 | 16/7 | 18/6 |
| 106 | 15/3 | 17/2 | 19/1 |
| 110 | 15/5 | 17/4 | 19/4 |
| 113 | 15/7 | 17/7 | 19/7 |
| 116 | 16/2 | 18/2 | 20/2 |
| 120 | 16/4 | 18/4 | 20/4 |
| 123 | 16/7 | 18/7 | 20/7 |
| 126 | 17/2 | 19/2 | 21/3 |
| 130 | 17/5 | 19/6 | 21/6 |
| 133 | 17/7 | 20/1 | 22/2 |
| 136 | 18/3 | 20/4 | 22/6 |
| 140 | 18/6 | 20/7 | 23/2 |
| 143 | 19/1 | 21/3 | 23/5 |
| 146 | 19/4 | 21/6 | 24/1 |
| 150 | 19/7 | 22/3 | 24/5 |

**Tabelle 4.** Schätzung des unbekannten Gestationsalters aus dem biparietelem Durchmesser (P. = Perzentile)

| BIP (mm) | Tag 5. P. | Tag/Woche 50. P. | Tag 95. P. | BIP (mm) | Tag 5. P. | Tag/Woche 50. P. | Tag 95. P. |
|---|---|---|---|---|---|---|---|
| **29**<br>**30**<br>**31** | 86<br>89<br>90 | **14**: 92<br>93<br>94<br>95<br>96<br>97<br>98 | 101<br>103<br>106 | **51**<br>**52**<br>**53** | 133<br>135<br>136 | **21**: 141<br>142<br>143<br>144<br>145<br>146<br>147 | 153<br>155<br>158 |
| **32**<br>**33**<br>**34** | 93<br>94<br>96 | **15**: 99<br>100<br>101<br>102<br>103<br>104<br>105 | 108<br>111<br>114 | **54**<br>**55**<br>**56** | 140<br>142<br>145 | **22**: 148<br>149<br>150<br>151<br>152<br>153<br>154 | 160<br>161<br>163 |
| **35**<br>**36**<br>**37** | 99<br>101<br>104 | **16**: 106<br>107<br>108<br>109<br>110<br>111<br>112 | 115<br>118<br>120 | **57**<br>**58**<br>**59** | 147<br>150<br>151 | **23**: 155<br>156<br>157<br>158<br>159<br>160<br>161 | 165<br>167<br>171 |
| **38**<br>**39**<br>**40** | 105<br>108<br>110 | **17**: 113<br>114<br>115<br>116<br>117<br>118<br>119 | 123<br>125<br>127 | **60**<br>**61**<br>**62** | 153<br>155<br>158 | **24**: 162<br>163<br>164<br>165<br>166<br>167<br>168 | 172<br>175<br>178 |
| **41**<br>**42**<br>**43** | 112<br>115<br>116 | **18**: 120<br>121<br>122<br>123<br>124<br>125<br>126 | 130<br>132<br>134 | **63**<br>**64**<br>**65** | 160<br>162<br>165 | **25**: 169<br>170<br>171<br>172<br>173<br>174<br>175 | 179<br>182<br>184 |
| **44**<br>**45**<br>**46** | 118<br>121<br>123 | **19**: 127<br>128<br>129<br>130<br>131<br>132<br>133 | 136<br>139<br>141 | **66**<br>**67**<br>**68** | 167<br>169<br>171 | **26**: 176<br>177<br>178<br>179<br>180<br>181<br>182 | 187<br>190<br>191 |
| **47**<br>**48**<br>**49**<br>**50** | 125<br>126<br>127<br>130 | **20**: 134<br>135<br>136<br>137<br>138<br>139<br>140 | 144<br>146<br>148<br>148 | **69**<br>**70**<br>**71** | 174<br>175<br>177 | **27**: 183<br>184<br>185<br>186<br>187<br>188<br>189 | 193<br>195<br>199 |

**Tabelle 4.** (Fortsetzung)

| BIP (mm) | Tag 5. P. | Tag/Woche 50. P. | Tag 95. P. | BIP (mm) | Tag 5. P. | Tag/Woche 50. P. | Tag 95. P. |
|---|---|---|---|---|---|---|---|
| **72**<br>**73**<br>**74** | 179<br>182<br>183 | (Woche 28)<br>190<br>191<br>192<br>193<br>194<br>195<br>196 | 200<br>205<br>207 | **89**<br>**90** | 221<br>224 | (Woche 35)<br>239<br>240<br>241<br>242<br>243<br>244<br>245 | 259<br>262 |
| **75**<br>**76**<br>**77** | 185<br>187<br>190 | (Woche 29)<br>197<br>198<br>199<br>200<br>201<br>202<br>203 | 209<br>212<br>215 | **91**<br>**92** | 225<br>233 | (Woche 36)<br>246<br>247<br>248<br>249<br>250<br>251<br>252 | 271<br>275 |
| **78**<br>**79**<br>**80** | 191<br>192<br>195 | (Woche 30)<br>204<br>205<br>206<br>207<br>208<br>209<br>210 | 220<br>224<br>225 | **93** | 236 | (Woche 37)<br>253<br>254<br>255<br>256<br>257<br>258<br>259 | 278 |
| **81**<br>**82** | 198<br>202 | (Woche 31)<br>211<br>212<br>213<br>214<br>215<br>216<br>217 | 228<br>232 | **94** | 243 | (Woche 38)<br>260<br>261<br>262<br>263<br>264<br>265<br>266 | 281 |
| **83**<br>**84** | 203<br>206 | (Woche 32)<br>218<br>219<br>220<br>221<br>222<br>223<br>224 | 236<br>240 | **95**<br>**96**<br>**97** | 247<br>247<br>251 | (Woche 39)<br>267<br>268<br>269<br>270<br>271<br>272<br>273 | 287<br>290<br>294 |
| **85**<br>**86** | 209<br>211 | (Woche 33)<br>225<br>226<br>227<br>228<br>229<br>230<br>231 | 242<br>246 | **98**<br>**99**<br>**100**<br>**1**<br>**2**<br>**3** | 255<br>256<br>257<br>260<br>260<br>261 | (Woche 40)<br>274<br>275<br>276<br>277<br>278<br>279<br>280 | 294<br>298<br>296<br>298<br>296<br>296 |
| **87**<br>**88** | 212<br>217 | (Woche 34)<br>232<br>233<br>234<br>235<br>236<br>237<br>238 | 253<br>255 | **4**<br>**5** | 262<br>265 | (Woche 41)<br>281<br>282<br>283<br>284<br>285<br>286<br>287 | 296<br>296 |

**Tabelle 5.** Berechnung des Kopfumfangs aus biparietelem und fronto-occipitalen Kopfdurchmesser nach der Formel: $UMF = 2.325\sqrt{BPD^2 + FRO^2}$ (UFK-Bonn, 1984)

| Frontookzipitaler Durchmesser (FRO) in mm | Biparietaler Durchmesser (BIP) in mm | | | | | | | | | | | | | | | | | | | | |
|---|---|---|---|---|---|---|---|---|---|---|---|---|---|---|---|---|---|---|---|---|---|
| | 30 | 31 | 32 | 33 | 34 | 35 | 36 | 37 | 38 | 39 | 40 | 41 | 42 | 43 | 44 | 45 | 46 | 47 | 48 | 49 | 50 |
| 40 | 116 | 118 | 119 | 121 | 122 | 124 | 125 | 127 | 128 | 130 | 132 | 133 | 135 | 137 | 138 | 140 | 142 | 143 | 145 | 147 | 149 |
| 41 | 118 | 120 | 121 | 122 | 124 | 125 | 127 | 128 | 130 | 132 | 133 | 135 | 136 | 138 | 140 | 142 | 143 | 145 | 147 | 149 | 150 |
| 42 | 120 | 121 | 123 | 124 | 126 | 127 | 129 | 130 | 132 | 133 | 135 | 136 | 138 | 140 | 141 | 143 | 145 | 147 | 148 | 150 | 152 |
| 43 | 122 | 123 | 125 | 126 | 127 | 129 | 130 | 132 | 133 | 135 | 137 | 138 | 140 | 141 | 143 | 145 | 146 | 148 | 150 | 152 | 153 |
| 44 | 124 | 125 | 126 | 128 | 129 | 131 | 132 | 134 | 135 | 137 | 138 | 140 | 141 | 143 | 145 | 146 | 148 | 150 | 151 | 153 | 155 |
| 45 | 126 | 127 | 128 | 130 | 131 | 133 | 134 | 135 | 137 | 138 | 140 | 142 | 143 | 145 | 146 | 148 | 150 | 151 | 153 | 155 | 156 |
| 46 | 128 | 129 | 130 | 132 | 133 | 134 | 136 | 137 | 139 | 140 | 142 | 143 | 145 | 146 | 148 | 150 | 151 | 153 | 155 | 156 | 158 |
| 47 | 130 | 131 | 132 | 134 | 135 | 136 | 138 | 139 | 141 | 142 | 143 | 145 | 147 | 148 | 150 | 151 | 153 | 155 | 156 | 158 | 160 |
| 48 | 132 | 133 | 134 | 135 | 137 | 138 | 139 | 141 | 142 | 144 | 145 | 147 | 148 | 150 | 151 | 153 | 155 | 156 | 158 | 159 | 161 |
| 49 | 134 | 135 | 136 | 137 | 139 | 140 | 141 | 143 | 144 | 146 | 147 | 149 | 150 | 152 | 153 | 155 | 156 | 158 | 159 | 161 | 163 |
| 50 | 136 | 137 | 138 | 139 | 141 | 142 | 143 | 145 | 146 | 147 | 149 | 150 | 152 | 153 | 155 | 156 | 158 | 160 | 161 | 163 | 164 |
| 51 | 138 | 139 | 140 | 141 | 143 | 144 | 145 | 146 | 148 | 149 | 151 | 152 | 154 | 155 | 157 | 158 | 160 | 161 | 163 | 164 | 166 |
| 52 | 140 | 141 | 142 | 143 | 144 | 146 | 147 | 148 | 150 | 151 | 153 | 154 | 155 | 157 | 158 | 160 | 161 | 163 | 165 | 166 | 168 |
| 53 | 142 | 143 | 144 | 145 | 146 | 148 | 149 | 150 | 152 | 153 | 154 | 156 | 157 | 159 | 160 | 162 | 163 | 165 | 166 | 168 | 169 |
| 54 | 144 | 145 | 146 | 147 | 148 | 150 | 151 | 152 | 154 | 155 | 156 | 158 | 159 | 160 | 162 | 163 | 165 | 166 | 168 | 170 | 171 |
| 55 | 146 | 147 | 148 | 149 | 150 | 152 | 153 | 154 | 155 | 157 | 158 | 159 | 161 | 162 | 164 | 165 | 167 | 168 | 170 | 171 | 173 |
| 56 | 148 | 149 | 150 | 151 | 152 | 154 | 155 | 156 | 157 | 159 | 160 | 161 | 163 | 164 | 166 | 167 | 168 | 170 | 171 | 173 | 175 |
| 57 | 150 | 151 | 152 | 153 | 154 | 156 | 157 | 158 | 159 | 161 | 162 | 163 | 165 | 166 | 167 | 169 | 170 | 172 | 173 | 175 | 176 |
| 58 | 152 | 153 | 154 | 155 | 156 | 158 | 159 | 160 | 161 | 163 | 164 | 165 | 166 | 168 | 169 | 171 | 172 | 174 | 175 | 177 | 178 |
| 59 | 154 | 155 | 156 | 157 | 158 | 159 | 161 | 162 | 163 | 164 | 166 | 167 | 168 | 170 | 171 | 173 | 174 | 175 | 177 | 178 | 180 |
| 60 | 156 | 157 | 158 | 159 | 160 | 161 | 163 | 164 | 165 | 166 | 168 | 169 | 170 | 172 | 173 | 174 | 176 | 177 | 179 | 180 | 182 |
| 61 | 158 | 159 | 160 | 161 | 162 | 164 | 165 | 166 | 167 | 168 | 170 | 171 | 172 | 174 | 175 | 176 | 178 | 179 | 180 | 182 | 183 |
| 62 | 160 | 161 | 162 | 163 | 164 | 166 | 167 | 168 | 169 | 170 | 172 | 173 | 174 | 175 | 177 | 178 | 179 | 181 | 182 | 184 | 185 |
| 63 | 162 | 163 | 164 | 165 | 166 | 168 | 169 | 170 | 171 | 172 | 174 | 175 | 176 | 177 | 179 | 180 | 181 | 183 | 184 | 186 | 187 |
| 64 | 164 | 165 | 166 | 167 | 168 | 170 | 171 | 172 | 173 | 174 | 175 | 177 | 178 | 179 | 181 | 182 | 183 | 185 | 186 | 187 | 189 |
| 65 | 166 | 167 | 168 | 169 | 171 | 172 | 173 | 174 | 175 | 176 | 177 | 179 | 180 | 181 | 182 | 184 | 185 | 186 | 188 | 189 | 191 |
| 66 | 169 | 170 | 171 | 172 | 173 | 174 | 175 | 176 | 177 | 178 | 179 | 181 | 182 | 183 | 184 | 186 | 187 | 188 | 190 | 191 | 193 |
| 67 | 171 | 172 | 173 | 174 | 175 | 176 | 177 | 178 | 179 | 180 | 181 | 183 | 184 | 185 | 186 | 188 | 189 | 190 | 192 | 193 | 194 |
| 68 | 173 | 174 | 175 | 176 | 177 | 178 | 179 | 180 | 181 | 182 | 183 | 185 | 186 | 187 | 188 | 190 | 191 | 192 | 194 | 195 | 196 |
| 69 | 175 | 176 | 177 | 178 | 179 | 180 | 181 | 182 | 183 | 184 | 185 | 187 | 188 | 189 | 190 | 192 | 193 | 194 | 195 | 197 | 198 |
| 70 | 177 | 178 | 179 | 180 | 181 | 182 | 183 | 184 | 185 | 186 | 187 | 189 | 190 | 191 | 192 | 193 | 195 | 196 | 197 | 199 | 200 |
| 71 | 179 | 180 | 181 | 182 | 183 | 184 | 185 | 186 | 187 | 188 | 189 | 191 | 192 | 193 | 194 | 195 | 197 | 198 | 199 | 201 | 202 |
| 72 | 181 | 182 | 183 | 184 | 185 | 186 | 187 | 188 | 189 | 190 | 191 | 193 | 194 | 195 | 196 | 197 | 199 | 200 | 201 | 202 | 204 |
| 73 | 183 | 184 | 185 | 186 | 187 | 188 | 189 | 190 | 191 | 192 | 194 | 195 | 196 | 197 | 198 | 199 | 201 | 202 | 203 | 204 | 206 |
| 74 | 186 | 187 | 187 | 188 | 189 | 190 | 191 | 192 | 193 | 194 | 196 | 197 | 198 | 199 | 200 | 201 | 203 | 204 | 205 | 206 | 208 |
| 75 | 188 | 189 | 190 | 191 | 191 | 192 | 193 | 194 | 195 | 197 | 198 | 199 | 200 | 201 | 202 | 203 | 205 | 206 | 207 | 208 | 210 |
| 76 | 190 | 191 | 192 | 193 | 194 | 195 | 196 | 197 | 198 | 199 | 200 | 201 | 202 | 203 | 204 | 205 | 207 | 208 | 209 | 210 | 212 |
| 77 | 192 | 193 | 194 | 195 | 196 | 197 | 198 | 199 | 200 | 201 | 202 | 203 | 204 | 205 | 206 | 207 | 209 | 210 | 211 | 212 | 213 |
| 78 | 194 | 195 | 196 | 197 | 198 | 199 | 200 | 201 | 202 | 203 | 204 | 205 | 206 | 207 | 208 | 209 | 211 | 212 | 213 | 214 | 215 |
| 79 | 196 | 197 | 198 | 199 | 200 | 201 | 202 | 203 | 204 | 205 | 206 | 207 | 208 | 209 | 210 | 211 | 213 | 214 | 215 | 216 | 217 |
| 80 | 199 | 199 | 200 | 201 | 202 | 203 | 204 | 205 | 206 | 207 | 208 | 209 | 210 | 211 | 212 | 213 | 215 | 216 | 217 | 218 | 219 |

**Tabelle 5.** (Fortsetzung)

| Frontookzipitaler Durchmesser (FRO) in mm | Biparietaler Durchmesser (BIP) in mm | | | | | | | | | | | | | | | | | | | | |
|---|---|---|---|---|---|---|---|---|---|---|---|---|---|---|---|---|---|---|---|---|---|
| | 90 | 91 | 92 | 93 | 94 | 95 | 96 | 97 | 98 | 99 | 100 | 101 | 102 | 103 | 104 | 105 | 106 | 107 | 108 | 109 | 110 |
| 100 | 313 | 314 | 316 | 318 | 319 | 321 | 322 | 324 | 326 | 327 | 329 | 330 | 332 | 334 | 335 | 337 | 339 | 341 | 342 | 344 | 346 |
| 101 | 315 | 316 | 318 | 319 | 321 | 322 | 324 | 326 | 327 | 329 | 330 | 332 | 334 | 335 | 337 | 339 | 340 | 342 | 344 | 345 | 347 |
| 102 | 316 | 318 | 319 | 321 | 322 | 324 | 326 | 327 | 329 | 330 | 332 | 334 | 335 | 337 | 339 | 340 | 342 | 344 | 345 | 347 | 349 |
| 103 | 318 | 320 | 321 | 323 | 324 | 326 | 327 | 329 | 331 | 332 | 334 | 335 | 337 | 339 | 340 | 342 | 344 | 345 | 347 | 349 | 350 |
| 104 | 320 | 321 | 323 | 324 | 326 | 327 | 329 | 331 | 332 | 334 | 335 | 337 | 339 | 340 | 342 | 344 | 345 | 347 | 349 | 350 | 352 |
| 105 | 322 | 323 | 325 | 326 | 328 | 329 | 331 | 332 | 334 | 336 | 337 | 339 | 340 | 342 | 344 | 345 | 347 | 349 | 350 | 352 | 354 |
| 106 | 323 | 325 | 326 | 328 | 329 | 331 | 332 | 334 | 336 | 337 | 339 | 340 | 342 | 344 | 345 | 347 | 349 | 350 | 352 | 353 | 355 |
| 107 | 325 | 327 | 328 | 330 | 331 | 333 | 334 | 336 | 337 | 339 | 341 | 342 | 344 | 345 | 347 | 349 | 350 | 352 | 353 | 355 | 357 |
| 108 | 327 | 328 | 330 | 331 | 333 | 334 | 336 | 338 | 339 | 341 | 342 | 344 | 345 | 347 | 349 | 350 | 352 | 353 | 355 | 357 | 358 |
| 109 | 329 | 330 | 332 | 333 | 335 | 336 | 338 | 339 | 341 | 342 | 344 | 345 | 347 | 349 | 350 | 352 | 353 | 355 | 357 | 358 | 360 |
| 110 | 330 | 332 | 333 | 335 | 336 | 338 | 339 | 341 | 343 | 344 | 346 | 347 | 349 | 350 | 352 | 354 | 355 | 357 | 358 | 360 | 362 |
| 111 | 332 | 334 | 335 | 337 | 338 | 340 | 341 | 343 | 344 | 346 | 347 | 349 | 350 | 352 | 354 | 355 | 357 | 358 | 360 | 362 | 363 |
| 112 | 334 | 336 | 337 | 338 | 340 | 341 | 343 | 344 | 346 | 348 | 349 | 351 | 352 | 354 | 355 | 357 | 359 | 360 | 362 | 363 | 365 |
| 113 | 336 | 337 | 339 | 340 | 342 | 343 | 345 | 346 | 348 | 349 | 351 | 352 | 354 | 355 | 357 | 359 | 360 | 362 | 363 | 365 | 367 |
| 114 | 338 | 339 | 341 | 342 | 344 | 345 | 347 | 348 | 350 | 351 | 353 | 354 | 356 | 357 | 359 | 360 | 362 | 364 | 365 | 367 | 368 |
| 115 | 340 | 341 | 342 | 344 | 345 | 347 | 348 | 350 | 351 | 353 | 354 | 356 | 357 | 359 | 360 | 362 | 364 | 365 | 367 | 368 | 370 |
| 116 | 341 | 343 | 344 | 346 | 347 | 349 | 350 | 352 | 353 | 355 | 356 | 358 | 359 | 361 | 362 | 364 | 365 | 367 | 368 | 370 | 372 |
| 117 | 343 | 345 | 346 | 347 | 349 | 350 | 352 | 353 | 355 | 356 | 358 | 359 | 361 | 362 | 364 | 366 | 367 | 369 | 370 | 372 | 373 |
| 118 | 345 | 346 | 348 | 349 | 351 | 352 | 354 | 355 | 357 | 358 | 360 | 361 | 363 | 364 | 366 | 367 | 369 | 370 | 372 | 373 | 375 |
| 119 | 347 | 348 | 350 | 351 | 353 | 354 | 355 | 357 | 358 | 360 | 361 | 363 | 364 | 366 | 367 | 369 | 371 | 372 | 374 | 375 | 377 |
| 120 | 349 | 350 | 352 | 353 | 354 | 356 | 357 | 359 | 360 | 362 | 363 | 365 | 366 | 368 | 369 | 371 | 372 | 374 | 375 | 377 | 378 |
| 121 | 351 | 352 | 353 | 355 | 356 | 358 | 359 | 361 | 362 | 363 | 365 | 366 | 368 | 369 | 371 | 372 | 374 | 376 | 377 | 379 | 380 |
| 122 | 352 | 354 | 355 | 357 | 358 | 360 | 361 | 362 | 364 | 365 | 367 | 368 | 370 | 371 | 373 | 374 | 376 | 377 | 379 | 380 | 382 |
| 123 | 354 | 356 | 357 | 359 | 360 | 361 | 363 | 364 | 366 | 367 | 369 | 370 | 372 | 373 | 374 | 376 | 378 | 379 | 381 | 382 | 384 |
| 124 | 356 | 358 | 359 | 360 | 362 | 363 | 365 | 366 | 367 | 369 | 370 | 372 | 373 | 375 | 376 | 378 | 379 | 381 | 382 | 384 | 385 |
| 125 | 358 | 359 | 361 | 362 | 364 | 365 | 366 | 368 | 369 | 371 | 372 | 374 | 375 | 377 | 378 | 380 | 381 | 383 | 384 | 386 | 387 |
| 126 | 360 | 361 | 363 | 364 | 365 | 367 | 368 | 370 | 371 | 373 | 374 | 375 | 377 | 378 | 380 | 381 | 383 | 384 | 386 | 387 | 389 |
| 127 | 362 | 363 | 365 | 366 | 367 | 369 | 370 | 372 | 373 | 374 | 376 | 377 | 379 | 380 | 382 | 383 | 385 | 386 | 388 | 389 | 391 |
| 128 | 364 | 365 | 366 | 368 | 369 | 371 | 372 | 373 | 375 | 376 | 378 | 379 | 381 | 382 | 383 | 385 | 386 | 388 | 389 | 391 | 392 |
| 129 | 366 | 367 | 368 | 370 | 371 | 372 | 374 | 375 | 377 | 378 | 379 | 381 | 382 | 384 | 385 | 387 | 388 | 390 | 391 | 393 | 394 |
| 130 | 368 | 369 | 370 | 372 | 373 | 374 | 376 | 377 | 379 | 380 | 381 | 383 | 384 | 386 | 387 | 389 | 390 | 391 | 393 | 394 | 396 |
| 131 | 370 | 371 | 372 | 374 | 375 | 376 | 378 | 379 | 380 | 382 | 383 | 385 | 386 | 387 | 389 | 390 | 392 | 393 | 395 | 396 | 398 |
| 132 | 371 | 373 | 374 | 375 | 377 | 378 | 379 | 381 | 382 | 384 | 385 | 386 | 388 | 389 | 391 | 392 | 394 | 395 | 397 | 398 | 399 |
| 133 | 373 | 375 | 376 | 377 | 379 | 380 | 381 | 383 | 384 | 385 | 387 | 388 | 390 | 391 | 393 | 394 | 395 | 397 | 398 | 400 | 401 |
| 134 | 375 | 377 | 378 | 379 | 381 | 382 | 383 | 385 | 386 | 387 | 389 | 390 | 392 | 393 | 394 | 396 | 397 | 399 | 400 | 402 | 403 |
| 135 | 377 | 379 | 380 | 381 | 382 | 384 | 385 | 386 | 388 | 389 | 391 | 392 | 393 | 395 | 396 | 398 | 399 | 401 | 402 | 403 | 405 |
| 136 | 379 | 380 | 382 | 383 | 384 | 386 | 387 | 388 | 390 | 391 | 392 | 394 | 395 | 397 | 398 | 399 | 401 | 402 | 404 | 405 | 407 |
| 137 | 381 | 382 | 384 | 385 | 386 | 388 | 389 | 390 | 392 | 393 | 394 | 396 | 397 | 399 | 400 | 401 | 403 | 404 | 406 | 407 | 408 |
| 138 | 383 | 384 | 386 | 387 | 388 | 390 | 391 | 392 | 394 | 395 | 396 | 398 | 399 | 400 | 402 | 403 | 405 | 406 | 407 | 409 | 410 |
| 139 | 385 | 386 | 388 | 389 | 390 | 391 | 393 | 394 | 395 | 397 | 398 | 399 | 401 | 402 | 404 | 405 | 406 | 408 | 409 | 411 | 412 |
| 140 | 387 | 388 | 389 | 391 | 392 | 393 | 395 | 396 | 397 | 399 | 400 | 401 | 403 | 404 | 405 | 407 | 408 | 410 | 411 | 413 | 414 |

**Tabelle 5.** (Fortsetzung)

## Ultraschallbiometrie im 2. und 3. Schwangerschaftstrimester – Berechnung des Kopfumfanges in mm mittels BIP und FRO

| Frontookzipitaler Durchmesser (FRO) in mm | Biparietaler Durchmesser (BIP) in mm | | | | | | | | | | | | | | | | | | | | |
|---|---|---|---|---|---|---|---|---|---|---|---|---|---|---|---|---|---|---|---|---|---|
| | 70 | 71 | 72 | 73 | 74 | 75 | 76 | 77 | 78 | 79 | 80 | 81 | 82 | 83 | 84 | 85 | 86 | 87 | 88 | 89 | 90 |
| **80** | 247 | 249 | 250 | 252 | 253 | 255 | 257 | 258 | 260 | 261 | 263 | 265 | 266 | 268 | 270 | 271 | 273 | 275 | 277 | 279 | 280 |
| **81** | 249 | 250 | 252 | 254 | 255 | 257 | 258 | 260 | 261 | 263 | 265 | 266 | 268 | 270 | 271 | 273 | 275 | 276 | 279 | 280 | 282 |
| **82** | 251 | 252 | 254 | 255 | 257 | 258 | 260 | 262 | 263 | 265 | 266 | 268 | 270 | 271 | 273 | 275 | 276 | 278 | 280 | 281 | 283 |
| **83** | 252 | 254 | 255 | 257 | 259 | 260 | 262 | 263 | 265 | 266 | 268 | 270 | 271 | 273 | 275 | 276 | 278 | 280 | 281 | 283 | 285 |
| **84** | 254 | 256 | 257 | 259 | 260 | 262 | 263 | 265 | 267 | 268 | 270 | 271 | 273 | 275 | 276 | 278 | 280 | 281 | 283 | 285 | 286 |
| **85** | 256 | 257 | 259 | 261 | 262 | 264 | 265 | 267 | 268 | 270 | 271 | 273 | 275 | 276 | 278 | 279 | 281 | 283 | 284 | 286 | 288 |
| **86** | 258 | 259 | 261 | 262 | 264 | 265 | 267 | 268 | 270 | 272 | 273 | 275 | 276 | 278 | 280 | 281 | 283 | 284 | 286 | 288 | 289 |
| **87** | 260 | 261 | 263 | 264 | 266 | 267 | 269 | 270 | 272 | 273 | 275 | 276 | 278 | 280 | 281 | 283 | 284 | 286 | 288 | 289 | 291 |
| **88** | 261 | 263 | 264 | 266 | 267 | 269 | 270 | 272 | 273 | 275 | 277 | 278 | 280 | 281 | 283 | 284 | 286 | 288 | 289 | 291 | 293 |
| **89** | 263 | 265 | 266 | 268 | 269 | 271 | 272 | 274 | 275 | 277 | 278 | 280 | 281 | 283 | 285 | 286 | 288 | 289 | 291 | 293 | 294 |
| **90** | 265 | 267 | 268 | 269 | 271 | 272 | 274 | 275 | 277 | 278 | 280 | 282 | 283 | 285 | 286 | 288 | 289 | 291 | 293 | 294 | 296 |
| **91** | 267 | 268 | 270 | 271 | 273 | 274 | 276 | 277 | 279 | 280 | 282 | 283 | 285 | 286 | 288 | 290 | 291 | 293 | 294 | 296 | 298 |
| **92** | 269 | 270 | 272 | 273 | 275 | 276 | 277 | 279 | 280 | 282 | 283 | 285 | 287 | 288 | 290 | 291 | 293 | 294 | 296 | 298 | 299 |
| **93** | 271 | 272 | 273 | 275 | 276 | 278 | 279 | 281 | 282 | 284 | 285 | 287 | 288 | 290 | 291 | 293 | 295 | 296 | 298 | 299 | 301 |
| **94** | 272 | 274 | 275 | 277 | 278 | 280 | 281 | 283 | 284 | 285 | 287 | 288 | 290 | 292 | 293 | 295 | 296 | 298 | 299 | 301 | 303 |
| **95** | 274 | 276 | 277 | 279 | 280 | 281 | 283 | 284 | 286 | 287 | 289 | 290 | 292 | 293 | 295 | 296 | 298 | 300 | 301 | 303 | 304 |
| **96** | 276 | 278 | 279 | 280 | 282 | 283 | 285 | 286 | 288 | 289 | 291 | 292 | 294 | 295 | 297 | 298 | 300 | 301 | 303 | 304 | 306 |
| **97** | 278 | 279 | 281 | 282 | 284 | 285 | 287 | 288 | 289 | 291 | 292 | 294 | 295 | 297 | 298 | 300 | 301 | 303 | 305 | 306 | 308 |
| **98** | 280 | 281 | 283 | 284 | 285 | 287 | 288 | 290 | 291 | 293 | 294 | 296 | 297 | 299 | 300 | 302 | 303 | 305 | 306 | 308 | 309 |
| **99** | 282 | 283 | 285 | 286 | 287 | 289 | 290 | 292 | 293 | 294 | 296 | 297 | 299 | 300 | 302 | 303 | 305 | 306 | 308 | 310 | 311 |
| **100** | 284 | 285 | 286 | 288 | 289 | 291 | 292 | 293 | 295 | 296 | 298 | 299 | 301 | 302 | 304 | 305 | 307 | 308 | 310 | 311 | 313 |
| **101** | 286 | 287 | 288 | 290 | 291 | 292 | 294 | 295 | 297 | 298 | 300 | 301 | 302 | 304 | 305 | 307 | 308 | 310 | 311 | 313 | 315 |
| **102** | 288 | 289 | 290 | 292 | 293 | 294 | 296 | 297 | 299 | 300 | 301 | 303 | 304 | 306 | 307 | 309 | 310 | 312 | 313 | 315 | 316 |
| **103** | 290 | 291 | 292 | 294 | 295 | 296 | 298 | 299 | 300 | 302 | 303 | 305 | 306 | 308 | 309 | 310 | 312 | 313 | 315 | 316 | 318 |
| **104** | 291 | 293 | 294 | 295 | 297 | 298 | 299 | 301 | 302 | 304 | 305 | 306 | 308 | 309 | 311 | 312 | 314 | 315 | 317 | 319 | 320 |
| **105** | 293 | 295 | 296 | 297 | 299 | 300 | 301 | 303 | 304 | 306 | 307 | 308 | 310 | 311 | 313 | 314 | 316 | 317 | 319 | 320 | 322 |
| **106** | 295 | 297 | 298 | 299 | 301 | 302 | 303 | 305 | 306 | 307 | 309 | 310 | 312 | 313 | 314 | 316 | 317 | 319 | 320 | 322 | 323 |
| **107** | 297 | 299 | 300 | 301 | 302 | 304 | 305 | 306 | 308 | 309 | 311 | 312 | 313 | 315 | 316 | 318 | 319 | 321 | 322 | 324 | 325 |
| **108** | 299 | 301 | 302 | 303 | 304 | 306 | 307 | 308 | 310 | 311 | 312 | 314 | 315 | 317 | 318 | 320 | 321 | 322 | 324 | 325 | 327 |
| **109** | 301 | 302 | 304 | 305 | 306 | 308 | 309 | 310 | 312 | 313 | 314 | 316 | 317 | 319 | 320 | 321 | 323 | 324 | 326 | 327 | 329 |
| **110** | 303 | 304 | 306 | 307 | 308 | 310 | 311 | 312 | 314 | 315 | 316 | 318 | 319 | 320 | 322 | 323 | 325 | 326 | 328 | 329 | 330 |
| **111** | 305 | 306 | 308 | 309 | 310 | 311 | 313 | 314 | 315 | 317 | 318 | 319 | 321 | 322 | 324 | 325 | 326 | 328 | 329 | 331 | 332 |
| **112** | 307 | 308 | 310 | 311 | 312 | 313 | 315 | 316 | 317 | 319 | 320 | 321 | 323 | 324 | 325 | 327 | 328 | 330 | 331 | 333 | 334 |
| **113** | 309 | 310 | 312 | 313 | 314 | 315 | 317 | 318 | 319 | 321 | 322 | 323 | 325 | 326 | 327 | 329 | 330 | 332 | 333 | 334 | 336 |
| **114** | 311 | 312 | 313 | 315 | 316 | 317 | 319 | 320 | 321 | 322 | 324 | 325 | 326 | 328 | 329 | 331 | 332 | 333 | 335 | 336 | 338 |
| **115** | 313 | 314 | 315 | 317 | 318 | 319 | 320 | 322 | 323 | 324 | 326 | 327 | 328 | 330 | 331 | 332 | 334 | 335 | 337 | 339 | 340 |
| **116** | 315 | 316 | 317 | 319 | 320 | 321 | 322 | 324 | 325 | 326 | 328 | 329 | 330 | 332 | 333 | 334 | 336 | 337 | 339 | 340 | 341 |
| **117** | 317 | 318 | 319 | 321 | 322 | 323 | 324 | 326 | 327 | 328 | 330 | 331 | 332 | 334 | 335 | 336 | 338 | 339 | 340 | 342 | 343 |
| **118** | 319 | 320 | 321 | 323 | 324 | 325 | 326 | 328 | 329 | 330 | 331 | 333 | 334 | 335 | 337 | 338 | 339 | 341 | 342 | 344 | 345 |
| **119** | 321 | 322 | 323 | 325 | 326 | 327 | 328 | 330 | 331 | 332 | 333 | 335 | 336 | 337 | 339 | 340 | 341 | 343 | 344 | 345 | 347 |
| **120** | 323 | 324 | 325 | 327 | 328 | 329 | 330 | 331 | 333 | 334 | 335 | 337 | 338 | 339 | 341 | 342 | 343 | 345 | 346 | 347 | 349 |

**Tabelle 5.** (Fortsetzung)

| Frontookzipitaler Durchmesser (FRO) in mm | Biparietaler Durchmesser (BIP) in mm | | | | | | | | | | | | | | | | | | | | |
|---|---|---|---|---|---|---|---|---|---|---|---|---|---|---|---|---|---|---|---|---|---|
| | 50 | 51 | 52 | 53 | 54 | 55 | 56 | 57 | 58 | 59 | 60 | 61 | 62 | 63 | 64 | 65 | 66 | 67 | 68 | 69 | 70 |
| 60 | 182 | 183 | 185 | 186 | 188 | 189 | 191 | 192 | 194 | 196 | 197 | 199 | 201 | 202 | 204 | 206 | 207 | 209 | 211 | 213 | 214 |
| 61 | 183 | 185 | 186 | 188 | 189 | 191 | 193 | 194 | 196 | 197 | 199 | 201 | 202 | 204 | 206 | 207 | 209 | 211 | 212 | 214 | 216 |
| 62 | 185 | 187 | 188 | 190 | 191 | 193 | 194 | 196 | 197 | 199 | 201 | 202 | 204 | 206 | 207 | 209 | 211 | 212 | 214 | 216 | 217 |
| 63 | 187 | 188 | 190 | 191 | 193 | 194 | 196 | 198 | 199 | 201 | 202 | 204 | 206 | 207 | 209 | 210 | 212 | 214 | 216 | 217 | 219 |
| 64 | 189 | 190 | 192 | 193 | 195 | 196 | 198 | 199 | 201 | 202 | 204 | 206 | 207 | 209 | 210 | 212 | 214 | 215 | 217 | 219 | 221 |
| 65 | 191 | 192 | 194 | 195 | 196 | 198 | 199 | 201 | 203 | 204 | 206 | 207 | 209 | 210 | 212 | 214 | 215 | 217 | 219 | 220 | 222 |
| 66 | 193 | 194 | 195 | 197 | 198 | 200 | 201 | 203 | 204 | 206 | 207 | 209 | 211 | 212 | 214 | 215 | 217 | 219 | 220 | 222 | 224 |
| 67 | 194 | 196 | 197 | 199 | 200 | 202 | 203 | 205 | 206 | 208 | 209 | 211 | 212 | 214 | 215 | 217 | 219 | 220 | 222 | 224 | 225 |
| 68 | 196 | 198 | 199 | 200 | 202 | 203 | 205 | 206 | 208 | 209 | 211 | 212 | 214 | 216 | 217 | 219 | 220 | 222 | 224 | 225 | 227 |
| 69 | 198 | 199 | 201 | 202 | 204 | 205 | 207 | 208 | 210 | 211 | 213 | 214 | 216 | 217 | 219 | 220 | 222 | 224 | 225 | 227 | 229 |
| 70 | 200 | 201 | 203 | 204 | 206 | 207 | 208 | 210 | 211 | 213 | 214 | 216 | 217 | 219 | 221 | 222 | 224 | 225 | 227 | 229 | 230 |
| 71 | 202 | 203 | 205 | 206 | 207 | 209 | 210 | 212 | 213 | 215 | 216 | 218 | 219 | 221 | 222 | 224 | 225 | 227 | 229 | 230 | 232 |
| 72 | 204 | 205 | 206 | 208 | 209 | 211 | 212 | 214 | 215 | 216 | 218 | 219 | 221 | 222 | 224 | 226 | 227 | 229 | 230 | 232 | 233 |
| 73 | 206 | 207 | 208 | 210 | 211 | 213 | 214 | 215 | 217 | 218 | 220 | 221 | 223 | 224 | 226 | 227 | 229 | 230 | 232 | 234 | 235 |
| 74 | 208 | 209 | 210 | 212 | 213 | 214 | 216 | 217 | 219 | 220 | 221 | 223 | 224 | 226 | 227 | 229 | 231 | 232 | 234 | 235 | 237 |
| 75 | 210 | 211 | 212 | 214 | 215 | 216 | 218 | 219 | 220 | 222 | 223 | 225 | 226 | 228 | 229 | 231 | 232 | 234 | 235 | 237 | 239 |
| 76 | 212 | 213 | 214 | 215 | 217 | 218 | 219 | 221 | 222 | 224 | 225 | 227 | 228 | 230 | 231 | 233 | 234 | 236 | 237 | 239 | 240 |
| 77 | 213 | 215 | 216 | 217 | 219 | 220 | 221 | 223 | 224 | 226 | 227 | 228 | 230 | 231 | 233 | 234 | 236 | 237 | 239 | 240 | 242 |
| 78 | 215 | 217 | 218 | 219 | 221 | 222 | 223 | 225 | 226 | 227 | 229 | 230 | 232 | 233 | 235 | 236 | 238 | 239 | 241 | 242 | 244 |
| 79 | 217 | 219 | 220 | 221 | 222 | 224 | 225 | 226 | 228 | 229 | 231 | 232 | 233 | 235 | 236 | 238 | 239 | 241 | 242 | 244 | 245 |
| 80 | 219 | 221 | 222 | 223 | 224 | 226 | 227 | 228 | 230 | 231 | 232 | 234 | 235 | 237 | 238 | 240 | 241 | 243 | 244 | 246 | 247 |
| 81 | 221 | 223 | 224 | 225 | 226 | 228 | 229 | 230 | 232 | 233 | 234 | 236 | 237 | 239 | 240 | 241 | 243 | 244 | 246 | 247 | 249 |
| 82 | 223 | 225 | 226 | 227 | 228 | 230 | 231 | 232 | 234 | 235 | 236 | 238 | 239 | 240 | 242 | 243 | 245 | 246 | 248 | 249 | 251 |
| 83 | 225 | 226 | 228 | 229 | 230 | 231 | 233 | 234 | 235 | 237 | 238 | 239 | 241 | 242 | 244 | 245 | 247 | 248 | 249 | 251 | 252 |
| 84 | 227 | 228 | 230 | 231 | 232 | 233 | 235 | 236 | 237 | 239 | 240 | 241 | 243 | 244 | 246 | 247 | 248 | 250 | 251 | 253 | 254 |
| 85 | 229 | 230 | 232 | 233 | 234 | 235 | 237 | 238 | 239 | 241 | 242 | 243 | 245 | 246 | 247 | 249 | 250 | 252 | 253 | 255 | 256 |
| 86 | 231 | 232 | 234 | 235 | 236 | 237 | 239 | 240 | 241 | 242 | 244 | 245 | 246 | 248 | 249 | 251 | 252 | 253 | 255 | 256 | 258 |
| 87 | 233 | 234 | 236 | 237 | 238 | 239 | 241 | 242 | 243 | 244 | 246 | 247 | 248 | 250 | 251 | 252 | 254 | 255 | 257 | 258 | 260 |
| 88 | 235 | 236 | 238 | 239 | 240 | 241 | 243 | 244 | 245 | 246 | 248 | 249 | 250 | 252 | 253 | 254 | 256 | 257 | 259 | 260 | 261 |
| 89 | 237 | 238 | 240 | 241 | 242 | 243 | 244 | 246 | 247 | 248 | 250 | 251 | 252 | 254 | 255 | 256 | 258 | 259 | 260 | 262 | 263 |
| 90 | 239 | 241 | 242 | 243 | 244 | 245 | 246 | 248 | 249 | 250 | 251 | 253 | 254 | 255 | 257 | 258 | 259 | 261 | 262 | 264 | 265 |
| 91 | 241 | 243 | 244 | 245 | 246 | 247 | 248 | 250 | 251 | 252 | 253 | 255 | 256 | 257 | 259 | 260 | 261 | 263 | 264 | 266 | 267 |
| 92 | 243 | 245 | 246 | 247 | 248 | 249 | 250 | 252 | 253 | 254 | 255 | 257 | 258 | 259 | 261 | 262 | 263 | 265 | 266 | 267 | 269 |
| 93 | 245 | 247 | 248 | 249 | 250 | 251 | 252 | 254 | 255 | 256 | 257 | 259 | 260 | 261 | 262 | 264 | 265 | 266 | 268 | 269 | 271 |
| 94 | 248 | 249 | 250 | 251 | 252 | 253 | 254 | 256 | 257 | 258 | 259 | 261 | 262 | 263 | 264 | 266 | 267 | 268 | 270 | 271 | 272 |
| 95 | 250 | 251 | 252 | 253 | 254 | 255 | 256 | 258 | 259 | 260 | 261 | 262 | 264 | 265 | 266 | 268 | 269 | 270 | 272 | 273 | 274 |
| 96 | 252 | 253 | 254 | 255 | 256 | 257 | 258 | 260 | 261 | 262 | 263 | 264 | 266 | 267 | 268 | 270 | 271 | 272 | 274 | 275 | 276 |
| 97 | 254 | 255 | 256 | 257 | 258 | 259 | 260 | 262 | 263 | 264 | 265 | 266 | 268 | 269 | 270 | 271 | 273 | 274 | 275 | 277 | 278 |
| 98 | 256 | 257 | 258 | 259 | 260 | 261 | 262 | 264 | 265 | 266 | 267 | 268 | 270 | 271 | 272 | 273 | 275 | 276 | 277 | 279 | 280 |
| 99 | 258 | 259 | 260 | 261 | 262 | 263 | 264 | 266 | 267 | 268 | 269 | 270 | 272 | 273 | 274 | 275 | 277 | 278 | 279 | 281 | 282 |
| 100 | 260 | 261 | 262 | 263 | 264 | 265 | 266 | 268 | 269 | 270 | 271 | 272 | 274 | 275 | 276 | 277 | 279 | 280 | 281 | 282 | 284 |

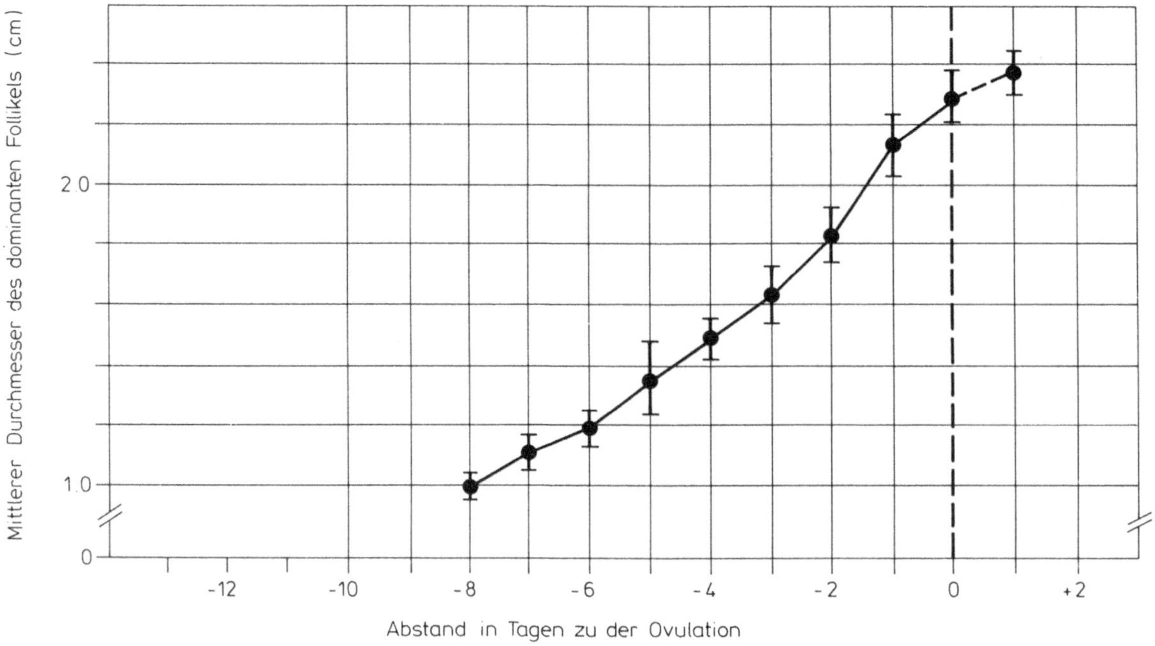


**Abb. 7.** Mittlerer Durchmesser des dominanten Follikel in Abhängigkeit von der Ovulation.

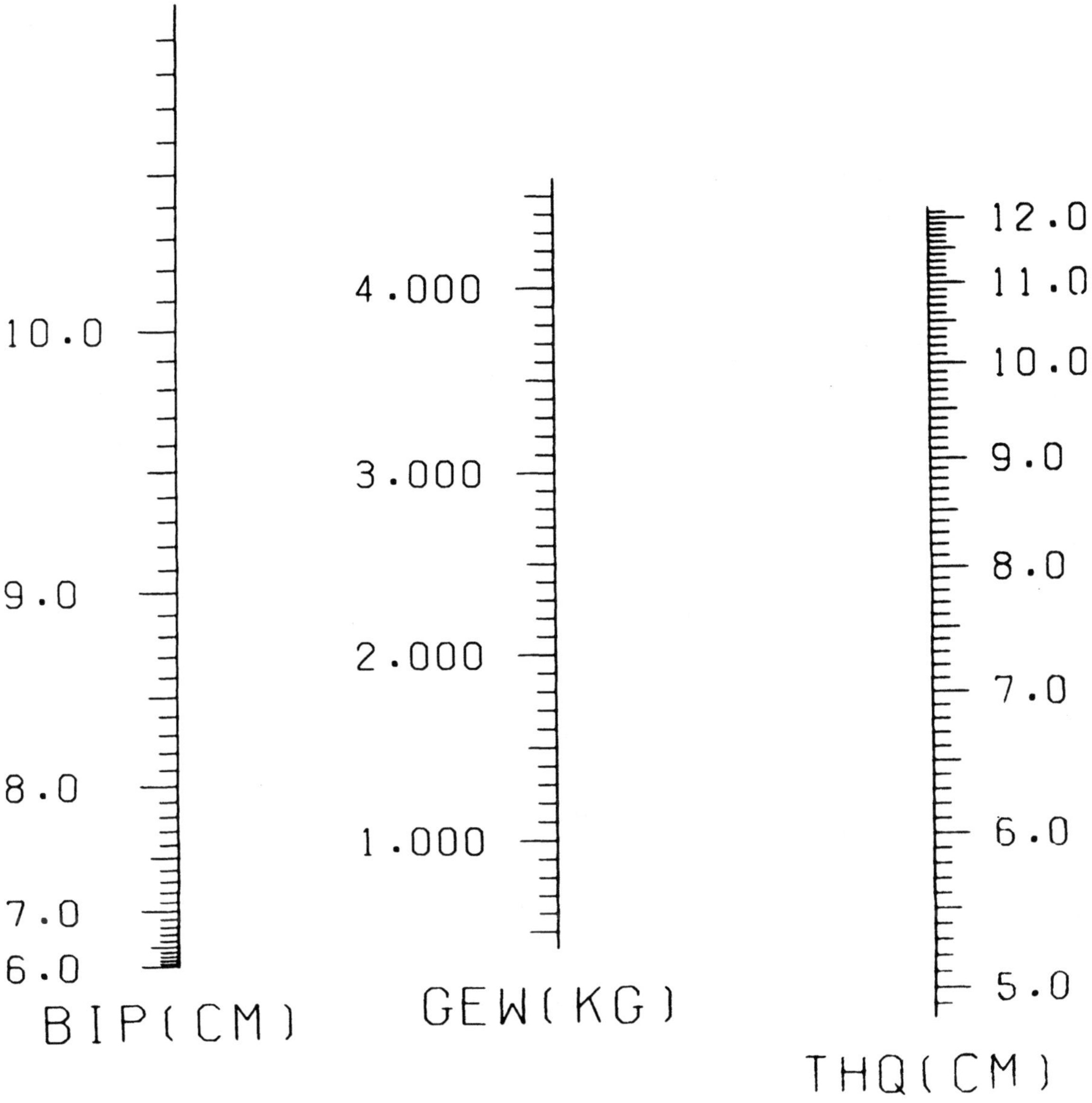


**Abb. 8.** Fluchtentafel zur Schätzung des fetalen Gewichtes aus dem biparietalen Kopf- und Thoraxquerdurchmesser nach Hansmann und Voigt (Hansmann, M. Gynäkologe 9, 133 (1976)

**Tabelle 6.** Mehrparametrische nichtlineare Gewichtsschätzung mittels Ultraschall unter Berücksichtigung des Gestationsalters – Digitalausdruck für die Wochen 30–42 (Hansmann, M., Schuhmacher, H., Voigt, U. In: A. Kratochwil, E. Reinold Ultraschalldiagnostik pp. 69 Stuttgart, Georg Thieme Verlag (1978))

GEWICHTSSCHAETZUNG FUER DIE 30.WOCHE (WOCHENMITTE=30/4=207.TAG P.M.)

| BIP← THQ\ | 66* | 68* | 70: | 72: | 74. | 76. | 78 | 80 | 82 | 84. | 86. | 88: | 90: | 92* | 94* | BIP← THQ\ |
|---|---|---|---|---|---|---|---|---|---|---|---|---|---|---|---|---|
| 40* | 211* | 212* | 222* | 240* | 267* | 301* | 343* | 391* | 446* | 505* | 570* | 638* | 711* | 786* | 863* | 40* |
| 42* | 261* | 262* | 271* | 290* | 317* | 351* | 393* | 441* | 496* | 555* | 620* | 688* | 760* | 836* | 913* | 42* |
| 44* | 312* | 313* | 323* | 341* | 368* | 403* | 444* | 493* | 547* | 607* | 671* | 740* | 812* | 887* | 965* | 44* |
| 46* | 365* | 366* | 376* | 394* | 421* | 456* | 498* | 546* | 600* | 660* | 724* | 793* | 865* | 940* | 1018* | 46* |
| 48* | 420* | 421* | 430* | 449* | 476* | 510* | 552* | 600* | 655* | 714* | 779* | 847* | 919* | 995* | 1072* | 48* |
| 50* | 476* | 477* | 486* | 505* | 532* | 566* | 608* | 656* | 711* | 770* | 835* | 903* | 975* | 1051* | 1128* | 50* |
| 52: | 533* | 534* | 544* | 562* | 589* | 623* | 665* | 713* | 768* | 827* | 892* | 960* | 1033* | 1108* | 1185* | 52: |
| 54: | 591* | 592* | 602: | 620: | 647* | 682* | 724* | 772* | 826* | 886* | 950* | 1019* | 1091* | 1166* | 1244* | 54: |
| 56: | 651* | 652* | 662: | 680: | 707: | 741* | 783* | 831* | 886* | 945* | 1010* | 1078* | 1151* | 1226* | 1303* | 56: |
| 58: | 711* | 713* | 722: | 741: | 767: | 802: | 844* | 892* | 946* | 1006* | 1070* | 1139* | 1211* | 1286* | 1364* | 58: |
| 60. | 773* | 774* | 784: | 802: | 829. | 864. | 905: | 954: | 1008* | 1068* | 1132* | 1201* | 1273* | 1348* | 1426* | 60. |
| 62. | 836* | 837* | 846: | 865: | 892. | 926. | 968. | 1016: | 1071: | 1130* | 1195* | 1263* | 1335* | 1411* | 1488* | 62. |
| 64. | 899* | 900* | 910: | 928: | 955. | 990. | 1031. | 1080. | 1134: | 1194: | 1258* | 1327* | 1399* | 1474* | 1552* | 64. |
| 66 | 963* | 964* | 974: | 992: | 1019. | 1054. | 1095 | 1144. | 1198. | 1258: | 1322: | 1391: | 1463* | 1538* | 1616* | 66 |
| 68 | 1028* | 1029* | 1039: | 1057: | 1084. | 1119. | 1160 | 1209 | 1263. | 1322. | 1387. | 1455: | 1528: | 1603* | 1681* | 68 |
| 70 | 1093* | 1095* | 1104: | 1123: | 1149. | 1184. | 1226 | 1274 | 1328 | 1388. | 1452. | 1521: | 1593: | 1668* | 1746* | 70 |
| 72 | 1159* | 1160* | 1170: | 1188: | 1215. | 1250. | 1292 | 1340 | 1394 | 1454. | 1518. | 1587: | 1659: | 1734* | 1812* | 72 |
| 74 | 1225* | 1227* | 1236: | 1255: | 1282. | 1316. | 1358. | 1406 | 1460 | 1520. | 1584. | 1653: | 1725: | 1801* | 1878* | 74 |
| 76 | 1292* | 1293* | 1303: | 1321: | 1348: | 1383. | 1424. | 1473. | 1527 | 1587. | 1651. | 1720: | 1792: | 1867* | 1945* | 76 |
| 78 | 1359* | 1360* | 1370* | 1388: | 1415: | 1450: | 1491. | 1540. | 1594. | 1654. | 1718. | 1787: | 1859: | 1934* | 2012* | 78 |
| 80. | 1426* | 1427* | 1437* | 1455* | 1482: | 1517: | 1559: | 1607. | 1661. | 1721. | 1785. | 1854: | 1926: | 2001* | 2079* | 80. |
| 82. | 1493* | 1495* | 1504* | 1523* | 1550* | 1584: | 1626: | 1674: | 1728. | 1788. | 1852. | 1921: | 1993: | 2068* | 2146* | 82. |
| 84. | 1561* | 1562* | 1571* | 1590* | 1617* | 1651* | 1693: | 1741: | 1796: | 1855. | 1920. | 1988: | 2060: | 2136* | 2213* | 84. |
| 86. | 1628* | 1629* | 1639* | 1657* | 1684* | 1718* | 1760* | 1809: | 1863: | 1922: | 1987: | 2055: | 2128: | 2203* | 2281* | 86. |
| 88: | 1695* | 1696* | 1706* | 1724* | 1751* | 1786* | 1827* | 1876* | 1930: | 1989: | 2054: | 2122: | 2195: | 2270* | 2348* | 88: |
| 90: | 1762* | 1763* | 1773* | 1791* | 1818* | 1852* | 1894* | 1943* | 1997: | 2056: | 2121: | 2189: | 2262* | 2337* | 2415* | 90: |
| 92: | 1828* | 1830* | 1839* | 1858* | 1884* | 1919* | 1961* | 2009* | 2063* | 2123: | 2187: | 2256* | 2328* | 2403* | 2481* | 92: |
| 94* | 1895* | 1896* | 1905* | 1924* | 1951* | 1985* | 2027* | 2075* | 2129* | 2189* | 2254* | 2322* | 2394* | 2470* | 2547* | 94* |
| 96* | 1960* | 1962* | 1971* | 1990* | 2016* | 2051* | 2093* | 2141* | 2195* | 2255* | 2319* | 2388* | 2460* | 2535* | 2613* | 96* |
| 98* | 2025* | 2027* | 2036* | 2055* | 2082* | 2116* | 2158* | 2206* | 2260* | 2320* | 2384* | 2453* | 2525* | 2601* | 2678* | 98* |
| 100* | 2090* | 2091* | 2101* | 2119* | 2146* | 2181* | 2223* | 2271* | 2325* | 2385* | 2449* | 2518* | 2590* | 2665* | 2743* | 100* |

ZEICHENERKLAERUNG .\:* = MINDESTENS EIN ULTRASCHALLPARAMETER AUSSERHALB DER 1.\2.\3. STANDARDABWEICHUNG

ULTRASCHALLPARAMETER DER 30.WOCHE

| | | | | | | | |
|---|---|---|---|---|---|---|---|
| NORMBEREICHE | -3STD* | -2STD: | -1STD. | AM | 1STD. | 2STD: | 3STD* |
| PERZENTILE | 0,13% | 2,28% | 15,87% | 50,00% | 84,13% | 97,72% | 99,87% |
| BIPARIETALER DURCHMESSER=BIP (MM) | 68,0* | 72,0: | 76,0. | 80,0 | 84,0. | 88,0: | 92,0* |
| THORAXQUERDURCHMESSER=THQ (MM) | 51,0* | 58,0: | 65,0. | 72,0 | 79,0. | 86,0: | 93,0* |
| KOPF-THORAX-INDEX=BIP/THQ | 0,9097* | 0,9819: | 1,0541. | 1,1262 | 1,1984. | 1,2706: | 1,3428* |
| FETALES GEWICHT=GEW (GRAMM) | 480* | 770: | 1060. | 1350 | 1640. | 1930: | 2220* |

**Tabelle 6.** (Fortsetzung)

GEWICHTSSCHAETZUNG FUER DIE 31.WØCHE (WØCHENMITTE=31/4=214.TAG P.M.)

| BIP← THQ\ | 68* | 70* | 72: | 74: | 76. | 78. | 80 | 82 | 84 | 86 | 88. | 90. | 92: | 94: | 96* | BIP← THQ\ |
|---|---|---|---|---|---|---|---|---|---|---|---|---|---|---|---|---|
| 40* | 183* | 193* | 211* | 238* | 273* | 314* | 363* | 417* | 477* | 541* | 610* | 682* | 757* | 835* | 914* | 40* |
| 42* | 233* | 243* | 261* | 288* | 322* | 364* | 413* | 467* | 526* | 591* | 659* | 732* | 807* | 885* | 964* | 42* |
| 44* | 285* | 294* | 313* | 339* | 374* | 416* | 464* | 518* | 578* | 642* | 711* | 783* | 858* | 936* | 1015* | 44* |
| 46* | 338* | 347* | 366* | 392* | 427* | 469* | 517* | 571* | 631* | 695* | 764* | 836* | 911* | 989* | 1069* | 46* |
| 48* | 392* | 402* | 420* | 447* | 481* | 523* | 572* | 626* | 685* | 750* | 818* | 891* | 966* | 1044* | 1123* | 48* |
| 50* | 448* | 458* | 476* | 503* | 537* | 579* | 627* | 682* | 741* | 806* | 874* | 947* | 1022* | 1099* | 1179* | 50* |
| 52* | 505* | 515* | 533* | 560* | 595* | 636* | 685* | 739* | 798* | 863* | 931* | 1004* | 1079* | 1157* | 1236* | 52* |
| 54: | 564* | 573* | 592* | 618* | 653* | 695* | 743* | 797* | 857* | 921* | 990* | 1062* | 1137* | 1215* | 1295* | 54: |
| 56: | 623* | 633* | 651: | 678: | 713* | 754* | 803* | 857* | 916* | 981* | 1049* | 1122* | 1197* | 1275* | 1354* | 56: |
| 58: | 684* | 693* | 712: | 739: | 773: | 815* | 863* | 917* | 977* | 1042* | 1110* | 1182* | 1259* | 1335* | 1415* | 58: |
| 60: | 746* | 755* | 774: | 800: | 835: | 877: | 925* | 979* | 1039* | 1103* | 1172* | 1244* | 1319* | 1397* | 1476* | 60: |
| 62. | 808* | 818* | 836: | 863: | 897: | 939: | 987: | 1042: | 1101* | 1166* | 1234* | 1307* | 1382* | 1459* | 1539* | 62. |
| 64. | 871* | 881* | 899: | 926: | 961. | 1003. | 1051. | 1105: | 1165: | 1229* | 1298* | 1370* | 1445* | 1523* | 1602* | 64. |
| 66. | 935* | 945* | 964: | 990: | 1025. | 1067. | 1115. | 1169. | 1229: | 1293: | 1362* | 1434* | 1509* | 1587* | 1666* | 66. |
| 68 | 1000* | 1010* | 1028: | 1055: | 1090. | 1131. | 1180. | 1234. | 1294. | 1358: | 1427: | 1499: | 1574* | 1652* | 1731* | 68 |
| 70 | 1066* | 1075* | 1094: | 1121: | 1155. | 1197. | 1245 | 1299 | 1359. | 1423. | 1492: | 1564: | 1640: | 1717* | 1797* | 70 |
| 72 | 1132* | 1141* | 1160: | 1186: | 1221. | 1263. | 1311 | 1365 | 1425 | 1489. | 1558. | 1630. | 1705: | 1783: | 1863* | 72 |
| 74 | 1198* | 1207* | 1226: | 1253: | 1287. | 1329. | 1377 | 1432 | 1491 | 1556 | 1624. | 1696. | 1772: | 1849: | 1929* | 74 |
| 76 | 1265* | 1274* | 1293: | 1319: | 1354. | 1396. | 1444 | 1498 | 1558 | 1622 | 1691. | 1763. | 1838: | 1916: | 1995* | 76 |
| 78 | 1331* | 1341* | 1359: | 1386: | 1421. | 1463. | 1511. | 1565 | 1625 | 1689 | 1758. | 1830. | 1905: | 1983: | 2062* | 78 |
| 80 | 1399* | 1408* | 1427: | 1453: | 1488: | 1530. | 1578. | 1632. | 1692 | 1756 | 1825. | 1897. | 1972: | 2050: | 2130* | 80 |
| 82 | 1466* | 1475* | 1494* | 1521: | 1555: | 1597: | 1645. | 1700. | 1759. | 1824. | 1892. | 1964. | 2040: | 2117: | 2197* | 82 |
| 84. | 1533* | 1543* | 1561* | 1588* | 1622: | 1664: | 1713: | 1767. | 1826. | 1891. | 1959. | 2032. | 2107: | 2185: | 2264* | 84. |
| 86. | 1600* | 1610* | 1628* | 1655* | 1690* | 1731: | 1780: | 1834: | 1894. | 1958. | 2027. | 2099. | 2174: | 2252: | 2331* | 86. |
| 88. | 1667* | 1677* | 1695* | 1722* | 1757* | 1798* | 1847: | 1901: | 1961: | 2025. | 2094. | 2166: | 2241: | 2319: | 2398* | 88. |
| 90: | 1734* | 1744* | 1762* | 1789* | 1824* | 1865* | 1914* | 1968: | 2028: | 2092: | 2161: | 2233: | 2308: | 2386: | 2465* | 90: |
| 92: | 1801* | 1810* | 1829* | 1856* | 1890* | 1932* | 1980* | 2034* | 2094: | 2159: | 2227: | 2299: | 2375: | 2452* | 2532* | 92: |
| 94: | 1867* | 1877* | 1895* | 1922* | 1956* | 1998* | 2046* | 2101* | 2160* | 2225: | 2293: | 2366: | 2441* | 2518* | 2598* | 94: |
| 96: | 1933* | 1942* | 1961* | 1988* | 2022* | 2064* | 2112* | 2166* | 2226* | 2290* | 2359: | 2431* | 2507* | 2584* | 2664* | 96: |
| 98* | 1998* | 2007* | 2026* | 2053* | 2087* | 2129* | 2177* | 2232* | 2291* | 2356* | 2424* | 2497* | 2572* | 2649* | 2729* | 98* |
| 100* | 2063* | 2072* | 2091* | 2117* | 2152* | 2194* | 2242* | 2296* | 2356* | 2420* | 2489* | 2561* | 2636* | 2714* | 2794* | 100* |
| 102* | 2126* | 2136* | 2155* | 2181* | 2216* | 2258* | 2306* | 2360* | 2420* | 2484* | 2553* | 2625* | 2700* | 2778* | 2857* | 102* |
| 104* | 2190* | 2199* | 2218* | 2244* | 2279* | 2321* | 2369* | 2423* | 2483* | 2547* | 2616* | 2688* | 2763* | 2841* | 2921* | 104* |
| 106* | 2252* | 2261* | 2280* | 2307* | 2341* | 2383* | 2431* | 2486* | 2545* | 2610* | 2678* | 2750* | 2826* | 2903* | 2983* | 106* |
| 108* | 2313* | 2323* | 2341* | 2368* | 2403* | 2444* | 2493* | 2547* | 2607* | 2671* | 2740* | 2812* | 2887* | 2965* | 3044* | 108* |

ZEICHENERKLAERUNG .\:* = MINDESTENS EIN ULTRASCHALLPARAMETER AUSSERHALB DER 1.\2.\3. STANDARDABWEICHUNG

ULTRASCHALLPARAMETER DER 31.WØCHE

| | | | | | | | |
|---|---|---|---|---|---|---|---|
| NØRMBEREICHE | -3STD* | -2STD: | -1STD. | AM | 1STD. | 2STD: | 3STD* |
| PERZENTILE | 0,13% | 2,28% | 15,87% | 50,00% | 84,13% | 97,72% | 99,87% |
| BIPARIETALER DURCHMESSER=BIP (MM) | 70,5* | 74,5: | 78,5. | 82,5 | 86,5. | 90,5: | 94,5* |
| THØRAXQUERDURCHMESSER=THQ (MM) | 53,2* | 60,5: | 67,7. | 75,0 | 82,2. | 89,5: | 96,7* |
| KØPF-THØRAX-INDEX=BIP/THQ | 0,8990* | 0,9702: | 1,0413. | 1,1125 | 1,1837. | 1,2548: | 1,3260* |
| FETALES GEWICHT=GEW (GRAMM) | 600* | 900: | 1200. | 1500 | 1800. | 2100: | 2400* |

**Tabelle 6.** (Fortsetzung)

GEWICHTSSCHAETZUNG FUER DIE 32.WOCHE (WOCHENMITTE=32/4=221.TAG P.M.)

| BIP← THQ\ | 70* | 72* | 74: | 76: | 78. | 80. | 82 | 84 | 86 | 88 | 90. | 92. | 94: | 96: | 98* | 100* | 102* | BIP← THQ\ |
|---|---|---|---|---|---|---|---|---|---|---|---|---|---|---|---|---|---|---|
| 40* | 183* | 202* | 228* | 263* | 305* | 353* | 407* | 467* | 531* | 600* | 672* | 747* | 825* | 905* | 985* | 1067* | 1148* | 40* |
| 42* | 233* | 252* | 278* | 313* | 355* | 403* | 457* | 517* | 581* | 650* | 722* | 797* | 875* | 954* | 1035* | 1117* | 1198* | 42* |
| 44* | 285* | 303* | 330* | 364* | 406* | 454* | 509* | 568* | 633* | 701* | 774* | 849* | 926* | 1006* | 1087* | 1168* | 1250* | 44* |
| 46* | 338* | 356* | 383* | 417* | 459* | 507* | 562* | 621* | 686* | 754* | 827* | 902* | 979* | 1059* | 1140* | 1221* | 1303* | 46* |
| 48* | 392* | 411* | 437* | 472* | 514* | 562* | 616* | 676* | 740* | 809* | 881* | 956* | 1034* | 1113* | 1194* | 1276* | 1357* | 48* |
| 50* | 448* | 466* | 493* | 528* | 570* | 618* | 672* | 732* | 796* | 865* | 937* | 1012* | 1090* | 1169* | 1250* | 1332* | 1413* | 50* |
| 52* | 505* | 524* | 550* | 585* | 627* | 675* | 729* | 789* | 853* | 922* | 994* | 1069* | 1147* | 1227* | 1307* | 1389* | 1470* | 52* |
| 54* | 564* | 582* | 609* | 643* | 685* | 733* | 788* | 847* | 912* | 980* | 1053* | 1128* | 1206* | 1285* | 1366* | 1447* | 1529* | 54* |
| 56: | 623* | 642* | 668* | 703* | 745* | 793* | 847* | 907* | 971* | 1040* | 1112* | 1187* | 1265* | 1345* | 1425* | 1507* | 1588* | 56: |
| 58: | 684* | 702* | 729: | 764* | 805* | 854* | 908* | 968* | 1032* | 1101* | 1173* | 1248* | 1326* | 1405* | 1486* | 1567* | 1649* | 58: |
| 60: | 745* | 764* | 791: | 825: | 867: | 915* | 970* | 1029* | 1094* | 1162* | 1235* | 1310* | 1387* | 1467* | 1548* | 1629* | 1710* | 60: |
| 62: | 808* | 827* | 853: | 888: | 930: | 978: | 1032* | 1092* | 1156* | 1225* | 1297* | 1372* | 1450* | 1529* | 1610* | 1692* | 1773* | 62: |
| 64. | 871* | 890* | 917: | 951: | 993. | 1041: | 1096: | 1155* | 1220* | 1288* | 1360* | 1436* | 1513* | 1593* | 1673* | 1755* | 1836* | 64. |
| 66. | 935* | 954* | 981: | 1015: | 1057. | 1105. | 1160: | 1219: | 1284: | 1352* | 1425* | 1500* | 1577* | 1657* | 1738* | 1819* | 1900* | 66. |
| 68. | 1000* | 1019* | 1046: | 1080: | 1122. | 1170. | 1224. | 1284. | 1348: | 1417: | 1489* | 1565* | 1642* | 1722* | 1802* | 1884* | 1965* | 68. |
| 70. | 1066* | 1084* | 1111: | 1146: | 1187. | 1236. | 1290. | 1349. | 1414. | 1482: | 1555: | 1630* | 1708* | 1787* | 1868* | 1949* | 2031* | 70. |
| 72 | 1132* | 1150* | 1177: | 1211: | 1253. | 1301. | 1356 | 1415. | 1480. | 1548. | 1621: | 1696: | 1773* | 1853* | 1934* | 2015* | 2097* | 72 |
| 74 | 1198* | 1216* | 1243: | 1278: | 1319. | 1368. | 1422 | 1482 | 1546 | 1615. | 1687. | 1762: | 1840: | 1919: | 2000* | 2081* | 2163* | 74 |
| 76 | 1265* | 1283* | 1310: | 1344: | 1386. | 1434. | 1489 | 1548 | 1613 | 1681 | 1754. | 1829. | 1906: | 1986: | 2067* | 2148* | 2230* | 76 |
| 78 | 1331* | 1350* | 1377: | 1411: | 1453. | 1501. | 1556 | 1615 | 1680 | 1748 | 1820. | 1896. | 1973: | 2053: | 2134* | 2215* | 2296* | 78 |
| 80 | 1399* | 1417* | 1444: | 1478: | 1520. | 1568. | 1623. | 1682 | 1747 | 1815 | 1888. | 1963. | 2041: | 2120: | 2201* | 2282* | 2364* | 80 |
| 82 | 1466* | 1484* | 1511: | 1546: | 1587: | 1636. | 1690. | 1750. | 1814 | 1883 | 1955. | 2030. | 2108: | 2187: | 2268* | 2349* | 2431* | 82 |
| 84 | 1533* | 1552* | 1578* | 1613: | 1655: | 1703: | 1757. | 1817. | 1881. | 1950 | 2022. | 2097. | 2175: | 2254: | 2335* | 2417* | 2498* | 84 |
| 86. | 1600* | 1619* | 1646* | 1680* | 1722: | 1770: | 1824: | 1884. | 1948. | 2017. | 2089. | 2165. | 2242: | 2322: | 2402* | 2484* | 2565* | 86. |
| 88. | 1667* | 1686* | 1713* | 1747* | 1789* | 1837: | 1891: | 1951: | 2015. | 2084. | 2156. | 2232. | 2309: | 2389: | 2469* | 2551* | 2632* | 88. |
| 90. | 1734* | 1753* | 1780* | 1814* | 1856* | 1904* | 1958: | 2018: | 2082: | 2151. | 2223. | 2298. | 2376: | 2456: | 2536* | 2618* | 2699* | 90. |
| 92. | 1801* | 1819* | 1846* | 1881* | 1922* | 1971* | 2025: | 2085: | 2149: | 2218: | 2290. | 2365: | 2443: | 2522: | 2603* | 2684* | 2766* | 92. |
| 94: | 1867* | 1885* | 1912* | 1947* | 1989* | 2037* | 2091* | 2151: | 2215: | 2284: | 2356: | 2431: | 2509: | 2588: | 2669* | 2751* | 2832* | 94: |
| 96: | 1933* | 1951* | 1978* | 2013* | 2054* | 2103* | 2157* | 2216* | 2281: | 2349: | 2422: | 2497: | 2575: | 2654: | 2735* | 2816* | 2898* | 96: |
| 98: | 1998* | 2016* | 2043* | 2078* | 2119* | 2168* | 2222* | 2282* | 2346* | 2415: | 2487: | 2562: | 2640: | 2719* | 2800* | 2881* | 2963* | 98: |
| 100* | 2063* | 2081* | 2108* | 2142* | 2184* | 2232* | 2287* | 2346* | 2411* | 2479* | 2552* | 2627* | 2704* | 2784* | 2865* | 2946* | 3028* | 100* |
| 102* | 2126* | 2145* | 2172* | 2206* | 2248* | 2296* | 2351* | 2410* | 2475* | 2543* | 2616* | 2691* | 2768* | 2848* | 2929* | 3010* | 3091* | 102* |
| 104* | 2190* | 2208* | 2235* | 2269* | 2311* | 2359* | 2414* | 2473* | 2538* | 2606* | 2679* | 2754* | 2831* | 2911* | 2992* | 3073* | 3155* | 104* |
| 106* | 2252* | 2270* | 2297* | 2332* | 2373* | 2422* | 2476* | 2536* | 2600* | 2669* | 2741* | 2816* | 2894* | 2973* | 3054* | 3135* | 3217* | 106* |
| 108* | 2313* | 2332* | 2359* | 2393* | 2435* | 2483* | 2537* | 2597* | 2661* | 2730* | 2802* | 2877* | 2955* | 3035* | 3115* | 3197* | 3278* | 108* |
| 110* | 2374* | 2392* | 2419* | 2453* | 2495* | 2544* | 2598* | 2657* | 2722* | 2790* | 2863* | 2938* | 3016* | 3095* | 3176* | 3257* | 3339* | 110* |
| 112* | 2433* | 2451* | 2478* | 2513* | 2554* | 2603* | 2657* | 2717* | 2781* | 2850* | 2922* | 2997* | 3075* | 3154* | 3235* | 3316* | 3398* | 112* |
| 114* | 2491* | 2509* | 2536* | 2571* | 2612* | 2661* | 2715* | 2775* | 2839* | 2908* | 2980* | 3055* | 3133* | 3212* | 3293* | 3375* | 3456* | 114* |
| 116* | 2548* | 2566* | 2593* | 2628* | 2669* | 2718* | 2772* | 2831* | 2896* | 2964* | 3037* | 3112* | 3190* | 3269* | 3350* | 3431* | 3513* | 116* |

ZEICHENERKLAERUNG .\:* = MINDESTENS EIN ULTRASCHALLPARAMETER AUSSERHALB DER 1.\2.\3. STANDARDABWEICHUNG

ULTRASCHALLPARAMETER DER 32.WOCHE

| NORMBEREICHE | -3STD* | -2STD: | -1STD. | AM | 1STD. | 2STD: | 3STD* |
|---|---|---|---|---|---|---|---|
| PERZENTILE | 0,13% | 2,28% | 15,87% | 50,00% | 84,13% | 97,72% | 99,87% |
| BIPARIETALER DURCHMESSER=BIP (MM) | 73,0* | 77,0: | 81,0. | 85,0 | 89,0. | 93,0: | 97,0* |
| THORAXQUERDURCHMESSER=THQ (MM) | 55,0* | 62,5: | 70,0. | 77,5 | 85,0. | 92,5: | 100,0* |
| KOPF-THORAX-INDEX=BIP/THQ | 0,8901* | 0,9592: | 1,0284. | 1,0975 | 1,1666. | 1,2358: | 1,3049* |
| FETALES GEWICHT=GEW (GRAMM) | 600* | 950: | 1300. | 1650 | 2000. | 2350: | 2700* |

**Tabelle 6.** (Fortsetzung)

GEWICHTSSCHAETZUNG FUER DIE 33.WOCHE (WOCHENMITTE=33/4=228.TAG P.M.)

| BIP← THQ\ | 70* | 72* | 74* | 76: | 78: | 80. | 82. | 84 | 86 | 88 | 90 | 92. | 94. | 96: | 98: | 100* | 102* | 104* | 106* | BIP← THQ\ |
|---|---|---|---|---|---|---|---|---|---|---|---|---|---|---|---|---|---|---|---|---|
| 42* | 239* | 257* | 284* | 318* | 360* | 408* | 463* | 522* | 587* | 655* | 728* | 803* | 880* | 960* | 1041* | 1122* | 1204* | 1284* | 1364* | 42* |
| 44* | 290* | 309* | 335* | 370* | 412* | 460* | 514* | 574* | 638* | 707* | 779* | 854* | 932* | 1011* | 1092* | 1174* | 1255* | 1336* | 1416* | 44* |
| 46* | 343* | 362* | 388* | 423* | 465* | 513* | 567* | 627* | 691* | 760* | 832* | 907* | 985* | 1064* | 1145* | 1227* | 1308* | 1389* | 1469* | 46* |
| 48* | 398* | 416* | 443* | 477* | 519* | 567* | 622* | 681* | 746* | 814* | 887* | 962* | 1039* | 1119* | 1200* | 1281* | 1363* | 1443* | 1523* | 48* |
| 50* | 454* | 472* | 499* | 533* | 575* | 623* | 678* | 737* | 802* | 870* | 943* | 1018* | 1095* | 1175* | 1256* | 1337* | 1419* | 1499* | 1579* | 50* |
| 52* | 511* | 529* | 556* | 591* | 632* | 681* | 735* | 794* | 859* | 927* | 1000* | 1075* | 1153* | 1232* | 1313* | 1394* | 1476* | 1557* | 1636* | 52* |
| 54* | 569* | 588* | 614* | 649* | 691* | 739* | 793* | 853* | 917* | 986* | 1058* | 1133* | 1211* | 1291* | 1371* | 1453* | 1534* | 1615* | 1695* | 54* |
| 56* | 629* | 647* | 674* | 709* | 750* | 799* | 853* | 912* | 977* | 1045* | 1118* | 1193* | 1271* | 1350* | 1431* | 1512* | 1594* | 1675* | 1754* | 56* |
| 58* | 689* | 708* | 735* | 769* | 811* | 859* | 913* | 973* | 1037* | 1106* | 1178* | 1254* | 1331* | 1411* | 1491* | 1573* | 1654* | 1735* | 1815* | 58* |
| 60: | 751* | 770* | 796* | 831: | 873* | 921* | 975* | 1035* | 1099* | 1168* | 1240* | 1315* | 1393* | 1472* | 1553* | 1635* | 1716* | 1797* | 1877* | 60: |
| 62: | 814* | 832* | 859* | 893: | 935: | 983* | 1038* | 1097* | 1162* | 1230* | 1303* | 1378* | 1455* | 1535* | 1616* | 1697* | 1779* | 1859* | 1939* | 62: |
| 64: | 877* | 895* | 922* | 957: | 998: | 1047: | 1101* | 1161* | 1225* | 1294* | 1366* | 1441* | 1519* | 1598* | 1679* | 1760* | 1842* | 1923* | 2003* | 64: |
| 66: | 941* | 960* | 986* | 1021: | 1063: | 1111: | 1165: | 1225: | 1289* | 1358* | 1430* | 1505* | 1583* | 1662* | 1743* | 1825* | 1906* | 1987* | 2067* | 66: |
| 68. | 1006* | 1024* | 1051* | 1086: | 1127: | 1176. | 1230. | 1290: | 1354: | 1423* | 1495* | 1570* | 1648* | 1727* | 1808* | 1889* | 1971* | 2052* | 2131* | 68. |
| 70. | 1071* | 1090* | 1117* | 1151: | 1193: | 1241. | 1295. | 1355. | 1419: | 1488: | 1560* | 1635* | 1713* | 1793* | 1873* | 1955* | 2036* | 2117* | 2197* | 70. |
| 72. | 1137* | 1156* | 1182* | 1217: | 1259: | 1307. | 1361. | 1421. | 1485. | 1554: | 1626: | 1701: | 1779* | 1858* | 1939* | 2021* | 2102* | 2183* | 2263* | 72. |
| 74. | 1203* | 1222* | 1249* | 1283: | 1325: | 1373. | 1428. | 1487. | 1552. | 1620. | 1692: | 1768: | 1845: | 1925* | 2005* | 2087* | 2168* | 2249* | 2329* | 74. |
| 76 | 1270* | 1289* | 1315* | 1350: | 1392: | 1440. | 1494. | 1554 | 1618 | 1687. | 1759. | 1834. | 1912: | 1991: | 2072* | 2154* | 2235* | 2316* | 2396* | 76 |
| 78 | 1337* | 1355* | 1382* | 1417: | 1459: | 1507. | 1561. | 1621 | 1685 | 1754 | 1826. | 1901. | 1979. | 2058: | 2139: | 2221* | 2302* | 2383* | 2463* | 78 |
| 80 | 1404* | 1423* | 1449* | 1484: | 1526: | 1574. | 1628. | 1688 | 1752 | 1821 | 1893 | 1968. | 2046. | 2126: | 2206: | 2288* | 2369* | 2450* | 2530* | 80 |
| 82 | 1471* | 1490* | 1517* | 1551: | 1593: | 1641. | 1695. | 1755 | 1819 | 1888 | 1960 | 2036. | 2113. | 2193: | 2273: | 2355* | 2436* | 2517* | 2597* | 82 |
| 84 | 1539* | 1557* | 1584* | 1618: | 1660: | 1708. | 1763. | 1822. | 1887 | 1955 | 2028 | 2103. | 2180. | 2260: | 2341: | 2422* | 2504* | 2584* | 2664* | 84 |
| 86 | 1606* | 1624* | 1651* | 1686: | 1727: | 1776: | 1830. | 1890. | 1954. | 2023 | 2095 | 2170. | 2248. | 2327: | 2408: | 2489* | 2571* | 2652* | 2731* | 86 |
| 88 | 1673* | 1691* | 1718* | 1753* | 1794: | 1843: | 1897: | 1957. | 2021. | 2090. | 2162 | 2237. | 2315. | 2394: | 2475: | 2556* | 2638* | 2719* | 2799* | 88 |
| 90. | 1740* | 1758* | 1785* | 1820* | 1861* | 1910: | 1964: | 2024: | 2088. | 2157. | 2229. | 2304. | 2382. | 2461: | 2542: | 2623* | 2705* | 2786* | 2865* | 90. |
| 92. | 1806* | 1825* | 1852* | 1886* | 1928* | 1976* | 2030: | 2090: | 2154: | 2223. | 2295. | 2371. | 2448. | 2528: | 2608: | 2690* | 2771* | 2852* | 2932* | 92. |
| 94. | 1873* | 1891* | 1918* | 1952* | 1994* | 2042* | 2097* | 2156: | 2221: | 2289: | 2362. | 2437. | 2514. | 2594: | 2675: | 2756* | 2838* | 2918* | 2998* | 94. |
| 96. | 1938* | 1957* | 1984* | 2018* | 2060* | 2108* | 2162* | 2222* | 2286: | 2355: | 2427: | 2502. | 2580. | 2660: | 2740: | 2822* | 2903* | 2984* | 3064* | 96. |
| 98: | 2003* | 2022* | 2049* | 2083* | 2125* | 2173* | 2228* | 2287* | 2352* | 2420: | 2492: | 2568: | 2645: | 2725: | 2806: | 2887* | 2968* | 3049* | 3129* | 98: |
| 100: | 2068* | 2087* | 2113* | 2148* | 2190* | 2238* | 2292* | 2352* | 2416* | 2485* | 2557: | 2632: | 2710: | 2789: | 2870: | 2952* | 3033* | 3114* | 3194* | 100: |
| 102: | 2132* | 2150* | 2177* | 2212* | 2254* | 2302* | 2356* | 2416* | 2480* | 2549* | 2621* | 2696: | 2774: | 2853: | 2934: | 3016* | 3097* | 3178* | 3258* | 102: |
| 104: | 2195* | 2214* | 2240* | 2275* | 2317* | 2365* | 2419* | 2479* | 2543* | 2612* | 2684* | 2759: | 2837: | 2917: | 2997: | 3079* | 3160* | 3241* | 3321* | 104: |
| 106* | 2257* | 2276* | 2303* | 2337* | 2379* | 2427* | 2482* | 2541* | 2606* | 2674* | 2746* | 2822* | 2899* | 2979* | 3060* | 3141* | 3222* | 3303* | 3383* | 106* |
| 108* | 2319* | 2337* | 2364* | 2399* | 2440* | 2489* | 2543* | 2602* | 2667* | 2735* | 2808* | 2883* | 2961* | 3040* | 3121* | 3202* | 3284* | 3365* | 3444* | 108* |
| 110* | 2379* | 2398* | 2424* | 2459* | 2501* | 2549* | 2603* | 2663* | 2727* | 2796* | 2868* | 2943* | 3021* | 3101* | 3181* | 3263* | 3344* | 3425* | 3505* | 110* |
| 112* | 2438* | 2457* | 2484* | 2518* | 2560* | 2608* | 2663* | 2722* | 2787* | 2855* | 2927* | 3003* | 3080* | 3160* | 3240* | 3322* | 3403* | 3484* | 3564* | 112* |
| 114* | 2496* | 2515* | 2542* | 2576* | 2618* | 2666* | 2721* | 2780* | 2845* | 2913* | 2986* | 3061* | 3138* | 3218* | 3299* | 3380* | 3461* | 3542* | 3622* | 114* |
| 116* | 2553* | 2572* | 2599* | 2633* | 2675* | 2723* | 2777* | 2837* | 2901* | 2970* | 3042* | 3118* | 3195* | 3275* | 3355* | 3437* | 3518* | 3599* | 3679* | 116* |
| 118* | 2609* | 2627* | 2654* | 2689* | 2730* | 2779* | 2833* | 2893* | 2957* | 3026* | 3098* | 3173* | 3251* | 3330* | 3411* | 3492* | 3574* | 3655* | 3734* | 118* |
| 120* | 2663* | 2681* | 2708* | 2743* | 2784* | 2833* | 2887* | 2947* | 3011* | 3080* | 3152* | 3227* | 3305* | 3384* | 3465* | 3546* | 3628* | 3709* | 3789* | 120* |
| 122* | 2716* | 2734* | 2761* | 2795* | 2837* | 2885* | 2940* | 2999* | 3064* | 3132* | 3205* | 3280* | 3357* | 3437* | 3518* | 3599* | 3681* | 3761* | 3841* | 122* |

ZEICHENERKLAERUNG .\:* = MINDESTENS EIN ULTRASCHALLPARAMETER AUSSERHALB DER 1.\2.\3. STANDARDABWEICHUNG

ULTRASCHALLPARAMETER DER 33.WOCHE

| | | | | | | | |
|---|---|---|---|---|---|---|---|
| NORMBEREICHE | -3STD* | -2STD: | -1STD. | AM | 1STD. | 2STD: | 3STD* |
| PERZENTILE | 0,13% | 2,28% | 15,87% | 50,00% | 84,13% | 97,72% | 99,87% |
| BIPARIETALER DURCHMESSER=BIP (MM) | 75,5* | 79,5: | 83,5. | 87,5 | 91,5. | 95,5: | 99,5* |
| THORAXQUERDURCHMESSER=THQ (MM) | 58,7* | 66,5: | 74,2. | 82,0 | 89,7. | 97,5: | 105,2* |
| KOPF-THORAX-INDEX=BIP/THQ | 0,8830* | 0,9491: | 1,0152. | 1,0812 | 1,1473. | 1,2134: | 1,2795* |
| FETALES GEWICHT=GEW (GRAMM) | 590* | 1000: | 1410. | 1820 | 2230. | 2640: | 3050* |

**Tabelle 6.** (Fortsetzung)

GEWICHTSSCHAETZUNG FUER DIE 34.WOCHE (WOCHENMITTE=34/4=235.TAG P.M.)

| BIP← THQ\ | 72* | 74* | 76* | 78: | 80: | 82. | 84. | 86 | 88 | 90 | 92 | 94. | 96. | 98: | 100: | 102* | 104* | 106* | 108* | BIP← THQ\ |
|---|---|---|---|---|---|---|---|---|---|---|---|---|---|---|---|---|---|---|---|---|
| 36* | 171* | 198* | 232* | 274* | 322* | 376* | 436* | 500* | 569* | 641* | 717* | 794* | 874* | 954* | 1036* | 1117* | 1198* | 1278* | 1356* | 36* |
| 38* | 217* | 244* | 279* | 320* | 369* | 423* | 482* | 547* | 615* | 688* | 763* | 841* | 920* | 1001* | 1082* | 1164* | 1245* | 1324* | 1402* | 38* |
| 40* | 265* | 292* | 327* | 368* | 417* | 471* | 531* | 595* | 664* | 736* | 811* | 889* | 968* | 1049* | 1130* | 1212* | 1293* | 1373* | 1451* | 40* |
| 42* | 315* | 342* | 377* | 418* | 467* | 521* | 580* | 645* | 713* | 786* | 861* | 939* | 1018* | 1099* | 1180* | 1262* | 1343* | 1422* | 1500* | 42* |
| 44* | 367* | 393* | 428* | 470* | 518* | 572* | 632* | 696* | 765* | 837* | 912* | 990* | 1070* | 1150* | 1232* | 1313* | 1394* | 1474* | 1552* | 44* |
| 46* | 420* | 447* | 481* | 523* | 571* | 625* | 685* | 749* | 818* | 890* | 965* | 1043* | 1123* | 1203* | 1285* | 1366* | 1447* | 1527* | 1605* | 46* |
| 48* | 474* | 501* | 536* | 577* | 626* | 680* | 739* | 804* | 872* | 945* | 1020* | 1098* | 1177* | 1258* | 1339* | 1421* | 1502* | 1581* | 1659* | 48* |
| 50* | 530* | 557* | 592* | 633* | 682* | 736* | 795* | 860* | 928* | 1001* | 1076* | 1154* | 1233* | 1314* | 1395* | 1477* | 1558* | 1637* | 1715* | 50* |
| 52* | 587* | 614* | 649* | 690* | 739* | 793* | 853* | 917* | 986* | 1058* | 1133* | 1211* | 1290* | 1371* | 1452* | 1534* | 1615* | 1695* | 1773* | 52* |
| 54* | 646* | 673* | 707* | 749* | 797* | 851* | 911* | 975* | 1044* | 1116* | 1192* | 1269* | 1349* | 1429* | 1511* | 1592* | 1673* | 1753* | 1831* | 54* |
| 56* | 705* | 732* | 767* | 808* | 857* | 911* | 971* | 1035* | 1104* | 1176* | 1251* | 1329* | 1408* | 1489* | 1570* | 1652* | 1733* | 1812* | 1891* | 56* |
| 58* | 766* | 793* | 827* | 869* | 917* | 972* | 1031* | 1096* | 1164* | 1236* | 1312* | 1389* | 1469* | 1550* | 1631* | 1712* | 1793* | 1873* | 1951* | 58* |
| 60: | 828* | 854* | 889* | 931* | 979* | 1033* | 1093* | 1157* | 1226* | 1298* | 1373* | 1451* | 1531* | 1611* | 1693* | 1774* | 1855* | 1935* | 2013* | 60: |
| 62: | 890* | 917* | 952* | 993: | 1042* | 1096* | 1155* | 1220* | 1288* | 1361* | 1436* | 1514* | 1593* | 1674* | 1755* | 1837* | 1918* | 1997* | 2075* | 62: |
| 64: | 954* | 980* | 1015* | 1057: | 1105: | 1159* | 1219* | 1283* | 1352* | 1424* | 1499* | 1577* | 1656* | 1737* | 1819* | 1900* | 1981* | 2061* | 2139* | 64: |
| 66: | 1018* | 1044* | 1079* | 1121: | 1169: | 1223: | 1283* | 1347* | 1416* | 1488* | 1563* | 1641* | 1721* | 1801* | 1883* | 1964* | 2045* | 2125* | 2203* | 66: |
| 68: | 1082* | 1109* | 1144* | 1185: | 1234: | 1288: | 1348: | 1412* | 1481* | 1553* | 1628* | 1706* | 1785* | 1866* | 1947* | 2029* | 2110* | 2190* | 2268* | 68: |
| 70. | 1148* | 1175* | 1209* | 1251: | 1299: | 1353. | 1413: | 1477: | 1546: | 1618* | 1694* | 1771* | 1851* | 1931* | 2013* | 2094* | 2175* | 2255* | 2333* | 70. |
| 72. | 1214* | 1241* | 1275* | 1317: | 1365: | 1419. | 1479. | 1543. | 1612: | 1684: | 1759* | 1837* | 1917* | 1997* | 2079* | 2160* | 2241* | 2321* | 2399* | 72. |
| 74. | 1280* | 1307* | 1341* | 1383: | 1431: | 1486. | 1545. | 1610. | 1678. | 1751: | 1826: | 1903* | 1983* | 2064* | 2145* | 2227* | 2307* | 2387* | 2465* | 74. |
| 76. | 1347* | 1373* | 1408* | 1450: | 1498: | 1552. | 1612. | 1676. | 1745. | 1817. | 1892: | 1970: | 2050: | 2130* | 2212* | 2293* | 2374* | 2454* | 2532* | 76. |
| 78 | 1414* | 1440* | 1475* | 1517: | 1565: | 1619. | 1679. | 1743 | 1812 | 1884. | 1959. | 2037: | 2116: | 2197: | 2279* | 2360* | 2441* | 2521* | 2599* | 78 |
| 80 | 1481* | 1508* | 1542* | 1584: | 1632: | 1686. | 1746. | 1810 | 1879 | 1951 | 2027. | 2104. | 2184: | 2264: | 2346: | 2427* | 2508* | 2588* | 2666* | 80 |
| 82 | 1548* | 1575* | 1609* | 1651: | 1699: | 1754. | 1813. | 1878 | 1946 | 2019 | 2094 | 2171. | 2251. | 2332: | 2413: | 2494* | 2575* | 2655* | 2733* | 82 |
| 84 | 1615* | 1642* | 1677* | 1718: | 1767: | 1821. | 1880. | 1945 | 2013 | 2086 | 2161 | 2239. | 2318. | 2399: | 2480: | 2562* | 2643* | 2722* | 2800* | 84 |
| 86 | 1682* | 1709* | 1744* | 1785: | 1834: | 1888. | 1948. | 2012. | 2081 | 2153 | 2228 | 2306. | 2385. | 2466: | 2547: | 2629* | 2710* | 2790* | 2868* | 86 |
| 88 | 1749* | 1776* | 1811* | 1853: | 1901: | 1955: | 2015. | 2079. | 2148. | 2220 | 2295 | 2373. | 2452. | 2533: | 2615: | 2696* | 2777* | 2857* | 2935* | 88 |
| 90 | 1816* | 1843* | 1878* | 1919* | 1968: | 2022: | 2082: | 2146. | 2215. | 2287. | 2362 | 2440. | 2519. | 2600: | 2681: | 2763* | 2844* | 2924* | 3002* | 90 |
| 92 | 1883* | 1910* | 1944* | 1986* | 2034* | 2089: | 2148: | 2213: | 2281. | 2353. | 2429. | 2506. | 2586. | 2667: | 2748: | 2829* | 2910* | 2990* | 3068* | 92 |
| 94. | 1949* | 1976* | 2010* | 2052* | 2101* | 2155: | 2214: | 2279: | 2347: | 2420. | 2495. | 2573. | 2652. | 2733: | 2814: | 2896* | 2977* | 3056* | 3134* | 94. |
| 96. | 2015* | 2042* | 2076* | 2118* | 2166* | 2220* | 2280: | 2345: | 2413: | 2485. | 2561. | 2638. | 2718. | 2798: | 2880: | 2961* | 3042* | 3122* | 3200* | 96. |
| 98. | 2080* | 2107* | 2141* | 2183* | 2231* | 2286* | 2345* | 2410: | 2478: | 2551: | 2626. | 2703. | 2783. | 2864: | 2945: | 3027* | 3107* | 3187* | 3265* | 98. |
| 100. | 2145* | 2172* | 2206* | 2248* | 2296* | 2350* | 2410* | 2474* | 2543: | 2615: | 2690: | 2768. | 2848. | 2928: | 3010: | 3091* | 3172* | 3252* | 3330* | 100. |
| 102: | 2209* | 2235* | 2270* | 2312* | 2360* | 2414* | 2474* | 2538* | 2607* | 2679: | 2754: | 2832: | 2912: | 2992: | 3074: | 3155* | 3236* | 3316* | 3394* | 102: |
| 104: | 2272* | 2299* | 2333* | 2375* | 2423* | 2477* | 2537* | 2601* | 2670* | 2742* | 2818: | 2895: | 2975: | 3055: | 3137: | 3218* | 3299* | 3379* | 3457* | 104: |
| 106: | 2334* | 2361* | 2395* | 2437* | 2485* | 2540* | 2599* | 2664* | 2732* | 2805* | 2880* | 2957: | 3037: | 3118: | 3199: | 3281* | 3361* | 3441* | 3519* | 106: |
| 108: | 2395* | 2422* | 2457* | 2498* | 2547* | 2601* | 2661* | 2725* | 2794* | 2866* | 2941* | 3019* | 3098: | 3179: | 3260: | 3342* | 3423* | 3503* | 3581* | 108: |
| 110* | 2456* | 2483* | 2517* | 2559* | 2607* | 2661* | 2721* | 2785* | 2854* | 2926* | 3002* | 3079* | 3159* | 3239* | 3321* | 3402* | 3483* | 3563* | 3641* | 110* |
| 112* | 2515* | 2542* | 2576* | 2618* | 2666* | 2721* | 2780* | 2845* | 2913* | 2986* | 3061* | 3138* | 3218* | 3299* | 3380* | 3462* | 3542* | 3622* | 3700* | 112* |
| 114* | 2573* | 2600* | 2634* | 2676* | 2724* | 2779* | 2838* | 2903* | 2971* | 3044* | 3119* | 3196* | 3276* | 3357* | 3438* | 3520* | 3600* | 3680* | 3758* | 114* |
| 116* | 2630* | 2657* | 2691* | 2733* | 2781* | 2836* | 2895* | 2960* | 3028* | 3100* | 3176* | 3253* | 3333* | 3414* | 3495* | 3576* | 3657* | 3737* | 3815* | 116* |
| 118* | 2685* | 2712* | 2747* | 2788* | 2837* | 2891* | 2951* | 3015* | 3084* | 3156* | 3231* | 3309* | 3388* | 3469* | 3550* | 3632* | 3713* | 3793* | 3871* | 118* |
| 120* | 2740* | 2766* | 2801* | 2843* | 2891* | 2945* | 3005* | 3069* | 3138* | 3210* | 3285* | 3363* | 3442* | 3523* | 3605* | 3686* | 3767* | 3847* | 3925* | 120* |
| 122* | 2792* | 2819* | 2853* | 2895* | 2944* | 2998* | 3057* | 3122* | 3190* | 3263* | 3338* | 3416* | 3495* | 3576* | 3657* | 3739* | 3820* | 3899* | 3977* | 122* |
| 124* | 2843* | 2870* | 2905* | 2946* | 2995* | 3049* | 3108* | 3173* | 3241* | 3314* | 3389* | 3467* | 3546* | 3627* | 3708* | 3790* | 3871* | 3950* | 4028* | 124* |
| 126* | 2893* | 2919* | 2954* | 2996* | 3044* | 3098* | 3158* | 3222* | 3291* | 3363* | 3438* | 3516* | 3595* | 3676* | 3758* | 3839* | 3920* | 4000* | 4078* | 126* |
| 128* | 2940* | 2967* | 3002* | 3043* | 3092* | 3146* | 3205* | 3270* | 3338* | 3411* | 3486* | 3564* | 3643* | 3724* | 3805* | 3887* | 3968* | 4047* | 4125* | 128* |
| 130* | 2986* | 3013* | 3047* | 3089* | 3137* | 3192* | 3251* | 3316* | 3384* | 3457* | 3532* | 3609* | 3689* | 3770* | 3851* | 3933* | 4013* | 4093* | 4171* | 130* |
| 132* | 3030* | 3057* | 3091* | 3133* | 3181* | 3236* | 3295* | 3360* | 3428* | 3500* | 3576* | 3653* | 3733* | 3814* | 3895* | 3976* | 4057* | 4137* | 4215* | 132* |

ZEICHENERKLAERUNG .\:* = MINDESTENS EIN ULTRASCHALLPARAMETER AUSSERHALB DER 1.\2.\3. STANDARDABWEICHUNG

ULTRASCHALLPARAMETER DER 34.WOCHE

| | -3STD* | -2STD: | -1STD. | AM | 1STD. | 2STD: | 3STD* |
|---|---|---|---|---|---|---|---|
| NORMBEREICHE PERZENTILE | 0,13% | 2,28% | 15,87% | 50,00% | 84,13% | 97,72% | 99,87% |
| BIPARIETALER DURCHMESSER=BIP (MM) | 77,5* | 81,5: | 85,5. | 89,5 | 93,5. | 97,5: | 101,5* |
| THORAXQUERDURCHMESSER=THQ (MM) | 59,7* | 68,0: | 76,2. | 84,5 | 92,7. | 101,0: | 109,2* |
| KOPF-THORAX-INDEX=BIP/THQ | 0,8717* | 0,9370: | 1,0022. | 1,0675 | 1,1328. | 1,1980: | 1,2633* |
| FETALES GEWICHT=GEW (GRAMM) | 760* | 1180: | 1600. | 2020 | 2440. | 2860: | 3280* |

**Tabelle 6.** (Fortsetzung)

GEWICHTSSCHAETZUNG FUER DIE 35.WØCHE (WØCHENMITTE=35/4=242.TAG P.M.)

| BIP← THQ\ | 74* | 76* | 78* | 80* | 82: | 84: | 86. | 88. | 90 | 92 | 94 | 96. | 98. | 100: | 102: | 104* | 106* | 108* | 110* | BIP← THQ\ |
|---|---|---|---|---|---|---|---|---|---|---|---|---|---|---|---|---|---|---|---|---|
| 40* | 360* | 394* | 436* | 485* | 539* | 598* | 663* | 731* | 804* | 879* | 957* | 1036* | 1117* | 1198* | 1280* | 1361* | 1440* | 1518* | 1594* | 40* |
| 42* | 410* | 444* | 486* | 534* | 589* | 648* | 713* | 781* | 854* | 929* | 1006* | 1086* | 1167* | 1248* | 1329* | 1410* | 1490* | 1568* | 1644* | 42* |
| 44* | 461* | 496* | 538* | 586* | 640* | 700* | 764* | 833* | 905* | 980* | 1058* | 1137* | 1218* | 1300* | 1381* | 1462* | 1542* | 1620* | 1696* | 44* |
| 46* | 514* | 549* | 591* | 639* | 693* | 753* | 817* | 886* | 958* | 1033* | 1111* | 1190* | 1271* | 1353* | 1434* | 1515* | 1595* | 1673* | 1749* | 46* |
| 48* | 569* | 603* | 645* | 693* | 748* | 807* | 872* | 940* | 1013* | 1088* | 1165* | 1245* | 1326* | 1407* | 1488* | 1569* | 1649* | 1727* | 1803* | 48* |
| 50* | 625* | 659* | 701* | 749* | 804* | 863* | 928* | 996* | 1068* | 1144* | 1221* | 1301* | 1382* | 1463* | 1544* | 1625* | 1705* | 1783* | 1859* | 50* |
| 52* | 682* | 716* | 758* | 807* | 861* | 920* | 985* | 1053* | 1126* | 1201* | 1279* | 1358* | 1439* | 1520* | 1602* | 1683* | 1762* | 1840* | 1916* | 52* |
| 54* | 740* | 775* | 817* | 865* | 919* | 979* | 1043* | 1112* | 1184* | 1259* | 1337* | 1416* | 1497* | 1579* | 1660* | 1741* | 1821* | 1899* | 1975* | 54* |
| 56* | 800* | 834* | 876* | 924* | 979* | 1038* | 1103* | 1171* | 1244* | 1319* | 1397* | 1476* | 1557* | 1638* | 1720* | 1801* | 1880* | 1958* | 2034* | 56* |
| 58* | 861* | 895* | 937* | 985* | 1039* | 1099* | 1163* | 1232* | 1304* | 1379* | 1457* | 1537* | 1617* | 1699* | 1780* | 1861* | 1941* | 2019* | 2095* | 58* |
| 60* | 922* | 957* | 998* | 1047* | 1101* | 1161* | 1225* | 1294* | 1366* | 1441* | 1519* | 1598* | 1679* | 1761* | 1842* | 1923* | 2003* | 2081* | 2157* | 60* |
| 62: | 985* | 1019* | 1061* | 1109* | 1164* | 1223* | 1288* | 1356* | 1428* | 1504* | 1581* | 1661* | 1742* | 1823* | 1904* | 1985* | 2065* | 2143* | 2219* | 62: |
| 64: | 1048* | 1083* | 1124* | 1173* | 1227* | 1287* | 1351* | 1420* | 1492* | 1567* | 1645* | 1724* | 1805* | 1886* | 1968* | 2049* | 2128* | 2207* | 2282* | 64: |
| 66: | 1112* | 1147* | 1188* | 1237* | 1291* | 1351* | 1415* | 1484* | 1556* | 1631* | 1709* | 1788* | 1869* | 1950* | 2032* | 2113* | 2193* | 2271* | 2347* | 66: |
| 68: | 1177* | 1212* | 1253* | 1302* | 1356: | 1415: | 1480* | 1548* | 1621* | 1696* | 1774* | 1853* | 1934* | 2015* | 2097* | 2178* | 2257* | 2335* | 2411* | 68: |
| 70. | 1242* | 1277* | 1319* | 1367* | 1421: | 1481: | 1545: | 1614* | 1686* | 1761* | 1839* | 1919* | 1999* | 2081* | 2162* | 2243* | 2323* | 2401* | 2477* | 70. |
| 72. | 1308* | 1343* | 1385* | 1433* | 1487: | 1547: | 1611: | 1680: | 1752* | 1827* | 1905* | 1984* | 2065* | 2147* | 2228* | 2309* | 2389* | 2467* | 2543* | 72. |
| 74. | 1375* | 1409* | 1451* | 1499* | 1553: | 1613: | 1677. | 1746: | 1818: | 1894* | 1971* | 2051* | 2131* | 2213* | 2294* | 2375* | 2455* | 2533* | 2609* | 74. |
| 76. | 1441* | 1476* | 1518* | 1566* | 1620: | 1680: | 1744. | 1813. | 1885: | 1960: | 2038: | 2117* | 2198* | 2280* | 2361* | 2442* | 2522* | 2600* | 2676* | 76. |
| 78. | 1508* | 1543* | 1584* | 1633* | 1687: | 1747: | 1811. | 1880. | 1952. | 2027: | 2105: | 2184: | 2265* | 2346* | 2428* | 2509* | 2589* | 2667* | 2742* | 78. |
| 80 | 1575* | 1610* | 1652* | 1700* | 1754: | 1814: | 1878. | 1947. | 2019. | 2094. | 2172. | 2251: | 2332: | 2414* | 2495* | 2576* | 2656* | 2734* | 2810* | 80 |
| 82 | 1643* | 1677* | 1719* | 1767* | 1821: | 1881: | 1945. | 2014. | 2086 | 2162. | 2239. | 2319. | 2399: | 2481: | 2562* | 2643* | 2723* | 2801* | 2877* | 82 |
| 84 | 1710* | 1744* | 1786* | 1834* | 1889: | 1948: | 2013. | 2081. | 2154 | 2229 | 2306. | 2386. | 2467. | 2548: | 2630: | 2710* | 2790* | 2868* | 2944* | 84 |
| 86 | 1777* | 1812* | 1853* | 1902* | 1956: | 2015: | 2080. | 2148. | 2221 | 2296 | 2374 | 2453. | 2534. | 2615: | 2697: | 2778* | 2857* | 2935* | 3011* | 86 |
| 88 | 1844* | 1879* | 1920* | 1969* | 2023: | 2082: | 2147. | 2215. | 2288 | 2363 | 2441 | 2520. | 2601. | 2682: | 2764: | 2845* | 2924* | 3002* | 3078* | 88 |
| 90 | 1911* | 1946* | 1987* | 2036* | 2090: | 2149: | 2214. | 2282. | 2355 | 2430 | 2508 | 2587. | 2668. | 2749: | 2831: | 2912* | 2991* | 3069* | 3145* | 90 |
| 92 | 1978* | 2012* | 2054* | 2102* | 2156: | 2216: | 2280. | 2349. | 2421. | 2496 | 2574 | 2654. | 2734. | 2816: | 2897: | 2978* | 3058* | 3136* | 3212* | 92 |
| 94 | 2044* | 2078* | 2120* | 2168* | 2223: | 2282: | 2347: | 2415. | 2487. | 2563. | 2640 | 2720. | 2801. | 2882: | 2963: | 3044* | 3124* | 3202* | 3278* | 94 |
| 96. | 2109* | 2144* | 2186* | 2234* | 2288* | 2348: | 2412: | 2481: | 2553. | 2628. | 2706. | 2786. | 2866. | 2948: | 3029: | 3110* | 3190* | 3268* | 3344* | 96. |
| 98. | 2175* | 2209* | 2251* | 2299* | 2353* | 2413* | 2477: | 2546: | 2618: | 2694. | 2771. | 2851. | 2931. | 3013: | 3094: | 3175* | 3255* | 3333* | 3409* | 98. |
| 100. | 2239* | 2274* | 2316* | 2364* | 2418* | 2478* | 2542* | 2611: | 2683: | 2758: | 2836. | 2915. | 2996. | 3078: | 3159: | 3240* | 3320* | 3398* | 3474* | 100. |
| 102. | 2303* | 2338* | 2379* | 2428* | 2482* | 2542* | 2606* | 2675* | 2747: | 2822: | 2900: | 2979. | 3060. | 3141: | 3223: | 3304* | 3384* | 3462* | 3538* | 102. |
| 104. | 2366* | 2401* | 2443* | 2491* | 2545* | 2605* | 2669* | 2738* | 2810: | 2885: | 2963: | 3042: | 3123. | 3205: | 3286: | 3367* | 3447* | 3525* | 3601* | 104. |
| 106: | 2429* | 2463* | 2505* | 2553* | 2607* | 2667* | 2731* | 2800* | 2872* | 2948: | 3025: | 3105: | 3185: | 3267: | 3348: | 3429* | 3509* | 3587* | 3663* | 106: |
| 108: | 2490* | 2525* | 2566* | 2615* | 2669* | 2728* | 2793* | 2861* | 2934* | 3009* | 3087: | 3166: | 3247: | 3328: | 3410: | 3491* | 3570* | 3648* | 3724* | 108: |
| 110: | 2550* | 2585* | 2627* | 2675* | 2729* | 2789* | 2853* | 2922* | 2994* | 3069* | 3147* | 3226: | 3307: | 3389: | 3470: | 3551* | 3631* | 3709* | 3785* | 110: |
| 112: | 2610* | 2644* | 2686* | 2734* | 2788* | 2848* | 2912* | 2981* | 3053* | 3129* | 3206* | 3286* | 3366: | 3448: | 3529: | 3610* | 3690* | 3768* | 3844* | 112: |
| 114* | 2668* | 2702* | 2744* | 2792* | 2846* | 2906* | 2971* | 3039* | 3111* | 3187* | 3264* | 3344* | 3424* | 3506* | 3587* | 3668* | 3748* | 3826* | 3902* | 114* |
| 116* | 2724* | 2759* | 2801* | 2849* | 2903* | 2963* | 3027* | 3096* | 3168* | 3243* | 3321* | 3401* | 3481* | 3563* | 3644* | 3725* | 3805* | 3883* | 3959* | 116* |
| 118* | 2780* | 2815* | 2856* | 2905* | 2959* | 3018* | 3083* | 3151* | 3224* | 3299* | 3377* | 3456* | 3537* | 3618* | 3700* | 3781* | 3860* | 3938* | 4014* | 118* |
| 120* | 2834* | 2869* | 2910* | 2959* | 3013* | 3073* | 3137* | 3206* | 3278* | 3353* | 3431* | 3510* | 3591* | 3672* | 3754* | 3835* | 3915* | 3993* | 4068* | 120* |
| 122* | 2887* | 2921* | 2963* | 3011* | 3066* | 3125* | 3190* | 3258* | 3330* | 3406* | 3483* | 3563* | 3644* | 3725* | 3806* | 3887* | 3967* | 4045* | 4121* | 122* |
| 124* | 2938* | 2972* | 3014* | 3062* | 3117* | 3176* | 3241* | 3309* | 3381* | 3457* | 3534* | 3614* | 3695* | 3776* | 3857* | 3938* | 4018* | 4096* | 4172* | 124* |
| 126* | 2987* | 3022* | 3063* | 3112* | 3166* | 3226* | 3290* | 3359* | 3431* | 3506* | 3584* | 3663* | 3744* | 3825* | 3907* | 3988* | 4067* | 4146* | 4221* | 126* |
| 128* | 3035* | 3069* | 3111* | 3159* | 3214* | 3273* | 3338* | 3406* | 3478* | 3554* | 3631* | 3711* | 3792* | 3873* | 3954* | 4035* | 4115* | 4193* | 4269* | 128* |
| 130* | 3081* | 3115* | 3157* | 3205* | 3259* | 3319* | 3383* | 3452* | 3524* | 3600* | 3677* | 3757* | 3837* | 3919* | 4000* | 4081* | 4161* | 4239* | 4315* | 130* |
| 132* | 3125* | 3159* | 3201* | 3249* | 3303* | 3363* | 3427* | 3496* | 3568* | 3644* | 3721* | 3801* | 3881* | 3963* | 4044* | 4125* | 4205* | 4283* | 4359* | 132* |
| 134* | 3167* | 3201* | 3243* | 3291* | 3345* | 3405* | 3469* | 3538* | 3610* | 3685* | 3763* | 3843* | 3923* | 4005* | 4086* | 4167* | 4247* | 4325* | 4401* | 134* |
| 136* | 3206* | 3241* | 3283* | 3331* | 3385* | 3445* | 3509* | 3578* | 3650* | 3725* | 3803* | 3883* | 3963* | 4045* | 4126* | 4207* | 4287* | 4365* | 4441* | 136* |

ZEICHENERKLAERUNG .\:* = MINDESTENS EIN ULTRASCHALLPARAMETER AUSSERHALB DER 1.\2.\3. STANDARDABWEICHUNG

ULTRASCHALLPARAMETER DER 35.WØCHE

| NØRMBEREICHE | -3STD* | -2STD: | -1STD. | AM | 1STD. | 2STD: | 3STD* |
|---|---|---|---|---|---|---|---|
| PERZENTILE | 0,13% | 2,28% | 15,87% | 50,00% | 84,13% | 97,72% | 99,87% |
| BIPARIETALER DURCHMESSER=BIP (MM) | 80,0* | 84,0: | 88,0. | 92,0 | 96,0. | 100,0: | 104,0* |
| THØRAXQUERDURCHMESSER=THQ (MM) | 61,5* | 70,0: | 78,5. | 87,0 | 95,5. | 104,0: | 112,5* |
| KØPF-THØRAX-INDEX=BIP/THQ | 0,8634* | 0,9264: | 0,9895. | 1,0525 | 1,1155. | 1,1786: | 1,2416* |
| FETALES GEWICHT=GEW (GRAMM) | 890* | 1345: | 1800. | 2255 | 2710. | 3165: | 3620* |

**Tabelle 6.** (Fortsetzung)

GEWICHTSSCHAETZUNG FUER DIE 36.WØCHE (WØCHENMITTE=36/4=249.TAG P.M.)

| BIP← THQ\ | 74* | 76* | 78* | 80* | 82: | 84: | 86. | 88. | 90 | 92 | 94 | 96 | 98. | 100. | 102: | 104: | 106* | 108* | 110* | BIP← THQ\ |
|---|---|---|---|---|---|---|---|---|---|---|---|---|---|---|---|---|---|---|---|---|
| 42* | 484* | 519* | 561* | 609* | 663* | 723* | 787* | 856* | 928* | 1003* | 1081* | 1160* | 1241* | 1323* | 1404* | 1485* | 1565* | 1643* | 1719* | 42* |
| 44* | 536* | 570* | 612* | 660* | 715* | 774* | 839* | 907* | 980* | 1055* | 1132* | 1212* | 1293* | 1374* | 1455* | 1536* | 1616* | 1694* | 1770* | 44* |
| 46* | 589* | 623* | 665* | 713* | 768* | 827* | 892* | 960* | 1033* | 1108* | 1185* | 1265* | 1346* | 1427* | 1509* | 1589* | 1669* | 1747* | 1823* | 46* |
| 48* | 643* | 678* | 720* | 768* | 822* | 882* | 946* | 1015* | 1087* | 1162* | 1240* | 1319* | 1400* | 1482* | 1563* | 1644* | 1724* | 1802* | 1878* | 48* |
| 50* | 699* | 734* | 776* | 824* | 878* | 938* | 1002* | 1071* | 1143* | 1218* | 1296* | 1375* | 1456* | 1538* | 1619* | 1700* | 1780* | 1858* | 1934* | 50* |
| 52* | 756* | 791* | 833* | 881* | 935* | 995* | 1059* | 1128* | 1200* | 1275* | 1353* | 1433* | 1513* | 1595* | 1676* | 1757* | 1837* | 1915* | 1991* | 52* |
| 54* | 815* | 849* | 891* | 939* | 994* | 1053* | 1118* | 1186* | 1259* | 1334* | 1411* | 1491* | 1572* | 1653* | 1735* | 1815* | 1895* | 1973* | 2049* | 54* |
| 56* | 874* | 909* | 951* | 999* | 1053* | 1113* | 1177* | 1246* | 1318* | 1393* | 1471* | 1551* | 1631* | 1713* | 1794* | 1875* | 1955* | 2033* | 2109* | 56* |
| 58* | 935* | 970* | 1011* | 1060* | 1114* | 1173* | 1238* | 1306* | 1379* | 1454* | 1532* | 1611* | 1692* | 1773* | 1855* | 1936* | 2015* | 2094* | 2169* | 58* |
| 60* | 997* | 1031* | 1073* | 1121* | 1176* | 1235* | 1300* | 1368* | 1440* | 1516* | 1593* | 1673* | 1754* | 1835* | 1916* | 1997* | 2077* | 2155* | 2231* | 60* |
| 62* | 1059* | 1094* | 1136* | 1184* | 1238* | 1298* | 1362* | 1431* | 1503* | 1578* | 1656* | 1735* | 1816* | 1898* | 1979* | 2060* | 2140* | 2218* | 2294* | 62* |
| 64: | 1123* | 1157* | 1199* | 1247* | 1301* | 1361* | 1425* | 1494* | 1566* | 1642* | 1719* | 1799* | 1879* | 1961* | 2042* | 2123* | 2203* | 2281* | 2357* | 64: |
| 66: | 1187* | 1221* | 1263* | 1311* | 1366* | 1425* | 1490* | 1558* | 1630* | 1706* | 1783* | 1863* | 1944* | 2025* | 2106* | 2187* | 2267* | 2345* | 2421* | 66: |
| 68: | 1252* | 1286* | 1328* | 1376* | 1430: | 1490* | 1554* | 1623* | 1695* | 1770* | 1848* | 1928* | 2008* | 2090* | 2171* | 2252* | 2332* | 2410* | 2486* | 68: |
| 70: | 1317* | 1352* | 1393* | 1442* | 1496: | 1555: | 1620* | 1688* | 1761* | 1836* | 1914* | 1993* | 2074* | 2155* | 2237* | 2318* | 2397* | 2475* | 2551* | 70: |
| 72: | 1383* | 1417* | 1459* | 1507* | 1562: | 1621: | 1686: | 1754: | 1827* | 1902* | 1979* | 2059* | 2140* | 2221* | 2303* | 2383* | 2463* | 2541* | 2617* | 72: |
| 74. | 1449* | 1484* | 1525* | 1574* | 1628: | 1688: | 1752. | 1821: | 1893: | 1968* | 2046* | 2125* | 2206* | 2287* | 2369* | 2450* | 2530* | 2608* | 2683* | 74. |
| 76. | 1516* | 1550* | 1592* | 1640* | 1695: | 1754: | 1819. | 1887. | 1960: | 2035: | 2112* | 2192* | 2273* | 2354* | 2435* | 2516* | 2596* | 2674* | 2750* | 76. |
| 78. | 1583* | 1617* | 1659* | 1707* | 1762: | 1821: | 1886. | 1954. | 2026. | 2102: | 2179: | 2259* | 2339* | 2421* | 2502* | 2583* | 2663* | 2741* | 2817* | 78. |
| 80. | 1650* | 1684* | 1726* | 1774* | 1829: | 1888: | 1953. | 2021. | 2094. | 2169. | 2246: | 2326: | 2407* | 2488* | 2570* | 2650* | 2730* | 2808* | 2884* | 80. |
| 82 | 1717* | 1752* | 1793* | 1842* | 1896: | 1956: | 2020. | 2089. | 2161 | 2236. | 2314. | 2393: | 2474: | 2555: | 2637* | 2718* | 2797* | 2876* | 2951* | 82 |
| 84 | 1784* | 1819* | 1861* | 1909* | 1963: | 2023: | 2087. | 2156. | 2228 | 2303 | 2381. | 2460. | 2541: | 2623: | 2704: | 2785* | 2865* | 2943* | 3019* | 84 |
| 86 | 1852* | 1886* | 1928* | 1976* | 2030: | 2090: | 2154. | 2223. | 2295 | 2370 | 2448 | 2528. | 2608. | 2690: | 2771: | 2852: | 2932* | 3010* | 3086* | 86 |
| 88 | 1919* | 1953* | 1995* | 2043* | 2097: | 2157: | 2221. | 2290. | 2362 | 2438 | 2515 | 2595 | 2675. | 2757. | 2838: | 2919: | 2999* | 3077* | 3153* | 88 |
| 90 | 1985* | 2020* | 2062* | 2110* | 2164: | 2224: | 2288. | 2357. | 2429 | 2504 | 2582 | 2662 | 2742. | 2824. | 2905: | 2986: | 3066* | 3144* | 3220* | 90 |
| 92 | 2052* | 2087* | 2128* | 2177* | 2231: | 2290: | 2355. | 2423. | 2496 | 2571 | 2649 | 2728 | 2809. | 2890. | 2972: | 3053: | 3132* | 3210* | 3286* | 92 |
| 94 | 2118* | 2153* | 2194* | 2243* | 2297: | 2357: | 2421. | 2490. | 2562. | 2637 | 2715 | 2794 | 2875. | 2957. | 3038: | 3119: | 3199* | 3277* | 3353* | 94 |
| 96 | 2184* | 2219* | 2260* | 2309* | 2363: | 2422: | 2487: | 2555. | 2628. | 2703. | 2781 | 2860 | 2941. | 3022. | 3104: | 3185: | 3264* | 3342* | 3418* | 96 |
| 98 | 2249* | 2284* | 2325* | 2374* | 2428* | 2488: | 2552: | 2621: | 2693. | 2768. | 2846. | 2925 | 3006. | 3087. | 3169: | 3250: | 3330* | 3408* | 3483* | 98 |
| 100. | 2314* | 2348* | 2390* | 2438* | 2493* | 2552* | 2617: | 2685: | 2758: | 2833. | 2910. | 2990. | 3071. | 3152. | 3234: | 3314: | 3394* | 3472* | 3548* | 100. |
| 102. | 2378* | 2412* | 2454* | 2502* | 2557* | 2616* | 2681* | 2749: | 2821: | 2897: | 2974. | 3054. | 3135. | 3216. | 3297: | 3378: | 3458* | 3536* | 3612* | 102. |
| 104. | 2441* | 2475* | 2517* | 2565* | 2620* | 2679* | 2744* | 2812* | 2885: | 2960: | 3037: | 3117. | 3198. | 3279. | 3361: | 3441: | 3521* | 3599* | 3675* | 104. |
| 106. | 2503* | 2538* | 2579* | 2628* | 2682* | 2742* | 2806* | 2875* | 2947* | 3022: | 3100: | 3179: | 3260. | 3341. | 3423: | 3504: | 3584* | 3662* | 3737* | 106. |
| 108: | 2564* | 2599* | 2641* | 2689* | 2743* | 2803* | 2867* | 2936* | 3008* | 3083* | 3161: | 3241: | 3321: | 3403: | 3484: | 3565: | 3645* | 3723* | 3799* | 108: |
| 110: | 2625* | 2659* | 2701* | 2749* | 2804* | 2863* | 2928* | 2996* | 3069* | 3144* | 3221: | 3301: | 3382: | 3463: | 3545: | 3625: | 3705* | 3783* | 3859* | 110: |
| 112: | 2684* | 2719* | 2760* | 2809* | 2863* | 2923* | 2987* | 3056* | 3128* | 3203* | 3281* | 3360: | 3441: | 3522: | 3604: | 3685: | 3765* | 3843* | 3918* | 112: |
| 114: | 2742* | 2777* | 2818* | 2867* | 2921* | 2981* | 3045* | 3114* | 3186* | 3261* | 3339* | 3418* | 3499: | 3580: | 3662: | 3743: | 3823* | 3901* | 3976* | 114: |
| 116: | 2799* | 2834* | 2875* | 2924* | 2978* | 3037* | 3102* | 3170* | 3243* | 3318* | 3396* | 3475* | 3556* | 3637: | 3719: | 3800: | 3879* | 3957* | 4033* | 116: |
| 118* | 2855* | 2889* | 2931* | 2979* | 3033* | 3093* | 3157* | 3226* | 3298* | 3373* | 3451* | 3531* | 3611* | 3693* | 3774* | 3855* | 3935* | 4013* | 4089* | 118* |
| 120* | 2909* | 2943* | 2985* | 3033* | 3087* | 3147* | 3211* | 3280* | 3352* | 3428* | 3505* | 3585* | 3665* | 3747* | 3828* | 3909* | 3989* | 4067* | 4143* | 120* |
| 122* | 2961* | 2996* | 3037* | 3086* | 3140* | 3200* | 3264* | 3333* | 3405* | 3480* | 3558* | 3637* | 3718* | 3800* | 3881* | 3962* | 4042* | 4120* | 4196* | 122* |
| 124* | 3012* | 3047* | 3089* | 3137* | 3191* | 3251* | 3315* | 3384* | 3456* | 3531* | 3609* | 3688* | 3769* | 3851* | 3932* | 4013* | 4093* | 4171* | 4247* | 124* |
| 126* | 3062* | 3096* | 3138* | 3186* | 3240* | 3300* | 3364* | 3433* | 3505* | 3581* | 3658* | 3738* | 3818* | 3900* | 3981* | 4062* | 4142* | 4220* | 4296* | 126* |
| 128* | 3109* | 3144* | 3186* | 3234* | 3288* | 3348* | 3412* | 3481* | 3553* | 3628* | 3706* | 3785* | 3866* | 3948* | 4029* | 4110* | 4190* | 4268* | 4344* | 128* |
| 130* | 3155* | 3190* | 3231* | 3280* | 3334* | 3394* | 3458* | 3527* | 3599* | 3674* | 3752* | 3831* | 3912* | 3993* | 4075* | 4156* | 4236* | 4314* | 4389* | 130* |
| 132* | 3199* | 3234* | 3275* | 3324* | 3378* | 3438* | 3502* | 3571* | 3643* | 3718* | 3796* | 3875* | 3956* | 4037* | 4119* | 4200* | 4279* | 4358* | 4433* | 132* |
| 134* | 3241* | 3276* | 3317* | 3366* | 3420* | 3479* | 3544* | 3612* | 3685* | 3760* | 3838* | 3917* | 3998* | 4079* | 4161* | 4242* | 4321* | 4399* | 4475* | 134* |
| 136* | 3281* | 3315* | 3357* | 3406* | 3460* | 3519* | 3584* | 3652* | 3725* | 3800* | 3878* | 3957* | 4038* | 4119* | 4201* | 4282* | 4361* | 4439* | 4515* | 136* |
| 138* | 3319* | 3353* | 3395* | 3443* | 3498* | 3557* | 3622* | 3690* | 3762* | 3838* | 3915* | 3995* | 4076* | 4157* | 4238* | 4319* | 4399* | 4477* | 4553* | 138* |

ZEICHENERKLAERUNG .\:* = MINDESTENS EIN ULTRASCHALLPARAMETER AUSSERHALB DER 1.\2.\3. STANDARDABWEICHUNG

ULTRASCHALLPARAMETER DER 36.WØCHE

| NØRMBEREICHE | -3STD* | -2STD: | -1STD. | AM | 1STD. | 2STD: | 3STD* |
|---|---|---|---|---|---|---|---|
| PERZENTILE | 0,13% | 2,28% | 15,87% | 50,00% | 84,13% | 97,72% | 99,87% |
| BIPARIETALER DURCHMESSER=BIP (MM) | 81,0* | 85,0: | 89,0. | 93,0 | 97,0. | 101,0: | 105,0* |
| THØRAXQUERDURCHMESSER=THQ (MM) | 63,8* | 72,5: | 81,3. | 90,0 | 98,8. | 107,5: | 116,3* |
| KØPF-THØRAX-INDEX=BIP/THQ | 0,8527* | 0,9147: | 0,9767. | 1,0387 | 1,1008. | 1,1628: | 1,2248* |
| FETALES GEWICHT=GEW (GRAMM) | 1000* | 1500: | 2000. | 2500 | 3000. | 3500: | 4000* |

**Tabelle 6.** (Fortsetzung)

GEWICHTSSCHAETZUNG FUER DIE 37.WØCHE (WØCHENMITTE=37/4=256.TAG P.M.)

| BIP← THQ\ | 76* | 78* | 80* | 82* | 84: | 86: | 88. | 90. | 92 | 94 | 96 | 98 | 100. | 102. | 104: | 106: | 108* | 110* | 112* | BIP← THQ\ |
|---|---|---|---|---|---|---|---|---|---|---|---|---|---|---|---|---|---|---|---|---|
| 44* | 650* | 692* | 740* | 794* | 854* | 919* | 987* | 1059* | 1135* | 1212* | 1292* | 1372* | 1454* | 1535* | 1616* | 1696* | 1774* | 1850* | 1923* | 44* |
| 46* | 703* | 745* | 793* | 848* | 907* | 972* | 1040* | 1112* | 1188* | 1265* | 1345* | 1425* | 1507* | 1588* | 1669* | 1749* | 1827* | 1903* | 1976* | 46* |
| 48* | 758* | 799* | 848* | 902* | 962* | 1026* | 1095* | 1167* | 1242* | 1320* | 1399* | 1480* | 1561* | 1643* | 1724* | 1804* | 1882* | 1957* | 2030* | 48* |
| 50* | 814* | 855* | 904* | 958* | 1018* | 1082* | 1151* | 1223* | 1298* | 1376* | 1455* | 1536* | 1617* | 1699* | 1780* | 1860* | 1938* | 2013* | 2086* | 50* |
| 52* | 871* | 913* | 961* | 1015* | 1075* | 1139* | 1208* | 1280* | 1355* | 1433* | 1512* | 1593* | 1675* | 1756* | 1837* | 1917* | 1995* | 2071* | 2143* | 52* |
| 54* | 929* | 971* | 1019* | 1074* | 1133* | 1198* | 1266* | 1338* | 1414* | 1491* | 1571* | 1652* | 1733* | 1814* | 1895* | 1975* | 2053* | 2129* | 2202* | 54* |
| 56* | 989* | 1031* | 1079* | 1133* | 1193* | 1257* | 1326* | 1398* | 1473* | 1551* | 1630* | 1711* | 1793* | 1874* | 1955* | 2035* | 2113* | 2189* | 2261* | 56* |
| 58* | 1049* | 1091* | 1140* | 1194* | 1253* | 1318* | 1386* | 1459* | 1534* | 1612* | 1691* | 1772* | 1853* | 1935* | 2016* | 2095* | 2173* | 2249* | 2322* | 58* |
| 60* | 1111* | 1153* | 1201* | 1255* | 1315* | 1379* | 1448* | 1520* | 1596* | 1673* | 1753* | 1833* | 1915* | 1996* | 2077* | 2157* | 2235* | 2311* | 2384* | 60* |
| 62* | 1174* | 1215* | 1264* | 1318* | 1378* | 1442* | 1511* | 1583* | 1658* | 1736* | 1815* | 1896* | 1977* | 2059* | 2140* | 2220* | 2298* | 2373* | 2446* | 62* |
| 64* | 1237* | 1279* | 1327* | 1381* | 1441* | 1505* | 1574* | 1646* | 1721* | 1799* | 1879* | 1959* | 2041* | 2122* | 2203* | 2283* | 2361* | 2437* | 2510* | 64* |
| 66: | 1301* | 1343* | 1391* | 1445* | 1505* | 1569* | 1638* | 1710* | 1786* | 1863* | 1943* | 2023* | 2105* | 2186* | 2267* | 2347* | 2425* | 2501* | 2574* | 66: |
| 68: | 1366* | 1408* | 1456* | 1510* | 1570* | 1634* | 1703* | 1775* | 1850* | 1928* | 2007* | 2088* | 2170* | 2251* | 2332* | 2412* | 2490* | 2566* | 2639* | 68: |
| 70: | 1431* | 1473* | 1521* | 1576* | 1635: | 1700* | 1768* | 1841* | 1916* | 1993* | 2073* | 2154* | 2235* | 2317* | 2397* | 2477* | 2555* | 2631* | 2704* | 70: |
| 72: | 1497* | 1539* | 1587* | 1642* | 1701: | 1766: | 1834* | 1906* | 1982* | 2059* | 2139* | 2220* | 2301* | 2382* | 2463* | 2543* | 2621* | 2697* | 2770* | 72: |
| 74: | 1564* | 1605* | 1654* | 1708* | 1767: | 1832: | 1900: | 1973* | 2048* | 2126* | 2205* | 2286* | 2367* | 2449* | 2530* | 2609* | 2687* | 2763* | 2836* | 74: |
| 76. | 1630* | 1672* | 1720* | 1774* | 1834: | 1898: | 1967: | 2039: | 2115* | 2192* | 2272* | 2352* | 2434* | 2515* | 2596* | 2676* | 2754* | 2830* | 2903* | 76. |
| 78. | 1697* | 1739* | 1787* | 1841* | 1901: | 1965: | 2034. | 2106: | 2182: | 2259: | 2339* | 2419* | 2501* | 2582* | 2663* | 2743* | 2821* | 2897* | 2970* | 78. |
| 80. | 1764* | 1806* | 1854* | 1909* | 1968: | 2033: | 2101. | 2173. | 2249: | 2326: | 2406: | 2487* | 2568* | 2649* | 2730* | 2810* | 2888* | 2964* | 3037* | 80. |
| 82. | 1832* | 1873* | 1922* | 1976* | 2035: | 2100: | 2168. | 2241. | 2316. | 2394. | 2473: | 2554: | 2635* | 2717* | 2798* | 2877* | 2955* | 3031* | 3104* | 82. |
| 84 | 1899* | 1940* | 1989* | 2043* | 2103: | 2167: | 2236. | 2308. | 2383. | 2461. | 2540. | 2621: | 2702: | 2784* | 2865* | 2945* | 3023* | 3099* | 3171* | 84 |
| 86 | 1966* | 2008* | 2056* | 2110* | 2170: | 2234: | 2303. | 2375. | 2450 | 2528. | 2607. | 2688. | 2770: | 2851: | 2932* | 3012* | 3090* | 3166* | 3239* | 86 |
| 88 | 2033* | 2075* | 2123* | 2177* | 2237: | 2301: | 2370. | 2442. | 2517 | 2595 | 2675. | 2755. | 2837. | 2918: | 2999: | 3079: | 3157* | 3233* | 3306* | 88 |
| 90 | 2100* | 2142* | 2190* | 2244* | 2304: | 2368: | 2437. | 2509. | 2584 | 2662 | 2741 | 2822. | 2904. | 2985. | 3066: | 3146: | 3224* | 3300* | 3373* | 90 |
| 92 | 2166* | 2208* | 2257* | 2311* | 2370: | 2435: | 2503. | 2576. | 2651 | 2729 | 2808 | 2889 | 2970. | 3052. | 3133: | 3212: | 3290* | 3366* | 3439* | 92 |
| 94 | 2233* | 2274* | 2323* | 2377* | 2437: | 2501: | 2570. | 2642. | 2717 | 2795 | 2874 | 2955 | 3036. | 3118. | 3199: | 3278: | 3357* | 3432* | 3505* | 94 |
| 96 | 2298* | 2340* | 2388* | 2443* | 2502: | 2567: | 2635. | 2708. | 2783. | 2860 | 2940 | 3021 | 3102. | 3184. | 3264: | 3344: | 3422* | 3498* | 3571* | 96 |
| 98 | 2364* | 2405* | 2454* | 2508* | 2567: | 2632: | 2700: | 2773. | 2848. | 2926. | 3005 | 3086 | 3167. | 3249. | 3330: | 3409: | 3487* | 3563* | 3636* | 98 |
| 100 | 2428* | 2470* | 2518* | 2573* | 2632* | 2697: | 2765: | 2837: | 2913. | 2990. | 3070. | 3151 | 3232. | 3313. | 3394: | 3474: | 3552* | 3628* | 3701* | 100 |
| 102. | 2492* | 2534* | 2582* | 2636* | 2696* | 2760: | 2829: | 2901: | 2977: | 3054. | 3134. | 3214. | 3296. | 3377. | 3458: | 3538: | 3616* | 3692* | 3765* | 102. |
| 104. | 2555* | 2597* | 2645* | 2700* | 2759* | 2824* | 2892: | 2964: | 3040: | 3117. | 3197. | 3278. | 3359. | 3440. | 3521: | 3601: | 3679* | 3755* | 3828* | 104. |
| 106. | 2618* | 2659* | 2708* | 2762* | 2821* | 2886* | 2954* | 3027: | 3102: | 3180: | 3259. | 3340. | 3421. | 3503. | 3584: | 3663: | 3741* | 3817* | 3890* | 106. |
| 108. | 2679* | 2721* | 2769* | 2823* | 2883* | 2947* | 3016* | 3088* | 3163: | 3241: | 3320: | 3401. | 3483. | 3564. | 3645: | 3725: | 3803* | 3879* | 3952* | 108. |
| 110: | 2739* | 2781* | 2829* | 2884* | 2943* | 3008* | 3076* | 3149* | 3224* | 3301: | 3381: | 3462: | 3543: | 3624: | 3705: | 3785: | 3863* | 3939* | 4012* | 110: |
| 112: | 2799* | 2840* | 2889* | 2943* | 3002* | 3067* | 3135* | 3208* | 3283* | 3361* | 3440: | 3521: | 3602: | 3684: | 3765: | 3844: | 3922* | 3998* | 4071* | 112: |
| 114: | 2857* | 2898* | 2947* | 3001* | 3061* | 3125* | 3194* | 3266* | 3341* | 3419* | 3498: | 3579: | 3660: | 3742: | 3823: | 3902: | 3981* | 4056* | 4129* | 114: |
| 116: | 2913* | 2955* | 3003* | 3058* | 3117* | 3182* | 3250* | 3323* | 3398* | 3476* | 3555* | 3636: | 3717: | 3799: | 3880: | 3959: | 4037* | 4113* | 4186* | 116: |
| 118: | 2969* | 3011* | 3059* | 3113* | 3173* | 3237* | 3306* | 3378* | 3453* | 3531* | 3610* | 3691* | 3773: | 3854: | 3935: | 4015: | 4093* | 4169* | 4242* | 118: |
| 120* | 3023* | 3065* | 3113* | 3167* | 3227* | 3291* | 3360* | 3432* | 3507* | 3585* | 3665* | 3745* | 3827* | 3908* | 3989* | 4069* | 4147* | 4223* | 4296* | 120* |
| 122* | 3076* | 3117* | 3166* | 3220* | 3280* | 3344* | 3413* | 3485* | 3560* | 3638* | 3717* | 3798* | 3879* | 3961* | 4042* | 4122* | 4200* | 4275* | 4348* | 122* |
| 124* | 3127* | 3168* | 3217* | 3271* | 3331* | 3395* | 3464* | 3536* | 3611* | 3689* | 3768* | 3849* | 3930* | 4012* | 4093* | 4173* | 4251* | 4326* | 4399* | 124* |
| 126* | 3176* | 3218* | 3266* | 3320* | 3380* | 3444* | 3513* | 3585* | 3660* | 3738* | 3818* | 3898* | 3980* | 4061* | 4142* | 4222* | 4300* | 4376* | 4449* | 126* |
| 128* | 3224* | 3265* | 3314* | 3368* | 3428* | 3492* | 3561* | 3633* | 3708* | 3786* | 3865* | 3946* | 4027* | 4109* | 4190* | 4270* | 4348* | 4423* | 4496* | 128* |
| 130* | 3270* | 3311* | 3360* | 3414* | 3473* | 3538* | 3606* | 3679* | 3754* | 3832* | 3911* | 3992* | 4073* | 4155* | 4236* | 4315* | 4393* | 4469* | 4542* | 130* |
| 132* | 3314* | 3355* | 3404* | 3458* | 3517* | 3582* | 3650* | 3723* | 3798* | 3876* | 3955* | 4036* | 4117* | 4199* | 4280* | 4359* | 4437* | 4513* | 4586* | 132* |
| 134* | 3355* | 3397* | 3445* | 3500* | 3559* | 3624* | 3692* | 3765* | 3840* | 3918* | 3997* | 4078* | 4159* | 4241* | 4322* | 4401* | 4479* | 4555* | 4628* | 134* |
| 136* | 3395* | 3437* | 3485* | 3540* | 3599* | 3664* | 3732* | 3805* | 3880* | 3957* | 4037* | 4118* | 4199* | 4281* | 4361* | 4441* | 4519* | 4595* | 4668* | 136* |
| 138* | 3433* | 3475* | 3523* | 3577* | 3637* | 3701* | 3770* | 3842* | 3918* | 3995* | 4075* | 4155* | 4237* | 4318* | 4399* | 4479* | 4557* | 4633* | 4706* | 138* |
| 140* | 3469* | 3510* | 3559* | 3613* | 3673* | 3737* | 3806* | 3878* | 3953* | 4031* | 4110* | 4191* | 4272* | 4354* | 4435* | 4515* | 4593* | 4669* | 4741* | 140* |

ZEICHENERKLAERUNG .\:* = MINDESTENS EIN ULTRASCHALLPARAMETER AUSSERHALB DER 1.\2.\3. STANDARDABWEICHUNG

ULTRASCHALLPARAMETER DER 37.WØCHE

| NØRMBEREICHE | -3STD* | -2STD: | -1STD. | AM | 1STD. | 2STD: | 3STD* |
|---|---|---|---|---|---|---|---|
| PERZENTILE | 0,13% | 2,28% | 15,87% | 50,00% | 84,13% | 97,72% | 99,87% |
| | | | | | | | |
| BIPARIETALER DURCHMESSER=BIP (MM) | 82,5* | 86,5: | 90,5. | 94,5 | 98,5. | 102,5: | 106,5* |
| THØRAXQUERDURCHMESSER=THQ (MM) | 65,0* | 74,0: | 83,0. | 92,0 | 101,0. | 110,0: | 119,0* |
| KØPF-THØRAX-INDEX=BIP/THQ | 0,8420* | 0,9030: | 0,9640. | 1,0250 | 1,0860. | 1,1470: | 1,2080* |
| FETALES GEWICHT=GEW (GRAMM) | 1160* | 1680: | 2200. | 2720 | 3240. | 3760: | 4280* |

**Tabelle 6.** (Fortsetzung)

GEWICHTSSCHAETZUNG FUER DIE 38.WØCHE (WØCHENMITTE=38/4=263.TAG P.M.)

| BIP← THQ\ | 78* | 80* | 82* | 84* | 86: | 88: | 90. | 92. | 94 | 96 | 98 | 100. | 102. | 104: | 106: | 108* | 110* | 112* | 114* | BIP← THQ\ |
|---|---|---|---|---|---|---|---|---|---|---|---|---|---|---|---|---|---|---|---|---|
| 46* | 824* | 872* | 927* | 986* | 1051* | 1119* | 1192* | 1267* | 1344* | 1424* | 1505* | 1586* | 1668* | 1748* | 1828* | 1906* | 1982* | 2055* | 2124* | 46* |
| 48* | 879* | 927* | 981* | 1041* | 1105* | 1174* | 1246* | 1321* | 1399* | 1478* | 1559* | 1641* | 1722* | 1803* | 1883* | 1961* | 2037* | 2110* | 2179* | 48* |
| 50* | 935* | 983* | 1037* | 1097* | 1161* | 1230* | 1302* | 1377* | 1455* | 1534* | 1615* | 1697* | 1778* | 1859* | 1939* | 2017* | 2093* | 2166* | 2235* | 50* |
| 52* | 992* | 1040* | 1094* | 1154* | 1218* | 1287* | 1359* | 1434* | 1512* | 1592* | 1672* | 1754* | 1835* | 1916* | 1996* | 2074* | 2150* | 2223* | 2292* | 52* |
| 54* | 1050* | 1099* | 1153* | 1212* | 1277* | 1345* | 1418* | 1493* | 1571* | 1650* | 1731* | 1812* | 1894* | 1975* | 2054* | 2132* | 2208* | 2281* | 2350* | 54* |
| 56* | 1110* | 1158* | 1212* | 1272* | 1336* | 1405* | 1477* | 1552* | 1630* | 1710* | 1790* | 1872* | 1953* | 2034* | 2114* | 2192* | 2268* | 2341* | 2410* | 56* |
| 58* | 1170* | 1219* | 1273* | 1333* | 1397* | 1466* | 1538* | 1613* | 1691* | 1770* | 1851* | 1932* | 2014* | 2095* | 2175* | 2253* | 2328* | 2401* | 2471* | 58* |
| 60* | 1232* | 1280* | 1335* | 1394* | 1459* | 1527* | 1600* | 1675* | 1752* | 1832* | 1913* | 1994* | 2076* | 2156* | 2236* | 2314* | 2390* | 2463* | 2532* | 60* |
| 62* | 1295* | 1343* | 1397* | 1457* | 1521* | 1590* | 1662* | 1737* | 1815* | 1894* | 1975* | 2057* | 2138* | 2219* | 2299* | 2377* | 2453* | 2526* | 2595* | 62* |
| 64* | 1358* | 1406* | 1461* | 1520* | 1585* | 1653* | 1725* | 1801* | 1878* | 1958* | 2039* | 2120* | 2201* | 2282* | 2362* | 2440* | 2516* | 2589* | 2658* | 64* |
| 66: | 1422* | 1470* | 1525* | 1584* | 1649* | 1717* | 1790* | 1865* | 1942* | 2022* | 2103* | 2184* | 2266* | 2346* | 2426* | 2504* | 2580* | 2653* | 2722* | 66: |
| 68: | 1487* | 1535* | 1589* | 1649* | 1713* | 1782* | 1854* | 1930* | 2007* | 2087* | 2167* | 2249* | 2330* | 2411* | 2491* | 2569* | 2645* | 2718* | 2787* | 68: |
| 70: | 1552* | 1601* | 1655* | 1714* | 1779* | 1847* | 1920* | 1995* | 2073* | 2152* | 2233* | 2314* | 2396* | 2477* | 2556* | 2634* | 2710* | 2783* | 2853* | 70: |
| 72: | 1618* | 1666* | 1721* | 1780* | 1845: | 1913* | 1986* | 2061* | 2139* | 2218* | 2299* | 2380* | 2462* | 2543* | 2622* | 2700* | 2776* | 2849* | 2918* | 72: |
| 74: | 1684* | 1733* | 1787* | 1847* | 1911: | 1980: | 2052* | 2127* | 2205* | 2284* | 2365* | 2446* | 2528* | 2609* | 2689* | 2767* | 2843* | 2915* | 2985* | 74: |
| 76. | 1751* | 1799* | 1854* | 1913* | 1978: | 2046: | 2119: | 2194* | 2271* | 2351* | 2432* | 2513* | 2595* | 2675* | 2755* | 2833* | 2909* | 2982* | 3051* | 76. |
| 78. | 1818* | 1866* | 1921* | 1980* | 2045: | 2113: | 2186: | 2261: | 2338* | 2418* | 2499* | 2580* | 2661* | 2742* | 2822* | 2900* | 2976* | 3049* | 3118* | 78. |
| 80. | 1885* | 1934* | 1988* | 2047* | 2112: | 2180: | 2253. | 2328: | 2406: | 2485* | 2566* | 2647* | 2729* | 2810* | 2889* | 2967* | 3043* | 3116* | 3186* | 80. |
| 82. | 1952* | 2001* | 2055* | 2115* | 2179: | 2248: | 2320. | 2395. | 2473: | 2552: | 2633: | 2714* | 2796* | 2877* | 2957* | 3035* | 3110* | 3183* | 3253* | 82. |
| 84. | 2020* | 2068* | 2122* | 2182* | 2246: | 2315: | 2387. | 2462. | 2540. | 2619: | 2700: | 2782: | 2863* | 2944* | 3024* | 3102* | 3178* | 3251* | 3320* | 84. |
| 86 | 2087* | 2135* | 2189* | 2249* | 2313: | 2382: | 2454. | 2530. | 2607. | 2687. | 2767: | 2849: | 2930: | 3011* | 3091* | 3169* | 3245* | 3318* | 3387* | 86 |
| 88 | 2154* | 2202* | 2256* | 2316* | 2380: | 2449: | 2521. | 2597. | 2674 | 2754. | 2834. | 2916. | 2997: | 3078: | 3158* | 3236* | 3312* | 3385* | 3454* | 88 |
| 90 | 2221* | 2269* | 2323* | 2383* | 2447: | 2516: | 2588. | 2664. | 2741 | 2821 | 2901. | 2983. | 3064. | 3145: | 3225: | 3303* | 3379* | 3452* | 3521* | 90 |
| 92 | 2287* | 2336* | 2390* | 2450* | 2514: | 2583: | 2655. | 2730. | 2808 | 2887 | 2968 | 3049. | 3131. | 3212: | 3292: | 3370* | 3445* | 3518* | 3588* | 92 |
| 94 | 2354* | 2402* | 2456* | 2516* | 2580: | 2649: | 2721. | 2796. | 2874 | 2953 | 3034 | 3116. | 3197. | 3278: | 3358: | 3436* | 3512* | 3584* | 3654* | 94 |
| 96 | 2419* | 2468* | 2522* | 2581* | 2646: | 2714: | 2787. | 2862. | 2940 | 3019 | 3100 | 3181. | 3263. | 3344: | 3423: | 3501* | 3577* | 3650* | 3720* | 96 |
| 98 | 2485* | 2533* | 2587* | 2647* | 2711: | 2780: | 2852. | 2927. | 3005 | 3084 | 3165 | 3247. | 3328. | 3409: | 3489: | 3567* | 3643* | 3715* | 3785* | 98 |
| 100 | 2549* | 2597* | 2652* | 2711* | 2776: | 2844: | 2917. | 2992. | 3070. | 3149 | 3230 | 3311. | 3393. | 3474: | 3553: | 3631* | 3707* | 3780* | 3849* | 100 |
| 102 | 2613* | 2661* | 2716* | 2775* | 2840: | 2908: | 2981: | 3056. | 3133. | 3213. | 3294 | 3375. | 3457. | 3537: | 3617: | 3695* | 3771* | 3844* | 3913* | 102 |
| 104. | 2676* | 2725* | 2779* | 2838* | 2903* | 2971: | 3044: | 3119: | 3197. | 3276. | 3357. | 3438. | 3520. | 3601: | 3680: | 3758* | 3834* | 3907* | 3976* | 104. |
| 106. | 2738* | 2787* | 2841* | 2901* | 2965* | 3034* | 3106: | 3181: | 3259: | 3338. | 3419. | 3500. | 3582. | 3663: | 3743: | 3821* | 3897* | 3969* | 4039* | 106. |
| 108. | 2800* | 2848* | 2902* | 2962* | 3026* | 3095* | 3167: | 3243: | 3320: | 3400: | 3480. | 3562. | 3643. | 3724: | 3804: | 3882* | 3958* | 4031* | 4100* | 108. |
| 110. | 2860* | 2909* | 2963* | 3022* | 3087* | 3155* | 3228* | 3303: | 3381: | 3460: | 3541: | 3622. | 3704. | 3785: | 3864: | 3942* | 4018* | 4091* | 4161* | 110. |
| 112. | 2919* | 2968* | 3022* | 3082* | 3146* | 3215* | 3287* | 3362* | 3440: | 3519: | 3600: | 3681: | 3763. | 3844: | 3924: | 4002* | 4078* | 4150* | 4220* | 112. |
| 114: | 2978* | 3026* | 3080* | 3140* | 3204* | 3273* | 3345* | 3420* | 3498* | 3577: | 3658: | 3740: | 3821: | 3902: | 3982: | 4060* | 4136* | 4208* | 4278* | 114: |
| 116: | 3034* | 3083* | 3137* | 3197* | 3261* | 3330* | 3402* | 3477* | 3555* | 3634* | 3715: | 3796: | 3878: | 3959: | 4038: | 4117* | 4192* | 4265* | 4335* | 116: |
| 118: | 3090* | 3138* | 3192* | 3252* | 3316* | 3385* | 3457* | 3533* | 3610* | 3690* | 3770* | 3852: | 3933: | 4014: | 4094: | 4172* | 4248* | 4321* | 4390* | 118: |
| 120: | 3144* | 3192* | 3247* | 3306* | 3371* | 3439* | 3511* | 3587* | 3664* | 3744* | 3825* | 3906: | 3987: | 4068: | 4148: | 4226* | 4302* | 4375* | 4444* | 120: |
| 122: | 3197* | 3245* | 3299* | 3359* | 3423* | 3492* | 3564* | 3639* | 3717* | 3796* | 3877* | 3959* | 4040: | 4121: | 4201: | 4279* | 4355* | 4427* | 4497* | 122: |
| 124* | 3248* | 3296* | 3350* | 3410* | 3474* | 3543* | 3615* | 3690* | 3768* | 3847* | 3928* | 4010* | 4091* | 4172* | 4252* | 4330* | 4406* | 4479* | 4548* | 124* |
| 126* | 3297* | 3345* | 3400* | 3459* | 3524* | 3592* | 3664* | 3740* | 3817* | 3897* | 3978* | 4059* | 4140* | 4221* | 4301* | 4379* | 4455* | 4528* | 4597* | 126* |
| 128* | 3345* | 3393* | 3447* | 3507* | 3571* | 3640* | 3712* | 3787* | 3865* | 3944* | 4025* | 4107* | 4188* | 4269* | 4349* | 4427* | 4503* | 4576* | 4645* | 128* |
| 130* | 3390* | 3439* | 3493* | 3553* | 3617* | 3686* | 3758* | 3833* | 3911* | 3990* | 4071* | 4152* | 4234* | 4315* | 4395* | 4473* | 4549* | 4621* | 4691* | 130* |
| 132* | 3434* | 3483* | 3537* | 3597* | 3661* | 3730* | 3802* | 3877* | 3955* | 4034* | 4115* | 4196* | 4278* | 4359* | 4439* | 4517* | 4592* | 4665* | 4735* | 132* |
| 134* | 3476* | 3525* | 3579* | 3639* | 3703* | 3772* | 3844* | 3919* | 3997* | 4076* | 4157* | 4238* | 4320* | 4401* | 4480* | 4559* | 4634* | 4707* | 4777* | 134* |
| 136* | 3516* | 3565* | 3619* | 3678* | 3743* | 3811* | 3884* | 3959* | 4037* | 4116* | 4197* | 4278* | 4360* | 4441* | 4520* | 4598* | 4674* | 4747* | 4817* | 136* |
| 138* | 3554* | 3602* | 3657* | 3716* | 3781* | 3849* | 3922* | 3997* | 4074* | 4154* | 4235* | 4316* | 4398* | 4478* | 4558* | 4636* | 4712* | 4785* | 4854* | 138* |
| 140* | 3590* | 3638* | 3692* | 3752* | 3816* | 3885* | 3957* | 4032* | 4110* | 4190* | 4270* | 4352* | 4433* | 4514* | 4594* | 4672* | 4748* | 4821* | 4890* | 140* |
| 142* | 3623* | 3671* | 3726* | 3785* | 3850* | 3918* | 3990* | 4066* | 4143* | 4223* | 4304* | 4385* | 4466* | 4547* | 4627* | 4705* | 4781* | 4854* | 4923* | 142* |

ZEICHENERKLAERUNG .\:* = MINDESTENS EIN ULTRASCHALLPARAMETER AUSSERHALB DER 1.\2.\3. STANDARDABWEICHUNG

ULTRASCHALLPARAMETER DER 38.WØCHE

| NØRMBEREICHE | -3STD* | -2STD: | -1STD. | AM | 1STD. | 2STD: | 3STD* |
|---|---|---|---|---|---|---|---|
| PERZENTILE | 0,13% | 2,28% | 15,87% | 50,00% | 84,13% | 97,72% | 99,87% |
| BIPARIETALER DURCHMESSER=BIP (MM) | 84,0* | 88,0: | 92,0. | 96,0 | 100,0. | 104,0: | 108,0* |
| THØRAXQUERDURCHMESSER=THQ (MM) | 65,5* | 75,0: | 84,5. | 94,0 | 103,5. | 113,0: | 122,5* |
| KØPF-THØRAX-INDEX=BIP/THQ | 0,8320* | 0,8930: | 0,9540. | 1,0150 | 1,0760. | 1,1370: | 1,1980* |
| FETALES GEWICHT=GEW (GRAMM) | 1380* | 1910: | 2440. | 2970 | 3500. | 4030: | 4560* |

**Tabelle 6.** (Fortsetzung)

GEWICHTSSCHAETZUNG FUER DIE 39.WØCHE (WØCHENMITTE=39/4=270.TAG P.M.)

| BIP← THQ\ | 78* | 80* | 82* | 84* | 86: | 88: | 90. | 92. | 94 | 96 | 98 | 100 | 102. | 104. | 106: | 108: | 110* | 112* | 114* | BIP← THQ\ |
|---|---|---|---|---|---|---|---|---|---|---|---|---|---|---|---|---|---|---|---|---|
| 48* | 956* | 1004* | 1058* | 1118* | 1182* | 1251* | 1323* | 1398* | 1476* | 1556* | 1636* | 1718* | 1799* | 1880* | 1960* | 2038* | 2114* | 2187* | 2256* | 48* |
| 50* | 1012* | 1060* | 1114* | 1174* | 1238* | 1307* | 1379* | 1454* | 1532* | 1612* | 1692* | 1774* | 1855* | 1936* | 2016* | 2094* | 2170* | 2243* | 2312* | 50* |
| 52* | 1069* | 1117* | 1171* | 1231* | 1295* | 1364* | 1436* | 1512* | 1589* | 1669* | 1749* | 1831* | 1912* | 1993* | 2073* | 2151* | 2227* | 2300* | 2369* | 52* |
| 54* | 1127* | 1176* | 1230* | 1289* | 1354* | 1422* | 1495* | 1570* | 1648* | 1727* | 1808* | 1889* | 1971* | 2052* | 2131* | 2209* | 2285* | 2358* | 2428* | 54* |
| 56* | 1187* | 1235* | 1289* | 1349* | 1413* | 1482* | 1554* | 1630* | 1707* | 1787* | 1867* | 1949* | 2030* | 2111* | 2191* | 2269* | 2345* | 2418* | 2487* | 56* |
| 58* | 1247* | 1296* | 1350* | 1410* | 1474* | 1543* | 1615* | 1690* | 1768* | 1847* | 1928* | 2010* | 2091* | 2172* | 2252* | 2330* | 2406* | 2478* | 2548* | 58* |
| 60* | 1309* | 1358* | 1412* | 1471* | 1536* | 1604* | 1677* | 1752* | 1830* | 1909* | 1990* | 2071* | 2153* | 2234* | 2313* | 2391* | 2467* | 2540* | 2609* | 60* |
| 62* | 1372* | 1420* | 1474* | 1534* | 1598* | 1667* | 1739* | 1814* | 1892* | 1972* | 2052* | 2134* | 2215* | 2296* | 2376* | 2454* | 2530* | 2603* | 2672* | 62* |
| 64* | 1435* | 1483* | 1538* | 1597* | 1662* | 1730* | 1803* | 1878* | 1955* | 2035* | 2116* | 2197* | 2279* | 2359* | 2439* | 2517* | 2593* | 2666* | 2735* | 64* |
| 66* | 1499* | 1548* | 1602* | 1661* | 1726* | 1794* | 1867* | 1942* | 2020* | 2099* | 2180* | 2261* | 2343* | 2424* | 2503* | 2581* | 2657* | 2730* | 2799* | 66* |
| 68: | 1564* | 1612* | 1667* | 1726* | 1791* | 1859* | 1931* | 2007* | 2084* | 2164* | 2244* | 2326* | 2407* | 2488* | 2568* | 2646* | 2722* | 2795* | 2864* | 68: |
| 70: | 1629* | 1678* | 1732* | 1792* | 1856* | 1925* | 1997* | 2072* | 2150* | 2229* | 2310* | 2391* | 2473* | 2554* | 2634* | 2712* | 2787* | 2860* | 2930* | 70: |
| 72: | 1695* | 1744* | 1798* | 1857* | 1922* | 1990* | 2063* | 2138* | 2216* | 2295* | 2376* | 2457* | 2539* | 2620* | 2699* | 2777* | 2853* | 2926* | 2996* | 72: |
| 74: | 1762* | 1810* | 1864* | 1924* | 1988: | 2057* | 2129* | 2204* | 2282* | 2361* | 2442* | 2524* | 2605* | 2686* | 2766* | 2844* | 2920* | 2992* | 3062* | 74: |
| 76: | 1828* | 1877* | 1931* | 1990* | 2055: | 2123: | 2196: | 2271* | 2349* | 2428* | 2509* | 2590* | 2672* | 2753* | 2832* | 2910* | 2986* | 3059* | 3128* | 76: |
| 78. | 1895* | 1943* | 1998* | 2057* | 2122: | 2190: | 2263: | 2338: | 2415* | 2495* | 2576* | 2657* | 2739* | 2819* | 2899* | 2977* | 3053* | 3126* | 3195* | 78. |
| 80. | 1962* | 2011* | 2065* | 2124* | 2189: | 2257: | 2330. | 2405: | 2483: | 2562* | 2643* | 2724* | 2806* | 2887* | 2966* | 3044* | 3120* | 3193* | 3263* | 80. |
| 82. | 2030* | 2078* | 2132* | 2192* | 2256: | 2325: | 2397. | 2472. | 2550: | 2629: | 2710* | 2792* | 2873* | 2954* | 3034* | 3112* | 3188* | 3260* | 3330* | 82. |
| 84. | 2097* | 2145* | 2199* | 2259* | 2323: | 2392: | 2464. | 2539. | 2617. | 2697: | 2777: | 2859* | 2940* | 3021* | 3101* | 3179* | 3255* | 3328* | 3397* | 84. |
| 86. | 2164* | 2212* | 2267* | 2326* | 2391: | 2459: | 2531. | 2607. | 2684. | 2764. | 2844: | 2926: | 3007: | 3088* | 3168* | 3246* | 3322* | 3395* | 3464* | 86. |
| 88 | 2231* | 2279* | 2334* | 2393* | 2458: | 2526: | 2598. | 2674. | 2751. | 2831. | 2912. | 2993: | 3074: | 3155: | 3235* | 3313* | 3389* | 3462* | 3531* | 88 |
| 90 | 2298* | 2346* | 2400* | 2460* | 2525: | 2593: | 2665. | 2741. | 2818 | 2898. | 2978. | 3060. | 3141: | 3222: | 3302: | 3380* | 3456* | 3529* | 3598* | 90 |
| 92 | 2364* | 2413* | 2467* | 2527* | 2591: | 2660: | 2732. | 2807. | 2885 | 2964 | 3045 | 3126. | 3208. | 3289: | 3369: | 3447: | 3523* | 3595* | 3665* | 92 |
| 94 | 2431* | 2479* | 2533* | 2593* | 2657: | 2726: | 2798. | 2873. | 2951 | 3030 | 3111 | 3193 | 3274. | 3355. | 3435: | 3513: | 3589* | 3662* | 3731* | 94 |
| 96 | 2496* | 2545* | 2599* | 2659* | 2723: | 2792: | 2864. | 2939. | 3017 | 3096 | 3177 | 3258 | 3340. | 3421. | 3501: | 3579: | 3654* | 3727* | 3797* | 96 |
| 98 | 2562* | 2610* | 2664* | 2724* | 2788: | 2857: | 2929. | 3004. | 3082 | 3161 | 3242 | 3324 | 3405. | 3486. | 3566: | 3644: | 3720* | 3793* | 3862* | 98 |
| 100 | 2626* | 2675* | 2729* | 2788* | 2853: | 2921: | 2994. | 3069. | 3147. | 3226 | 3307 | 3388 | 3470. | 3551. | 3630: | 3708: | 3784* | 3857* | 3927* | 100 |
| 102 | 2690* | 2738* | 2793* | 2852* | 2917: | 2985: | 3058: | 3133. | 3211. | 3290. | 3371 | 3452 | 3534. | 3615. | 3694: | 3772: | 3848* | 3921* | 3990* | 102 |
| 104 | 2753* | 2802* | 2856* | 2915* | 2980: | 3048: | 3121: | 3196. | 3274. | 3353. | 3434. | 3515 | 3597. | 3678. | 3757: | 3835: | 3911* | 3984* | 4054* | 104 |
| 106 | 2816* | 2864* | 2918* | 2978* | 3042* | 3111: | 3183: | 3258: | 3336. | 3415. | 3496. | 3578. | 3659. | 3740. | 3820: | 3898: | 3974* | 4046* | 4116* | 106 |
| 108. | 2877* | 2925* | 2979* | 3039* | 3103* | 3172* | 3244: | 3320: | 3397: | 3477. | 3557. | 3639. | 3720. | 3801. | 3881: | 3959: | 4035* | 4108* | 4177* | 108. |
| 110. | 2937* | 2986* | 3040* | 3099* | 3164* | 3232* | 3305* | 3380: | 3458: | 3537: | 3618. | 3699. | 3781. | 3862. | 3941: | 4020: | 4095* | 4168* | 4238* | 110. |
| 112. | 2997* | 3045* | 3099* | 3159* | 3223* | 3292* | 3364* | 3439* | 3517: | 3596: | 3677: | 3759. | 3840. | 3921. | 4001: | 4079: | 4155* | 4227* | 4297* | 112. |
| 114. | 3055* | 3103* | 3157* | 3217* | 3281* | 3350* | 3422* | 3497* | 3575: | 3654: | 3735: | 3817: | 3898. | 3979. | 4059: | 4137: | 4213* | 4286* | 4355* | 114. |
| 116. | 3111* | 3160* | 3214* | 3274* | 3338* | 3407* | 3479* | 3554* | 3632* | 3711: | 3792: | 3873: | 3955: | 4036. | 4116: | 4194: | 4269* | 4342* | 4412* | 116. |
| 118: | 3167* | 3215* | 3270* | 3329* | 3394* | 3462* | 3534* | 3610* | 3687* | 3767* | 3847: | 3929: | 4010: | 4091: | 4171: | 4249: | 4325* | 4398* | 4467* | 118: |
| 120: | 3221* | 3269* | 3324* | 3383* | 3448* | 3516* | 3589* | 3664* | 3741* | 3821* | 3902* | 3983: | 4065: | 4145: | 4225: | 4303: | 4379* | 4452* | 4521* | 120: |
| 122: | 3274* | 3322* | 3376* | 3436* | 3500* | 3569* | 3641* | 3716* | 3794* | 3873* | 3954* | 4036* | 4117: | 4198: | 4278: | 4356: | 4432* | 4505* | 4574* | 122: |
| 124: | 3325* | 3373* | 3427* | 3487* | 3551* | 3620* | 3692* | 3767* | 3845* | 3925* | 4005* | 4087* | 4168: | 4249: | 4329: | 4407: | 4483* | 4556* | 4625* | 124: |
| 126: | 3374* | 3422* | 3477* | 3536* | 3601* | 3669* | 3742* | 3817* | 3894* | 3974* | 4055* | 4136* | 4217* | 4298: | 4378: | 4456: | 4532* | 4605* | 4674* | 126: |
| 128* | 3422* | 3470* | 3524* | 3584* | 3648* | 3717* | 3789* | 3864* | 3942* | 4022* | 4102* | 4184* | 4265* | 4346* | 4426* | 4504* | 4580* | 4653* | 4722* | 128* |
| 130* | 3468* | 3516* | 3570* | 3630* | 3694* | 3763* | 3835* | 3910* | 3988* | 4067* | 4148* | 4230* | 4311* | 4392* | 4472* | 4550* | 4626* | 4698* | 4768* | 130* |
| 132* | 3512* | 3560* | 3614* | 3674* | 3738* | 3807* | 3879* | 3954* | 4032* | 4111* | 4192* | 4274* | 4355* | 4436* | 4516* | 4594* | 4670* | 4742* | 4812* | 132* |
| 134* | 3553* | 3602* | 3656* | 3716* | 3780* | 3849* | 3921* | 3996* | 4074* | 4153* | 4234* | 4315* | 4397* | 4478* | 4558* | 4636* | 4712* | 4784* | 4854* | 134* |
| 136* | 3593* | 3642* | 3696* | 3756* | 3820* | 3889* | 3961* | 4036* | 4114* | 4193* | 4274* | 4355* | 4437* | 4518* | 4598* | 4676* | 4751* | 4824* | 4894* | 136* |
| 138* | 3631* | 3679* | 3734* | 3793* | 3858* | 3926* | 3999* | 4074* | 4152* | 4231* | 4312* | 4393* | 4475* | 4556* | 4635* | 4713* | 4789* | 4862* | 4931* | 138* |
| 140* | 3667* | 3715* | 3769* | 3829* | 3893* | 3962* | 4034* | 4109* | 4187* | 4267* | 4347* | 4429* | 4510* | 4591* | 4671* | 4749* | 4825* | 4898* | 4967* | 140* |
| 142* | 3700* | 3748* | 3803* | 3862* | 3927* | 3995* | 4068* | 4143* | 4220* | 4300* | 4381* | 4462* | 4543* | 4624* | 4704* | 4782* | 4858* | 4931* | 5000* | 142* |
| 144* | 3731* | 3779* | 3834* | 3893* | 3958* | 4026* | 4098* | 4174* | 4251* | 4331* | 4412* | 4493* | 4574* | 4655* | 4735* | 4813* | 4889* | 4962* | 5031* | 144* |

ZEICHENERKLAERUNG .\:* = MINDESTENS EIN ULTRASCHALLPARAMETER AUSSERHALB DER 1.\2.\3. STANDARDABWEICHUNG

ULTRASCHALLPARAMETER DER 39.WØCHE

| | | | | | | | |
|---|---|---|---|---|---|---|---|
| NØRMBEREICHE | -3STD* | -2STD: | -1STD. | AM | 1STD. | 2STD: | 3STD* |
| PERZENTILE | 0,13% | 2,28% | 15,87% | 50,00% | 84,13% | 97,72% | 99,87% |
| BIPARIETALER DURCHMESSER=BIP (MM) | 85,0* | 89,0: | 93,0. | 97,0 | 101,0. | 105,0: | 109,0* |
| THØRAXQUERDURCHMESSER=THQ (MM) | 66,5* | 76,5: | 86,5. | 96,5 | 106,5. | 116,5: | 126,5* |
| KØPF-THØRAX-INDEX=BIP/THQ | 0,8220* | 0,8830: | 0,9440. | 1,0050 | 1,0660. | 1,1270: | 1,1880* |
| FETALES GEWICHT=GEW (GRAMM) | 1660* | 2190: | 2720. | 3250 | 3780. | 4310: | 4840* |

**Tabelle 6.** (Fortsetzung)

GEWICHTSSCHAETZUNG FUER DIE 40.WØCHE (WØCHENMITTE=40/4=277.TAG P.M.)

| BIP← THQ\ | 80* | 82* | 84* | 86: | 88: | 90. | 92. | 94 | 96 | 98 | 100 | 102. | 104. | 106: | 108: | 110* | 112* | 114* | 116* | BIP← THQ\ |
|---|---|---|---|---|---|---|---|---|---|---|---|---|---|---|---|---|---|---|---|---|
| 50* | 1132* | 1186* | 1246* | 1310* | 1379* | 1451* | 1526* | 1604* | 1684* | 1764* | 1846* | 1927* | 2008* | 2088* | 2166* | 2242* | 2315* | 2384* | 2449* | 50* |
| 52* | 1189* | 1244* | 1303* | 1368* | 1436* | 1508* | 1584* | 1661* | 1741* | 1821* | 1903* | 1984* | 2065* | 2145* | 2223* | 2299* | 2372* | 2441* | 2507* | 52* |
| 54* | 1248* | 1302* | 1362* | 1426* | 1495* | 1567* | 1642* | 1720* | 1799* | 1880* | 1961* | 2043* | 2124* | 2203* | 2282* | 2357* | 2430* | 2500* | 2565* | 54* |
| 56* | 1307* | 1361* | 1421* | 1486* | 1554* | 1626* | 1702* | 1779* | 1859* | 1939* | 2021* | 2102* | 2183* | 2263* | 2341* | 2417* | 2490* | 2559* | 2625* | 56* |
| 58* | 1368* | 1422* | 1482* | 1546* | 1615* | 1687* | 1762* | 1840* | 1919* | 2000* | 2082* | 2163* | 2244* | 2324* | 2402* | 2478* | 2550* | 2620* | 2685* | 58* |
| 60* | 1430* | 1484* | 1543* | 1608* | 1676* | 1749* | 1824* | 1902* | 1981* | 2062* | 2143* | 2225* | 2306* | 2385* | 2463* | 2539* | 2612* | 2682* | 2747* | 60* |
| 62* | 1492* | 1546* | 1606* | 1670* | 1739* | 1811* | 1886* | 1964* | 2044* | 2124* | 2206* | 2287* | 2368* | 2448* | 2526* | 2602* | 2675* | 2744* | 2809* | 62* |
| 64* | 1555* | 1610* | 1669* | 1734* | 1802* | 1875* | 1950* | 2027* | 2107* | 2188* | 2269* | 2351* | 2431* | 2511* | 2589* | 2665* | 2738* | 2807* | 2873* | 64* |
| 66* | 1620* | 1674* | 1733* | 1798* | 1866* | 1939* | 2014* | 2092* | 2171* | 2252* | 2333* | 2415* | 2496* | 2575* | 2653* | 2729* | 2802* | 2872* | 2937* | 66* |
| 68: | 1684* | 1739* | 1798* | 1863* | 1931* | 2003* | 2079* | 2156* | 2236* | 2317* | 2398* | 2479* | 2560* | 2640* | 2718* | 2794* | 2867* | 2936* | 3002* | 68: |
| 70: | 1750* | 1804* | 1864* | 1928* | 1997* | 2069* | 2144* | 2222* | 2301* | 2382* | 2463* | 2545* | 2626* | 2706* | 2784* | 2859* | 2932* | 3002* | 3067* | 70: |
| 72: | 1816* | 1870* | 1930* | 1994* | 2063* | 2135* | 2210* | 2288* | 2367* | 2448* | 2529* | 2611* | 2692* | 2771* | 2850* | 2925* | 2998* | 3068* | 3133* | 72: |
| 74: | 1882* | 1936* | 1996* | 2060: | 2129* | 2201* | 2276* | 2354* | 2433* | 2514* | 2596* | 2677* | 2758* | 2838* | 2916* | 2992* | 3065* | 3134* | 3199* | 74: |
| 76: | 1949* | 2003* | 2062* | 2127: | 2195: | 2268* | 2343* | 2421* | 2500* | 2581* | 2662* | 2744* | 2825* | 2904* | 2982* | 3058* | 3131* | 3201* | 3266* | 76: |
| 78. | 2016* | 2070* | 2129* | 2194: | 2262: | 2335: | 2410: | 2488* | 2567* | 2648* | 2729* | 2811* | 2892* | 2971* | 3049* | 3125* | 3198* | 3267* | 3333* | 78. |
| 80. | 2083* | 2137* | 2197* | 2261: | 2330: | 2402: | 2477: | 2555: | 2634* | 2715* | 2796* | 2878* | 2959* | 3038* | 3117* | 3192* | 3265* | 3335* | 3400* | 80. |
| 82. | 2150* | 2204* | 2264* | 2328: | 2397: | 2469. | 2544: | 2622: | 2701: | 2782* | 2864* | 2945* | 3026* | 3106* | 3184* | 3260* | 3332* | 3402* | 3467* | 82. |
| 84. | 2217* | 2271* | 2331* | 2395: | 2464: | 2536. | 2612. | 2689. | 2769: | 2849: | 2931* | 3012* | 3093* | 3173* | 3251* | 3327* | 3400* | 3469* | 3534* | 84. |
| 86. | 2284* | 2339* | 2398* | 2463: | 2531: | 2603. | 2679. | 2756. | 2836. | 2917: | 2998: | 3079* | 3160* | 3240* | 3318* | 3394* | 3467* | 3536* | 3602* | 86. |
| 88 | 2351* | 2406* | 2465* | 2530: | 2598: | 2671. | 2746. | 2823. | 2903. | 2984. | 3065: | 3147: | 3227* | 3307* | 3385* | 3461* | 3534* | 3603* | 3669* | 88 |
| 90 | 2418* | 2473* | 2532* | 2597: | 2665: | 2737. | 2813. | 2890. | 2970. | 3051. | 3132. | 3213: | 3294: | 3374: | 3452* | 3528* | 3601* | 3670* | 3736* | 90 |
| 92 | 2485* | 2539* | 2599* | 2663: | 2732: | 2804. | 2879. | 2957 | 3036 | 3117. | 3199. | 3280. | 3361: | 3441: | 3519: | 3595* | 3667* | 3737* | 3802* | 92 |
| 94 | 2551* | 2605* | 2665* | 2729: | 2798: | 2870. | 2945. | 3023 | 3103 | 3183 | 3265. | 3346. | 3427. | 3507: | 3585: | 3661* | 3734* | 3803* | 3868* | 94 |
| 96 | 2617* | 2671* | 2731* | 2795: | 2864: | 2936. | 3011. | 3089 | 3168 | 3249 | 3330 | 3412. | 3493. | 3573: | 3651: | 3727* | 3799* | 3869* | 3934* | 96 |
| 98 | 2682* | 2736* | 2796* | 2860: | 2929: | 3001. | 3076. | 3154 | 3233 | 3314 | 3396 | 3477. | 3558. | 3638: | 3716: | 3792* | 3865* | 3934* | 3999* | 98 |
| 100 | 2747* | 2801* | 2861* | 2925: | 2994: | 3066. | 3141. | 3219 | 3298 | 3379 | 3460 | 3542. | 3623. | 3702: | 3781: | 3856* | 3929* | 3999* | 4064* | 100 |
| 102 | 2811* | 2865* | 2924* | 2989: | 3057: | 3130. | 3205. | 3283. | 3362 | 3443 | 3524 | 3606. | 3687. | 3766: | 3844: | 3920* | 3993* | 4063* | 4128* | 102 |
| 104 | 2874* | 2928* | 2988* | 3052: | 3121: | 3193: | 3268. | 3346. | 3425. | 3506 | 3587 | 3669. | 3750. | 3829: | 3908: | 3983* | 4056* | 4126* | 4191* | 104 |
| 106 | 2936* | 2990* | 3050* | 3114* | 3183: | 3255: | 3330: | 3408. | 3487. | 3568. | 3650 | 3731. | 3812. | 3892: | 3970: | 4046* | 4119* | 4188* | 4253* | 106 |
| 108 | 2997* | 3052* | 3111* | 3176* | 3244* | 3316: | 3392: | 3469: | 3549. | 3630. | 3711. | 3792. | 3873. | 3953: | 4031: | 4107* | 4180* | 4249* | 4315* | 108 |
| 110. | 3058* | 3112* | 3172* | 3236* | 3305* | 3377: | 3452: | 3530: | 3609: | 3690. | 3771. | 3853. | 3934. | 4014: | 4092: | 4167* | 4240* | 4310* | 4375* | 110. |
| 112. | 3117* | 3171* | 3231* | 3295* | 3364* | 3436* | 3511: | 3589: | 3668: | 3749: | 3831. | 3912. | 3993. | 4073: | 4151: | 4227* | 4300* | 4369* | 4434* | 112. |
| 114. | 3175* | 3229* | 3289* | 3353* | 3422* | 3494* | 3569* | 3647: | 3727: | 3807: | 3889. | 3970. | 4051. | 4131: | 4209: | 4285* | 4358* | 4427* | 4492* | 114. |
| 116. | 3232* | 3286* | 3346* | 3410* | 3479* | 3551* | 3626* | 3704* | 3783: | 3864: | 3946: | 4027. | 4108. | 4188: | 4266: | 4342* | 4414* | 4484* | 4549* | 116. |
| 118. | 3287* | 3342* | 3401* | 3466* | 3534* | 3606* | 3682* | 3759* | 3839* | 3920: | 4001: | 4082: | 4163. | 4243: | 4321: | 4397* | 4470* | 4539* | 4605* | 118. |
| 120: | 3341* | 3396* | 3455* | 3520* | 3588* | 3661* | 3736* | 3813* | 3893* | 3974: | 4055: | 4137: | 4217: | 4297: | 4375: | 4451* | 4524* | 4593* | 4659* | 120: |
| 122: | 3394* | 3448* | 3508* | 3572* | 3641* | 3713* | 3788* | 3866* | 3946* | 4026* | 4108: | 4189: | 4270: | 4350: | 4428: | 4504* | 4577* | 4646* | 4711* | 122: |
| 124: | 3445* | 3499* | 3559* | 3623* | 3692* | 3764* | 3839* | 3917* | 3997* | 4077* | 4159* | 4240: | 4321: | 4401: | 4479: | 4555* | 4628* | 4697* | 4762* | 124: |
| 126: | 3494* | 3549* | 3608* | 3673* | 3741* | 3814* | 3889* | 3966* | 4046* | 4127* | 4208* | 4290* | 4370: | 4450: | 4528: | 4604* | 4677* | 4746* | 4812* | 126: |
| 128: | 3542* | 3596* | 3656* | 3720* | 3789* | 3861* | 3936* | 4014* | 4094* | 4174* | 4256* | 4337* | 4418* | 4498: | 4576: | 4652* | 4725* | 4794* | 4859* | 128: |
| 130* | 3588* | 3642* | 3702* | 3766* | 3835* | 3907* | 3982* | 4060* | 4139* | 4220* | 4302* | 4383* | 4464* | 4544* | 4622* | 4698* | 4771* | 4840* | 4905* | 130* |
| 132* | 3632* | 3686* | 3746* | 3810* | 3879* | 3951* | 4026* | 4104* | 4183* | 4264* | 4346* | 4427* | 4508* | 4588* | 4666* | 4742* | 4814* | 4884* | 4949* | 132* |
| 134* | 3674* | 3728* | 3788* | 3852* | 3921* | 3993* | 4068* | 4146* | 4225* | 4306* | 4388* | 4469* | 4550* | 4630* | 4708* | 4784* | 4856* | 4926* | 4991* | 134* |
| 136* | 3714* | 3768* | 3828* | 3892* | 3961* | 4033* | 4108* | 4186* | 4265* | 4346* | 4427* | 4509* | 4590* | 4670* | 4748* | 4823* | 4896* | 4966* | 5031* | 136* |
| 138* | 3752* | 3806* | 3865* | 3930* | 3998* | 4071* | 4146* | 4224* | 4303* | 4384* | 4465* | 4547* | 4628* | 4707* | 4785* | 4861* | 4934* | 5004* | 5069* | 138* |
| 140* | 3787* | 3841* | 3901* | 3965* | 4034* | 4106* | 4182* | 4259* | 4339* | 4419* | 4501* | 4582* | 4663* | 4743* | 4821* | 4897* | 4970* | 5039* | 5104* | 140* |
| 142* | 3820* | 3875* | 3934* | 3999* | 4067* | 4140* | 4215* | 4292* | 4372* | 4453* | 4534* | 4616* | 4696* | 4776* | 4854* | 4930* | 5003* | 5072* | 5138* | 142* |
| 144* | 3851* | 3906* | 3965* | 4030* | 4098* | 4171* | 4246* | 4323* | 4403* | 4484* | 4565* | 4646* | 4727* | 4807* | 4885* | 4961* | 5034* | 5103* | 5169* | 144* |
| 146* | 3880* | 3934* | 3994* | 4058* | 4127* | 4199* | 4274* | 4352* | 4431* | 4512* | 4594* | 4675* | 4756* | 4836* | 4914* | 4990* | 5062* | 5132* | 5197* | 146* |

ZEICHENERKLAERUNG .\:* = MINDESTENS EIN ULTRASCHALLPARAMETER AUSSERHALB DER 1.\2.\3. STANDARDABWEICHUNG

ULTRASCHALLPARAMETER DER 40.WØCHE

| NØRMBEREICHE | -3STD* | -2STD: | -1STD. | AM | 1STD. | 2STD: | 3STD* |
|---|---|---|---|---|---|---|---|
| PERZENTILE | 0,13% | 2,28% | 15,87% | 50,00% | 84,13% | 97,72% | 99,87% |
| BIPARIETALER DURCHMESSER=BIP (MM) | 85,5* | 89,5: | 93,5. | 97,5 | 101,5. | 105,5: | 109,5* |
| THØRAXQUERDURCHMESSER=THQ (MM) | 66,1* | 76,6: | 87,1. | 97,6 | 108,1. | 118,6: | 129,1* |
| KØPF-THØRAX-INDEX=BIP/THQ | 0,8150* | 0,8760: | 0,9370. | 0,9980 | 1,0590. | 1,1200: | 1,1810* |
| FETALES GEWICHT=GEW (GRAMM) | 1840* | 2370: | 2900. | 3430 | 3960. | 4490: | 5020* |

**Tabelle 6.** (Fortsetzung)

GEWICHTSSCHAETZUNG FUER DIE 41.WØCHE (WØCHENMITTE=41/4=284.TAG P.M.)

| BIP← THQ\ | 80* | 82* | 84* | 86: | 88: | 90. | 92. | 94 | 96 | 98 | 100 | 102. | 104. | 106: | 108: | 110* | 112* | 114* | 116* | BIP← THQ\ |
|---|---|---|---|---|---|---|---|---|---|---|---|---|---|---|---|---|---|---|---|---|
| 52* | 1253* | 1308* | 1367* | 1432* | 1500* | 1573* | 1648* | 1725* | 1805* | 1886* | 1967* | 2048* | 2129* | 2209* | 2287* | 2363* | 2436* | 2505* | 2571* | 52* |
| 54* | 1312* | 1366* | 1426* | 1490* | 1559* | 1631* | 1706* | 1784* | 1863* | 1944* | 2025* | 2107* | 2188* | 2268* | 2346* | 2422* | 2494* | 2564* | 2629* | 54* |
| 56* | 1371* | 1426* | 1485* | 1550* | 1618* | 1691* | 1766* | 1843* | 1923* | 2004* | 2085* | 2166* | 2247* | 2327* | 2405* | 2481* | 2554* | 2623* | 2689* | 56* |
| 58* | 1432* | 1486* | 1546* | 1610* | 1679* | 1751* | 1826* | 1904* | 1983* | 2064* | 2146* | 2227* | 2308* | 2388* | 2466* | 2542* | 2615* | 2684* | 2749* | 58* |
| 60* | 1494* | 1548* | 1608* | 1672* | 1741* | 1813* | 1888* | 1966* | 2045* | 2126* | 2207* | 2289* | 2370* | 2449* | 2528* | 2603* | 2676* | 2746* | 2811* | 60* |
| 62* | 1556* | 1610* | 1670* | 1734* | 1803* | 1875* | 1951* | 2028* | 2108* | 2188* | 2270* | 2351* | 2432* | 2512* | 2590* | 2666* | 2739* | 2808* | 2873* | 62* |
| 64* | 1620* | 1674* | 1733* | 1798* | 1866* | 1939* | 2014* | 2092* | 2171* | 2252* | 2333* | 2415* | 2496* | 2575* | 2653* | 2729* | 2802* | 2872* | 2937* | 64* |
| 66* | 1684* | 1738* | 1798* | 1862* | 1931* | 2003* | 2078* | 2156* | 2235* | 2316* | 2397* | 2479* | 2560* | 2639* | 2718* | 2793* | 2866* | 2936* | 3001* | 66* |
| 68: | 1748* | 1803* | 1862* | 1927* | 1995* | 2068* | 2143* | 2220* | 2300* | 2381* | 2462* | 2544* | 2624* | 2704* | 2782* | 2858* | 2931* | 3000* | 3066* | 68: |
| 70: | 1814* | 1868* | 1928* | 1992* | 2061* | 2133* | 2208* | 2286* | 2365* | 2446* | 2528* | 2609* | 2690* | 2770* | 2848* | 2924* | 2996* | 3066* | 3131* | 70: |
| 72: | 1880* | 1934* | 1994* | 2058* | 2127* | 2199* | 2274* | 2352* | 2431* | 2512* | 2593* | 2675* | 2756* | 2836* | 2914* | 2989* | 3062* | 3132* | 3197* | 72: |
| 74: | 1946* | 2000* | 2060* | 2124: | 2193* | 2265* | 2340* | 2418* | 2498* | 2578* | 2660* | 2741* | 2822* | 2902* | 2980* | 3056* | 3129* | 3198* | 3263* | 74: |
| 76: | 2013* | 2067* | 2127* | 2191: | 2260: | 2332* | 2407* | 2485* | 2564* | 2645* | 2726* | 2808* | 2889* | 2968* | 3047* | 3122* | 3195* | 3265* | 3330* | 76: |
| 78: | 2080* | 2134* | 2193* | 2258: | 2326: | 2399: | 2474* | 2552* | 2631* | 2712* | 2793* | 2875* | 2956* | 3035* | 3113* | 3189* | 3262* | 3332* | 3397* | 78: |
| 80. | 2147* | 2201* | 2261* | 2325: | 2394: | 2466: | 2541: | 2619: | 2698* | 2779* | 2860* | 2942* | 3023* | 3103* | 3181* | 3257* | 3329* | 3399* | 3464* | 80. |
| 82. | 2214* | 2268* | 2328* | 2392: | 2461: | 2533. | 2608: | 2686: | 2766: | 2846* | 2928* | 3009* | 3090* | 3170* | 3248* | 3324* | 3397* | 3466* | 3531* | 82. |
| 84. | 2281* | 2335* | 2395* | 2460: | 2528: | 2600. | 2676. | 2753: | 2833: | 2913: | 2995* | 3076* | 3157* | 3237* | 3315* | 3391* | 3464* | 3533* | 3599* | 84. |
| 86. | 2348* | 2403* | 2462* | 2527: | 2595: | 2668. | 2743. | 2820. | 2900: | 2981: | 3062: | 3144* | 3224* | 3304* | 3382* | 3458* | 3531* | 3600* | 3666* | 86. |
| 88. | 2415* | 2470* | 2529* | 2594: | 2662: | 2735. | 2810. | 2888. | 2967. | 3048. | 3129: | 3211: | 3292* | 3371* | 3449* | 3525* | 3598* | 3667* | 3733* | 88. |
| 90 | 2482* | 2537* | 2596* | 2661: | 2729: | 2802. | 2877. | 2954. | 3034. | 3115. | 3196. | 3278: | 3358: | 3438* | 3516* | 3592* | 3665* | 3734* | 3800* | 90 |
| 92 | 2549* | 2603* | 2663* | 2727: | 2796: | 2868. | 2943. | 3021 | 3100 | 3181. | 3263. | 3344. | 3425: | 3505: | 3583: | 3659* | 3732* | 3801* | 3866* | 92 |
| 94 | 2615* | 2669* | 2729* | 2793: | 2862: | 2934. | 3010. | 3087 | 3167 | 3247 | 3329. | 3410. | 3491. | 3571: | 3649: | 3725* | 3798* | 3867* | 3932* | 94 |
| 96 | 2681* | 2735* | 2795* | 2859: | 2928: | 3000. | 3075. | 3153 | 3232 | 3313 | 3395 | 3476. | 3557. | 3637: | 3715: | 3791* | 3863* | 3933* | 3998* | 96 |
| 98 | 2746* | 2800* | 2860* | 2924: | 2993: | 3065. | 3140. | 3218 | 3298 | 3378 | 3460 | 3541. | 3622. | 3702: | 3780: | 3856* | 3929* | 3998* | 4063* | 98 |
| 100 | 2811* | 2865* | 2925* | 2989: | 3058: | 3130. | 3205. | 3283 | 3362 | 3443 | 3524 | 3606. | 3687. | 3767: | 3845: | 3920* | 3993* | 4063* | 4128* | 100 |
| 102 | 2875* | 2929* | 2989* | 3053: | 3122: | 3194. | 3269. | 3347. | 3426 | 3507 | 3588 | 3670. | 3751. | 3830: | 3909: | 3984* | 4057* | 4127* | 4192* | 102 |
| 104 | 2938* | 2992* | 3052* | 3116: | 3185: | 3257: | 3332. | 3410. | 3489. | 3570 | 3651 | 3733. | 3814. | 3894: | 3972: | 4048* | 4120* | 4190* | 4255* | 104 |
| 106 | 3000* | 3054* | 3114* | 3178: | 3247: | 3319: | 3394: | 3472. | 3552. | 3632. | 3714 | 3795. | 3876. | 3956: | 4034: | 4110* | 4183* | 4252* | 4317* | 106 |
| 108 | 3061* | 3116* | 3175* | 3240* | 3308: | 3381: | 3456: | 3533: | 3613. | 3694. | 3775. | 3857. | 3937. | 4017: | 4095: | 4171* | 4244* | 4313* | 4379* | 108 |
| 110 | 3122* | 3176* | 3236* | 3300* | 3369* | 3441: | 3516: | 3594: | 3673. | 3754. | 3835. | 3917. | 3998. | 4078: | 4156: | 4232* | 4304* | 4374* | 4439* | 110 |
| 112. | 3181* | 3235* | 3295* | 3359* | 3428* | 3500* | 3575: | 3653: | 3733: | 3813. | 3895. | 3976. | 4057. | 4137: | 4215: | 4291* | 4364* | 4433* | 4498* | 112. |
| 114. | 3239* | 3293* | 3353* | 3417* | 3486* | 3558* | 3633* | 3711: | 3791: | 3871: | 3953. | 4034. | 4115. | 4195: | 4273: | 4349* | 4422* | 4491* | 4556* | 114. |
| 116. | 3296* | 3350* | 3410* | 3474* | 3543* | 3615* | 3690* | 3768* | 3847: | 3928: | 4010: | 4091. | 4172. | 4252: | 4330: | 4406* | 4479* | 4548* | 4613* | 116. |
| 118. | 3351* | 3406* | 3465* | 3530* | 3598* | 3671* | 3746* | 3823* | 3903: | 3984: | 4065: | 4147: | 4227. | 4307: | 4385: | 4461* | 4534* | 4603* | 4669* | 118. |
| 120. | 3406* | 3460* | 3519* | 3584* | 3652* | 3725* | 3800* | 3878* | 3957* | 4038: | 4119: | 4201: | 4282: | 4361: | 4439: | 4515* | 4588* | 4658* | 4723* | 120. |
| 122. | 3458* | 3512* | 3572* | 3636* | 3705* | 3777* | 3853* | 3930* | 4010* | 4090* | 4172: | 4253: | 4334: | 4414: | 4492: | 4568* | 4641* | 4710* | 4775* | 122. |
| 124: | 3509* | 3563* | 3623* | 3687* | 3756* | 3828* | 3904* | 3981* | 4061* | 4141* | 4223* | 4304: | 4385: | 4465: | 4543: | 4619* | 4692* | 4761* | 4826* | 124: |
| 126: | 3559* | 3613* | 3672* | 3737* | 3805* | 3878* | 3953* | 4031* | 4110* | 4191* | 4272* | 4354* | 4435: | 4514: | 4592: | 4668* | 4741* | 4811* | 4876* | 126: |
| 128: | 3606* | 3660* | 3720* | 3784* | 3853* | 3925* | 4001* | 4078* | 4158* | 4238* | 4320* | 4401* | 4482: | 4562: | 4640: | 4716* | 4789* | 4858* | 4923* | 128: |
| 130: | 3652* | 3706* | 3766* | 3830* | 3899* | 3971* | 4046* | 4124* | 4204* | 4284* | 4366* | 4447* | 4528* | 4608: | 4686: | 4762* | 4835* | 4904* | 4969* | 130: |
| 132: | 3696* | 3750* | 3810* | 3874* | 3943* | 4015* | 4090* | 4168* | 4247* | 4328* | 4410* | 4491* | 4572* | 4652* | 4730: | 4806* | 4879* | 4948* | 5013* | 132: |
| 134* | 3738* | 3792* | 3852* | 3916* | 3985* | 4057* | 4132* | 4210* | 4289* | 4370* | 4452* | 4533* | 4614* | 4694* | 4772* | 4848* | 4921* | 4990* | 5055* | 134* |
| 136* | 3778* | 3832* | 3892* | 3956* | 4025* | 4097* | 4172* | 4250* | 4329* | 4410* | 4492* | 4573* | 4654* | 4734* | 4812* | 4888* | 4960* | 5030* | 5095* | 136* |
| 138* | 3816* | 3870* | 3930* | 3994* | 4063* | 4135* | 4210* | 4288* | 4367* | 4448* | 4529* | 4611* | 4692* | 4771* | 4850* | 4925* | 4998* | 5068* | 5133* | 138* |
| 140* | 3851* | 3906* | 3965* | 4030* | 4098* | 4170* | 4246* | 4323* | 4403* | 4483* | 4565* | 4646* | 4727* | 4807* | 4885* | 4961* | 5034* | 5103* | 5169* | 140* |
| 142* | 3885* | 3939* | 3998* | 4063* | 4131* | 4204* | 4279* | 4357* | 4436* | 4517* | 4598* | 4680* | 4761* | 4840* | 4918* | 4994* | 5067* | 5137* | 5202* | 142* |
| 144* | 3915* | 3970* | 4029* | 4094* | 4162* | 4235* | 4310* | 4387* | 4467* | 4548* | 4629* | 4711* | 4791* | 4871* | 4949* | 5025* | 5098* | 5167* | 5233* | 144* |
| 146* | 3944* | 3998* | 4058* | 4122* | 4191* | 4263* | 4338* | 4416* | 4495* | 4576* | 4658* | 4739* | 4820* | 4900* | 4978* | 5054* | 5127* | 5196* | 5261* | 146* |
| 148* | 3970* | 4024* | 4084* | 4148* | 4217* | 4289* | 4364* | 4442* | 4521* | 4602* | 4684* | 4765* | 4846* | 4926* | 5004* | 5080* | 5152* | 5222* | 5287* | 148* |

ZEICHENERKLAERUNG .\:* = MINDESTENS EIN ULTRASCHALLPARAMETER AUSSERHALB DER 1.\2.\3. STANDARDABWEICHUNG

ULTRASCHALLPARAMETER DER 41.WØCHE

| | -3STD* | -2STD: | -1STD. | AM | 1STD. | 2STD: | 3STD* |
|---|---|---|---|---|---|---|---|
| NØRMBEREICHE PERZENTILE | 0,13% | 2,28% | 15,87% | 50,00% | 84,13% | 97,72% | 99,87% |
| BIPARIETALER DURCHMESSER=BIP (MM) | 85,6* | 89,6: | 93,6. | 97,6 | 101,6. | 105,6: | 109,6* |
| THØRAXQUERDURCHMESSER=THQ (MM) | 67,1* | 78,1: | 89,1. | 100,1 | 111,1. | 122,1: | 133,1* |
| KØPF-THØRAX-INDEX=BIP/THQ | 0,8108* | 0,8718: | 0,9328. | 0,9938 | 1,0548. | 1,1158: | 1,1768* |
| FETALES GEWICHT=GEW (GRAMM) | 2000* | 2510: | 3020. | 3530 | 4040. | 4550: | 5060* |

**Tabelle 6.** (Fortsetzung)

GEWICHTSSCHAETZUNG FUER DIE 42.WØCHE (WØCHENMITTE=42/4=291.TAG P.M.)

| BIP← THQ\ | 80* | 82* | 84* | 86: | 88: | 90. | 92. | 94 | 96 | 98 | 100 | 102 | 104. | 106. | 108: | 110: | 112* | 114* | 116* | BIP← THQ\ |
|---|---|---|---|---|---|---|---|---|---|---|---|---|---|---|---|---|---|---|---|---|
| 54* | 1366* | 1420* | 1480* | 1544* | 1613* | 1685* | 1760* | 1838* | 1917* | 1998* | 2080* | 2161* | 2242* | 2322* | 2400* | 2476* | 2549* | 2618* | 2683* | 54* |
| 56* | 1425* | 1480* | 1539* | 1604* | 1672* | 1745* | 1820* | 1898* | 1977* | 2058* | 2139* | 2221* | 2302* | 2381* | 2459* | 2535* | 2608* | 2677* | 2743* | 56* |
| 58* | 1486* | 1540* | 1600* | 1664* | 1733* | 1805* | 1880* | 1958* | 2038* | 2118* | 2200* | 2281* | 2362* | 2442* | 2520* | 2596* | 2669* | 2738* | 2803* | 58* |
| 60* | 1548* | 1602* | 1662* | 1726* | 1795* | 1867* | 1942* | 2020* | 2099* | 2180* | 2261* | 2343* | 2424* | 2504* | 2582* | 2658* | 2730* | 2800* | 2865* | 60* |
| 62* | 1610* | 1665* | 1724* | 1789* | 1857* | 1929* | 2005* | 2082* | 2162* | 2243* | 2324* | 2405* | 2486* | 2566* | 2644* | 2720* | 2793* | 2862* | 2928* | 62* |
| 64* | 1674* | 1728* | 1788* | 1852* | 1921* | 1993* | 2068* | 2146* | 2225* | 2306* | 2387* | 2469* | 2550* | 2629* | 2708* | 2783* | 2856* | 2926* | 2991* | 64* |
| 66* | 1738* | 1792* | 1852* | 1916* | 1985* | 2057* | 2132* | 2210* | 2289* | 2370* | 2451* | 2533* | 2614* | 2694* | 2772* | 2848* | 2920* | 2990* | 3055* | 66* |
| 68: | 1803* | 1857* | 1916* | 1981* | 2049* | 2122* | 2197* | 2275* | 2354* | 2435* | 2516* | 2598* | 2679* | 2758* | 2836* | 2912* | 2985* | 3055* | 3120* | 68: |
| 70: | 1868* | 1922* | 1982* | 2046* | 2115* | 2187* | 2262* | 2340* | 2420* | 2500* | 2582* | 2663* | 2744* | 2824* | 2902* | 2978* | 3051* | 3120* | 3185* | 70: |
| 72: | 1934* | 1988* | 2048* | 2112* | 2181* | 2253* | 2328* | 2406* | 2485* | 2566* | 2648* | 2729* | 2810* | 2890* | 2968* | 3044* | 3116* | 3186* | 3251* | 72: |
| 74: | 2000* | 2054* | 2114* | 2178: | 2247* | 2319* | 2395* | 2472* | 2552* | 2632* | 2714* | 2795* | 2876* | 2956* | 3034* | 3110* | 3183* | 3252* | 3317* | 74: |
| 76: | 2067* | 2121* | 2181* | 2245: | 2314: | 2386* | 2461* | 2539* | 2618* | 2699* | 2781* | 2862* | 2943* | 3023* | 3101* | 3177* | 3249* | 3319* | 3384* | 76: |
| 78: | 2134* | 2188* | 2248* | 2312: | 2381: | 2453: | 2528* | 2606* | 2685* | 2766* | 2847* | 2929* | 3010* | 3090* | 3168* | 3243* | 3316* | 3386* | 3451* | 78: |
| 80. | 2201* | 2255* | 2315* | 2379: | 2448: | 2520: | 2595: | 2673* | 2752* | 2833* | 2915* | 2996* | 3077* | 3157* | 3235* | 3311* | 3384* | 3453* | 3518* | 80. |
| 82. | 2268* | 2322* | 2382* | 2446: | 2515: | 2587: | 2663: | 2740: | 2820* | 2900* | 2982* | 3063* | 3144* | 3224* | 3302* | 3378* | 3451* | 3520* | 3585* | 82. |
| 84. | 2335* | 2390* | 2449* | 2514: | 2582: | 2655. | 2730. | 2807: | 2887: | 2968: | 3049* | 3130* | 3211* | 3291* | 3369* | 3445* | 3518* | 3587* | 3653* | 84. |
| 86. | 2403* | 2457* | 2516* | 2581: | 2649: | 2722. | 2797. | 2875. | 2954: | 3035: | 3116: | 3198* | 3279* | 3358* | 3436* | 3512* | 3585* | 3655* | 3720* | 86. |
| 88. | 2470* | 2524* | 2583* | 2648: | 2716: | 2789. | 2864. | 2942. | 3021. | 3102: | 3183: | 3265: | 3346* | 3425* | 3503* | 3579* | 3652* | 3722* | 3787* | 88. |
| 90. | 2537* | 2591* | 2650* | 2715: | 2783: | 2856. | 2931. | 3009. | 3088. | 3169. | 3250: | 3332: | 3413: | 3492* | 3570* | 3646* | 3719* | 3789* | 3854* | 90. |
| 92 | 2603* | 2657* | 2717* | 2781: | 2850: | 2922. | 2997. | 3075. | 3155 | 3235. | 3317. | 3398. | 3479: | 3559: | 3637* | 3713* | 3786* | 3855* | 3920* | 92 |
| 94 | 2669* | 2724* | 2783* | 2848: | 2916: | 2988. | 3064. | 3141 | 3221 | 3302 | 3383. | 3464. | 3545. | 3625: | 3703: | 3779: | 3852* | 3921* | 3987* | 94 |
| 96 | 2735* | 2789* | 2849* | 2913: | 2982: | 3054. | 3129. | 3207 | 3287 | 3367 | 3449 | 3530. | 3611. | 3691. | 3769: | 3845: | 3918* | 3987* | 4052* | 96 |
| 98 | 2800* | 2854* | 2914* | 2978: | 3047: | 3119. | 3195. | 3272 | 3352 | 3432 | 3514 | 3595 | 3676. | 3756. | 3834: | 3910: | 3983* | 4052* | 4118* | 98 |
| 100 | 2865* | 2919* | 2979* | 3043: | 3112: | 3184. | 3259. | 3337 | 3416 | 3497 | 3579 | 3660 | 3741. | 3821. | 3899: | 3975: | 4047* | 4117* | 4182* | 100 |
| 102 | 2929* | 2983* | 3043* | 3107: | 3176: | 3248. | 3323. | 3401. | 3480 | 3561 | 3642 | 3724 | 3805. | 3885. | 3963: | 4039: | 4111* | 4181* | 4246* | 102 |
| 104 | 2992* | 3046* | 3106* | 3170: | 3239: | 3311: | 3386. | 3464. | 3543. | 3624 | 3706 | 3787 | 3868. | 3948. | 4026: | 4102: | 4175* | 4244* | 4309* | 104 |
| 106 | 3054* | 3108* | 3168* | 3232: | 3301: | 3373: | 3449. | 3526. | 3606. | 3686. | 3768 | 3849 | 3930. | 4010. | 4088: | 4164: | 4237* | 4306* | 4371* | 106 |
| 108 | 3116* | 3170* | 3229* | 3294* | 3362: | 3435: | 3510: | 3588. | 3667. | 3748. | 3829. | 3911 | 3992. | 4071. | 4149: | 4225: | 4298* | 4368* | 4433* | 108 |
| 110 | 3176* | 3230* | 3290* | 3354* | 3423* | 3495: | 3570: | 3648: | 3727. | 3808. | 3890. | 3971 | 4052. | 4132. | 4210: | 4286: | 4359* | 4428* | 4493* | 110 |
| 112 | 3235* | 3289* | 3349* | 3413* | 3482* | 3554* | 3630: | 3707: | 3787: | 3867. | 3949. | 4030. | 4111. | 4191. | 4269: | 4345: | 4418* | 4487* | 4552* | 112 |
| 114. | 3293* | 3347* | 3407* | 3472* | 3540* | 3612* | 3688: | 3765: | 3845: | 3925: | 4007. | 4088. | 4169. | 4249. | 4327: | 4403: | 4476* | 4545* | 4611* | 114. |
| 116. | 3350* | 3404* | 3464* | 3528* | 3597* | 3669* | 3744* | 3822: | 3902: | 3982: | 4064: | 4145. | 4226. | 4306. | 4384: | 4460: | 4533* | 4602* | 4667* | 116. |
| 118. | 3406* | 3460* | 3519* | 3584* | 3652* | 3725* | 3800* | 3878* | 3957: | 4038: | 4119: | 4201: | 4282. | 4361. | 4439: | 4515: | 4588* | 4658* | 4723* | 118. |
| 120. | 3460* | 3514* | 3574* | 3638* | 3707* | 3779* | 3854* | 3932* | 4011* | 4092: | 4173: | 4255: | 4336. | 4416. | 4494: | 4569: | 4642* | 4712* | 4777* | 120. |
| 122. | 3512* | 3567* | 3626* | 3691* | 3759* | 3831* | 3907* | 3984* | 4064* | 4145* | 4226: | 4307: | 4388: | 4468. | 4546: | 4622: | 4695* | 4764* | 4830* | 122. |
| 124. | 3563* | 3618* | 3677* | 3742* | 3810* | 3882* | 3958* | 4035* | 4115* | 4196* | 4277: | 4358: | 4439: | 4519: | 4597: | 4673: | 4746* | 4815* | 4881* | 124. |
| 126: | 3613* | 3667* | 3727* | 3791* | 3860* | 3932* | 4007* | 4085* | 4164* | 4245* | 4326* | 4408: | 4489: | 4568: | 4647: | 4722: | 4795* | 4865* | 4930* | 126: |
| 128: | 3660* | 3715* | 3774* | 3839* | 3907* | 3979* | 4055* | 4132* | 4212* | 4293* | 4374* | 4455* | 4536: | 4616: | 4694: | 4770: | 4843* | 4912* | 4978* | 128: |
| 130: | 3706* | 3760* | 3820* | 3884* | 3953* | 4025* | 4101* | 4178* | 4258* | 4338* | 4420* | 4501* | 4582* | 4662: | 4740: | 4816: | 4889* | 4958* | 5023* | 130: |
| 132: | 3750* | 3804* | 3864* | 3928* | 3997* | 4069* | 4145* | 4222* | 4302* | 4382* | 4464* | 4545* | 4626* | 4706* | 4784: | 4860: | 4933* | 5002* | 5067* | 132: |
| 134: | 3792* | 3846* | 3906* | 3970* | 4039* | 4111* | 4186* | 4264* | 4344* | 4424* | 4506* | 4587* | 4668* | 4748* | 4826: | 4902: | 4975* | 5044* | 5109* | 134: |
| 136* | 3832* | 3886* | 3946* | 4010* | 4079* | 4151* | 4226* | 4304* | 4384* | 4464* | 4546* | 4627* | 4708* | 4788* | 4866* | 4942* | 5015* | 5084* | 5149* | 136* |
| 138* | 3870* | 3924* | 3984* | 4048* | 4117* | 4189* | 4264* | 4342* | 4421* | 4502* | 4583* | 4665* | 4746* | 4826* | 4904* | 4980* | 5052* | 5122* | 5187* | 138* |
| 140* | 3905* | 3960* | 4019* | 4084* | 4152* | 4225* | 4300* | 4377* | 4457* | 4538* | 4619* | 4701* | 4781* | 4861* | 4939* | 5015* | 5088* | 5157* | 5223* | 140* |
| 142* | 3939* | 3993* | 4053* | 4117* | 4186* | 4258* | 4333* | 4411* | 4490* | 4571* | 4652* | 4734* | 4815* | 4894* | 4973* | 5048* | 5121* | 5191* | 5256* | 142* |
| 144* | 3970* | 4024* | 4083* | 4148* | 4216* | 4289* | 4364* | 4442* | 4521* | 4602* | 4683* | 4765* | 4846* | 4925* | 5003* | 5079* | 5152* | 5222* | 5287* | 144* |
| 146* | 3998* | 4052* | 4112* | 4176* | 4245* | 4317* | 4392* | 4470* | 4550* | 4630* | 4712* | 4793* | 4874* | 4954* | 5032* | 5108* | 5181* | 5250* | 5315* | 146* |
| 148* | 4024* | 4078* | 4138* | 4202* | 4271* | 4343* | 4418* | 4496* | 4575* | 4656* | 4738* | 4819* | 4900* | 4980* | 5058* | 5134* | 5207* | 5276* | 5341* | 148* |
| 150* | 4047* | 4102* | 4161* | 4226* | 4294* | 4366* | 4442* | 4519* | 4599* | 4680* | 4761* | 4842* | 4923* | 5003* | 5081* | 5157* | 5230* | 5299* | 5365* | 150* |

ZEICHENERKLAERUNG .\:* = MINDESTENS EIN ULTRASCHALLPARAMETER AUSSERHALB DER 1.\2.\3. STANDARDABWEICHUNG

ULTRASCHALLPARAMETER DER 42.WØCHE

| NØRMBEREICHE | -3STD* | -2STD: | -1STD. | AM | 1STD. | 2STD: | 3STD* |
|---|---|---|---|---|---|---|---|
| PERZENTILE | 0,13% | 2,28% | 15,87% | 50,00% | 84,13% | 97,72% | 99,87% |
| BIPARIETALER DURCHMESSER=BIP (MM) | 84,2* | 88,7: | 93,2. | 97,7 | 102,2. | 106,7: | 111,2* |
| THØRAXQUERDURCHMESSER=THQ (MM) | 67,8* | 79,1: | 90,3. | 101,6 | 112,8. | 124,1: | 135,3* |
| KØPF-THØRAX-INDEX=BIP/THQ | 0,8045* | 0,8655: | 0,9265. | 0,9875 | 1,0485. | 1,1095: | 1,1705* |
| FETALES GEWICHT=GEW (GRAMM) | 2100* | 2600: | 3100. | 3600 | 4100. | 4600: | 5100* |

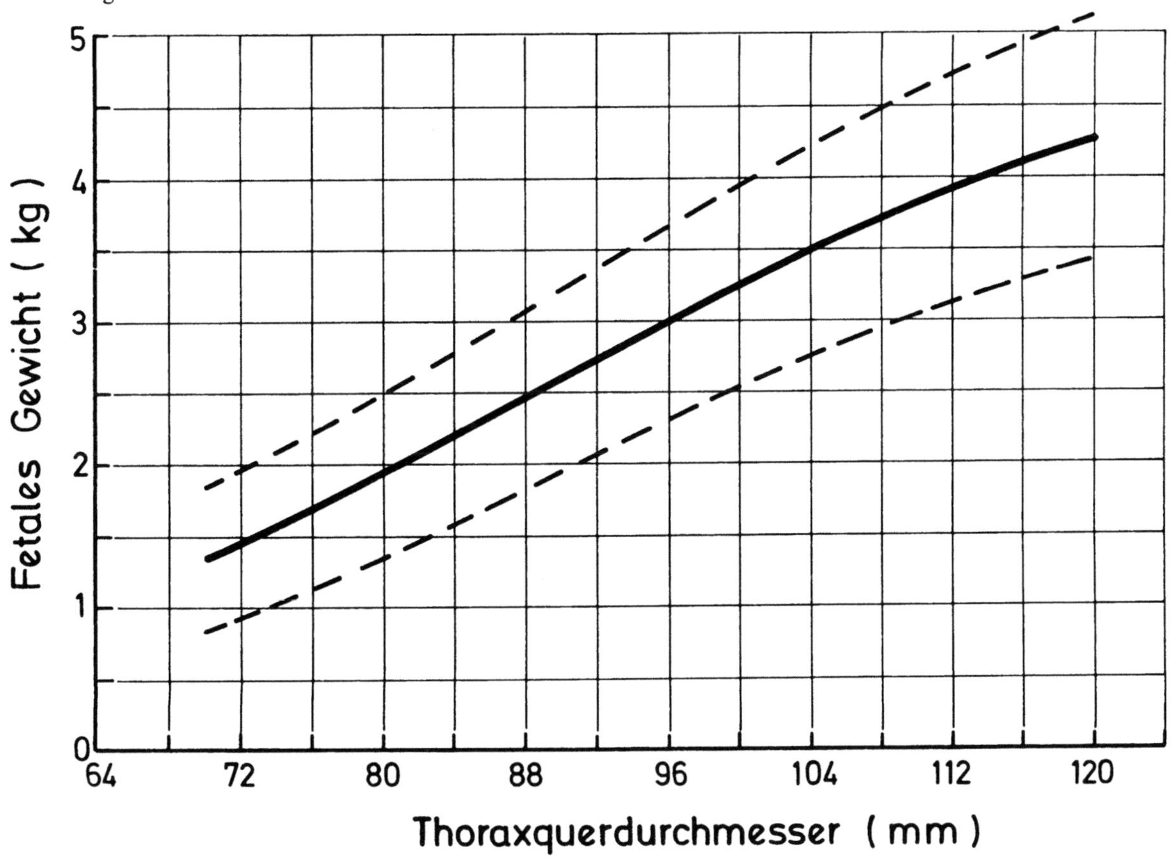


**Abb. 9.** Gewichtsschätzung aus dem Thoraxquerdurchmesser (besonders geeignet für Feten in Beckenendlage mit dolichocephaler Kopfkonfiguration) (UFK-Bonn, 1976)

# Sachverzeichnis

GPSR Compliance

*The European Union's (EU) General Product Safety Regulation (GPSR) is a set of rules that requires consumer products to be safe and our obligations to ensure this.*

*If you have any concerns about our products, you can contact us on ProductSafety@springernature.com*

In case Publisher is established outside the EU, the EU authorized representative is:

Springer Nature Customer Service Center GmbH
Europaplatz 3
69115 Heidelberg, Germany

**Batch number: 10692511**

Printed by Printforce, the Netherlands